Videocirurgia em Pequenos Animais

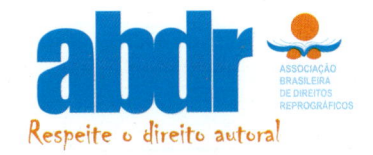

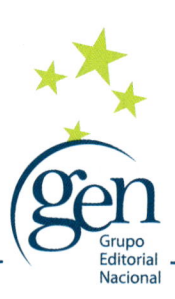

Grupo
Editorial
Nacional

Videocirurgia em Pequenos Animais

Maurício Veloso Brun

Graduado em Medicina Veterinária e Mestre em Ciências Veterinárias pela Universidade Federal do Rio Grande do Sul (UFRGS). Doutor em Medicina Veterinária pela Universidade Federal de Santa Maria (UFSM). Especialista em Cirurgia pelo Colégio Brasileiro de Cirurgia e Anestesiologia Veterinária (CBCAV). Professor Adjunto II da UFSM. Presidente do CBCAV. Atua na área de Medicina Veterinária, com ênfase em Clínica Cirúrgica e Técnica Cirúrgica Animal, principalmente nos temas: Cirurgia Laparoscópica, NOTES, LESS, Cirurgia Toracoscópica, Cirurgia Experimental e Cirurgia Convencional em diferentes especialidades.

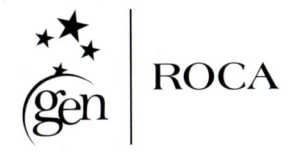

- Direitos exclusivos para a língua portuguesa
Copyright © 2015 by **EDITORA GUANABARA KOOGAN LTDA.**
Publicado pela Editora Roca, um selo integrante do GEN | Grupo Editorial Nacional
Travessa do Ouvidor, 11
Rio de Janeiro – RJ – CEP 20040-040
Tels.: (21) 3543-0770/(11) 5080-0770 | Fax: (21) 3543-0896
www.grupogen.com.br | editorial.saude@grupogen.com.br

- Capa: Bruno Sales

  Editoração eletrônica: Anthares

- Ficha catalográfica

B919v

Brun, Maurício Veloso
Videocirurgia em pequenos animais / Maurício Veloso Brun. - 1. ed. - Rio de Janeiro : Roca, 2015.
il.

978-85-277-2670-2

1. Medicina veterinária - Manuais, guias, etc. 2. Animais - Doenças 3. Animais - Tratamento. I. Título.

| 14-16405 | CDD: 636.089 |
| | CDU: 619:616 |

Colaboradores

André Lacerda de Abreu Oliveira
Professor-associado do Laboratório de Sanidade Animal (LSA) do Centro de Ciências e Tecnologias Agropecuárias da Universidade Estadual do Norte Fluminense Darcy Ribeiro (CCTA-UENF). Presidente do Colégio Brasileiro de Cirurgia e Anestesiologia Veterinária (CBCAV), gestões 2009-2010 e 2011-2012. Professor Responsável pelas disciplinas Videocirurgia, Ortopedia Veterinária, Cirurgia Torácica e Técnicas Cirúrgicas.

Anelise Bonilla Trindade
Residência em Técnica Cirúrgica pela Universidade de Passo Fundo (UPF). Mestre em Ciências Veterinárias, com ênfase em Cirurgia Veterinária, e Doutora em Ciências Veterinárias, com ênfase em Cirurgia, pela Universidade Federal do Rio Grande do Sul (UFRGS).

Carlos Afonso de Castro Beck
Residência, Mestrado e Doutorado na área de Cirurgia Veterinária. Professor Associado II do Departamento de Medicina Animal da Universidade Federal do Rio Grande do Sul (UFRGS). Diretor do Hospital de Clínicas Veterinárias da UFRGS. Professor Orientador da área de Cirurgia do Programa de Pós-Graduação em Ciências Veterinárias da UFRGS com ênfase em cirurgia minimamente invasiva.

Celina Tie Nishimori Duque
Médica-veterinária. Mestre e Doutora em Cirurgia Veterinária pela Faculdade de Ciências Agrárias e Veterinária da Universidade Estadual Paulista "Júlio de Mesquita Filho" (FCAV-UNESP), Jaboticabal. Pós-doutora em Ciência Animal pela Universidade Federal do Goiás (UFG). Docente do curso de Medicina Veterinária da Pontifícia Universidade Católica do Paraná (PUC-PR).

Elton Francisco Nunes Batista
Professor Adjunto IV do Departamento de Clínica Cirúrgica da Universidade Federal do Espírito Santo (UFES).

Fabiana Schiochet
Doutora em Ciências Veterinárias pela Universidade Federal do Rio Grande do Sul (UFRGS) – área de Cirurgia. Professora da Faculdade de Veterinária da UniRitter Laureate International Universities (UniRitter).

Fernando Wiecheteck de Souza
Mestre em Cirurgia Veterinária pela Universidade de Franca (UNIFRAN). Doutorando em Cirurgia Veterinária pela Universidade Federal de Santa Maria (UFSM).

Gilvan Neiva Fonseca
Graduado em Medicina pela Universidade Federal de Goiás (UFG) e em Medicina 6º Ano pelo Hospital do Servidor Público Estadual Francisco Morato de Oliveira. Especialista em Residência Médica em Urologia e Urologia Infantil pelo Hospital do Servidor Público Estadual Francisco Morato de Oliveira. Doutor em Medicina (Urologia) pela Universidade Federal de São Paulo (UNIFESP). Professor Adjunto da UFG e Membro do corpo editorial da Revista Perspectivas Médicas. Experiência na área de Medicina, com ênfase em Cirurgia. Professor da disciplina de Urologia da Faculdade de Medicina da UFG.

João Pedro Scussel Feranti
Residência em Cirurgia Veterinária pela Universidade de Passo Fundo (UPF). Mestre em Cirurgia Veterinária pela Universidade Federal de Santa Maria (UFSM).

Juan Carlos Duque Moreno
Médico-veterinário pela Universidade de La Salle (Colômbia). Mestre e Doutor em Cirurgia Veterinária pela Faculdade de Ciências Agrárias e Veterinária da Universidade Estadual Paulista "Júlio de Mesquita Filho" (FCAV-UNESP), Jaboticabal. Especialista em Anestesiologia Veterinária pelo Colégio Brasileiro de Cirurgia e Anestesiologia Veterinária (CBCAV). Docente da Universidade Federal do Paraná (UFPR), área de Ciências Agrárias (Anestesiologia, Controle da Dor e Emergências Médico-veterinárias de Animais em Risco).

Leandro Nassar Coutinho
Médico-veterinário. Professor Doutor de Diagnóstico por Imagem da Universidade Federal Rural da Amazônia (UFRA). Mestre e Doutor em Medicina Veterinária (Reprodução Animal) pela Faculdade de Ciências Agrárias e Veterinária da Universidade Estadual Paulista "Júlio de Mesquita Filho" (FCAV-UNESP).

Lucas Marques Colomé
Professor do curso de Medicina Veterinária da UniRitter Laureate International Universities. Doutor em Clínica Cirúrgica pela Pontifícia Universidade Católica do Rio Grande do Sul (PUC-RS). Mestre em Cirurgia Experimental pela Universidade Federal de Santa Maria (UFSM). Residência em Clínica e Cirurgia Veterinária pela Universidade Federal do Rio Grande do Sul (UFRGS).

Marco Augusto Machado Silva

Médico-veterinário. Professor da Faculdade de Agronomia e Medicina Veterinária da Universidade de Passo Fundo (FAMV-UPF). Mestre em Ciência Animal pela Escola de Veterinária e Zootecnia da Universidade Federal de Goiás (EVZ-UFG). Doutor em Cirurgia Veterinária pela Faculdade de Ciências Agrárias e Veterinárias da Universidade Estadual Paulista "Júlio de Mesquita Filho" (FCAV-UNESP).

Marília Teresa de Oliveira

Mestre e Doutoranda em Cirurgia Veterinária, com ênfase em Anestesiologia, pela Universidade Federal de Santa Maria (UFSM). Professora Titular do curso de Medicina Veterinária da Universidade Regional da Campanha (URCAMP-Alegrete).

Mirandolino Batista Mariano

Chefe do Serviço de Urologia do Complexo Hospitalar da Irmandade da Santa Casa de Misericórdia de Porto Alegre. Doutor em Cirurgia pela Faculdade de Medicina de Ribeirão Preto, da USP.

Paula Cristina Basso

Doutora em Medicina Veterinária (área de Cirurgia de Pequenos Animais) pela Universidade Federal de Santa Maria (UFSM). Médica-veterinária do Hospital Veterinário Universitário da UFSM.

Pedro Paulo Maia Teixeira

Médico-veterinário. Professor Doutor de Obstetrícia e Reprodução Animal do Departamento de Medicina Veterinária da Universidade Estadual do Centro-oeste (UNICETRO). Coordenador do Núcleo de Obstetrícia e Reprodução Animal da UNICENTRO (REPROCENTRO). Mestre em Cirurgia Veterinária. Doutor em Medicina Veterinária (Reprodução Animal). Pós-doutor pela Faculdade de Ciências Agrárias e Veterinária da Universidade Estadual Paulista "Júlio de Mesquita Filho" (FCAV-UNESP).

Rafael Stedile

Mestre e Doutor em Ciências Veterinárias pela Universidade Federal do Rio Grande do Sul (UFRGS). Assessor Técnico do Conselho Regional de Medicina Veterinária do Paraná.

Ricardo Paiva Araújo dos Scheiba Zorrón

Director, Innovative Surgery Division Klinikum Bremerhaven Reinkenheide, Germany. Especialista em Cirurgia Hepática e Transplante Hepático pela Friedrich-Alexander-Universitat-Erlangen-Nurnberg. Especialista em Videocirurgia e Robótica pela Universitat Zu Berlin (Humboldt). Mestre em Cirurgia Geral pela Universidade Federal do Rio de Janeiro (UFRJ). Doutor em Ciências Morfológicas pela UFRJ.

Dedicatória

Dedico esta obra a Deus, razão da nossa existência.

Aos meus pais, Reny Egydio Brun e Estela Maria Veloso Brun, exemplos de uma vida dedicada ao amor, ao trabalho e ao auxílio ao próximo.

À minha esposa, Luciana Ruschel dos Santos, por ser uma fonte inesgotável de amor e inspiração.

À minha filha, Chiara dos Santos Brun, o maior presente que eu poderia ter recebido nessa vida. Amada companheira que só traz alegria.

Ao Dr. Mirandolino Batista Mariano, por ter me ensinado a arte e a ciência da videocirurgia.

Maurício Veloso Brun

Agradecimentos

A Deus, pelo dom da vida, por todas as graças concedidas e por tudo o que pude conquistar.

Aos meus pais, Reny Egydio Brun e Estela Maria Veloso Brun, por me guiarem no caminho do bem e por me deixarem a educação como herança.

Às minhas amadas Luciana Ruschel dos Santos e Chiara dos Santos Brun, pelo amor, pelo companheirismo e pela permanente felicidade que me proporcionam.

Ao Dr. Mirandolino Batista Mariano, por ter me possibilitado o aprendizado da videocirurgia.

Ao Prof. Dr. Ney Luis Pippi, por tudo o que construiu pela cirurgia veterinária brasileira.

Ao Prof. Dr. Carlos Afonso de Castro Beck, pelo auxílio, pela amizade e pelo companheirismo em nossa caminhada na videocirurgia.

A cada colaborador, pelas suas valiosas e inestimáveis contribuições.

A cada leitor deste livro, pelo interesse e auxílio na divulgação da videocirurgia veterinária.

Aos meus pacientes, que me ensinam a ser um ser humano melhor.

Maurício Veloso Brun

Apresentação

Como cirurgiões, desafortunadamente somos ferramentas de lesões teciduais na busca pelo tratamento de diferentes enfermidades e melhores condições de vida dos nossos pacientes. A procura insaciável pela minimização do trauma tecidual caminha junto com a história da cirurgia, e é assim que deve ser.

Sem dúvida, melhorias tecnológicas do arsenal cirúrgico disponível, aprimoramentos científicos e culturais e adequada capacitação dos cirurgiões possibilitaram e possibilitam a diminuição das lesões cirúrgicas. Ainda assim, a tentativa de obter acessos e métodos cada vez menos traumáticos faz parte dos anseios individuais daqueles que "machucam para curar".

A história da cirurgia endoscópica teve início no final do século 19, mas somente há poucas décadas tem sido explorada por médicos-veterinários. Os avanços são visíveis, e as possibilidades, ainda infinitas. Muito trabalho há pela frente; logo, precisamos direcionar esforços para sanar as incontáveis dúvidas acerca da aplicação da videocirurgia em pequenos animais e, preferencialmente, criar novas dúvidas, tal como caminha a ciência.

Estou convicto de que a videocirurgia ainda está dando seus primeiros passos na medicina veterinária, e que seus frutos (talvez ainda pouco conhecidos) serão, em curto espaço de tempo, mais apreciados pelos cirurgiões, proprietários e outros profissionais que se dedicam à saúde dos animais de companhia. Assim, espero que, de algum modo, esta obra contribua para o crescimento dessa tão promissora e empolgante modalidade cirúrgica.

Maurício Veloso Brun

Prefácio

Foi com grande prazer que recebi o convite para prefaciar este livro sobre videocirurgia em pequenos animais. Apresento aos cirurgiões médico-veterinários este excelente material organizado pelo colega Maurício Veloso Brun, que reúne alguns dos melhores representantes dessa técnica minimamente invasiva em tecidos moles.

Tive a oportunidade de acompanhar a evolução da videocirurgia em nosso meio a partir do primeiro curso sobre o assunto no Brasil, na década de 1990, promovido e organizado pelo Colégio Brasileiro de Cirurgia e Anestesiologia Veterinária (CBCAV), e patrocinado pela Storz da Alemanha, dos Estados Unidos e do Brasil, que possibilitaram a vinda do Prof. Dr. Wayne MacIlright. Sua participação foi de extrema importância no curso, não só porque era professor e pesquisador na Colorado State University, mas também por sua vasta experiência na rotina cirúrgica que utiliza a técnica de videocirurgia, que, mais tarde, tornou-se a edição de seu excelente livro sobre o assunto. As empresas envolvidas e as instalações do Hospital Veterinário de Equinos em Jundiaí/SP, gentilmente cedidas pelos proprietários colegas Salles Gomes e Roberto Foz, propiciaram toda a infraestrutura necessária para que o treinamento fosse o embrião dessa técnica em nosso país. Além disso, o curso teve a participação de vários colegas cirurgiões das principais instituições brasileiras, todos associados ao CBCAV. Por meio de seu treinamento, eles proporcionaram o desenvolvimento da técnica da videocirurgia – importante marco no Brasil.

Com muita satisfação vejo a evolução das técnicas minimamente invasivas, as quais, hoje, são parte da rotina de inúmeros hospitais e clínicas veterinárias.

O Dr. Maurício Veloso Brun, além de ser um incansável estudioso e pesquisador desse assunto, foi um dos primeiros a utilizar a técnica da videocirurgia na rotina hospitalar. Ele tem realizado pesquisas e orientado vários alunos de graduação e pós-graduação há mais de 15 anos e teve o grande mérito de convidar vários colegas experientes para que, juntos, proporcionassem este magnífico material sobre videocirurgia em pequenos animais.

Sendo assim, tenho enorme orgulho em apresentar esta obra, que transmite técnicas essenciais e abrange desde a história da videocirurgia, passando por procedimentos básicos e de treinamento, até a utilização de técnicas específicas como NOTES e LESS, que representam o que existe de mais moderno dentro da especialidade.

Não tenho nenhuma dúvida ao afirmar que o futuro da cirurgia veterinária terá como base a utilização de técnicas minimamente invasivas, em que a videocirurgia ocupa o principal lugar, relegando a cirurgia aberta tradicional somente para casos muito específicos.

Parabéns aos autores pelo excelente material apresentado, e à comunidade médico-veterinária, que poderá usufruir desta belíssima obra.

Prof. Dr. Ney Luis Pippi
LACE–UFSM

Nos últimos anos, temos assistido em nosso país a uma mudança importante na atenção a pequenos animais. Atualmente, as afecções prevalentes não são mais a desnutrição ou as enfermidades infecciosas, haja vista o surgimento de outras causas que demandam mais recursos para prevenção, diagnóstico oportuno e tratamento adequado. Dentre elas, podemos citar: malformações congênitas, neoplasias, litíases e acidentes. Com isso, os custos da atenção à saúde animal são crescentes.

O tratamento com a utilização da videocirurgia tem progredido com rapidez, e a complexidade e diversidade dos quadros clínicos que necessitam de cirurgia têm exigido a formação de equipes dedicadas ao estudo e treinamento desse tipo de terapêutica, a qual envolve técnicas minimamente invasivas tanto endoscópicas como laparoscópicas e toracoscópicas.

Desse modo, a docência precisa ajustar-se a essas mudanças, apesar de as informações bibliográficas e os programas de treinamento acerca do assunto ainda serem poucos.

Este livro tem como objetivo proporcionar o que considero útil e necessário para que o médico-veterinário resolva da melhor maneira os problemas usando a videocirurgia. Os capítulos foram escritos por docentes de grande experiência. O Prof. Maurício Veloso Brun foi incansável na busca e na seleção dos temas que compõem esta obra, o que possibilitará maior conhecimento por quem manifesta interesse pelo tema. As críticas e sugestões que serão despertadas nos leitores serão muito bem-vindas e servirão de estímulo para futuras contribuições.

Dr. Mirandolino Batista Mariano

Sumário

Parte 1 Cirurgia Laparoscópica e Videoassistida, *1*

1 História da Videocirurgia, *2*

2 Anestesia e Analgesia para Videolaparoscopia, *7*

3 Formação de Aderências Intraperitoneais após Procedimentos Cirúrgicos Convencionais e Laparoscópicos, *21*

4 Treinamento em Videocirurgia, *38*

5 Ensino da Videocirurgia, *57*

6 Alterações Inflamatórias na Videocirurgia, *68*

7 Equipamentos e Instrumentos Operatórios Básicos, *72*

8 Equipe Cirúrgica e Ambiente Operatório, *91*

9 Acesso à Cavidade Peritoneal, *99*

10 Diérese e Exérese, *113*

11 Hemostasia, *128*

12 Síntese, *150*

13 Cirurgias no Aparelho Reprodutor Masculino de Caninos, *169*

14 Cirurgias no Aparelho Reprodutor Feminino de Caninos, *186*

15 Cirurgias do Aparelho Reprodutor de Felinos, *214*

16 Cirurgias do Sistema Urinário, *223*

17 Cirurgias no Aparelho Digestório, *239*

18 Cirurgias Glandulares | Fígado e Baço, *251*

19 Herniorrafias, *263*

Parte 2 Cirurgia Toracoscópica e Videoassistida, *275*

20 Instrumentais e Equipamentos Específicos para Toracoscopia, *276*

21 Acessos Toracoscópicos, *289*

22 Herniorrafia Diafragmática, *296*

Parte 3 Videocirurgias por Acessos Alternativos, *303*

23 NOTES | Cirurgia Endoscópica Através de Orifícios Naturais, *304*

24 Cirurgia Laparoendoscópica por Único Acesso (LESS) | Nomenclatura e Princípios Básicos, *308*

25 Uso de Equipamentos e Instrumentais Laparoscópicos em Procedimentos Extra-abdominais, *315*

Índice Alfabético, *327*

Videocirurgia em Pequenos Animais

PARTE 1
Cirurgia Laparoscópica e Videoassistida

1 História da Videocirurgia, 2

2 Anestesia e Analgesia para Videolaparoscopia, 7

3 Formação de Aderências Intraperitoneais após Procedimentos Cirúrgicos Convencionais e Laparoscópicos, 21

4 Treinamento em Videocirurgia, 38

5 Ensino da Videocirurgia, 57

6 Alterações Inflamatórias na Videocirurgia, 68

7 Equipamentos e Instrumentos Operatórios Básicos, 72

8 Equipe Cirúrgica e Ambiente Operatório, 91

9 Acesso à Cavidade Peritoneal, 99

10 Diérese e Exérese, 113

11 Hemostasia, 128

12 Síntese, 150

13 Cirurgias no Aparelho Reprodutor Masculino de Caninos, 169

14 Cirurgias no Aparelho Reprodutor Feminino de Caninos, 186

15 Cirurgias do Aparelho Reprodutor de Felinos, 214

16 Cirurgias do Sistema Urinário, 223

17 Cirurgias no Aparelho Digestório, 239

18 Cirurgias Glandulares | Fígado e Baço, 251

19 Herniorrafias, 263

1 História da Videocirurgia

Lucas Marques Colomé

▶ Introdução

Este capítulo tem por objetivo reunir dados referentes ao histórico de criação e desenvolvimento de métodos, e técnicas relacionadas com operações videocirúrgicas. Por meio dessa compilação, é possível observar as etapas e a época de surgimento e/ou refinamento dos diferentes procedimentos videocirúrgicos ou videoassistidos, bem como a quem se atribui sua autoria. Durante a revisão dos documentos, percebeu-se que há divergências entre alguns fatos e determinadas descobertas e criações. Dessa maneira, procurou-se relatar neste estudo as informações mais consistentes, de fontes mais seguras e com maiores especificações históricas.

▶ Origem da laparoscopia

O objetivo de acessar o corpo por meio de uma via minimamente traumática data de muito tempo atrás. Diferentes culturas, como os povos egípcios, gregos, romanos e árabes, empregaram esforços para observar as cavidades corporais, seja confeccionando instrumentos ou desenvolvendo técnicas que possibilitassem esse exame.[1,2] Registros claros de tentativas de visualização de órgãos internos são creditados a *Hipócrates* (460 a 375 a.C.) na Grécia antiga, relatando-se, ainda, a existência de instrumentos semelhantes a espéculos vaginais encontrados nas ruínas de Pompeia (70 d.C.).[3-6] Dados de técnicas de exame endoscópico estão também contidos no Talmud babilônico (200 a 500 d.C.). Nesse documento, encontra-se, por exemplo, a descrição minuciosa da utilização de um instrumento, semelhante a um sifão ou espéculo, denominado *siphophert*, criado para visualizar a cavidade vaginal e definir a origem (se vaginal ou uterina) de eventual hemorragia.[2,5,7] Apesar do relato de utilização dessa peça para o referido propósito, o uso do termo *endoscopein* (endoscopia) foi atribuído somente mais tardiamente a *Avicenna* (980 a 1037 d.C.), célebre filósofo, professor e médico persa da idade média com contribuições na astronomia, química, geologia, lógica e paleontologia.[7]

Referente à aplicação prática, o primeiro a realizar o procedimento tardiamente denominado de endoscopia foi *Albulassim* (912 a 1013 d.C.), um físico árabe que utilizou a luz refletida como forma de iluminação para um exame na cérvice.[2,5,7,8] Posteriormente, *Giulio Cesare Aranzi*, em Veneza, no ano de 1587, desenvolveu o primeiro endoscópio com a própria fonte de luz (baseando-se nos princípios da "câmara obscura" de *Leonardo da Vinci*), utilizando a ferramenta para avaliação da cavidade nasal.[2,5,7,9]

Um nome de extrema importância na chamada era de desenvolvimento da endoscopia moderna foi *Philipp Bozzini* (1773-1809). Nascido em Frankfurt, obteve seu doutoramento na escola de medicina de Mainz, na Alemanha, em 1796. Foi ele que desenvolveu um instrumento chamado *lichtleiter* que possibilitava usar a luz de vela refletida em um espelho com o objetivo de observar cálculos e tumores no interior da bexiga.[1,4-7,10,11] Posteriormente, a endoscopia moderna foi finalmente inicializada, quando, em 1843, *Antonin Jean Desormeaux* (1815-1894) desenvolveu um instrumento capaz de examinar melhor o trato urinário. Este aparelho, apresentado à Academia Imperial de Medicina de Paris em 1853, foi aperfeiçoado do modelo criado por *Bozzini* e contava com um sistema de lentes e espelhos. Assim, o equipamento criado por *Desormeaux* foi o primeiro a ser nomeado de *endoscópio*.[4-7]

Em 1867, a primeira fonte de luz interna foi criada por *Julius Bruck*, um dentista alemão de Breslau. Ele procurou examinar a boca dos pacientes usando a iluminação providenciada por uma alça de platina conectada à corrente elétrica. Entretanto, por ser de origem metálica, proporcionava incandescência, o que tornava a invenção extremamente incômoda e perigosa. Devido a esses fatores, a alça metálica de *Bruck* nunca obteve popularidade e utilidade marcante.[5,6]

A partir desses fatos, novos inventos aperfeiçoaram ainda mais as técnicas endoscópicas recém-surgidas. Procedimentos abdominais tiveram melhor visibilidade com o desenvolvimento da videofotografia e dos monitores videocirúrgicos em 1874. Essas alternativas foram introduzidas inicialmente por *Theodore S. Stein*, que criou o *photo-endoskop*.[7,9]

O primeiro relato de um exame toracoscópico data de 1866, quando uma menina de 11 anos de idade teve sua cavidade pleural explorada à procura de um empiema.[12] Mais tarde, em 1887, um urologista alemão chamado *Maximilian Carl-Friedrich Nitze* modificou a lâmpada criada por *Thomas Edison* em 1880 e desenvolveu o primeiro endoscópio com bulbo elétrico para avaliação de pacientes em procedimentos urológicos. É importante salientar que esse método não apresentava risco de queimadura tecidual devido à utilização de solução para distensão cavitária, servindo também como agente resfriador.[4,7]

Em 1881, um cirurgião de Viena chamado *Johann Mikulicz* (1850-1905) criou um endoscópio com capacidade de angulação de até 30°, inicializando assim a era da endoscopia flexível. Com esse equipamento, ele realizou a primeira esofagoscopia de reconhecida utilidade clínica.[6,13]

Em 1901, um cirurgião alemão de Dresden, chamado *George Kelling*, foi o primeiro a demonstrar publicamente, na reunião da Sociedade Médica e Biológica de Hamburgo, a realização de um procedimento de inspeção abdominal em caninos vivos anestesiados. A operação foi executada com auxílio de um cistoscópio de Nitze, usando ar filtrado em algodão estéril como método de distensão abdominal.[5,13-15] Posteriormente, em 1910, *Kelling* realizou o procedimento em humanos, denominando-o de *köllioskopie* (celioscopia).[5,10,16] No mesmo ano, evidencia-se o relato da execução do mesmo procedimento; porém, denominado de modo diferente. *Dimitri Ott*, famoso médico ginecologista russo de São Petesburgo, nomeou a operação de *ventroscopia*.[4,5] Ainda em 1910, *Hans Christian Jacobaeus*, de Estocolmo, na Suécia, realizou inspeções abdominais rotineiras em humanos com auxílio de um cistoscópio, relatando a existência de alterações como ascite, cirrose hepática, cancro metastático e peritonite tuberculosa. Nessa ocasião, *Jacobaeus* passou a chamar o procedimento de *laparoskopie* (laparoscopia).[10,11,13,15,16] Nos anos seguintes, a mesma técnica foi ainda renomeada mais duas vezes, primeiramente por *Steiner*, em 1924, sendo chamada de *abdominoscopia*, e mais tarde por *Redi*, em 1935, denominando-a de *esplancnoscopia*. Outro feito relevante foi a ocorrência da primeira publicação de um livro relacionado com o tema, feita por *Korbsch*, no ano de 1927, em Munique, na Alemanha. Ele editou um guia ilustrado sobre *laparotoracoscopia*, com imagens de várias afecções.[4,5,7,15]

Em neurocirurgia, o endoscópio foi empregado pela primeira vez por *Lespinasse* em 1910. Este autor utilizou um cistoscópio em uma cirurgia intracraniana para realização da primeira neuroendoscopia intraventricular. O procedimento objetivou a coagulação do plexo coroide para o tratamento de hidrocefalia em duas crianças. Entretanto, foi somente em 1923 que *Dandy* realizou a primeira ventriculoscopia verdadeira.[17]

Em 1918, *Otto Goetze* propôs pela primeira vez a utilização de O_2 ou ar ambiente para insuflação da cavidade abdominal em humanos. *Richard Zollikofer*, em 1924, recomendou a substituição do O_2 ou ar por CO_2, pois seria mais rapidamente absorvido pelo organismo e não apresentaria risco de combustão ou explosão intra-abdominal.[4,14] Segundo *Semm*,[7] em 1918, *Goetze* teria ainda proposto a utilização de uma agulha automática com a função de prevenir lesões viscerais durante a punção da parede abdominal às cegas previamente à insuflação.

No início do século 20, de modo geral, os cirurgiões acabaram por perder o interesse, até então crescente, na laparoscopia. No entanto, os ginecologistas e gastroenterologistas continuaram entusiastas da técnica, ainda acreditando em seu valor. Em 1929, um gastroenterologista alemão chamado *Heinz Kalk* (1895-1973) desenvolveu um laparoscópio avançado com um inovador sistema de lentes oblíquas. *Kalk* foi o pioneiro a utilizar muitas das técnicas laparoscópicas diagnósticas hoje disponíveis, incluindo uma metodologia bastante segura para realização de biopsias hepáticas.[10,11,13]

Na década de 1920, nos EUA, *Orndoff* foi o primeiro médico americano a valorizar a laparoscopia como importante método diagnóstico. Ele desenvolveu um tipo de trocarte com ponta piramidal e cânula dotada de válvula automática para impedir o escape do gás que preenchia a cavidade.[4]

Na década de 1930, *John Ruddock*, um médico militar americano, popularizou a laparoscopia nos EUA. Usando um laparoscópio semelhante ao desenvolvido por *Kalk*, ele realizou grandes séries de laparoscopias (em 1934, uma série de 200 casos, e, em 1937, uma série de 500 casos), contribuindo para que a comunidade científica retomasse o interesse no procedimento. Dessa maneira, grande parte da sociedade médica passou a considerar a técnica diagnóstica por via laparoscópica segura, pouco invasiva e alternativa à laparotomia convencional.[4,5,10,11]

Na América do Sul, as primeiras laparoscopias foram realizadas na Argentina por *Stocker* e *Uriburi*, em 1937. No Brasil, o primeiro artigo sobre laparoscopia foi publicado em 1913 na Tribuna Médica do Rio de Janeiro, em que *Meirelles* comentava os trabalhos de *Jacobaeus* e *Renón*. Na prática, a primeira experiência pessoal com o método foi publicada por *Azevedo*, em 1945. O nome de maior impacto na laparoscopia brasileira é *Polak*, que desenvolveu novas técnicas, criou instrumentos e publicou um livro sobre laparoscopia diagnóstica, além de vários trabalhos sobre colangiografia, biopsia hepática e diagnóstico do divertículo de Meckel.[4]

Complementando os avanços alcançados nessa fase de desenvolvimento da técnica, em 1933, o ginecologista *Karl Fevers* descreveu a lise de aderências intra-abdominais utilizando um eletrocautério e a realização de biopsia peritoneal. Mais tarde, em 1936, *Boesh* publicou a esterilização de porcas por via laparoscópica também utilizando o cautério monopolar.[4,5,10,14]

No ano de 1938, o húngaro *Janos Veress* (1903-1979) aprimorou a agulha inicialmente desenvolvida por *Goetze*, projetando uma cânula especial com a função de criar pneumotórax e, consequentemente, por meio desse método, tratar a tuberculose, muito prevalente naquela época. O instrumento contava com um mecanismo especial de acionamento por mola, que liberava uma ponta romba sobre a extremidade afilada tão logo a resistência da pleura fosse vencida, prevenindo, desse modo, lesão inadvertida às vísceras. Com pequenas modificações, essa agulha é utilizada ainda hoje por alguns cirurgiões em procedimentos videoendoscópicos.[4,5]

Um grande avanço na tecnologia laparoscópica ocorreu em 1952 na França, quando *Forrestier, Gladu* e *Valmiere* empregaram um cilindro de quartzo para transmitir com eficiência a iluminação da fonte de luz para a extremidade distal do endoscópio.[4,11] Ainda em 1952, *Hopkins* e *Kapany*, na Inglaterra, introduziram o sistema de fibra óptica para transmissão da luz em exames de gastroscopia. Mais tarde, o mesmo *Harold Hopkins* (1918-1994), que era professor de física aplicada na Universidade de Reading, Inglaterra, criou o sistema *haste-lente de Hopkins*, que possibilitou a diminuição do tamanho dos tubos condutores de iluminação e captação de imagens.[1,4,6]

Com a possibilidade de criação automática do pneumoperitônio sob condições controladas, proposta inicialmente por *Raoul Palmar* em 1947, em Paris, iniciou-se a utilização rotineira dos procedimentos laparoscópicos para diagnóstico de doenças ginecológicas.[11] Posteriormente, na década de 1960, mais especificamente em 1967, o professor, ginecologista e engenheiro *Kurt Semm* apresentou no Congresso Americano de Fertilidade uma de suas invenções, o insuflador automático denominado CO_2-pneu. A partir daí, as técnicas de "pelvioscopia" começaram a tornar-se amplamente aceitas na América, surgindo inclusive a Associação Americana de Ginecologistas Laparoscopistas, em 1972.[7,11,14]

▶ Desenvolvimento da laparoscopia moderna

Além das inovações da época, que de modo brilhante impulsionaram a laparoscopia, o Dr. Semm proviu ainda mais avanços a esse campo, desenvolvendo um sistema de irrigação e aspiração da cavidade e criando de um instrumento capaz de introduzir o nó pré-confeccionado no interior do abdome. Desenhou ainda vários instrumentos de corte e dissecção, como microtesouras e tesouras de gancho, desenvolveu o morcelador de tecidos, o termocoagulador, aplicadores de clipes e afastadores atraumáticos, ainda refinando as técnicas de salpingoplastia, ligadura tubária, ooforectomia, lise de aderências tubárias, sutura de intestino e biopsia de tumores. Em 1980, realizou a primeira apendicectomia laparoscópica, publicada em 1982 na literatura inglesa. Devido a sua vasta contribuição no campo da laparoscopia, e pelo pioneirismo em muitos procedimentos laparoscópicos, o professor Semm pode ser considerado um dos mais importantes personagens da história evolutiva da técnica cirúrgica laparoscópica, denominado inclusive em algumas referências como sendo o "pai da laparoscopia moderna".[4,7]

Mesmo com todos os avanços citados até aqui, a laparoscopia ginecológica enfrentou algumas complicações durante o início de seu desenvolvimento, e foram essas dificuldades que levaram o procedimento ao descrédito, colocando em dúvida a sua aplicação. Devido a esses acontecimentos, o termo "pelvioscopia" começou a ser utilizado por seus primeiros descritores, *Power* e *Barnes*, em 1941, com o objetivo de renomear os procedimentos que estavam sendo desenvolvidos.[7] Esses mesmos pesquisadores publicaram no mesmo ano a técnica de laqueadura tubária na mulher.[4]

Na área de estudo do trauma, *Lamy* e *Sarles* foram os primeiros a utilizar a laparoscopia no diagnóstico de lesões intraabominais no ano de 1956. Entretanto, alguns anos depois, *Gazzaniga et al.* e *Carnevalle et al.*, 1976 e 1977, respectivamente, foram os pioneiros a analisar a laparoscopia, correlacionando os seus achados com a laparotomia.[18] Também em 1976, *Cortesi et al.* publicaram na literatura urológica especializada o primeiro caso de execução de cirurgia laparoscópica para localização de testículos criptorquídicos abdominais bilaterais em um paciente adulto.[11]

Os avanços da cirurgia laparoscópica estão fortemente apoiados no desenvolvimento de instrumentos e equipamentos bastante específicos, capazes de serem utilizados com mínimos acessos para manobras de insuflação, apreensão de estruturas, transecção e incisão de tecidos, drenagem, irrigação, hemostasia e morcelamento. Contam ainda com o constante treinamento pessoal e aprimoramento dos passos indispensáveis ao sucesso dos procedimentos, citando, dentre esses, a evolução das técnicas de endocoagulação transcirúrgica, no início dos anos 1970, e a realização de ligaduras e suturas intracorpóreas.

Posteriormente ao estabelecimento de métodos mais seguros de manejar eventuais hemorragias nos procedimentos videoendoscópicos, foi possível ampliar a gama de cirurgias desempenhadas nos diversos sistemas orgânicos. Assim, com

o domínio da técnica de ligadura tubária, partiu-se para execução de procedimentos mais complexos, como a correção de oclusão distal em tubas uterinas. Após essa etapa, observou-se o primeiro relato de remoção endoscópica de pequenos miomas pediculados com ocorrência de mínima hemorragia.[7] Outro fato de extrema importância que deve aqui ser mencionado foi a criação, também pelo Dr. Semm, do nó de Roeder, propiciando a remoção de aderências omentais durante uma cirurgia endoscópica.[7]

Em evolução, a cirurgia videolaparoscópica registrou na Europa, por *Frimdberg*, em 1978, a realização da primeira colecistectomia em suíno.[11] Mais tarde, fascinado pela técnica desenvolvida por Semm, *Erich Mühe*, um cirurgião geral alemão de Böblingen, experimentou em 12 de setembro de 1985 a primeira colecistectomia laparoscópica do mundo em humanos.[5,13,15] Mais tarde, com o advento do sistema de videoimagem (laparoscópio – câmara – *microchip* computadorizado – vídeo), introduzido em 1986, foi *Philippe Mouret* o primeiro a realizar uma colecistectomia por videolaparoscopia em 1987.[14] Em abril de 1987, Mühe apresentou uma série de 97 colecistectomias laparoscópicas no congresso de cirurgiões alemães.[15] Demonstrando a efetividade do procedimento, os cirurgiões franceses *Philippe Mouret*, de Lyon, *Francois Dubois*, de Paris e *Jacques Perissat*, de Bordeaux, começaram a praticar a técnica em suas clínicas.[15]

Na sequência dos eventos, em abril de 1989, *Perissat* apresentou seus estudos e achados (posteriormente chamados de *técnica francesa*), no encontro da Sociedade Americana de Cirurgiões Endoscopistas do Trato Gastrintestinal em Louisville.[15] Em 1988, o professor Dr. Semm apresentou o vídeo de seu procedimento de colecistectomia laparoscópica em um congresso de ginecologia em Baltimore. Esta apresentação mobilizou *Barry Mackernon* e *William Saye*, cirurgiões gerais norte-americanos de Marietta na Georgia, a realizarem a primeira colecistectomia laparoscópica nos EUA.[4,15] Ademais, *Reddick*, nos EUA, em 1989, e *Dubois*, em Paris, em 1990, também publicaram suas séries de colecistectomias laparoscópicas, causando um grande impacto na comunidade médica da área. A partir de então, a colecistectomia aberta caiu em desuso na maioria dos centros médicos em curto espaço de tempo.[4,11]

Em 1991, solucionou-se o problema de perda de pressão intracavitária durante o procedimento cirúrgico, pois Semm desenvolveu um novo equipamento computadorizado, chamado *therme-pneu*, capaz de repor rapidamente o volume de CO_2 perdido. O equipamento contava com insuflação máxima de 20 ℓ/min e pressão máxima no limite de 40 mmHg.[7] Outro fato importante a ser mencionado no avanço da cirurgia minimamente invasiva foi a criação de uma câmara ou caixa de treinamento para cirurgia endoscópica, denominada inicialmente de *pelvi-trainer*. Este equipamento possibilitou a execução, fora do campo real de cirurgia, de todos os passos cirúrgicos desenvolvidos em um procedimento de rotina, mimetizando as manobras e os tempos operatórios.[7]

Citam-se ainda como marcos no desenvolvimento da videolaparoscopia urológica moderna a realização, em 1989, da primeira linfadenectomia pélvica para estadiamento de neoplasia prostática, feita por *Schuessler* e *Vancaillie*, via acesso intraperitoneal. Anteriormente, em 1980, *Hald* havia realizado essa mesma técnica, entretanto, salientou o insucesso da utilização da abordagem pela via extraperitoneal.[11]

Outras técnicas videocirúrgicas, refinadas ou desenvolvidas no final da década de 1980 e no início da de 1990 foram a histerectomia laparoscópica assistida (1989), a histerectomia abdominal clássica (1991), a ablação total da mucosa uterina (1992) e a histerectomia vaginal intrafacial (1993), além de outras como nefroureterectomia, suspensão do colo vesical, linfocelectomia pélvica, ureterólise, cistectomia, nefrectomia parcial, uretero-ureterostomia, nefropexia, prostatectomia e construção de condutos ileais.[7,11]

Como feitos relevantes dessa época, relata-se também a primeira nefrectomia laparoscópica, em 1990, na Washington University, realizada por *Clayman et al.* Uma paciente de 85 anos, portadora de neoplasia renal (oncocitoma), foi operada durante 7 h por uma equipe multiprofissional previamente treinada em laboratório, utilizando o modelo suíno.[11,14,19]

Menciona-se também o desenvolvimento da técnica de criação de espaço retroperitoneal, feita primeiramente por *Gaur*, em 1992, e mais tarde popularizada por dois médicos investigadores, *Gill*, nos EUA, e *Abbou*, na França.[14] Salienta-se ainda, em 1992, a realização da primeira adrenalectomia (suprarrenalectomia) laparoscópica, realizada por *Joe Petelin* e *Gagner*.[10,14]

Empenhados no objetivo de reduzir a morbidade causada na execução da técnica de nefrectomia com doador vivo, *Gill et al.* desenvolveram o modelo experimental do procedimento em suínos, pela primeira vez, em 1994. Um ano mais tarde, em 1995, relata-se a realização da primeira nefrectomia com doador vivo em humanos por *Ratner* e *Kavoussi*. Essa técnica, em seguida, foi amplamente difundida, tornando-se referência em muitos centros especializados em transplante renal ao redor do mundo. É importante salientar que nessa fase os cirurgiões laparoscopistas já contavam com um importante advento, a utilização do saco para recolher as estruturas fragmentadas com o morcelador.[11,14]

O número de cirurgias laparoscópicas de modo geral, realizadas em 1990 nos EUA, cresceu de pouco mais de 65 mil procedimentos para mais de 1 milhão em 1994. Isso demonstra o salto gigantesco obtido com os avanços até então conseguidos na área.[20]

► Laparoscopia na atualidade

▪ Cirurgia por orifícios naturais | NOTES

A primeira cirurgia por orifícios naturais (NOTES, do inglês *natural orifice translumenal endoscopic surgery*) de sucesso foi uma nefrectomia transvaginal em modelo suíno, feita por *Gettman et al.* no ano de 2002. Sequencialmente, muitos diagnósticos e estudos experimentais com animais foram relatados.[21] Seria muito pretensioso e extenuante comentar aqui sobre as inúmeras investigações relacionadas com NOTES ao redor do mundo. Também, em virtude de os estudos estarem ainda em fase precoce, com resultados incipientes ou ainda não publicados, decidiu-se por relatar brevemente sobre a escassa aplicação clínica e a atual organização das pesquisas com NOTES.

O conceito de NOTES representa a evolução da cirurgia minimamente invasiva. Tem o objetivo de praticar procedimentos ainda menos invasivos no tórax e abdome combinados a novos acessos endoscópicos, sejam eles: a via transgástrica, a colônica, a uretral (vesical) ou a vaginal.[21,22]

Muitos grupos de pesquisadores vêm trabalhando para obter resultados que encorajem a continuidade das investigações, aplicação rotineira das técnicas desenvolvidas e a confirmação da expectativa do que parece ser o futuro das terapias videocirúrgicas. O crescente entusiasmo da comunidade médica

levou à formação, no ano de 2006, de um grupo de trabalho denominado NOSCAR – Natural Orifice Surgery Consortium for Assessment and Research, responsável por supervisionar o desenvolvimento deste campo na prática clínica médica em humanos, bem como orientar a condução das investigações, evitando determinados erros conhecidos.[22] Juntamente, foi criado um comitê, o IRB – Institutional Review Board, que regulamenta todo e qualquer estudo com NOTES em humanos. Fazem parte dessas associações representantes de duas sociedades médicas, a American Society for Gastrointestinal Endoscopy (ASGE) e a Society of American Gastrointestinal Endoscopic Surgeons.[22]

Partindo do pressuposto de que o conceito de NOTES é ainda muito novo, a pesquisa animal torna-se a chave para o entendimento de muitos eventos e barreiras na aplicação da técnica. Dessa maneira, salienta-se a importância da utilização de suínos como modelo experimental, justificado por sua fácil disponibilidade, por ser uma espécie destinada a produção e pela marcada similaridade em muitos aspectos anatômicos e fisiológicos.[22]

Outro aspecto importante de ressaltar na NOTES é a taxonomia empregada. A realização da técnica através de algum orifício natural sem a assistência percutânea é denominada T-NOTES (totalmente NOTES). NOTES híbrida implica o uso da laparoscopia para retração e visualização de estruturas, mas ainda com significativa dissecção realizada através de orifício natural. NOTES assistida por laparoscopia refere-se à cirurgia realizada por laparoscopia com contribuição de instrumentação por orifício natural para visualização ou retração de estruturas.[22]

▪ Cirurgia robótica

O desenvolvimento de sistemas robóticos para a cirurgia teve seu início na década de 1980, por solicitação do exército norte-americano, que antevia a possibilidade de realizar operações em ambientes de guerra, distante do local onde se encontrava o cirurgião.[23]

A primeira experiência que contou com o auxílio de um sistema robótico, ainda realizada fora do âmbito da laparoscopia, foi executada por *Kwoh et al.* no ano de 1988. Esses pesquisadores usaram um braço robótico para guiar o *laser* empregado em uma cirurgia estereotáxica cerebral.[24] Em 1991, *Davies e et al.* foram os primeiros a relatar o uso de um robô em cirurgia urológica. Eles utilizaram um braço robótico para realizar ressecção transuretral na hiperplasia benigna de próstata em humanos.[23,24]

Em 1992, o primeiro sistema robótico disponível comercialmente foi lançado. O *robodoc* consistiu em um braço robótico projetado para ser usado em cirurgias ortopédicas de colocação de prótese de quadril.[24] Entretanto, o primeiro sistema robótico efetivamente empregado em cirurgias laparoscópicas nos EUA foi o AESOP™ (*automated endoscopic system for optimal positioning*).[25] Esse sistema consiste em um braço mecânico que objetiva segurar a óptica laparoscópica, podendo ser controlado pelo cirurgião tanto com pedais quanto por comando de voz. O seu maior benefício no emprego é eliminar os movimentos indesejáveis do assistente.[24,25]

Na Alemanha, durante a primeira metade da década de 1990, um novo conceito de cirurgia robótica surgiu com o desenvolvimento do ARTEMIS™ (*advanced robotic telemanipulator minimally invasive surgery*). Entretanto, como esse projeto alcançou a utilidade prática esperada, não foi continuamente aperfeiçoado.[25]

No ano de 1996, foi disponibilizado para estudos e investigações um sistema integrado de cirurgia chamado Zeus™. Esse sistema, em atividade ainda hoje, apresenta três braços articulados, sendo dois para manipulação dos instrumentos laparoscópicos e outro para controlar a câmera. Com ele, a criação da imagem 3D é realizada por meio do uso de óculos especiais. Com esse sistema, o primeiro procedimento roboticamente assistido foi uma reanastomose tubária, realizada pelo Dr. Tamaso Falcone, nos EUA.[24,25]

Outro sistema de cirurgia robótica, disponibilizado 1 ano mais tarde na Europa, foi o da Vinci™. Criado pela Intuitive Surgical, Sunnyvale, Califórnia, tem algumas semelhanças com o Zeus™, entretanto, apresenta a câmera controlada por um pedal e a óptica configurada por duas fontes de imagem, permitindo ao cirurgião a construção de uma visão tridimensional. O primeiro procedimento realizado com esse sistema foi uma colecistectomia laparoscópica executada pelo Dr. Guy Cadiére em Bruxelas. Salienta-se que ambos os sistemas têm a função dos instrumentais e da câmera controlados pela voz do cirurgião a partir de um console próximo ao paciente.[24,25]

Atualmente, cada vez mais a utilização de robôs cirúrgicos vem sendo requerida nas rotinas cirúrgicas especializadas dos grandes centros hospitalares, sempre visando à execução de procedimentos complexos e delicados, buscando uma marcante vantagem: promover maior segurança e maior versatilidade e eficiência na execução das etapas e manobras cirúrgicas. Seus benefícios contam ainda com a maior liberdade de movimentação dos instrumentais, pois apresentam articulações em suas extremidades com ângulo de movimentação superior ao da mão humana e das pinças laparoscópicas convencionais.[24] Esses sistemas inteligentes são capazes de reconhecer o tremor do cirurgião, não o transmitindo para o campo operatório, fornecer um posicionamento mais ergonômico ao cirurgião, tornando os possíveis erros causados pela fadiga muscular menos prováveis. Além disso, contam ainda com a possibilidade de transmissão das imagens a outro centro especializado (telecirurgia), função tipicamente usada em cirurgias robóticas.[24] O da Vinci™ foi o primeiro sistema aprovado pela Food and Drug Administration (FDA) em 2000, e atualmente, o único sistema comercialmente disponível para execução de laparoscopias e toracoscopias. No Brasil, a primeira cirurgia com este sistema operacional foi realizada em 2008, no Hospital Sírio-Libanês, em São Paulo.

Outro relato importante a ser mencionado na evolução da videocirurgia foi a realização, em 1996, da primeira cirurgia executada com auxílio da rede mundial de computadores (internet), conectando equipes cirúrgicas para execução em conjunto de procedimentos videolaparoscópicos.[25]

O avanço da cirurgia laparoscópica a passos largos é indiscutível. À medida que se conhece a história da cirurgia como um todo, e mais especificamente da cirurgia laparoscópica, entende-se a relação direta entre o desenvolvimento de novas tecnologias e o avanço desse ramo da medicina. Áreas como a imagética, a transmissão de dados e o controle das diversas formas de energia, aliadas ao crescente investimento em pesquisa, logo resultarão na confirmação de mais e mais vantagens da videocirurgia, bem como alcançarão resultados ainda mais vantajosos por meio dos procedimentos minimamente invasivos. Com a evolução do procedimento videocirúrgico aqui exposto, nos resta concluir que o futuro reserva um sucesso ainda maior para a cirurgia por vídeo que até mesmo aqueles mais otimistas poderiam imaginar.

▶ Referências

1. MORGENTHAL, C.B.; RICHARDS, W.O.; DUNKIN, B.J. *et al.* The role of the surgeon in the evolution of flexible endoscopy. *Surgical Endoscopy* 2007; 21: 838-53.
2. LAU, W.Y.; LEOW, C.K.; ARTHUR K.C. History of endoscopic and laparoscopic surgery. *World Journal of Surgery* 1997; 21: 444-53.
3. NAGY, A.G.; PATTERSON, E.J. Laparoscopy surgery: historical perspectives. In: ZUCKER, K.A. *Surgical laparoscopy*. 2. ed. Lippincott Williams e Wilkins, Philadelphia, 2001.
4. MARCHESE, L.T. Histórico da laparoscopia. In: MAKSOUD, J.G. *Cirurgia Pediátrica*. Revinter, Rio de Janeiro, 2. ed. vol. II, 2003.
5. NAKAJIMA, K.; MILSOM, J.W.; BÖHM, B. History of laparoscopy surgery. In: MILSOM, J.W.; BÖHM, B.; NAKAJIMA, K. *Laparoscopy colorectal surgery*. 2. ed. Springer, New York, 2006.
6. SHAH, J. Endoscopy through the ages. *British Journal of Urology International* 1999; 89: 645-52.
7. SEMM K. The history of endoscoy. In: VITALE, G.C.; SANFILIPPO, J.S.; PERISSAT, J. *Laparoscopic Surgery: An Atlas for General Surgeons*. J.B. Lippincott, Philadelphia, 1995.
8. HADZIMAHMUTOVIC, Z.; BROWN, T.H.I.; HEALY, D.L. *et al.* Gynaecological endoscopy training simulators. Proceedings of The Inaugural Conference of the Victorian Chapter of the IEEE Engineering in Medicine and Biology Society *Biomedical, Research in the 3rd Millennium*, Monash University, Caulfield Campus, Victoria, Australia, February 22-23, 1999. Disponível em http://www.eng.monash.edu.au/non-cms/ecse/ieee/ieeebio1999/index.html. Acesso em: 24/mar/2011.
9. REUTER, M. The historical development of endophotography. World Journal of *Urology* 2000; 18: 299-302.
10. KELLEY JUNIOR., W.E. The evolution of laparoscopy and the revolution in surgery in the decade of the 1990s. *Journal of the Society of Laparoendoscopic Surgeons* 2008; 12: 351-7.
11. ALMEIDA, M. História da laparoscopia. *Acta Urológica*, edição especial, 2002; pp. 9-10.
12. LEE, P.; MATHUR, P.N.; COLT, H.G. Advances in thoracoscopy: 100 years since Jacobaeus. *Respiration* 2010; 79: 177-86.
13. LITYNSKI, G.S. Endoscopic surgery: the history, the pioneers. *World Journal of Surgery* 1999; 23: 745-53.
14. CARVALHAL, E.F.; BARATA, H.S. História da Laparoscopia. In: MARIANO, M.B.; de ABREU, S.C.; FONSECA, G.N. *et al. Videocirurgia em urologia: Técnicas e resultados*. Roca, São Paulo, 2007.
15. OSTROSKI, J.; JACOBS, M. History of laparoscopy. In: CUETO-GARCIA, J.; JACOBS, M.; GAGNER, M. *Laparoscopy surgery*. McGraw-Hill, New York, 2003.
16. HATZINGER, M.; HACKER, A.; LANGBEIN, S. *et al.* Hans Christian Jacobaeus (1879-1937): The inventor of human laparoscopy and thoracoscopy. *Urologe A 2006*; 45 (9): 1184-6.
17. PETTORINI, B.L.; TAMBURRINI, G. Two hundred years of endoscopic surgery: from Philipp Bozzini's cystoscope to paediatric endoscopic neurosurgery. *Child's Nervous System* 2007; 23: 723-4.
18. Da COSTA G.O.; SILVA FILHO A.R.; BEZERRA FILHO J.G. Estudo comparativo entre os inventários da cavidade abdominal pelos métodos videolaparoscópico e laparotômico no trauma abdominal. *Revista do Colégio Brasileiro de Cirurgiões* 2002; 29(4): 217-25.
19. CLAYMAN, R.V. Laparoscopic Nephrectomy: Remembrances. *Journal of Endourology* 2004; 18(7): 638-42.
20. BECKER, J.M. Training and credentialing for endoscopic surgery In: LOUGHLIN, K.R.; BROOKS, D.C. *Principles of endosurgery*. Blackwell Science, Massachusetts, 1996.
21. KOBIELA, J.; STEFANIAK, T.; MACKOWIAK, M. *et al.* NOTES – third generation surgery. Vain hopes or the reality of tomorrow? *Langenbeck's Archieves of Surgery* 2008; 393: 405-11.
22. CHUKWUMAH, C.; ZORRON, R.; MARKS, J. M. *et al.* Current Status of Natural Orifice Translumenal Endoscopic Surgery (NOTES). *Current Problems in Surgery* 2010; 47: 630-68.
23. SANT'ANNA, R. T.; PRATES, P.R.L.; SANT'ANNA, J. R.M. *et al.* emprego de sistemas robóticos na cirurgia cardiovascular. *Revista Brasileira de Cirurgia Cardiovascular* 2004; 19 (2): 171-8.
24. AUTUG, F.; CASTLE, E.P.; WOODS, M. *et al.* Robotics in urologic surgery: an evolving new technology. *International Journal of Urology* 2006; 13: 857-63.
25. SCHRAIBMAN, V *Cirurgia robótica*. Disponível em: http://www.cirurgiarobotica.med.br/?cirurgia%20robotica=www.cirurgiarobotica.med.br.

2 Anestesia e Analgesia para Videolaparoscopia

Celina Tie Nishimori Duque e Juan Carlos Duque Moreno

► Introdução

O desenvolvimento da cirurgia minimamente invasiva revolucionou o campo da cirurgia, sendo que os procedimentos terapêuticos e diagnósticos estão sendo cada vez mais empregados na rotina clínica nas últimas décadas devido à maior disponibilidade tecnológica e ao maior domínio na interpretação e na aplicação das técnicas.[1]

Comparada com a cirurgia convencional, a videolaparoscópica apresenta algumas vantagens, tais como menores incisões cirúrgicas, o que reduz o estresse cirúrgico e a dor pós-operatória, diminuição da morbidade e promoção da rápida recuperação.[2-5]

Embora a cirurgia laparoscópica apresente vantagens, esta técnica está associada a alterações fisiológicas significativas, bem como a complicações que normalmente não são observadas na cirurgia convencional, mas que podem pôr em risco a vida do paciente. Dentre elas, o pneumoperitônio, causado pela insuflação de dióxido de carbono (CO_2), que cria pressão intra-abdominal (PIA), pode causar complicações hemodinâmicas e pulmonares, além de respostas neuro-humorais. Algumas complicações na instrumentação cirúrgica também podem ocorrer, como lesões vasculares, gastrintestinais, geniturinárias, nervosas, além de enfisema subcutâneo, pneumotórax, pneumomediastino e pneumopericárdio ou embolia gasosa. O posicionamento do paciente também pode causar complicações durante a cirurgia.[6,7]

Sendo assim, o estudo da influência do pneumoperitônio, do posicionamento cirúrgico e da ventilação mecânica em cirurgias por laparoscopia é essencial para que se compreenda as repercussões da cirurgia sobre a anestesia e a fisiologia do paciente.

Anestesia geral ou sedação normalmente são necessárias para assegurar a imobilização do paciente durante esses procedimentos. O estado físico e a doença de base de cada animal variam muito; portanto, não existe um único protocolo anesté-sico ideal. Sendo assim, todo procedimento deve ser planejado a fim de minimizar possíveis efeitos adversos da anestesia geral ou sedação.[1]

A conduta anestésica a ser adotada deve seguir os seguintes princípios:

- Identificar corretamente, quando possível, a doença de base para minimizar os riscos da anestesia
- Formular um protocolo anestésico adequado para cada paciente
- Monitorar o paciente adequadamente para alertar o anestesiologista sobre possíveis intercorrências, para que ele possa intervir o mais rápido possível
- Promover terapia de suporte apropriada de acordo com a doença de base do paciente e as informações obtidas pelo monitoramento.[1]

► Técnica cirúrgica

A laparoscopia necessita da insuflação intraperitoneal por um gás para criar o pneumoperitônio, que possibilita a exposição e a manipulação dos órgãos intra-abdominais.[23] Para tanto, muitos gases podem ser utilizados para criar o pneumoperitônio, com vantagens e desvantagens para cada um. O gás ideal deveria ser inerte, incolor, não irritante para o peritônio, não inflamável com o uso concomitante de eletrocautério, além de ser facilmente eliminado pelo organismo.[12,24] De todos os estudados, o CO_2 é o que mais se aproxima do ideal.[12,24] O CO_2, embora irritante ao peritônio, não é um gás inflamável, é inerte, altamente solúvel no sangue, estável, não tóxico em quantidade fisiológica, de eliminação rápida e também é produto do metabolismo. Por essas razões, o CO_2 é o gás de escolha nas cirurgias videolaparoscópicas,[25] pois, graças às suas características, tem alta margem de segurança e pouco risco de causar embolia gasosa.[23,26]

Para a insuflação de CO_2 é necessária a introdução de uma agulha de Veress no abdome, sendo que, após a confirmação do correto posicionamento, a agulha é conectada a um insuflador automático de CO_2. A entrada de gás deve iniciar-se lentamente para evitar distensão brusca do peritônio e estimulação vagal[8] e a PIA deve ser mantida sempre abaixo de 15 mmHg, pois pressões mais altas podem ocasionar consequências fisiológicas significativas, o que aumenta a incidência de complicações transoperatórias.[23]

O posicionamento do paciente durante a cirurgia minimamente invasiva varia de acordo com o procedimento cirúrgico. A posição de Trendelenburg possibilita melhor visualização dos órgãos caudais,[27] sendo que a posição Trendelenburg reversa é utilizada para melhor visualização dos órgãos craniais. De modo complementar, a mesa cirúrgica ou o paciente podem ser rotacionados lateralmente (direita ou esquerda) para facilitar ainda mais a exposição cirúrgica.[23]

▶ Efeitos fisiológicos

Várias são as alterações fisiológicas que a laparoscopia pode ocasionar, dependendo da condição clínica prévia do paciente e dos fatores cirúrgicos a que ele será submetido, como a magnitude da PIA, o grau de absorção de CO_2, o posicionamento do paciente durante a cirurgia, o tipo de procedimento cirúrgico e a técnica anestésica empregada.[28,29] Contudo, é importante ressaltar que as alterações fisiológicas são bem toleradas pela maioria dos pacientes sadios, mas podem ocasionar consequências graves em pacientes com a função cardiopulmonar comprometida.[23]

▪ Efeitos cardiovasculares

A laparoscopia provoca uma série de alterações cardiovasculares, pelos efeitos mecânicos diretos e neuroendócrinos ocasionados pelo pneumoperitônio ou pela absorção do CO_2.[12] Além disso, a função cardiopulmonar e o volume intravascular do paciente previamente ao procedimento também podem influenciar a magnitude dessas alterações (Quadro 2.1). A indução de pneumoperitônio com o paciente em decúbito dorsal e a limitação da PIA entre 12 e 15 mmHg podem minimizar as alterações na função cardiovascular durante a laparoscopia.[7,28]

Pressões intra-abdominais ao redor de 10 mmHg já podem acarretar alterações como diminuição no débito cardíaco (DC) e aumento da resistência vascular sistêmica (RVS).[30] A elevação da PIA aos valores comumente empregados (14 a 15 mmHg) exerce inúmeros efeitos como: redução do volume sanguíneo nos órgãos abdominais e veia cava inferior, redução do volume sanguíneo central, do DC[30,31,32] e da pré-carga, aumento da RVS e da pós-carga.

Em cães anestesiados e submetidos a PIA de 16 mmHg houve redução do fluxo sanguíneo hepático, além de aumento da RVS e diminuição do DC. Portanto, recomenda-se que a PIA empregada seja ao redor de 8 a 12 mmHg para evitar possíveis complicações hemodinâmicas.[33]

O aumento na RVS e na pressão arterial média (PAM) durante a laparoscopia é ocasionado por ativação simpática pela absorção de CO_2 e por resposta neuroendócrina ao pneumoperitônio.[28,29,34] Já o aumento da PIA resulta na ativação do sistema simpático com liberação de catecolaminas e ativação do sistema renina-angiotensina com liberação de vasopressina.[35] Ademais, a compressão das artérias pelo aumento da PIA também pode aumentar a RVS.[36] As respostas mecânicas e neuroendócrinas suplantam a dilatação arteriolar e a diminuição da RVS induzidas pela hipercapnia. O aumento da RVS pode elevar a tensão da parede miocárdica e, consequentemente, incrementar a demanda de oxigênio pelo miocárdio, sem, entretanto, ocasionar alterações eletrocardiográficas no segmento ST, sugestivo de isquemia miocárdica.[37]

A redução do DC parece ser multifatorial, ou seja, pela redução do retorno venoso por compressão da veia cava inferior,[38,39] pelo aumento da resistência vascular pela vasopressina e pela hiperventilação pulmonar necessária para evitar a hipercapnia e aumento da RVS.[30]

Em pacientes saudáveis, as alterações no DC perduram por cerca de 15 min, retornando a valores fisiológicos sem consequências graves. Entretanto, em pacientes com disfunção cardíaca grave, há redução significativa no DC com comprometimento hemodinâmico.[40]

A pré-carga pode encontrar-se diminuída, inalterada ou aumentada. Em pacientes normovolêmicos PIA de até 8 mmHg geralmente ocasiona aumento do retorno venoso, decorrendo de elevação no fluxo venoso esplênico em direção ao compartimento venoso central (cava inferior). Com valores de PIA entre 10 e 18 mmHg, as alterações de pré-carga são variáveis individualmente, não havendo um padrão definido, uma vez que o retorno venoso é dependente do volume plasmático, da função diastólica do ventrículo direito e da posição em que o paciente se encontra. Acima de 22 mmHg de PIA a pré-carga diminuirá em mais de 80% dos pacientes normovolêmicos.[8,24] O retorno venoso torna-se prejudicado devido à compressão da veia cava, o que ocasiona hipotensão com aumento da pressão venosa central.[26]

Em pacientes idosos que apresentam algum comprometimento cardiopulmonar preexistente, o pneumoperitônio aumenta consideravelmente a RVS acompanhada por redução no DC e na fração de ejeção (FE), mas sem sobrecarga ventricular esquerda. Além disso, a posição de Trendelenburg ocasiona aumento da pré-carga cardíaca, do DC e da FE.[9,41] Com a liberação do pneumoperitônio é possível observar diminuição da RVS e aumento do DC e do trabalho ventricular esquerdo.[42]

Arritmias cardíacas podem ocorrer durante a laparoscopia, sendo que as mais frequentes são taquicardia ou bradicardia sinusal, arritmias ventriculares e assistolia.[26] As causas podem ser diversas. A hipercapnia é uma causa citada, principalmente em pacientes com respiração espontânea, o que é questionado, até porque arritmias não são correlacionadas a valores de

Quadro 2.1 ▪ Efeitos hemodinâmicos da cirurgia minimamente invasiva.	
Efeitos	**Causas**
Aumento da resistência vascular sistêmica e pressão arterial média	Hipercapnia, resposta neuroendócrina (aumento de catecolaminas, vasopressina, cortisol), fatores mecânicos (compressão direta da aorta)
Alterações variáveis (aumento ou manutenção) do volume de enchimento ventricular	Compressão de órgãos intra-abdominais (fígado e baço)
Alterações variáveis (diminuição ou manutenção) no índice cardíaco	Aumento da pós-carga, diminuição do retorno venoso e do enchimento ventricular
Arritmias (bradicardia ou taquicardia)	Estiramento peritoneal, hipercapnia, hipoxia, pneumotórax, embolia pulmonar

Fonte: JOSHI, G. P.; CUNNINGHAM, A.[23]

pressão parcial de dióxido de carbono arterial ($Paco_2$) e podem se desenvolver logo após a insuflação, quando não se têm ainda níveis altos de $Paco_2$.[43] A acidose respiratória e a hipoxia podem também contribuir para as arritmias.[44] A bradicardia pode ocorrer pela elevação do tônus vagal resultante da distensão brusca do peritônio.[7,45] A estimulação vagal pode ser acentuada se o plano anestésico for superficial ou se o paciente estiver fazendo uso de betabloqueadores. O tratamento dessas alterações consiste na interrupção da insuflação, na administração de atropina e no aprofundamento da anestesia depois do restabelecimento da frequência cardíaca.[12]

Existem relatos de que taquicardia pode ocorrer como resposta compensatória à redução do retorno venoso,[46] devido ao aumento da PIA ou pela absorção de CO_2.

É importante lembrar que a interação do CO_2 absorvido do pneumoperitônio com alguns anestésicos, sobretudo o halotano, pode causar arritmias cardíacas,[8] não sendo este um fármaco indicado na anestesia para videolaparoscopia.[26,44]

Embora essas alterações sejam bem toleradas pela maioria dos pacientes, cuidados especiais e monitoramento específico são mandatórios em pacientes com comprometimento da função cardiovascular.[9]

· Perfusão regional | Esplênica, renal, cerebral e intraocular

O aumento da PIA, a absorção sistêmica de CO_2 e as alterações no posicionamento do paciente, concomitantemente às alterações hemodinâmicas, podem influenciar o fluxo sanguíneo esplênico, renal e cerebral durante a laparoscopia. Entretanto, as consequências dessas alterações dependem em grande parte do estado físico do paciente previamente ao procedimento cirúrgico.[23,34]

Os efeitos mecânicos diretos e neuroendócrinos do pneumoperitônio podem diminuir a circulação esplênica, ocasionando redução no fluxo sanguíneo hepático e na perfusão gástrica com diminuição do pH intramucoso. Entretanto, esses efeitos podem ser contrabalanceados pela vasodilatação esplênica direta causada pela hipercapnia.[23,47]

O pneumoperitônio pode ocasionar redução no fluxo sanguíneo renal, na filtração glomerular e no débito urinário (Quadro 2.2).[48,49] Entretanto, o débito urinário geralmente se normaliza após a desinsuflação do pneumoperitônio, sem ocasionar disfunção renal.

Podem ocorrer alterações no fluxo sanguíneo renal e na perfusão das regiões cortical e medular dos rins, ocasionando oligúria. Essas alterações decorrem da compressão mecânica do parênquima, das artérias e das veias renais com aumento da PIA.[50,51] O sistema renina-angiotensina também é acionado

pela redução no fluxo sanguíneo renal, determinando vasoconstrição renal mediada pela angiotensina II, piorando a perfusão renal, levando a oligúria no transoperatório.[48]

A diminuição do débito urinário pode ocorrer também pela compressão da veia cava e devido ao aumento da concentração de hormônio antidiurético.[52,53]

Após a desinsuflação do pneumoperitônio, a diminuição do fluxo sanguíneo renal pode permanecer por mais de 2 h.[54,55]

Com relação ao sistema nervoso, a hemodinâmica cerebral sofre influência das alterações cardiovasculares, das variações na $Paco_2$, da posição do paciente no intraoperatório e do aumento da PIA e da pressão intratorácica. Foi observado que a pressão intracraniana (PIC) aumenta durante o pneumoperitônio, mesmo sem a elevação concomitante da $Paco_2$. O aumento da PIC é proporcional ao aumento da PIA. Pressões intra-abdominais elevadas comprimem a veia cava e aumentam a pressão intratorácica em virtude do deslocamento do diafragma. A posição de Trendelenburg também contribui para elevação da pressão intracraniana.[28]

O aumento na pressão da veia cava inferior também determina aumentos na pressão da região lombar da coluna vertebral, diminuindo a drenagem do plexo lombar e reduzindo a reabsorção do liquor, o que contribui para a elevação da PIC.[56]

Embora as alterações citadas possam ocorrer, a perfusão e a oxigenação cerebral geralmente permanecem dentro do limite considerado fisiológico durante o pneumoperitônio associado à posição de Trendelenburg.[57,58]

Anormalidades na circulação intracraniana secundárias à posição de Trendelenburg podem causar ou agravar problemas como glaucoma agudo. Pequenas alterações na pressão intraocular são vistas com a adoção da posição, sendo que pacientes com glaucoma não controlado podem apresentar elevação intensa da pressão intraocular,[59] resultando em hiperemia da coroide.[58] Já foi descrito um caso de descolamento de retina como consequência da adoção desse posicionamento no ser humano.[60]

· Efeitos respiratórios e na troca de gases

Durante a laparoscopia, as alterações na função pulmonar mais comumente observadas são a redução no volume pulmonar e a complacência pulmonar secundária ao deslocamento cranial do diafragma, ocasionado pelo aumento da PIA e pelo posicionamento do paciente (Quadro 2.3).[26,28,29,33]

Na posição de Trendelenburg, o peso das vísceras abdominais e da parede abdominal desloca o diafragma em sentido cranial, comprimindo os pulmões e favorecendo a formação de atelectasia. Além disso, também promove redução da capacidade vital,[61] da capacidade residual funcional (CRF), do volume pulmonar total e da complacên-

---

Quadro 2.2 · Função renal durante a laparoscopia.

O débito urinário diminui durante a laparoscopia
- Fluxo sanguíneo renal diminuído
- Compressão do parênquima renal
- Fatores neuroendócrinos

Fatores que influenciam o débito urinário
- Comprometimento renal preexistente
- Período de insuflação prolongado
- Altas pressões intra-abdominais

Fonte: JOSHI, G. P.; CUNNINGHAM, A.[23] Oligúria transoperatória reversível dentro de intervalo de 2 h de pós-operatório, pressão intra-abdominal < 15 mmHg é segura, mesmo em pacientes com doença renal.

Quadro 2.3 · Alterações pulmonares durante a laparoscopia.

Diafragma deslocado cranialmente
Redução do volume pulmonar (capacidade residual funcional)
- Desequilíbrio ventilação-perfusão aumentado
- Gradiente de oxigênio alveoloarterial aumentado
Complacência pulmonar diminuída e resistência pulmonar aumentada
- Pressão pleural aumentada
- Pressão das vias respiratórias aumentada
Distribuição de gases desigual
Deslocamento cranial da carina
- Intubação endobrônquica

Fonte: JOSHI, G. P.; CUNNINGHAM, A.[23]

cia pulmonar,[62] sendo necessários cuidados especiais com os pacientes obesos, idosos e debilitados.[63] Ocorre também diminuição de mais de 50% da complacência pulmonar e elevação do pico e platô de pressão das vias respiratórias durante o aumento na pressão e volume intra-abdominais ocasionados pelo pneumoperitônio.[64] Consequentemente à atelectasia, ocasionada pela redução na capacidade residual funcional (CRF) e na complacência pulmonar total, ocorre aumento do espaço morto e desequilíbrio na relação ventilação/perfusão.[12,24,30]

A relação ventilação/perfusão também pode ser prejudicada quando há elevação da cúpula do diafragma e, consequentemente, menor movimentação deste, o que pode produzir colapso da base dos pulmões. Além disso, após o aumento da pressão das vias respiratórias, há piora na hipercapnia e o paciente ainda pode apresentar um quadro de hipoxemia de intensidade variável, que depende de doença preexistente, do grau de ventilação pulmonar, da intensidade do *shunt* pulmonar e do DC.[8,24,49]

Embora essas alterações sejam bem toleradas por pacientes sadios, disfunção pulmonar significativa pode ocorrer em pacientes com doença pulmonar preexistente.

Os efeitos do pneumoperitônio, o aumento da PIA e a redução da CRF, assim como os efeitos da absorção de CO_2, a hipercapnia, a acidose respiratória e a hipoxemia podem ser minimizadas com ventilação com pressão positiva intermitente. Este fato é especialmente importante em pacientes obesos ou idosos que já apresentem algum comprometimento na complacência pulmonar, redução da capacidade vital e diminuição da CRF, uma vez que já apresentam a reserva pulmonar limitada, não sendo capazes de compensar durante a respiração espontânea.[26,44]

O CO_2 insuflado na cavidade peritoneal é absorvido e causa hipercapnia. Essa absorção do gás depende da sua difusividade, da área de absorção e da vascularização da área insuflada, sendo maior durante insuflação extraperitoneal do que intraperitoneal.[65] A absorção de CO_2 alcança um platô dentro de 10 a 15 min após o início da insuflação intraperitoneal, e não é influenciada pela duração da cirurgia.[66]

Embora ocorra maior absorção de CO_2 na cirurgia laparoscópica, a $PaCO_2$ normalmente permanece inalterada em pacientes hígidos. Entretanto, em pacientes com doença pulmonar grave ou que apresentem alguma limitação na eliminação de CO_2, pode-se observar aumento na $PaCO_2$, mesmo quando submetidos à hiperventilação agressiva.[23]

Um estudo recente com suínos demonstrou que a melhora na oxigenação arterial e na troca de gases após a indução de pneumoperitônio se deveu à melhor relação ventilação/perfusão ocasionada pela redistribuição da perfusão de áreas mais distantes da região pulmonar colapsadas. Isso provavelmente ocorreu devido à maior vasoconstrição pulmonar hipóxica, possivelmente mediada pelo aumento da $PaCO_2$.[67]

A eliminação do CO_2 absorvido no peritônio e produzido pelo metabolismo tecidual depende do DC, da relação ventilação/perfusão e da ventilação alveolar. O DC é responsável pelo transporte do CO_2 aos pulmões, nos quais é eliminado. Já a relação ventilação/perfusão está diretamente relacionada com o DC e com a mecânica respiratória, que pode ser alterada pelo aumento da pressão abdominal, devido ao pneumoperitônio, e agravada quando há a necessidade em manter o paciente na posição de Trendelenburg.[68]

Normalmente, durante a deflação do pneumoperitônio, o CO_2 acumulado no sangue dos capilares peritoneais colapsados pelo aumento da PIA retorna à circulação sistêmica, sendo necessária a implementação de ventilação de suporte para sua eliminação.[25] Sendo assim, os pacientes com doença pulmonar crônica e obesos requerem correção da ventilação, geralmente realizada com aumento do volume-minuto entre 20 e 30%.[8] Apesar da hiperventilação no intraoperatório, ainda existe risco de hipercapnia[69] e acidose respiratória se esses pacientes forem extubados precocemente ou mantidos em respiração espontânea.

Em virtude da grande difusibilidade do CO_2, este gás tem a vantagem de dificultar a formação de êmbolos, mas, por outro lado, preocupa o anestesiologista porque sua grande capacidade de penetração no organismo e sua fácil conversão em ácidos ($CO_2 + H_2O = H_2CO_3$) podem acarretar alterações no equilíbrio ácido-base orgânico.[12] Um estudo em cães demonstrou que o pneumoperitônio com PIA entre 8 e 10 mmHg, mantida por 30 min, desenvolveu hipercapnia, acidose e elevação compensatória do bicarbonato.[70]

Em outro estudo recente, verificou-se que há redução do pH durante a laparotomia convencional e a laparoscopia com pneumoperitônio com CO_2. Entretanto, durante a laparoscopia, a redução do pH é ocasionada por aumento na $PaCO_2$, sendo normalizada logo após a desinsuflação do abdome. Durante a laparotomia, a redução do pH ocorre por fatores metabólicos, e isso pode persistir por tempo prolongado no período pós-operatório.[71]

▶ Avaliação pré-anestésica

A avaliação e os cuidados pré-anestésicos não são diferentes dos exigidos para os procedimentos cirúrgicos convencionais. Deve-se obter a história clínica completa e objetiva, e devem-se realizar avaliações física e clínica cuidadosas.[3]

Os exames complementares incluem o estudo hematológico para avaliar a capacidade de transporte e de tamponamento do dióxido de carbono; a avaliação cardiológica especializada, devido à sobrecarga que o pneumoperitônio provoca no coração, pelo possível aumento do retorno venoso e da resistência vascular periférica. Em razão das alterações ácido-base e hemodinâmicas, as concentrações de eletrólitos e o estado de hidratação também devem ser verificados.[8,9]

A avaliação cuidadosa da função cardíaca deve ser feita quando o paciente tem doenças do coração, em especial as que comprometem a função ventricular. A elevação da PIA tem efeitos opostos no sistema cardiovascular, ou seja, ela força o sangue para fora dos órgãos abdominais e da veia cava inferior e para o interior do reservatório venoso central, enquanto, por outro lado, aumenta o acúmulo de sangue periférico, tendendo a diminuir o volume sanguíneo central.[10,11] O mais importante é saber que os pacientes com insuficiência cardíaca congestiva e insuficiência valvar terminal são mais propensos a desenvolver complicações cardíacas do que os pacientes com doença cardíaca isquêmica, durante a laparoscopia.[12]

Já nos pacientes com insuficiência renal, devem-se considerar os riscos hemodinâmicos durante o pneumoperitônio.[6]

Nos pacientes com doenças respiratórias, os procedimentos sob laparoscopia são preferíveis à laparotomia, devido à menor disfunção respiratória pós-operatória. Esses melhores efeitos contrabalançam o risco de pneumotórax durante o pneumoperitônio, além dos riscos das dificuldades em relação à troca gasosa.[12]

▶ Medicação pré-anestésica

Para a escolha da medicação pré-anestésica devem-se considerar os dados obtidos durante a avaliação pré-anestésica e proporcionar ao paciente diminuição da ansiedade, sedação e analgesia, quando houver dor. É ainda desejável que a medicação auxilie na prevenção de náuseas e vômitos e das respostas autonômicas, especialmente a estimulação vagal, que é responsável por acentuada bradicardia, que se manifesta com mais frequência durante a instalação do pneumoperitônio.[9]

Os fenotiazínicos são amplamente empregados em pequenos animais, em razão de seu efeito tranquilizante.[13] Podem causar hipotensão arterial,[14] depressão miocárdica, diminuição da temperatura corporal e do limiar convulsivo, discreta depressão respiratória e ainda apresentam ação antiarrítmica.[15] A dose comumente empregada é de 0,05 a 0,1 mg/kg. Entretanto, diferentemente dos sedativos, não se observa aumento do grau de tranquilização com o aumento da dose. Por isso, quando se necessita de tranquilização mais intensa, recomenda-se a associação deste fármaco a outros, tais como os opioides,[16] tendo como resultado excelente sedação e analgesia. É importante ressaltar que o uso da acepromazina causa esplenomegalia, o que pode dificultar a visualização das estruturas internas da cavidade abdominal durante a laparoscopia.

Os benzodiazepínicos também são úteis devido a sua eficiente ação ansiolítica, tranquilizante, hipnótica e miorrelaxante, associada a discreta depressão respiratória e pequenas alterações cardiovasculares, como ligeira hipotensão[17] devido à redução da resistência vascular periférica. O midazolam é superior ao diazepam, pois tem latência e duração de ação mais curtas,[18] além de apresentar maior potência hipnótica.[9] As doses de diazepam variam de 0,5 a 1 mg/kg em cães e gatos. Já o midazolam pode ser utilizado na dose de 0,2 a 0,5 mg/kg. É importante ressaltar que o uso dos benzodiazepínicos em cães e gatos jovens e adultos hígidos pode ocasionar excitação paradoxal.[19]

Os opioides podem ser empregados concomitantemente aos fármacos tranquilizantes, pois promovem sedação e analgesia,[20] além de reduzirem o requerimento do anestésico geral.[21] A escolha do opioide dependerá da finalidade, devendo ser considerado o período de latência, a duração de ação e a potência do fármaco. Pode-se utilizar a meperidina, que tem excelente efeito sedativo, na dose de 2 a 4 mg/kg em cães e de 4 a 6 mg/kg em gatos, ou a morfina, na dose de 0,1 a 0,5 mg/kg.[22] O tramadol também pode ser utilizado na dose de 2 mg/kg, porém seu efeito sedativo é discreto.

▶ Conduta anestésica

Uma técnica anestésica ideal deve fornecer boas condições no período perioperatório, assegurando indução tranquila, manutenção sem intercorrências, além de rápida recuperação e baixa incidência de efeitos adversos.[72]

Devido às alterações ventilatórias, hemodinâmicas e possíveis alterações ácido-base, considera-se como opção de escolha a anestesia geral sob ventilação controlada com intubação orotraqueal com sonda provida de balonete[8] para prevenir que a regurgitação do conteúdo gástrico seja aspirada pelo pulmão.[24] Além disso, é importante a manutenção dos valores de CO_2 em níveis aceitáveis durante os procedimentos cirúrgicos minimamente invasivos.[23]

▪ Indução da anestesia e manejo das vias respiratórias

Embora os benzodiazepínicos sejam classificados como medicação pré-anestésica em animais, esses fármacos também são amplamente empregados durante a indução da anestesia. Podem ser associados a diversos fármacos indutores, como barbitúricos, propofol, etomidato e anestésicos dissociativos, reduzindo as doses dos anestésicos em até 50%.[19]

O propofol é considerado o fármaco hipnótico de escolha para a indução da anestesia. Este fármaco oferece vantagens sobre os outros indutores, pois a meia-vida de redistribuição é curta e torna possível o despertar precoce e tranquilo, além de ter efeito antiemético.[23,73,74] A dose comumente empregada é de 2 a 8 mg/kg, dependendo da medicação pré-anestésica adotada.[75]

O etomidato, hipnótico com ação de curta duração, também tem sido indicado na indução da anestesia para procedimentos laparoscópicos. Este fármaco é excelente, pois promove pouca alteração nos parâmetros cardiopulmonares e hemogasométricos. Em contrapartida, está associado a alta incidência de náuseas e vômito,[9,12,76] além de mioclonias, devido a estímulos somáticos. Para evitar esses efeitos indesejáveis, recomenda-se sempre a administração de medicação pré-anestésica e aplicação do etomidato na dose de 0,5 a 1 mg/kg, por via intravenosa (IV).[75]

Dentre os barbitúricos, o tiopental ainda é empregado em pequenos animais, na indução de animais hígidos, na dose de 12,5 mg/kg. A técnica de aplicação mais indicada é a administração da metade da dose mais rápida, e o restante gradativamente, observando o plano anestésico do paciente.[75]

A cetamina é um agente dissociativo com efeito cataléptico, analgésico e anestésico, mas sem efeitos hipnótico e miorrelaxante. Promove ainda espasmo tônico-clônico da musculatura dos membros e salivação intensa, que pode obstruir as vias respiratórias. Para evitar esses efeitos adversos, diversos fármacos podem ser empregados concomitantemente, dentre eles o diazepam e o midazolam.[13] A cetamina pode ocasionar leve depressão respiratória, aumento da pressão arterial, da frequência cardíaca, do débito cardíaco e da pressão venosa central. A dose de cetamina varia entre as espécies, sendo que em cães a dose varia de 11 a 22 mg/kg, por via intramuscular (IM), e 5 a 10 mg/kg, por via intravenosa (IV). Já em gatos as doses variam de 8 a 15 mg/kg IM e de 2 a 8 mg/kg IV.[77]

A intubação orotraqueal é imprescindível, pois minimiza o risco de aspiração pulmonar do conteúdo regurgitado, devido ao aumento da PIA. A máscara laríngea pode ser utilizada, mesmo para procedimentos em que o paciente permaneça em posição de Trendelenburg.

A ventilação mecânica deve ser instituída, pois diversos fatores podem contribuir para o surgimento de hipercapnia, como depressão respiratória ocasionada por fármacos anestésicos, absorção de CO_2 pela cavidade abdominal, alterações na mecânica ventilatória determinadas pelo aumento da PIA e pelo posicionamento do paciente na mesa cirúrgica.[10,79]

▪ Manutenção da anestesia

A seleção da técnica anestésica deve ser baseada nas condições gerais do paciente, na experiência do anestesiologista e no tipo do procedimento cirúrgico programado.

A manutenção da anestesia geralmente é realizada com os agentes inalatórios. Dentre eles, a preferência recai sobre aqueles que não sensibilizam o miocárdio às catecolaminas e que determinam redução na resistência vascular sistêmica, como o isofluorano, o sevofluorano e o desfluorano.[12,80] Esses agentes possibilitam despertar precoce e induzem menos alterações cardiocirculatórias, especialmente quanto ao ritmo cardíaco. Ademais, a anestesia inalatória promove recuperação mais rápida quando comparada à anestesia total intravenosa (ATIV) com propofol.[23,34] O halotano tem sido contraindicado, pois, associado à hipercapnia, pode desencadear arritmias cardíacas.[81] Um estudo em humanos destacou que o desfluorano, quando empregado em combinação com a remifentanila, aumentou a motilidade do intestino delgado durante laparoscopia gástrica, o que pode dificultar a sutura laparoscópica dessa região.[82]

A associação da anestesia epidural à anestesia geral é considerada segura quando realizada com cautela, uma vez que se diminui o consumo de anestésicos gerais e facilita o controle da dor. Entretanto, seu uso isolado não é indicado, uma vez que o paciente pode sentir desconforto ou mesmo dor devido ao estímulo diafragmático. Ademais, o relaxamento da musculatura abdominal geralmente é insuficiente e o bloqueio dos dermátomos torácicos pode resultar em bloqueio simpático com hipotensão e bradicardia, as quais podem ser agravadas pelas alterações induzidas pelo aumento da PIA.[83,84]

Um estudo realizado em cães demonstrou que a injeção epidural de xilazina não ocasionou efeitos cardiopulmonares significativos durante a indução e a manutenção da anestesia com cetamina, além de minimizar os efeitos adversos da cetamina por reduzir o requerimento deste fármaco.[85]

A dexmedetomidina é um bom adjuvante anestésico que diminui o requerimento de anestésicos e opioides, atenua a resposta simpatoadrenal, mantém a estabilidade hemodinâmica e adequada profundidade anestésica, além de promover excelente recuperação anestésica.[86] Este efeito é mediado pelos receptores alfa-2-adrenérgicos centrais. A administração por via intramuscular e intravenosa demonstrou redução de 17% da necessidade de tiopental em um grupo de humanos que recebeu baixa dose da dexmedetomidina. Já no grupo que recebeu uma dose mais alta, a redução foi de 30%.[87] Em outro estudo, verificou-se que este alfa-2-agonista pode reduzir o requerimento do isofluorano em 25%.[88]

Opioides transoperatórios

Os opioides são fármacos importantes durante a técnica de anestesia balanceada. Deve-se ressaltar que alguns opioides podem ocasionar o espasmo do esfíncter de Oddi (coledocoduodenal), levando à interpretação errada de achados colangiográficos no transoperatório durante uma colecistectomia laparoscópica. Muitos opioides, incluindo fentanila, têm sido associados a este efeito, mas as pesquisas são conflitantes.[89]

Há relatos em humanos de que a fentanila aumenta a PIA além dos 20 cmH$_2$O recomendados durante a laparoscopia.[90] Esse fenômeno é atribuído ao aumento no tônus muscular torácico e abdominal, em particular aqueles músculos abdominais que têm contribuição ativa com a expiração. Efeitos semelhantes foram observados em ratos após a administração de fentanila (100 µg/kg).[91] Contudo, um estudo em cães refere que este fenômeno não ocorre nesses animais.[92]

Bloqueadores neuromusculares

Com relação aos bloqueadores neuromusculares, os mais indicados são os de ação curta e intermediária, dependendo do tempo do procedimento cirúrgico. Os mais utilizados são o rocurônio, o vecurônio e o atracúrio,[93] devido a sua média duração de ação e ao relaxamento efetivo que produzem. Em humanos são comumente empregados nas cirurgias laparoscópicas, pois o relaxamento muscular causa maior flacidez e torna a parede abdominal mais maleável,[44] diminuindo a necessidade de altas PIA para melhorar as condições cirúrgicas, o que minimiza as alterações cardiocirculatórias e respiratórias relacionadas com o aumento da PIA.[94] Por outro lado, em um estudo realizado em cães submetidos a ovariectomia laparoscópica verificou-se que o uso de vecurônio não facilitou o acesso à cavidade abdominal e ainda ocasionou redução da PAM.[95]

Ventilação mecânica

As alterações na função pulmonar durante a laparoscopia, tais como a redução no volume pulmonar, o aumento do pico de pressão inspiratória e a diminuição da complacência pulmonar, podem requerer algumas alterações na ventilação mecânica no período transoperatório. Geralmente, o volume-minuto precisa ser aumentado de 20 a 30%, o que é obtido pelo aumento da frequência respiratória e pela manutenção do volume corrente constante. Algumas estratégias de ventilação que podem proteger o pulmão incluem o uso de ventilação controlada por pressão com volume corrente baixo (6 a 8 mℓ/kg) e pressão positiva no final da expiração (PEEP) de 5 a 10 cmH$_2$O.[96] Foi mostrado que o uso de PEEP possibilita melhor oxigenação arterial durante pneumoperitônio prolongado.[97] Além disso, as manobras de recrutamento são benéficas, especialmente antes e após o procedimento laparoscópico.[98] Infelizmente, os efeitos dessas manobras têm curta duração e são limitadas pela instabilidade hemodinâmica. Deve-se evitar ainda a hiperventilação e hipocapnia, pois isso pode resultar em alcalose metabólica e ocasionar hipoventilação pós-operatória. A manutenção do paciente com valores de ETCO$_2$ em torno de 40 mmHg pode melhorar a oxigenação tecidual, uma vez que melhora a perfusão tecidual, como resultado do aumento do DC e vasodilatação, além de facilitar a liberação de oxigênio pelo desvio da curva de dissociação da oxi-hemoglobina para a direita.[96,99]

Monitoramento

Cada vez mais enfatizado nos dias atuais, o monitoramento perioperatório é uma condição indispensável nos procedimentos sob laparoscopia, já que muitas alterações determinadas pelo pneumoperitônio não são facilmente detectadas ao exame clínico. Nas salas cirúrgicas, onde os procedimentos laparoscópicos são realizados, é frequente o uso de baixa luminosidade, motivo este que deve incentivar ainda mais a utilização de monitoramento adequado, com fácil visualização dos parâmetros medidos.

Além do monitoramento básico de frequência cardíaca, pressão arterial, ritmo cardíaco (ECG), frequência e ritmo respiratórios, amplitude dos movimentos respiratórios, ausculta pulmonar para verificação dos ruídos ventilatórios, saturação de oxi-hemoglobina (SpO$_2$), temperatura corpórea, volume e pressão intra-abdominais, deve-se utilizar um analisador de gases, com a finalidade de determinar a fração inspirada de O$_2$ e agentes halogenados, para se interpretar adequada e rapidamente as alterações durante a elevação da pressão intra-abdominal. A determinação da diurese e da gasometria arterial é importante, principalmente nos procedimentos prolongados.[12]

Além dos equipamentos utilizados rotineiramente, a utilização do capnógrafo torna-se obrigatória em todas as laparoscopias, independentemente do tipo e duração da intervenção. O monitoramento contínuo da $ETCO_2$ demonstra a correta conexão do sistema de ventilação e o grau de absorção do CO_2 durante o procedimento. Deve-se lembrar que o valor registrado na capnometria não se correlaciona bem à $Paco_2$ devido ao gradiente alveoloarterial fisiológico existente de aproximadamente 4 mmHg e que, na vigência de pneumoperitônio, tende a estar alterado.[100] Sendo assim, o monitoramento dos gases sanguíneos é prudente em pacientes com doença pulmonar ou naqueles com hipercapnia refratária persistente no período transoperatório. Além disso, o monitoramento da relação complacência e volume/pressão é útil no diagnóstico de complicações, resultando em aumento das vias respiratórias, assim como intubação endobronquial, broncospasmo e pneumotórax.[23]

▪ Manejo de fluidos

A necessidade de reposição de líquidos é provavelmente menor durante a cirurgia laparoscópica quando comparada à técnica convencional, pois as perdas por evaporação são menores.[9,25]

A manutenção do volume intravascular ideal ou enchimento ventricular é imprescindível para se obterem bons resultados perioperatórios.[101] Deve-se ter um cuidado especial durante procedimentos laparoscópicos prolongados e em pacientes de alto risco. Entretanto, a fluidoterapia permanece sendo um dos pontos mais controversos no manejo perioperatório, uma vez que não existe um consenso a respeito do tipo de fluido a ser utilizado (cristaloide, coloide, ou o tipo de coloide), assim como da quantidade de fluido a ser administrada (liberado, restrito ou guiado por metas).[23]

Tem se tornado cada vez mais claro que a terapia de fluidos intraoperatória deve ser específica de acordo com as características de cada paciente e o tipo de procedimento cirúrgico.[23] Assim, a hipotensão será pior nos pacientes hipovolêmicos, sendo imprescindível a manutenção apropriada da hidratação.[26] A manutenção com um cristaloide a 10 a 20 mℓ/kg irá manter o volume intravascular adequado e assim irá minimizar as possíveis alterações cardiovasculares.[44]

Está claro que indicadores tradicionais usados como guia para fluidoterapia (frequência cardíaca, pressão arterial, pressão venosa central e débito urinário) não são confiáveis durante a videolaparoscopia. Normalmente o débito urinário está reduzido durante a laparoscopia e o seu uso como guia da fluidoterapia pode levar a sobrecarga de fluido. Sendo assim, alguns indicadores dinâmicos como o volume sistólico e a variação de pressão de pulso são mais precisos.[23]

► Analgesia pós-operatória

A origem da dor após a maioria dos procedimentos laparoscópicos é predominantemente mais visceral do que parietal. Além disso, dores na região torácica também são frequentes, podendo ser secundárias à irritação do diafragma, o que pode retardar a recuperação do paciente. Os fatores que podem influenciar a dor pós-operatória incluem a duração do procedimento, o grau de PIA[102] e o volume de gás subdiafragmático residual após a cirurgia.

A dor é uma consequência inevitável da cirurgia,[103] mas, teoricamente, comparada com as cirurgias convencionais, a dor após a laparoscopia é considerada menos intensa e de curta duração,[104] provavelmente devido a menor trauma superficial, menor incisão e pouca dissecção através das camadas teciduais.[105] Todavia, o adequado controle da dor é necessário para se obter uma recuperação pós-operatória mais rápida.[106]

Um estudo em cães demonstrou que a ovário-histerectomia (OVH) por laparoscopia apresentou menor escore de dor provavelmente por ser uma técnica menos dolorosa quando comparada à OVH convencional.[107] Em contrapartida, outro estudo descreveu que concentrações mais elevadas de cortisol foram verificadas em cadelas submetidas à OVH laparoscópica, em comparação à cirurgia convencional, provavelmente devido ao maior tempo de manipulação dos órgãos e tecidos,[108] já que a elevação do cortisol pode estar associada à intensidade do trauma cirúrgico. Apesar da menor agressão tecidual, o CO_2 residual encontrado nas primeiras 24 h de laparoscopia é tido como fator importante na gênese da dor pós-operatória. Além disso, o pneumoperitônio juntamente com a dor proveniente dos locais intracavitários são as principais fontes de estímulo algogênico em laparoscopia.[109]

Atualmente, sabe-se que a analgesia multimodal promove melhor alívio da dor com menores efeitos adversos e recuperação mais rápida.[106,110]

Os anti-inflamatórios não esteroidais (AINE) atuam inibindo as isoformas 1, 2 e 3 da enzima ciclo-oxigenase (COX), no processo de síntese de prostaglandinas, a partir do ácido araquidônico.[12] Isoladamente, não promovem analgesia adequada, mas podem reduzir a dor pós-operatória e o requerimento de opioides, e assim devem ser considerados parte da terapia analgésica.[111,112] A dipirona é indicada no tratamento da dor leve, podendo ainda ser utilizada em associação a um opioide para aumentar o efeito analgésico. A dose é de 25 mg/kg para cães e gatos.[21] O cetoprofeno é indicado no tratamento de dor leve a moderada na dose de 1,0 mg/kg.[113] O meloxicam é um fármaco relativamente recente, sendo bastante seletivo para COX-2, e, portanto, mais seguro que os demais AINE não seletivos. A dose recomendada é de 0,2 mg/kg na primeira administração, seguida de 0,1 mg/kg.[114]

A analgesia pode ser complementada com opioides fracos para dor pós-operatória leve a moderada e opioides potentes para dor moderada a grave. Esses fármacos devem ser administrados em momentos apropriados (pré ou intraoperatório) para promover analgesia no início da recuperação, bem como perdurar no período pós-operatório.[23] O uso desses medicamentos irá depender da avaliação de cada paciente, sendo que a escolha irá depender de fatores como o período de latência, duração de ação e potência analgésica.[21]

A meperidina é um agonista puro com afinidade aos receptores mu e promove analgesia moderada quando comparada à morfina. Tem sido utilizada com sucesso para o tratamento da dor pós-operatória em cães[115] e gatos.[114] A dose varia de 2 a 5 mg/kg em cães e até 10 mg/kg em gatos, e sua administração deve ser feita pela via intramuscular, uma vez que, pela via intravenosa, pode haver liberação de histamina e ocasionar hipotensão.[116]

A morfina também é um agonista puro e, assim como a meperidina, quando administrada pela via intravenosa pode ocasionar liberação de histamina.[117] É um excelente fármaco para o tratamento da dor pós-operatória em cães e gatos, especialmente nos casos de dor grave.[115] A dose comumente empregada é de 0,1 a 0,5 mg/kg.

O tramadol é um opioide atípico com efeitos em receptores mu e ação monoaminérgica, ocasionando a recaptação de noradrenalina e promovendo a liberação de serotonina,[118] sendo, portanto, capaz de bloquear os impulsos na medula espinal por ação mista. Causa menos depressão respiratória e liberação de histamina do que a morfina.[119] Em cães, a dose de 2,0 mg/kg de tramadol promoveu analgesia semelhante à da morfina após OVH convencional, além de diminuir o requerimento do anestésico inalatório e modular a resposta neuroendócrina à dor, reduzindo os picos de catecolaminas ou cortisol.[120]

A cetamina tem sido empregada como adjuvante na analgesia tanto pela via intravenosa como pela epidural. Em um estudo verificou-se redução de 25% no consumo de bupivacaína e morfina e melhora na analgesia nas primeiras 48 h pós-operatórias em pacientes submetidos a cirurgia renal após a administração de *bolus* de cetamina (0,5 mg/kg) seguido de infusão contínua (0,5 mg/kg/h).[121] Em outro estudo, verificou-se que a suplementação de cetamina promoveu diminuição da dor pós-operatória e hiperalgesia pós-operatória causada pelos opioides.[122] Em pacientes submetidas a laparoscopia ginecológica, o uso de baixas doses de cetamina durante a anestesia com propofol associado à fentanila promoveu melhor analgesia, baixa incidência de alterações hemodinâmicas e menor requerimento de propofol.[123]

No conceito de terapia multimodal, a utilização de anestésicos locais para tratamento e prevenção da dor pós-operatória demonstra resultados variáveis.[109] Esses fármacos podem ser empregados na infiltração da parede abdominal nos pontos de punção (subcutâneo, subaponeurótico, pré-peritoneal ou muscular),[34,124] bloqueio da bainha do reto abdominal, instilação da cavidade peritoneal, bloqueio interpleural e bloqueios do neuroeixo (caudal, peridural, raquianestesia ou combinação).

A infiltração de anestésico local nas incisões cirúrgicas das entradas dos portais pode promover excelente analgesia, e a duração de ação dependerá do anestésico local empregado, podendo ser feito com a infiltração com a ropivacaína e a bupivacaína a 0,25 ou 0,50%, associado ou não a opioides como a morfina ou a fentanila.[125]

A instilação intraperitoneal de anestésico local de longa ação tem sido utilizada para reduzir a intensidade da dor pós-operatória.[126] A concentração do anestésico assim como o tempo de administração ainda não foram padronizados; por isso, essa técnica analgésica permanece controversa. Recentemente, a nebulização de ropivacaína antes e após a cirurgia ocasionou excelente analgesia pós-laparoscopia.[127,128] Em humanos, o uso de 75 mg de bupivacaína não ocasionou nenhum sinal de toxicidade. Com a adição de 2 mg de morfina em 30 mℓ de bupivacaína a 0,25%, houve aumento da eficácia analgésica da bupivacaína aplicada pela via intraperitoneal após a cirurgia laparoscópica. De maneira semelhante, outro estudo empregou a meperidina pela via intraperitoneal, e foi possível constatar que o efeito analgésico foi superior ao da dose equivalente administrada pela via intramuscular.[129]

A infusão intravenosa de lidocaína durante o período intraoperatório e no período pós-operatório tem mostrado redução da dor pós-operatória e da necessidade do uso de opioides, melhorando a função intestinal, bem como reduzindo o tempo de internação.[130,131]

Embora a analgesia epidural promova excelente alívio da dor com bons resultados após laparotomias, o seu papel na laparoscopia permanece controverso.[132] O uso da morfina pela via intratecal promove excelente analgesia, porém, é associada a efeitos adversos dos opioides, como aumento da incidência de náuseas e vômito pós-operatório, prurido, retenção urinária e depressão respiratória.[133] Em cães e gatos há descrição do uso da morfina pela via epidural na dose de 0,07 a 0,1 mg/kg. Por ser um fármaco hidrossolúvel, a morfina consegue perdurar no líquido cefalorraquidiano por um período prolongado, além de possibilitar dispersão cranial e analgesia em locais distantes ao da injeção.[134]

Diversos estudos com animais indicam que a administração de um agonista dos receptores α_2-adrenérgico e um opioide pela via epidural pode ser efetiva no tratamento da dor devido ao efeito de mimetismo das fibras antinociceptivas eferentes originárias da medula espinal, as quais utilizam a norepinefrina como neurotrasmissor terminal, promovendo assim um local de ligação dos agonistas α_2-adrenérgicos.[135,136] Este mecanismo antinociceptivo resulta na inibição da transmissão cranial dos impulsos nociceptivos nas sinapses entre as fibras periféricas e fibras ascendentes na coluna dorsal, pela hiperpolarização de membranas pré-sinápticas e inibição da liberação de neurotransmissores, assim como por meio da inibição pós-sináptica de transmissão cranial.[136]

▶ Complicações intraoperatórias

As complicações intraoperatórias que podem ocorrer nas cirurgias minimamente invasivas são aquelas relacionadas com a implantação do pneumoperitônio pela insuflação de CO_2 intraperitoneal, o posicionamento do paciente e a instrumentação cirúrgica. Podem ser incluídos, ainda, os comprometimentos cardiopulmonares, a disfunção renal e a hipotermia. Dentre as complicações cirúrgicas que podem ocorrer durante a laparoscopia, podem-se incluir enfisema subcutâneo, pneumotórax, pneumomediastino, pneumopericárdio, embolia gasosa, hemorragia aguda ou perfuração intestinal ou da bexiga.[137]

▪ Complicações cardiopulmonares

As complicações hemodinâmicas mais comumente observadas associadas aos procedimentos laparoscópicos são as arritmias e as alterações na pressão arterial. Bradiarritmias são atribuídas ao aumento do tônus vagal em decorrência do estiramento peritoneal súbito,[12,24,25] especialmente na presença de planos anestésicos superficiais; enquanto taquiarritmia e extrassístoles atriais ou ventriculares podem ocorrer devido à hipercapnia, como resultado da insuflação intraperitoneal com CO_2.[138] Taquicardia paroxística e hipertensão seguida por fibrilação ventricular têm sido descritas durante adrenalectomia por laparoscopia.[139] Embora raro, colapso cardiovascular agudo também pode ocorrer (Quadro 2.4).

A hipotensão arterial pode ocorrer pela diminuição do DC, consequente ao pneumoperitônio e à posição de Trendelenburg reversa, associada ou não a planos profundos de anestesia, bem como pela hipovolemia, eventualmente devido à lesão vascular não identificada.[138] Contudo, um estudo que comparou a cirurgia convencional de OVH com OVH por laparoscopia demonstrou que em ambas as situações a hipotensão pode ocorrer, além de hipotermia moderada e sangramento dos ligamentos ovariano ou hepático.[107]

A criação de pneumoperitônio e a posição de Trendelenburg estão associadas à movimentação da carina cranialmente, o que pode favorecer a intubação endobronquial,[140] podendo, ainda, ocasionar hipoxemia (Quadro 2.5) e hipercapnia ($ETCO_2 > 50$ mmHg).

Quadro 2.4 · Diagnósticos diferenciais de colapso cardiovascular durante laparoscopia.

- Profunda reação vasovagal
- Arritmias cardíacas
- Pressão intra-abdominal excessiva
- Pneumotórax de tensão
- Tamponamento cardíaco (pneumomediastino ou pneumopericárdio)
- Embolia gasosa significativa
- Perda de sangue aguda
- Isquemia/infarto do miocárdio
- Acidose respiratória grave (hipercapnia)
- Associada a fármacos anestésicos

Fonte: JOSHI, G. P.; CUNNINGHAM, A.[23]

Quadro 2.5 · Causas de hipoxemia durante laparoscopia.

Fatores relacionados com o paciente
- Disfunção cardiopulmonar preexistente
- Obesidade
Baixas concentrações de oxigênio inspirado
Hipoventilação
Alteração no equilíbrio ventilação/perfusão
- Intubação endobrônquica
- Atelectasia
- Pneumotórax
- Embolia pulmonar
Redução do débito cardíaco
- Compressão da veia cava caudal
- Arritmias
- Depressão do miocárdio
- Hemorragia
Anemia

Fonte: JOSHI, G. P.; CUNNINGHAM, A.[23]

O tratamento de disfunções hemodinâmicas deve iniciar-se com a confirmação de que a PIA não excedeu 15 mmHg e descartar a hipótese de haver lesões vasculares, acompanhado de terapia de suporte, incluindo a redução da profundidade anestésica, a administração de fluidos e intervenções farmacológicas, quando necessário (Quadro 2.6). Após a estabilização cardiopulmonar, a reinsuflação lenta e cuidadosa pode ser realizada empregando-se baixa PIA. Todavia, quando houver sinais persistentes de alterações cardiopulmonares, é necessária a conversão para cirurgia aberta.[23]

Enfisema subcutâneo

O enfisema subcutâneo pode ocorrer devido à insuflação inadvertida extraperitoneal no tecido subcutâneo, pré-peritoneal ou retroperitoneal ou por extensão da insuflação extraperitoneal em humanos,[145] em cães[141,142] e equinos.[143] Como há continui-

Quadro 2.6 · Prevenção de alterações cardiopulmonares em paciente com doença cardiopulmonar.

- Induzir pneumoperitônio em decúbito dorsal
- Utilizar baixas pressões intra-abdominais (10 a 12 mmHg)
- Limitar as alterações de posição
- Uso precoce de vasodilatadores e betabloqueadores para controlar a hipertensão
- Monitoramento
- Canulação de artéria para monitorar a pressão arterial continuamente
- Ecocardiografia transesofágica

Fonte: JOSHI, G. P.; CUNNINGHAM, A.[23]

dade dos planos fasciais, o enfisema subcutâneo extenso pode envolver a região abdominal, a torácica, a cervical e a pélvica.[137] Se o enfisema se estender para a parede torácica e a região cervical, o CO_2 pode se direcionar para o tórax e o mediastino, resultando então em pneumotórax ou pneumomediastino.[144]

Existem alguns fatores predisponentes que podem favorecer o surgimento de enfisema subcutâneo; dentre eles, o tempo cirúrgico maior que 200 min e o uso de seis ou mais portais cirúrgicos.[145] O sinal mais característico é o desenvolvimento de crepitação. Além disso, a absorção de grande quantidade de CO_2 pode causar aumento repentino da $ETCO_2$.

Na maioria das situações, nenhuma intervenção específica é necessária e o enfisema subcutâneo se resolve assim que o abdome é desinflado.[146] É importante monitorar o paciente com enfisema subcutâneo no período pós-operatório, pois pode-se observar o desenvolvimento de hipercapnia tardia,[147] sendo que os sinais clínicos de hipercapnia incluem letargia, maior ativação simpática, com aumento da frequência cardíaca e pressão arterial e acidose respiratória.

Embolia gasosa

Outra complicação descrita é a embolia gasosa ocasionada pelo CO_2, na maioria das vezes. O CO_2 é mais seguro do que o oxigênio e o óxido nitroso quando se trata da prevenção de embolia gasosa. Isso porque o CO_2 é altamente solúvel no sangue e é relativamente inócuo ao tecido peritoneal. O CO_2 é rapidamente absorvido pela vasculatura esplênica e a entrada de pequenas quantidades desse gás na circulação central geralmente ocorre sem consequências. Contudo, se grande quantidade de CO_2 tiver acesso à circulação central pelos vasos lesionados por um trauma cirúrgico, alterações hemodinâmicas e respiratórias graves podem ocorrer.[44]

Os mecanismos de embolia gasosa propostos incluem o posicionamento intravascular da agulha de Veress ou a passagem de CO_2 pela parede abdominal e vasos peritoneais durante insuflação ou por vasos lesionados durante dissecção de alguma estrutura. Em humanos, a maioria dos casos de embolia durante histerectomia por laparoscopia ocorre durante a transecção do ligamento redondo e dissecção do ligamento largo.[148] Durante a prostatectomia a maioria dos casos de embolia ocorre durante a transecção do complexo venoso dorsal profundo.[149] Há relato de um caso de embolia gasosa em um cão no qual foi empregado o gás nitrogênio para insuflação, mas o baço foi puncionado com a agulha utilizada para o pneumoperitônio, ocasionando embolia gasosa rápida e fatal. O baço estava crepitante, foram encontradas três bolhas nos pulmões e no fígado as veias portais estavam dilatadas e desprovidas de sangue e preenchidas de gás e os vasos estomacais também apresentavam embolia gasosa.[150] As consequências imediatas da embolia gasosa estão relacionadas com o volume e com a taxa de ar absorvido. Grandes volumes (de 3 a 8 mℓ/kg) injetados rapidamente podem ser fatais.

Diversos efeitos adversos intraoperatórios ocasionados pela embolia durante o procedimento de laparoscopia são amplamente descritos, mas a incidência ainda não está clara. Estudos utilizando ecocardiografia transesofágica descrevem alta incidência de embolia com CO_2.[151] Em um estudo com animais, a embolia gasosa ocorreu com frequência durante a ressecção hepática por laparoscopia, com aproximadamente 50% dos casos ocasionando distúrbios respiratórios, hemodinâmicos ou ambos, provavelmente devido ao posicionamento de Trendelenburg reverso durante o procedimento.[152]

Alguns casos graves de embolia gasosa têm sido relatados, inclusive com evolução fatal.[153] Para se evitar este fato, o uso de monitores equipados com capnometria, oximetria de pulso, eletrocardiografia e módulos para medição da pressão arterial tem sido fundamental para o diagnóstico precoce e a instituição do tratamento para a prevenção de sequelas decorrentes da embolia por CO_2.[9] Os sinais clínicos e a gravidade dos efeitos ocasionados pela embolia por CO_2 são variáveis e tanto podem incluir arritmias cardíacas, hipoxemia e hipotensão, como estar associados à redução da $ETCO_2$[154] devido à obstrução mecânica ao fluxo pulmonar, sendo este dado capnométrico o sinal mais precoce da complicação, já que não é usado rotineiramente eco-Doppler torácico como monitoramento intraoperatório.[8] No eletrocardiograma geralmente pode-se observar aumento do complexo QRS. Cianose da região cervical resultante da obstrução do afluxo do lado direito do coração pode também ocorrer e embolia paradoxal ou defeito do septo atrial pode resultar de embolia cerebral por CO_2.[23]

Quando houver suspeita de embolia gasosa, o abdome deve ser desinflado imediatamente. Além disso, deve-se instituir hiperventilação e rápida lavagem de CO_2 para promover rápida absorção de CO_2 e facilitar a reversão das alterações hemodinâmicas. Além disso, para reanimação cardiopulmonar agressiva, o paciente deve ser posicionado em decúbito lateral esquerdo, adotar a posição de Trendelenburg reversa, para permitir que o gás alcance o ápice do ventrículo direito e, assim, prevenir a entrada de gás na artéria pulmonar. Em humanos, a oxigenação hiperbárica e a circulação extracorpórea têm sido utilizadas com sucesso no tratamento de embolia gasosa sintomática.[23]

Hipotermia

É esperado que a hipotermia em procedimentos fechados, como a laparoscopia, seja menor que durante a cirurgia aberta, pois não há exposição do conteúdo abdominal ao ambiente,[155] entretanto, sua incidência é bastante semelhante.[156] Desse modo, pode-se considerar que a anestesia geral seria a causa primária responsável pela hipotermia.[157] Em um estudo com cães, foi possível verificar redução gradual da temperatura corporal após a indução da anestesia, sendo causada pela associação de vários fatores, dentre eles, o efeito hipotensivo do propofol e isofluorano, com consequente vasodilatação ocasionada por isofluorano, a inalação de gás frio, insuflação abdominal com CO_2 e administração de fluido intravenoso à temperatura ambiente.[70]

Por outro lado, postula-se que a perda de temperatura durante a laparoscopia ocorre principalmente por convecção (i. e., devido ao fluxo de gás que circula através de uma superfície com uma temperatura diferente). O potencial para a perda de temperatura durante a laparoscopia é considerável, com CO_2 seco saindo do cilindro a 21°C e sendo insuflado na cavidade peritoneal com uma grande área de superfície corpórea.[158] Em humanos, calcula-se diminuição de 0,3°C para cada 50 ℓ de gás insuflado durante a laparoscopia.[159] Casos de enfisema subcutâneo disseminado associado desencadeiam a redução da temperatura mais rapidamente, levando à hipotermia em uma velocidade preocupante.[8]

Refluxo gástrico

O incremento da PIA resultante do pneumoperitônio pode ser suficiente para aumentar o risco de refluxo passivo do conteúdo gástrico.[36,44] Os pacientes com histórico de diabetes por complicação de gastroparesia ou com hérnia hiatal, obesidade ou qualquer tipo de obstrução da saída gástrica apresentam alto risco de aspiração do conteúdo gástrico. É muito importante manter as vias respiratórias seguras com o uso de sondas orotraqueais com balonetes inflados durante a anestesia geral. Uma vez que as vias respiratórias estão seguras, se o estômago estiver aumentado de volume, uma sonda orogástrica pode ser introduzida para esvaziar o conteúdo. Ainda existem medidas profiláticas que podem ser realizadas para minimizar o risco de aspiração, dentre elas, a administração pré-operatória de metoclopramida, que pode aumentar o tônus do esfíncter esofágico e promover o esvaziamento gástrico, além do uso de bloqueadores dos receptores H_2 que podem aumentar o pH gástrico.[44]

Complicações relacionadas com o posicionamento

Os pacientes submetidos a procedimentos prolongados em posição de Trendelenburg podem apresentar edema facial, faríngeo e laríngeo, o que pode ocasionar obstrução das vias respiratórias superiores, incluindo laringospasmo.[9,24] Reduzir a taxa de infusão da fluidoterapia intraoperatória pode minimizar essa formação de edema.

Quando o paciente é mantido em posição de Trendelenburg por período prolongado, com PIA elevada, em associação à administração de grande quantidade de cristaloide, pode haver aumento da congestão venosa no canal óptico. Esse fenômeno pode reduzir a pressão de perfusão do nervo óptico,[58] podendo causar isquemia óptica neuropática e cegueira pós-operatória,[160] além de aumento da pressão intracraniana, com a possibilidade de ocorrência de edema cerebral.[12]

Complicações por instrumentação cirúrgica

Hemorragia pode ocorrer devido à inserção da agulha de Veress ou trocarte na maioria dos vasos intra-abdominais ou devido à lesão na vasculatura da parede abdominal. Na OVH em cães é comum ocorrerem hemorragias provenientes de lesões nos vasos uterinos, na veia pudenda externa e no complexo arteriovenoso ovariano, sendo este último o mais comum.[142,161]

As perfurações de vísceras ocas não são percebidas rapidamente, já que não há repercussões hemodinâmicas imediatas. Já as lesões hepáticas e esplênicas são inferidas em função da instabilidade circulatória que pode estar presente desde o início do quadro.[8,24] Além disso, sangramento oculto, particularmente no espaço retoperitoneal, pode resultar em diagnóstico retardado da lesão vascular, o que pode ser indicado inicialmente por hipotensão inexplicada e redução dos valores de hematócrito. O anestesiologista pode, portanto, desempenhar um papel crucial no diagnóstico precoce de uma complicação potencialmente fatal.

Quando houver hemorragias incontroláveis, há a necessidade da conversão imediata para cirurgia aberta para controlar o sangramento e reparar a lesão vascular.[23]

Considerações pós-operatórias

De acordo com estudos recentes, a incidência de complicações pulmonares no período pós-operatório geralmente é menor após uma cirurgia laparoscópica, quando comparada a procedimentos convencionais.[23,162]

Em pacientes com problemas respiratórios e dificuldade na eliminação de CO_2 pode-se observar hipercapnia considerável, pois a ventilação pós-operatória torna-se prejudicada devido aos resíduos de anestésicos e bloqueadores neuromusculares, o que pode retardar a eliminação do CO_2 absorvido. Algumas disfunções diafragmáticas foram relatadas após procedimentos laparoscópicos,[163,164] mas sem consequências clínicas relevantes. Entretanto, quando o paciente apresenta alguma alteração diafragmática prévia, pode-se observar insuficiência respiratória pós-operatória.[165]

Outra complicação pós-operatória à laparoscopia, decorrente do emprego de PIA alta associada à posição de Trendelenburg reversa, é a estase venosa com aumento do potencial de trombose venosa e embolia pulmonar.[166]

▶ Referências

1. CORNICK-SEAHORN, J. L.; GRIMMM, J.; MARKS, S. L. Selected diagnostic procedures. In: TRANQUILLI, W. J.; THURMON, J. C.; GRIMM, K. A. *Lumb & Jones' Veterinary anesthesia and analgesia.* 4. ed. Iowa: Blackwell, 2007. p. 1027-32.

2. HIMMER, J. P.; PUTENSEN, C. Comparison of postoperative respiratory function after laparoscopy on open laparotomy for cholecystectomya. *Anestesiology*, 77:675-80, 1992.

3. LAM, D.; MIRANDA, R.; HOM, S. J. Laparoscopic cholecystectomy as an outpatient procedure. *J Am Coll Surg*, 85:152-5, 1997.

4. HANLY, E. J.; TALAMINI, M. A. Robotic abdominal surgery. *Am J Surg*, 188:19S-26S, 2004.

5. FINKELSTEIN, J.; ECKERSBERGER, E.; SADRI, H. *et al.* Open *versus* laparoscopic *versus* robot-assisted laparoscopic prostatectomy: The European and US experience. *Rev Urol*, 12:35-43, 2010.

6. JORIS, J. L. Anesthesia for laparoscopic surgery. In: MILLER, R. D. *Anesthesia.* 5. ed. Philadelphia: Churchill Livingstone, 2000. p. 2003-23.

7. GANNEDAHL, P.; ODEBERG, S.; BRODIN, L. A. *et al.* Effects of posture and pneumoperitoneum during anaesthesia on the indices of left ventricular filling. *Acta Anaesthesiol Scand*, 40:160-6, 1996.

8. TORRES, H. O.; NUNES, C. E. L.; ARAÚJO NETO, J. P. Anestesia em cirurgia vídeo-laparoscópica. *Rev Bras Anestesiol*, 45:21-32, 1995.

9. POSSO, I. P. Anestesia para laparoscopia e histereoscopia. In: YAMASHITA, A. M.; TAKAOKA, F. AULER Jr, J. O. C. *et al. Anestesiologia – SAESP – Sociedade de Anestesiologia do Estado de São Paulo.* 5. ed. São Paulo: Ateneu, 2001. p. 731-43.

10. CUNNINGHAM, A. J.; BRULL, S. Laparoscopic cholecystectomy: anesthetic implications. *Anesth Analg*, 76:1120-33, 1993.

11. JORIS, J. L.; NOIROT, D. P.; LEGRAND, M. J. *et al.* Hemodynamic changes during laparoscopic cholecystectomy. *Anesth Analg*, 76:1067-71, 1993.

12. ALVES NETO, O. Anestesia em videocirurgia. In: MARIANO, M. B.; ABREU, S. C.; FONSECA, G. N. *et al. Videocirurgia em urologia: Técnicas e resultados.* São Paulo: Roca, 2007. p. 11-25.

13. HALL, L. W.; CLARKE, K. W.; TRIM, C. M. *Veterinary Anaesthesia.* 10. ed. London: W. B. Saunders. 2001. 561p.

14. FARVER, T. B.; HASKINS, S. C.; PATZ, J. D. Cardiopulmonary effects of acepromazine and of the subsequent administration of ketamine in the dog. *Am J Vet Res*, 47:631-5, 1986.

15. MUIR, W. M.; WERNER, L. L.; HAMLIN, R. L. Effects of xylazine and acetylpromazine upon induced ventricular fibrillation in dogs anesthetized with thiamylal and halothane. *Am J Vet Res*, 36:1299-303, 1975.

16. LEMKE, K. A. Anticholinergics and sedatives. In: TRANQUILLI, W. J.; THURMON, J. C.; GRIMM, K, A. *Lumb & Jones' Veterinary anesthesia.* 4. ed. Iowa: Blackwell, 2007. p. 203-39.

17. JONES, D. J.; STEHLING, M. D.; ZAUDER, M. D. Cardiovascular responses to diazepam and midazolam maleate in the dog. *Anesthesiology*, 51:430-4, 1979.

18. REVES, J. G.; CORSSEN, G.; HOLCOMB, C. Comparison of two benzodiazepines for anaesthesia induction: midazolam and diazepam. *Can Anaesth Soc J*, 25:211-14, 1978.

19. CORTOPASSI, S. R. G.; FANTONI, D. T. Medicação pré-anestésica. In: FANTONI, D. T.; CORTOPASSI, S. R. G. *Anestesia em cães e gatos.* 2. ed. São Paulo: Roca, 2010. p. 217-27.

20. LAMONT, L. A; MATHEWS, K. A. Opioids, nonsteroidal anti-inflamatories, and analgesic adjuvants. In: TRANQUILLI, W. J.; THURMON, J. C.; GRIMM, K, A. *Lumb & Jones' Veterinary anesthesia.* 4. ed. Iowa: Blackwell, 2007. p. 241-71.

21. FANTONI, D. T.; MASTROCINQUE, S. Fisiopatologia e controle da dor aguda. In: FANTONI, D. T.; CORTOPASSI, S. R. G. *Anestesia em cães e gatos.* 2. ed. São Paulo: Roca, 2010. p. 521-44.

22. FANTONI, D. T.; CORTOPASSI, S. R. G. Protocolos anestésicos. In: FANTONI, D. T.; CORTOPASSI, S. R. G. *Anestesia em cães e gatos.* 2. ed. São Paulo: Roca, 2010. p. 333-6.

23. JOSHI, G. P.; CUNNINGHAM, A. Anesthesia for laparoscopic and robotic surgeries. In: BARASH, P. G.; CULLEN, B. F.; STOELTING, R. K. *et al. Clinical anesthesia.* 7. ed. Philadelphia: Lippincott Williams & Wilkins, 2013. p. 1257-73.

24. OLIVEIRA, C. R. D. Anestesia para cirurgia videolaparoscópica. *Rev Bras Videocir*, 3:32-42, 2005.

25. REBUGLIO, R.; REBUGLIO, G. M.; REBUGLIO, R. M. Anestesia para cirurgias videolaparoscópicas de grande porte. In: CAVALCANTI, I. L.; CANTINHO, F. A. F.; ASSAD, A. *Medicina perioperatória.* Rio de Janeiro: SAERJ, 2006. p. 825-36.

26. LUCAS, L. F.; ASHER, E. F.; SCHROEDER, J. A. *et al.* Anesthesia for laparoscopic general surgery. In: VITALE, G.C.; SANFIHPPO, J. S.; PERLSSAT, J. *Laparoscopic surgery and atlas for general surgeons.* Philadelphia: J. B. Lippincott, 1995. p. 55-64.

27. LEME, M. C.; NATALINI, C. C.; BECK, C. A. C. *et al.* Pneumoperitônio com dióxido de carbono associado a três posições para laparoscopia em cães. *Cien Rur*, 32:281-7, 2002.

28. O'MALLEY, C.; CUNNINGHAM, A. J. Physiologic changes during laparoscopy. *Anesthesiol Clin North America*, 19:1-19, 2001.

29. GUTT, C. N.; ONIU, T.; MEHRABI, A. *et al.* Circulatory and respiratory complications of carbon dioxide insufflations. *Dig Surg*, 21:95-105, 2004.

30. SHARMA, K. C.; BRANDSTETTER, R. D.; BRENSILVER, J. M. *et al.* Cardiopulmonary physiology and pathopysiology as a consequence of laparoscopic surgery. *Chest*, 110:810-5, 1996.

31. GOODALE, R. L.; BEEBE, D. S. McNEVIN, M. P. *et al.* Hemodynamic, respiratory, and metabolic effects of laparoscopic cholecystectomy. *Am J Surg*, 166:533-7, 1993.

32. DORSAY, D. A.; GREENE, F. L.; BAYSINGER, C. I. Hemodynamic changes during laparoscopic cholecystectomy monitored with transesophageal echocardiography. *Surg Endosc*, 9:128-33, 1995.

33. ISHIZAKI, Y.; BANDAL, Y.; SHIMOMURA, K. *et al.* Safe intraabdominal pressure of carbon dioxide pneumoperitoneum during laparoscopic surgery. *Surgery*, 114:549-54, 1993.

34. JOSHI, G. P. Anesthesia for laparoscopic surgery. *Can J Anaesth*, 49:R1-R5, 2002.

35. SAMMOUR, T.; MITTAL, A.; LOVEDAY, B. P. *et al.* Systematic review of oxidative stress associated with pneumoperitoneum. *Br J Surg*, 96:836-50, 2009.

36. DOYLE, P. W.; HENDRICKS, M. Anaesthesia and minimally invasive surgery. *Anaesthesia and Intensive Care Medicine*, 10:328-31, 2009.

37. O'LEARY, E.; HUBBARD, K.; TORMEY, W. *et al.* Laparoscopic cholecystectomy: Haemodynamic and neuroendocrine responses after pneumoperitoneum and changes in position. *Br J Anaesth*, 76:640-4, 1996.

38. MORRISON, C. A.; SCHREIBER, M. A.; OLSEN, S. B. *et al.* Femoral venous flow dynamics during intraperitonela and preperitoneal laparoscopic insufflations. *Surg. Endosc*, 12:1213-6, 1998.

39. SOBOLEWSKI, A. P.; DESHMUKH, R. M.; BRUNSON, B. L. *et al.* Venous hemodynamic changes during laparoscopic cholecystectomy. *J Laparoendosc Surg*, 5:363-9, 1995.

40. HEIN, H. A. T.; JOSHI, G. P.; RAMSAY, M. A. E. *et al.* Hemodynamic changes during laparoscopic cholecystectomy in patients with severe cardiopulmonary disease. *J Clin Anesth*, 9:261-5, 1997.

41. COOPER, J. R.; BRODSKY, J. B. Anesthetic management of the morbidly obese patient. *Semin Anesth*, 6:260-70, 1987.

42. HARRIS, S. N.; BALLANTYNE, G. H.; LUTHER, M. A. *et al.* Alterations of cardiovascular performance during laparoscopic colectomy: A combined hemodynamic and echocardiographic analysis. *Anesth Analg*, 83:482-7, 1996.

43. LEWIS, D. G.; RYDER, W.; BURN, N. *et al.* Laparoscopy – an investigation during spontaneous ventilation with halothane. *Br J Anaesth*, 44:685,1972.

44. HANLEY, E. S. Anesthesia for laparoscopic surgery. *Surg Clinics North Am*, 72:1013-19, 1992.

45. DOYLE, D. J.; MARK, P. W. Laparoscopy and vagal arrest. *Anesthesia*, 44:448, 1989.

46. ALMEIDA, A. V.; GANEM, E. M.; CARRARETO, A. R. *et al.* Hemodynamic changes during pneumoperitoneum in volume and pressure controlled ventilated dogs. *Rev Bras Anestesiol*, 53:756-66, 2003.

47. KNOLMAYER, T. J. BOWYER, M. W.; EGAN, J. C. *et al.* The effects of pneumoperitoneum on gastric blood flow and tradicional hemodynamic measurements. *Surg Endosc*, 12:115-18, 1998.

48. KOIVUSALO, A. M.; KELLOKUMPU, I.; RITKARI, S. *et al.* Splanchnic and renal deterioration during and after laparoscopic cholecystectomy: a comparison of the carbon dioxide pneumoperitoneum and abdominal wall lift method. *Anesth Analg*, 85:886-91, 1997.

49. NGUYEN, N. T.; PEREZ, R. V. FLEMING, N. *et al.* Effect of prolonged pneumoperitoneum on intraoperative urine output during laparoscopic gastric bypass. *J Am Coll Surg*, 195:476-83, 2002.

50. DOLGOR, B.; KITANO, S., YOSHIDA, T. *et al.* Vasopressin antagonist improves renal function in a rat modelo f pneumoperitoneum. *J Surg Res*, 79:109-14, 1998.

51. HAMILTON, B. D.; CHOW, G. K.; INMAN, S. R. *et al.* Increased intra abdominal pressure during pneumoperitoneum stimulates endothelin release in a canine model. *J Endourol*, 12: 193-7, 1998.

52. ORTEGA, A. E.; RICHMAN, M. F.; HERNANDEZ, M. *et al.* Inferior vena caval blood flow and cardiac hemodynamics during carbon dioxide pneumoperitoneum. *Surg Endos*, 10:920-4, 1996.

53. PUNNONEN, R.; VIINAMÄKI, O. Vasopressin release during laparoscopy role of intra-abdominal pressure. *Lancet*, 1:175-6, 1982.

54. McDOUGALL, E. M.; MONK, T. G.; WOLF, J. S. *et al.* The effect of prolonged pneumoperitoneum on renal function in an animal model. *J Am Coll Surg*, 182:317-28, 1996.

55. NINOMIYA, K.; KITANO, S.; YOSHIDA, T. *et al.* Comparison of pneumoperitoneum and abdominal wall lifting as to hemodinamics and surgical stress response during laparoscopic cholecystectomy. *Surg Endos*, 12:124-8, 1998.

56. HALVERSON, A. L.; BARRETT, W. L.; IGLESIAS, A. R. *et al.* Decreased cerebrospinal fluid absorption during abdominal insufflations. *Surg Endos*, 13:797-800, 1999.

57. KALMAR, A. F.; FOUBERT, L.; HENDRICKX, J. F. A. *et al.* Influence of steep Trendelenburg position and CO_2 pneumoperitoneum on cardiovascular, cerebrovascular, and respiratory homeostasis during robotic prostatectomy. *Br J Anaesth*, 104:433-9, 2010.

58. AWAD, H.; SANTILLI, S.; OHR, M. *et al.* The effects of steep Trendelenburg positioning on intraocular pressure during robotic radical prostatectomy. *Anest Analg*, 109:473-8, 2009.

59. GARTNER, S.; BECK, W. Ocular tension in the Trendelenburg position. *Am J Ophtalmol*, 59:1040, 1965.

60. DALY, A. The physiology and complications of the Trendelenburg position. *Can Med Assoc*, 74:185, 1956.

61. SCHILER, W. R. Trendelenburg position: surgical aspects. In: MARTIN, J. T. *Positioning anesthesia and surgery*. Philadelphia: W. B. Saunders, 1987. p. 117-126.

62. VAUGHAN, R. W.; WISE, L. Intraoperative arterial oxygenation in obese patients. *Ann Surg*, 184:36-42, 1976.

63. WILCOX, S.; VANDAM, L. D. Alas, poor Trendelenburg and his position. A critique of its uses and effectiveness. *Anesth Analg*, 67:574-8, 1998.

64. BARDOCZKY G. I.; ENGELMAN, E.; LEVARLET, M. *et al.* Ventilatory effects of pneumoperitoneum monitored with continuous spirometry. *Anaesthesia*, 48:309-11, 1993.

65. MULLET, C. E.; VIALE, J. P.; SAGNARD, P. E. *et al.* Pulmonary CO_2 elimination during surgical procedures using intra- or extraperitoneal CO_2 insufflation. *Anesth Analg*, 76:622-6, 1993.

66. KADAM, P. G.; MARDA, M.; SHAH, V. R. Carbon dioxide absorption during laparoscopic donor nephrecromy: A comparison between retroperitonela and transperitoneal approaches. *Transplant Proc*, 40:1119-21, 2008.

67. STRANG, C. M.; FREDEN, F.; MARIPUU, E. *et al.* Ventilation-perfusion distributions and gas exchange during carbon dioxide-pneumoperitoneum in a porcine model. *Br J Anaesth*, 97:691: 7, 2010.

68. BURES, E.; FUSCIARDI, J.; LANQUETOT, H. *et al.* Ventilatory effects of laparoscopic cholecystectomy. *Acta Anaesthesiol Scand*, 40:566-73, 1996.

69. FITZGERALD, S. D.; ANDRUS, C. H.; BAUDENDISTEL, L. J. *et al.* Hypercarbia during carbon dioxide penumperitoneum. *Am J Surg*, 163:186-90, 1992.

70. FUKUSHIMA, F. B.; MALM, C.; ANDRADE, M. E. J. *et al.* Cardiorespiratory and blood gas alterations during laparoscopic surgery for intra-uterine artificial insemination in dogs. *Can Vet J*, 52:77-9, 2011.

71. KWAK, H. J.; JO, Y. Y.; LEE, K. C. *et al.* Acid-base alterations during laparoscopic abdominal surgery: A comparison with laparotomy. *Br J Anaesth*, 105:442-7, 2010.

72. SMITH, I. Anesthesia for laparoscopy with emphasis on outpatient laparoscopy. *Anesthesiol Clin North America*, 19:21-41, 2001.

73. TAKROURI, M. S.; Anesthesia for laparoscopic general surgery. A special review. *Middle East J Anesthesiol*, 15:39-42, 1999.

74. RAFTERY, S.; SHERRY, E. Total intravenous anaesthesia with propofol and alfentanil protects against postoperative nausea and vomiting. *Can J Anaesth*, 39: 37-40, 1992.

75. MASSONE, F; CORTOPASSI, S. R. G. Anestesia intravenosa. In: FANTONI, D. T.; CORTOPASSI, S. R. G. *Anestesia em cães e gatos*. 2. ed. São Paulo:Roca, 2010. p. 228-36.

76. BRULL, J. S. Anesthetic considerations for laparoscopic procedures. *ASA Refrescher Course*, 23:15-28, 1995.

77. VALADÃO, C. A. A. Anestésicos dissociativos. In: FANTONI, D. T.; CORTOPASSI, S. R. G. *Anestesia em cães e gatos*. 2. ed. São Paulo:Roca, 2010. p. 237-45.

78. BAPAT, P. P.; VERGHESE, C. Laryngeal mask airway and the incidence of regurgitation during gynecological laparoscopies. *Anesth Analg*, 85:139-43, 1997.

79. JOSHI, G. P. The use of laryngeal mask airway devices in ambulatory anesthesia. *Semin Anesth Perioperative Med Pain*, 20:257-63, 2001.

80. LISTER, D. R.; RUDSTON-BROWN, B.; WARRINER, C. B. *et al.* Carbon dioxide absorption is not linearly related to intraperitoneal carbon dioxide insufflations pressure in pigs. *Anesthesiology*, 80:129-36, 1994.

81. NELSKYLA, K.; ERIKSSON, H.; SOIKKELI, A. *et al.* Recovery and outcome after propofol and isoflurane anesthesia in patients undergoing laparoscopic hysterectomy. *Acta Anaesthesiol Scand*, 41:360-3, 1997.

82. DE CORTE, W.; DELRUE, H.; VANFLETEREN, L. J. J. *et al.* Randomized clinical trial on the influence of anaesthesia protocol on intestinal motility during laparoscopic surgery requiring small bowel anastomosis. *Br J Surg*, 99:1524-9, 2012.

83. LUCHETTI, M.; PALOMBA, R.; SICA, G. *et al.* Effectiveness and safety of combined epidural and general anesthesia for laparoscopic cholecystectomy. *Reg Anesth*, 21:465-9, 1996.

84. FUJII, Y.; TOYOOKA, H.; TANAKA, H. Efficacy of thoracic epidural analgesia following laparoscopic cholecystectomy. *Eur J Anaesthiol*, 15:342-4, 1998.

85. PEDRAM, M. S.; ASHEGH, H.; ABDI, M. *et al.* Action of epidural xylazine on ketamine anesthetic requirements in laparoscopic ovariohysterectomy in the dog. *Comp Clin Pathol*, 21:791-4, 2012.

86. GHODKI, P. S.; THOMBRE, S. K.; SARDESAI, S. P. *et al.* Dexmedetomidine as an anesthetic adjuvant in laparoscopic surgery: An observation study using entropy monitoring. *J Anaesthesiol Clin Pharmacol*, 28:334-8, 2012.

87. BUHRER, M.; MAPPES, A.; LAUBER, R. *et al.* Dexmedetomidine decreases thiopental dose requirement and alters distribution pharmacokinetics. *Anesthesiology*, 80:1216-27, 1994.

88. AANTA, R.; JAAKOLA, M. L.; KALLIO, A. Reduction of the minimum alveolar concentration of isoflurane by dexmedetomidine. *Anesthesiology*, 86:1055-60, 1997.

89. JONES, R. M.; DETMER, M.; HILL, A. B. *et al.* Incidence of choledochoduodenal sphincter spasm during fentanyl-supplemented anesthesia. *Anesth Analg*, 60:638-40, 1981.

90. DRUMMOND, G. B.; DUNCAN, M. K. Abdominal pressure during laparoscopy: effects of fentanyl. *Br J Anaesth*, 88:384-8, 2002.

91. TSOU, M. Y.; LUI, P. W.; LEE, T. Y. *et al.* Differential effects of prazosin and yohimbine on fentanyl-induced muscular rigidity in rats. *Neuropharmacology*, 28:1163-8, 1989.

92. DÖRFELT, R.; AMBRISKO, T. D.; MOENS, Y. Influence of fentanyl on intra-abdominal pressure during laparoscopy in dogs. *Vet Anaesth Analg*, 39:390-7, 2012.

93. BAILEY, D. M. NICHOLAS, A. D. G. Comparison of atracurium and vecuronium during anaesthesia for laparoscopy. *Br J Anaesth*, 61:557-9, 1988.

94. POSSO, I. P.; AWADE, R.; POSSO, J. P. *et al.* Estudo comparativo entre rocurônio e vecurônio, durante anestesia com isoflurano. *Rev Bras Anest*, 48:184-90, 1998.

95. GOETHEM, B. V.; VAN NIMWEGEN, A.; MURRELL, J. C. *et al.* The effect of neuromuscular blockade on canine laparoscopic ovariectomy: A double-blinded, prospective clinical trial. *Vet Surg*, 41:374-80, 2012.

96. GERTLER, R.; JOSHI, G. P. Modern understanding of intraoperative mechanical ventilation in normal and disead lungs. *Adv Anesth*, 28:15-33, 2010

97. MEININGER, D.; BYHAHN, C.; MIERDL, S. *et al.* Positive end-expiratory pressure improves arterial oxygenation during prolonged pneumoperitoneum. *Acta Anaesthiol Scand*, 49:778-83, 2005.

98. FUTIER, E.; CONSTANTIN, J. M.; PELOSI, P. *et al.* Intraoperative recruitment maneuver reverses detrimental pneumoperitoneum-induced respiratory effects in healthy weight and obese patients undergoing laparoscopy. *Anesthesiology*, 113:1310-19, 2010.

99. HAGER, H.; REDDY, D.; MANDADI, G. *et al.* Hypercapnia improves tissue oxygenation in morbidly obese surgery patients. *Anesth Analg*, 103:677-81, 2006.

100. GANEM, E. M. Anestesia para laparoscopia. In: FEREZ, D.; VANE, L. A. POSSO, I. P. *et al. Atualização em anestesiologia*. São Paulo: Office, 2004. p. 120-34.

101. JOSHI, G. P. Intraoperative fluid restriction improves outcome after major elective gastrointestinal surgery. *Anesth Analg*, 101:601-5, 2005.

102. GURUSAMY, K. S.; SAMRAJ, K.; DAVIDSON, B. R. Low pressure *versus* standard pressure pneumoperitoneum in laparoscopic cholecystectomy. *Cochrane Database Syst Rev*, 2:CD006930, 2009.

103. FOX, S. M.; MELLOR, D, J.; STAFFORD, K. J. *et al.* The effects of ovariohysterectomy plus different combinations of halothane anaesthesia and buthorphanol analgesia on behavior in the bitch. *Res Vet Science*, 68:264-74, 2000.

104. VELDKAMP, R.; GHOLGHESAEI, M.; BONJER, H. J. *et al.* Laparoscopic resection of colon cancer: Consensus of the European Association of Endoscopic Surgery (EAES). *Surg Endosc*, 18:1163-85, 2004.

105. HENDOLIN, H. I.; PAAKONEN, M. E.; ALHAVA, E. M. *et al.* Laparoscopic or open cholecystectomy: a prospective randomized trial to compare postoperative pain, pulmonary function, and stress response. *Eur J Surg*, 166:394-9, 2000.

106. JOSHI, G. P. Multimodal analgesia techniques and postoperative rehabilitation. *Anesthesiol Clin North America*, 23:185-202, 2005.

107. DAVIDSON, E. B.; MOLL, H. D.; PAYTON, M. E. Comparison of laparoscopic ovariohysterectomy and ovariohysterectomy in dogs. *Vet Surg*, 33:62-9, 2004.

108. MALM, C.; SAVASSI-ROCHA, P. R.; BHELLER, V. A. *et al.* Ovário-histerectomia: estudo experimental comparativo entre as abordagens laparoscópica e aberta na espécie canina – III. Estresse pela análise do cortisol plasmático. *Arq Bras Med Vet Zootec*, 57:584-90, 2005.

109. NUNES, C. E. L.; PINHO, M. Condutas anestésicas em cirurgia videolaparoscópica. In: CAVALCANTE, I, L.; SAMPAIO-FILHO, A. A.; ALVESNETO, O. *et al. Dor pós-operatória*. Rio de Janeiro: Sociedade Brasileira de Anestesiologia, 2004. p. 337-51.

110. JOSHI, G. P. Pain management after ambulatory surgery. *Ambulatory Surgery*, 7:3-12, 1999.

111. GAJRAJ, N. M.; JOSHI, G. P. Role of cyclooxygenase-2 inhibitors in postoperative pain management. *Anesthesiol Clin North America*, 23:49-72, 2005.

112. ALEXANDER, J. I. Pain after laparoscopy. *Br J Anaesth*, 79:369-78, 1997.

113. GRISNEAUX, E.; PIBAROT, P.; DUPUIS, J. *et al.* Comparison of ketoprofen and carprofen administered prior to orthopedic surgery for control of postoperative pain in dogs. *J Am Vet Med Assoc*, 8:1105-10, 1999.

114. LASCELLES, D.; WATERMAN, A. Analgesia in cats. In: *Practice* (April), 1997. p. 203-13.

115. LASCELLES, B. D.; CRIPPS, P. J.; JONES, A.; WATERMAN, A. E. Postoperative central hypersensitivity and pain: the pre-emptive value of phetidine for ovariohysterectomy. *Pain*, 73:461-71, 1997.

116. GÓRNIAK, S. L. Hipnoanalgésicos e neuroleptoanalgesia. In: SPINOSA, H. S.; GÓRNIAK, S. L.; BERNARDI, M. M. *Farmacologia aplicada à medicina veterinária*. 4. ed. Rio de Janeiro: Guanabara Koogan, 2006. p. 176-84.

117. HELLYER, P. W. Management of acute and surgical pain. *Seminars in Veterinary Medicine and Surgery (Small Animals)*, 2:106-14, 1997.

118. DAYER, P.; DESMEULES, J.; COLLART, L. Pharmacology of tramadol. *Drugs*, 53:18-24, 1997.

119. PUTLAND, A. J.; McCLUSKEY, A. The analgesic efficacy of tramadol *versus* ketorolac in day-case laparoscopic sterilization. *Anesthesia*, 54:382-5, 1999.

120. MASTROCINQUE, S.; FANTONI, D. T. Tramadol: um opióide atípico produz analgesia semelhante à morfina com mínimos efeitos adversos em cadelas. *Anais do IV Congresso Brasileiro de Cirurgia e Anestesiologia Veterinária*, Goiânia, 2000.

121. KARARMAZ, A.; KAYA, S.; KARAMAN, H. *et al.* Intraoperative intravenous ketamine in combination with epidural analgesia: postoperative analgesia after renal surgery. *Anest Analg*, 97:1092-6, 2003.

122. KARCIOGLU, M.; DAVARCI, I.; TUZCU, K. *et al.* Addition of ketamine to propofol-alfentanil anesthesia may reduce postoperative pain in laparoscopic cholecystectomy. *Surg Laparosc Endosc Percutan Tech*, 23:197-202, 2013.

123. ATASHKHOYI, S.; NEGARGAR, S.; HATAMI-MARANDI, P. Effects of the addition of low-dose ketamine to propofol-fentanyl anaesthesia during diagnostic gynaecological laparoscopy. *Eur J Obstet Gynecol*, 2013. Artigo no prelo.

124. GRUPTA, A. Local anaesthesia for pain relief after laparoscopic cholecystectomy – a systematic review. *Best Pract Res Clin Anaesthesiol*, 19:275-92, 2005.

125. MELTON, M. S.; KLEIN, S. M.; GAN, T. J. Management of postdischarge nausea and vomiting after ambulatory surgery. *Curr Opin Anesthesiol*, 24:612-9, 2011.

126. KAHOKEHR, A.; SAMMOUR, T.; SOOP, M. *et al.* Intraperitoneal use of local anaesthetic in laparoscopic cholecystectomy: Systematic review and metaanalysis of randomized controlled trials. *J Hepatobiliary Pancreat Sci*, 17:637-56, 2010.

127. BUCCIERO, M.; INGELMO, P. M.; FUMAGALLI, R. *et al.* Intraperitoneal ropivacaine nebulization for pain management after laparoscopic cholecystectomy: Comparison with intraperitoneal instillation. *Anesth Analg*, 113:1266-71, 2011.

128. INGELMO, P. M.; BUCCIERO, M.; SOMAINI, M. *et al.* Intraperitoneal nebulization of ropivacaine for pain control after laparoscopic cholecystectomy: a double-blind, randomized, placebo-controlled trial. *Br J Anaesth*, 110:800-6, 2013.

129. O'HANLON, D. M.; COLBERT, S. T.; RAGHEB, J. *et al.* Intraperitoneal pethidine *versus* intramuscular pethidine for the relief of pain after laparoscopic cholecystectomy: Randomized trial. *World J Surg*, 26:1432-6, 2008.

130. VIGNEAULT, L.; TURGEON, A. F.; COTE, D. *et al.* Perioperative intravenous lidocaine infusion for postoperative pain control: A meta-analysis of randomized controlled trials. *Can J Anaesth*, 58:22-37, 2011.

131. GRADY, P.; CLARK, N.; LENAHAN, J. *et al.* Effect of intraoperative intravenous lidocaine on postoperative pain and return of bowel function after laparoscopic abdominal gynecologic procedures. *AANA Journal*, 80:282-8, 2012.

132. LEVY, B. F.; TILNEY, H. S.; DOWSON, H. M. P. *et al.* A systematic review of postoperative analgesia following laparoscopic colorectal surgery. *Colorectal Dis*, 12:5-15,2010.

133. MEYLAN, N. ELIA, N.; LYSAKOWSKI, C. *et al.* Benefit and risk of intrathecal morphine without local anasthetic in patients undergoing major surgery: Meta-analysis of randomized trials. *Br J Anaesth*, 102:156-67, 2009.

134. SKARDA, R. T. Local and regional anesthetic and analgesic techniques. In: THURMON, J. C.; TRANQUILLI, W. J.; BENSON, G. J. *Essentials of small animal anesthesia & analgesia*. Philadelphia: Lippincott, 1999. p. 203-24.

135. CODERRE, T. J.; KATZ, J.; VACCARINO, A. L. *et al.* Contribution of central neuroplasticity to pathological pain. Review of clinical and experimental evidence. *Pain*, 52:259-85, 1993.

136. OMOTE, K.; KITAHATA, L. M.; COLLINS, J. G. *et al.* Interaction between opiate subtype and alpha-2-adrenergic agonists in suppression of noxiously evoked activity of WDR neurons in the spinal dorsal horn. *Anesthesiology*, 74:737-43, 1991.

137. JOSHI, G. P. Complications of laparoscopy. *Anesthesiol Clinics North Am*, 19:89-105, 2001.

138. POSSO, I. P.; LOPES Jr, C.; NISHIMA, M. *et al.* Alterações circulatórias e respiratórias devidas a hiperpressão abdominal em cirurgia por videolaparoscopia – Relato de caso. *Rev Bras Anest*, 43:62, 1993.

139. CHEONG, M. A.; KIM, Y. C.; PARK, H. K. Paroxysmal tachycardia and hypertension with or without ventricular fibrillation during laparoscopic adrenalectomy: Two case reports in patients with noncatecholamine-secreting adrenocortical adenomas. *J Laparoendosc Adv Surg Tech A*, 9:277, 1999.

140. INADA, T.; UESUGI, F.; KAWACHI, S. *et al.* Changes in tracheal tube position during laparoscopic cholecystectomy. *Anaesthesia*, 51:823, 1996.

141. MALM, C.; SAVASSI-ROCHA, P. R.; GHELLER, V. A. *et al.* Ovário-histerctomia: estudo experimental comparativo entre as abordagens laparoscópicas e aberta na espécie canina. II – Evolução clínica pós-operatória. *Arq Bras Med Vet Zootec*, 57:162-72, 2005.

142. BRUN, M. V.; SILVA FILHO, A. P. F.; BECK, C. A. C. *et al.* Ovário-histerectomia em caninos por cirurgia laparoscópica. *Braz J Vet Res Anim Sci*, 37:1413, 2000.

143. BOURÉ, L.; MARCOUX, M.; LAVERTY, S. Paralumbar fossa laparoscopic ovariectomy in horses with use of endoloop ligatures. *Vet Surg*, 26: 478-83, 1997.

144. STERN, J. A.; NADLER, R. B. Pneumothorax masked by subcutaneous emphysema after laparoscopic nephrectomy. *J Endocrinol*, 18:457-8, 2004.

145. SIU, W.; SEIFMAN, B. D. WOLF, J. S. Subcutaneous emphysema, pneumodiastinum and bilateral pneumothoraces after laparoscopic pyeloplasty. *J Urol*, 170:1936-7, 2003.

146. DE LISLE, N. P.; JACKSON, K. D.; PASCHALL, V. *et al.* The team: nursing's perspective. In: ARREGUI, M. E.; FITZGIBBONS, R. J.; KATKHOUDA, N. *et al. Principles of laparoscopic surgery: basic and advances techniques*. New York: Springer-Verlag, 1995. p. 91-100.

147. PEARCE, D. J. Respiratory acidosis and subcutaneous emphysema during laparoscopic cholecystectomy. *Can J Anaesth*, 41:314, 1994.

148. KIM, C. S.; KIM, J. Y.; KWON, J. Y. Venous air embolism during total laparoscopic hysterectomy: Comparison to total abdominal hysterectomy. *Anesthesiology*, 1111:50-54, 2009.

149. HONG, J. Y.; KIM, J. Y.; CHOI, K. H et. al. Incidence of venous gas embolism during robotic-assisted laparoscopic radical prostatectomy is lower than that during radical retropubic prostatectomy. *Br J Anaesth*, 105:777-81, 2010.

150. GILROY, B. A.; ANSON, L. W: Fatal air embolism during anesthesia for laparoscopy in a dog. *J Am Vet Med Assoc*, 190:552-4, 1987.

151. SCHMANDRA, T. C.; MIERDL, S.; BAUER, H. Transesophageal echocardiography shows high risk of gás embolism during laparoscopic hepatic resection under carbon dioxide pneumoperitoneum. *Br J Surg*, 89:870-6, 2002.

152. FORS, D.; EIRIKSSON, K.; ARVIDSSON, D. *et al*. Gas embolism during laparoscopic liver resection in a pig model: frequency and severity. *Br J Anaesth*, 105:282-8, 2010.

153. LANTZ, P. E.; SMITH, J. D. Fatal carbon dioxide embolism complicating attempted laparoscopic cholecystectomy – case report and literature review. *J Forensci Sci*, 39:1468-80, 1994.

154. COUTURE, P.; BOUDREAULT, D.; DEROUIN, M. *et al*. Venous carbon dioxide embolism in pigs: an evaluation of end-tidal carbon dioxide, transesophageal echocardiography, pulmonary artery pressure, and precordial auscultation as monitoring modalities. *Anesth Analg*, 79:867-73, 1994.

155. STEWART, B. T.; STITZ, R. W.; TUCH, M. M. *et al*. Hypothermia in open and laparoscopic colorectal surgery. *Dis Colon Rectum*, 42:1292-5, 1999.

156. MAKINEN, M-T. Comparison of body temperature changes during laparoscopic and open cholecystectomy. *Acta Anaesthesiol Scand*, 41: 736-40, 1997.

157. BERBER, E.; STRING, A.; GARLAND, A. *et al*. Intraoperative thermal regulation in patients undergoing laparoscopic vs open surgical procedures. *Surg Endosc*, 15:281-5, 2001.

158. MOORE, S. S.; GREEN, C. R.; WANG, F. L. *et al*. The role of irrigation in the development of hypothermia during laparoscopic surgery. *Am J Obstet Gynecol*, 176:598-602, 1997.

159. COHEN, V. R.; PINHEIRO-FILHO, J. C.; SCHIAVON, C. A. *et al*. Alterações sistêmicas e metabólicas da cirurgia laparoscópica: causas, prevenção e tratamento. *Rev Bras Videocir*, 1:77-81, 2003.

160. NEWMAN, N. J. Perioperative visual loss after nonocular surgeries. *Am J Ophthalmol*, 145: 604-10, 2008.

161. MINAMI, S.; OKAMOTO, Y.; EGUCHI, H. *et al*. Successful laparoscopy assisted ovariohysterectomy in two dogs with pyometra. *J Vet Med Sci*, 59:845-7, 1997.

162. PUTENSEN-HIMMER, G.; PUTENSEN, C.; LAMMER, H. *et al*. Comparison of postoperative respiratory function after laparoscopy or open laparotomy for cholecystectomy. *Anesthesiology*, 77:675-80, 1992.

163. SHARMA, R. R.; AXELSSON, H. OBERG, A. *et al*. Diaphragmatic activity after laparoscopic cholecystectomy. *Anesthesiology*, 91:406, 1999.

164. ERICE, F.; FOX, G. S.; SALIB, Y. M. *et al*. Diaphragmatic function before and after laparoscopic cholecystectomy. *Anesthesiology*, 79:966, 1994.

165. SADOVNIKOFF, N.; MAXWELL, L. G. Respiratory failure after laparoscopic cholecystectomy in a patient with chronic hemidiaphragm paralysis. *Anesthesiology*, 87:996, 1997.

166. BEEBE, D.; McNEVIN, M.; BELANI, K. *et al*. Evidence of venous stasis after abdominal insufflations for laparoscopic cholecystectomy. *Surg Gynecol Obstet*, 176:443-7, 1993.

3

Formação de Aderências Intraperitoneais após Procedimentos Cirúrgicos Convencionais e Laparoscópicos

Marco Augusto Machado Silva

► Introdução

A rotina cirúrgica veterinária vem sendo conduzida para reduzir o trauma cirúrgico e o tempo de convalescença, controlar a dor e as complicações pós-operatórias e, principalmente, promover o bem-estar dos pacientes. A minimização da lesão peritoneal constitui a base da técnica cirúrgica moderna em procedimentos abdominais, sendo o componente mais importante da prevenção ou redução da formação de aderências pós-cirúrgicas. Contudo, apesar desses cuidados, o trauma das superfícies serosas é inevitável, tanto em procedimentos cirúrgicos convencionais quanto nos de invasão mínima, resultando na formação de aderências em maior ou menor quantidade. A formação de aderências intraperitoneais é uma das complicações pós-operatórias mais frequentes, sobretudo em pacientes humanos.

Os procedimentos cirúrgicos pélvico-abdominais, acessados por laparotomia ou técnicas minimamente invasivas, levam à lesão do peritônio parietal e visceral, bem como das serosas das vísceras abdominais. Além disso, predispõem a formação de aderências intraperitoneais: exposição das superfícies viscerais à atmosfera do ambiente cirúrgico; isquemia de pedículos vasculares promovida por ligaduras; talco antisséptico utilizado para facilitar o calçamento das luvas cirúrgicas durante a paramentação; uso de eletrocautério em vísceras abdominais; lavagem peritoneal com soluções antissépticas e/ou antibióticas concentradas, corrosivas; presença concomitante de pro-

cesso inflamatório supurativo visceral; presença de material exógeno, como fios de sutura e biomateriais para implantes; e tempo cirúrgico prolongado.

Mesmo após décadas de estudos e o desenvolvimento de diversos protocolos terapêuticos profiláticos, a formação de aderências pós-cirúrgicas é condição comum e fonte de considerável morbidade em seres humanos e animais. No âmbito da medicina veterinária, poucos estudos foram realizados com o intuito de se estabelecer protocolos satisfatórios para emprego rotineiro em clínicas e centros cirúrgicos veterinários. Além disso, os custos dos biomateriais e soluções comumente empregadas em pacientes humanos e cirurgia experimental são considerados elevados, tornando seu emprego limitado na rotina veterinária.

► Caracterização e epidemiologia da formação de aderências intraperitoneais pós-cirúrgicas

As aderências são faixas fibrinosas, compostas por depósitos de fibrina, ou fibrosas, constituídas por tecido conectivo vascularizado e, em alguns casos, inervado. Surgem em decorrência de processo inflamatório e/ou isquêmico após lesão da superfície peritoneal parietal e/ou visceral, promovendo uniões anormais entre vísceras e/ou parede abdominal. Histologicamente, as aderências fibrinosas são formadas por feixes de fibrina nos quais se encontram células mesoteliais, macrófagos, fibroblastos e polimorfonucleares (PMN). Decorridos 7 a 9 dias, essa constituição tissular é alterada para a predominância de fibras colágenas e reticulares, elastina e vascularização, por ação principal dos fibroblastos.

▶ Impacto clínico das aderências intraperitoneais

As consequências mais relevantes da formação de adesões em seres humanos foram muito bem descritas em diversos estudos clínicos e relatos de caso, e envolvem infertilidade, dor crônica pélvica/abdominal e obstrução intestinal. Além disso, aderências tornam intervenções cirúrgicas mais demoradas e arriscadas. Aderências resultantes de procedimentos cirúrgicos anteriores podem acrescentar no mínimo 15 min em reintervenções cirúrgicas devido ao cuidado necessário para o acesso à cavidade abdominal e adesiólise para identificação do local cirúrgico.

Em animais de companhia, ainda não foi relatada síndrome da dor pélvica crônica. Ademais, aderências constituem causa muito improvável de infertilidade em cadelas ou gatas. Contudo, foram descritas síndromes obstrutivas do trato gastrintestinal, além de dificuldades técnicas a uma nova intervenção cirúrgica em pequenos animais, em decorrência da formação de aderências pós-cirúrgicas.

A incidência de aderências intraperitoneais em seres humanos varia de 67 a 93% após procedimentos cirúrgicos abdominais gerais e ultrapassa 97% em procedimentos ginecológicos pélvicos abertos em estudos realizados em hospitais dos EUA e do Reino Unido, ao final do século 20.[1] No pós-operatório, aderências se formam em mais de 80% das mulheres norte-americanas ente as décadas de 1970 e 1980, levando a infertilidade, obstrução intestinal, dor pélvica crônica e dificuldades técnicas de reintervenção.[2] Além disso, são grandes os gastos anuais com tratamento das sequelas provocadas pelas aderências intraperitoneais decorrentes de procedimentos cirúrgicos abdominais e pélvicos. A reintervenção para adesiólise ainda aumenta o tempo anestésico e de recuperação, causando maior risco ao paciente, incluindo hemorragia, danos viscerais (como lesão de bexiga e ressecção acidental de alças intestinais), e fístulas enterocutâneas. As complicações secundárias à formação de aderências em seres humanos podem levar a consequências médico-legais contra os cirurgiões. De 14 causas de litígio ganhas pelos pacientes perante a justiça contra cirurgiões no Reino Unido, cinco foram decorrentes de perfuração acidental de segmento intestinal em reintervenção laparoscópica para adesiólise, duas devido a aderências extensas formadas após laparotomia, uma em decorrência de infertilidade após formação de aderência pós-operatória, e seis por obstrução intestinal devido a aderências.[3]

O estudo da formação das aderências em medicina veterinária é restrito, visto que vários profissionais dispensam pouca atenção ao assunto por atribuírem pouca relevância, desconhecerem a fisiopatologia e a importância de se estabelecerem medidas profiláticas adequadas ou por não terem vivenciado as complicações secundárias inerentes a esse processo em pacientes veterinários. Relatou-se a presença de aderências entre vísceras na cavidade peritoneal após laparotomia, cirurgia laparoscópica e/ou videoassistida, sem apresentarem conexão com queixas de sinais clínicos compatíveis. Contudo, quando presentes, representam risco potencial à sobrevida do animal. Os distúrbios decorrentes da formação de aderências acometem com maior frequência animais de grande porte, especialmente os equinos.

Dentre os procedimentos cirúrgicos rotineiramente realizados em clínicas de pequenos animais, a ovário-histerectomia (OVH) é um dos mais frequentes, podendo apresentar complicações pós-operatórias maiores ou menores entre 12,2 e 31,5% dos casos. A OVH tradicional é invasiva e implica dor, formação de aderências e morbidade em pacientes veterinários, em decorrência de vasto trauma tecidual, manipulação visceral intensa e inflamação exuberante. Um estudo recente realizado em 20 cadelas submetidas a OVH convencional revelou que todos os animais apresentaram, em maior ou menor grau, adesões envolvendo diversas estruturas intra-abdominais.[4] Algumas enfermidades secundárias às aderências foram relatadas em caninos e felinos submetidos a OVH, tais como megacólon, obstrução do intestino delgado e cólon, dos canais pancreáticos e do sistema de condução biliar extra-hepático e torção esplênica crônica. Ressalta-se que aderências abdominais em pacientes submetidos a esse procedimento podem contribuir sensivelmente para a queda da qualidade de vida, pois podem apresentar desde incontinência urinária até síndromes obstrutivas gastrintestinais.

Okkens et al.[5] relataram um caso de obstrução dos ureteres por vastas aderências em cadela apresentando piometra, submetida à castração. Coolman et al.[6] relataram casos de obstrução parcial de cólon em duas cadelas e uma gata alguns meses após esse procedimento cirúrgico. Os autores complementaram que uma das cadelas que apresentou obstrução extraluminal de cólon havia sido castrada, aproximadamente, 8 anos antes do surgimento da síndrome. A obstrução extramural de cólon secundária à formação de aderências em pequenos animais é uma enfermidade rara, porém, de consequências potencialmente graves. Em estudo retrospectivo, dentre as 109 cadelas que manifestaram complicações após ovário-histerectomia, 20 apresentaram distúrbios entéricos associados à formação de aderências, das quais dez foram submetidas a ressecção intestinal/anastomose e as dez restantes foram submetidas a eutanásia, em razão de complicações irreversíveis.[7] Uma das principais causas de incontinência urinária não responsiva ao estrógeno em cadelas submetidas à OVH é resultante de aderências pós-cirúrgicas entre o coto uterino e a bexiga, resultando em alteração da motilidade vesical. Ademais, foi relatado um caso de torção crônica do pedículo esplênico em uma cadela ovário-histerectomizada, no qual aderências formadas após a castração eletiva favoreceram a torção e nova formação de vastas adesões. Na experiência do autor deste capítulo, uma cadela ovário-histerectomizada com histórico de estrangúria durante 2 meses e suspeita de fístula vesicovaginal foi submetida a uma nova laparotomia, quando se diagnosticou aderência granulomatosa entre o coto uterino e a bexiga. A fístula foi então reparada nesse caso.

Devido à diferença estrutural entre os ovários das gatas em relação aos das cadelas, a espécie felina encontra-se mais suscetível à formação de aderências entre ovários e alças intestinais quando há doença ovariana cística. Não são raras as ocasiões em que se encontram aderências firmes entre o ovário direito/esquerdo e alças intestinais durante ovário-histerectomia eletiva em gatas. Nesse caso, as aderências dificultam substancialmente o procedimento cirúrgico, podendo ocorrer iatrogenias por lesão vascular mesentérica, perfuração de segmento intestinal ou ruptura de complexo arteriovenoso ovariano.

É importante notar que nem sempre a formação de aderências entre estruturas intraperitoneais conotam enfermidade secundária. Em um estudo envolvendo cadelas submetidas a

OVH, 15 cadelas castradas (75%) apresentaram adesões entre o pedículo ovariano direito e/ou esquerdo e alça(s) intestinal(is), mesentério ou pâncreas, 14 (70%) entre o coto uterino e bexiga, gordura pélvica e/ou alças intestinais, e nove animais (45%), aderências envolvendo o cólon e a camada de tecido adiposo do ligamento largo da bexiga (gordura pélvica), bexiga e/ou alças intestinais em decorrência da OVH. Todavia, após 30 dias de avaliações clínicas, nenhum animal apresentou sinais clínicos sugestivos de enfermidades secundárias à OVH.[8] Em contrapartida, não se deve negligenciar o risco potencial do surgimento de complicações pós-operatórias a longo prazo decorrentes da formação de adesões intraperitoneais, visto que podem se manifestar mesmo após meses ou anos.

A formação de aderências pós-cirúrgicas leva a morbidade potencialmente grave em pacientes equinos submetidos a laparotomia, sendo responsável por encarceramento de alças intestinais e obstruções entéricas extraluminais. Em um estudo, foram relatados distúrbios entéricos obstrutivos relacionados com aderências pós-cirúrgicas em 13% de equinos portadores de abdome agudo. Apesar do grande impacto da formação de adesões intraperitoneais na espécie equina, nos ateremos aqui às implicações das aderências nas espécies canina e felina.

► Fisiopatologia da formação de aderências intraperitoneais

▪ Cicatrização normal versus alterada do peritônio parietal e visceral

A cicatrização peritoneal e a formação de aderências intraperitoneais apresentam mecanismos comuns entre ratos, coelhos e cães. Dessa maneira, muitos estudos experimentais envolvendo sua patogenia e o emprego de soluções para aplicações intraperitoneais são aplicáveis aos animais de experimentação e de companhia, sobretudo aos cães.

Didaticamente, o processo cicatricial do peritônio parietal e visceral ocorre basicamente em três etapas: a latente, dividida entre as fases inflamatória e catabólica, que dura de 3 a 4 dias; a logarítmica ou proliferativa, quando ocorre o anabolismo tecidual; e a de maturação, que se acentua a partir do 14º dia do pós-operatório.

O peritônio e a membrana serosa visceral são constituídos de uma única camada de células mesoteliais, seguida por membrana basal e tecido conectivo frouxo adjacente. Quando ocorre descontinuidade desse conjunto de tecidos, há inicialmente coagulação e controle da hemorragia da microcirculação regional, com consequente ativação do sistema fibrinolítico. Posteriormente, ocorre a fase inflamatória, que se inicia desde o surgimento da lesão até as 48 h seguintes. Nesta etapa, há ativação, diapedese e quimiotaxia de células polimorfonucleares (PMN) e mononucleares que se acumulam no foco da lesão. Os PMN predominam nas primeiras 12 a 24 h e as células mononucleares, em particular os macrófagos, predominam após 24 h, dependendo do grau da agressão peritoneal. Os macrófagos se distribuem sobre as redes de fibrina e promovem a remoção de debris celulares na fase seguinte, denominada catabólica. Ilhotas de células mesoteliais e de células mesenquimais unidas por desmossomos também são encontradas nesta etapa, cerca de 2 dias após o início do processo. Ao término do *clearance* tissular, em torno do quarto dia, detectam-se grandes proporções de fibroblastos secretores de matriz extracelular no

local. A recomposição do mesotélio parietal e a regeneração de sua membrana basal adjacente se completam entre 5 e 6 dias. A renovação da camada simples de células mesoteliais viscerais e o ressurgimento de sua membrana basal ocorrem entre 5 e 8 dias. Em processo de cicatrização peritoneal normal, a fibrinólise completa-se e o peritônio readquire aspecto semelhante ao normal entre 8 e 10 dias, a revascularização termina entre o sexto e o sétimo dia e os macrófagos não são mais encontrados entre 10 e 14 dias após a lesão. Contudo, essa divisão demarcada da dinâmica celular e da reorganização tecidual após a lesão peritoneal apresenta caráter didático, uma vez que as diferentes fases desse processo se sobrepõem.

O animal submetido a qualquer condição que resulte no estresse, bem como dor pós-operatória, apresenta maior propensão a desenvolver aderências. Essa quebra da homeostase promove a estimulação do eixo hipofisário-hipotalâmico para produção e liberação do hormônio adrenocorticotrófico (ACTH), o qual estimula o córtex da glândula adrenal a secretar cortisol para a circulação sistêmica. Este hormônio, em concentrações elevadas, imprime diversos efeitos deletérios sobre o organismo, especialmente sobre o sistema imune, causando leucopenia com linfocitopenia por indução de apoptose. Também atua sobre a cicatrização tecidual, promovendo o retardo da regeneração das camadas mesoteliais viscerais. Dessa maneira, a exposição das fibras colágenas tipos III e IV submesoteliais (com carga negativa) às macromoléculas existentes na cavidade abdominal tem continuidade. Consequentemente, ocorre ampliação da ativação do fator XII (fator de Hageman) da cascata de coagulação. Além disso, o cortisol circulante leva à redução do contingente celular destinado à ocupação do foco da lesão e à síntese e ao restabelecimento da membrana basal adjacente. Na tentativa de ocluir a exposição da camada submesotelial, novas deposições de fibrina são formadas, aumentando a extensão e a magnitude das aderências fibrinosas. Assim sendo, o controle da dor pós-operatória constitui um importante mecanismo de profilaxia da formação de aderências intraperitoneais. Em experimento realizado em ratos submetidos à abrasão cirúrgica do ceco, provou-se que o controle da dor pós-operatória pela administração de opioides resultou na redução da formação de aderências intraperitoneais, por meio, principalmente, do aumento da atividade do fator tecidual de ativação do plasminogênio (t-PA). A plasmina, derivada da ativação do plasminogênio, é a principal responsável pela degradação das redes de fibrina. Teoricamente, animais cujo controle da dor pós-operatória foi efetivo secretam menores quantidades de cortisol e por períodos mais curtos. Como consequência, ocorre menor interferência na reorganização da camada mesotelial das vísceras abdominais, levando à cicatrização peritoneal visceral com menor formação de aderências ou até mesmo sem adesões.

O processo inflamatório incrementa a cascata de coagulação a partir do aumento da expressão dos fatores pró-coagulantes teciduais, inibe os mecanismos anticoagulantes pela diminuição da produção de trombomodulina e heparina, além de suprimir a fibrinólise por meio do aumento da α_1-antitripsina (inativadora da plasmina) e pelo aumento da expressão dos inibidores dos ativadores do plasminogênio tipos 1, 2 e 3 (PAI-1, PAI-2 e PAI-3). Ademais, o prolongamento da fase inflamatória torna-se favorável à formação de aderências fibrosas na cavidade peritoneal. A persistência de infecção bacteriana concomitante prolonga a fase inflamatória da cicatrização local e, com isso, aumenta o tempo de cicatrização peritoneal e a extensão da formação de aderências, sobretudo entre as alças intestinais.

As lesões isquêmicas, como as provocadas por ligaduras de pedículos vasculares, e a laparotomia por si promovem intensa produção de espécimes reativos do oxigênio (ROS), tais como radicais hidroxila (OH·), ânion superóxido (O_2^-), peróxido de hidrogênio (H_2O_2) e óxido nítrico (NO), ampliando a reação inflamatória e reduzindo a atividade fibrinolítica peritoneal. A pressão de oxigênio (Po_2) do peritônio normal varia de 5 a 40 mmHg. Durante a laparotomia, esse nível chega a 150 mmHg, aumentando-se a significativamente oferta de oxigênio e a produção intraperitoneal de ROS; estes promovem instabilidade da membrana celular e liberação do ácido araquidônico para metabolismo pela via das ciclo-oxigenases 1 e 2 (COX-1 e COX-2) e lipo-oxigenase, resultando na liberação de prostaglandinas, prostaciclinas, tromboxanos, leucotrienos e moléculas quimiotáxicas, o que incrementa ainda mais a inflamação peritoneal.

Relação entre coagulação e fibrinólise após lesão peritoneal e fatores adesiogênicos associados

A formação de aderências fibrosas pós-operatórias, a dissolução do coágulo de fibrina e a resolução completa da lesão peritoneal estão intimamente relacionadas com o contrabalanço entre a coagulação e a fibrinólise, isto é, entre a produção e a degradação de fibrina, a qual pode sofrer influência de uma gama de fatores inerentes à integridade do peritônio. A Figura 3.1 é uma representação esquemática da formação de aderências após trauma abdominal. O trauma cirúrgico ou a infecção peritoneal reduziram drasticamente a atividade fibrinolítica do fluido peritoneal e dos tecidos adjacentes em animais. Em um organismo hígido, lesões que atingem o tecido conectivo adjacente ativam a cascata de coagulação sanguínea e promovem posterior reparação tecidual pelo sistema mononuclear fagocitário (SMF) e pelos fibroblastos. Concomitantemente, ocorre a ativação do sistema fibrinolítico, o qual culmina com a dissolução dos coágulos de fibrina e reorganização tecidual.

A coagulação sanguínea é ativada por duas vias principais: intrínseca e extrínseca (Figura 3.2). A lesão vascular proporciona desnudamento da camada subendotelial e exposição de fibras colágenas tipos III e IV e do fator de von Willebrand (vWF), os quais ativam o fator de Hageman (FXII), produzindo sua forma ativa (FXIIa). Este fator ativa diretamente a via intrínseca da cascata de coagulação, juntamente com a tromboplastina liberada pelas células endoteliais lesionadas, pela ativação do fator VII e indiretamente a via extrínseca por sua interação com o fator XI ligado ao cininogênio de alto peso molecular (HWM-C) e consequente ativação dos fatores VIII e IX. Estas enzimas em conjunto interagem com o fator

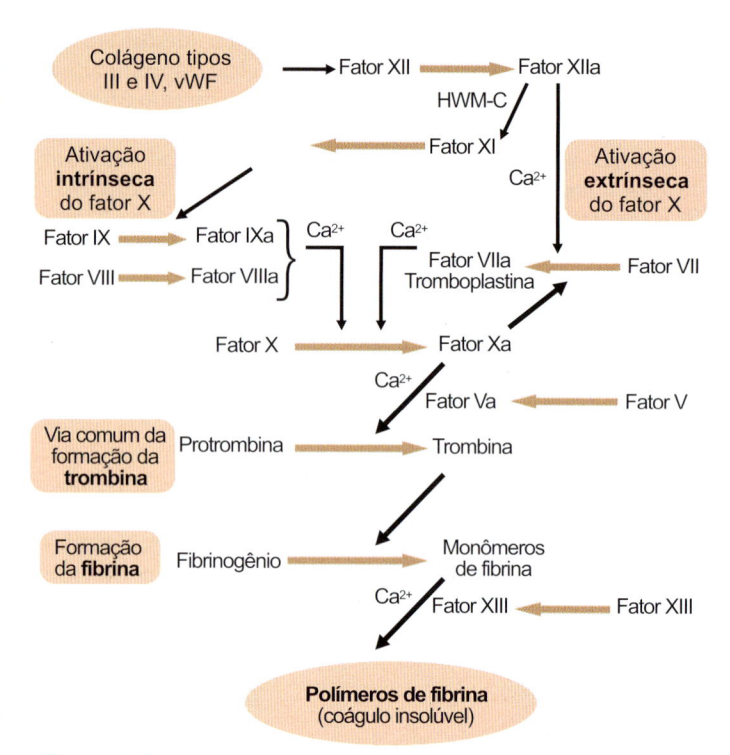

Figura 3.2 Organograma simplificado da cascata de coagulação. Adaptada de Gentry e Downie.[10] Setas em amarelo representam a ativação dos fatores de coagulação. Setas em preto indicam o local de atuação dos fatores e cofatores. HWM-C = cininogênio de alto peso molecular; vWF = fator de von Willebrand.

X que, juntamente com o fator V ativado da membrana plaquetária, catalisa a clivagem do cofator protrombina em trombina. Assim, esta proteína atua na formação de monômeros de fibrina a partir do fibrinogênio sérico, que formam redes de fibrina insolúveis após interação com o fator XIII.

Concomitantemente à ativação da cascata de coagulação, tem início a cascata fibrinolítica. Este complexo enzimático atua por meio da interação do fator de Hageman ativado durante a cascata de coagulação (FXIIa) com a pré-calicreína circulante e o cininogênio de alto peso molecular (HMW-C), produzido e liberado pelos hepatócitos, ocorrendo a formação da calicreína, uma enzima proteolítica que atua, dentre outros sistemas, na degradação das malhas de fibrina. Contudo, o maior responsável pela fibrinólise é a plasmina, produzida a partir da clivagem do plasminogênio sintetizado no fígado pela enzima ativadora tecidual do plasminogênio (t-PA) ou pela uroquinase ativadora do plasminogênio (u-PA). A primeira é sintetizada por células endoteliais e mesoteliais, sendo encontrada no líquido peritoneal. Já a u-PA é produzida por células renais, macrófagos e células do tecido conectivo submesotelial.

A eficiência da fibrinólise é determinada pela interação do agente coágulo-seletivo (t-PA) com as moléculas de plasminogênio que se incorporaram às malhas de fibrina durante o processo de coagulação, produzindo plasmina aderida ao coágulo. Esta plasmina liga-se especificamente com o local de ligação do aminoácido lisina, presente na cadeia peptídica da molécula de fibrina, promovendo, desse modo, a dissolução eficaz do coágulo. Em contrapartida, os ativadores do plasminogênio não coágulo-seletivos, como o u-PA, a estreptoquinase, a anistreplase A, a reteplase (r-PA), a lanoteplase (n-PA) e outras proteases, ativam em maiores proporções o plasminogênio circulante, ou seja, não aderido à fibrina. Isso leva à formação de plasmina livre, a qual tem pouca atividade fibrinolítica, porém

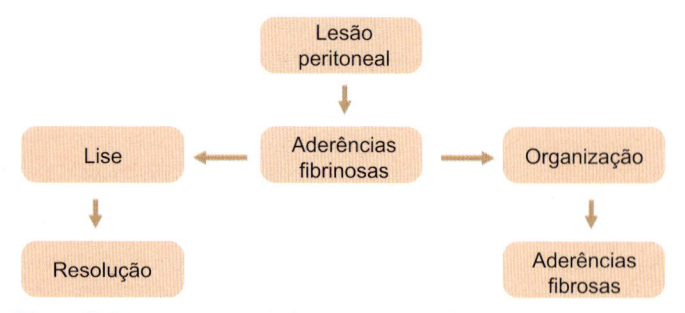

Figura 3.1 Organograma da fisiopatologia da formação de aderências pós-cirúrgicas. Adaptada de Thompson.[9]

grande tropismo pelos locais de ligação da lisina. Assim, ocorre a impossibilidade de ligação deste aminoácido à plasmina aderida ao coágulo, e assim há o retardamento da fibrinólise. Confirmando a informação citada, estudo em ratos submetidos à lesão peritoneal e à deficiência sérica apenas de t-PA apresentaram maior formação de aderências e reação inflamatória crônica que os deficientes somente em u-PA.

A atividade fibrinolítica é inibida principalmente pelos inibidores dos ativadores do plasminogênio (PAI-1, 2 e 3) e por meio da inativação da plasmina pela α_1 e α_2-antiplasmina, pela nexina e por outras proteases inespecíficas. Essas enzimas, em especial o PAI-1, são produzidas em maiores proporções no ambiente peritoneal inflamado e nas lesões extensas do mesotélio, onde há exposição da camada submesotelial.

Sabe-se que a atividade fibrinolítica é reduzida pela ação de citocinas e pelos fatores de crescimento, tais como interleucinas 1β, 6 e 8 (IL-1β, IL-6 e IL-8), fator de necrose tumoral alfa (TNF-α), fator de crescimento transformador beta-1 (TGF-β$_1$), fator de crescimento endotelial (EGF), fator de crescimento fibroblástico (FGF) e a proteína quimiotáxica de monócitos tipo-1 (MCP-1), sintetizados e liberados na inflamação aguda. Essas moléculas produzidas por PMN, macrófagos, células endoteliais e pela camada celular submesotelial incrementam a ação dos PAI e reduzem a síntese e liberação de t-PA mesotelial. Os eventos relacionados com a fibrinólise, bem como os fatores que afetam a cascata fibrinolítica, estão sumarizados na Figura 3.3.

► Medidas profiláticas para evitar a formação de aderências pós-cirúrgicas

Algumas medidas cirúrgicas profiláticas habituais devem ser consideradas quando se objetiva reduzir a formação de aderências. Dentre elas, incluem-se manipulação cautelosa dos tecidos, hemostasia adequada, remoção de coágulos, rigorosa assepsia, prevenção do ressecamento do peritônio visceral e parietal, calçamento de luvas sem talco, minimização da isquemia e predileção por técnicas minimamente invasivas.

Alternativamente, alguns métodos terapêuticos físicos e medicamentosos vêm sendo empregados com sucesso, sobretudo em humanos e animais de laboratório. Ressalte-se que, apesar da escassez de estudos que comprovem a real eficácia

de tais medidas terapêuticas na profilaxia da formação de aderências pós-cirúrgicas em cães e gatos, os resultados obtidos em vários estudos controlados em cobaias revelam resultados satisfatórios e efeitos adversos inexistentes, de pouca relevância ou autolimitantes.

Dentre as espécies mais empregadas em modelos experimentais para o estudo da profilaxia da formação de aderências incluem-se ratos e coelhos. Diversos estudos foram realizados nesses modelos experimentais visando elucidar dados relativos à farmacocinética e à farmacodinâmica de protocolos terapêuticos para seu emprego como agentes antiadesiogênicos para humanos.

Apesar das particularidades anatômicas e fisiológicas entre as estruturas intraperitoneais de pacientes humanos, caninos e felinos, acredita-se que muitas medidas profiláticas se aplicam igualmente a essas espécies.

► Técnicas cirúrgicas meticulosas e minimamente invasivas

Aspectos inerentes à técnica cirúrgica devem ser considerados, tais como o bom senso e a prudência ao se empregarem cautérios, irrigantes frios ou excessivamente aquecidos, dissectores elétricos e a *laser*, bem como a da minimização do emprego desses artifícios. Além disso, indica-se a omentalização de áreas potencialmente adesiogênicas.

O omento maior desempenha um papel de destaque na prevenção da adesiogênese pós-cirúrgica. Fonte de células mesoteliais para superfícies viscerais e parietais lesionadas e de células da imunidade inata, o epíplon promove cicatrização tecidual, neovascularização de superfícies isquêmicas, defesa contra agentes infecciosos e separação física entre estruturas intracavitárias potencialmente adesiogênicas. Para a redução das aderências intraperitoneais, deve-se realizar omentalização das estruturas submetidas à ressecção e/ou ligadura. No caso da ovário-histerectomia em cadelas e gatas, atenção especial deve ser dada à omentalização de pedículos ovarianos e coto uterino. Não são raras as ocasiões em que são formadas aderências firmes e granulomatosas envolvendo pedículos ovarianos ou coto uterino decorrentes da reação inflamatória conferida pelo material de sutura ou isquemia das estruturas vasculares envolvidas. Ressecções e anastomoses intestinais frequentemente são fonte de contaminação intraperitoneal e suturas expostas às vísceras abdominais frequentemente causam reação do tipo corpo estranho, devendo, portanto, ser omentalizadas.

O talco de silicato de magnésio, utilizado no passado para facilitar o calçamento de luvas cirúrgicas esterilizadas, é potencialmente abrasivo ao peritônio e à serosa das vísceras abdominais. À luz desses fatos, recomenda-se o calçamento de luvas sem talco. Cabe ressaltar que existem no mercado médico-hospitalar luvas cirúrgicas com talco de amido de milho, que é menos irritante ao revestimento visceral e é biodegradável.

O emprego de gaze ou compressas de pano para a apreensão ou o isolamento de vísceras incorre na permanência de microfilamentos de tecido na superfície visceral, o que leva a forte reação tecidual contra corpo estranho e adesiogênese. Para redução da adesão de filamentos de panos de compressa ou gaze às estruturas intraperitoneais, recomenda-se umedecê-los preferencialmente com solução de Ringer lactato à temperatura corpórea do animal. Alternativamente, os panos empregados para isolamento de vísceras no transoperatório podem ser substituídos por filmes plásticos esterilizados, os quais não deixam resíduos sobre os órgãos abdominais.

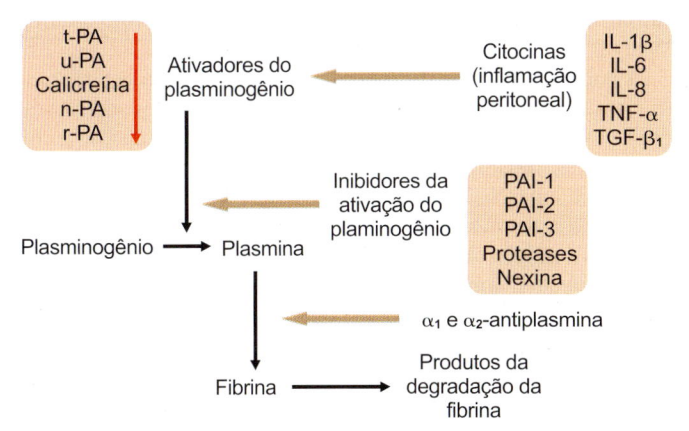

Figura 3.3 Desenho esquemático da ativação e da inibição da fibrinólise. Setas em preto representam o sítio de atuação. Setas em amarelo representam inibição. A seta vermelha indica a importância dos ativadores do plasminogênio para a fibrinólise, em ordem decrescente. Adaptada de Thompson.[9] Ver texto para o significado das abreviaturas e reduções.

Dentre os materiais empregados em suturas internas nos animais de pequeno porte, a seda, o algodão e o categute simples ou cromado são os que induzem maior reação tecidual do tipo corpo estranho, sendo náilon, polipropileno, ácido poliglicólico, poliglactina 910, poliglecaprone 25, poligliconato e polidioxanona fios de sutura menos adesiogênicos. Os clipes de titânio e de poliamida (Hem-o-lok®), amplamente empregados para ligaduras de ducto cístico, veias e artérias em procedimentos laparoscópicos, são materiais inertes e induzem mínima reação tecidual.

Ligaduras com fio multifilamentoso aplicadas sobre os pedículos ovarianos e coto uterino para hemostasia preventiva durante a ovário-histerectomia frequentemente resultam na formação de granulomas e aderências entre órgãos abdominais. O poliéster é um fio multifilamentar não absorvível que confere maior resistência à tração em comparação a outros materiais de fios, sendo amplamente empregado em procedimentos ortopédicos, especialmente na estabilização do joelho em pacientes portadores de ruptura do ligamento cruzado cranial, pela técnica extracapsular da sutura fabelotibial. Contudo, é o material que causa maior reação tissular dentre os fios não absorvíveis quando aplicado na cavidade abdominal, sobretudo aquele revestido com silicone ou polibutilato, gerando cápsulas de tecido fibroso ao seu redor. Além disso, fios multifilamentares têm alta capilaridade, o que favorece a permanência de microrganismos entre os filamentos e posterior infecção pós-cirúrgica, formação de abscessos e de aderências.

O estado geral do paciente cirúrgico pode interferir na cicatrização peritoneal. A desidratação provoca aumento da viscosidade do sangue (hemoconcentração), resultando em menor débito cardíaco e, consequentemente, menor perfusão tecidual e Pao_2, o que torna necessária a reposição hidreletrolítica em todos os pacientes portadores desse desequilíbrio submetidos à cirurgia abdominal. A analgesia pós-operatória, sobretudo obtida com o uso de opioides, resulta na redução do estímulo hipofisário-hipotalâmico para síntese de ACTH, resultando em diminuição dos níveis séricos de cortisol, rápido retorno da alimentação voluntária e, dessa maneira, em rápida reabilitação.

A laparoscopia apresenta numerosas vantagens sobre os procedimentos efetuados por laparotomia. Contudo, os benefícios quanto à formação de aderências pós-cirúrgicas são um tema controverso. Estudos que comparam a formação de aderências em cães submetidos à laparoscopia e à laparotomia exploratória demonstraram que a técnica minimamente invasiva obteve melhores resultados. Mais detalhes sobre a influência da cirurgia laparoscópica sobre a formação de aderências pós-cirúrgicas são fornecidos no item *Cirurgia laparoscópica e formação de aderências pós-cirúrgicas*, mais adiante, neste capítulo.

▪ Métodos terapêuticos físicos e medicamentosos

Os métodos terapêuticos contra a formação de aderências intraperitoneais consistem no isolamento da lesão em relação a outras superfícies serosas viscerais (denominados métodos de barreira) e na aplicação intraperitoneal ou sistêmica de anti-inflamatórios e agentes pró-fibrinolíticos de baixo peso molecular.

Para se escolher a estratégia profilática mais adequada, algumas considerações devem ser levantadas: tecidos submetidos à isquemia são altamente vulneráveis à formação de aderências, contudo não têm fluxo sanguíneo e, logo, não são alvos de medicamentos sistêmicos; a membrana peritoneal apresenta rápido *clearance*, ou seja, a drenagem de soluções aquosas de baixo peso molecular é relativamente rápida, limitando a meia-vida e a eficácia de vários agentes administrados por via intraperitoneal; o agente antiadesiogênico a ser escolhido deve atuar exclusivamente sobre a prevenção da formação de aderências, não interferindo nos processos normais de cicatrização peritoneal e na dinâmica visceral.

Emprego intraperitoneal de soluções de alto peso molecular, biofilmes e membranas sintéticas

Um dos métodos de se evitarem adesões entre estruturas intraperitoneais consiste no uso de soluções de alto peso molecular, biofilmes ou membranas sintéticas para isolar áreas de risco potencial para a formação de aderências pós-cirúrgicas (métodos de barreira). A barreira ideal deve ter propriedades antiadesiogênicas, alta compatibilidade com o organismo, ser absorvível, ter tropismo por locais de lesão, ser eficiente em lubrificar superfícies intra-abdominais, ser aplicável por laparoscopia, além de apresentar baixa relação custo-benefício. Contudo, sabe-se que não há método de barreira que contemple adequadamente todos os quesitos citados.

Existem basicamente dois mecanismos de ação dos biomateriais e soluções empregados nessa categoria: a hidroflotação e o isolamento físico dos possíveis focos de adesiogênese. O princípio da hidroflotação é conhecido pela capacidade de manter a separação entre os tecidos abdominais lesionados com volume de líquido residual, não possibilitando dessa maneira a formação de aderências viscerais e entre vísceras e peritônio parietal, até que haja fibrinólise total e completa regeneração da camada mesotelial.

Os principais protocolos utilizando-se métodos de barreira, com seus respectivos princípios, mecanismos de ação, apresentação, concentrações e doses, que foram empregados em estudos experimentais, estão sumarizados no Quadro 3.1.

Soluções de alto peso molecular

As soluções-barreira empregadas geralmente são polímeros viscosos que revestem e lubrificam os tecidos e apresentam princípios ativos de alto peso molecular e de lenta degradação e absorção. Dentre essas soluções, resultados satisfatórios foram encontrados no uso intraperitoneal de ácido hialurônico diluído em tampão-fosfato-salino (PBS), hialuronato de ferro a 0,5%, hialuronato sódico, dextrana 70 a 32% e icodextrina a 4%. Contudo, relatou-se que a solução de dextrana 70 pode causar alguns efeitos colaterais indesejáveis, tais como anafilaxia e ascite.

A solução de carboximetilcelulose (CMC) a 1% esterilizada (na dose de 7 mℓ/kg, por via intraperitoneal) vem sendo descrita como um método eficaz na prevenção de adesões entre alças intestinais em equinos portadores de abdome agudo, submetidos a laparotomia e exposição visceral ao ambiente cirúrgico por longos períodos.

A polivinilpirrolidona-iodo (PVP-I) é um polímero de alto peso molecular amplamente empregado na antissepsia cirúrgica e na lavagem peritoneal, sobretudo em procedimentos potencialmente contaminados. Em um estudo, obteve-se óbito de todos os ratos tratados com PVP-I a 10% por via intraperitoneal, e maiores escores de aderências intestinais nos tratados com as diluições 1 e 5%, quando comparados a outros antissépticos. Sabidamente, a solução de PVP-I é potencialmente tóxica a macrófagos e fibroblastos. Dessa maneira, são necessários mais estudos para obter melhores esclarecimentos sobre seu emprego intraperitoneal na rotina cirúrgica.

Quadro 3.1 · Sumário dos principais filmes, soluções e membranas empregados como barreira na prevenção da formação de aderências pós-cirúrgicas

Composição e nome comercial	Apresentação, doses e via	Mecanismo de ação	Tempo de absorção	Indicações terapêuticas
Hialuronato sódico 2% (HA gel®)	Solução, 4 a 5 mℓ/kg, IP	Hidroflotação	4 a 6 dias	Lesão nas superfícies serosas
Hialuronato férrico 0,5% (Intergel®)	Solução, 4 a 5 mℓ/kg, IP	Hidroflotação	5 a 8 dias	Lesão nas superfícies serosas
Icodextrina 4% (Adept®)	Solução, 1 mℓ/kg, IP	Hidroflotação	4 a 6 dias	Lesão nas superfícies serosas
Dextrana 70 32% (Hyscon®)	Solução, 4 a 5 mℓ/kg, IP	Hidroflotação	4 a 5 dias	Lesão nas superfícies serosas
Polietilenoglicol e polipropilenoglicol polimerizados (Poloxamer 407®)	Solução a 15 a 35%, 4 a 5 mℓ/kg, IP	Hidroflotação	5 a 6 dias	Lesão nas superfícies serosas
Carboximetilcelulose 1% (CMC)	Solução, 7 mℓ/kg, IP	Hidroflotação	4 a 6 dias	Lesão nas superfícies serosas
Polietilenoglicol polimerizado (Poliactive®)	Membrana/gel	Isolante	5 a 6 dias	Isolar anastomoses, suturas, áreas isquêmicas e lesões de serosa
Polietilenoglicol (SprayGel®)	*Spray*, filme	Isolante	5 a 6 dias	Isolar anastomoses, suturas, áreas isquêmicas e lesões de serosa
PTFE, Teflon® (Gore-Tex®)	Filme	Isolante	Não absorvível	Isolar anastomoses, suturas, áreas isquêmicas e lesões de serosa
PTFE expandida (Preclude Peritoneal Membrane®)	Filme	Isolante	Não absorvível	Isolar anastomoses, suturas, áreas isquêmicas e lesões de serosa
Celulose oxidada-regenerada (Interceed (TC7)®)	Membrana/gel	Isolante	28 dias	Isolar anastomoses, suturas, áreas isquêmicas e lesões de serosa
Ácido hialurônico e CMC (Seprafilm®)	Membrana/gel	Isolante	28 dias	Isolar anastomoses, suturas, áreas isquêmicas e lesões de serosa
Gelatina USP (Gelfilm®)	Membrana/gel	Isolante	14 a 20 dias	Isolar anastomoses, suturas, áreas isquêmicas e lesões de serosa
Náilon recoberto por silicone (Silastic®)	Filme	Isolante	Não absorvível	Isolar anastomoses, suturas, áreas isquêmicas e lesões de serosa

IP = intraperitoneal; USP = United States Pharmacopeia.

Biomateriais e membranas biocompatíveis

Vários estudos preconizam o uso de membranas sintéticas biodegradáveis e absorvíveis como isolantes dos focos de lesão tecidual potenciais para formação de aderências. Os materiais mais empregados em estudos experimentais como barreiras antiadesiogênicas são celulose oxidada-regenerada, associação ácido hialurônico/carboximetilcelulose, politetrafluoretileno (PTFE, Teflon®), polietilenoglicol *spray*, filme de gelatina e náilon envolto por silicone. Todavia, tais barreiras sólidas têm como restrição a dificuldade de conhecimento e a capacidade de previsão, por parte do cirurgião, dos prováveis locais adesiogênicos para o isolamento adequado e eficaz. As membranas Interceed® e Poloxamer 407® não podem ser aplicadas em superfícies hemorrágicas e o Preclude® não é bioabsorvível, permanecendo na cavidade peritoneal como corpo estranho e necessitando, em alguns casos, de novo procedimento para removê-lo.

Vale ressaltar que alguns estudos relataram sucesso no emprego de membrana de carboximetilcelulose/hialuronato sódico na profilaxia das aderências em equinos submetidos a anastomoses intestinais.

Soluções anti-inflamatórias e pró-fibrinolíticas de baixo peso molecular

As soluções anti-inflamatórias e pró-fibrinolíticas de baixo peso molecular são conhecidas por apresentarem menor eficácia na prevenção da formação de aderências quando comparadas aos métodos de barreira. Geralmente, são rapidamente absorvidas para a circulação sanguínea após aplicação intraperitoneal, exercendo ação antiadesiogênica por curto período. Contudo, como vantagens, são de fácil aplicação e apresentam bom custo-benefício.

Os principais protocolos que utilizam anti-inflamatórios e pró-fibrinolíticos de baixo peso molecular, com seus respectivos princípios, mecanismos de ação, apresentação, concentrações e doses, que foram empregados em estudos experimentais, estão sumarizados no Quadro 3.2.

Salina normal e Ringer lactato

Os cristaloides de baixo peso molecular são amplamente empregados para lavagem peritoneal após procedimentos cirúrgicos abdominais. A solução salina atua em hidratação/umedecimento das estruturas intraperitoneais e remoção de coágulos sanguíneos por meio de irrigação e posterior sucção. Há indicações do cloreto de sódio a 0,9% como método-barreira na prevenção de aderências. Contudo, seu emprego é desaconselhável, devido à sua baixa capacidade de tamponamento intraperitoneal, por ser levemente acidificante, promovendo ação irritante à camada mesotelial do peritônio, por ocasionar alta tensão sobre os planos de sutura em decorrência do grande volume necessário para obter o efeito profilático e pela sua rápida absorção, que ocorre em menos de 24 h.

A solução de Ringer lactato tem a composição química mais próxima daquela observada nos fluidos corpóreos, incluindo o líquido peritoneal. Assim como a solução fisiológica, pode atuar como barreira, pelo princípio da hidroflotação apresentando as mesmas desvantagens. Contudo, apresenta maior atividade tamponante sobre o peritônio inflamado (ambiente ácido) quando comparado à solução fisiológica, justificando sua predileção à salina.

Inibidores de radicais livres

A solução de azul de metileno foi empregada na prevenção de aderências, neutralizando os espécimes reativos do oxigênio (ROS) formados principalmente em lesões isquêmicas persis-

Quadro 3.2 ▪ Sumário dos principais anti-inflamatórios/pró-fibrinolíticos de baixo peso molecular empregados na prevenção da formação de aderências pós-cirúrgicas.

Princípios ativos	Apresentação	Vias de administração e doses	Mecanismos de ação
Azul de metileno 1%	Ampolas a 1%	IP, 1 mg/kg	Antioxidante (neutralização de ROS), antisséptico
Cloreto de sódio 0,9%	Frascos com 125 a 1.000 mℓ	IP, 3 a 5 mℓ/kg	Remoção de coágulos, hidratação das superfícies serosas
Heparina	Frascos com 5.000 UI/mℓ	IP, 100 UI/kg, diluído em Ringer lactato	Inibição da formação de coágulos de fibrina
Medroxiprogesterona	Ampola com 50 mg/mℓ	–	–
Nimesulida	Ampola com 50 mg/mℓ	IM, 0,5 mg/kg SID (5 dias pré-operatório); IP, 0,5 mg/kg (pós-cirúrgico imediato)	Anti-inflamatório
Pentoxifilina	Frascos com 20 mg/mℓ	IP, 25 mg/kg (aplicação única); IV, 25 mg/kg (SID, 9 dias)	Reduz viscosidade sanguínea, aumenta fibrinólise
Ringer lactato	Frascos com 125 a 1.000 mℓ	IP, 3 a 5 mℓ/kg	Tamponamento do pH intraperitoneal, remoção de coágulos, hidratação das superfícies serosas
rt-PA	–	IP, diluído em 9 mℓ de salina, 16 mg/animal, 2 aplicações, sendo uma no trans-operatório e outra após 12 h	Ativação do plasminogênio, fibrinólise
Tocoferol (vitamina E)	Frascos conta-gotas, ampolas (injeção)	VO, 30 UI/kg SID (5 dias pré-operatório); IP, 10 mg em 5 mℓ de emulsão oleosa	Antioxidante (neutralização de ROS)

rt-PA = ativador de plasminogênio tecidual recombinante (alteplase); IP = intraperitoneal; IV = intravenoso; SID = *semel in die*/uma vez ao dia; VO = via oral; ROS = espécimes reativos do oxigênio.

tentes ou em lesões extensas das serosas viscerais. Em modelos experimentais de lesões de serosa visceral em ratos foi utilizado em infusão peritoneal como antioxidante e antiadesiogênico, apresentando resultados satisfatórios. Relatou-se que formação de aderências é reduzida pela atenuação da reação inflamatória atribuída pela produção de ROS e óxido nítrico (NO), sobretudo em processos isquêmicos tissulares. Além disso, esse agente exerce atividade antisséptica na cavidade peritoneal contaminada.

Apesar de ter sido eficaz na prevenção da formação de aderências em modelos experimentais envolvendo ratos e coelhos, não se observou redução significativa da adesiogênese em outro estudo realizado em cadelas submetidas a procedimentos cirúrgicos abdominais. Além disso, constatou-se que alguns animais apresentaram náuseas/vômitos no primeiro dia do pós-operatório, produziram urina de coloração azul-esverdeada e voltaram a se alimentar normalmente apenas em torno de 24 h após o procedimento cirúrgico. Por esses motivos, acreditamos que em pacientes portadores de doença sistêmica moderada a grave, seu emprego possa acarretar riscos ao paciente. São, portanto, necessários mais estudos para se comprovar a real eficácia da solução de azul de metileno para fins antiadesiogênicos em pequenos animais.

O tocoferol, popularmente conhecido por vitamina E, tem propriedades antioxidantes, atuando na inibição da formação de ROS. Ademais, estudos evidenciaram seu potencial anti-inflamatório, inibindo também a produção de eicosanoides. Seu emprego como fármaco antiadesiogênico foi testado em estudos controlados em ratos e em pacientes humanos. O emprego intraperitoneal da emulsão oleosa de tocoferol em azeite de oliva pode reduzir em até 80% a formação de adesões fibrosas. A profilaxia mediante administração oral de suplementos com vitamina E pode ser realizada. Entretanto, a biodisponibilidade proporcionada pela administração oral pode variar entre 20 e 60%, tornando a via intraperitoneal a mais eficaz na prevenção da formação de videoaderências intraperitoneais pós-cirúrgicas. A dose de 10 mg em 5 mℓ emulsão de óleo de oliva autoclavado foi sugerida em estudos em ratos.

Todavia, não foi estabelecida uma dose-padrão para pequenos animais. Apesar dos possíveis efeitos benéficos, mais estudos são necessários para se estabelecer a melhor relação dose-resposta da vitamina E pela via intraperitoneal na profilaxia da formação de aderências.

Anti-inflamatórios não esteroides

Os agentes anti-inflamatórios não esteroides (AINE) atuam, principalmente, inibindo a via das COX-1 e 2 e, dessa maneira, o metabolismo do ácido araquidônico em eicosanoides como prostaglandinas, a prostaciclina e os tromboxanos, reduzindo a reação inflamatória local. Em experimento empregando o mesmo modelo experimental, relatou-se diminuição da formação de aderências após injeção intramuscular (0,5 mg/kg por via intramuscular [IM}, uma vez ao dia [SID], por 5 dias consecutivos antes do procedimento cirúrgico) ou infusão intraperitoneal (0,5 mg/mℓ por via intraperitoneal [IP], imediatamente após o procedimento cirúrgico) de nimesulida.

Corticosteroides e outros esteroides

Os corticosteroides interferem com a fase logarítmica da cicatrização ao retardarem a proliferação dos fibroblastos e a síntese e a maturação do colágeno. Dessa maneira, quando empregados por via sistêmica nas doses e concentrações adequadas, podem reduzir a formação de aderências intraperitoneais. Em contrapartida, esses agentes atuam reduzindo a cicatrização da parede abdominal, aumentando os riscos de deiscência de ferida cirúrgica.

Obteve-se redução da formação de aderências em ratas tratadas com 15 mg de acetato de medroxiprogesterona, um esteroide progestógeno sintético, por via intramuscular, e submetidas a laparotomia. Apesar do benefício obtido com seu emprego, o mecanismo de ação da medroxiprogesterona não foi devidamente elucidado na profilaxia da formação de aderências. Vale lembrar que a medroxiprogesterona é um esteroide epiteliotrófico, sobretudo nas glândulas mamárias de cadelas e gatas. Assim, esse fato deve ser levado em conta ao se considerar seu emprego como um agente antiadesiogênico.

Anticoagulantes

Os anticoagulantes, tais como a heparina e a varfarina, são efetivos na prevenção da formação de aderências, apesar de seus empregos incorrerem em riscos óbvios de hemorragia intraperitoneal, tendendo assim ao desuso. Além disso, uso de heparina intraperitoneal associado ou não à sua aplicação subcutânea não foi efetivo na redução da formação de aderências em cadelas submetidas a procedimentos cirúrgicos abdominais diversos.

Antimicrobianos

O emprego de antibióticos na cavidade peritoneal é controverso, e seus efeitos benéficos são questionáveis. Atuam localmente sobre a superfície mesotelial, exercendo ação bactericida ou bacteriostática. Os princípios ativos da maioria dos antibióticos são extremamente tóxicos à superfície peritoneal, atuam como pró-inflamatórios e adesiogênicos e nunca devem ser empregados em altas concentrações isoladamente pela via intraperitoneal. Em um estudo controlado em ratos com peritonite bacteriana, Sortini et al.[11] testaram quatro protocolos de lavagem peritoneal para controlar a infecção e a formação de aderências: solução fisiológica, água destilada esterilizada, solução antisséptica e solução com antibióticos. Os autores revelaram que não houve óbitos no grupo tratado com solução fisiológica e houve apenas 3% de mortalidade naqueles que passaram por lavagem peritoneal com solução com antibióticos, enquanto 100% dos que receberam lavagem peritoneal com água destilada e 45 a 75% dos que receberam solução antisséptica vieram a óbito. Com relação à formação de aderências, os animais que receberam solução antibiótica tiveram o maior grau de adesões entre vísceras abdominais. Em outro estudo, a instilação intra-abdominal com solução a 0,2% de cefazolina ou tetraciclina resultou em maior formação de aderências que o uso de solução fisiológica. Ademais, o uso intraperitoneal da dose terapêutica de tetraciclina resultou no aumento da formação de aderências intraperitoneais em ratos em outro estudo controlado. Diante de tais evidências, o uso de antibióticos pela via intraperitoneal pode atuar como coadjuvante na sobrevivência de animais portadores de peritonite bacteriana, porém, não apresenta ação benéfica na prevenção da formação de aderências intraperitoneais.

Ativadores do plasminogênio

As enzimas ativadoras do plasminogênio aplicadas por via intraperitoneal reduzem a formação de aderências. Em estudo em coelhos, a administração de duas doses intraperitoneais de 16 mg de rt-PA (alteplase, fator ativador do plasminogênio tecidual recombinante), com intervalo de 12 h foi capaz de reduzir em 40% a formação de aderências em cornos uterinos submetidos à cauterização bipolar experimental em comparação ao grupo controle. Lai et al.[12] testaram o rt-PA na concentração de 5 mg/ℓ por via intraperitoneal em ratos e obtiveram significativa diminuição de aderências, provando a eficiência dessa enzima no aumento da fibrinólise e na prevenção da formação de aderências pós-cirúrgicas. As enzimas ativadoras da fibrinólise apresentam maior eficácia quando associadas a excipiente de liberação lenta e progressiva, tal como as membranas bioabsorvíveis de hidrogel.

▶ Perspectivas terapêuticas futuras no controle da formação de aderências

A produção de ativador do plasminogênio tecidual recombinante (rt-PA) e seu emprego em animais de laboratório tem sido demonstrada experimentalmente com resultados satisfa-tórios. Contudo, essa técnica é onerosa e seu emprego rotineiro é limitado. Outros trabalhos apontam para a produção de anticorpos monoclonais contra enzimas e citocinas inibidoras da fibrinólise, tais como anti-PAI-1 e 2, anti-TNF-α, anti-TGF-β, anti-IL-1, 6 e 8. Em contrapartida, devido à importância de tais proteínas para a regulação da homeostase, necessita-se de mais trabalhos que testem os efeitos de sua inibição no organismo in vivo. Assim como a produção de rt-PA, a terapia de anticorpos monoclonais contra proteínas antifibrinolíticas é dispendiosa e requer alta tecnologia para ser empregada em larga escala, principalmente no âmbito da medicina veterinária.

▶ Protocolo "ideal" na prática cirúrgica de pequenos animais

Não existe um único protocolo ideal para a prevenção da formação de aderências em na rotina clinicocirúrgica de pequenos animais. A escolha do protocolo a ser seguido envolve a relação custo-benefício, o grau de invasão do procedimento cirúrgico e a presença ou não de isquemia de tecidos intraperitoneais ou de material exógeno (suturas, ligaduras). Sabendo-se que medidas profiláticas extremamente simples são capazes de assegurar mínimo trauma tecidual, recomendamos bom senso e emprego de técnica cirúrgica meticulosa em primeiro lugar, antes do estabelecimento de qualquer protocolo medicamentoso ou uso de métodos de barreira física.

Para a realização de suturas perdidas (internas), deve-se dar preferência a fios absorvíveis sintéticos, sobretudo aos monofilamentares, como caprolactona, poliglecaprone 25 e polidioxanona. Os fios multifilamentares de poliglactina 910 e ácido poliglicólico não são contraindicados, apesar de apresentarem capilaridade. Portanto, deve-se assegurar assepsia durante todo o procedimento cirúrgico. O categute cromado ou não, apesar de conferir relativa segurança durante aplicação dos nós, é degradado por lise proteica e fagocitose, o que também gera maior reação tecidual local e pode favorecer a formação de aderências. O emprego de fios de algodão, seda, linho ou poliéster não é recomendado para ligaduras de estruturas vasculares, tais como pedículo ovariano, coto uterino e vasos esplênicos e renais, sobretudo por serem não absorvíveis, dotados de capilaridade e induzirem grande reação tecidual.

Um aspecto fundamental na profilaxia das aderências em pequenos animais é a remoção de sangue livre e de coágulos na cavidade abdominal. Recomenda-se lavar abundantemente a cavidade após procedimentos cirúrgicos cruentos com solução de Ringer lactato a 37 a 39°C, drenar todo o conteúdo repetidas vezes e remover todos os coágulos possíveis, até que seja aspirada solução límpida, com coloração próxima à do líquido peritoneal normal. Particularmente em OVH eletivas ou não em que ocorra eventual hemorragia dos pedículos ovarianos, a não remoção de coágulos nas proximidades do pedículo ovariano direito pode favorecer a formação de adesões dessa estrutura ao pâncreas (Figura 3.4A), mesentério e/ou intestino delgado; no pedículo esquerdo, pode levar à formação de aderências envolvendo mesentério ou alças do jejuno e/ou íleo (Figura 3.4B); na região do coto uterino, pode haver formação de aderências envolvendo a bexiga e segmentos de intestino delgado (Figura 3.4C); coágulos espalhados pela cavidade abdominal, associados à presença de fio de sutura empregado para laparorrafias, podem ainda resultar na formação de aderências envolvendo intestino delgado e a parede abdominal ventral (Figura 3.4D). Contudo, o elemento que apresenta

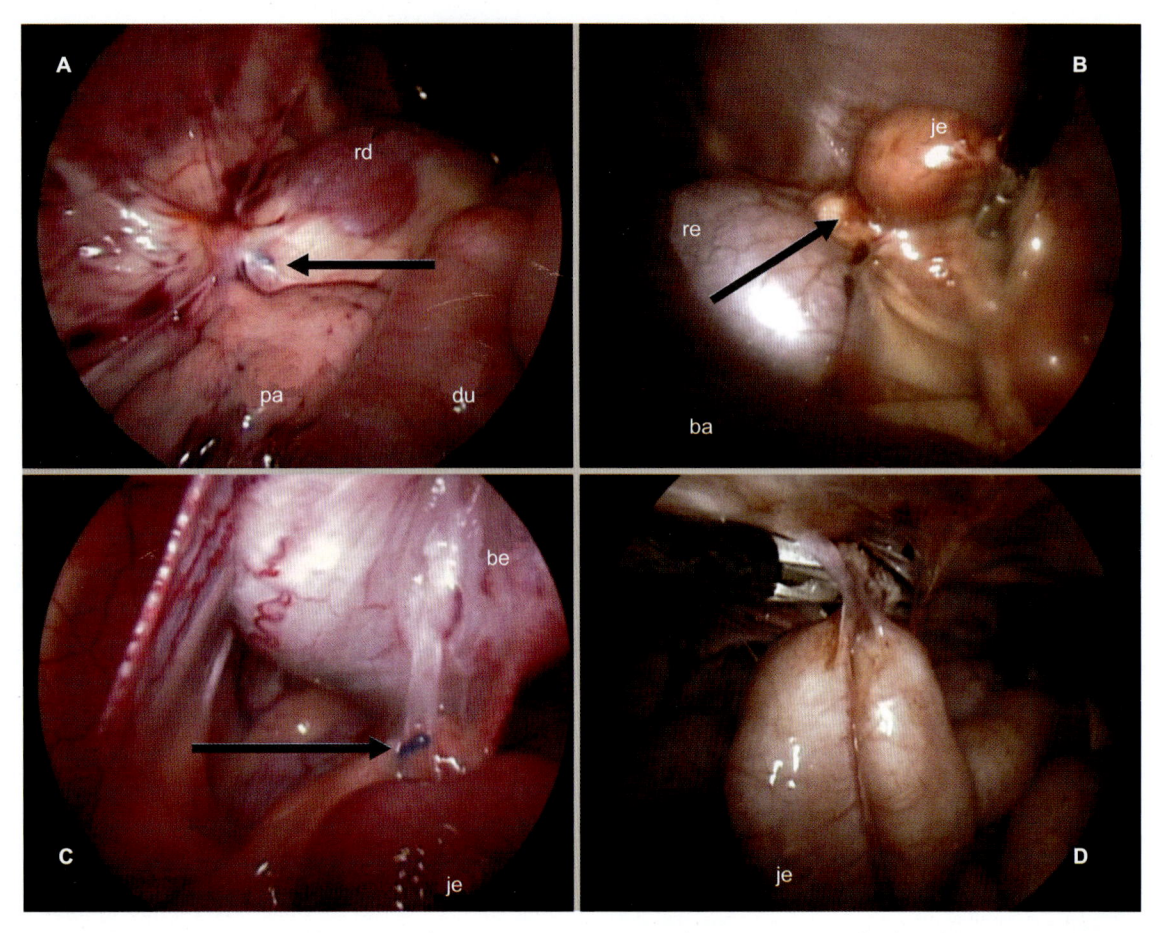

Figura 3.4 Aderências em cadelas submetidas à ovário-histerectomia convencional, empregando-se fio de poliéster trançado azul para ligadura dos pedículos ovarianos e coto uterino. **A.** Aderências finas entre o pedículo ovariano direito e o pâncreas, observando-se o fio de sutura azul (seta). **B.** Aderência fibrosa entre o pedículo ovariano esquerdo e um segmento de jejuno (seta). **C.** Aderências envolvendo coto uterino, jejuno e bexiga, observando-se o fio de sutura azul (seta). **D.** Aderências entre um segmento de jejuno e a parede abdominal ventral. ba = baço, be = bexiga, du = duodeno, je = jejuno, rd = rim direito, re = rim esquerdo.

maior importância na patogênese da formação de aderências envolvendo os pedículos ovarianos e o coto uterino é a isquemia promovida pela sutura e o tipo de material de sutura. Assim sendo, a omentalização (omentopexia) de estruturas submetidas a ligadura deve ser preferencialmente realizada.

Em casos específicos de ressecção/anastomose intestinal em cães, recomenda-se o emprego de sutura atada à camada submucosa, em padrão Gambee ou pontos interrompidos simples. Essa técnica visa sepultar os nós na camada subserosa intestinal, não possibilitando sua exposição a outras superfícies intraperitoneais viscerais ou parietais. Nos casos em que os pontos fiquem expostos na superfície serosa intestinal, recomenda-se omentalização (omentopexia) da área anastomosada.

Em um estudo publicado em 2005, el-Ghoul[13] testou quatro tratamentos para a profilaxia da formação pós-cirúrgica de aderências após ressecção e anastomose de um segmento jejunal com pontos interrompidos simples e nós atados na superfície serosa. Utilizaram-se nos diferentes grupos:

- Lavagem da cavidade abdominal após o procedimento cirúrgico com uma solução composta por 250 mℓ de carboximetilcelulose a 1% associado a piroxicam, cefalosporina, heparina e azul de metileno a 0,5% em doses terapêuticas
- Recobrimento da área anastomosada com membrana bioabsorvível de hialuronato sódico/carboximetilcelulose (Seprafilm®)

- Recobrimento da área anastomosada com membrana bioabsorvível de colágeno sintético (Vet BioSIST®). Ao fim do estudo, após 14 dias do pós-operatório, constatou-se que os três grupos foram igualmente eficazes na prevenção da formação de aderências intraperitoneais inerentes à anastomose intestinal. Cerca de 50% dos animais de cada grupo apresentaram adesões à anastomose.

Contrariando esses resultados, todos os animais do grupo controle em que se lavou a cavidade abdominal com 250 mℓ de solução fisiológica apresentaram aderências à área anastomosada. Destacamos que, por se tratar de um estudo experimental em que a espécie canina foi empregada como modelo, o custo operacional do uso de tais métodos não foi calculado. Acreditamos que, nesse caso em que o emprego dos métodos mencionados possa não resultar em boa relação custo/benefício, a omentalização da anastomose constitua uma alternativa versátil, eficaz e de baixíssimo custo.

► Cirurgia laparoscópica e formação de aderências pós-cirúrgicas

A cirurgia laparoscópica resulta em manipulação mais cautelosa e objetiva dos tecidos, menor sangramento, menor contaminação e menor permanência de corpos estranhos em comparação com a técnica cirúrgica convencional por celiotomia. Assim, espera-se que a cirurgia endoscópica resulte em menor incidência de aderências pós-operatórias. Poucos estudos clínicos foram realizados até o momento e os dados existentes foram obtidos por meio de pesquisas realizadas com diversas espécies animais. Todavia, as espécies canina e felina foram pouco estudadas quanto à formação de aderências pós-cirúrgicas. Desse modo, as conclusões acerca dos benefícios da cirurgia laparoscópica na profilaxia da formação de aderências têm sido baseadas mais em evidências que em estudos controlados propriamente ditos.

▪ Vantagens da cirurgia laparoscópica em relação à formação de aderências

Menor área de incisão do peritônio parietal

Na maioria dos procedimentos cirúrgicos laparoscópicos, as incisões no peritônio parietal se restringem a no máximo 4 punções de 3 a 10 mm de diâmetro. Em poucas ocasiões uma dessas incisões precisa ser ampliada para 4 a 5 cm, especialmente para remoção de órgãos como rim e baço. Em procedimentos cirúrgicos abertos ou laparotomias exploratórias, uma incisão pode ter extensão de 5 a 20 cm, dependendo do tamanho do animal. Assim, a área total de peritônio parietal capaz de gerar aderências a estruturas intraperitoneais, sobretudo omento e segmentos de alças intestinais, é muito reduzida quando se empregam técnicas laparoscópicas.

Além dos aspectos relacionados com a formação de aderências, a abordagem laparoscópica reduz a incidência de hérnias incisionais quando comparada ao acesso convencional por celiotomia. Em estudos controlados, constatou-se que em torno de 63% da extensão de uma celiotomia estão envolvidos em adesões de estruturas intraperitoneais à parede abdominal. A incidência de hérnia incisional após celiotomia pode variar entre 11 e 20%, contra apenas 0,02% de incidência de hérnias no local de inserção dos portais.

Menor ocorrência de corpos estranhos

Em cirurgias laparoscópicas, apenas os instrumentos cirúrgicos entram em contato com órgãos abdominais através dos portais, deixando o ambiente intraperitoneal isolado do meio externo. Em algumas ocasiões, compressas de gaze na forma de torundas são introduzidas. Todavia, as torundas deixam menos filamentos de algodão na cavidade abdominal que compressas de gaze convencionais abertas. Com exceção das torundas de gaze, apenas material de sutura, clipes de titânio ou poliamida são introduzidos. Compressas, talco de luva cirúrgica, pelos, resíduos de antissépticos, fios de avental, panos de campo ou compressas de laparotomia, ou outros materiais exógenos que porventura possam contaminar o campo operatório em procedimentos cirúrgicos abertos não adentram a cavidade abdominal em procedimentos laparoscópicos. Corpos estranhos induzem a formação de aderências por desencadearem a liberação de fatores pró-inflamatórios, como TNF-α, IL-1β, IL-6 e eicosanoides, e por inibirem a fibrinólise local.

Proteção das superfícies peritoneais contra o ressecamento

Em procedimentos laparoscópicos, a cavidade peritoneal permanece fechada e úmida. O ressecamento peritoneal foi citado em dezenas de estudos como um dos fatores favoráveis à adesiogênese, devido à remoção da lâmina líquida protetora do peritônio parietal e visceral, promovendo descamação da camada mesotelial, liberação de prostaglandinas pela camada mesotelial lesionada e exposição da camada submesotelial, com consequente deposição de coágulos de fibrina.

Frequentemente, durante cirurgias convencionais, as vísceras são protegidas por toalhas de compressa umedecidas associadas à irrigação com solução fisiológica. Apesar de a irrigação manter as vísceras úmidas, as perdas de fluido peritoneal por evaporação é consideravelmente maior em procedimentos abertos que quando submetidos ao pneumoperitônio com CO_2 durante laparoscopia. Ademais, o gás empregado para gerar pneumoperitônio pode ser aquecido e umidificado. Alguns estudos comprovaram que esse manejo ajuda a preservar a função renal, previne hipotermia e reduz a dor pós-laparoscopia. Acrescenta-se que a dor pós-operatória de procedimentos laparoscópicos pode ser controlada mediante a pulverização intraperitoneal com solução diluída de lidocaína e/ou bupivacaína, respeitando-se o limite das doses tóxicas.

Menor trauma tissular e hemorragia nos órgãos-alvo do procedimento cirúrgico

Durante procedimentos laparoscópicos, a dissecção e preparo de estruturas anatômicas no campo cirúrgico é realizado com precisão sob visão ampliada, com o auxílio de instrumentos finos e delicados. Isso resulta em menor trauma tecidual adjacente. A manipulação objetiva dos órgãos-alvo promove menor hemorragia e o emprego de tecnologias e equipamentos recém-desenvolvidos possibilita a dissecção e a hemostasia ao mesmo tempo, preservando o paciente do uso excessivo de ligaduras intra-abdominais, as quais aumentam a isquemia tissular e, consequentemente, a formação de adesões.

Menor manipulação de vísceras adjacentes aos órgãos-alvo

Em procedimentos cirúrgicos laparoscópicos, apenas os órgãos próximos ao campo operatório precisam ser afastados. Essa manobra é realizada com o emprego de pinças e afastadores finos, especialmente desenvolvidos para essa finalidade. Em muitas ocasiões na cirurgia aberta, o campo operatório não pode ser alcançado sem afastar as vísceras adjacentes, implicando manipulação de alças intestinais, omento maior, pâncreas e porções do cólon. Além disso, afastadores autoestáticos ou manuais exercem grande pressão sobre grande área do peritônio parietal que reveste a parede abdominal, levando a lesão mecânica da camada mesotelial e isquemia tissular. Por esses motivos, ocorre maior probabilidade de ocorrer formação de aderências em estruturas anexas aos órgãos-alvo, ou seja, entre alças de intestino delgado, omento maior, peritônio parietal, dentre outros.

Restabelecimento precoce da motilidade do trato gastrintestinal e da dinâmica urogenital

A laparoscopia acelera o processo de convalescença do paciente no período pós-operatório. O rápido retorno da motilidade intestinal e da dinâmica urogenital favorece a lise de aderências fibrinosas entre as estruturas intraperitoneais por mecanismos mecânicos. Dessa maneira, evitam-se a migração de células do tecido conectivo, a neovascularização e a deposição de matriz extracelular, o que levaria à formação de adesões fibrosas irreversíveis.

Desvantagens da cirurgia laparoscópica sobre a formação de aderências

Em contradição aos benefícios da cirurgia laparoscópica sobre a formação de aderências pós-cirúrgicas, conota-se que o alto fluxo de insuflação do abdome promove dessecação da superfície peritoneal, o CO_2 em si promove lesão às células mesoteliais e que pressões intraperitoneais altas resultam em isquemia da camada submesotelial, fatos estes que contribuem sensivelmente para a adesiogênese intraperitoneal. Acrescente-se que para o estabelecimento do pneumoperitônio em felinos e pequenas raças caninas, deve-se ajustar o fluxo de insuflação para 0,5 ℓ/min, sendo necessários até 4 ℓ/min em cães de porte grande/gigante.

A troca constante de pneumoperitônio em alto fluxo reduz a umidade intraperitoneal e também pode promover hipotermia. Todavia, esse evento é pouco frequente e normalmente está relacionado com o emprego de trocartes com o sistema de vedação danificados ou de calibre incompatível com o instrumental cirúrgico ou endoscópio rígido. Exemplificando: a introdução da tesoura de Metzenbaum de 5 mm de diâmetro por um trocarte de 11 mm sem a adaptação de um redutor de 11 para 6 mm possibilita a perda rápida de pneumoperitônio, a qual frequentemente e erroneamente é compensada pelo aumento do fluxo do insuflador de CO_2. Assim, o gás que estava aquecido e úmido dentro da cavidade abdominal é reposto por CO_2 sem umidade e à temperatura ambiente. Esse fato é considerado não como uma desvantagem da cirurgia laparoscópica, mas um erro técnico que possibilita o ressecamento da cavidade peritoneal. Ademais, o emprego de insufladores com aquecimento prévio do gás e umidificador reduz este efeito.

As células mesoteliais ingurgitam logo após a criação do pneumoperitônio com CO_2. Esse edema reduz sensivelmente após 24 h, e as células mesoteliais voltam ao normal decorridas 72 h. Em oposição, a laparotomia leva à formação de descontinuidades na camada mesotelial, confirmada pela existência de espaços entre as células mesoteliais. Essa descontinuidade expõe a camada submesotelial por períodos superiores a 72 h, aumentando a deposição de camadas de fibrina e a formação de adesões fibrinosas. Dessa maneira, mesmo que a laparoscopia cause alterações das células da camada mesotelial, essas são consideradas de menor gravidade quando comparadas àquelas observadas após a laparotomia e, portanto, incorrem em menor risco de formação de aderências.

A isquemia da camada celular subserosa ocorre em virtude da elevada pressão intra-abdominal (PIA), produzindo efeitos deletérios à camada mesotelial e possibilitando a formação de aderências. Todavia, formação de aderências não é a principal complicação do emprego de PIA elevada, mas sim alterações hemodinâmicas e respiratórias potencialmente graves. Assim, deve-se ter bom senso na determinação da PIA e da distensão abdominal necessária para realização de procedimentos laparoscópicos. Vale ressaltar que as estruturas anatômicas que compõem a parede abdominal de cães e gatos diferem significativamente das humanas. Desse modo, PIA de 15 mmHg (comumente empregada em pacientes humanos) pode resultar em alterações na camada mesotelial e/ou hemodinâmicas em pacientes caninos e felinos. Ressalte-se que para cães, PIA entre 6 e 12 mmHg, dependendo sobretudo da raça e idade, promove distensão abdominal satisfatória com mínimas alterações. Para a espécie felina, pode-se empregar PIA entre 4 e 8 mmHg satisfatoriamente, sem maiores repercussões hemodinâmicas.

É importante notar que todas as desvantagens mencionadas, no que tange à formação de aderências, estão relacionadas com o emprego de técnicas laparoscópicas inadequadas e são mínimas quando bom senso e condutas adequadas para a realização de cirurgias laparoscópicas são respeitados. O Quadro 3.3 demonstra os principais fatores de risco para a formação de aderências em procedimentos cirúrgicos acessados por celiotomia e por laparoscopia.

▶ Diagnóstico e tratamento de aderências intraperitoneais e síndromes relacionadas

Diagnóstico clínico, laboratorial e exames complementares

Não há um único parâmetro laboratorial ou radiográfico específico que seja sugestivo de resolução espontânea da obstru-

---

Quadro 3.3 • Classificação dos principais fatores de risco para a formação de aderências intraperitoneais associados a procedimentos cirúrgicos laparoscópicos ou por celiotomia.

Fatores de risco	Acesso cirúrgico	
	Celiotomia	Laparoscopia
Possibilidade de contaminação cirúrgica	+++	+
Amplitude da incisão abdominal/peritoneal	+++	+
Ressecamento das superfícies serosa parietal e visceral	+++	–*
Exposição da cavidade abdominal à atmosfera da sala cirúrgica	+++	–
Isquemia de pedículos vasculares (ligaduras, aplicação de clipes hemostáticos)	+++	+++
Emprego de diatermia monopolar/bipolar em estruturas intra-abdominais	+	+++
Acúmulo de fumaça resultante de diatermia monopolar/bipolar	–	++
Contato entre vísceras e talco de silicato de magnésio (luvas cirúrgicas)	+++	–
Manipulação de vísceras adjacentes ao local cirúrgico	+	–
Presença de materiais exógenos (filamentos de compressas, gazes)	++	–
Presença de sangue/coágulos na cavidade abdominal	+++	+
Atonia gastrintestinal pós-operatória	+++	+

*Resultado obtido como uso de insuflador de CO_2 aquecido e umidificado.

ção de segmentos de intestino delgado. Em geral, dor localizada e contínua, bem como aumento da contagem de leucócitos e temperatura corporal indicam estrangulação. Estudos de imagens desempenham um papel importante no estabelecimento do diagnóstico definitivo, porém frequentemente não são precisos na determinação da gravidade do quadro. Apesar da utilidade de estudos radiográficos contrastados como a enteróclise na determinação do grau de obstrução, não são 100% precisos e não revelam a necessidade de procedimento cirúrgico de urgência. Outrossim, o contraste de bário empregado para a enteróclise interfere em outros possíveis estudos de imagem, tais como angiografia.

Resultados satisfatórios foram obtidos com emprego de tomografia computadorizada (TC) em humanos no diagnóstico de obstrução de segmentos do trato gastrintestinal, demonstrando especificidade, sensibilidade e precisão de 96, 96 e 95%, respectivamente. Em cães, a ultrassonografia pode ser útil no diagnóstico de adesões intestinais, especialmente quando existe dilatação do segmento proximal à estenose provocada por compressão extraluminal por aderências. Todavia, a realização de procedimento cirúrgico investigativo/terapêutico ainda é a melhor forma de diagnóstico/tratamento das aderências intraperitoneais que culminem com obstrução dos tratos gastrintestinal e urinário. A celiotomia possibilita visualização direta das estruturas aderidas entre si e adesiólise, ressecção/anastomose intestinal e outros procedimentos cirúrgicos necessários para o tratamento das síndromes secundárias. Em contrapartida, está altamente relacionada com complicações pós-operatórias, incluindo dor e nova formação de aderências.

Devido às limitações das imagens radiográficas na identificação de obstruções intestinais extramurais, a laparoscopia ou a minilaparoscopia diagnóstica (com telescópio e instrumentos cirúrgicos de até 3 mm de diâmetro) pode ser realizada em uma população específica de pacientes. Contraindicações aos procedimentos minimamente invasivos para o diagnóstico da formação de aderências intraperitoneais incluem:

- Distensão abdominal grave, que dificulta ou impede o acesso à cavidade abdominal e limita o espaço para exploração das vísceras
- Peritonite com necessidade concomitante de ressecção intestinal e manipulação visceral em um ambiente extremamente inflamado
- Instabilidade hemodinâmica do paciente
- Estado mórbido grave, como coagulopatias e doenças cardíacas e do trato respiratório, as quais tornam inapropriada a realização do pneumoperitônio
- Finalmente, mas certamente não menos importante, a segurança e a experiência do cirurgião em realizar o procedimento.

Tratamento conservador

A adoção do manejo clínico conservador das síndromes secundárias à formação de aderências, tais como obstruções do trato gastrintestinal e urinário, pode ser considerada, especialmente na ausência de condições mórbidas moderadas ou graves, tais como endotoxemia, síndrome da resposta inflamatória sistêmica (SIRS), sepse, isquemia ou estrangulação de estruturas vasculares.

O tratamento conservador da síndrome da obstrução extraluminal do trato gastrintestinal consiste na administração de fluidoterapia intravenosa para correção hídrica, eletrolítica e acidobásica, descompressão gasosa por passagem de sonda nasogástrica, nutrição parenteral para esvaziamento do trato gastrintestinal, enemas, fornecimento de alimentos líquidos ou pastosos com melhora do quadro clínico. Ressalte-se que o manejo clínico não impede a reincidência da obstrução e em muitas ocasiões constitui uma ferramenta para a estabilização do paciente para posterior tratamento cirúrgico.

Tratamento cirúrgico | Adesiólise

Quando o tratamento conservador apenas atenua as síndromes secundárias, a ressecção cirúrgica das aderências constitui o tratamento de escolha. Frequentemente, é necessária uma nova laparotomia para dissecção e separação dos órgãos aderidos. Em alguns casos, esplenectomia e/ou ressecção de segmento intestinal com circulação comprometida em decorrência de estrangulação ou encarceramento em fibras de tecido conectivo são necessárias. Ressalte-se que uma segunda laparotomia para adesiólise pode implicar formação de novas aderências. Ademais, a laparotomia aumenta a incidência de hérnia incisional, infecção da ferida cirúrgica, íleo e dor pós-operatórios e aumento no tempo de internação. Paralelamente, a adesiólise, por si, é um procedimento que incorre em riscos anestésicos e cirúrgicos, sobretudo devido à possibilidade de ocorrência de lesões perfurantes iatrogênicas a segmentos do trato gastrintestinal, as quais podem resultar em peritonite grave e óbito quando não reconhecidas e tratadas adequadamente.

Para se obter sucesso na adesiólise, diversos fatores devem ser considerados, tais como: tipo de abordagem cirúrgica, estruturas intraperitoneais envolvidas, característica morfológica das aderências, tipo de diatermia ou energia a ser empregada para coagulação/ressecção e emprego de fármacos ou métodos de barreira para profilaxia da neoformação de aderências.

A adesiólise por laparoscopia pode ser realizada para o manejo de aderências intraperitoneais em pacientes humanos e tem sido empregada com sucesso no tratamento da dor pélvica crônica associada à formação de aderências intraperitoneais em mulheres e desobstrução intestinal extraluminal. Desde o advento da cirurgia minimamente invasiva com a introdução da colecistectomia laparoscópica em humanos em meados dos anos 1980, a técnica cirúrgica laparoscópica continua a avançar no campo da cirurgia geral. Algumas contraindicações iniciais à cirurgia laparoscópica, tais como obesidade mórbida e realização prévia de outro procedimento cirúrgico abdominal, foram reconsideradas com o desenvolvimento de técnicas e instrumental cirúrgico. Tais avanços também levaram à aplicação das abordagens minimamente invasivas a uma gama variada de procedimentos. Além disso, recentes relatos promissores demonstraram que a abordagem minimamente invasiva ao abdome portador de aderências é factível e resulta em vários benefícios quando comparada à abordagem convencional por celiotomia. A adesiólise laparoscópica foi descrita pela primeira vez em estudos na área da ginecologia em pacientes humanos, para o tratamento de dor pélvica crônica e infertilidade. Desde então, essa técnica vem sendo aplicada para o tratamento de dor abdominal crônica em adultos e crianças. No âmbito da medicina veterinária, foram descritos poucos relatos de caso e estudos prospectivos do emprego da adesiólise laparoscópica, sobretudo na espécie equina.

Nova formação de aderências após adesiólise

A adesiólise em si promove lesão às camadas serosas das superfícies viscerais e parietais, ainda que em menores proporções. Desse modo, não são raras as ocasiões em que novas aderências se formam após tratamento cirúrgico. Estudos controlados comparando acesso cirúrgico por laparoscopia e por celiotomia para adesiólise demonstraram que há intensa relação entre o tipo de acesso cirúrgico e a nova formação de aderências. Observou-se em estudos com coelhos que a área de nova formação de aderências foi significativamente muito maior que aquela observada nos animais submetidos a adesiólise laparoscópica.

Frequentemente, observa-se pouca incidência da formação de aderências intraperitoneais envolvendo o local de inserção dos portais, porém grande incidência de adesões à cicatriz da parede abdominal. Não apenas a extensão, mas também a constituição das aderências neoformadas após adesiólise são influenciadas pelo tipo de acesso cirúrgico. A adesiólise convencional por celiotomia mediana resulta em conglomerados de aderências em grande parte dos casos, enquanto a lise laparoscópica normalmente leva à formação de adesões finas e pouco vascularizadas, quando presentes.

É inegável que a manipulação precisa e minimamente traumática obtida pelo acesso laparoscópico desempenha um importante papel nesse contexto. Durante a adesiólise convencional, frequentemente empregam-se gazes ou compressas para apreensão e tração/contratração dos órgãos aderidos, o que favorece a permanência de microfilamentos de algodão e posterior reação do tipo corpo estranho. Esse fato, somado à extensa celiotomia para se acessar e inspecionar adequadamente a cavidade abdominal, promove reação inflamatória de maior amplitude, com consequente liberação de moléculas pró-inflamatórias e intensa migração celular. Como resultado, os peritônios parietal e visceral perdem sua capacidade fibrinolítica, resultando em nova formação de adesões.

Finalmente, porém não menos importante, recomenda-se o emprego da técnica laparoscópica para adesiólise pós-cirúrgica, especialmente diante de fortes evidências clínicas e experimentais dos benefícios dessa técnica.

Técnicas cirúrgicas de adesiólise laparoscópica

O cirurgião em estágio avançado de treinamento em cirurgia laparoscópica deve ter a capacidade técnica de dissecar e desfazer aderências, as quais são frequentemente bem vascularizadas. A dificuldade no acesso ao abdome acometido por aderências deve-se a vários entraves:

- Dificuldade em se encontrar uma "área livre" de adesões para inserir os portais
- Relativa falta de espaço devido à distensão abdominal, sobretudo quando aderências a incisões de procedimentos cirúrgicos prévios estão presentes
- Distensão intestinal, que não apenas ocupa espaço, mas também traciona a parede intestinal, tornando-a delgada e mais suscetível a lacerações e lesões perfurantes
- Visualização do campo e tração visceral limitadas
- Suscetibilidade a lesões vasculares a superfícies acometidas com grande potencial para sangramento.

A técnica da adesiólise laparoscópica pode variar de acordo com o tipo de adesões (finas, densamente vascularizadas, granulomatosas). Aderências finas ou delgadas são de manejo mais fácil, constituindo em bom treinamento para cirurgiões inexperientes em cirurgia laparoscópica. Aderências densas podem mascarar a presença de segmentos de alças intestinais anexas à área manipulada. Assim, deve-se tomar devido cuidado ao dissecar tecido adiposo opaco associado às aderências.

O posicionamento do paciente deve ser o mesmo adotado para a realização do procedimento cirúrgico prévio à formação das aderências intraperitoneais. No caso de cadelas ou gatas submetidas a da ovário-histerectomia e portadoras de adesões intraperitoneais, pode-se posicioná-las em decúbito dorsal e realizar a rotação do tronco para a direita ou esquerda para se investigarem possíveis aderências envolvendo o pedículo ovariano esquerdo e/ou direito, respectivamente.

O acesso à cavidade abdominal empregando-se agulha de Veress para criação do pneumoperitônio e inserção do primeiro trocarte às cegas demonstrou-se seguro na ausência concomitante de aderências de vísceras à parede abdominal ou quando não há distensão de segmentos do trato gastrintestinal. Todavia, preferimos particularmente empregar a técnica de aberta, inserindo-se o trocarte após minilaparotomia para posterior estabelecimento do pneumoperitônio. Essa técnica é versátil e reduz significativamente os riscos de lesão iatrogênica a segmentos de alças intestinais, as quais foram relatadas mediante o uso da técnica da agulha de Veress. Dependendo da complexidade no manejo das aderências, dois ou mais portais de 10 a 12 mm devem ser empregados para versatilidade no posicionamento da câmera.

O posicionamento dos trocarte para inserção do endoscópio rígido e dos trocartes auxiliares deve obedecer ao princípio da triangulação dos portais, evitando-se complicações técnicas da execução do procedimento cirúrgico, tais como choque entre o endoscópio e as pinças. Endoscópios rígidos com ângulos de 30 ou 45° são versáteis e aumentam a gama de angulações para visualização das estruturas aderidas. Recomenda-se veementemente evitar trabalhar em sentido oposto à câmera, uma vez que esse posicionamento é tecnicamente desafiador e potencialmente perigoso, tanto para cirurgiões mais experientes quanto para iniciantes. Para uma investigação ampla dos 3/4 caudais da cavidade abdominal, recomenda-se a inserção do portal destinado à óptica a cerca de três a seis centímetros caudal ao apêndice xifoide. Esse posicionamento frequentemente evita a colocação do trocarte muito próximo ao ligamento falciforme, o qual pode atrapalhar a visualização das estruturas intraperitoneais. De maneira semelhante, para abordagens mais craniais, pode-se realizar o acesso inicial na região pré-púbica. Adicionalmente, deve ser respeitada a distância de um raio de aproximadamente cinco centímetros das cicatrizes abdominais, evitando-se a provável perfuração iatrogênica de segmentos de alças intestinais, baço, omento e/ou bexiga aderidos à parede abdominal.

Instrumentos cirúrgicos essenciais incluem pinças de apreensão atraumática (tais como pinça fenestrada sem serrilha, fórceps de Babcock, Kelly e Maryland), tesouras com conexão para diatermia monopolar, dissectores monopolares com ponta em forma de gancho (hook) e, em casos nos quais se disponha de recursos financeiros, pinça de dissecção ultrassônica (Ultracision®), laser de CO_2 ou pinça de coagulação bipolar microprocessada (LigaSure®). Assim como em procedimentos cirúrgicos abertos, tração e contratração são as manobras cruciais para um procedimento bem-sucedido. Caso seja necessário, pode-se inserir portais extras de 5 mm para promover melhor manipulação/exposição das regiões acometidas. Na maioria dos casos, com adequada tração e contratração, é possível identificar áreas de maior vascularização durante a dissecção. Cabe ao cirurgião determinar com bom senso a intensidade da tração para evitar lacerações de alças intestinais ou órgãos parenquimatosos.

Equipamentos de eletrocirurgia não devem ser empregados quando muito próximos a segmentos do trato gastrintestinal. Além disso, toda a extensão das mandíbulas de cada instrumento cirúrgico deve ser visualizada quando os dispositivos elétricos forem acionados. Eletrocautérios devem ser mantidos distantes de segmentos de alças intestinais, ou eventualmente, de outros objetos metálicos como clipes hemostáticos de titânio, para evitar lesões de condução inadvertidamente. Ressalte-se que lesões intestinais de origem elétrica podem não ser imediatamente reconhecidas, podendo resultar em perfuração intestinal nas primeiras 24 h de pós-operatório. Uma vez identificado algum ponto de cauterização da serosa intestinal ou do cólon, normalmente caracterizada por necrose puntiforme de coloração branco-amarelada na superfície visceral, deve-se imediatamente realizar ressecção do segmento afetado, seguida por anastomose. Para tal, fatalmente deverá ser realizada a conversão do procedimento cirúrgico para a técnica aberta, a menos que se disponha de grampeadores lineares laparoscópicos para realização da ressecção/anastomose, com no mínimo duas recargas. O segmento submetido a ressecção deve abranger uma área de mais de 2 cm do limite visual da necrose, uma vez que a cauterização por diatermia monopolar pode proporcionar degeneração e necrose dos tecidos situados a um raio de até 1,5 cm do foco da coagulação.

Hemostasia adequada é de suma importância em cirurgia laparoscópica. De fato, um campo cruento não apenas absorve luz vinda do endoscópio, mas também torna dificultoso o reconhecimento do plano cirúrgico. Por esses motivos, deve-se realizar constantemente e sempre que possível irrigação/drenagem da cavidade abdominal. Ocasionalmente, o sangramento ativo pode se originar de fissuras na cápsula do fígado e/ou do baço em decorrência de eventual manipulação ou tração excessiva. Pequenas lacerações capsulares podem ser controladas por pressão local com torunda de gaze ou agentes hemostáticos tópicos. Contudo, lesões mais profundas que resultem em hemorragia profusa requerem conversão para cirurgia aberta. Assim como na cirurgia aberta, o emprego do gás óxido nitroso, usado como coadjuvante na anestesia, resulta em intenso meteorismo intestinal, devendo então ser evitado.

A adesiólise laparoscópica deve ser iniciada após a resolução de repetidos episódios de obstrução aguda, quando o intestino não estiver dilatado. Manejo cirúrgico laparoscópico durante episódios clínicos agudos é passível de sérias dificuldades durante a intervenção que podem levar a complicações intraoperatórias como lesões às camadas serosas viscerais, perfurações e conversão.

▶ Formação de aderências profiláticas

Apesar de conotar riscos de obstruções gastrintestinais a longo prazo e de causar dificuldades técnicas na realização de laparotomia após o primeiro acesso cirúrgico à cavidade abdominal, vale ressaltar que a formação de aderências intraperitoneais se mostra benéfica e necessária em determinadas situações.

Diversos procedimentos cirúrgicos têm como objetivo criar aderências entre estruturas intraperitoneais com o intuito de se evitarem torções, vólvulos, encarceramentos, estrangulações vasculares e/ou formação de fístulas. A realização profilática de adesões entre o estômago e a parede abdominal (gastropexia), por exemplo, visa evitar a síndrome torção gástrica-vólvulo. Adicionalmente, citam-se: cistopexia ou colopexia em animais portadores de incontinência urinária não responsiva ao estrógeno ou hérnia perineal encarcerada; omentalização de pedículos submetidos a isquemia, como no caso dos complexos arteriovenosos ovarianos (CAVO) e coto uterino durante OVH; omentalização da próstata em cães portadores de cistos/abscessos prostáticos; omentalização da bexiga em caso de cistotomia para remoção de urólitos; omentalização do cólon ou alças intestinais submetidas a colonotomia/enterotomia para remoção de fecalomas ou corpos estranhos ou ressecção/anastomose.

Para a criação de aderências profiláticas, frequentemente empregam-se fios de sutura não absorvíveis, como a seda, o algodão, o linho, o náilon ou o polipropileno. É recomendado evitar o uso de fios absorvíveis, uma vez que as aderências poderão se desfazer. Em associação ao uso de fios não absorvíveis, pode-se realizar a escarificação das superfícies serosas viscerais ou parietais das estruturas envolvidas. Esse procedimento visa expor a camada submesotelial, a qual apresenta menor produção de t-PA e maior síntese de PAI-1 e 2. Dessa maneira, a fibrinólise torna-se comprometida e, como consequência, formam-se adesões fibrosas entre as vísceras ou entre vísceras e parede abdominal, dependendo do resultado desejado.

Vale ressaltar a importância dos procedimentos cirúrgicos minimamente invasivos na criação de aderências profiláticas em pequenos animais. A maioria das intervenções cirúrgicas realizadas para a formação preventiva de aderências entre estruturas/órgãos intra-abdominais requer incisões amplas, as quais resultam em maior dor pós-operatória, maiores cuidados pós-cirúrgicos, além de conferirem resultados estéticos pouco satisfatórios.

Estudos recentes comprovaram a eficácia da colopexia laparoscópica na criação de aderências permanentes entre o cólon e a parede abdominal de cães. Para a realização de tal procedimento, realiza-se uma incisão no sentido craniocaudal no músculo transverso do abdome e uma incisão de amplitude semelhante na camada seromuscular do cólon, com o intuito de se promover aposição das camadas submesoteliais do peritônio parietal e visceral. Para tal, emprega-se sutura intracorpórea com fio de polipropileno número 3-0 ou 4-0 em padrão contínuo simples, unindo-se as bordas das feridas do músculo transverso do abdome e da camada seromuscular do cólon.

Algumas técnicas de gastropexia videoassistidas foram empregadas para a realização de gastropexia por acesso laparoscópico. Para tal, pode-se empregar uma técnica utilizando-se um único portal ou com dois portais. Na técnica de gastropexia com único portal, realiza-se a inserção de um trocarte de 12 mm pela técnica aberta na região do hipocôndrio direito. Após a criação do pneumoperitônio, uma óptica rígida de 10 mm com canal de trabalho de 5 mm é introduzida para a inspeção inicial. Em seguida, uma pinça de Babcock de 5 mm é introduzida pelo canal de trabalho, o estômago é apreendido na região pilórica e exteriorizado juntamente com o trocarte e a óptica. A incisão cutânea/muscular pode ser ampliada até atingir 2 a 4 cm e o estômago é fixado à parede abdominal com pontos separados simples englobando a camada seromuscular gástrica, empregando-se fio de náilon ou polipropileno 2-0. Essa técnica promove adesão firme e permanente entre o estômago e a parede abdominal, de maneira rápida e minimamente invasiva.

▶ Considerações finais

A formação de aderências intraperitoneais após procedimentos cirúrgicos é comum em todas as espécies animais, podendo causar sequelas graves sobre os tratos gastrintestinal e geniturinário. Esses feixes de tecido conectivo surgem em decorrência de lesões isquêmicas, traumáticas, por substâncias químicas irritantes e ação térmica sobre as superfícies peritoneais, parietal e visceral.

Pouca importância é dada à formação de aderências intraperitoneais pós-operatórias na realização da maioria dos procedimentos cirúrgicos abdominais e pélvicos em medicina veterinária. Contudo, a preocupação crescente com o bem-estar animal e o rápido acesso à informação por parte da sociedade, especialmente por proprietários de animais de estimação, impulsionam novas frentes de pesquisas acerca da etiopatogenia do processo, bem como a busca de novas medidas profiláticas.

Os protocolos terapêuticos para prevenção da formação de aderências pós-cirúrgicas em humanos frequentemente resultam na redução do surgimento de seus distúrbios secundários e dos gastos hospitalares com internação e reintervenção. Os métodos de barreira atuam por um longo período sobre os focos de lesão e não possibilitam o acúmulo de coágulos de fibrina e, consequentemente, a posterior formação de aderências. Tais métodos têm apresentado melhores resultados quando comparados às soluções de baixo peso molecular para lavagem peritoneal, uma vez que esses fluidos apresentam rápida absorção peritoneal. Contudo, alguns protocolos são economicamente inviáveis para adoção em medicina veterinária, fazendo-se necessários pesquisas e desenvolvimento de protocolos eficazes e de baixo custo.

▶ Referências

1. LIAKAKOS, T., THOMAKOS, N., FINE, O. M. *et al.* Peritoneal adhesions: etiology, pathophysiology, and clinical significance – recent advances in prevention and management. *Digest Surg*, vol. 18, p. 260-73, 2001.
2. BINDA, M. M., MOLINAS, C. R., KONINCKX, P. R. Reactive oxygen species and adhesion formation: clinical implications in adhesion prevention. *Hum Reprod*, vol. 18, n. 12, p. 2503-7, 2003.
3. ELLIS, H. Medicolegal consequences of postoperative intra-abdominal adhesions. *J R Soc Med*, vol. 94, p. 331-2, 2001.
4. SILVA, M. A. M., SILVA, O. C., SILVA, L. A. F. *et al.* Methylene blue 1% solution on the prevention of intraperitoneal adhesion formation in a dog model. *Cienc Rural*, vol. 43, n. 9, p. 1668-74, 2013.
5. OKKENS, A. C., GAAG, I., BIEWENGA, W. J. *et al.* Urological complications following ovariohysterectomy in dogs. *Tijdschr Diergeneeskd*, vol. 106, n. 23, p. 1189-98, 1981.
6. COOLMAN, B. R., MARRETTA, S. M., DUDLEY, M. B. *et al.* Partial colonic obstruction following ovariohysterectomy: a report of three cases. *J Am Anim Hosp Assoc*, vol. 35, n. 2, p. 169-72, 1999.
7. VAN DER GAAG, I., HAPPÉ, R. P., OKKENS, A. C. *et al.* Enterological complications following ovariohysterectomy in dogs. *Tijdschr Diergeneeskd*, vol. 106, n. 23, p. 1199-1207, 1981.
8. SILVA, M.A.M. *Avaliação laparoscópica das aderências intraperitoneais pós-cirúrgicas em cadelas: emprego de duas doses de solução de azul de metileno a 1% na profilaxia.* Goiânia. 2008. 74p. Dissertação (Mestrado) – Escola de Veterinária e Zootecnia, Universidade Federal de Goiás.
9. THOMPSON, J. Pathogenesis and prevention of adhesion formation. *Dig Surg*, vol. 15, p. 153-7, 1998.
10. GENTRY, P. A., DOWNIE, H. G. Coagulação sanguínea e hemostasia. In: SWENSON, M. J., REECE, W. O. *Dukes – Fisiologia dos Animais Domésticos.* 11. ed. Rio de Janeiro: Guanabara Koogan, 1996. Capítulo 4, p. 44-56, 1996.
11. SORTINI, D., FEO, C. V., MARAVEGIAS, K. *et al.* Role of peritoneal lavage in adhesion formation and survival rate in rats: an experimental study. *J Invest Surg*, vol. 19, n. 5, p. 291-7, 2006.
12. LAI, H. S., CHEN, Y., CHANG, K. J. *et al.* Tissue plasminogen activator reduces intraperitoneal adhesion after intestinal resection in rats. *J Form Med Assoc*, vol. 97, n. 5, p. 323-7, 1998.
13. El-GHOUL, W. The effects of combined liquid and membrane barriers in prevention of post-operative intra-abdominal adhesions after experimental jejunal anastomosis in dogs. *Dtsch Tierarztl Wochenschr*, vol. 112, n. 1, p. 3-10, 2005.

▶ Leitura sugerida

BOOTHE, H. W. Materiais de sutura, adesivos teciduais, grampeadores e grampos de ligadura. In: SLATTER, D. *Manual de Cirurgia de Pequenos Animais.* 1998. 2. ed. São Paulo: Manole. Vol. 1, Capítulo 19, p. 253-63.

BRUN, M. V., PIPPI, N. L., BECK, C. A. C. *et al.* Resistência à tração de colopexias incisionais realizadas por cirurgia laparoscópica ou celiotomia em cães. *Cienc Rur*, vol. 34, p. 839-45, 2004a.

BRUN, M. V., PIPPI, N. L., BECK, C. A. C. *et al.* Colopexia incisional por celiotomia ou transparietal auxiliada por laparoscopia em cães. *Cienc Rur*, vol. 34, p. 829-37, 2004b.

BUCKMAN, R. F., WOODS, M., SARGENT, L. *et al.* A unifying pathogenic mechanism in the etiology of intraperitoneal adhesions. *J Surg Res*, vol. 20, p. 1-5, 1976.

BULBULOGLU, E., EZBERCI, F., GUL, M. *et al.* Effects of the intraperitoneal lornoxicam on the formation of intraperitoneal adhesions in rat peritonitis model. *ANZ J Surg*, vol. 75, p. 1115-19, 2005.

COOKE, S. A., HAMILTON, D. G. The significance of starch powder contamination in the aetiology of peritoneal adhesion. *Braz J Surg*, vol. 64, n. 6, p. 410-12, 1977.

CROWE JR, D. T.; BJORLING, D. E. Peritônio e cavidade peritoneal. In: SLATTER, D. *Manual de Cirurgia de Pequenos Animais*, 1998. 2. ed. São Paulo: Manole. Vol. 1, Capítulo 34, p. 499-526.

DEBODINANCE, P., DELPORTE, P., ENGRAND, J. B. *et al.* Évolution des matériaux prothétiques vers une meilleure tolérance: application en chirurgie gynécologique. *J Gynec Obst Biol Reprod*, vol. 31, p. 527-540, 2002.

DIOGO-FILHO, A., LAZARINI, B. C. M., VIEIRA-JUNYOR, F. *et al.* Avaliação das aderências pós-operatórias em ratos submetidos a peritoniostomia com tela de polipropileno associado à nitrofurazona. *Arq Gastroenterol*, vol. 41, n. 4, p. 245-9, 2004.

DIZEREGA, G.S. Biochemical events in peritoneal tissue repair. *Eur J Surg*, vol. 577, p. 10-16, 1997.

DIZEREGA, G. S., CAMPEAU, J. D. Peritoneal repair and post-surgical adhesion formation. *Hum Reprod Update*, vol. 7, n. 6, p. 547-55. 2001.

DUFFY, D. M., DIZEREGA, G. S. Is peritoneal closure necessary? *Obst Gynecol Surv*, vol. 49, p. 817-22, 1994.

DUNN, F., LYMAN, M. D., EDELMAN, P. G. *et al.* Evaluation of the SprayGel™ adhesion barrier in the rat cecum abrasion and rabbit uterine horn adhesion models. *Fert Steril*, vol. 75, n. 2, p. 411-16, 2001.

DURAN, H. E., KUSCU, S., ZEYNELOGLU, H. B. *et al.* Lipidol⁻ *versus* methylene blue for prevention of postsurgical adhesion formation in a rat model. *Eur J Obst Gynecol Reprod Biol*, vol. 102, p. 80-2, 2002.

ELLISON, G. W. Cicatrização visceral e distúrbios decorrentes da reparação. In: BOJRAB, M. J. *Mecanismos da Moléstia na Cirurgia dos Pequenos Animais.* 1996. 2. ed. São Paulo: Manole. Capítulo 1, p. 2-8.

ESMON, C. T., FUKUDOME, N., MATHER, T. *et al.* Inflammation, sepsis, and coagulation. *Haematol*, vol. 84, p. 254-9, 1999.

FLORÊNCIO, R. S., BARACAT, E. C., FOCCHI, J. *et al.* Efeito da heparina na prevenção de aderências pélvicas – estudo experimental. *Rev Paul Med*, vol. 109, n. 6, p. 247-55, 1991.

FREEMAN, D. E. Short and long-term survival and prevalence of postoperative ileus after small intestinal surgery in the horse. *Eq Vet J*, vol. 32, p. 42-51, 2000.

GÜL, A., KOTAN, Ç., DILEK, I. *et al.* Effects of methylene blue, indigo carmine solution and autologous erythrocyte suspension on formation of adhesions after injection into rats. *J Reprod Fertil*, vol. 120, p. 225-9, 2000.

GUVENAL, T., CETIN, A., OZDEMIR, H. *et al.* Prevention of postoperative adhesion formation in rat uterine horn model by nimesulide: a selective COX-2 inhibitor. *Hum Reprod*, vol. 16, n. 8, p. 1732-5, 2001.

HARDIE, E. M., Hansen, B. D., Carrol, G. S. *et al.* Behavior after ovariohysterectomy in the dog: what's normal. *Appl Anim Behvior Sci*, vol. 51, p. 111-28, 1997.

HELLEBREKERS, L. J. *Dor em Animais.* São Paulo: Manole, 2002. 172p.

HEMADEH, O., CHILUKURI, S., BONET, V. *et al.* Prevention of peritoneal adhesions by administration of sodium carboxymethyl cellulose and oral vitamin E. *Surg*, vol. 114, p. 907-10, 1993.

HENDERSON, R. A. Formação de aderências. In: BOJRAB, M. J. *Mecanismos da Moléstia na Cirurgia dos Pequenos Animais.* 1996. 2. ed. São Paulo: Manole. Capítulo 19, p. 133-8.

HOLMDAHL, L. Making and covering of surgical footprints. *Lancet*, vol. 353, p. 1456-7, 1999.

INCE, A., EROGLU, A., TARHAN, O. *et al.* Peritoneal fibrinolytic activity in peritonitis. *Am J Surg*, vol. 183, p. 67-9, 2002.

KHORRAM-MANESH, A., ARDAKANI, J. V., BEHJATI, H. R. *et al.* The effect of opioids on the development of postoperative intra-abdominal adhesions. *Dig Dis Sci*, vol. 51, n. 3, v. 560-5, 2006.

LOPES, M. A. F., DEARO, A. C. O., BIONDO, A. W. *et al.* Exame do fluido peritoneal e hemograma de equinos submetidos à laparotomia e infusão intraperitoneal de carboximetilcelulose. *Cienc Rur*, vol. 29, n. 1, p. 79-85, 1999.

MONTANINO-OLIVA, M., METZGER, D. A., LUCIANO, A. A. *et al.* Use of medroxyprogesterone acetate in the prevention of postoperative adhesions. *Fertil Steril*, vol. 65, n. 3, p. 650-4, 1996.

MURPHY, D. J. Use of a high-molecular-weight carboxymethylcellulose in a tissue protective solution for prevention of postoperative abdominal adhesions in ponies. *Am J Vet Res*, vol. 63, n. 10, p. 1448-54, 2002.

MUTSAERS, S. E. The mesothelial cell. *Int J Biochem Cell Biol*, vol. 36, p. 9-16, 2004.

PEARSON, H. The complications of ovariohysterectomy in the bitch. *J Small Anim Pract*, vol. 14, p. 257-66, 1973.

RAPPAPORT, W. D., HOLCOMB, M., VALENTE, J. *et al.* Antibiotic irrigation and the formation of intra-abdominal adhesions. *Am J Surg*, vol. 158, n. 5, p. 435-7, 1989.

SALUIMAN, H., DAWSON, L., LAURENT, G. J. *et al.* Role of plasminogen activators in peritoneal adhesion formation. *Biochem Soc Transl*, vol. 30, n. 2, p. 126-31, 2002.

SCHIPPERS, E., TITTEL, A., ÖTTINGER, A. *et al.* Laparoscopy versus laparotomy: comparison of adhesion-formation after bowel resection in a canine model. *Dig Surg*, vol. 15, p. 145-7, 1998.

SILVA, M. A. M., SILVA, O. C., SILVA, L. A. F. *et al.* Aderências intraperitoneais em cadelas ovariohisterectomizadas: influência do omento na prevenção. In: I Conferência Latino-Americana de Medicina Veterinária, 2007. Rio de Janeiro. Anais da Conferência Latino-Americana de Medicina Veterinária. *Rev Univ Rur*, vol. 27, p. 317-9, 2007.

SOBEL, B.E. Fibrin specificity of plasminogen activators, rebound regeneration of thrombin, and their therapeutic implications. *Coron Art Dis*, vol. 12, n. 4, p. 323-32, 2001.

STEINLEITNER, A., LAMBERT, H., KAZENSKY, C. *et al.* Poloxamer 407 as an intraperitoneal barrier material for the prevention of postsurgical adhesion formation and reformation in rodent models for reproductive surgery. *Obst Gynecol*, vol. 77, p. 48-52, 1991.

TARHAN, O. R., BARUT, I., SUTCU, R. *et al.* Pentoxifylline, a methyl xanthine derivate, reduces peritoneal adhesions and increases peritoneal fibrinolysis in rats. *Tohoku J Exp Med*, vol. 209, p. 249-55, 2006.

TASAKA, A. C. Anti-inflamatórios não-esteroidais. In: SPINOSA, H. S. *Farmacologia Aplicada à Medicina Veterinária*. 1996. Rio de Janeiro: Guanabara Koogan. Capítulo 21, p. 195-207, 1996.

THORNTON, M. H., JOHNS, D. B., CAMPEAU, J. D. *et al.* Clinical evaluation of 0.5% ferric hyaluronate adhesion prevention gel for the reduction of adhesions following peritoneal cavity surgery: open-label pilot study. *Hum Reprod*, vol. 13, n. 6, p. 1480-5, 1998.

TIETZE, L., ELBRECHT, A., SCHAUERTE, C. *et al.* Modulation of pro and antifibrinolytic properties of human peritoneal mesothelial cells by transforming growth factor beta1 (TGF beta1), tumor necrosis factor alpha (TNF alpha) and interleukin 1beta (IL1beta). *Thromb Haemost*, vol. 79, n. 2, p. 362-70, 1998.

VERCO, S. J. S., PEERS E. M., BROWN, C. B. *et al.* Development of a novel glucose polymer solution (icodextrina) for adhesion prevention: pre-clinical studies. *Hum Reprod*, vol. 15, n. 8, p. 1764-72, 2000.

WAGNER, S. D. Preparação da equipe cirúrgica. In: SLATTER, D. *Manual de Cirurgia de Pequenos Animais*. 1998. 2. ed. São Paulo: Manole. Vol. 1, Capítulo 12, p. 164-73.

4 Treinamento em Videocirurgia

Mirandolino Batista Mariano e Elton Francisco Nunes Batista

A volta ao laboratório é a melhor forma de fundamentar o início do aprendizado, adquirir a base de conhecimentos essenciais para a prática da videocirurgia, sedimentar o que já aprendeu e evoluir, aprimorando novas manobras táticas. Para quem ainda não teve contato com o método, são exigidas habilidades que só podem de ser adquiridas com técnica e adequada orientação no laboratório. A necessidade de se adaptar exige habilidade e coordenação para manuseio cirúrgico a distância, sem o contato tátil. Isso demanda algum tempo, e o treinamento se torna essencial. Assim, o profissional que se dispuser a enfrentar esta realidade deve estar consciente de que o caminho será um pouco longo, até alcançar seus objetivos.

Os procedimentos minimamente invasivos expandiram-se na medicina porque a videocirurgia, além de oferecer entusiasmo para os cirurgiões de todas as especialidades, resultou em grande aceitabilidade por parte dos pacientes. Entretanto, não basta apenas ter entusiasmo pela modernidade e aparente simplicidade técnica da videocirurgia. Há outros aspectos que o profissional interessado no método precisa compreender. O primeiro passo, sem dúvida, é ter real interesse pelo novo modo de abordagem. Depois, vem a necessidade de submeter-se a um programa de orientação e treinamento básico, seguido de participação ativa em procedimentos cirúrgicos com equipes treinadas, antes de começar a operar. Esta fase exige paciência e disciplina para que ocorra uma real adaptação. Deve ser lembrado que a participação em cursos regulares, mesmo os cursos avançados, necessariamente não capacita totalmente o profissional para operar de imediato.

No treinamento, primeiro devem ser desenvolvidas habilidades ligadas a coordenação psicomotora, percepção de distância e imagem bidimensional para uma perfeita integração do visual com a atividade manual. Isso só pode ser adquirido com a prática permanente em módulos, utilizando-se materiais oferecidos pelos programas de treinamento e, posteriormente, praticar operando animais vivos em laboratório, para sedimentar a base do aprendizado inicial.

Já familiarizado com a videocirurgia, o processo de educação continuada é fundamental e exige frequência obrigatória a reuniões, cursos, congressos, palestras e outros eventos ligados ao tema. Por fim, cabe julgar a necessidade de cumprir programas de cursos avançados antes de iniciar os procedimentos com pacientes, e nunca tentar operações de maior complexidade antes de estar bem familiarizado com as mais simples.

A prática cirúrgica em pacientes é a última etapa. O profissional só deve começar a realizar operações com pacientes quando já se sentir familiarizado e seguro com o método. Isso sempre ocorre de modo lento, gradual e depende de uma curva de aprendizado natural que passa pela rotina na sala de operações com outros profissionais. Primeiro, ele deve atuar em funções auxiliares antes de se iniciar no papel principal. Quando for operar, é recomendável que haja participação de profissionais, com experiência, que o auxiliem nas suas operações iniciais.

▶ Etapas recomendadas para o treinamento

Seis etapas, descritas em detalhes a seguir, são recomendadas para o treinamento: (1ª) Reconhecimento da montagem e função dos equipamentos; (2ª) reconhecimento, manuseio e função do instrumental; (3ª) aprendizagem e treinamento dos nós cirúrgicos externos e internos; (4ª) coordenação motora na caixa de espelhos com visão real e visão especular; (5ª) exercícios de cirurgia em caixa com câmera; (6ª) treinamento em modelo experimental vivo.

▪ Reconhecimento da montagem e da função dos equipamentos

O primeiro contato deve ser com o conjunto básico de videocirurgia (Figura 4.1) para direcionar o treinando com o seu futuro elemento de trabalho. Cada componente deve ser apresentado, mostrando suas conexões e interligações, função e importância no contexto do conjunto. Deve-se completar a demonstração com o conjunto em pleno funcionamento.

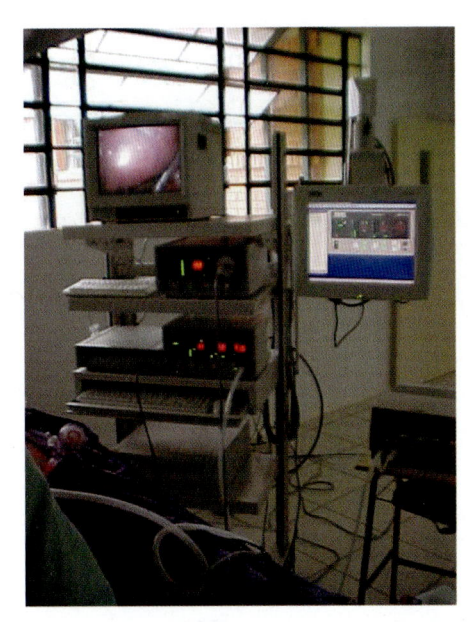

Figura 4.1 Conjunto de videocirurgia: equipamentos básicos.

Sugerir alternativas para ligação complementar de um segundo monitor, conexões para documentação de imagem e discutir sobre os eventuais problemas de funcionamento são temas úteis que devem ser abordados para discussão. Também pode ser muito interessante simular algumas dificuldades do dia a dia para que o treinando tente levantar soluções.

▪ Reconhecimento, manuseio e função do instrumental

Também é imprescindível mostrar já no início das atividades o instrumental básico que mais frequentemente se utiliza na maioria dos procedimentos. Deve-se permitir o manuseio com a desmontagem e montagem de cada instrumento mostrado. Nesta etapa também pode ser incluído o manuseio do instrumental na caixa preta para dar uma noção das diferenças táticas do método.

▪ Aprendizagem e treinamento dos nós cirúrgicos externos e internos

A demonstração e o treinamento de nós externos, como conduzi-los à cavidade e suas aplicações devem ser priorizados. A habilidade em fazer os nós externos possibilita que o treinando conheça as alternativas do uso de clipes e dos eletrocirúrgicos. Também nesta etapa é interessante utilizar a caixa preta para a aplicação inicial dos nós externos e iniciar os exercícios de treinamento dos nós internos.

▪ Coordenação motora na caixa de espelhos com visão real e visão especular

O treinamento na caixa preta de espelhos utilizando instrumental deve ocorrer já a partir da 2ª etapa e continuar em todas as etapas subsequentes. Devem ser praticados os exercícios com a visão real e a especular, exercícios de transferência de objetos, trabalho com elásticos e outros exercícios afins. Também deve ser aproveitada esta etapa para treinar os nós externos e internos e fazer os exercícios iniciais de dissecção em blocos

de fígado com vesícula biliar e coxa de frango. São vários os recursos de treinamento a serem utilizados nesta etapa e todos possibilitam um grande avanço na aquisição inicial de habilidades, conforme descrito a seguir.

Exercícios em caixa preta

Possibilitam a familiarização com o instrumental laparoscópico e iniciar a adaptação da coordenação motora. Oferecem grande ajuda na transição da visão tridimensional para a bidimensional e permitem observar diferenças da visão real e especular, que é um recurso oferecido pela caixa de espelhos. Estando já familiarizado com o instrumental, o treinamento na caixa pode ser alternado para diferentes tipos de exercícios (Figura 4.2).

Número de acessos na caixa preta

A inserção adequada dos acessos laparoscópicos é essencial para a manipulação e o trabalho com o instrumental. Deve ser mantido espaço entre os acessos para não haver conflito dos instrumentos. Para o trabalho individual na caixa preta de espelhos, dois acessos são suficientes, a menos que se utilize o treinamento com a óptica laparoscópica com duas pessoas trabalhando (cirurgião e operador de câmera).

Exercícios de coordenação

Iniciar com exercícios simples e sempre utilizando as duas mãos. Os exercícios recomendados nesta fase são: transferência de objetos de um compartimento para outro e o ensacamento desses objetos em dedo de luva. Os exercícios de secção em modelos de plástico, as ligaduras com nós externos, os nós internos e a aplicação de clipes em tubos de silicone, simulando vasos sanguíneos, são indispensáveis. Não existem limites para os exercícios que podem ser realizados nesta fase. À medida que uma etapa for cumprida pode-se passar para a etapa seguinte, até chegar aos exercícios de dissecção em tecidos animais.

Exercícios de dissecção

Realizados principalmente em bloco de fígado suíno com a vesícula biliar, em coxa de frango (Figura 4.3) ou mesmo no frango inteiro. A vesícula biliar no bloco de fígado, a nosso ver, é o melhor exercício para as atividades mais simples de dissecção, cauterização, ligaduras, colocação de clipes e para utilização das bolsas de extração. A pele da coxa de frango é delicada e pode ser seccionada e até suturada em plano bem definido, seguindo-se de nós internos e externos após a aplicação dos pontos. Depois deste treinamento inicial, pode-se avançar para

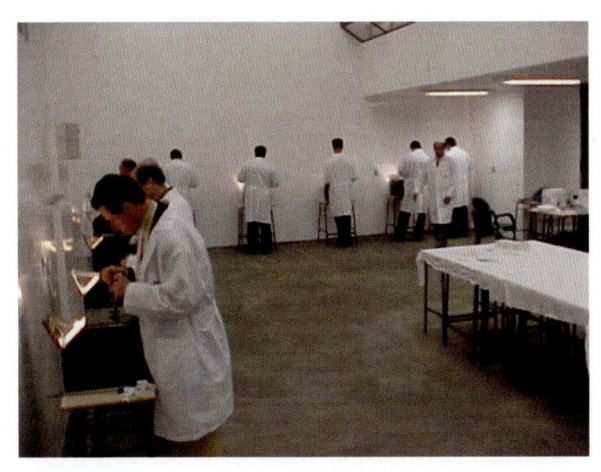

Figura 4.2 Treinamento inicial em caixa preta de espelhos.

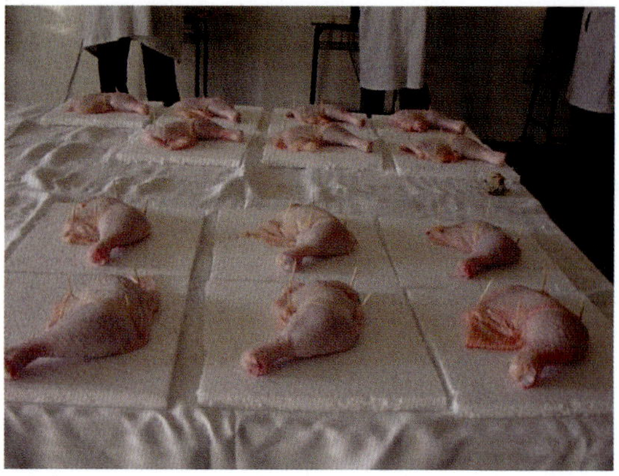

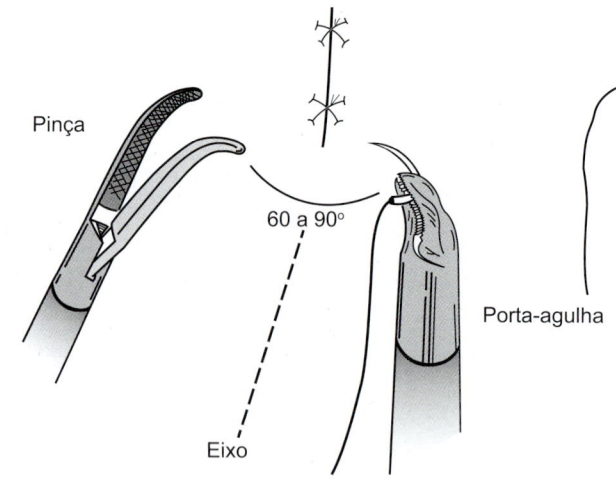

Figura 4.3 Coxa de frango para treinamento de corte e sutura laparoscópicos.

suturas e anastomoses em frango inteiro, também na caixa preta. Profissionais já com certa prática e experiência continuam se beneficiando quando praticam esse tipo de exercício na caixa preta, no seu dia a dia, seja no laboratório ou mesmo em casa.

Recuperação de espécime

A recuperação de espécimes pode ser praticada na caixa preta com a vesícula biliar, após a colecistectomia no bloco de fígado suíno. Este treinamento possibilita também praticar alternativas de confecção de sacos extratores (*bags*) com luvas cirúrgicas que simulam muito bem os dispositivos específicos para essas finalidades. Para ensacar o órgão já é necessário que se tenha adquirido uma boa coordenação motora e noção adequada de profundidade. Se a abertura do saco for só ligeiramente maior do que o espécime, cria-se uma dificuldade benéfica no treinamento.

Nós e suturas

Ao alcançar habilidade plena nos exercícios simples, pode ser iniciado o treinamento de nós e suturas. Utilizam-se dispositivos secos (tecido, espuma) ou, caso haja facilidade, a coxa de frango com a pele é ideal para esses exercícios. As suturas e os nós laparoscópicos, tanto os externos (*Roeder, Meltzer, Tayside* e *Tumble square knots*) como os internos, têm papel fundamental no desenvolvimento e na consolidação da habilidade psicomotora. Exercícios com agulha, sua rotação no porta-agulhas, mudanças de direção da sutura, o trabalho conjugado de apreensão e passagem da agulha pelo tecido devem ser praticados regularmente. Essa atividade requer calma e paciência. Muitas vezes, uma operação relativamente simples é convertida pela falta de habilidade do cirurgião em realizar um nó, um ponto ou uma simples sutura. As Figuras 4.4 a 4.48 apresentam os esquemas de nós e suturas para facilitar o entendimento.

Colocação dos trocartes no pelvitreiner, um de 11 mm para a óptica (medial), um de 6 mm no lado esquerdo para a entrada da pinça de apreensão, um de 12 mm com possibilidade de redução para 6 mm para a entrada dos instrumentos utilizados pela mão direita. O porta-agulha, o fio com agulha, o *endoloop* (Ethicon, Inc., New Brunswich, NJ) e Surgite (U.S. Surgical, Inc., Norwalk, CT), o *endostich*, o nó pré-pronto, o grampeador, o *hem-o-lok* ou clipfix, a gaze e qualquer outro instrumento de maior calibre são colocados pelo trocarte de 12 mm. A tesoura de 5 mm pode ser utilizada com a mão esquerda para cortar o fio. Poderá ser utilizada uma quarta porta opcional para que o auxiliar mantenha o fio sobre tração na hora da confecção dos pontos e suturas.

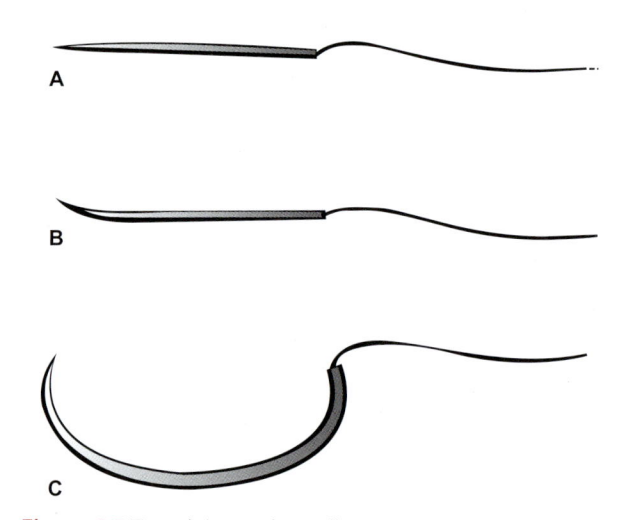

Figura 4.4 Relação do porta-agulha e o contraporta-agulha, formando um ângulo de 60° a 90°.

Figura 4.5 Tipos básicos de agulha. **A.** Reta. **B.** Esqui. **C.** Curva.

A utilização de clipes é um procedimento muito simples e praticamente não exige muito treinamento. Eles são frequentemente utilizados para reduzir o tempo cirúrgico e resolver as dificuldades técnicas de alguns profissionais em realizar nós e suturas. O uso de clipes não pode nem deve substituir o treinamento dos procedimentos básicos de nós e suturas que é indispensável para o controle de complicações e pode evitar a conversão de uma operação simples.

O nó pronto ou *endoloop* (Figura 4.14), também disponível comercialmente, pode ser feito pelo próprio cirurgião com fio monofilamentar. Depois de pronto, ele é introduzido no trocarte dentro de um redutor, necessitando apenas ser fechado sobre a estrutura.

Na sutura intracorpórea, o fio deve ter no máximo 20 cm de comprimento. Trabalhar com agulha curva não é muito fácil, e isso pode ser corrigido retificando a sua metade distal.

▶ **Exercício 1.** Fazer uma sutura linear com pontos separados com 0,5 cm de distância entre cada ponto com um nó interno e um nó externo, em sequência e alternados, cortando o excesso de fio (cuidar para não gastar todo o fio no primeiro nó) e retirando para fora da cavidade com a agulha (treinar a entrada e saída da agulha sem lesar o diafragma do trocarte).

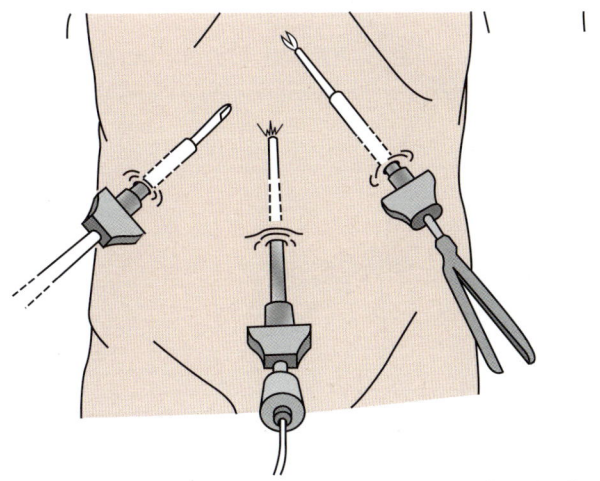

Figura 4.6 Posição ideal dos portais em humano (triangulação). A óptica está entre os instrumentos para facilitar.

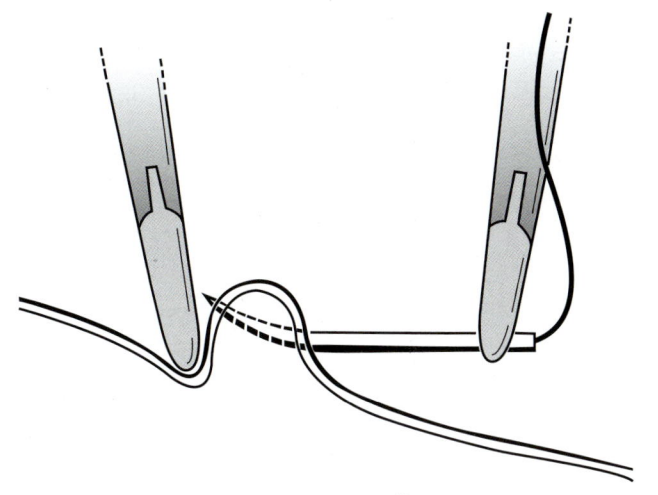

Figura 4.8 Sutura com agulha em esqui.

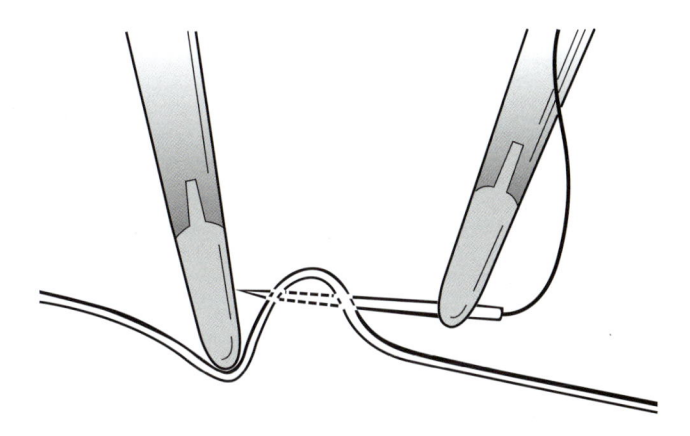

Figura 4.7 Sutura com agulha reta.

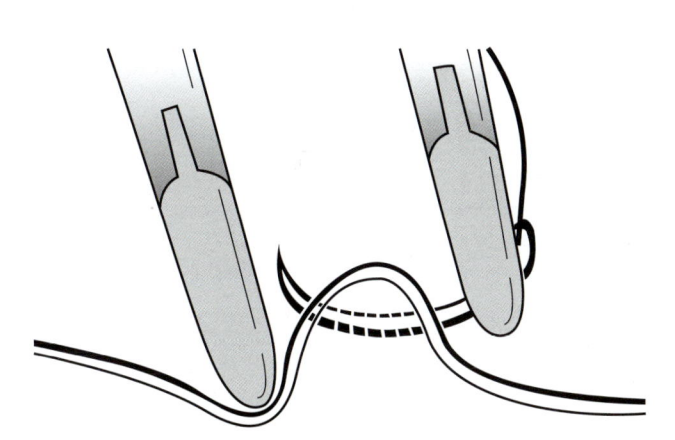

Figura 4.9 Sutura com agulha curva.

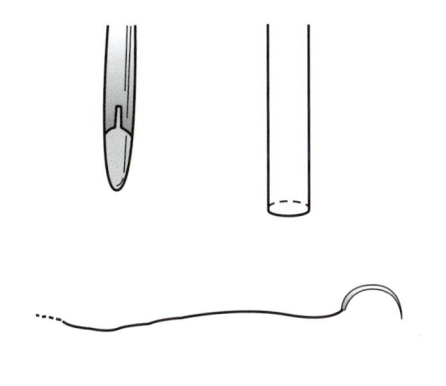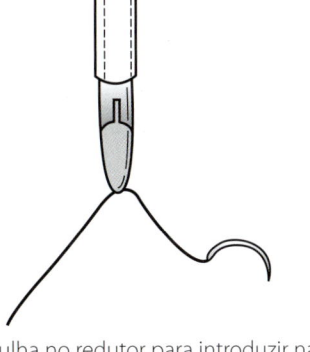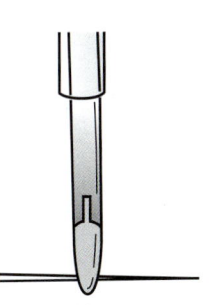

Figura 4.10 Como colocar a agulha no redutor para introduzir na cavidade.

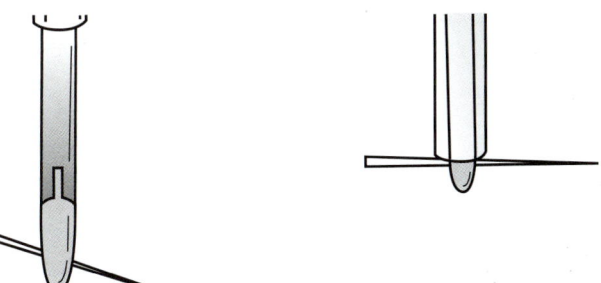

Figura 4.11 Posicionamento da agulha reta usando a bainha do trocarte.

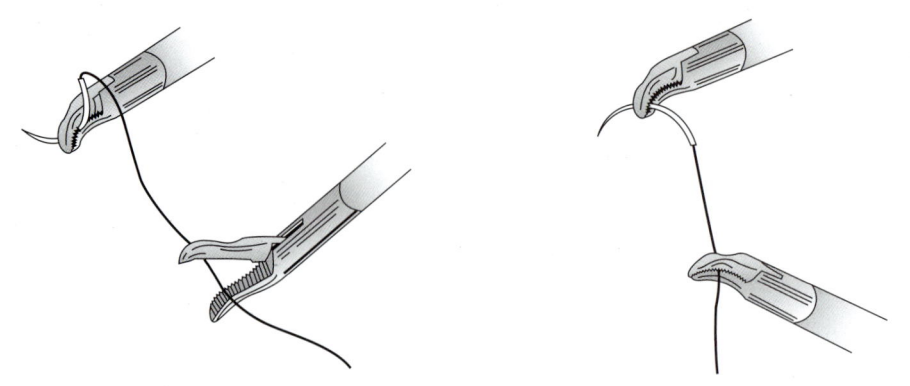

Figura 4.12 Posicionamento da agulha usando o fio para rodar.

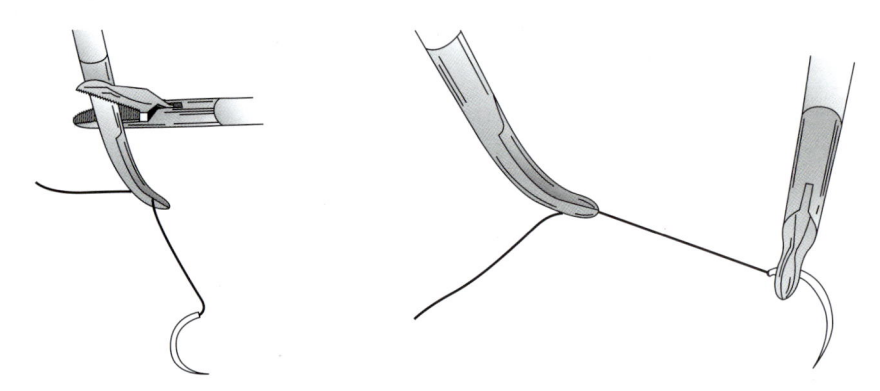

Figura 4.13 Posicionamento da agulha usando o fio para pegar.

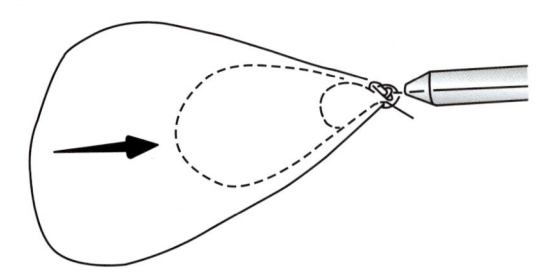

Figura 4.14 Nó pronto ou pré-montado (*endoloop*).

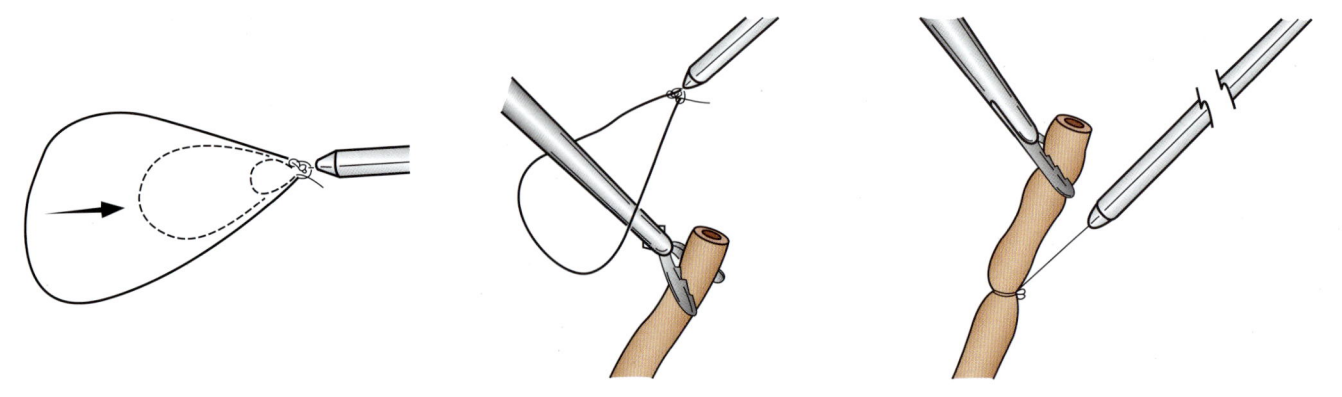

Figura 4.15 Ligadura em alça (*endoloop*).

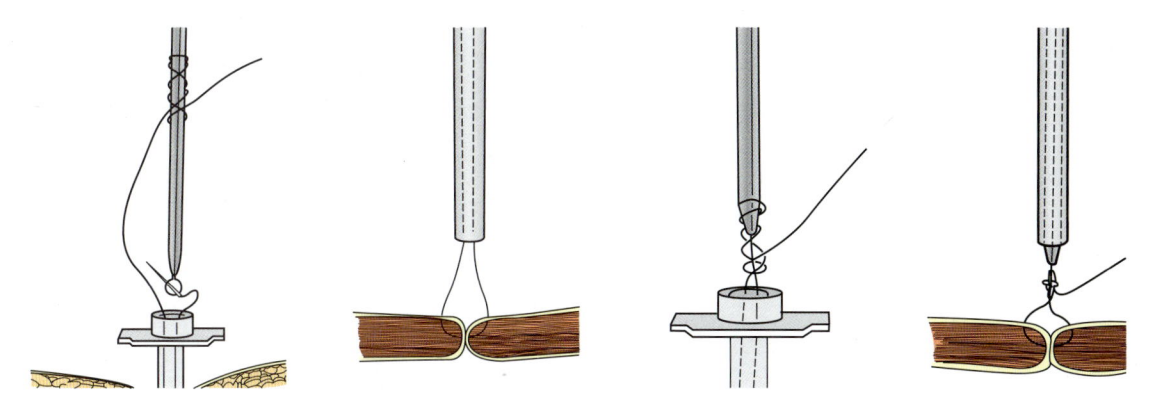

Figura 4.16 Feitura do nó usando a agulha e o empurrador com alça.

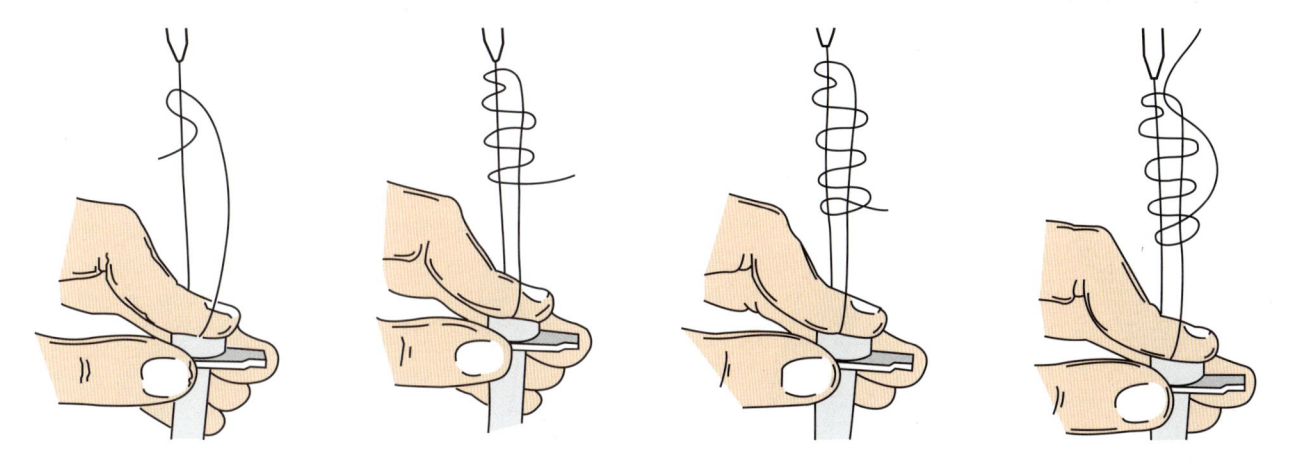

Figura 4.17 Nó de Roeder.

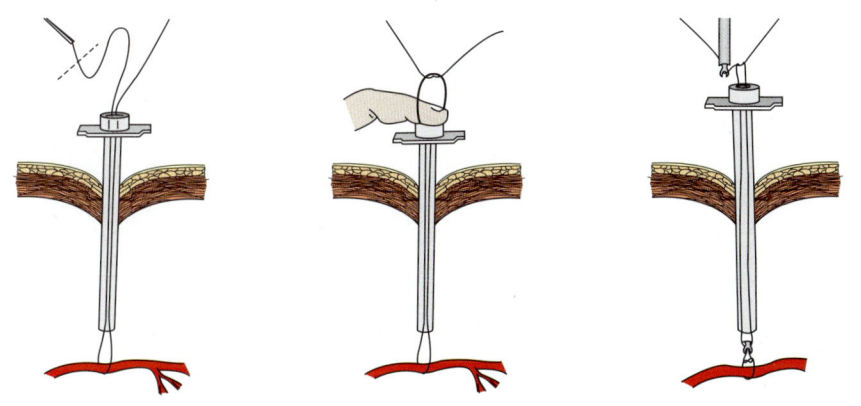

Figura 4.18 Nó quadrado extracorpóreo (*Tumble square knot*).

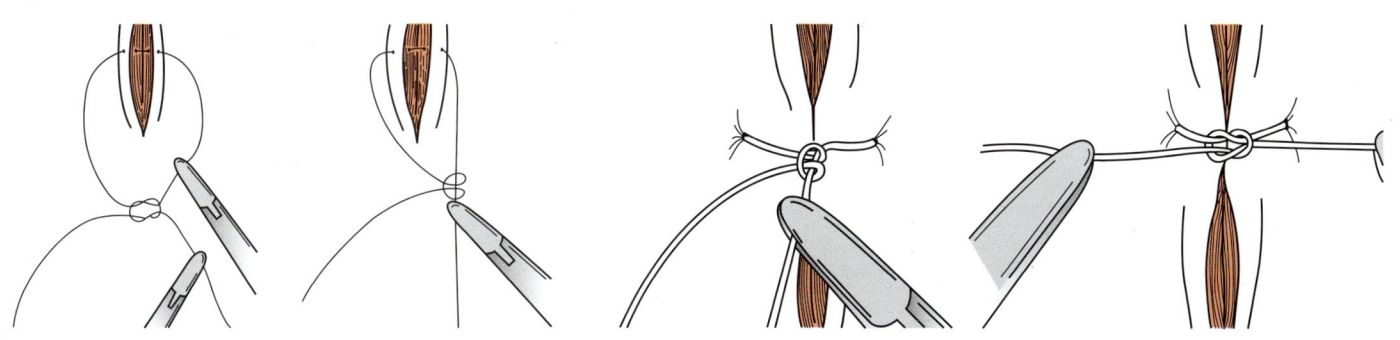

Figura 4.19 Escorregamento do nó quadrado intracorporeamente (retificando-se o braço dominante do fio, evita-se assim que o nó fique aberto).

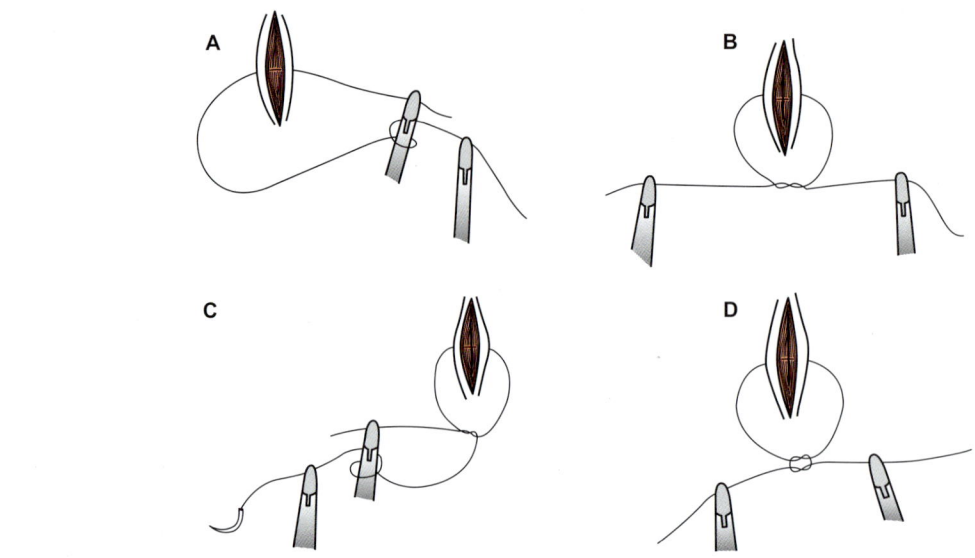

Figura 4.20 Nó quadrado intracorpóreo.

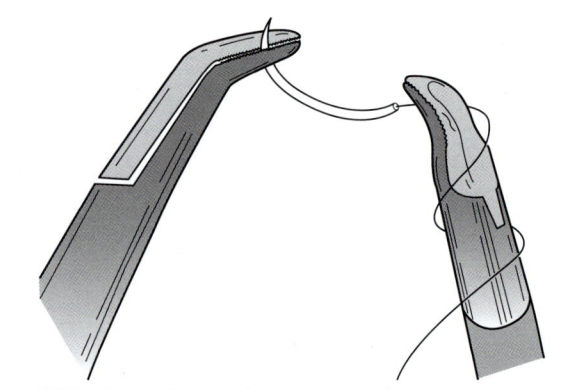

Figura 4.21 Alça de fio usando o porta-agulha e contraporta-agulha.

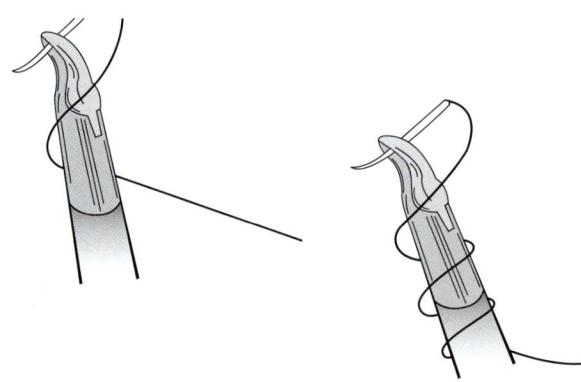

Figura 4.22 Meio-nó com rotações do porta-agulha a 360°.

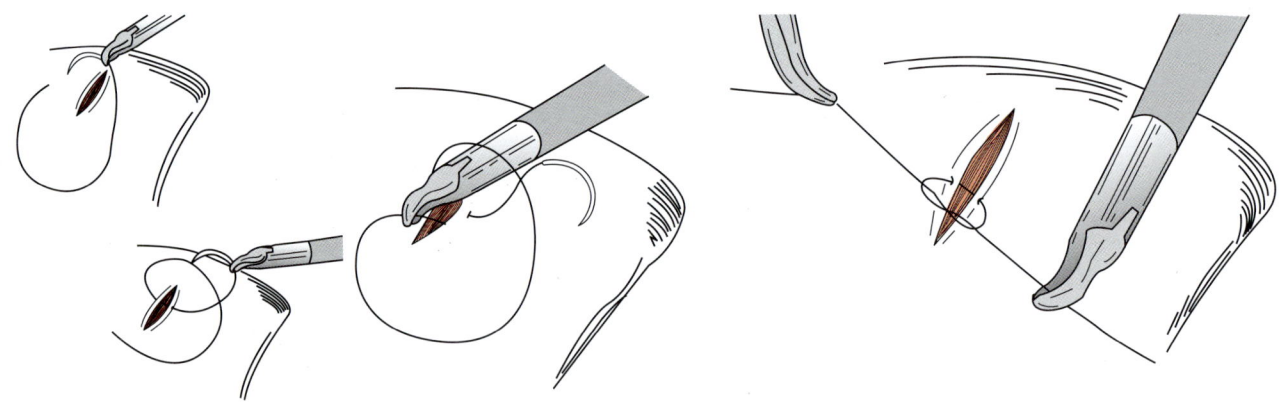

Figura 4.23 Nó interno; colocando a ponta do fio adiante do porta-agulha.

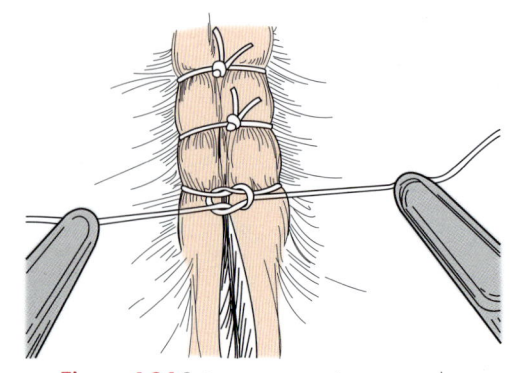

Figura 4.24 Sutura com pontos separados.

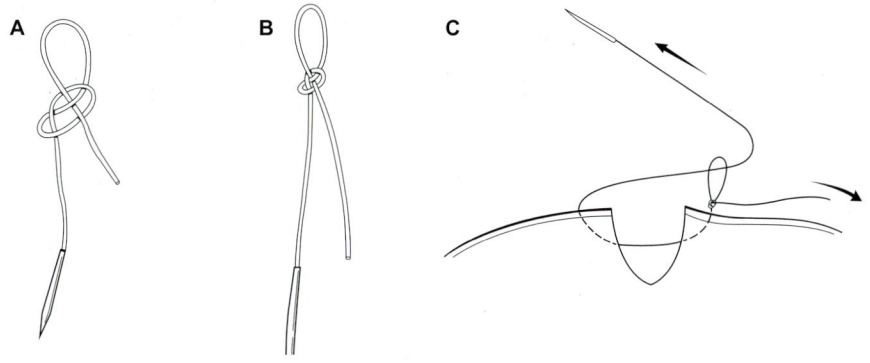

Figura 4.25 Nó de Dundee.

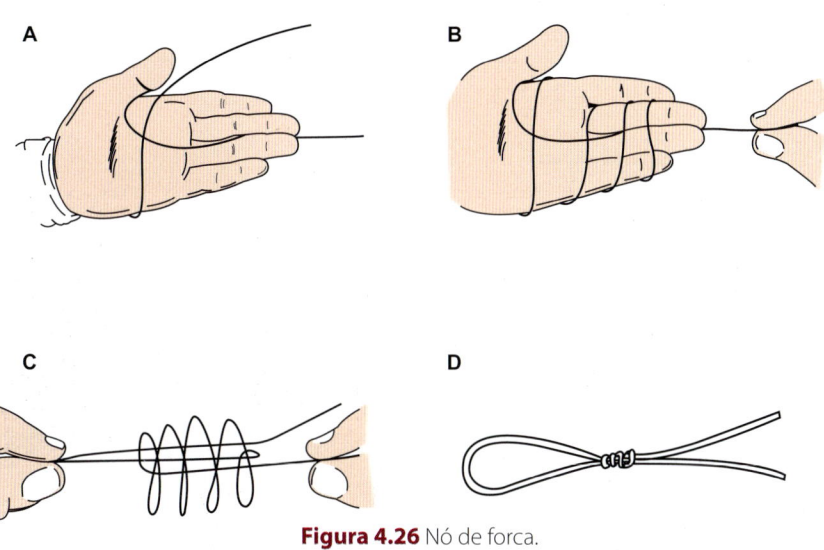

Figura 4.26 Nó de forca.

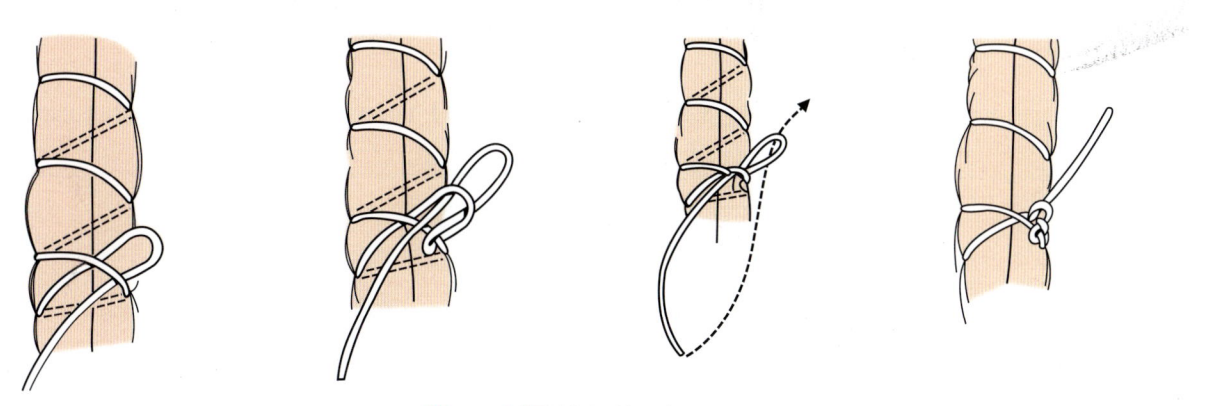

Figura 4.27 Nó de Aberdeen.

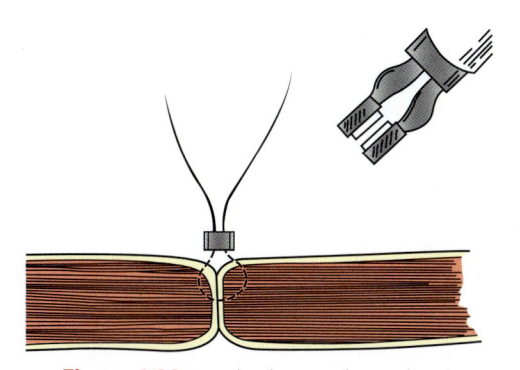

Figura 4.28 Uso de clipe em lugar de nó.

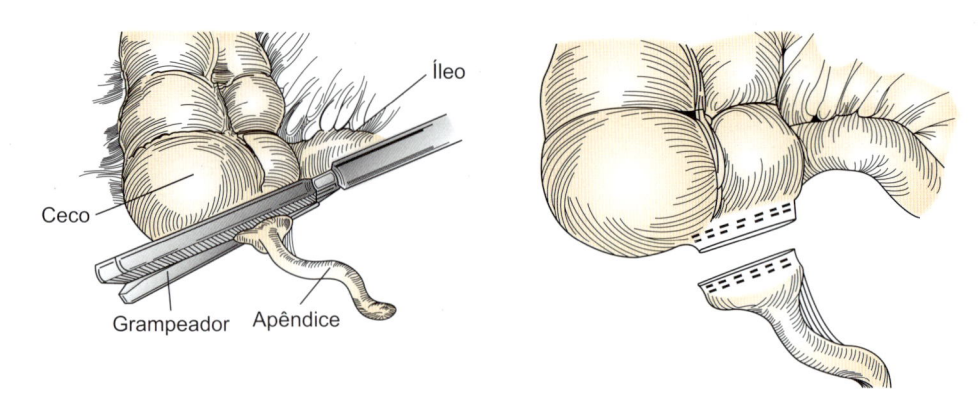

Figura 4.29 Uso de grampeador linear cortante.

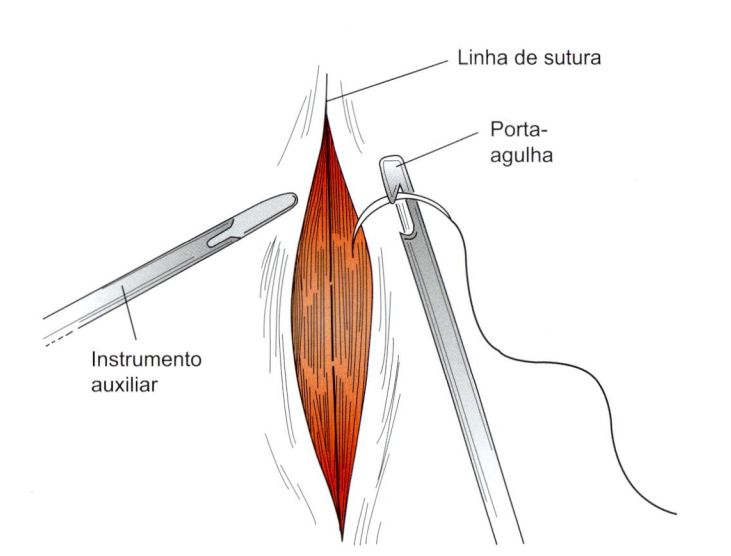

Figura 4.30 Porta-agulha que posiciona a agulha em 90°, orientando-a para a linha de sutura.

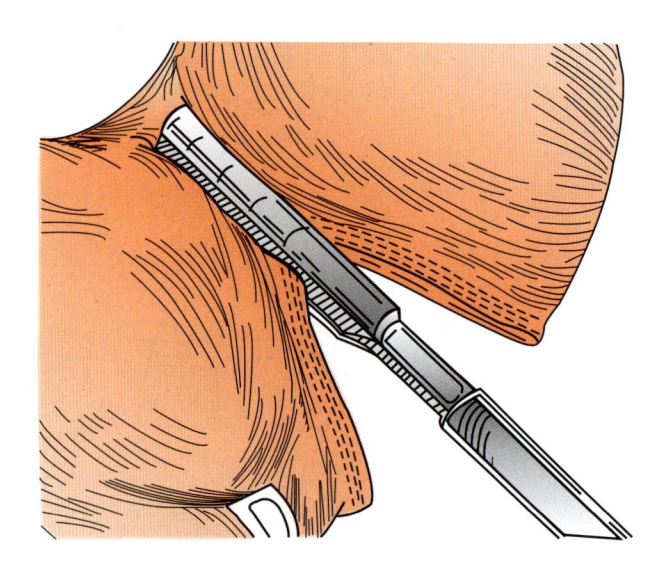

Figura 4.31 Transecção do estômago com grampeador endoscópico.

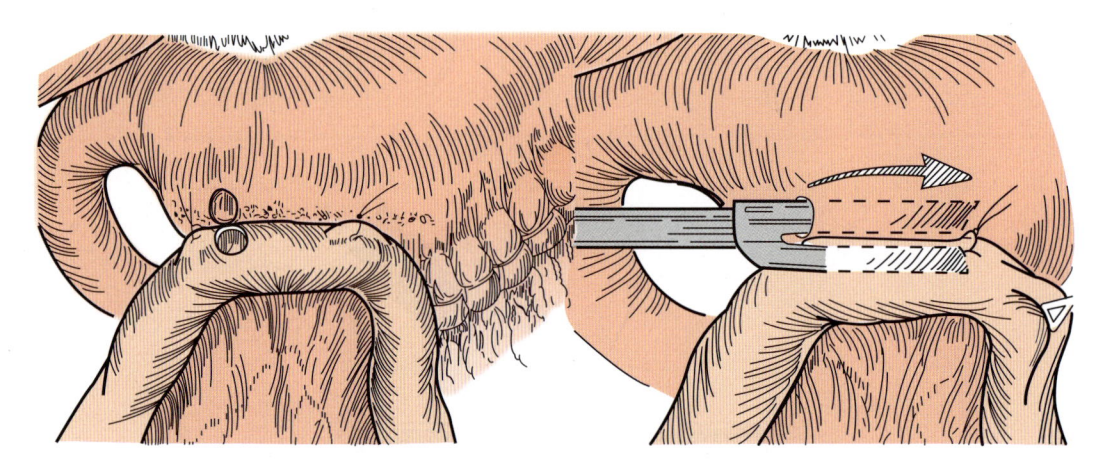

Figura 4.32 Gastrostomia e enterostomia com grampeador linear cortante.

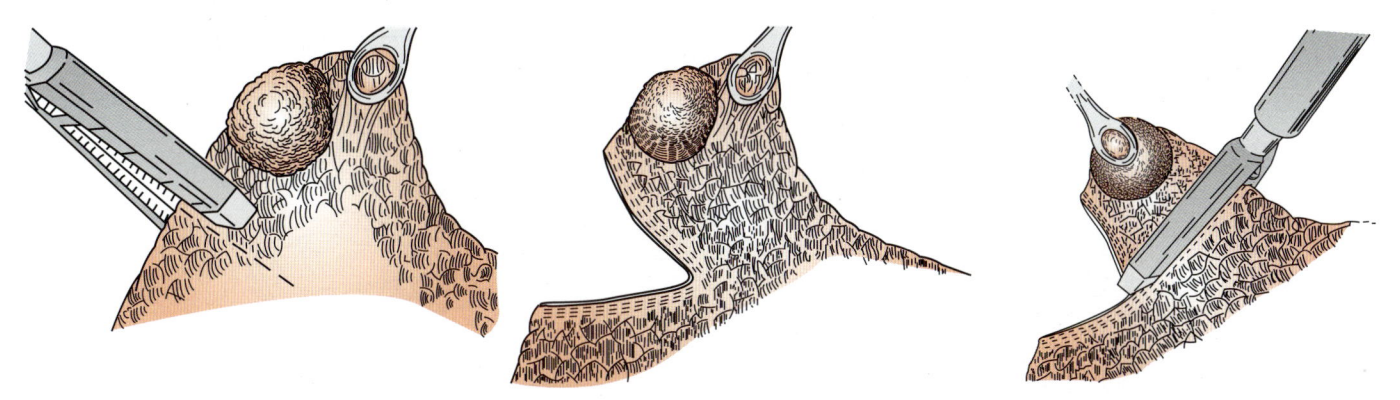

Figura 4.33 Grampeador em lesão pulmonar.

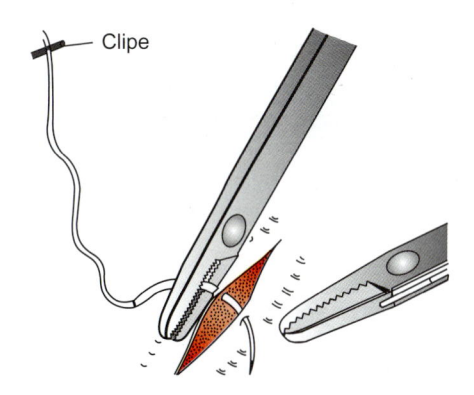

Figura 4.34 Clipe no início da sutura.

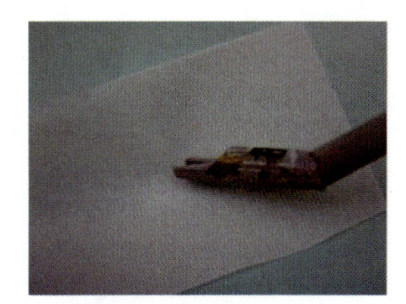

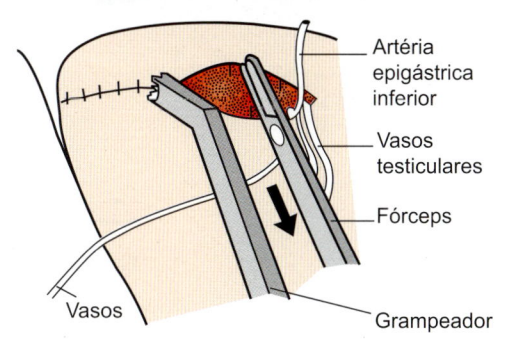

Figura 4.35 Grampeador para fechamento.

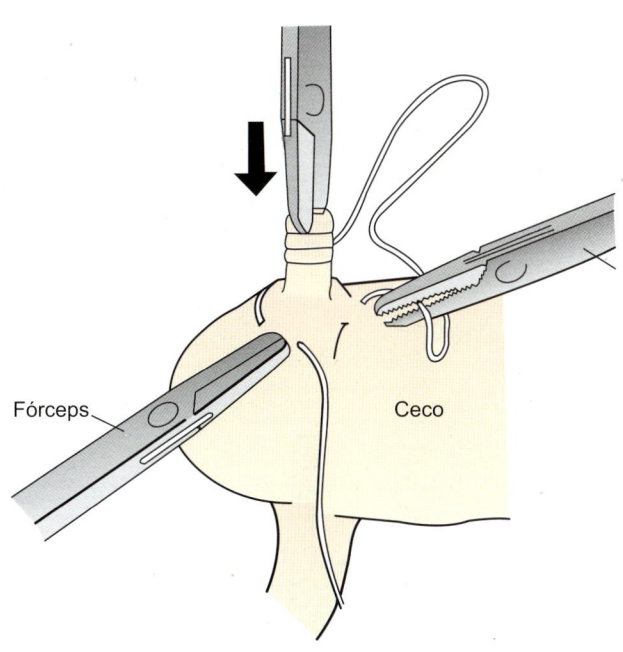

Figura 4.36 Confecção de bolsa invaginante.

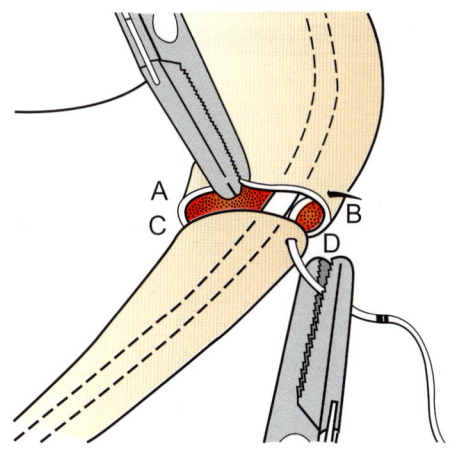

Figura 4.37 Sutura com "tutor" ("duplo J").

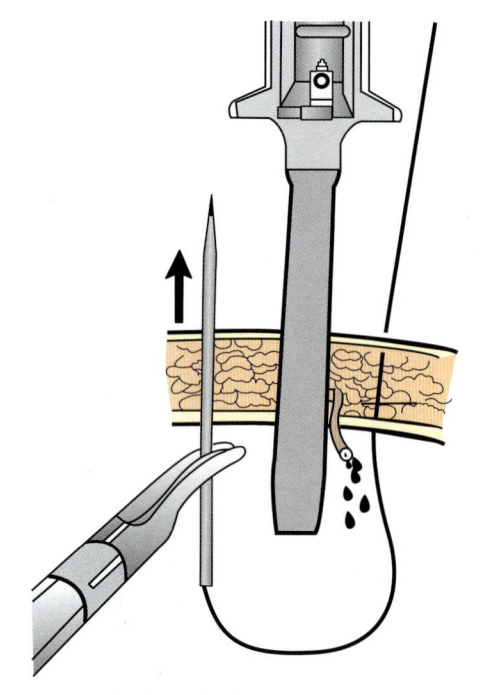

Figura 4.38 Controle de sangramento de parede.

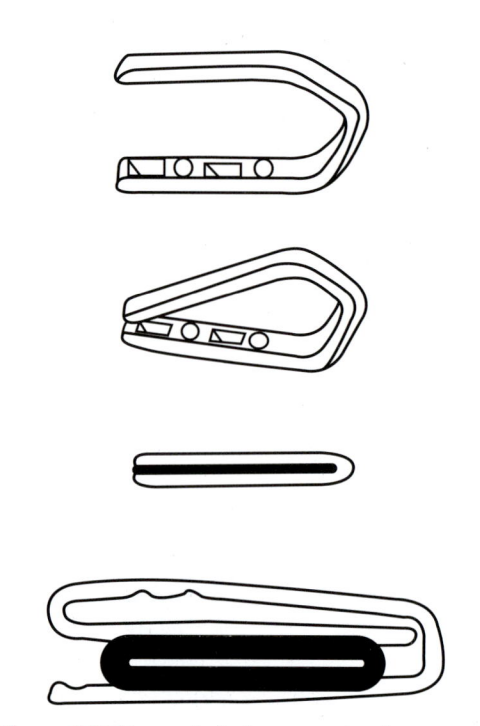

Figura 4.39 Forma de fechamento do clipe para vasos.

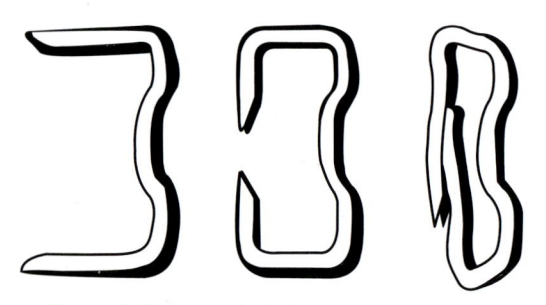

Figura 4.40 Forma de fechamento de grampos.

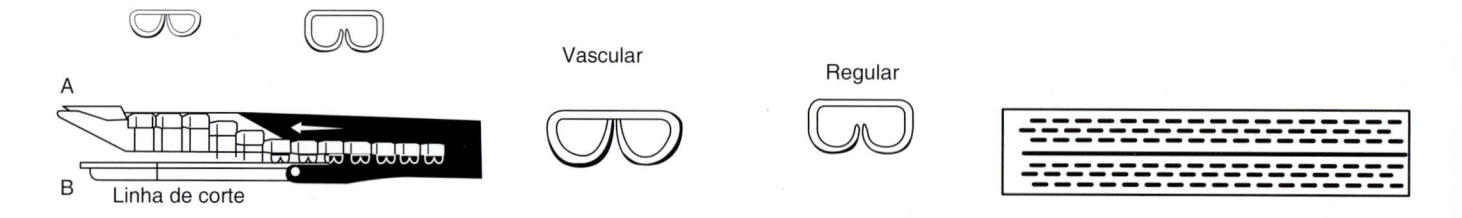

Figura 4.41 Forma de fechamento de grampeador.

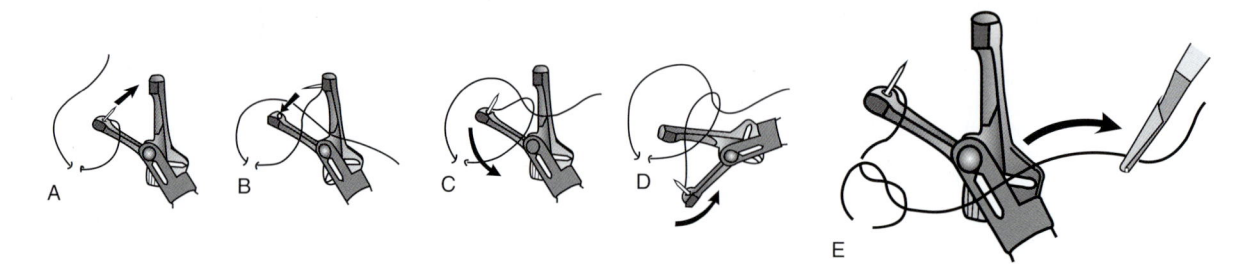

Figura 4.42 Nó e sutura com *endostich*.

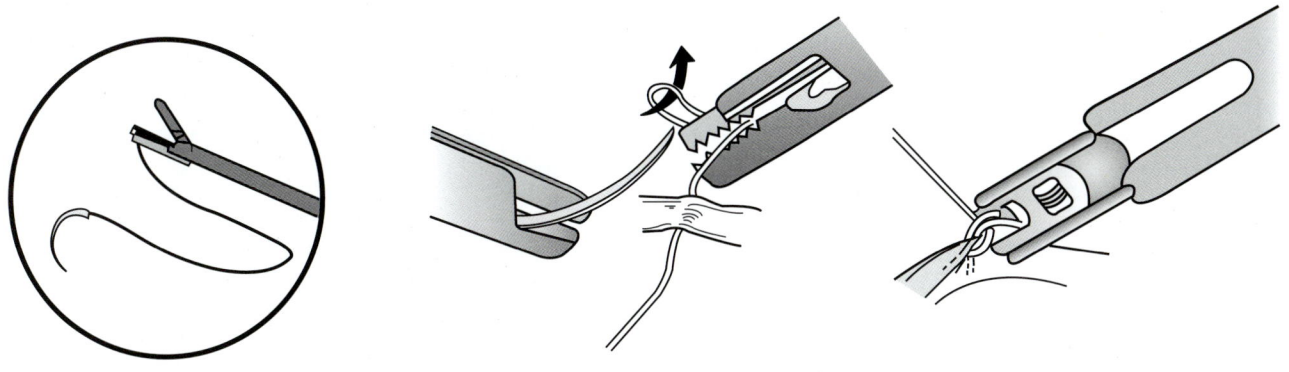

Figura 4.43 Nó pré-pronto da *ethicon*.

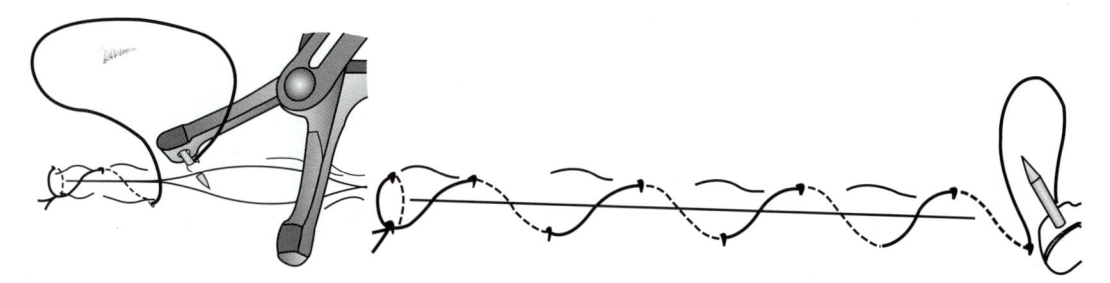

Figura 4.44 Sutura contínua com *endostich*.

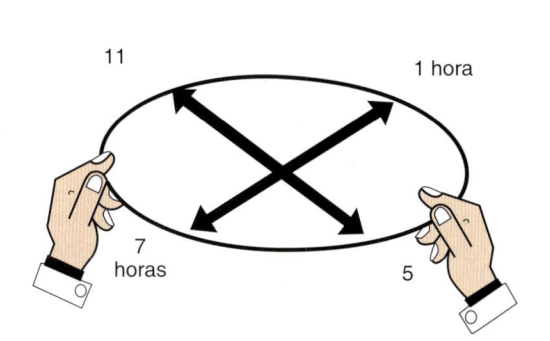

Figura 4.45 Posição para movimento de sutura.

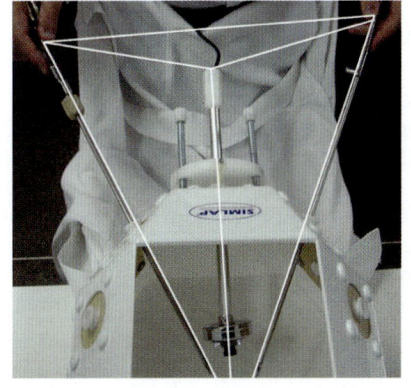

Figura 4.46 Posição do cirurgião em relação ao campo.

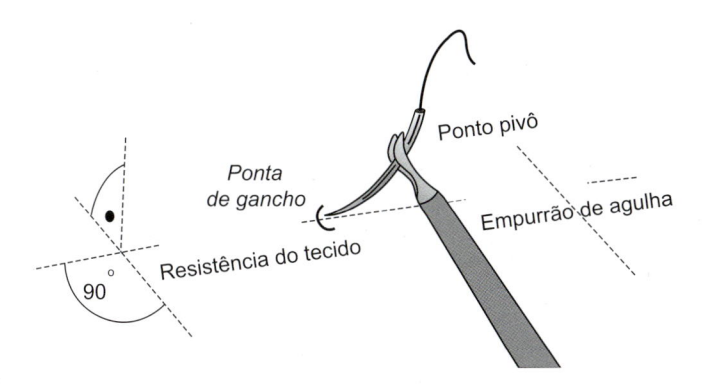

Figura 4.47 A agulha deve entrar perpendicular à resistência do tecido.

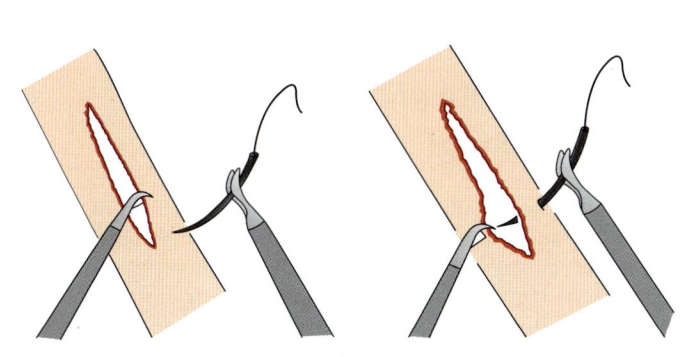

Figura 4.48 Agulha sendo direcionada à ponta do contraporta-agulha.

▶ **Exercício 2.** Fazer uma sutura contínua linear com 0,5 cm de intervalo entre cada passada com nó interno no início da sutura e no final da mesma, cortando o excesso de fio no final e retirando-o para fora da cavidade com a agulha.

▶ **Exercício 3.** Fazer uma sutura grega tipo invaginante. Fazer nó no início e no fim da mesma.

▶ **Exercício 4.** Fazer uma sutura com pontos separados em estrutura circular simulando uma alça intestinal.

▶ **Exercício 5.** Fazer uma sutura contínua em uma estrutura tubular usando 2 fios de 17 cm agulhados e amarrados compondo um fio com 2 agulhas. Como o nó entre os fios é na metade ficando um fio de 17 cm para cada lado, será necessário apenas um nó no final da sutura.

▶ **Exercício 6.** Fazer uso de bisturi harmônico para corte de peça sintética simulando pulmão, fígado etc. (usando potência máxima e potência intermediária); usar grampeador intracorpóreo para treinar como carregar, travar, introduzir, destravar, acionar e retirar o equipamento da cavidade; manusear grampeadores, clipadores (*clipfix*, *hem-o-lock*), nós pré-prontos e conhecer os equipamentos de sutura e nós dos diferentes fornecedores.

▪ Exercícios de cirurgia em caixa com câmera

Esta caixa oferece condição de similaridade com a imagem do vídeo e deve ser utilizada na etapa mais refinada do treinamento. Esse passo é essencial na transição para a realização de operações em animais.

▶ **Colecistectomia em bloco de fígado de suínos.** A caixa com câmera é excelente para esta atividade porque possibilita muita similaridade com as operações por vídeo. No preparo da peça deve ser conservado o seu pedículo para permitir o exercício de dissecção, ligadura e colocação de clipes. O procedimento deve iniciar com a dissecção da artéria e do ducto cístico que, isolados, podem ser ligados ou tratados com colocação de clipes e depois seccionados. Devem ser treinados alternativamente os procedimentos de nós internos, externos e colocação de clipes. Depois, a vesícula biliar é isolada do leito hepático com tesoura ou com *hook* ligado ao cautério. Após a sua liberação, a vesícula biliar deve ser colocada em um pequeno saco improvisado (luva) e retirada da caixa preta.

▶ **Suturas e anastomoses em frango.** O frango abatido é um modelo muito interessante, e sua utilização para treinamento pode ser muito produtiva, principalmente para realizar as suturas e anastomoses com imagem de vídeo. Vale lembrar que esses mesmos exercícios podem ser realizados em caixa preta e não devem se restringir apenas ao período de treinamento em cursos regulares. Seria interessante que cada pessoa tivesse a sua própria caixa preta para treinamento em casa (Figura 4.49). A caixa preta com a câmera interna é um recurso de treinamento que se adapta muito bem a este objetivo.

▶ Treinamento em modelo experimental vivo

O animal adequado para a prática em laboratório deve ser aquele que mais se adapta aos objetivos do treinamento e precisa ser selecionado de acordo com a área de interesse, seguindo a legislação vigente quanto ao uso de animais em pesquisa e ensino. Nas atividades iniciais básicas, o cão e o suíno têm sido bastante satisfatórios, e são bons modelos para a colecistectomia e a nefretomia, embora o suíno seja ainda o animal preferencial para a colecistectomia em virtude de a sua anatomia ser

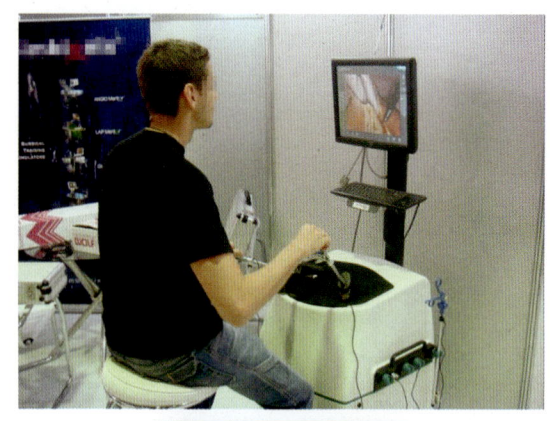

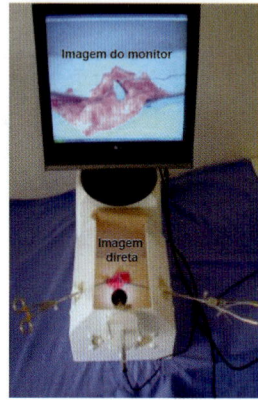

Figura 4.49 Caixas com câmera para treinamento.

mais parecida com a anatomia humana (Figura 4.50). Animais com peso médio entre 12 e 15 kg são mais fáceis de manusear nesses procedimentos, consomem menos medicamentos e são menos onerosos. Animais maiores, acima de 20 kg, devem ser destinados para o treinamento avançado como as suturas intestinais, a prostatectomia radical e outros procedimentos em que se utilizem suturas mecânicas. Para a apendicectomia, o coelho pode ser um bom modelo experimental.

Para quem já se submeteu a um extenso treinamento, em caixa preta, a experiência de operação em animais consolida e sedimenta o aprendizado, tanto na técnica e tática como na utilização dos equipamentos e instrumental. O treinando irá vivenciar, então, situações reais, com sangramento e até eventuais pequenas intercorrências ou complicações que exigem solução imediata. Após o treinamento metodizado, que passa pelo modelo animal, o treinando adquire uma boa base que lhe será essencial para as futuras operações.

▪ Aspectos importantes nos procedimentos laparoscópicos com animais vivos para treinamento

Posição do animal na mesa

O animal já anestesiado é fixado à mesa pelas patas de modo que não haja interferência no trabalho da equipe. Seria ideal que a mesa permitisse realizar mudanças de posição, mas esta alternativa não é indispensável na maioria dos laboratórios de treinamento. Para a colecistectomia, o animal é deixado em decúbito dorsal, com ligeira inclinação para a esquerda. Para a nefretomia, o animal será posicionado em decúbito lateral oposto ao lado da abordagem. Pode haver necessidade de modificar a posição durante a operação em algumas situações (Figura 4.51).

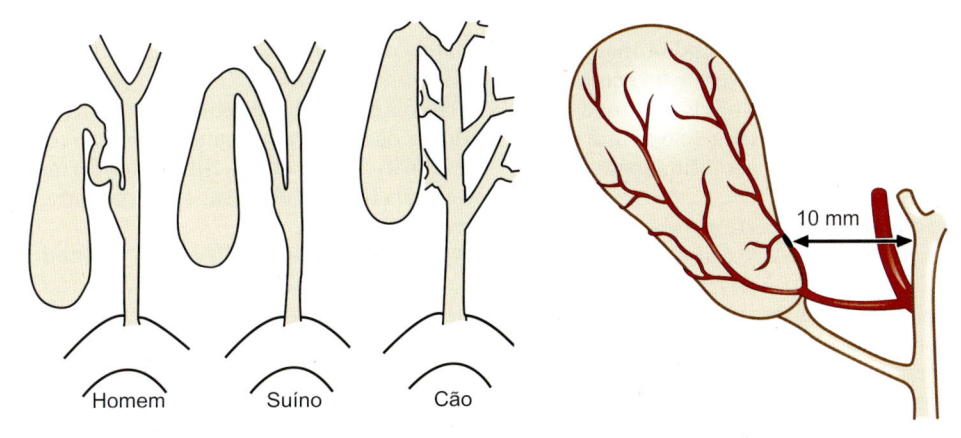

Figura 4.50 Diferenças anatômicas das vesículas biliares em diferentes espécies.

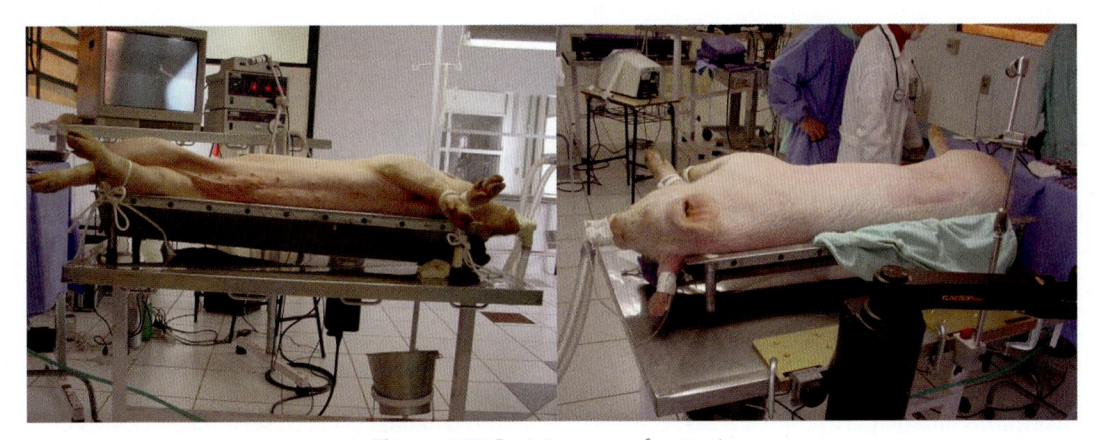

Figura 4.51 Posição para nefrectomia.

Acesso inicial

Próximo ao umbigo é feita pequena incisão com bisturi de lâmina delicada. Neste ponto deve ser decidido se o acesso será feito com agulha de Veress (técnica fechada) ou com o trocarte, tal como o de Hasson (técnica aberta):

▶ **Técnica fechada.** Após a incisão da pele e reparo da aponeurose, segue-se a punção com agulha de Veress e pneumoperitônio. Inserção do 1º trocarte às cegas, passagem da óptica e inspeção de rotina da cavidade abdominal. Introdução dos demais trocartes com acompanhamento visual da câmera (Figura 4.52).

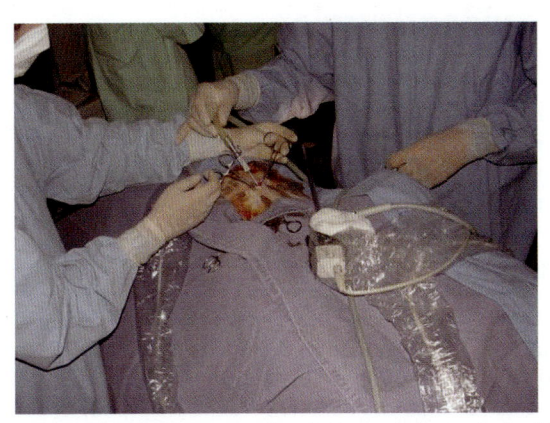

Figura 4.52 Acesso com agulha de Veress (técnica fechada).

▶ **Técnica aberta.** Após a incisão da pele a aponeurose é reparada e aberta juntamente com o peritônio. A cânula de Hasson é introduzida (com mandril rombo e cone) e fixada pelo cone com os pontos de reparo da aponeurose. Conecção ao sistema de insuflação para iniciar o pneumoperitônio. Passagem da óptica e inspeção antes da introdução dos demais trocartes sob visão direta da câmera.

Pneumoperitônio

Para iniciar o pneumoperitônio conecta-se, na agulha de Veress, a extremidade do tubo de CO_2 que sai do insuflador (técnica fechada) ou conecta-se ao trocarte (técnica aberta). O mecanismo de insuflação é ativado para uma pressão intra-abdominal controlada para 12 mmHg. No início do processo, a pressão mostrada no visor deve ser próxima de zero. Caso a pressão se mostre elevada de imediato, é muito provável que o dispositivo de acesso inicial não esteja na cavidade.

Os equipamentos devem estar posicionados de modo que o cirurgião tenha acesso a todos os parâmetros para monitorar pressão, fluxo e consumo de CO_2. A percussão do abdome ajuda a acompanhar a evolução do pneumoperitônio, comparando-se com a informação mostrada pelo equipamento de insuflação.

Inserção dos trocartes

Estabelecido o pneumoperitônio com agulha de Veress, o primeiro trocarte é introduzido às cegas na cavidade peritoneal. Alguns trocartes (principalmente os descartáveis) são equipados com mecanismo de segurança (ponta retrátil). Mesmo assim, pode ser conveniente a tração da parede abdominal para minimizar os riscos de lesão. O trocarte deve ser firmemente fixado com a mão, tendo o dedo médio estendido ao longo do tubo para servir de limitador. Já inserido, retira-se o mandril, e o tubo de CO_2 é acoplado ao trocarte para garantir a manutenção do pneumoperitônio.

Agora, a óptica é introduzida no trocarte para a inspeção da cavidade. O cirurgião avalia toda a cavidade para excluir eventuais acidentes do acesso inicial, observa a anatomia, verifica se há aderências e seleciona o local para os próximos acessos. Os trocartes seguintes são inseridos sob visão direta do endoscópio. Externamente, a parede abdominal pode ser observada por transiluminação, quando possível, para que a incisão cutânea não atinja vasos sanguíneos. Os demais acessos também são instalados de acordo com o protocolo da operação. É muito importante garantir certa distância entre os acessos (Figura 4.53) e, sempre que possível, manter um ângulo de 90° entre os instrumentos e 45° com a óptica, para evitar o conflito do instrumental.

▪ Procedimentos cirúrgicos

O animal de laboratório deve ser utilizado com o máximo de aproveitamento, seja qual for o programa de treinamento. O treinando deve operar sem pressa, atendendo aos princípios básicos de técnica e tática cirúrgicas para evitar danos ou lesões viscerais, tal como se faria em uma operação em casos clínicos. Os procedimentos seguintes são os mais habituais nos programas de treinamento básico para médicos e devem ser utilizados com suficiente conhecimento técnico e muita perícia: colecistectomia videolaparoscópica e nefrectomia, descritas a seguir.

Colecistectomia videolaparoscópica

Posicionamento do animal em decúbito dorsal com ligeira inclinação para a esquerda.

Tempos operatórios da colecistectomia

- Acesso inicial para introdução da óptica, inspeção da cavidade e introdução dos demais acessos sob visão direta da câmera
- Pinçamento do fundo da vesícula biliar para a sua elevação juntamente com o lobo direito do fígado, facilitando a exposição do pedículo. Pinçamento do colo vesicular, tração para baixo e para a direita e dissecção do pedículo para identificação e isolamento de artéria e ducto císticos

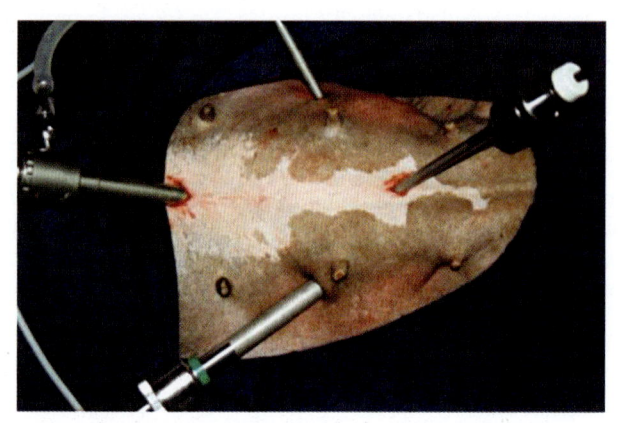

Figura 4.53 Distanciamento entre os trocartes.

- Identificação da via biliar principal, seguida da ligadura dupla do ducto cístico e da artéria cística com secção de ambos entre as ligaduras
- Descolamento da vesícula biliar do leito hepático, utilizando-se da tesoura ou gancho (*hook*) conectado ao eletrocautério. Nessa etapa, diferentes formas de exposição da vesícula biliar podem ser adotadas para facilitar o trabalho de dissecção
- Antes de completar a liberação do fundo vesicular, fazer a revisão do leito hepático para hemostasia, utilizando-se também da secagem com gaze e da irrigação com soro e aspiração
- Completada a liberação, a vesícula biliar é retirada por via umbilical ou epigástrica, facilitada pela visão da câmera. Quando a via umbilical for utilizada, a óptica é retirada e passada pelo outro acesso para acompanhar a saída da vesícula biliar
- Situações de dificuldade para a retirada da vesícula biliar podem ser simuladas. Proceder à aspiração do seu conteúdo, ensacá-la em bolsas de extração e abertura da vesícula biliar para simular a retirada de cálculos. Até a ampliação do acesso cutâneo-aponeurótico pode ser simulada para facilitar a retirada da peça
- O fechamento aponeurótico dos orifícios de 10 mm é obrigatório para prevenção de hérnias incisionais em humanos.

Nefrectomia

Nesta operação, o animal é posicionado em decúbito lateral contrário ao órgão a ser operado para simular o que é realizado na medicina. O ureter é identificado no nível do cruzamento dos vasos ilíacos, isolado e dissecado cefalicamente até o hilo renal, quando é fixado e tracionado pelo assistente. O rim é facilmente mobilizado nos polos cranial e caudal, os vasos renais identificados, individualizados e ligados sob visão (nós internos ou externos) com três ligaduras em cada vaso do pedículo. Secção com tesoura, entre a segunda e a terceira ligadura. Duas ligaduras no ureter e secção com tesoura. A remoção do espécime somente será feita ao final dos exercícios em caso de mais de um procedimento cirúrgico, para não perder o pneumoperitônio. A bolsa de extração (luva) é introduzida na cavidade por um dos acessos de 10 a 12 mm. O rim é ensacado dentro da cavidade abdominal para ser morcelado ou fragmentado digitalmente, antes de ser extraído. Também pode ser retirado através de pequena incisão. O término é semelhante ao que foi descrito para a colecistectomia.

▶ Modelos de treinamento em videocirurgia

Os exercícios descritos a seguir têm sido preconizados para a aquisição das habilidades iniciais em videocirurgia. O objetivo do detalhamento é tornar possível a sua reprodução para a continuidade do treinamento prático em módulos, caixa preta e em animais vivos em laboratório.

▪ Nós cirúrgicos externos | Confecção e condução

São bem simples e práticos de realizar e não exigem muito treinamento, ao contrário dos nós internos. O nó externo necessita de um condutor para empurrá-lo até a estrutura a ser ligada. As ligaduras externas e internas podem substituir ou complementar a utilização dos clipes em várias situações e, portanto, devem ser exercícios obrigatórios em qualquer treinamento de videocirurgia. Podem ser feitos de dois modos:

- Com uma pinça, o fio é introduzido na cavidade através do trocarte, contorna a estrutura (geralmente com pedículo), e retorna para fora da cavidade, onde é feito o nó. Depois, este nó é conduzido para a cavidade com um empurrador para a sua fixação definitiva
- A outra possibilidade é preparar alça externamente e já entrar na cavidade com ela pronta (*endoloop*), conduzida pelo empurrador de nó para amarrar a estrutura na cavidade.

Transferência de objetos

Exercício de utilização em caixa preta, para estimular a coordenação motora. Possibilita desenvolver noção de profundidade e a adaptação com instrumentos maiores para trabalho a distância do objeto, sem contato tátil. Os objetos podem ser pequenos grãos, sementes de frutas, pequenas argolas (macarrão) e elásticos. Também podem ser utilizadas frutas (tipo o mamão partido ao meio), em que as sementes são removidas e transferidas para recipientes próximos.

Simulação de cateterismo

Também para utilização em caixa preta, em que se adapta o seu interior à prancheta com pedaços de equipo com aberturas laterais. No treinamento, sonda de nelaton de pequeno calibre é introduzida pela abertura do equipo fixado na prancheta, para simular os procedimentos de cateterismo utilizados para colangiografia perioperatória e cateterismo ureteral.

Preparo de moldes secos para suturas e ligaduras externas e internas

Para as ligaduras, os moldes de espuma ou outros objetos que simulam uma estrutura pediculada são bastante semelhantes. Este exercício é uma alternativa empregada para substituir a utilização de clipes. Possibilita o desenvolvimento de habilidade manual em procedimentos simples e é etapa indispensável para o início do aprendizado. No caso das suturas, também os moldes secos podem ser feitos com espuma ou tecidos coloridos, nos quais se permite evidenciar melhor o fio utilizado. É importante fixar adequadamente estes moldes ao fundo da caixa preta.

Preparo do endoloop

O *endoloop* é uma alça para ligadura externa que já entra pronta na cavidade. Este exercício simula os exercícios de ligadura em extremidades seccionadas e também é utilizado para simular a oclusão de orifícios, em casos de perfuração e extravasamento de estruturas lesionadas acidentalmente (vesícula biliar). É um excelente exercício de treinamento porque possibilita um bom desenvolvimento da habilidade manual e tem-se mostrado como recurso extremamente útil na prática cirúrgica do dia a dia.

Manuseio e introdução do trocarte

Deve ser treinado inicialmente na caixa preta de espelhos. O trocarte é apoiado na palma da mão, com o dedo indicador estendido ao longo da bainha, para funcionar como limitador, com o objetivo de impedir a sua entrada abrupta na cavidade. São realizados pequenos movimentos laterais enquanto ocorre a perfuração, para facilitar o deslizamento mais suave, simulando a ultrapassagem da parede.

Bolsa de extração (endobags)

A confecção de *bags* com luva cirúrgica é uma boa alternativa. Utilizar *endobags* para a retirada de espécimes é uma necessidade indiscutível, principalmente nos casos com infecção (apendicite), lesões tumorais, estruturas frágeis que possam se romper durante a retirada da cavidade (vesícula biliar com infecção) e órgãos maciços que necessitem ser fragmentados (baço e rim). O custo das bolsas industrializadas não é pequeno, mas, mesmo assim, não se pode prescindir das vantagens oferecidas por esse dispositivo. Para pequenos espécimes, a alternativa encontrada em nosso meio para garantir a sua utilização com baixo custo é confeccionar uma bolsa alternativa com luva de látex.

Eletrodos para cautério monopolar | Confecção alternativa

Os cabos de diatermia para cautério monopolar não apresentam custo tão elevado. Mesmo assim, é preciso que se conheça sua estrutura e como são produzidos para que se façam reparos em caso de defeitos durante o ato cirúrgico. Outra opção é a aquisição de múltiplas unidades de reserva.

Utilização de clipes

A aplicação de clipes é extremamente simples e o seu treinamento pode ser bem rápido. Alguns aspectos devem ser considerados:

- Os clipes devem ter tamanhos adequados a cada estrutura
- Deve-se avaliar a compatibilidade dos clipes com os aplicadores de clipes
- Deve-se avaliar risco e benefício da utilização dos clipes, comparando com as ligaduras
- As estruturas devem estar bem individualizadas antes da colocação dos clipes
- Antes de disparar o aplicador de clipes, as duas extremidades do aplicador devem estar visíveis.

Colecistectomia no bloco de fígado

Este procedimento deve ser considerado o ponto alto em qualquer programa de treinamento básico, porque oferece a possibilidade de desenvolver vários exercícios. O ideal é que cada treinando realize varias dessas operações utilizando diferentes alternativas para dissecção. O tratamento do pedículo deve alternar ligaduras e clipes, dissecção com tesoura, cauterização com *hook* e retirada do espécime em bolsa. Os seguintes elementos são indispensáveis para que se possa garantir qualidade nesta forma de exercício:

- Disponibilidade de caixa preta de espelhos ou caixa com câmera
- Suporte para fixar o bloco de fígado com inclinação de 45° como recurso facilitador da dissecção. O suporte pode ser feito de qualquer material
- Conector ou placa de bisturi elétrico (opcional)
- Eletrodo (cabo de diatermia) para o bisturi elétrico (opcional)
- Bloco de fígado suíno com a vesícula biliar com os elementos do pedículo íntegros
- Instrumental laparoscópico (pinça de apreensão, pinça de Maryland, tesoura, *hook* (opcional), empurrador de nó e aplicador de clipes (opcional).

As características técnicas, a construção dos dispositivos e as formas de aquisição de alguns desses itens serão descritos a seguir.

• Preparo do suporte para trabalho com peças de animais

Pode ser utilizado qualquer suporte para apresentação de peças em caixa preta. Para os exercícios com fígado e vesícula de suínos utilizam-se suportes com encaixe composto de duas peças. O material utilizado depende da preferência e da disponibilidade. Pode ser utilizada a madeira, o acrílico ou o metal. O metal (latão) facilita a adesão da placa de bisturi elétrico. O suporte deve possibilitar a fixação da peça. Alguns eletrocirúrgicos mais simples podem ser conectados diretamente no suporte que também pode servir de neutro (placa).

• Caixa de espelhos

Tradicionalmente conhecida como caixa preta, é utilizada para desenvolver a coordenação motora no início do treinamento. Utiliza um jogo de espelhos que permite a visualização de objetos colocados dentro da caixa. A imagem projetada no espelho pode simular uma situação real ou imagem especular (vista como se fosse a frente a um espelho). É um dispositivo extremamente importante porque, além de muito útil, também tem custo muito acessível.

• Caixa de espelhos com adaptação para câmera

Para quem já dispõe da caixa tradicional de espelhos, uma boa alternativa é transformá-la em caixa com câmera interna (Figuras 4.54 e 4.55).

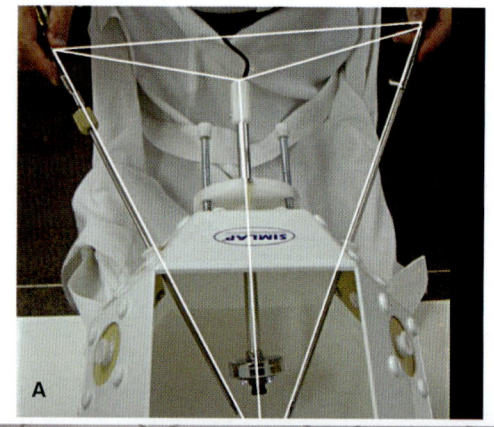
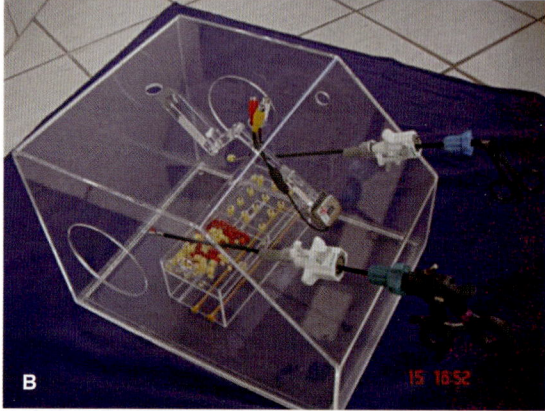

Figura 4.54 A. Caixa com câmera. **B.** Caixa com câmera (modelo em acrílico).

• Bloco de fígado suíno com vesícula biliar

Obtido em frigorífico de abate de suínos, deve ser preparado com boa margem lateral e posterior de fígado em relação à vesícula biliar, para permitir que o exercício seja realizado com maior similaridade com a operação no modelo vivo. O pedículo da vesícula biliar deve ser mantido completo com a artéria e o ducto cístico. O bloco de fígado é fixado nas laterais do suporte com pontos para que a vesícula biliar fique exposta com bastante evidência.

• Preparo do espécime de frango

A coxa e a sobrecoxa de frango devem estar unidas para facilitar a fixação no suporte. A manutenção da pele é indispensável para permitir os exercícios de dissecção, sutura e nós.

• Preparo do frango inteiro para treinamento

Exercícios com o frango inteiro com simulação de vídeo podem ser feitos com a inserção de trocartes e utilizando óptica para obter imagem real (Figura 4.56). Nesses casos, o animal abatido é eviscerado, deixando-se apenas o esôfago e a moela para exercícios de secção e anastomose.

• Preparo do frango inteiro para treinamento em caixa preta

É o mesmo exercício anterior, feito na caixa com câmera, com imagem similar ao vídeo. Para tanto, é necessária a retirada do peito do frango, para exposição do reto e da moela, e a

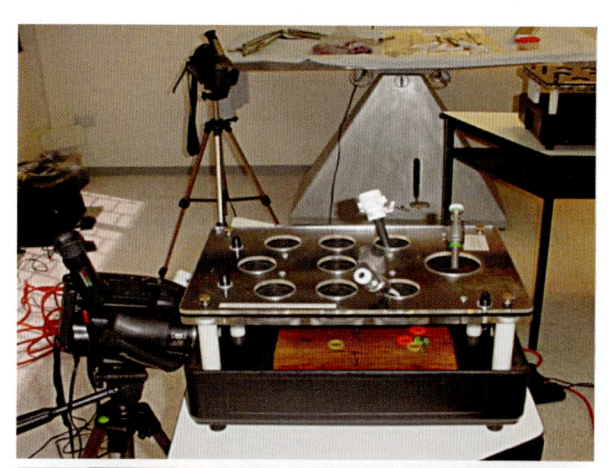
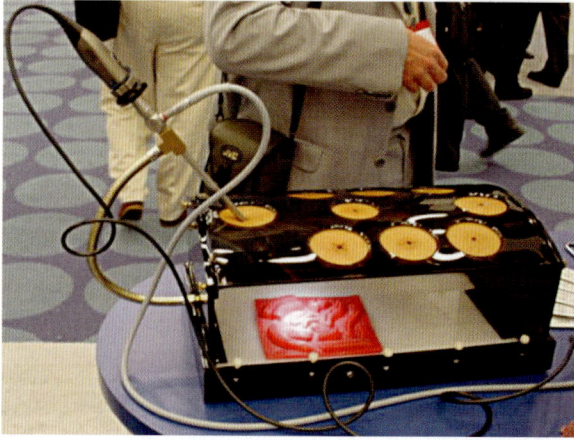

Figura 4.55 Modelos de caixa preta: *pelvitrainer.*

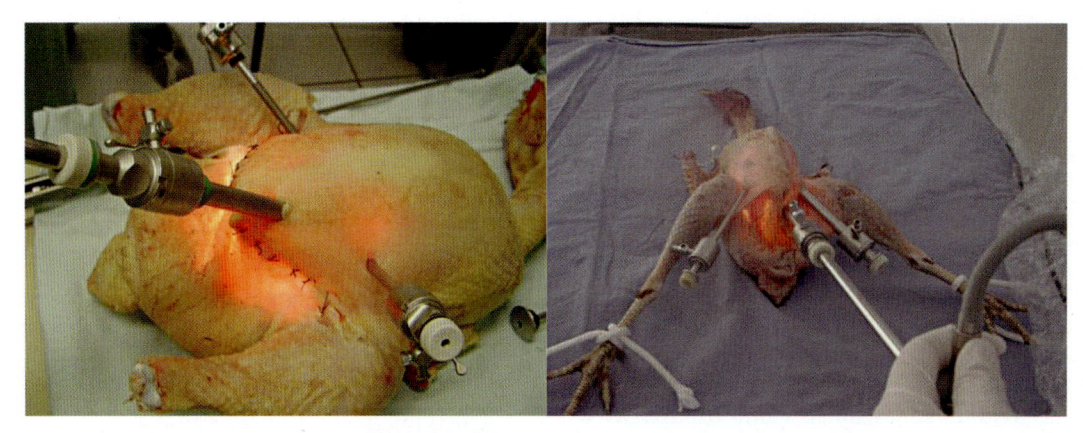

Figura 4.56 Frango para treinamento.

mesma atividade pode ser realizada de um modo muito simplificado, mais econômico e com maior possibilidade de popularização do treinamento (Figura 4.57).

▪ Cirurgias em modelo experimental vivo | Seleção do animal

O animal deve ser selecionado de acordo com o programa de curso, objetivos de treinamento e áreas de interesse (Figura 4.58). Deve ser considerada a similaridade com a anatomia humana, a facilidade da aquisição dos animais, o custo estimado para o programa de treinamento planejado e os aspectos legais ou de repercussão social também deve ser considerados. Tamanho, sexo e peso também são variáveis para cada finalidade.

Para treinamento da colecistectomia dá-se preferência aos suínos, principalmente do sexo feminino, com peso aproximado de 12 a 15 kg. O cão, embora possa ser utilizado, não é o animal preferencial. Para a hernioplastia inguinal e a nefrectomia, tanto o cão quanto o suíno podem ser utilizados. O coelho é um bom modelo para a apendicectomia. Para o treinamento da prostatectomia radical, cães machos e grandes como o da Figura 4.59 são os animais de escolha.

O manuseio, a anestesia e também os cuidados básicos do pós-operatório devem ser realizados por médico-veterinário. O acesso venoso nos cães é facilmente obtido no membro torácico. Nos suínos, o acesso venoso é facilmente obtido na orelha. Todos os animais são submetidos à anestesia geral, preferencialmente com intubação traqueal e ventilação controlada. Essa opção possibilita manutenção de plano anestésico seguro, uso adequado de medicamentos para anestesia e analgesia, sem

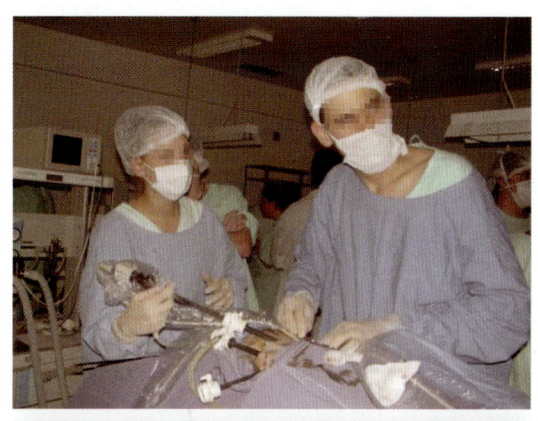

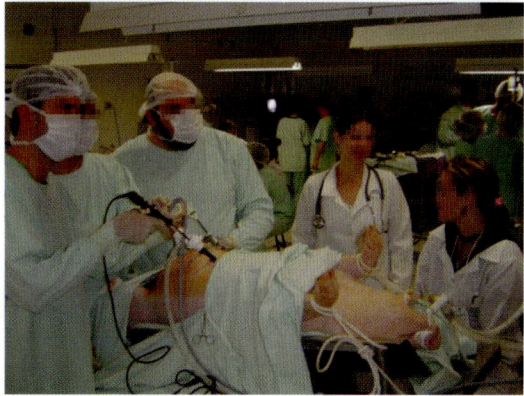

Figura 4.58 Posicionamento da equipe em treinamento.

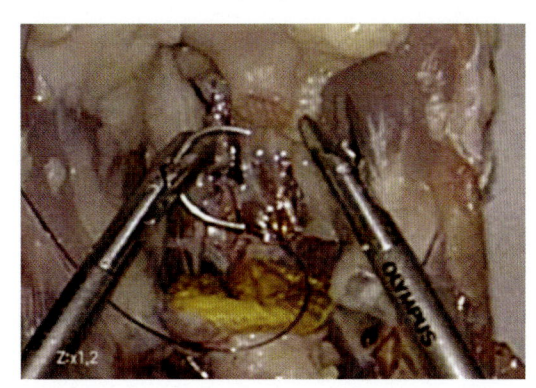

Figura 4.57 Modelo de frango para treinamento de anastomose.

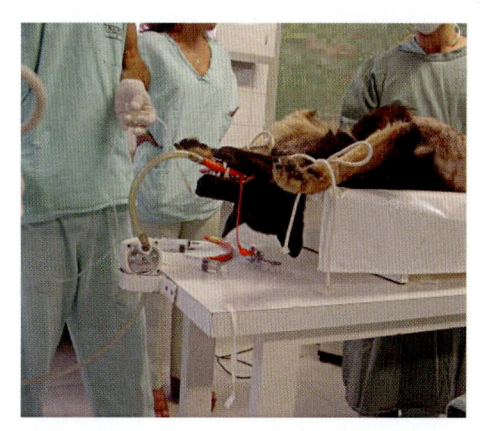

Figura 4.59 Modelo canino para treinamento de prostatectomia radical.

risco de depressão respiratória e garantindo que o animal não tenha qualquer sofrimento. As técnicas anestésicas devem ser adequadas a cada espécie e tamanho do animal.

▪ Realidade virtual

A simulação cirúrgica é um avanço importante para o ensino e práticas cirúrgicas. Muitos simuladores foram criados, entre eles: MIST-VR®, LAP-SIM®, GIMentorII®, URO Mentor®, VEST®, simuladores eletrônicos e simuladores físicos. Nessa mesma linha, muitos robôs estão sendo utilizados para treinamento.

Um dos maiores avanços na educação cirúrgica está ligado ao surgimento de *websites* educacionais como o http://www.websurg.com. Este *site* abrange todos os aspectos do treinamento cirúrgico.

► Referências

1. BARIOL SV, TOLLEY DA. Training and mentoring in urology. The "Lap"generation. *BJU Int* 2004; 93:913-4.
2. CHANDRASEKERA SK, DONOHUE JE, Orley D *et al.* Basic laparoscopic surgical training: examination of a low-cost alternative. *Eur Urol* 2006; 50:1285-91.
3. GOEMAN L, MOTTRIE A, BOLLENS R *et al.* A National urologic laparoscopic training programme: a must for every resident. J Endourol 2005; 19:A180.
4. HYLTANDER A, LILJEGREN E, RHODIN PH *et al.* The transfer of basic skills learned in a laparoscopic Simulator to the operating room. Surg Endosc 2002; 16:1324-8.
5. JAGAD RB. A new technique for intracorporeal knot tying in laparoscopic surgery. *J Laparoendosc Adv Surg Tech* A 2008; 18(4): 626-8.
6. SCHOTT DJ, BERGEN PC, REGE RV *et al.* Laparoscopic training on bench models: better and more cost effective than operating room experience? *J Am Coll Surg* 2000; 191:273-83.

5 Ensino da Videocirurgia

Gilvan Neiva Fonseca e Maurício Veloso Brun

O desenvolvimento científico, a síntese de novos medicamentos e terapias-alvo, o projeto genoma humano, os avanços em mapeamento gênico e biologia molecular, as técnicas diagnósticas, o desenvolvimento da robótica e as modernas tecnologias são compromissos da pesquisa científica e do desenvolvimento humano.

O impacto tecnológico dos procedimentos minimamente invasivos, reproduzíveis, duplicando as técnicas abertas de cirurgias com resultados excelentes, mudanças significativas em centros mundiais de referência, trouxe para os cirurgiões a consciência de novos limites.

A cirurgia por vídeo requer pleno conhecimento com precisão dos cirurgiões e equipes cirúrgicas, de todas as variedades de instrumentos utilizados, suas funções, opções de utilização, acessos cirúrgicos, rotinas técnicas, desafios e dificuldades.

A laparoscopia teve seu início na Alemanha em 1901, com Kelling, que introduziu o cistoscópio de Nitze por meio de trocarte que examinou a cavidade peritoneal de um cão após ter insuflado ar com auxílio de uma agulha. Estudos realizados na Suécia em 1910 utilizaram essa técnica para diagnóstico clínico, chamando-a de celioscopia. Trabalhos realizados nos EUA, em 1911, fizeram a inspeção da cavidade peritoneal com um proctoscópio.

Na França, foi realizada a primeira colecistectomia em animais, em 1987; logo após o procedimento, ela foi realizada em humanos.

Em 1990, nos EUA, Clayman realizou a primeira nefrectimia em humano. A primeira prostatectomia radical videolaparoscópica em humano foi realizada por Schuessler no ano de 1992.

Os novos trabalhos evidenciaram que a maioria dos procedimentos da cirurgia convencional poderia ser repetida pela cirurgia videoendoscópica. Em contrapartida, para que isso fosse uma realidade, percebeu-se a necessidade de dominar uma série de aspectos envolvidos nessa nova modalidade de cirurgia. Os princípios cirúrgicos permaneciam os mesmos, mas o modo de realizar o procedimento mudou. Os instrumentos são diferentes, a curva de aprendizado é maior do que na cirurgia aberta. Os procedimentos tornaram-se cada vez mais complexos e deixaram de ser meramente ablativos. O video-

cirurgião passou a ter necessidade de trabalhar em relacionamento mais estreito com sua equipe, além da necessidade de se familiarizar com equipamentos de imagem, incluindo gravação e reprodução, assim como com as alterações físicas e químicas causadas não só pela posição do paciente, mas também pelo gás usado e a pressão causada pelo pneumoperitônio sobre vasos e outros órgãos. O desafio técnico imposto pela realização dos nós e das suturas intracavitárias, além da aptidão para resolver problemas que podem surgir inesperadamente nos equipamentos e instrumentos durante a realização de um procedimento, interpõe-se no caminho do profissional que se dispuser a dominar essa técnica.

A literatura evidencia insistentemente que o processo de cirurgia por vídeo é minimamente invasivo, dissecção intraoperatória com magnificação do campo cirúrgico, melhor identificação e isolamento de pedículos neurovasculares e estruturas, controle rigoroso da hemostasia, menor período de permanência hospitalar com cicatrizes mínimas, pós-operatório com menor dor e curto período de convalescença, com rápido retorno às atividades produtivas e sociais. São inúmeros os benefícios, contudo, a mesma literatura médica tem sido veementemente crítica quanto ao *feedback* total durante os processos cirúrgicos por vídeo. Há a necessidade de bom treinamento na aquisição completa de habilidades por vídeo para realizar procedimentos cada vez mais perfeitos e seguros com compromissos para os pacientes e médicos. As várias especialidades cirúrgicas modernas têm aumentado progressivamente o seu envolvimento com as técnicas de cirurgia por vídeo.

O perfeito conhecimento das doenças cirúrgicas, a cultura médica cirúrgica, a ciência e as novas tecnologias não são projetos prontos, mas crescem em grande velocidade com potencial para novas e diversificadas *performances* e riscos de complicações. Há ainda muito espaço, muita criatividade e muito potencial em todas as direções. Existe, como em qualquer cirurgia, mesmo as abertas, um potencial de complicações que podem ocorrer, desde simples procedimentos diagnósticos até procedimentos bastante complexos, elaborados com técnicas sofisticadas. Numerosos estudos mostram que as taxas de complicações estão relacionadas com a complexidade dos procedimentos e a curva de aprendizado dos cirurgiões.

A experiência e o treinamento intensivo e criterioso decrescem a curva de aprendizado seguro e habilitam com competência os cirurgiões por vídeo. Complicações podem ocorrer em qualquer estágio dos procedimentos. A consideração do potencial das mesmas no cenário cirúrgico é de responsabilidade do cirurgião e sua equipe, devendo estes desenvolver habilidades e abordagens para evitá-las, minimizá-las, identificá-las e corrigi-las.

Reconhecer o potencial de complicações e identificá-las precocemente durante o ato cirúrgico, analisá-las, refletir sobre as situações existentes é a logística de toda a equipe para a pronta e completa resolução e procedimentos adequados, limitando a magnitude de nossas complexidades e limitando a morbidade dos pacientes. O aumento progressivo dos procedimentos por vídeo em grandes séries de vários centros médicos de excelência no mundo evidencia taxas de complicações desde cirurgias ablativas, conservadoras, reparadoras, reconstrutivas e oncológicas que têm caracterizado os bons resultados, os potenciais de complicações, manuseios e soluções das mesmas, com efetiva e segura qualidade terapêutica.

▶ Princípios do treinamento básico

Todos os profissionais e cirurgiões que desejarem capacitar-se e habilitar-se em técnicas de cirurgias minimamente invasivas deverão realizar educação continuada específica para dominar as técnicas videoendoscópicas. A capacitação exige um período de treinamento básico e também cursos avançados para a realização de procedimentos mais complexos.

Todos os cursos deverão fornecer substratos teóricos e práticos necessários e indispensáveis para a perfeita habilitação do profissional. As informações teóricas devem abordar de uma maneira ampla e detalhada todos os equipamentos necessários, suas modalidades de funcionamento, conexões, interações e regulagens; a confecção do pneumoperitônio e todas as possibilidades de alterações físico-químicas determinadas pelo mesmo; identificação e entendimento de todas as técnicas a serem utilizadas com as respectivas vias de acesso; interação do procedimento e a realização de anestesia; inteiração com indicação, contraindicações, riscos dos procedimentos e potenciais possíveis de complicações.

A realização de procedimentos em cirurgias minimamente invasivas requer a utilização de equipamentos adequados laparoscópicos como *sets* completos de videocirurgias (ópticas *high definition*, monitores, fontes de luz, insufladores, conexões), gás CO_2, agulhas, fios, trocartes, tesouras, pinças específicas para várias funções, aspiradores e equipamentos de fontes de energias.

A realização de procedimentos deve suceder o consentimento informado. As cirurgias deverão ser documentadas cientificamente com gravação digital, obtendo assim um documento ético para ensino, revisão e questões médico-legais.

Deve-se afirmar de maneira enfática que a parte teórica contenha informações didáticas detalhadas dos princípios básicos de cirurgias por vídeo (indicações/técnicas/inserções de trocartes/complicações/prevenções/controvérsias), instrumentais de videocirurgia, apostilas sobre temas do curso, CD, vídeos comentados; treinamento em caixa preta com exercícios de coordenação, dissecção, sentido, apreensão, suturas, nós, 3D e profundidade.

O treinamento prático é sempre iniciado após o conhecimento completo de ampla base teórica, e várias cirurgias poderão ser realizadas em laboratórios experimentais especializados, com completa montagem de equipamentos e supervisão de professores, instrutores e monitores.

▶ Ensino e aspectos práticos do aprendizado

As normatizações para o ensino das técnicas cirúrgicas minimamente invasivas em universidades estão plenamente regulamentadas no currículo médico e devem obedecer às disposições éticas, técnicas e científicas da Lei nº 11.794, de 08 de outubro de 2008, da Constituição Federal do Brasil, que estabelece as normas para procedimentos e utilização científica em animais.

O aprendizado da videocirurgia deve salientar aspectos teóricos e práticos importantes na realização dos procedimentos por ser uma cirurgia de equipe. Todos os seus membros devem interagir e capacitar-se de maneira uniforme e sintonizada.

Cada cirurgia videoendoscópica requer do cirurgião um número variável de procedimentos até que ele se torne habilitado à sua realização. Esta é a chamada curva de aprendizado que está referenciada em numerosos trabalhos científicos e cuja proficiência e habilidades seguras dependem da prática do cirurgião, sua equipe, equipamentos e a prática necessária. Vale ressaltar que os cirurgiões em todos os procedimentos e locais necessitam de treinamento, além da utilização de modelos plásticos, silicones e *pelvitrainner*. Com o desenvolvimento robótico, a incorporação de tecnologias avançadas para treinamentos utilizando realidades virtuais e simuladores de vários modelos, inclusive modelos digitais logísticos e matemáticos para predizerem parâmetros de *performance*, proficiência e resultados, não é suficiente para substituir o treinamento em material biológico vivo.

É de grande importância o emprego do biológico em laboratórios experimentais podendo utilizar modelos animais para uma qualificação adequada ao aprendizado, à segurança e à consistência técnica na realização dos procedimentos cirúrgicos.

▶ Equipamentos técnicos de procedimentos cirúrgicos

A *performance* em videocirurgia requer dos profissionais um conhecimento pleno dos equipamentos, seu manuseio técnico, preservação e as diversas técnicas de esterilizações. Existem hoje no mercado mundial numerosas empresas com grande variedade de equipamentos e detalhes funcionais diferentes que deverão ser conhecidos e manuseados pelos aprendizes para ter conhecimento amplo e poder exercer a tecnologia de ponta.

A agulha de Veress, usada para a criação inicial do pneumoperitônio, apresenta uma ponta romba retrátil que ao atingir a cavidade peritoneal é empurrada por uma mola, afastando as vísceras e evitando, desse modo, alguma possível lesão. O seu diâmetro é de 2 mm. Quando se inicia a insuflação, a pressão na cavidade não deverá ser maior que 3 ou 4 mmHg. Pressões maiores podem indicar obstrução ou mau posicionamento da agulha. Para a segurança e evitar acidentes de punção recomenda-se a utilização da técnica aberta de Hasson, na qual a abordagem do envelope peritoneal é realizada com colocação do primeiro trocarte sob visão direta.

Trocartes podem ser descartáveis ou não. Os diâmetros mais usados são 5, 10 e 12 mm. A extremidade é perfurocortante, retrátil ou não, para facilitar a passagem pela parede abdominal. Em situações em que há cirurgias abdominais prévias com risco de aderências, pode-se optar por técnica aberta, na qual é feita uma minilaparatomia e usado um trocarte de ponta romba (Hasson), evitando-se a lesão das vísceras.[1] Os trocartes são de material plástico (descartáveis) ou metálicos, e possibilitam a passagem do material óptico ou de trabalho. Os mesmos contêm válvulas para regulagem de entrada do gás, assim como seu escape durante a cirurgia.

Do sistema óptico de visualização fazem parte a óptica, a câmera, a fonte de luz e o monitor. A óptica mais usada é a 10 mm de 0 e 30°.

A iluminação é fornecida por uma fonte de luz que chega até a óptica por meio de um cabo, geralmente de fibras ópticas. As modernas videocâmeras possibilitam uma boa imagem, mesmo com fontes de luz menos sofisticadas.

Os equipamentos audiovisuais e digitais deverão estar totalmente integrados aos sistemas digitais endoscópicos para documentação de imagens e criação de bibliotecas digitais para melhoria da *performance* e habilidade das práticas cirúrgicas.

As imagens são captadas por videocâmeras e apresentadas no monitor de vídeo. As câmeras apresentam uma série de acessórios como o balanço do branco (*white balance*), que garante melhor definição das cores, foco automático ou não. A quantidade de *chips* e o fato de terem a imagem digitalizada é que vão garantir a qualidade da imagem *high definition*. O monitor deverá ser de boa resolução para mostrar a mesma qualidade de imagem captada pela câmera.

A gravação das imagens poderá ser em fita de vídeo, CD, DVD ou *video printers*.

Insufladores, equipamentos usados para criar e manter o pneumoperitônio, registram a pressão intra-abdominal e a mantêm no nível de pressão desejada mediante controle automático do fluxo de gás.

As suturas e os nós constituem uma das maiores dificuldades enfrentadas por quem se propõe a fazer cirurgias videoendoscópicas e requerem treinamento constante em laboratório.

Existe no mercado um equipamento de sutura automático (Endo Stitch™ – US Surgical) que poderá facilitar esse procedimento.

As várias modalidades de clipadores possibilitam a clipagem de vasos sanguíneos e outras estruturas necessárias. O clipador conhecido com Hem-o-lock® é desenvolvido especialmente para vasos, oferecendo clipes com trava, biologicamente compatíveis e que suportam altas pressões. Quanto aos grampeadores, existe uma grande variedade e são usados tanto em vasos como em cirurgia intestinal. Os clipes podem ser absorvíveis ou não.

Outro instrumental utilizado é uma bolsa para extração de espécimes da cavidade peritoneal, devendo ser impermeável, principalmente quando se trata da remoção de peças oncológicas.

Para diminuir o tamanho do material a ser extraído da cavidade, pode-se utilizar uma pinça de anel ou um morcelador. No caso de nefrectomia por tumor, alguns preferem a retirada do rim de maneira íntegra para facilitar a avaliação do patologista e evitar a disseminação de células biologicamente ativas e o implante das mesmas em locais de portais.

Aspiradores e irrigadores são usados para melhorar a visualização, assim como aspiração de coágulos e secreções.

Algumas cirurgias têm sido realizadas com a mão do assistente colocada dentro da cavidade abdominal (*hand assisted*). Para que isso ocorra sem perda do pneumoperitônio criou-se uma série de equipamentos que são fixados na parede do abdome após uma laparotomia. Essa mesma incisão é usada para a retirada dos órgãos extirpados.

► Laboratório experimental | Considerações anatômicas de modelos para treinamento

Para melhor treinamento dos cirurgiões durante os procedimentos videoendoscópicos, busca-se posicionar a agulha de Veress e os portais nos pacientes experimentais de maneira similar à indicada para cada tipo de cirurgia correspondente na rotina operatória. As cânulas podem ser introduzidas em seis regiões obtidas a partir de dois planos imaginários sagitais, paralelos às cadeias mamárias, e de dois a três planos transversais, que dividem o abdome em regiões abdominais cranial, média e caudal.[1,2] A região abdominal central dos caninos é denominada umbilical e a que se encontra cranialmente a esta até o apêndice xifoide ainda na porção ventral do abdome denomina-se xifoide. Caudalmente à umbilical até a borda do osso púbico, constitui-se a região púbica ou pré-púbica. Lateralmente, até a localização dos processos vertebrais transversos, encontram-se as regiões laterais direita e esquerda. Lateralmente à xifoide e à pré-púbica, existem as hipocondríacas direita e esquerda e as inguinais direita e esquerda, respectivamente (Figura 5.1). A cavidade abdominal apresenta extensão e orifícios naturais bem definidos e limita-se cranialmente com o diafragma. Já as paredes lateral e ventral são formadas pelos músculos abdominais e pelas seis últimas costelas.[1] A coluna vertebral e sua musculatura, caudalmente a partir da 13ª costela, constituem a parede dorsal. Caudalmente, essa cavidade é continuada pela pélvica. Existem três orifícios naturais junto ao diafragma: os hiatos esofágico, da veia cava caudal e

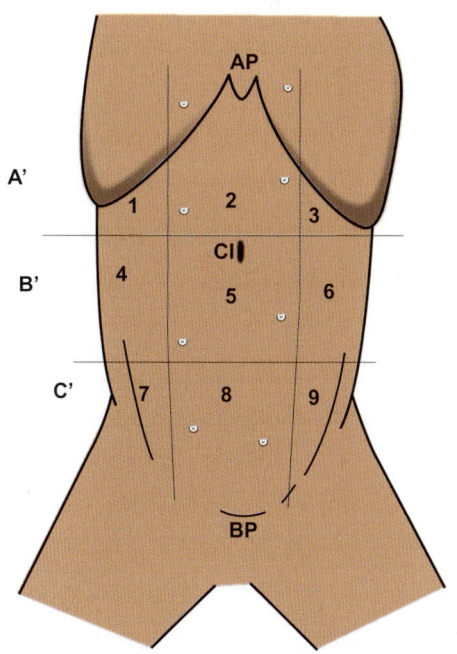

Figura 5.1 Esquematização das diferentes regiões da parede abdominal de cães, nas quais podem ser posicionados os portais de acesso. O animal se encontra em decúbito dorsal. AP = apêndice xifoide; BP = borda do púbis; CI = cicatriz umbilical. Os números correspondem às seguintes regiões: 1. hipocondríaca direita; 2. xifoide; 3. hipocondríaca esquerda; 4. lateral direita; 5. umbilical; 6. lateral esquerda; 7. inguinal direita; 8. púbica ou pré-púbica; 9. inguinal esquerda. As letras A', B' e C' relacionam-se com as regiões abdominais cranial, média e caudal, respectivamente.

aórtico. Observam-se aberturas pareadas em forma de fenda que se localizam dorsalmente ao diafragma, sendo formados ventralmente pela margem dorsal do diafragma e dorsalmente pelo músculo psoas. Os anéis inguinais são fissuras existentes entre os músculos abdominais e suas aponeuroses. A abertura umbilical existente na vida fetal tende a se ocluir completamente após o nascimento.

Os seguintes músculos compõem a parede abdominal de cães:[3]

- Reto do abdome que se estende do púbis até o esterno, formando o tendão pré-púbico e que tem intersecções tendinosas transversais distintas
- Oblíquo abdominal interno que emerge do folheto superficial da fáscia toracolombar, caudalmente à última costela (de modo semelhante ao que ocorre com a parte lombar do músculo oblíquo abdominal externo) e a partir da tuberosidade coxal e da porção adjacente do ligamento inguinal. Apresenta suas fibras no sentido cranioventral e insere-se por meio de aponeurose ampla (comum à do oblíquo externo) no arco costal, no reto do abdome e na linha alba
- Oblíquo abdominal externo que recobre toda a metade ventral da parede torácica lateral e a parte lateral da parede abdominal. Tem uma porção costal emergindo das últimas costelas e uma lombar que emerge da última costela e da fáscia toracolombar. Suas fibras dispõem-se no sentido caudoventral
- Transverso do abdome que é medial ao oblíquo interno e ao reto do abdome. Origina-se dorsalmente das superfícies mediais das quatro ou cinco últimas costelas e dos processos transversos de todas as sete vértebras lombares. Suas fibras são transversais.

A parede muscular dos cães é menos espessa e resistente que a dos humanos, condição que muitas vezes torna necessária a fixação das cânulas com suturas. A linha alba em cães e suínos,

também denominada linha média ventral, é formada pela conversão das fibras das aponeuroses dos músculos que formam a parede abdominal. Essas aponeuroses deslocam-se externa ou internamente ao músculo reto do abdome, formando os folhetos externo e interno, também denominados bainhas externa e interna.[4,5] Em cães, tais folhetos seguem um padrão bem definido, sofrendo alterações do apêndice xifoide até o púbis.[4,6] No terço cranial do abdome a bainha externa é composta pela aponeurose do oblíquo abdominal externo e parte da aponeurose do oblíquo abdominal interno. O folheto interno é formado pela outra porção da aponeurose do oblíquo interno, pela porção do transverso abdominal e pela fáscia transversa. Já no terço médio, a aponeurose do oblíquo abdominal interno constitui a bainha externa e as demais condições anatômicas se assemelham às observadas no segmento anterior. No terço final as aponeuroses dos três referidos músculos formam a bainha externa, sendo a interna constituída apenas por uma lâmina fina de fáscia transversa e peritônio (Figura 5.2). Já nos suínos, o folheto externo é formado pelas aponeuroses dos oblíquos e o interno pela aponeurose do transverso abdominal em conjunto com a fáscia transversa.[5] As condições anteriormente descritas devem ser consideradas por ocasião da sutura de oclusão das feridas de acesso para minimizar o risco de deiscência nos pacientes que serão mantidos no pós-operatório. Indica-se a aplicação de pontos nos portais maiores que 5 mm no mínimo, em dois planos distintos (parede muscular e pele), sendo apropriado abranger também o tecido subcutâneo para minimizar o risco de formação de seroma. A sutura da camada muscular junto à linha média deve ser ancorada na bainha externa sem abranger as fibras musculares, pois estas não irão ampliar a resistência da sutura e tal condição pode ocasionar o comprometimento da vascularização local das bordas da ferida.[7] O folheto interno pode ser abrangido nas suturas que envolvam os terços médio e cranial do abdome, contudo, tal condição não irá interferir nos riscos de deiscência.[6,7] Em cães deve-se incor-

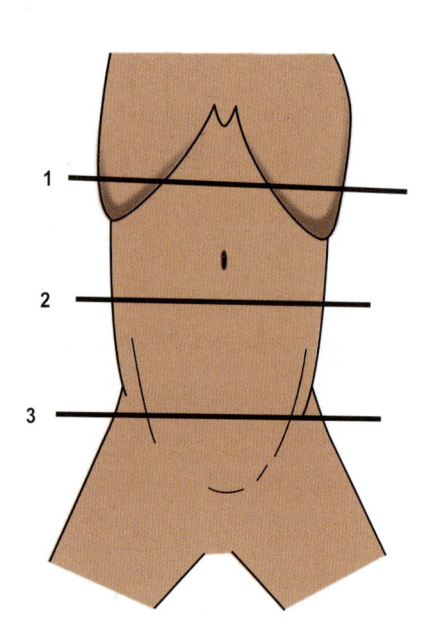
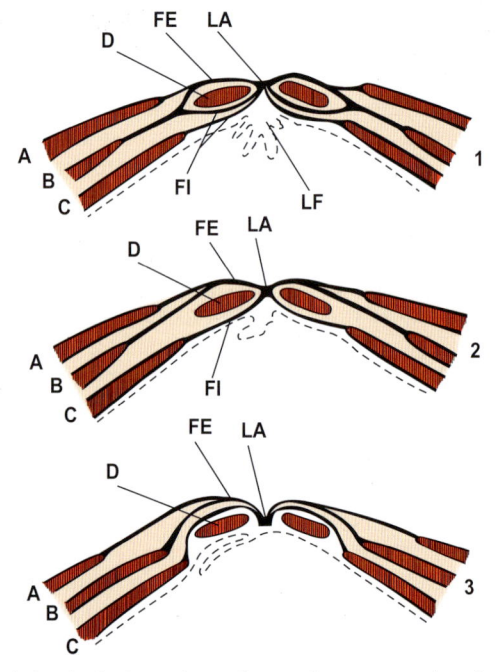

Figura 5.2 Composição das bainhas interna e externa dos músculos retos abdominais de caninos, de acordo com suas localizações na parede muscular. As linhas à esquerda sinalizam os locais demonstrados à direita, a partir de uma visualização craniocaudal de secções transversais. A = oblíquo abdominal externo; B = oblíquo abdominal interno; C = transverso do abdome; D = reto do abdome; FE = folheto externo; FI = folheto interno; LA = linha alba; LF = ligamento falciforme.

porar de 3 a 10 mm da fáscia muscular ou aponeurose de cada lado da parede muscular e na escolha por padrão interrompido os pontos são colocados em intervalos de 5 a 10 mm, conforme o tamanho do animal.[4,6,7] Eles são apertados o suficiente para aproximar os tecidos sem estrangulá-los, pois essa condição irá afetar adversamente a cicatrização.[6] Caso se opte por padrão contínuo a aplicação da sutura deverá ser muito criteriosa, já que no pós-operatório os animais não sofrerão as mesmas restrições de atividades impostas aos pacientes humanos.[7,8] Indica-se a aplicação de seis a oito meios-nós em cada extremidade da linha de incisão.[6] Para a pele indica-se a oclusão em padrão interrompido. Nas lesões que não abranjam as bainhas do reto do abdome a sutura será mais apropriada se ocluir separadamente os músculos oblíquos abdominais externo e interno. As feridas de acesso para os portais de 5 mm ou menores podem ser suturadas em único plano interrompido, abrangendo conjuntamente o tecido subcutâneo.[9,10]

Outro aspecto importante da anatomia do suíno é relacionado com o intestino grosso dessa espécie, que difere em muito do observado nos caninos e nos outros animais experimentais. O cólon ascendente é grandemente alongado e em sua maior porção forma massa cônica espiralada com giros centrípetos (localizados fora do cone) e centrífugos.[5,11] A base do cone é dorsal e liga-se ao teto da cavidade do abdome e os giros centrípetos deslocam-se no sentido horário quando observados dorsalmente até apresentarem uma reversão, a partir da qual o intestino retorna à base em giros firmes anti-horários.[5] As saculações observadas apenas em partes dos giros centrípetos ocorrem pela presença de duas faixas (tênias). Esta porção do intestino guarda uma semelhança macroscópica com o cólon de humanos.[2,5] Nos casos em que se necessita abordar o hilo renal, o cólon ascendente deverá ser cuidadosamente dissecado.

Para manter a triangulação de 30° a 60° entre os portais, de modo que os instrumentos cirúrgicos e a óptica não venham a se chocar, em geral se posicionam as cânulas de trabalho lateralmente ao músculo reto abdominal.[12] Com o paciente em decúbito dorsal, o portal para o endoscópio geralmente será posicionado cranial ou caudalmente à cicatriz umbilical, pois nessa referência anatômica existe o ligamento falciforme em abundância que é rico em tecido adiposo e pode prejudicar a visualização da cavidade.[1,2] O falciforme se estende do fígado ao diafragma e da parede ventral do abdome ao umbigo, e em animais jovens pode alojar em sua borda livre o ligamento redondo do fígado (resquício da veia umbilical do feto, bastante evidente no suíno).[2] Para a insuflação, costuma-se indicar a colocação da agulha cranial ou caudalmente à cicatriz umbilical.[9,10,13] A cicatriz umbilical é pouco evidente em cães e suínos e encontra-se em nível contínuo com a pele.[1] Em suínos machos, o prepúcio irá estender-se cranialmente muito próximo dessa estrutura.[14]

Na introdução do endoscópio rígido na cavidade peritoneal de suínos e caninos, o cirurgião pode de imediato distinguir grandes diferenças anatômicas em relação a este compartimento em humanos. As cavidades pélvica e abdominal comunicam-se diretamente, facilitando o acesso a alguns órgãos do aparelho urogenital, tais como a bexiga, a próstata, os ductos deferentes, o útero e os cornos uterinos. Entre estes, em particular a bexiga chama a atenção quanto à sua grande mobilidade, sendo envolvida de modo completo pelo peritônio. Mesmo nos animais de grande porte, o depósito de tecido adiposo intracavitário é muito inferior ao observado em geral em humanos, o que costuma tornar mais fáceis o acesso e a dissecção tecidual.

A realização de procedimentos retroperitoneais em caninos é dificultada pelo fato de o peritônio ser muito delgado. Já nos suínos, essa membrana é um pouco mais espessa, tornando possível o desenvolvimento de procedimentos dessa natureza.

▶ Modelos experimentais | Aparelho e órgãos urinários

Os decúbitos dorsal e lateral são os mais utilizados para a visualização dos órgãos intracavitários do trato urinário canino na realização de procedimentos laparoscópicos. O posicionamento oblíquo do paciente com inclinação de 30° a 60° pode ser utilizado em nefrectomias ou cirurgias ureterais em cães.[30] Os rins e ureteres são expostos de maneira mais adequada com o animal em decúbito lateral, com a elevação do flanco contralateral, a partir da colocação de campos estéreis abaixo deste. O decúbito dorsal permite a exposição de toda a bexiga e da porção terminal de ambos os ureteres.

O rim é um órgão retroperitoneal, castanho-escuro, posicionado lateralmente à aorta e à veia cava caudal.[2,31] Seu polo cranial é coberto pelo peritônio nas superfícies dorsal e ventral, ao passo que somente a superfície ventral do polo caudal apresenta essa condição.[32] Contém uma cápsula fibrosa e é mantido em sua posição pelo tecido fibroareolar subperitoneal, denominado por alguns autores como fáscia renal.[31–33] Ventralmente, esse tecido é ininterrupto com o conjuntivo ao redor da aorta e veia cava caudal; já medial e dorsalmente é ligado à fáscia toracolombar.[32] Tanto o rim direito como o esquerdo têm formato de grão de feijão, espessos dorsoventralmente, com uma superfície ventral arredondada e uma dorsal menos convexa.[20] O seu polo cranial situa-se no nível da décima terceira costela ou a 5 cm caudais a esta, sendo o órgão do lado direito mais cranial que o contralateral, na extensão da metade de um rim, apresentando-se em posição oposta aos corpos das primeiras três vértebras lombares.[2,20,28,31] Sua metade cranial está situada na impressão renal profunda do fígado, e sua parte caudal localiza-se dorsal aos músculos sublombares e ventralmente ao ramo direito do pâncreas e duodeno.[20] A cava caudal relaciona-se com sua borda medial.[2] O órgão do lado esquerdo pode sofrer alterações em virtude do posicionamento do estômago, já que está mais fixado de maneira frouxa que o contralateral, que é firmemente ligado ao fígado.[32] A superfície dorsal se relaciona com os músculos sublombares, a ventral com a parte esquerda do cólon, a lateral com o baço e o flanco, a cranial com o estômago e a extremidade esquerda do pâncreas, ao passo que sua borda medial fica em contato com a aorta.[2,20]

A posição de lateralização ocasiona o deslocamento medial das alças intestinais, possibilitando melhor visualização da superfície ventral do órgão. A pelve renal apresenta um formato de funil, direcionando a urina para o interior do ureter, sendo composta de cinco a seis divertículos que apresentam curvatura no sentido externo.[31] O hilo renal é uma depressão localizada no centro do bordo medial côncavo, através do qual os vasos e os ramos nervosos transitam pelo órgão e que conduz a uma cavidade denominada seio renal.[20,28] Pela mobilidade do rim o hilo tende a se deslocar no sentido das vísceras, tornando necessário elevar o órgão para expor o coxim gorduroso e acessar os seus vasos. A irrigação é providenciada, em geral, por uma única artéria renal, proveniente diretamente da aorta abdominal, contudo, em alguns casos podem existir dois a três vasos, quase sempre no rim esquerdo.[32,33] A artéria renal costuma bifurcar-se nos ramos dorsal e ventral, existindo variações nesse padrão.[19] Esse vaso do lado direito origina-se cranialmente em relação ao esquerdo, é mais longo e posiciona-se dorsalmente à veia cava caudal.[2] Em geral, existe uma única veia para cada rim, que drena para a cava caudal, e a do lado esquerdo recebe a drenagem da veia ovariana ou testicular, dependendo do sexo do paciente.[2,32] Em animais com alterações renais como hidronefrose e neoplasias a irrigação da cápsula poderá estar bastante aumentada. Junto ao polo cranial do rim e medialmente a este pode-se observar a glândula adrenal, que apresenta coloração branco-amarelada.[32] A adrenal esquerda é ligeiramente maior que a contralateral, situando-se sob o processo lateral da segunda vértebra lombar, entre a aorta e o rim esquerdo, enquanto a direita é mais cranial, localizando-se sob o processo lateral da última vértebra torácica, entre a veia cava caudal e o lóbulo caudado do fígado.[2,34] Pode-se definir o local onde se encontra a glândula, evidenciando-se o tronco comum das veias frênicas caudal e abdominal cranial, que cursa sob a superfície ventral da adrenal no paciente em estação.[2]

O ureter inicia-se na pelve renal e penetra obliquamente na superfície posterolateral caudal da bexiga, apresentando um trajeto intramural curto, para somente após emergir no trígono vesical, em um orifício denominado meato ureteral.[31] A irrigação do ureter é obtida da artéria ureteral cranial, proveniente da renal, e pela artéria vesical caudal, oriunda da prostática ou vaginal.[2] Essa estrutura do lado direito é ligeiramente mais longa devido à posição do hilo renal.[20] Durante todo o seu trajeto, pode-se observar que os vasos relacionados dispõem-se paralelamente ao ureter. Como tais vasos são de fácil visualização, podem ser adequadamente preservados por ocasião da dissecção do peritônio. Em caso de dúvida quanto à localização do ureter, a estrutura suspeita pode ser manipulada com a ponta da pinça, o que normalmente ocasiona a contração ureteral em movimentos peristálticos. É necessária a realização de dissecção tecidual criteriosa junto a essa estrutura, haja vista a proximidade da aorta (1 a 2 cm desse vaso).[30] Em fêmeas, os vasos ovarianos também se apresentam bem próximos do ureter, junto ao polo renal caudal. A bexiga posiciona-se de acordo com sua repleção, localizando-se na cavidade pélvica quando completamente vazia ou próximo dessa condição.[20,35] É relativamente volumosa, podendo seu vértice alcançar a altura da cicatriz umbilical quando distendida.[20] Independentemente do seu grau de preenchimento, o colo permanece fixo dentro da pelve por continuidade com a uretra.[29] O órgão tem as camadas serosa, muscular, submucosa e mucosa, sendo dividido em colo (a porção unida à uretra, que no macho está circundada cranialmente pela próstata), ápice e corpo.[35,36] O músculo vesical (detrusor) está arranjado em três faixas que fazem intercâmbio de fascículos.[29] O diâmetro do tecido muscular depende da condição do órgão, evidenciando-se espessamento em casos de litíases.[35] A bexiga apresenta os ligamentos laterais direito e esquerdo, nos quais se encontram os trajetos finais dos ureteres, e o ligamento mediano, que une a superfície ventral do órgão com a sínfise pélvica e com a linha média ventral.[36] Os laterais unem a bexiga à parede dorsolateral da pelve no macho e ao ligamento largo do útero na fêmea.[36] Os ligamentos redondos, que são vestígios da artéria umbilical, encontram-se junto aos laterais e ventralmente a estes, podendo até mesmo ser confundidos com os ureteres.[36] Essa condição pode ser descartada de imediato a partir da constatação da disposição transversal dessa estrutura em relação à bexiga. Durante prostatectomias, a mobilidade vesical possibilita a colocação de sutura de reparo ou a realização da apreensão da extremidade do colo por ocasião de sua incisão junto à porção cranial da próstata. Caso contrário, pode ocorrer rotação em seu próprio eixo, com possível comprometimento da irrigação e drenagem.

Com a realização de cistotomia ventral, podem-se facilmente observar os meatos ureterais emergindo na mucosa, no terço distal da bexiga, junto ao colo vesical. A região de mucosa lisa que abrange essas estruturas bilaterais e o segmento do colo junto à abertura da uretra membranosa (em fêmeas) ou prostática (nos machos) é denominada trígono vesical.[35] Caso haja necessidade, podem-se cateterizar os meatos ureterais com sonda uretral nº 4 ou fio-guia metálico. O órgão recebe seu suprimento sanguíneo a partir das artérias vesicais cranial e caudal, que são ramos das artérias umbilical e urogenital, respectivamente.[35] A inervação do trato urinário inferior apresenta íntima relação com a da próstata. Os nervos hipogástricos (simpático) e pélvicos (parassimpático) seguem a vascularização e são essenciais para a continência e micção. O nervo pudendo supre a inervação somática, enviando ramos ao longo da superfície ventral da uretra e alcançando o colo vesical, suprindo a musculatura estriada uretral e o esfíncter vesical externo.[19]

A uretra dos caninos é bastante longa no macho e curta na fêmea. Nos primeiros, essa estrutura tem o músculo uretral bem robusto, circundando caudalmente a uretra desde a próstata e com uma rafe central.[20] Também é separada em três porções distintas, sendo esta descrição direcionada da bexiga à glande.[35] A parte inicial é circundada por completo pela próstata (uretra prostática), e apresenta uma porção dilatada (colículo seminal).[20] Na sequência existe a porção membranosa que compreende a região situada desde o término da próstata até o início do pênis. O restante dessa estrutura é denominado uretra peniana ou esponjosa, região na qual o tecido é circundado pelo corpo esponjoso.[2] No macho, a irrigação é obtida pela artéria uretral e ramos da prostática; já na fêmea é providenciada por um ramo uretral da artéria vaginal.[2,35] O músculo liso da uretra funciona como um esfíncter, sendo inervado por neurônios eferentes viscerais simpáticos.[2] A Figura 5.3 esquematiza a apresentação anatômica dos diferentes órgãos urinários.

Uma vez que os componentes anatômicos do aparelho urogenital de suínos e caninos apresentam semelhanças, serão abordadas as diferenças existentes entre as espécies. Conforme previamente citado, o peritônio com maior espessura torna necessária uma dissecção mais laboriosa para a exposição e a observação dos diferentes órgãos e tecidos.

▶ Ensino da tecnologia por videocirurgia

A videocirurgia é uma ciência que segue atenta a padrões metodológicos aceitos pela comunidade científica. A ciência sempre se nutre de desafios, e podemos dizer que na ciência médica, que enfrentou inúmeros obstáculos explícitos ou velados, nenhum momento da história foi, porém, tão rico de desafios, tão provocador e tão promissor quanto o que vivemos em nossos dias.

As inovações das videocirurgias estão muito além das tecnologias ópticas digitais avançadas e plataformas *high definition* de altíssimas resoluções na arte-final dos projetos mundiais universitários.

O serviço de urologia da Universidade Federal de Goiás, com o objetivo de desenvolver uma nova *performance* e habilidade cirúrgica na formação e qualificação dos médicos cirurgiões urologistas, realizou cursos anuais de imersão em cirurgias videolaparoscópicas, oferecendo o treinamento sequencial em etapas evolutivas durante 12 anos.

Todos os protocolos utilizados para a realização dos cursos foram submetidos e aprovados pelo comitê de ética do Hospital das Clínicas da Universidade Federal de Goiás.

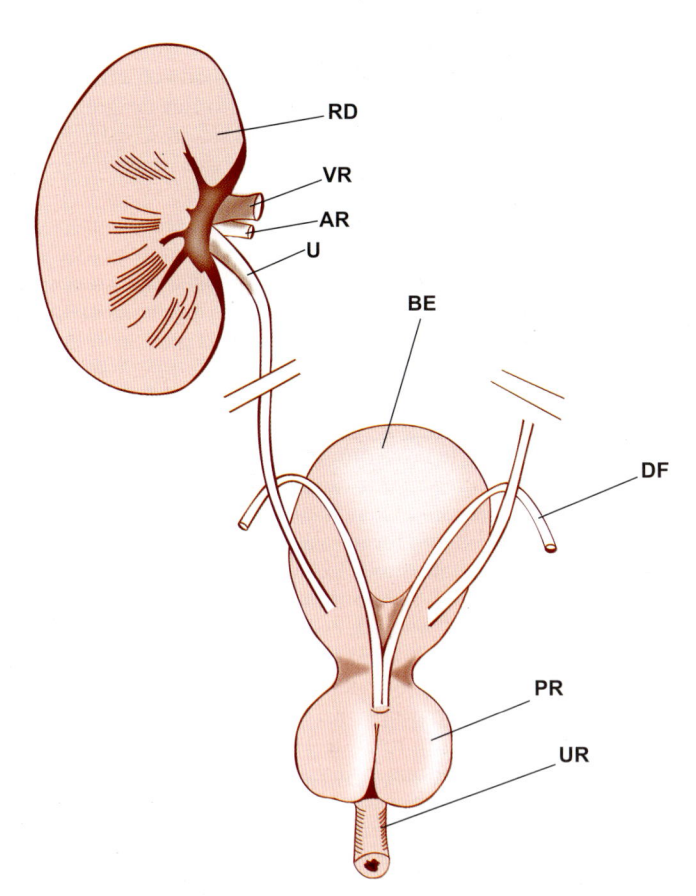

Figura 5.3 Esquematização dos componentes intracavitários do aparelho urinário de cães acessados por cirurgia laparoscópica. Nesse caso, as diferentes estruturas estão sendo observadas ventralmente em um canino macho. BE = bexiga; U = ureter; UR = uretra, DF = ducto deferente; PR = próstata; RD = rim direito; VR = veia renal; AR = artéria renal.

Os cursos já capacitaram cerca de 600 profissionais do Brasil e várias regiões do mundo. Durante os cursos foram realizados vários questionários abrangentes, acadêmicos e pedagógicos para análise de desempenho, capacitação e habilidades das várias equipes cirúrgicas.

Esse levantamento e as análises de questionários compreenderam o período de 2005 a 2009. Foram desprezados na análise os questionários que se encontravam com falhas de preenchimento e incompletos em algum setor de investigação. No laboratório experimental com cirurgias *hands-on,* foram programados 3 alunos por mesa cirúrgica, acompanhados por professores e monitores. Foram planificados, analisados e monitorados o desempenho das várias equipes. Numerosos parâmetros foram catalogados para posterior análise estatística: introdução de agulha de Veress, confecção do pneumoperitônio, introdução de trocartes (portais), inspeção da cavidade e programação sistemática dos exercícios básicos, intermediários e avançados. O grupo básico realizou exercícios de colecistectomias, nefrectomias e suturas de via excretora. O grupo avançado realizou exercícios de nefrectomias parciais, prostatectomias, suturas de vias excretoras, intestinais e vasculares.

▪ Tempos de introdução da agulha de Veress, primeiro e segundo trocarte

A análise inicial de 232 questionários catalogados evidenciou que a idade dos participantes variou de 26 a 65 anos, média de 36 anos, com experiência prévia em cirurgia por vídeo de

36 participantes do curso avançado. Os procedimentos foram cronometrados por monitores e professores assistentes. Com base nessas medidas, pode-se observar: a introdução da agulha de Veress para acesso à cavidade (15" a 8 min), com média de 2,96 min; a introdução do primeiro trocarte (10" a 14 min) com média de 2 min; a introdução do segundo trocarte (15" a 10 min) com média de 2,8 min; a inspecção da cavidade (1 a 8 min) com média de 5 min. Foram documentados acidentes intraoperatórios com sangramentos na dissecção (9 casos), lesões da artéria cística (10 casos), lesões de vesículas biliares (14 casos), lesões hepáticas ao nível do leito da vesícula biliar (8 casos), lesões do parênquima hepático (11 casos), lesões da veia renal (8 casos), lesões da artéria renal (13 casos), lesões de vasos mesentéricos (14 casos), lesão esplênica (6 casos), lesão de veia cava (4 casos), lesão de vasos ilíacos (4 casos), lesão de aorta (1 caso), óbitos de animais por causa cirúrgica (9 casos). Os exercícios de nefrectomias (30 min a 2 h 20) com média de 1 h 20, as colecistectomias (30 min a 1 h 05) com média de 43 min, suturas de via excretora (1 h 15 a 2 h 42) com média de 2 h 20, prostatectomias radicais (2 h 15 a 5 h 30) com média de 2 h 55. No curso básico, o número de cirurgias realizadas por aluno (5 a 8), média de 6, e o número de auxílios (7 a 10), média de 8.

A Figura 5.4 apresenta a distribuição dos participantes de acordo com a faixa etária, em que se nota que faixa etária mais frequente foi a de 31 a 40 anos com 55% dos participantes. Com relação à experiência prévia em cirurgia por vídeo observou-se que 36 participantes do curso avançado referiram ter experiência prévia.

A Figura 5.5 apresenta a distribuição dos tempos da introdução da agulha de Veress. De acordo com a Figura 5.5, nota-se que 51% dos participantes apresentaram tempo de até 2 min para introdução da agulha de Veress. O tempo médio para a introdução do primeiro trocarte foi de 2 min com uma variação de 10 segundos a 14 min. De acordo com a Figura 5.6 pode-se observar que 43% dos participantes gastaram até 1 min para a introdução do primeiro trocarte.

O tempo de introdução do segundo trocarte variou de 15 segundos a 10 min, com média de aproximadamente 3 min. De acordo com a Figura 5.7 pode-se observar que o tempo mais frequente para a introdução do segundo trocarte foi de 2 a 3 min.

O tempo médio de inspeção da cavidade foi de 5 min, variando de 1 a 8 min.

Numerosos autores e trabalhos científicos indexados na literatura enfatizam e evidenciam o crescimento dos procedimentos urológicos como um importante processo na prática e no currículo educacional dos cirurgiões e urologistas. A curva

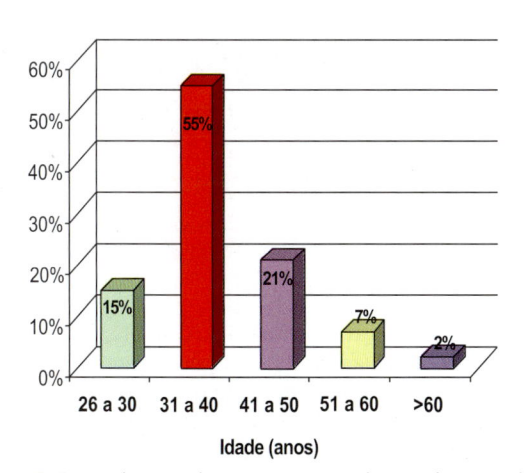

Figura 5.4 Distribuição dos participantes de acordo com idade.

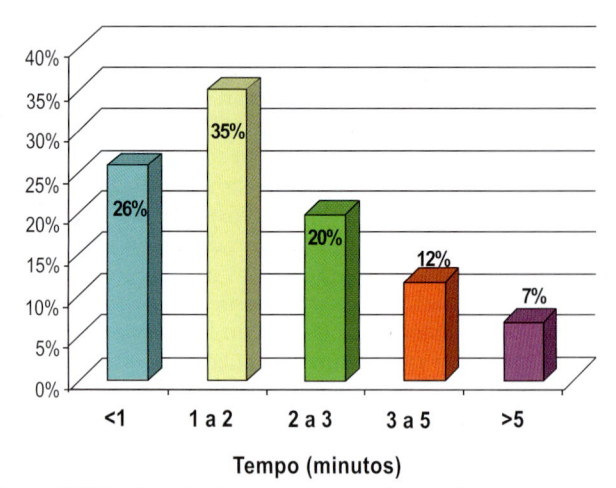

Figura 5.5 Distribuição dos participantes de acordo com tempo para introdução da agulha de Veress – acesso à cavidade.

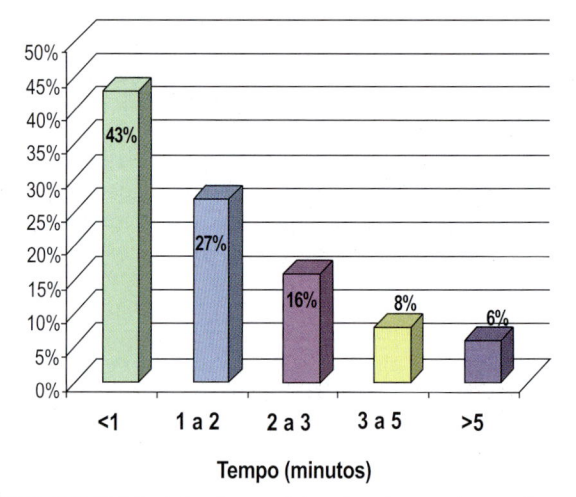

Figura 5.6 Distribuição dos participantes de acordo com tempo.

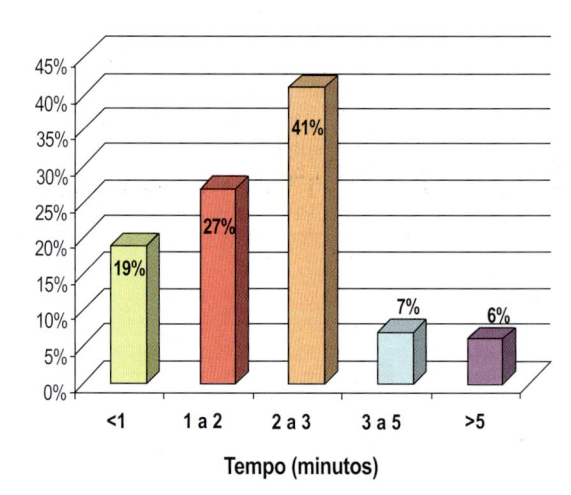

Figura 5.7 Distribuição dos participantes de acordo com introdução do 1º trocarte e tempo para introdução do 2º trocarte.

de aprendizado é relativamente longa, com possibilidades efetivas de transferência da habilidade e *performance* adquiridas na experiência com o treinamento experimental para desenvolver táticas, técnicas e habilidades para cirurgias em humanos. As observações evidenciaram que são fatores significativos para a prática de cirurgias por vídeo o conhecimento, o domínio

técnico dos instrumentais, a habilidade, o treinamento, a frequência de repetição dos exercícios programados e a interação prática com a equipe. A observação das cirurgias programadas em modelos animais evidenciou significativo crescimento técnico sequencial evolutivo com os exercícios e os procedimentos realizados.

A investigação do estudo constatou otimização do processo educacional, melhoria das habilidades e a *performance* prática em todos os níveis sequenciais das cirurgias por vídeo nos grupos de observação básicos e avançados, capacitando profissionais para exercer atividades competitivas e qualificadas na prática urológica.

Uma pesquisa com análise complementar refere-se a um total de 298 procedimentos realizados pelas equipes em treinamento no período de 2005 a 2010. A Figura 5.8 apresenta a distribuição desses 298 procedimentos de acordo com o exercício realizado, de onde se pode observar que 52% dos procedimentos foram referentes a exercícios básicos (colecistectomia e nefrectomia) e o restante foram exercícios avançados (nefrectomia parcial e prostatectomia). Além disso, também é interessante observar que houve um balanceamento dos 298 procedimentos realizados, ou seja, cada um deles correspondeu a aproximadamente 25% do total.

Esses 298 procedimentos referem-se a dois instantes de avaliação designados como primeira e última cirurgia realizada; ou seja, foram avaliados um total de 149 procedimentos em dois instantes (primeira e última cirurgia), sendo que para cada um desses procedimentos, em cada um dos instantes de avaliação, foi considerada a presença de algum acidente para a equipe que estava operando. Com base nesses dados foi avaliado para cada um dos procedimentos se houve um decréscimo significativo na proporção de acidentes nos dois instantes de avaliação, bem como se houve um decréscimo no tempo cirúrgico entre esses dois instantes.

▪ Curso básico | Colecistectomia

Foi realizado um total de 94 cirurgias de colecistectomias, sendo estas realizadas em dois instantes (primeira e última cirurgia), o que contabiliza 42 procedimentos.

O tempo médio de realização da primeira cirurgia foi de 54 min (DP = 13 min), enquanto na última cirurgia esse tempo foi de 46 min (DP = 8 min). Por meio do teste t-pareado verificou-se um decréscimo estatisticamente significativo no tempo médio de realização da cirurgia de colecistectomia (p < 0,001), sendo este decréscimo estimado em 8 ± 2 min.

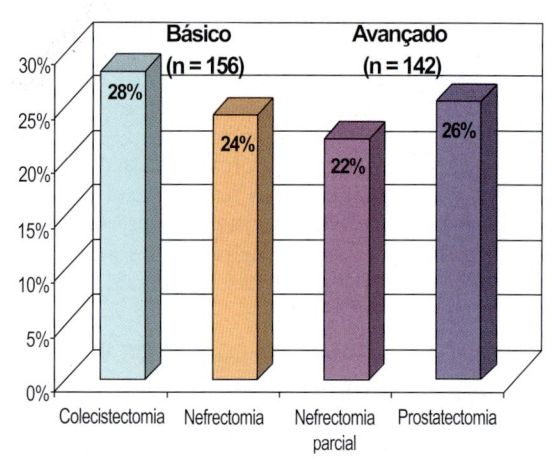

Figura 5.8 Distribuição dos 298 procedimentos realizados no período de 2005 a 2007.

O Quadro 5.1 apresenta a distribuição dos 42 procedimentos de acordo com a ocorrência de acidentes nos dois instantes de avaliação. É interessante observar que duas equipes apresentaram acidente tanto na primeira como na última cirurgia enquanto 30 equipes não apresentaram acidentes em nenhum dos dois instantes de avaliação. O laboratório experimental básico realizou nefrectomias e colecistectomias com padrão técnico orientado por professores e monitores, conforme podemos observar na Figura 5.9. Ainda de acordo com o Quadro 5.1 pode-se observar que ocorreu um total de 10 acidentes (24%) na primeira cirurgia, enquanto na última cirurgia observou-se um total de 4 acidentes (10%). Por meio do teste qui-quadrado de McNemar não foi verificada diferença estatisticamente significante na proporção de acidentes na primeira e última cirurgia ($p = 0,109$); ou seja, apesar de ter havido um decréscimo de 14,3% na ocorrência de acidentes da primeira para a última cirurgia o teste estatístico não foi capaz de evidenciar esse decréscimo como estatisticamente significante.

Quadro 5.1 ▪ Distribuição dos 42 procedimentos de colecistectomia de acordo com acidente na primeira e na última cirurgia.

	Acidente na primeira cirurgia	Acidente na última cirurgia	Total
Presente	2 (4,8%)	2 (4,8%)	4 (9,6%)
Ausente	8 (19,0%)	30 (71,4%)	38 (90,4%)
Total	10 (23,8%)	32 (76,2%)	42 (100,0%)

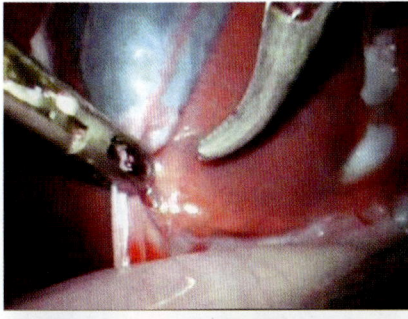
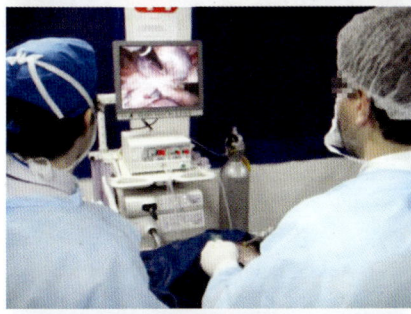
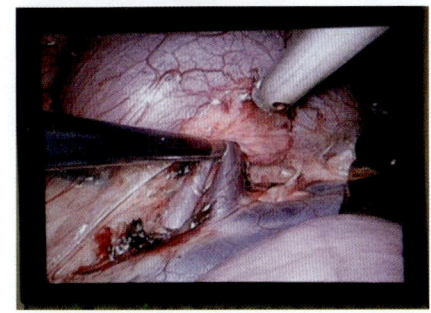

Figura 5.9 Curso básico: cirurgias de colecistectomias e nefrectomias. Dinâmica do laboratório experimental.

▪ Nefrectomia

Foi realizado um total de 72 cirurgias de nefrectomia, sendo estas realizadas em dois instantes (primeira e última cirurgia), o que contabiliza 36 procedimentos.

O tempo médio de realização da primeira cirurgia foi de 1 h 36 (DP = 30 min) enquanto na última cirurgia esse tempo foi de 1 h 15 (DP = 22 min). Por meio do teste t-pareado, verificou-se um decréscimo estatisticamente significante no tempo médio de realização da cirurgia de nefrectomia ($p < 0,001$), sendo este decréscimo estimado em 21 ± 5 min.

O Quadro 5.2 apresenta a distribuição dos 36 procedimentos de acordo com a ocorrência de acidentes nos dois instantes de avaliação. É interessante observar que duas equipes apresentaram acidente tanto na primeira como na última cirurgia, enquanto 27 equipes não apresentaram acidentes em nenhum dos dois instantes de avaliação. Ainda de acordo com o Quadro 5.2 pode-se observar que ocorreu um total de 7 acidentes (19%) na primeira cirurgia enquanto na última cirurgia observou-se um total de 4 acidentes (11%). Por meio do teste qui-quadrado de McNemar não foi verificada diferença estatisticamente significante na proporção de acidentes na primeira e última cirurgia ($p = 0,453$); ou seja, apesar de ter ocorrido um decréscimo de 8% na ocorrência de acidentes da primeira para a última cirurgia, o teste estatístico não foi capaz de evidenciar esse decréscimo como estatisticamente significante.

▪ Curso avançado | Prostatectomia

Foi realizado um total de 76 cirurgias de prostatectomia, sendo estas realizadas em dois instantes (primeira e última cirurgia), o que contabiliza 38 procedimentos.

O tempo médio de realização da primeira cirurgia foi de 3 h 34 (DP = 51 min), enquanto na última cirurgia esse tempo foi de 3 h10 (DP = 35 min). Por meio do teste t-pareado verificou-se um decréscimo estatisticamente significante no tempo médio de realização da cirurgia de prostatectomia ($p = 0,006$), sendo este decréscimo estimado em 24 ± 8 min. No curso avançado foram realizadas as cirurgias de nefrectomia parcial e prostatectomia radical com orientação de professores e monitores, conforme constatamos na Figura 5.10. Nos procedimentos avançados realizamos a digitalização das imagens das cirurgias em tempo real para posterior revisão, análise e crítica da equipe cirúrgica com o objetivo pedagógico de melhoria da *performance* e das habilidades.

O Quadro 5.3 apresenta a distribuição dos 38 procedimentos de acordo com a ocorrência de acidentes nos dois instantes de avaliação. É interessante observar que nenhuma equipe apresentou acidente nos dois instantes de avaliação. Trinta equipes não apresentaram acidentes em nenhum dos dois instantes de avaliação. Ainda de acordo com o Quadro 5.3 pode-se observar que ocorreu um total de 6 acidentes (16%) na primeira cirurgia, enquanto na última cirurgia observou-se um total de 2 acidentes (5%).

Quadro 5.2 ▪ Distribuição dos 36 procedimentos de nefrectomia de acordo com acidente na primeira e na última cirurgia.

	Acidente na primeira cirurgia	Acidente na última cirurgia	Total
Presente	2 (5,6%)	5 (13,9%)	7 (19,4%)
Ausente	2 (5,6%)	27 (75,0%)	29 (80,6%)
Total	4 (11,1%)	32 (88,9%)	36 (100,0%)

Por meio do teste qui-quadrado de McNemar não foi verificada diferença estatisticamente significante na proporção de acidentes na primeira e última cirurgia (p = 0,289); ou seja, apesar de ter ocorrido um decréscimo de 10% na ocorrência de acidentes da primeira para a última cirurgia o teste estatístico não foi capaz de evidenciar esse decréscimo como estatisticamente significante.

▪ Nefrectomia parcial

Foi realizado um total de 66 cirurgias de nefrectomia parcial, sendo estas realizadas em dois instantes (primeira e última cirurgia), o que contabiliza 33 procedimentos, conforme é possível observar nas Figuras 5.11 e 5.12.

O tempo médio de realização da primeira cirurgia foi de 2 h (DP = 29 min), enquanto na última cirurgia esse tempo foi de 1 h 44 (DP = 22 min). Por meio do teste t-pareado verificou-se

Quadro 5.3 ▪ Distribuição dos 38 procedimentos de prostatectomia de acordo com acidente na primeira e na última cirurgia.

	Acidente na primeira cirurgia	Acidente na última cirurgia	Total
Presente	–	6 (15,8%)	6 (15,8%)
Ausente	2 (5,3%)	30 (78,9%)	32 (84,2%)
Total	2 (5,3%)	36 (94,7%)	38 (100,0%)

um decréscimo estatisticamente significante no tempo médio de realização da cirurgia de nefrectomia parcial (p = 0,006), sendo este decréscimo estimado em 16 ± 5 min.

O Quadro 5.4 apresenta a distribuição dos 33 procedimentos de acordo com a ocorrência de acidentes nos dois instantes de avaliação. É interessante observar que nenhuma equipe apresentou acidente nos dois instantes de avaliação. Dezenove equipes não apresentaram acidentes em nenhum dos dois instantes de avaliação. Ainda de acordo com o Quadro 5.4 pode-se observar que ocorreu um total de 9 acidentes (27%) na primeira cirurgia, enquanto na última cirurgia observou-se um total de 5 acidentes (15%). Por meio do teste qui-quadrado de McNemar não foi verificada diferença estatisticamente significante na proporção de acidentes na primeira e última cirurgia (p = 0,424); ou seja, apesar de ter ocorrido um decréscimo de 12% na ocorrência de acidentes da primeira para a última cirurgia o teste estatístico não foi capaz de evidenciar esse decréscimo como estatisticamente significante.

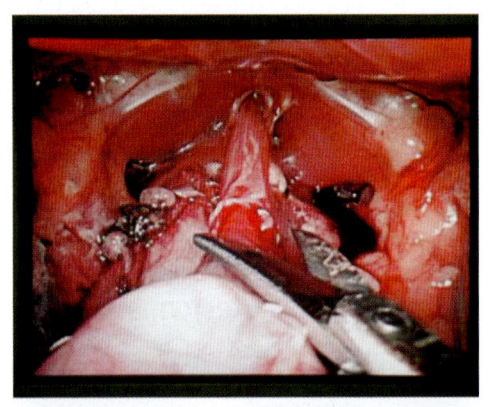

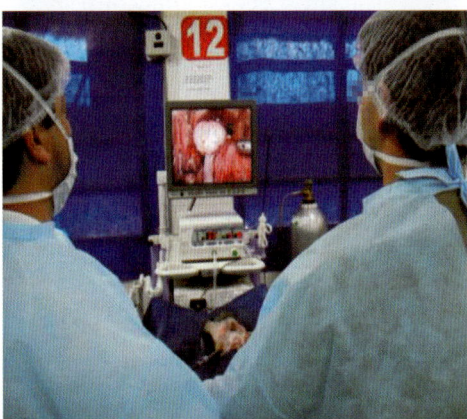

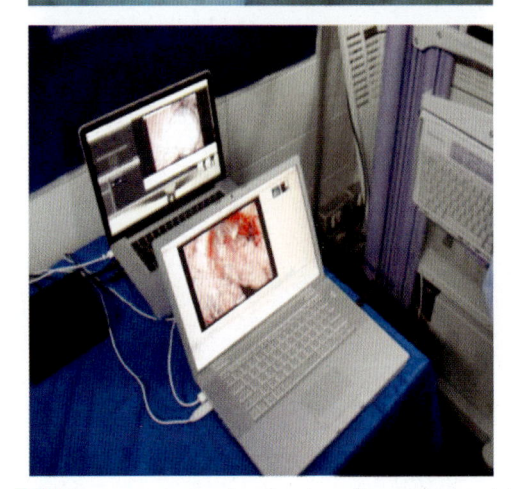

Figuras 5.10 Curso avançado: cirurgias de nefrectomias parciais e prostatectomias radicais – dinâmica do laboratório experimental.

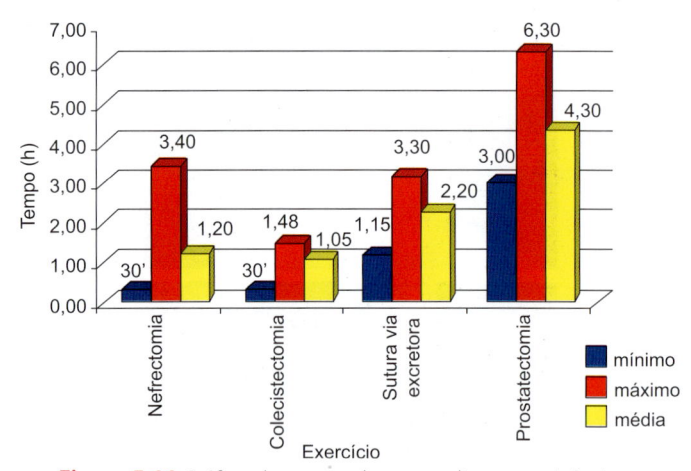

Figura 5.11 Gráfico de tempo dos procedimentos cirúrgicos.

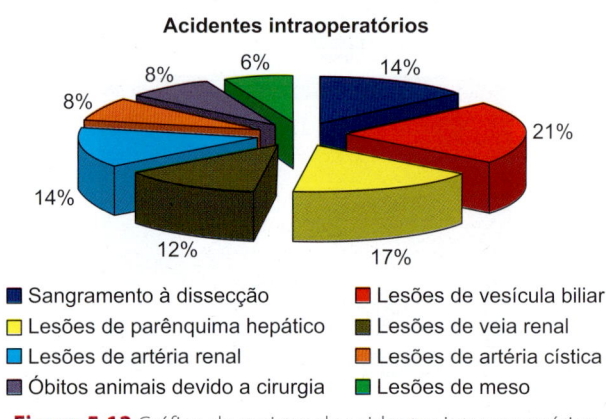

Figura 5.12 Gráfico de registro de acidentes intraoperatórios.

Quadro 5.4 ▪ Distribuição dos 33 procedimentos de nefrectomia parcial de acordo com acidente na primeira e na última cirurgia.

	Acidente na primeira cirurgia	Acidente na última cirurgia	Total
Presente	–	9 (27,3%)	9 (27,3%)
Ausente	5 (15,2%)	19 (57,6%)	24 (72,7%)
Total	5 (15,2%)	28 (84,8%)	33 (100,0%)

A análise e a documentação científica são compromissos do desenvolvimento tecnológico e a comprovação dos dados estatísticos aqui documentados em uma universidade em seus cursos de extensão técnica operatória na realização de procedimentos minimamente invasivos é produto da dedicação de professores universitários do país. Ressaltando o caráter pioneiro do método e seus desafios, em sua apresentação, procuramos enfatizar os riscos de se envolver e trabalhar em novos territórios de objetividade do mundo científico. A videocirurgia conquistou seu espaço com o processo de desenvolvimento tecnológico e agora é consistente e enfaticamente o maior domínio do exercício e prática em cirurgias urológicas.

O agradecimento à estatística Sra. Adriana Sanudo – USP e a todos os professores que contribuíram de maneira segura, construtiva e crítica para os resultados consistentes de qualificação de outros profissionais inseridos na comunidade científica mundial em cirurgias minimamente invasivas.

▶ Referências

1. GILL, I. S.; CLAYMAN, R. V.; ALBALA, D. M. *et al.* Retroperitoneal and pelvic extraperitoneal laparoscopy – an international perspective. Urology, v. 52, p. 566-71, 1998.
2. GILL, I. S.; KAVOUSSI, L. R.; CLAYMAN, R. V. *et al.* Complications of laparoscopic nephrectomy in 185 patients: a multi-institutional review. J. Urol., v. 154, p. 479-83, 1995.
3. PETERS, C. A. Complications in pediatric urological laparoscopy – results of a survey. J. Urol., v. 155, p. 1070-73, 1996.
4. FAHLENKAMP, D.; RASSWEILER, J.; FORNARA, P.; FREDE, T.; LOENING, S. A. Complications of laparoscopic procedures in urology: experience with 2,407 procedures at 4 German centers. J. Urol., v. 162, p. 765, 1999.
5. CADEDDU, J. A.; WOLFE JR., J. S.; NAKADA, S.; CHEN, R.; SHALHAV, A.; BISHOFF, J. T. *et al.* Complications of laparoscopic procedures after concentrated training in urological laparoscopy. J. Urol., v. 166, p. 2109, 2001.
6. SOULIE, M.; SEGUIN, P.; RICHEUX, L.; MOULY, P.; VAZZOLER, N.; PONTONNIER, F. *et al.* Urological complications of laparoscopic surgery: experience with 350 procedures at a single center. J. Urol., v. 165, p. 1960-3, 2001.
7. HEDICAN, S. P.; WOLF, J. S.; MOON, T. D. *et al.* Complications of hand-assisted laparoscopy in urologic surgery. J. Urol., v. 167, p. 22-3, 2002.
8. ROSENTHAL, R. J.; HIATT, J.R.; PHILLIPS, E. H. *et al.* Intracranial pressure. Effects of pneumoperitoneum in a large-animal model. Surg. Endosc., v. 11, p. 376, 1997.
9. UZZO, R. G.; BILSKY, M.; MININBERG, D. T. *et al.* Laparoscopic surgery in children with ventriculoperitoneal shunts: effect of pneumoperitoneum on intracranial pressure. preliminary experience. Urology, v. 49, p. 753, 1997.
10. LENTSCHENER, C.; BENHAMOU, D.; NIESSEN, F. *et al.* Intra-ocular pressure changes during gynaecological laparoscopy. Anaesthesia, v. 51, p. 1106, 1996.
11. WILCOX, S.; VANDAM, L. D. Alas, poor Trendelenburg and his position. Anesth. Analg., v. 67, p. 574, 1988.
12. NUNN, J. F. Applied Respiratory Physiology. 4. ed. London: Butterworth-Heinemann, 1993.
13. BURES, E.; FUSCIARDI, J.; LANQUETOT, H. *et al.* Ventilatory effects of laparoscopic cholecystectomy. Acta Anaesthesiol. Scand., v. 40 p. 566, 1996.
14. ODEBERG-WERNERMAN, S.; SOLLEVI, A. Cardiopulmonary aspects of laparoscopic surgery. Curr. Opin. Anaesthesiol., v. 9, p. 529, 1996.
15. KAVOUSSI, L. R.; SOSA, E.; CHANDHOKE, P.; CHODAK, G.; CLAYMAN, R. V.; HADLEY, H. R. *et al.* Complications of laparoscopic pelvic lymph node dissection. J. Urol., v. 149, p. 322, 1993.
16. GOMELLA, L. G.; ABDEL-MEGUID, T. A. Prevention and management of complications. In: SMITH, A. D.; BADLANI, G. H.; BAGLEY, D. H. *et al.* (eds.). Smith's Textbook of Endourology. St. Louis: Quality, 1996. p. 851-76.
17. SEE, W. A.; MONK, T. G.; WELDON, B. C. Complications of laparoscopy: Strategies for prevention and treatment. In: CLAYMAN, R. V.; MCDOUGAL, E. M. (eds.). Laparoscopic Urology. St. Louis, Quality, 1993. p. 183-206.
18. GOMELLA, L. G.; WINFIELD, H. N. Perioperative laparoscopic preparation. In: GOMELLA, L. G.; KOZMINSKI, M.; WINFIELD, H. N. (eds.). Laparoscopic Urologic Surgery. New york: Raven, 1994. p. 17-19.
19. MENDOZA, D.; NEWMAN, R. C.; ALBALA, D. A. *et al.* Laparoscopic complications in markedly obese patients (a multi institutional review). Urology, v. 48, n. 4, p. 562-5, 1996.
20. BROWN, J. A.; RODIN, D. M.; LEE, B.; DAHL, D. M. Laparoscopic radical prostatectomy and body mass index an assessment of 151 sequential cases. J. Urol., v. 173, p. 442-5, 2005.
21. LEMAIRE, B. M. D.; VAN ERP, W. F. M. Laparoscopic surgery during pregnancy. Surg. Endosc., v. 11, p. 15, 1997.
22. HUNTER, J. G.; SWANSTROM, L.; THORNBURG, K. Carbon dioxide pneumoperitoneum induces fetal acidosis in a pregnant ewe model. Surg. Endosc., v. 9, p. 272, 1995.
23. ESPOSITO, C.; LIMA, M.; MATTIOLI, G.; MASTROIANNI, L.; CENTONZE, A. *et al.* Complications of pediatric urological laparoscopy: mistakes and risks. American Urological Association, v. 169, p. 1490-1492, 2003.
24. HARKKI-SIREN, P. The incidence of entry-related laparoscopic injuries in Finland. Gyn. Endo, v. 8, p. 335, 1999.
25. HULKA, J. F.; LEVY, B. S.; PARKER, W. H.; PHILLIPIS, J. M. Laparoscopic-assisted vaginal hysterectomy. American Association of Gynecologic Laparoscopists' 1995 membership surgery. J. Am. Assoc. Gyn. Laparosc., v. 4, p. 167-71, 1997.
26. CHANDLER, J. G.; CORSON, S. L.; WAY, L. W. Three spectra of laparoscopic entry access injuries. J. Am. Coll. Surg., v. 192, p. 478-90, 2001.
27. KATZ, M.; BECK, P.; TANCER, M. L. Major vessel injury during laparoscopy: anatomy of two cases. Am. J. Obstet. Gynecol., v. 59, p. 133-4, 1979.
28. CRIST, D. W.; GADACZ, T. R. Complications of laparoscopic surgery. Surg. Clin. North Am., v. 73, p. 265-8, 1993.
29. PHILLIPS, G.; GARRYU, R.; KUMAR, C.; REICH, H. How much gas is required for initial insufflation at laparoscopy? Gyn. Endo, v. 8, p. 369, 1999.
30. ONO, Y.; KINUKAWA, T.; HATTORI, R.; GOTOH, M.; KAMIHIRA, O.; OHSHIMA, S. The long-term outcome of laparoscopic radical nephrectomy for small renal cell carcinoma. J. Urol., v. 165, p. 1867, 2001.
31. RASSWEILER, J.; FORNARA, P.; WEBER, M.; JANETSCHEK, G.; FAHLENKAMP, D.; HENKEL, T. *et al.* Laparoscopic nephrectomy: the experience of the laparoscopy working group of the German Urologic Association. J. Urol., v. 160, p. 18-21, 1998.
32. THIEL, R.; ADAMS, J. B.; SCHULAM, P. G.; MOORE, R. G.; KAVOUSSI, L. R. Venous dissection injuries during laparoscopic urological surgery. J. Urol., v. 155, p. 1874-6, 1996.
33. MERANEY, A. M.; SAMEE, A. A.; GILL, I. S. Vascular and bowel complications during retroperitoneal laparoscopic surgery. J. Urol., v. 168, p. 1941-4, 2002.
34. CHAN, D.; BISSHOFF, J. T.; RATNER, L.; KAVOUSSI, L. R.; JARRET, T. W. Endovascular gastrointestinal stapler device malfunction during laparoscopic nephrectomy: early recognition and management. J. Urol., v. 164, p. 319-21, 2000.
35. GREEN, L. S.; LOUGHLIN, K. R.; KAVOUSSI, L. R. Management of epigastric vessel injury during laparoscopy. J. Endo, v. 6, p. 99, 1992.
36. BISHOFF, J. T.; ALLAF, M. E.; KIRKELS, W.; MOORE, R. G.; KAVOUSSI, L. R.; SCHRODER, F. Laparoscopic bowel injury: incidence and clinical presentation. J. Urol., v. 161, p. 887-90, 1999.
37. GUILLONNEAU, B.; ROZET, F.; CATHELINEAU, X. *et al.* Perioperative complications of laparoscopic radical prostatectomy – the Montsouris 3-year experience. J. Urol., v. 167, p. 51-6, 2002.
38. SIMMONS, M.N.; CHUNG, B.I.; GILL, I.S. Perioperative efficacy of laparoscopic partial nephrectomy for tumors larger than 4 cm. Eur. Urol.p. 199-208, 2009.
39. GILL, I.S.; KAVOUSSI, L.R.; LANE, B.R. *et al.* Comparison of 1,800 laparoscopic and open partial nephrectomies for single renal tumors. J. Urol. p. 178:41-46, 2007.
40. RASSWEILER, J.; KLEIN, J.; TEBER, D. *et al.* Mechanical simulator for training for laparoscopic surgery in urology. J. Endoroul. v. 21, p. 252-62, 2007.
41. OERMANN, M.H. Psychomotor skill development. J. Cont. Educ. Nurs. v. 21. p. 202-204, 1990.
42. RAMACHANDRAN, A.; KURIEN, A.; PATIL, P. *et al.* A novel training model for laparoscopic pyeloplasty using chicken crop. J. Endourol. v. 22, p. 725 -728, 2008.
43. WANG, H.; YANG, B.; XU, C. *et al.* New practical course for laparoscopy training: Anatomizing the orange. Eur. Surg. Res. v. 42, p. 106-8, 2009.

▶ Leitura sugerida

FONSECA, G.N. *et al.* Complicações em videocirurgia urológica – Prevenção, diagnóstico e tratamento. Ed. Roca Ltda, 2010.
GILL, I.S. *et al.* Textbook of Laparoscopic Urology. Informa Healthcare, USA, Inc. 2006.
MARIANO, M.B. *et al.* Videocirurgia em Urologia – Técnicas e Resultados. Ed. Roca Ltda.; 2007.

6 Alterações Inflamatórias na Videocirurgia

Marília Teresa de Oliveira

▶ Introdução

A resposta inflamatória está relacionada com o trauma inerente ao ato operatório, caracterizando-se pela produção de mediadores inflamatórios que irão promover a ativação de mecanismos imunológicos.[1] Proteínas de fase aguda e citocinas na circulação sanguínea refletem a ativação desta resposta, que tem como objetivo primordial promover a defesa do organismo; porém, uma resposta inflamatória exacerbada pode levar a efeitos deletérios.

Nesse contexto, os procedimentos cirúrgicos minimamente invasivos, como as videocirurgias, merecem destaque, pois promovem menor trauma tecidual e uma melhor preservação da função imune sistêmica, quando comparadas a abordagens convencionais.

▶ Mediadores de fase aguda

O interesse sobre os mecanismos responsáveis pela menor resposta inflamatória associada aos procedimentos laparoscópicos se deve à rápida ascensão dessa modalidade operatória. A estimativa dessas alterações tem sido feita pela avaliação de mediadores de fase aguda e atividade das células de defesa imunológica.[2]

A resposta de fase aguda consiste em uma resposta complexa do organismo e não específica que, em geral, desenvolve-se e termina rapidamente após alguma lesão tecidual. Essa situação é considerada parte da resposta imune natural de defesa, responsável pela sobrevivência do hospedeiro durante a fase crítica e precoce, decorrente da exposição a diferentes microrganismos.[3]

O início da resposta de fase aguda frente ao estresse cirúrgico é marcado pelo aumento da produção de citocinas, que são mensageiros da resposta inflamatória local e sistêmica.[4] Dentre as citocinas pró-inflamatórias, as mais estudadas são o fator de necrose tumoral α (TNF-α), interleucina 1 (IL-1) e interleucina 6 (IL-6). Algumas delas podem atenuar a resposta inflamatória, atuando como imunomoduladores, como a interleucina 10 (IL-10). Mediante o trauma cirúrgico, também existe a produção de proteínas de fase aguda, conferindo-se evidência à proteína C reativa (CRP).[2]

▪ Citocinas

As citocinas são glicoproteínas extracelulares, hidrossolúveis, de baixo peso molecular, produzidas por diversos tipos de células no local da lesão e por células do sistema imunológico. As citocinas não são armazenadas como moléculas pré-formadas, sendo liberadas conforme são sintetizadas e atuam especialmente por mecanismos autócrino e parácrino.[5]

Os níveis de citocinas não refletem diretamente o estado imune, mas demonstram a ativação do sistema imune subjacente, fornecendo meio para compreender-se como a cirurgia afeta o sistema metabólico e imunológico.[4]

Esses mediadores promovem respostas sistêmicas ou locais, podendo atuar de maneira benéfica, pela estimulação da função antimicrobiana, cicatrização apropriada de feridas, mieloestimulação e mobilização de substratos. Contudo, a secreção em abundância de citocinas está relacionada com efeitos negativos sobre a estabilidade hemodinâmica e o metabolismo, podendo contribuir para lesões em órgão-alvo, levando à insuficiência de múltiplos órgãos e à morte.[6]

As citocinas podem ser classificadas como fatores de necrose tumoral (TNF), interleucinas (IL), interferonas (INF) e fatores de estimulação de colônias, no entanto, os TNF e as IL são mediadores de resposta inflamatória, enquanto as INF e os fatores de estimulação de colônias têm suas ações nos sistemas hematopoético e na modulação de respostas imunes.[7]

As citocinas influenciam a atividade, a diferenciação, a proliferação e a sobrevida das células imunológicas, assim como regulam a produção e a atividade de outras citocinas, que podem aumentar ou atenuar a resposta inflamatória, sendo classificadas em pró-inflamatórias (IL-1, IL-2, IL-6, IL-7 e TNF) e anti-inflamatórias (IL-4, IL-10, IL-13 e fator transformador de crescimento β).[5]

Citocinas pró-inflamatórias (Th1)

IL-1

A IL-1, assim como o TNF, apresenta meia-vida circulante curta, de aproximadamente 6 a 10 min. São responsáveis pela atividade das manifestações extra-hepáticas como febre, elevação das prostaglandinas, taquicardia e catabolismo acelerado.[8]

Sua síntese é obtida principalmente a partir de monócitos e macrófagos, além de outras células, como ceratinócitos, células endoteliais, neutrófilos e linfócitos B. A endotoxina é o estímulo primário para liberação de IL-1, no entanto TNF e a própria IL-1 podem estimular sua produção.[8] Essa citocina estimula a mielopoese de modo direto e indireto por meio de fatores de crescimento mielopoéticos e também apresenta efeitos metabólicos, referentes ao balanço de proteínas hepáticas, promovendo proteólise no músculo esquelético com liberação de aminoácidos. Ainda induz diminuição dos níveis séricos de ferro e zinco por aumentarem a liberação de proteínas que se ligam a esses minerais, bem como pela estimulação de sua captação pelo sistema reticuloendotelial hepático.[7]

TNF

O TNF existe sob a forma de dois polipeptídios antigenicamente diferentes, que são o TNF-α e o TNF-β.

O início do processo de resposta inflamatória ocorre no local do trauma, onde macrófagos e monócitos estimulam a liberação de citocinas, especialmente IL-1 e TNF, que são consideradas interleucinas primárias; estas por si provocam liberação de mais citocinas, em que se destaca a IL-6.[9]

Níveis de TNF-α, por sua vez, não aumentam após o procedimento cirúrgico, elevando-se apenas em casos de complicações sépticas, sendo a endotoxina o mais potente estímulo para liberação dessa citocina na corrente sanguínea,[10] podendo ser detectada precocemente após o início de uma infecção sistêmica. A resposta biológica máxima do TNF ocorre com ocupação de pequeno número de receptores, em torno de 5 a 10%.

Essa citocina provoca a liberação de neutrófilos, produção de superóxidos, lisozimas e ativação de macrófagos, determinando assim ações imunoestimulatórias importantes no combate à invasão por microrganismos.[7]

O TNF está relacionado com alterações metabólicas, como aumento no transporte transmembrana de glicose, glicogenólise, estimulação de degradação proteica nos músculos esqueléticos e elevação de triglicerídios e ácidos graxos livres plasmáticos, resultando em hiperlipidemia com exagerada perda de gordura corporal, observada em infecções e outros processos catabólicos, contribuindo para o desenvolvimento de caquexia.[7] O TNF também interfere na cicatrização de feridas, pois estimula a coagulação na superfície endotelial, aumenta a permeabilidade vascular, além de agir como fator de crescimento, estimulando a proliferação de microvasos e fibroblastos.

IL-6

A IL-6 é uma glicoproteína, produzida por muitos tipos celulares, sendo suas maiores fontes os monócitos e os macrófagos, as células endoteliais e os fibroblastos, especialmente nas respostas inflamatórias. Várias linhagens de células tumorais estão associadas à produção espontânea desta citocina, como no caso de mielomas, leucemias, mixomas, astrocitomas, glioblastomas, osteossarcomas e carcinomas.[11] Em monócitos e macrófagos, a biossíntese de IL-6 pode ser estimulada por toxina bacteriana, mas há produção de IL-6 a partir de monócitos periféricos após estimulação por IL-1. Em fibroblastos e células endoteliais, a IL-1 e o TNF-α, desempenham um papel importante na produção de IL-6, agindo através de dois sistemas de segundo-mensageiro: proteinoquinase-C e monofosfato cíclico de adenosina (cAMP). Então, a IL-1 e o TNF-α seriam responsáveis pela amplificação dos efeitos biológicos de IL-6.[12]

Níveis circulantes de IL-6 podem ser detectados no trauma cirúrgico, em pacientes com sepse ou queimaduras, na rejeição de transplante e em pacientes com câncer ou doenças crônicas como lúpus eritematoso sistêmico e artrite reumatoide.[13]

A IL-6 é primariamente responsável pelo componente da resposta hepática, resultando na síntese de proteínas de fase aguda, como a CRP, e ativação de citocinas imunossupressoras, como a IL-10. Os níveis de citocinas e CRP estão relacionados com a extensão do trauma tecidual e a presença de complicações, e podem ser utilizados como marcadores bioquímicos objetivos que refletem o trauma cirúrgico.[14] Estudos em humanos e animais demonstraram menores níveis séricos de IL-6 em pacientes submetidos à laparoscopia, quando comparados a pacientes submetidos à laparotomia.[15,16]

A IL-6 é responsável por várias das alterações endócrinas e metabólicas observadas na resposta ao estresse cirúrgico. Funciona como pirogênio endógeno e age liberando ACTH (hormônio adrenocorticotrófico), que estimula a síntese de glicocorticoides pelas células adrenocorticais. Os corticoides por um lado aumentam o efeito das citocinas sobre a síntese de proteínas pelo fígado, mas também apresentam um efeito inibidor da síntese das mesmas citocinas, funcionando como um contrarregulador.[9]

Essa citocina também estimula a hematopoese, levando ao crescimento de células-mãe primitivas hematopoéticas. Está relacionada com o aumento da maturação e proliferação megacariocítica além de atuar como potente fator trombopoético.[17]

Alguns autores sugerem que a IL-6 é um importante mediador de respostas metabólicas e que muitos dos achados previamente descritos e atribuídos a TNF podem na verdade ser provocados pela secreção de IL-6 induzida por TNF.[18]

A IL-6 é a maior mediadora endógena das respostas pós-operatórias, por não haver resposta sistêmica consistente de IL-1 e TNF-α após trauma cirúrgico. Tal situação foi demonstrada por Wortel *et al.*,[19] que investigaram a resposta do organismo após pancreatoduodenectomia, dosando citocinas do sangue periférico e do sangue portal, que drenava do local da operação. Nesse estudo houve grande aumento de IL-6 no sangue portal, com níveis significativamente menores na periferia, não sendo observado aumento significativo de TNF.

Ao comparar as respostas endocrinometabólicas e inflamatórias após colecistectomia aberta ou laparoscópica, Joris *et al.*[20] constataram que o aumento de IL-6 é significativamente menor no grupo laparoscópico. A melhor recuperação pós-operatória também está relacionada com níveis mais baixos de IL-6.

Citocinas anti-inflamatórias (Th2)

IL-10

Dentre as citocinas Th2, a IL-10 é um mediador utilizado na resposta inflamatória após o trauma cirúrgico, desempenhando função de autorregulação das respostas celulares, sendo que o aumento de IL-6 reflete aumento concomitante de IL-10.[21] Tal situação é constatada em inúmeros estudos de avaliação de resposta de fase aguda pós-cirurgias convencionais e laparoscópicas que demonstram o aumento dessas citocinas independente da abordagem adotada, apesar de os níveis de interleucinas serem inferiores nas abordagens videocirúrgicas.

A IL-10 apresenta acentuados efeitos imunossupressores, diminuindo profundamente a ativação de macrófagos, inibindo a sua capacidade de secretar IL-1, sendo descrita como fator inibidor da síntese de citocinas.

▪ Proteína C reativa (CRP)

No decorrer do processo inflamatório, as alterações sistêmicas da fase aguda incluem febre, elevação no número de leucócitos circulantes, alterações dos níveis de cortisol sanguíneos e variações nas concentrações plasmáticas de proteínas de fase aguda.[22] Tais proteínas são classificadas segundo suas caraterísticas regulatórias positivas (hepatoglobina, proteína sérica amiloide A, ceruloplasmina, glicoproteína alfa-1-ácido, fibrinogênio e CRP) ou negativas (albumina e transferina).[3] Dentre essas proteínas, a CRP merece destaque, pois tem se mostrado uma forte indicadora da inflamação e/ou infecção na medicina veterinária.[23]

Essa proteína de fase aguda tem um importante papel na interação entre a resposta imune intacta e específica, atuando na opsonização, interação com receptores específicos da fagocitose, ativação da via clássica do complemento, síntese de citocinas; atua então, na regulação da resposta imunológica do hospedeiro. A cinética da CRP consiste em uma resposta intensa, rápida e principalmente de curta duração e a sua detecção no soro de cães é um claro indicativo de processo infeccioso e/ou inflamatório no animal.[24]

A síntese da CRP ocorre nos hepatócitos sob estímulo primário da IL-6, também IL-1, TNF e INF-γ, apresentando traços detectados no sangue. A CRP atua como marcador de fase aguda, ativando a cascata do complemento e estimulando a fagocitose por neutrófilos e macrófagos. Seus níveis séricos estão correlacionados com a intensidade do trauma cirúrgico, observando-se baixos níveis após cirurgia videolaparoscópica.[16]

Em estudo experimental em cães observou-se um pico dessa proteína em 24 a 48 h após inoculação com antígeno bacteriano (*Micrococcus luteus*).[24] No entanto, Stedile *et al.*,[16] ao mensurarem a CRP pós-esplenectomia convencional e laparoscópica em cães, observaram um pico em 12 a 24 h de pós-operatório, porém os níveis dessa proteína foram significativamente menores no grupo submetido a videocirurgia.

As características de boa estabilidade, alta sensibilidade, boa reprodutibilidade e precisão fazem da CRP um marcador de fase aguda importante.

▶ Alterações leucocitárias

Os leucócitos polimorfonucleares desempenham papel fundamental na defesa do hospedeiro contra microrganismos. A cirurgia e o trauma de um modo geral levam a redução na interação entre linfócitos e macrófagos, redução na atividade das células *killer*, diminuição na quimiotaxia de linfócitos e neutrófilos, como também atenuação nas respostas de sensibilidade retardada.

A lesão tecidual, seja pelo estresse ou pela dor, pode estimular o eixo hipotálamo-hipófise-adrenal a liberar glicocorticoides, como o cortisol, que aumentam a produção e a migração de neutrófilos.

Diversos estudos em humanos, em que foi realizada leucometria após cirurgia laparoscópica e convencional, têm demonstrado um significante aumento dos leucócitos nos pacientes submetidos a cirurgia aberta. Alves *et al.*,[25] em estudo com gatas submetidas a ovariectomia convencional e videolaparoscópica constataram níveis significativamente maiores de leucócitos totais e neutrófilos no grupo submetido ao procedimento convencional. No entanto, ambos os grupos tiveram incremento nos valores leucocitários no pós-operatório quando comparados ao período pré-operatório.

Fator importante a ser considerado nos procedimentos laparoscópicos é o dióxido de carbono (CO_2) utilizado para o estabelecimento do pneumoperitônio, que pode atuar como um agente bacteriostático e previne o contato do peritônio com lipopolissacárides existentes no ar e no meio ambiente, reduzindo a resposta inflamatória no peritônio.

▶ Considerações finais

A introdução da videocirurgia representou mudança radical nos paradigmas da prática cirúrgica, trazendo consigo grandes benefícios para os pacientes, como rápida recuperação, menor dor no pós-operatório, menor tempo de internamento hospitalar e pronto retorno às atividades habituais. Observa-se na maioria dos estudos que independente da abordagem cirúrgica existe um aumento dos níveis séricos de interleucinas. No entanto, os índices de mediadores de fase aguda da resposta inflamatória, como IL-6 e proteína C reativa, assim como a contagem de leucócitos nos pacientes submetidos a videocirurgias, são significativamente menores quando comparados a pacientes submetidos a abordagens convencionais. Sugere-se tal situação pelo fato de a cirurgia laparoscópica ser minimamente invasiva e a resposta imunológica e inflamatória ao trauma ser proporcional à extensão do mesmo, além da possibilidade de a redução da expressão de citocinas intraperitoneais ter correlação com a insuflação por CO_2.

▶ Referências

1. SIETSES, C.; BEELEN, R.H.; MEIJER, S. *et al.* Immunologic consequences of laparoscopic surgery: speculation on the causes and clinical implications. Langenbeck's Arch Surg, v. 384, p. 250-7, 1999.
2. CAMPOS, F.G.C.M.; CARAVATTO, P.P.; ARAÚJO, S.E.A. Avaliação dos efeitos imunológicos em operações colo-retais minimamente invasivas. Rev Bras Coloproct, v. 25, p. 285-92, 2005.
3. MURATA, H.; SHIMADA, N.; YOSHIOKA, M. Current research on acute phase proteins in veterinary diagnosis: an overview. The Veterinary Journal, v. 168, p. 28-40, 2004.
4. VITTIMBERGA, F.J. JR; FOLEY, D.P.; MEYERS, W.C. *et al.* Laparoscopic surgery and the systemic immune response. Ann Surg, v. 227, p. 326-34, 1998.
5. SOMMER, C.; WHITE, F. Cytokines, Chemokines, and Pain. In: BEAULIEU, P.; LUSSIER, D.; PORRECA, F. *et al. Pharmacology of Pain.* IASP Press: Seattle, 2010. p. 279-302.
6. MOLLOY, R.G.; MANNICK, J.A.; RODRICK, M.L. Cytokines, sepsis and immunomodulation. Br J Surg, v. 80, p. 289-297, 1993.
7. SOUBA, W.W. Cytokine control of nutrition and metabolism during critical illness. Curr Probl Surg, v. 31, p. 577-643, 1994.
8. GRANDE, M.; TUCCI, G.F.; ADORISIO, O. *et al.* Systemic acute-phase response after laparoscopic and open cholecystectomy. Surg Endosc, v. 16, p. 313-6, 2002.
9. BAUMAN, H.; GAUDIE, J. The acute phase response. Immunol Today, v. 15, p. 74-80, 1994.
10. BEUTLER, B.; KROCHIN, N.; MILSARK, I.W. *et al.* Control of cachectin (Tumor Necrosis Factor) synthesis: mechanisms of endototoxin resistance. Science, v. 232, p. 977-979, 1997.

11. LE, J.; VILCEK, J. Interleukin 6: a multifunctional cytokine regulating immune reactions and the acute phase protein response. Lab Invest, v. 61, p. 588-602, 1989.
12. TOSATO, G.; JONES, K.D. Interleukin-1 induces interleukin-6 production p in peripheral blood monocytes. Blood, v. 15, p. 1305-1310, 1990.
13. ERTEL, W.; FAIST, E.; NESTLE, C. et al. – Kinetics of interleukin-2 and interleukin-6 synthesis s following major mechanical trauma. J Surg Res, v. 48, p. 622-628, 1990.
14. BAIGRIE, R.J.; LAMONT, P.M.; KWIATKOWSKI, D.et al. Systemic cytokine response after major surgery. Br J Surg, v. 79, p. 757-60,p. 1992.
15. JAKEWAYS, M.S.; MITCHELL, V.; HASHIM, I.A. et al. Metabolic and inflammatory responses after open or laparoscopic cholecystectomy. Br J Surg, v. 81, p. 127-31, 1994.
16. STEDILE, R.; BECK, C.A.C.; SCHIOCHET, F. et al. Laparoscopic versus open splenectomy in dogs. Pesq Vet Bras, v. 29, p. 653-60, 2009.
17. HIRANO, T.; AKIRA, S.; TAGA, T. et al. Biological and clinical aspects of interleukin-6. Immunol Today, v. 11, p. 443-9, 1990.
18. STOUTHARD, J.M.L.; ROMIJN, J.A.; VAN DER POLL, T. et al. Endocrinologic and metabolic effects of interleukin-6 in humans. Am J Physiol, v. 268, p. 813-9, 1995.
19. WORTEL, C.H.; VAN DEVENTER, S.J.; AARDEN, L.A. et al. Interleukin-6 mediates host defense responses induced by abdominal surgery. Surgery, v. 114, p. 564-70, 1993.
20. JORIS, J.; CIGARINI, I.; LEGRAND, M. et al. Metabolic and respiratory changes after cholecystectomy performed via laparotomy or laparoscopy. Br J Anaesth, v. 69, p. 341-5, 1992.
21. MENGER, M.D.; VOLLMAR, B. Surgical trauma: hyperinflammation versus immunosuppression? Langenbecks Arch Surg, v. 389, p. 475-84, 2004.
22. CECILIANI, F.; GIORDANO, A.; SPAGNOLO, V. The systemic reaction during inflammation: the acute-phase proteins. Protein & Peptide Letters, v.9, p. 211-23, 2002.
23. ECKERSALL, P.D.; BELL, R. Acute phase proteins: Biomarkers of infection and inflammation in veterinary medicine. The Veterinary Journal, v.185, p. 23-27, 2010.
24. ANZILIERO, D.; BASSI, E.; PAIN, K.M. et al. Determinação dos níveis séricos de proteína C-reativa (CRP) em cães com alterações dos parâmetros hematológicos. Ci Anim Bras, v.14, p. 265-72, 2013.
25. ALVES, A.E.; RIBEIRO, A.P.C.; DI FILIPPO, P.A. et al. Leucogram and serum acute phase protein concentrations in queens submitted to conventional or videolaparoscopic ovariectomy. Arq Bras Med Vet Zootec, v. 62, p. 86-91, 2010.

▶ Leitura sugerida

AKIRA, S.; TAGA, T.; KISHIMOTO, T. Interleukin-6 in biology and medicine. Adv Immunol, v. 54, p. 1-78, 1993.
DAVIES, M.G.; HAGEN, P.O. Systemic inflammatory response syndrome. Br J Surg, v. 84, p. 920-35, 1997.
DENARDI, C.A.S.;FILHO, A.C.; CHAGAS, A.C.P. A Proteína C-reativa na atualidade. Rev SOCERJ, v. 21, p. 329-34, 2008.
DU CLOS, T.W.; MOLD, C. The role of C-reactive protein in the resolution of bacterial infection. Current Opinion in Infectious Diseases, v.14, p. 289-93, 2001.
FILHO, I.A.; SOBRINHO, A.A.H.; REGO, A.C.M. Influence of laparoscopy and laparotomy on gasometry, leukocytes and cytokines in a rat abdominal sepsis model. Acta Cir Bras, v. 21, p. 74-9, 2006.
GARCIA, J.B.S.; ISSY, A.M.; SAKATA, R.K. Citocinas e anestesia. Rev Bras Anestesiol, v. 52, p. 86-100, 2002.
KRAYCHETE, D.C.; CALASANS, M.T.A.; VALENTE, C.M.L. Citocinas pró-inflamatórias e dor. Rev Bras Reumatol, v. 46, p. 199-206, 2006.
OLIVEIRA, C.M.B.; SAKATA, R.K.; ISSY, A.M. et al. Citocinas e dor. Rev Bras Anestesiol, v. 61, p. 255-65, 2011.
SILVEIRA, F.P.; NICOLUZZI, J.E.; TCBC-PR. et al. Avaliação dos níveis séricos de interleucina-6 e interleucina-10 nos pacientes submetidos à colecistectomia laparoscópica versus convencional. Rev Col Bras Cir, v. 39, p. 033-040, 2012.
TSAMIS, D.; THEODOROPOULOS, G.; MICHALOPOULOS, V.N. et al. Inflammatory response after laparoscopic versus open colonic resection: Review of the literature. Int J Med Med Sci, v. 2, p. 106-10, 2010.

7 Equipamentos e Instrumentos Operatórios Básicos

Maurício Veloso Brun

▶ Introdução

Há grande quantidade de equipamentos e instrumentos para laparoscopia, sendo a maior parte dos utilizados em medicina veterinária oriundos dos desenvolvidos para uso médico. Estão disponíveis instrumentos específicos para animais, incluindo materiais e ópticas longas para espécies de maior porte. Certamente, muitos outros ainda serão criados de acordo com os avanços tecnológicos, segundo as necessidades observadas no emprego rotineiro de técnicas minimamente invasivas. Neste capítulo, são colocados conceitos básicos e relacionados apenas com alguns dos instrumentos mais amplamente empregados em casos clínicos e experimentais. Cabe salientar ainda que determinados procedimentos só podem ser levados a termo se existir a disponibilidade de instrumentos apropriados, e que a improvisação nesse tipo de modalidade cirúrgica pode acarretar resultados catastróficos.

O Quadro 7.1 apresenta a sugestão de alguns equipamentos e instrumentos que possibilitam a execução de grande número de cirurgias abdominais diagnósticas ou terapêuticas em pequenos animais, sendo frequentemente utilizados pelo autor. A inclusão ou remoção de itens dessa lista deverá ser considerada de acordo com a natureza da operação, a preferência do cirurgião e a disponibilidade de investimento para o serviço de videocirurgia no qual o paciente será operado.

▶ Equipamentos

Os equipamentos para videocirurgia podem ser didaticamente agrupados em sistemas, tais como sistemas de vídeo, de insuflação, de iluminação, de irrigação e aspiração. Também se indica o uso de fonte de energia para hemostasia e diérese, tais como a ultrassônica e a elétrica, que serão posteriormente discutidas detalhadamente em outras seções deste livro (nos Capítulos 10 e 11).

▪ Sistema de vídeo e de iluminação

São seus componentes o endoscópio, a microcâmera, o processador da microcâmera e o monitor de vídeo. Também podem ser incluídos os equipamentos para o armazenamento das imagens geradas.

O endoscópio pode ser dividido em três partes: ocular, ponte e haste (Figura 7.1). A ocular corresponde à extremidade dotada de lente na qual se adapta a microcâmera, e por onde, no passado, o cirurgião posicionava um dos olhos para visualizar o procedimento. A porção da ocular na qual se adapta a microcâmera é normalmente compatível com diferentes marcas comerciais, devendo promover ajuste perfeito. A ponte corresponde à porção que é adaptada ao cabo de luz, que por sua vez apresenta fibras ópticas que se estendem até a extremidade do endoscópio oposta à qual se encontra a ocular. Em endoscópios de 30° ou de ângulo maior, a ponte se localiza em posição contralateral em relação à angulação da lente. Comumente, contém duas peças de encaixe para o cabo de fibras ópticas que devem sempre ser desmontadas por ocasião da esterilização do equipamento e montadas antes do seu uso. Deve-se ter muito cuidado para que a porção da haste que apresenta as fibras ópticas não permaneça úmida ou molhada por ocasião da adaptação do cabo de luz. O líquido em contato com a luz de alta intensidade em ambiente fechado (tal como ocorre no espaço existente entre as fibras da haste e as do cabo) ocasiona aquecimento e depósito de substâncias que acabam por deteriorar as fibras do endoscópio, com consequente perda da qualidade de iluminação.

A haste é a maior porção do endoscópio, a qual contém no seu interior o sistema haste-lente, que corresponde a lentes em forma de bastão posicionadas subsequentemente. Esse sistema possibilita melhor resolução de imagem em relação aos endoscópios antigos que eram compostos de

Quadro 7.1 ▪ Sugestão de equipamentos e instrumentais laparoscópicos e convencionais básicos para a execução de laparoscopia em cães.

Equipamentos e instrumentais para a realização de laparoscopia*

Equipamentos	Quantidade	Instrumentos/materiais para diérese e exérese	Quantidade
Microcâmera (processador e cabeçote)	1	*Cânulas de 5 mm ou 10 mm****	1 a 4
*Endoscópio rígido de zero ou 30°, de 5 mm ou 10 mm***	1	*Trocartes compatíveis com as cânulas, e com extremidade cortante (5 mm e 10 mm)*	2
Fonte de luz halógena ou de xenônio	1	*Tesoura Standard de 5 mm*	1
Cabo de luz	1	*Tesoura Metzenbaum de 5 mm, lâmina curva*	1
Monitor de vídeo	1	*Tesoura Metzenbaum de 5 mm, lâmina reta*	1
Equipamento para captura de imagens (gravador de DVD/Computador)	1	*Pinça Kelly curva*	1
Insuflador eletrônico	1	*Pinça Maryland*	1
Manguito do insuflador	1	*Pinça de apreensão*	1
Mangueira de silicone longa com adaptador para a Veress/válvula do trocarte	1	*Pinça Babcock 10 mm*	1
Cilindro de CO$_2$ medicinal	1	*Afastador articulado*	1
Eletrocautério monopolar e bipolar	1	*Cânula de irrigação/aspiração 5 mm*	1
		Cânula de irrigação/aspiração 10 mm	1
Cabo para cautério monopolar	1	*Redutor para trocarte de 10 mm (na ausência de cânulas adaptadas para instrumentos de diferentes diâmetros)*	1
Cabo para cautério bipolar	1	Tubos de látex rígidos para aspiração	1
Aspirador cirúrgico	1	*Saco impermeável para a remoção de tecidos*	1
Material para acesso primário**	1	Pinça Kelly curva	2
		Pinça Crile curva	2
Capas plásticas estéreis (para a cobertura do cabeçote da microcâmera e do cabo de luz)	2		
		Instrumentos/materiais para hemostasia	
Agulha de Veress (se a opção for pela técnica fechada para a obtenção do pneumoperitônio)	1	*Clipador de 10 mm*	1
*Cânula de 5 mm ou 10 mm****	1		
Trocarte (compatível com a cânula e com extremidade provida de mecanismo de proteção)	1	*Clipes de titânio compatíveis com o clipador*	Variada
Cabos de bisturi (nº^{os} 3 e 4) com lâminas compatíveis	2	*Empurrador de nó*	1
Seringa de 10 mℓ	1	*Pinça bipolar 5 mm*	1
Cubas para antissepsia e armazenamento de solução salina	2	Fios de sutura agulhados	Variada
Solução salina na temperatura ambiente (testes de posicionamento da Veress)	1	Torundas de gaze	Variada
Solução salina ou água destilada aquecida/solução antiembaçante (para evitar embaçamento do endoscópio)	1	Gaze cirúrgica	Variada
Garrafa térmica (para a manutenção da solução aquecida)	1	Fios de sutura longos, não agulhados (para a utilização de ligaduras com nó extracorpóreo)	Variada
Pinças Halsted-mosquitos curvas (para a técnica aberta)	4	**Instrumentos/materiais para síntese**	
Pinça de Adson	2	*Porta-agulhas*	1
Porta-agulhas convencional (Mayo-Heger, ou Mayo-Olsen)	1	*Contraporta-agulhas*	1
Tesoura Standard	1	Fios de sutura agulhados, com diferentes dimensões de agulhas	Variada
Fios de sutura agulhados para fixação das cânulas	1/cânula		

Instrumentais semelhantes necessários para a realização das diferentes etapas aparecem em único item. No quadro é sugerida a quantidade mínima para procedimentos diagnósticos e terapêuticos. Outros equipamentos devem ser adicionados de acordo com a disponibilidade e com o tipo de procedimento. * Em itálico, encontram-se os equipamentos/instrumentos específicos para videocirurgia.
** O instrumental de cirurgia convencional deve incluir materiais suficientes para a realização do mesmo procedimento pelo acesso aberto, em caso de conversão. *** As dimensões da cânula variam de acordo com a disponibilidade de material e tamanho do paciente.

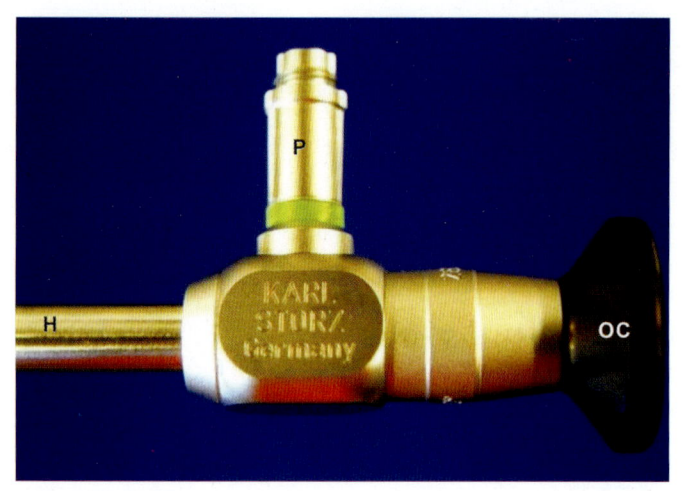

Figura 7.1 Endoscópio rígido de 10 mm e zero grau. Esse instrumento tem o sistema haste-lente composto de lentes em forma de bastão. Os feixes de fibras ópticas localizam-se junto à periferia das lentes na extremidade contrária em relação à ocular. OC = ocular; P = ponte; H = haste.

lentes curtas e biconvexas. As fibras ópticas encontradas na extremidade do endoscópio se localizam junto à periferia da lente.

O tipo de endoscópio mais comumente utilizado é o rígido, também denominado de óptico ou telescópio. Apesar de ter sido demonstrado que endoscópios flexíveis também podem ser adequadamente empregados em videolaparoscopias e videotoracoscopias, a iluminação intracavitária e o campo de visão proporcionado podem ser fator limitante na realização de determinados procedimentos.

A imagem capturada a partir do endoscópio será ampliada em relação às verdadeiras dimensões do tecido/órgão do paciente, sendo que a proporção de ampliação dependerá do tipo de equipamento e do endoscópio utilizado. Assim, com o ganho de experiência, o cirurgião tende a diferenciar hemorragias importantes daquelas de menor escala, mas que devido à ampliação da imagem parecem de grande volume.

Os endoscópios rígidos estão disponíveis em diferentes diâmetros, comprimentos e angulações de lente. Quanto ao comprimento, para caninos se empregam comumente os de 33 cm em laparoscopias e toracoscopias. Também estão disponíveis de menores comprimentos, tais como os utilizados em pediatria, artroscopia e cistoscopia, que são de grande valia para gatos, cães filhotes e raças de menor porte. Os diâmetros mais empregados são os de 10 mm e de 5 mm, sendo ambos indicados e utilizados para procedimentos terapêuticos e diagnósticos. Existe ainda a possibilidade do emprego de endoscópios tão pequenos quanto 1,2 mm que podem ser posicionados por dentro de determinadas agulhas de acesso, em operações denominadas minilaparoscopias. Contudo, considerando-se o valor desse tipo de equipamento e a sua fragilidade, é pouco empregado em laparoscopias e toracoscopias de pequenos animais.

De modo geral, endoscópios de maior diâmetro possibilitam maior iluminação, têm maior campo de visão e proporcionam melhor resolução de imagem. Endoscópios pequenos podem transmitir campo de visão de boa resolução se posicionados bem próximo ao tecido a ser examinado ou manipulado ou em cavidades pequenas, tal como em cistoscopias, otoscopias e rinoscopias, entre outras.

Haja vista o alto custo associado à aquisição de um endoscópio, devem-se analisar cuidadosamente as reais possibilidades do seu uso rotineiro em serviço que está iniciando a aplicação

da videocirurgia. Se a escolha for abranger a aquisição inicial de único endoscópio, o autor acredita que o investimento em óptica de 10 mm e 0° será a melhor escolha, pela grande diversidade de situações e de espécies animais nas quais pode ser utilizada, além de seu fácil manuseio para quem está iniciando as atividades como câmera.

Quanto ao grau de angulação, existem várias opções, que incluem endoscópios de 0°, 30°, 45°, 70° e 90°. Dentre estes, os de 0° e de 30° são os mais utilizados (Figura 7.2). O primeiro é de mais fácil manuseio e inclui no campo de visão os tecidos e as estruturas que se encontram à frente da extremidade do endoscópio. Já o de 30° possibilita a obtenção de maior campo visual. Com esse instrumento, pode-se facilmente visualizar as estruturas que se encontram à frente, lateralmente, ventralmente e dorsalmente ao alvo focado no centro do endoscópio (Figura 7.3), desde que se proceda à manobra de rotação do equipamento a partir da movimentação de sua ponte em até

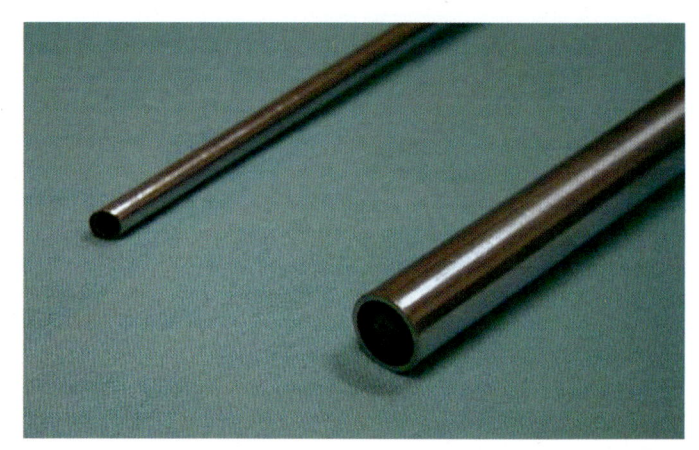

Figura 7.2 Observação das extremidades de dois diferentes endoscópios rígidos, de 0° (direita) e 30° (esquerda), que providenciam a observação de campos visuais diferentes.

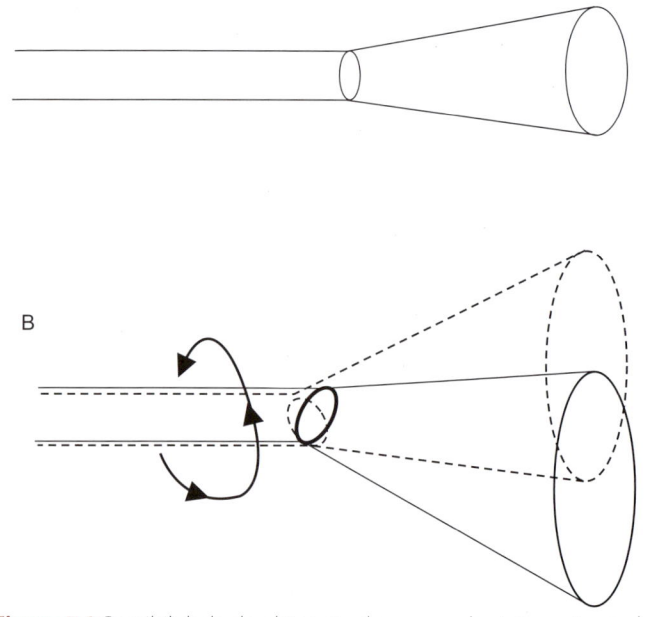

Figura 7.3 Possibilidade de obtenção de campo de visão mais amplo ao se utilizar endoscópio rígido de 30° (**B**) em comparação a um equipamento de 0° (**A**). Girando o endoscópio de 0° no seu próprio eixo não haverá mudança no campo visual (**A**), diferentemente do que ocorre com um de 30° (**B**).

360°. Ainda, esse endoscópio torna possível a observação do campo operatório quando posicionado acima da estrutura-alvo (e não no mesmo eixo desta, como o que ocorre com o de 0°). Desta maneira, tende a interferir menos na movimentação dos instrumentos operatórios, minimizando a possibilidade de contato com a haste da óptica. Considerando-se que a ponte do endoscópio fique posicionada em 6 h, quanto maior a angulação do instrumento, maior será a visualização das estruturas que se localizam justamente abaixo da lente (Figura 7.4).

Para manter apropriado balanço das cores da imagem capturada da cavidade é necessária a realização do *white balance* previamente à operação. Esse recurso é obtido acionando-se o dispositivo correspondente no processador ou na extremidade da microcâmera (de acordo com o tipo de equipamento), e possibilita a regulação das cores a partir de uma referência de cor branca. Algumas microcrâmeras podem disponibilizar essa função de maneira automática. Naquelas em que o recurso é manual, é importante direcionar a extremidade do endoscópio, com o instrumento já adaptado à microcâmera e à fonte de luz e mantendo-se a lâmpada acessa, para um material completamente branco (tal com uma gaze ou compressa estéril) ocupando todo o campo de visão da lente do endoscópio, enquanto o botão é acionado. Importante também é a definição da distância aproximada de trabalho em relação à estrutura-alvo, a qual será adotada frequentemente durante a cirurgia. Tal distância deverá ser estipulada pelo cirurgião em conjunto com o câmera fora do abdome, ainda antes de se realizarem manobras de diérese. Definindo-se tal ponto, o câmera deverá regular o foco naquelas microcâmeras que não têm mecanismo automático de regulagem. Mesmo assim, comumente poderão ser necessários ajustes adicionais do foco durante a operação, de acordo com os diferentes posicionamentos intracavitários do endoscópio.

Outra condição que interfere na adequada visualização intracavitária é o embaçamento da imagem, que pode ocorrer em três distintos pontos: na lente da extremidade distal do endoscópio, na da extremidade ocular ou na da microcâmera. Essas duas últimas condições podem ser prevenidas a partir da higiene e secagem das lentes previamente à operação. Quando o embaçamento ocorre por condensação do vapor de água em contato com a lente resfriada, o mesmo pode ser evitado ou manejado com o uso de soluções antiembaçantes específicas ou então mantendo o aquecimento do endoscópio. Obtém-se o aquecimento pela imersão do instrumento em solução salina estéril ou até mesmo água destilada estéril, armazenada em garrafa térmica esterilizada ou em cuba cirúrgica. Uma maneira de evitar a ocorrência de arranhões na extremidade do endoscópio pelo contato direto com a cuba ou com o fundo da garrafa térmica consiste na colocação de gazes cirúrgicas no fundo do recipiente. Soluções à base de iodo também podem ser aplicadas diretamente sobre a lente para diminuir o embaçamento, contudo, tal manobra poderá causar a distorção da coloração imagem. Ao se optar pelo uso de iodo polivinil-pirrolidona (PVP-I), deve-se evitar o contato da ponta do endoscópio com a superfície peritoneal ou pleural para evitar a irritação desses tecidos.

Caso se opte pela manobra de tocar a extremidade do endoscópio contra a superfície serosa a fim de remover o líquido condensado, conforme o realizado por alguns cirurgiões, deve-se procedê-la de maneira criteriosa, pois pode ocorrer acúmulo de fluidos corpóreos ou restos teciduais na extremidade da lente com distorção da imagem. Mais grave do que isso, corre-se o risco de promover queimaduras teciduais pelo contato prolongado com essa parte aquecida do instrumento. O contato do endoscópio com a superfície da parede muscular demonstra melhores resultados do que com a superfície das alças intestinais ou do fígado, além de reduzir o risco de queimaduras graves. Por fim, para evitar a condensação de água, indica-se também que o gás aplicado ao interior da cavidade, caso o mesmo não seja aquecido no insuflador, seja introduzido por um portal diferente do que servirá de abrigo ao endoscópio.

A incorporação da microcâmera no sistema de vídeo trouxe uma série de vantagens em relação à qualidade do procedimento, a saber: possibilidade de maior coordenação entre a equipe cirúrgica e de facilitação da assistência necessária ao procedimento; redução do esforço e fadiga do cirurgião durante a operação; diminuição da possibilidade de contato do operador com fluidos corporais; obtenção de visão binocular e magnificação da imagem; possibilidade de documentação; criação de excelente oportunidade para o ensino; redução da possibilidade de contaminação do campo operatório pela proximidade da face do cirurgião (condição importante também em casos de necessidade de conversão imediata para cirurgia aberta); além da possibilidade de minimizar algumas dificuldades operatórias e de permitir que o cirurgião opere com ambas as mãos. Afirma-se que a disseminação do uso de videocâmaras nas diferentes áreas da endoscopia possibilitou o crescimento das intervenções laparoscópicas, tanto em qualidade quanto em possibilidades de aplicações.

Torna-se essencial a obtenção de imagens de alta qualidade para apropriada visualização durante as operações minimamente invasivas, tanto para possibilitar maior segurança ao procedimento quanto para permitir apropriado armazenamento das imagens. De acordo com a qualidade da imagem gerada, é possível definir melhor os planos de dissecação, as estruturas trabalhadas bem como seus limites, e as alterações teciduais (sendo essa última condição fundamental ao se trabalhar com a extirpação de tecidos necróticos, contaminados ou neoplásicos).

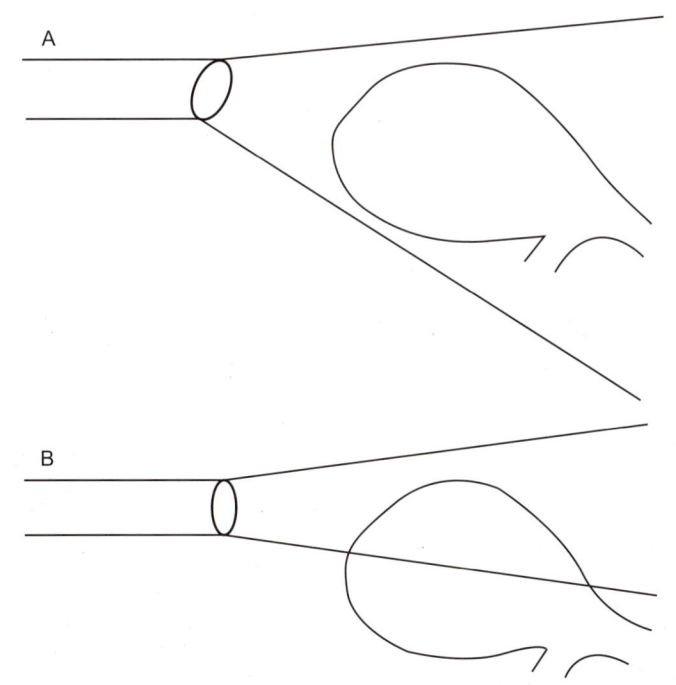

Figura 7.4 Esquematização dos diferentes ângulos de visualização ao se utilizarem endoscópios de diferentes naturezas, de 30° (**A**) e 0° (**B**). Verifica-se que quanto maior a angulação da lente, maior o campo de visão sob o endoscópio, e não em linha reta ao seu eixo.

O cabeçote da microcâmera (parte que entra em contato com o endoscópio) elabora uma imagem eletrônica a partir de sensor composto de fototransmissores, que transformam a quantidade de luz incidida em impulsos elétricos. Tais impulsos são transmitidos ao processador (ou unidade de controle da câmera), que por sua vez processa a imagem e a repassa ao monitor de vídeo. Na Figura 7.5 são esquematizados os diferentes componentes da câmera.

Podem ser utilizadas câmeras de um ou três *chips*, ou, mais atualmente, as digitais. As de único *chip* podem providenciar 450 linhas de resolução e as de três, de 600 a 700 linhas. Essas últimas utilizam um *chip* para cada uma das três cores (azul, vermelho e verde), enquanto a de um *chip* elabora as imagens capturadas em todas essas cores. Cabe ressaltar que, quanto maior o número de linhas de resolução, maior será a qualidade da imagem gerada, incluindo a menor formação de granulação. Considera-se ainda que as câmeras de três *chips* providenciam menor perda na reprodução das cores. Salienta-se que a utilização de câmera de alta resolução em monitor de vídeo de menor capacidade não permite o total aproveitamento da qualidade real da imagem gerada.

A clareza ou sutileza da imagem estará relacionada com diferentes fatores, incluindo o contraste, o brilho, o balanço de cores e a frequência do sinal. Conforme previamente colocado, o ajuste das cores deverá ser obtido com a aplicação do *white balance*, uma vez que a base para a reprodução colorida fiel será obtida por comparação com um plano branco. A qualidade da imagem também estará relacionada com a capacidade de alcance do equipamento. Quanto maior essa característica, menor será a perda na definição dos detalhes e das cores das estruturas mais distantes ao endoscópio. A maioria das câmeras permite ajuste da intensidade de luz a partir de íris automática existente no processador. Outras possibilitam a obtenção de *zoom* e foco automáticos. Contudo, o custo de equipamentos mais elaborados pode tornar-se fator limitante para a sua implementação inicial em hospitais veterinários.

Indica-se não dobrar demasiadamente o cabo da microcâmera durante o seu uso ou armazenamento, condição que também pode ocorrer no transoperatório se o cabo for curto ou se a câmera ficar mal posicionada no raque. Também, é necessário mantê-la protegida da umidade ou do calor excessivo. Ao se trabalhar com microcâmeras que não são esterilizáveis em calor úmido, não se indica a colocação desse equipamento em contato com vapor de formalina, pois poderá haver interferência no equipamento e por esse não ser método apropriado para a esterilização de equipamentos e instrumentos de videoci-

rurgia. Há de se salientar ainda quanto à importância de seguir a legislação nacional brasileira apresentada pela Anvisa quanto às formas aceitas para esterilização de instrumentos cirúrgicos. Prefere-se sempre o uso de capas plásticas estéreis para cobrir o cabeçote e o cabo da câmera, devido a sua impermeabilidade e leveza, condições não obtidas ao se empregarem ataduras elásticas esterilizadas ou campos cirúrgicos enrolados.

As fontes de luz (Figura 7.6) podem ser compostas de lâmpadas a vapor de mercúrio, xenônio ou halogênio, e possibilitam a produção de luz em alta intensidade, condição essencial para a realização de procedimentos complexos. A potência da luz está relacionada com a natureza da lâmpada e com a sua capacidade em watts. Tais equipamentos são denominados fontes de luz fria porque têm a capacidade de filtrar os raios ultravioleta, a fim de minimizar a produção de calor no campo operatório. Ainda assim, não evitam por completo o aquecimento, sendo necessário cuidado para evitar queimaduras em superfícies mesoteliais. Lâmpadas halógenas de 150W podem ser apropriadamente utilizadas em animais de cavidades menores, e a reposição de suas lâmpadas torna-se pouco onerosa. A maior preferência dos cirurgiões recai sobre lâmpadas de xenônio de 300W pela excelente intensidade de luz que proporcionam. Contudo, o valor do equipamento e da própria lâmpada é muito maior, tornando o uso de fontes halógenas de 250W uma boa opção para cães de maior porte. Ainda, existem lâmpadas com misturas de gases que permitem produção de luz em alta intensidade e com potência baixa de 75W. Considerando que cada tipo de lâmpada terá sua vida útil, procura-se ligar a energia da fonte somente próximo ao início de sua utilização, sendo a mesma imediatamente desligada ao final do procedimento. Deve-se sempre disponibilizar lâmpadas reservas para a eventualidade de reposição durante o período transoperatório, e pelo menos um dos componentes da equipe que não esteja paramentado deve ter treinamento para esse fim. Lâmpadas de xenônio tendem a diminuir sua intensidade de luz quando estão no final de sua vida útil, e normalmente não "queimam" repentinamente como as halógenas. Quando uma lâmpada de xenônio apagar de repente, deve-se atentar quanto à possibilidade de sobreaquecimento da fonte, uma vez que esse equipamento pode apresentar mecanismo de proteção que o desliga a fim de evitar danos maiores ao sistema. Tal condição pode ocorrer em raques pouco arejados, com prateleiras próximas umas das outras ou ao se utilizarem raques de madeira (contraindicados em videocirurgia, inclusive pela porosidade e dificuldade de desinfecção apropriada).

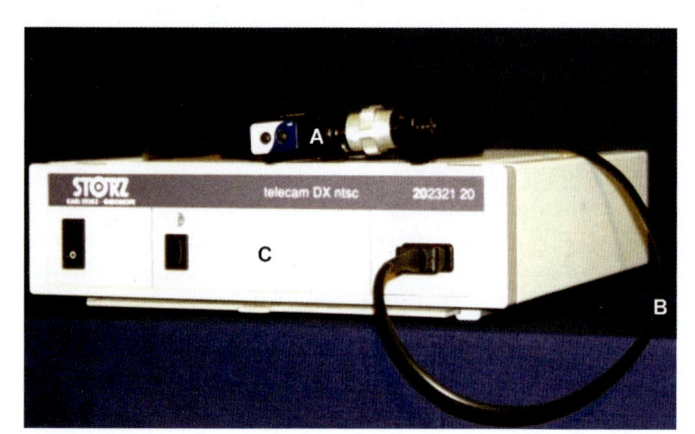

Figura 7.5 Um exemplo de microcâmera utilizada em videocirurgia, composta de cabeçote (**A**), cabo (**B**) e processador ou unidade de controle da câmera (**C**).

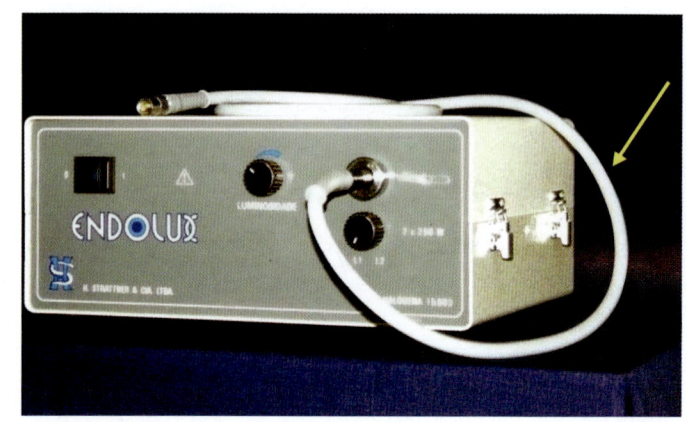

Figura 7.6 Um exemplo de fonte de luz de alta intensidade com lâmpada halógena. No painel pode-se regular a intensidade da luz transmitida ao paciente através do cabo de luz (seta amarela).

Algumas fontes têm íris automática ou um regulador automático de intensidade de luz que reduz a claridade de imagens de coloração branca. Outras apresentam em seu painel o consumo da lâmpada (em unidade de hora), possibilitando melhor agendamento para reposição, já que é possível estimar a previsão de vida útil da lâmpada de acordo com a sua natureza. Para aquelas que não apresentam esse dispositivo, pode-se tentar prever o período certo de troca da lâmpada a partir da anotação do tempo de uso após cada procedimento. A intensidade da luz pode ser ajustada manualmente no próprio painel do equipamento.

A claridade da imagem retransmitida ao endoscópio depende da capacidade de reflexo da superfície examinada. Se houver muito reflexo, o cirurgião pode perder a condição de diferenciar as características e colorações dos tecidos, situação que comumente ocorre ao se manter a extremidade do endoscópio próxima e/ou direcionada ao tecido adiposo, como o ligamento falciforme, ou a um instrumento metálico. Por outro lado, se a cavidade estiver pouco iluminada, torna-se difícil manter a percepção da profundidade, condição que predispõe à ocorrência de lesões iatrogênicas pelas extremidades dos instrumentos. Tecidos pigmentados e o sangue derramado têm a capacidade de absorver luz. Em condições de hemorragia ativa, a iluminação da cavidade pode se tornar deficiente caso não se esteja trabalhando com lâmpadas potentes.

A luz produzida na fonte é transmitida até o endoscópio através de um cabo de luz de fibra óptica ou de cristal líquido. Haja vista o valor desse último material, em medicina veterinária comumente se utiliza o de fibra óptica. Sabe-se que os confeccionados a partir de cristal líquido transmitem melhor as cores azul e verde, assim como a luz. Existe a disponibilidade de cabos de diferentes comprimentos, dando-se preferência para aqueles mais longos a fim de minimizar o risco de ruptura das fibras por excesso de compressão ao se dobrar o material. Assim, é interessante manter a fonte de luz acima do nível da mesa operatória para que esse componente não fique demasiadamente dobrado contra a borda da mesa operatória. Também se contraindica fixar tanto o cabo de luz quanto o da microcâmera ao campo operatório com pinça Backhaus, pois se a ponta aguda do instrumento for mal aplicada poderá danificá-los. Quanto maior o número de fibras danificadas, menor será a iluminação através da extremidade do cabo que entrará em contato com o endoscópio. Algumas fibras acabam por queimar com o decorrer do uso, o que permite a identificação de pontos mais escuros na ponta do cabo, que acabam não transmitindo luz. Condição semelhante pode ocorrer na ponte do endoscópio. Indica-se a reposição do cabo de luz quando o mesmo tiver 20% ou mais de suas fibras queimadas. A sua esterilização pode ser obtida por autoclavagem, contudo, se houver alguma falha na vedação do cabo, podem ocorrer danos com ambos os métodos de controle de contaminação, condição pela qual o cirurgião pode optar por mantê-lo coberto com capa plástica estéril.

Outro ponto importante é a manutenção da limpeza das extremidades do cabo anteriormente à sua conecção com a fonte de luz e com o endoscópio. Prefere-se realizar a fixação do cabo à fonte mantendo-se essa desligada. O cabo acaba por produzir muito calor em sua extremidade, de tal forma que se contraindica o contato deste com a pele do paciente quando a fonte estiver em funcionamento. Haja vista a forte intensidade de luz gerada, deve-se evitar o direcionamento direto da mesma para os olhos dos membros da equipe, procurando-se manter sempre direcionada ao chão a extremidade do cabo ou a ponta do endoscópio quando este já está montado para o uso.

A escolha do monitor de vídeo (Figura 7.7) poderá depender da natureza da microcâmera de que o serviço de videocirurgia dispõe. Indicam-se equipamentos com no mínimo 400 linhas de resolução caso sejam utilizadas câmeras de um único *chip*, e de pelo menos 700 linhas ao se empregarem microcâmeras de três *chips*. Prefere-se sempre o uso de monitores com, no mínimo, a mesma resolução da microcâmera. Uma alternativa pouco onerosa para casos em que não se dispõe de um monitor de vídeo apropriado é a utilização de televisores de alta qualidade, dando-se preferência aos de tela plana, com o máximo de resolução possível. Ressalta-se que nesses casos a qualidade de imagem será normalmente inferior. Centros de videocirurgia em hospitais humanos geralmente preconizam o uso simultâneo de dois monitores de vídeo, um posicionado para a visualização do cirurgião e o outro para o câmera. Na realidade brasileira veterinária, a maioria dos serviços de videocirugia acabam empregando único monitor utilizado por toda equipe.

Os ajustes de cores, matiz e contraste deverão ser realizados previamente ao início dos procedimentos. O tamanho da tela irá depender da distância em que o cirurgião irá se posicionar, de tal modo que, quanto mais afastado o equipamento se encontrar, maior ele deverá ser. Alguns autores descrevem que a diagonal da tela pode medir 31 a 54 cm, contudo não existe uma definição preestabelecida. Em determinados procedimentos ambulatoriais videocirúrgicos, tais como a remoção de corpo estranho com endoscopia rígida, pode ser mais interessante o uso de monitores portáteis pequenos, ou de *notebooks* associados à placa de captura de imagem (quando a microcâmera do equipamento não disponibilizar de placa de captura digital). Nessa segunda opção tem-se a vantagem da gravação do procedimento diretamente no HD do computador, dispensando-se o gravador de DVD.

Sistema de insuflação

O sistema de insuflação é utilizado para inflar a cavidade acessada com gás a fim de se obter espaço para a realização de videocirurgia. São considerados componentes desse sistema o gás insuflante, o insuflador e a agulha de insuflação. Algumas considerações referentes ao último item citado são tratadas em outro capítulo (Capítulo 9).

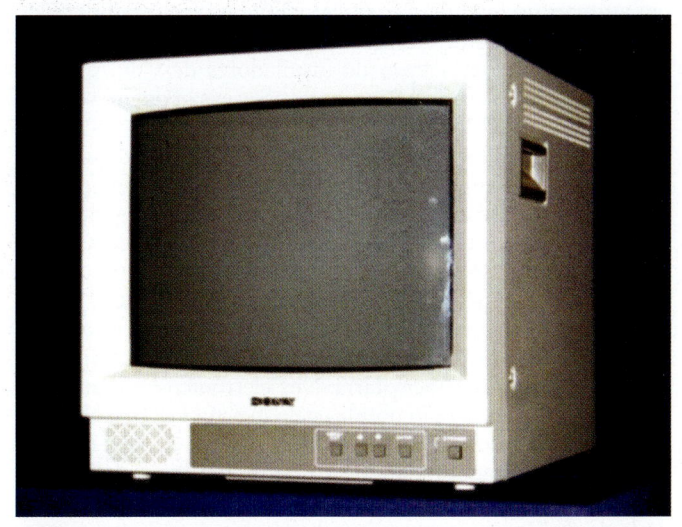

Figura 7.7 Monitor de vídeo de alta resolução (**A**) é preferível em relação a aparelhos televisores na realização de videocirurgias. Alternativamente, pode-se capturar a imagem e realizar o procedimento observando-se diretamente a tela do computador (**B**).

Ao se introduzir um gás na cavidade coberta por superfície mesotelial ocorrerão trocas com o compartimento sanguíneo adjacente (em virtude da maior pressão parcial do gás existente na cavidade), de tal modo que acabará por se estabelecer equilíbrio entre esses dois compartimentos. Assim, procura-se utilizar gases que ocasionem poucas alterações hemodinâmicas (com os menores riscos de possível embolia), que não sejam comburentes e que sejam pouco onerosos.

No passado se utilizava rotineiramente o ar ambiental, trazido até o interior da cavidade a partir de bombas manuais. O emprego de ar (ambiente ou comprimido) não é atualmente indicado, uma vez que tal prática amplia o risco de embolia, pode possibilitar a transferência de agentes contaminantes para a cavidade e não permite adequada manutenção da pressão intrabdominal. Ainda, deve-se considerar que se trata de mistura de gases que é potencialmente comburente.

O gás mais utilizado para insuflação da cavidade abdominal durante laparoscopias é o dióxido de carbono (CO_2). As características que o tornam o insuflante padrão são: alta solubilidade sanguínea (o que reduz os riscos de embolia); rápida exalação pelo pulmão; não permite combustão, condição *sine qua non* para se utilizar diatermia durante as operações; é de baixo custo e de fácil aquisição e reposição. Como desvantagem, descreve-se a possibilidade de distúrbios acidobásicos e a irritação peritoneal e diafragmática associada ao seu uso.

O gás hélio pode ser utilizado como alternativa ao CO_2 por ser química e biologicamente inerte, com a possível vantagem de produzir menor acidose respiratória. O óxido nitroso (N_2O) também pode ser empregado na distensão da cavidade abdominal durante laparoscopias, sem o risco de hipercapnia. Contudo, as alterações hemodinâmicas associadas são semelhantes àquelas observadas com o uso de CO_2. Ainda, existe risco de explosão ao se utilizar esse agente em conjunto com diatermia.

Ao se utilizar CO_2, indica-se apenas uso de gás medicinal pelo menor risco de contaminação do campo operatório. Com a mesma finalidade, sugere-se ainda o emprego de filtro específico junto ao insuflador. O aquecimento do gás pelo insuflador é bastante adequado para evitar e manejar a hipotermia. Outra vantagem do seu uso é a tendência à minimização do embaçamento do endoscópio durante a operação. Por serem mais onerosos, infelizmente a maioria dos serviços de videocirurgia em animais no território nacional não tem disponibilidade de insufladores com aquecimento de gás.

Existem diferentes tipos de insufladores de CO_2, que são regulados para uso exclusivo para esse gás. Podem ser eletromecânicos ou eletrônicos. O equipamento eletromecânico (Figura 7.8) é alternativa pouco onerosa e que pode ser efetiva para videocirurgias em cães, sendo que seus princípios de funcionamento se assemelham aos dos insufladores eletrônicos. Contudo, por terem sido fabricados em décadas passadas, sua manutenção e reposição de peças se tornam importante empecilho para uso rotineiro. Têm duas vias separadas para a manutenção do pneumoperitônio, de tal modo que através de uma delas o gás é insuflado, enquanto pela outra é realizada a leitura da pressão intracavitária. Nos eletrônicos, a insuflação e a leitura da pressão são obtidas pela mesma via, ou seja, pela mangueira de insuflação.

Indica-se rotineiramente o uso de insufladores eletrônicos (Figura 7.9), devido a sua facilidade de manuseio e disponibilidade de melhores recursos de trabalho. No *display* desses aparelhos existem botões que permitem o ajuste da pressão intracavitária do gás (em mmHg), da velocidade de insuflação (em $\ell \cdot min^{-1}$), a verificação do volume utilizado (em ℓ) e a verificação

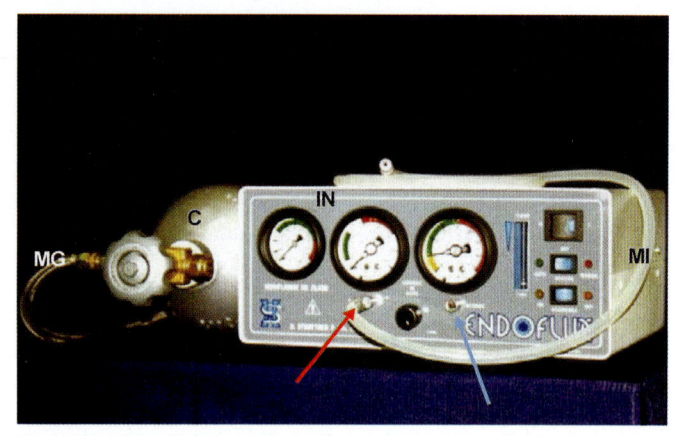

Figura 7.8 Insuflador eletromecânico. As setas no *display* do equipamento demonstram os locais por onde o gás é insuflado (seta vermelha) e por onde retorna ao aparelho (seta azul). IN = insuflador; C = cilindro; MG = manguito metálico; MI = mangueira de insuflação de silicone.

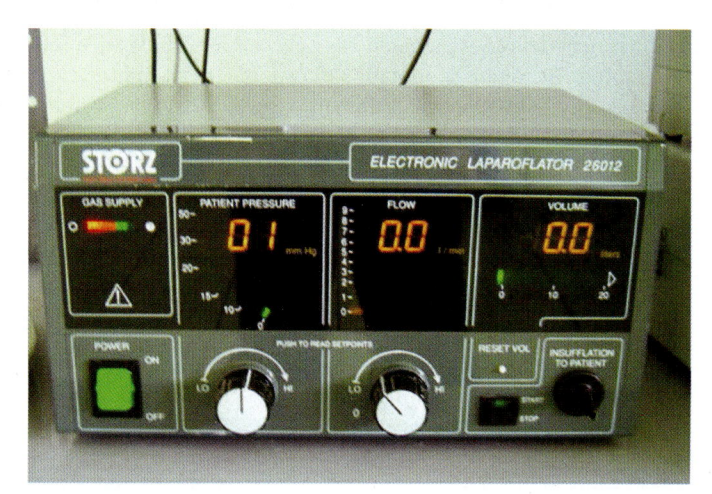

Figura 7.9 Insuflador eletrônico. Nesses equipamentos pode-se ajustar diretamente no *display* a pressão intracavitária, o volume a ser insuflado, além de se poder verificar o consumo do gás e a disponibilidade do mesmo no interior do cilindro (traçado colorido à esquerda).

da quantidade de gás disponível no cilindro, a partir de marcadores. Existem equipamentos com alarme sonoro que pode ser ajustado para ser ativado em diferentes pressões, condição que pode ser útil para demonstrar a compressão da parede da cavidade pelo paciente. Esse alarme também será acionado caso haja alguma obstrução na extremidade do instrumental utilizado para insuflação (como, por exemplo, na agulha de Veress), ou após a oclusão da passagem de gás pela válvula de insuflação do trocarte, bem como ao dobrar a mangueira de insuflação.

Alguns aparelhos devem ser obrigatoriamente pré-ajustados quanto à pressão intracavitária e ao volume de insuflação desejados para possibilitar o início do fluxo de gás. Essa condição minimiza o risco de insuflação inapropriada, situação que poderia ocasionar alterações hemodinâmicas importantes. Para cirurgias de maior porte, nas quais se esperam perdas significativas e contínuas de gás durante o procedimento, pode-se utilizar insufladores de alto volume, que permitem o afluxo de insuflante em altas velocidades tais como as superiores a $40 \ \ell \cdot min^{-1}$. O autor não verifica a necessidade de se utilizarem aparelhos desse porte na medicina de pequenos animais, uma vez que se preconiza a insuflação lenta e gradual do abdome para minimizar o risco de distúrbios cardiorrespiratórios que possam vir a interferir nas condições hemodinâmicas. Prefere-se iniciar o pneumoperitônio com fluxo baixo de CO_2 (1 ℓ · min^{-1}) e posteriormente mantê-lo em pressões inferiores a 15 mmHg. O autor em sua rotina costuma utilizar pressões de 10 a 12 mmHg na maior parte dos pacientes, mesmo aqueles submetidos a procedimentos complexos. Haja vista a menor resistência à distensão da parede abdominal de cães em relação a outras espécies de maior porte, normalmente se tornam desnecessárias pressões acima de 12 mmHg.

O consumo de CO_2 é uma variável importante que deve ser anotada durante todos os procedimentos, uma vez que esse dado pode ser utilizado para que o cirurgião obtenha seus parâmetros quanto à necessidade aproximada de gás para cada tipo de procedimento e para estimar o custo dessa variável durante as operações. Nos blocos cirúrgicos que não disponibilizam central de gás contendo cilindros de CO_2 medicinal, o cilindro portátil poderá ser mantido de pé ou deitado no raque, desde que esteja apropriadamente fixado e que não apresente risco de ser derrubado por algum componente da equipe cirúrgica. Não existe necessidade de desconectar o manguito (mangueira metálica que permite a passagem do insuflante para o interior do aparelho) após cada cirurgia, contudo é necessário que a válvula do cilindro seja adequadamente fechada após o uso.

Considerando que insufladores automáticos têm um dispositivo redutor de pressão e que apresentam um compartimento para o insuflante em seu interior, é sempre indicado drenar completamente o gás do aparelho antes de desligá-lo, manobra que minimiza a possibilidade de manutenção da pressão interna alta, com consequente predisposição a futuros escapamentos. Outro cuidado importante refere-se à manutenção do tubo de silicone (qual carreia o gás do aparelho até a cavidade) acima do paciente, a fim de se evitar o risco de drenagem de líquidos (incluindo sangue) para o interior do aparelho e possíveis danos ao sistema elétrico do mesmo.

• Sistema de irrigação e aspiração

Como se trabalha com cavidades fechadas e em espaços bastante restritos, a necessidade de manutenção de campo cirúrgico limpo (seja a partir da drenagem da fumaça produzida pela unidade de eletrocirurgia, ou pela remoção do sangue derramado) torna-se até mesmo mais prioritária em relação à cirurgia convencional. Dessa maneira, está sempre indicada a disposição de equipamentos ou instrumentais que permitam a irrigação e a drenagem, uma vez que a condição de secagem do campo com gaze ou pequenos tampões de laparotomia é bastante restrita. Existem bombas de irrigação que permitem a aplicação de fluidos sobre pressão, alguns desses modelos são utilizados em artroscopias e outros para promoção de hidrodissecação tecidual.

Podem-se classificar as bombas para irrigação/aspiração em duas categorias: as de cilindro e as de pressão. As primeiras apresentam cilindros giratórios que transportam tanto a solução de lavagem quanto a aspirada. Já nas de pressão, a solução de lavagem encontra-se em um frasco, que, quando é submetido a sobrepressão, faz com que a solução seja impelida até o corpo do paciente. Em um segundo frasco, o de refluxo, existe vácuo que permite a aspiração dos líquidos corporais.

Durante laparoscopias e toracoscopias, normalmente dispensa-se a necessidade de irrigação sob alta pressão, sendo para tanto empregada cânula de irrigação/aspiração adaptada a um equipo de infusão e frasco de NaCl 0,9% ou de Ringer. Caso seja necessária alguma pressão positiva de irrigação para operações em que

não se disponha de equipamento de infusão específico, existem algumas possibilidades: um volante mantém o frasco de solução para lavagem comprimido manualmente enquanto o cirurgião direciona a cânula de irrigação para o local desejado; pode-se empregar manguito de pressão adaptado diretamente sobre o compartimento do fluido; pode empregar também seringas de 60 ou 100 mℓ adaptadas à torneira da cânula de irrigação e aspiração, procurando-se comprimir o êmbolo rapidamente enquanto o cirurgião direciona a ponta da cânula para a área almejada.

Para drenagem de pequenos volumes, pode-se até mesmo empregar o sugador disponível no aparelho de anestesia, porém, em muitos casos, a pressão de aspiração é insuficiente. Rotineiramente se utilizam aspiradores cirúrgicos a vácuo, em comunicação com uma cânula de irrigação e aspiração conjugada (Figura 7.10). Esse instrumento laparoscópico apresenta sistema de válvulas, o qual possibilita a aplicação do fluido de lavagem de forma intercalada com a aspiração. A aspiração somente será iniciada com o acionamento do mecanismo de válvula, que pode ser na forma de trombeta, alavanca, ou acionada a partir de botões. Estão disponíveis nas dimensões de 5 mm e 10 mm, e podem ser manufaturados em materiais descartáveis ou permanentes. Como simultaneamente à drenagem de líquidos pode ocorrer a remoção do gás do pneumoperitônio, dá-se preferência ao uso de cânulas de aspiração de 5 mm para os pequenos animais.

Na ausência imediata desse instrumento, pode-se improvisar cânula de aspiração a partir da conexão do tubo de silicone em comunicação com o aspirador a uma haste intercambiável do instrumental cirúrgico para diérese. Nesse caso, como inexistem válvulas para acionar a aspiração, utiliza-se a haste de uma pinça hemostática convencional para obstruir a mangueira de silicone quando se deseja encerrar a aspiração a partir do fechamento do mecanismo de cremalheira (Figura 7.11). A irrigação também pode ser obtida unindo-se o equipo de infusão da solução escolhida com a válvula de insuflação do trocarte que se localiza o mais próximo possível da região a ser irrigada. A abertura da válvula permite a administração do líquido, contudo, não haverá a possibilidade de irrigar sob pressão. Outro material para aspiração pode ser improvisado a partir de uma sonda gástrica tipo Levine (cortada antes do início dos seus orifícios), adaptada à mangueira de silicone do aspirador. Nessa modalidade, a sonda será passada através de um redutor para facilitar sua movimentação no interior da cavidade. Cabe ressaltar que essas alternativas demonstram resultados inferiores ao uso de cânula de aspiração/sucção comercialmente disponíveis, sendo utilizadas apenas em casos de exceção.

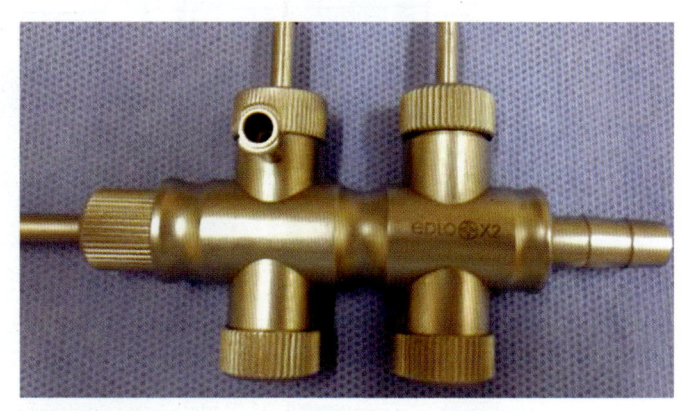

Figura 7.10 Um exemplo de instrumento para irrigação e aspiração em videocirurgia. Por se tratar de material permanente, a região do instrumento que abriga a válvula pode-se ser desmontada e adaptada à cânulas de diferentes dimensões de 10 mm e 5 mm.

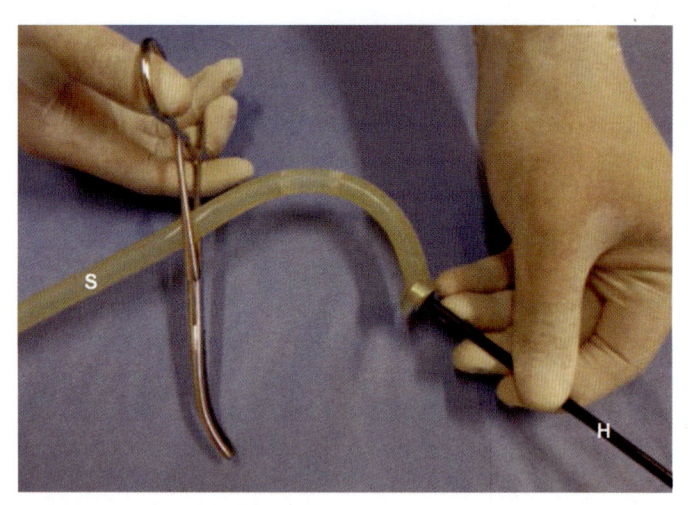

Figura 7.11 Esquematização de um material para a aspiração a partir do uso de uma haste intercambiável do instrumental operatório para diérese e exérese. A haste (H) é conectada a um tubo de silicone (S) que é mantido em comunicação com o aspirador. A aspiração é interrompida ao se aplicar uma pinça hemostática utilizada para cirurgia convencional, de tal modo que o tubo se encontra entre as hastes da pinça hemostática, que, quando fechadas, promovem a obstrução da drenagem.

▪ Raque para armazenamento dos equipamentos

Os equipamentos citados até aqui devem ser mantidos agrupados durante os procedimentos cirúrgicos, condição que facilita seus manuseios e permite que se ocupe espaço relativamente pequeno da sala operatória. Se dá preferência a raques que possuam duas portas (que abram para a frente e para o verso dos equipamentos) com fechaduras ou trincos, podendo ser mantidas chaveadas quando não utilizadas (Figura 7.12). A abertura da porta traseira é bastante importante para facilitar o ajuste dos cabos que intercomunicam os equipamentos, manguito de insuflação, e para os cabos de força, já que não é tão incomum a necessidade de substituição de algum desses componentes (principalmente os cabos de vídeo) que se tornem afuncionais. O raque deve dispor de pelo menos quatro prateleiras para acomodar os componentes dos diferentes sistemas previamente citados de acordo com suas naturezas. Considera-se ainda que as prateleiras devem estar adequadamente afastadas para evitar o sobreaquecimento dos equipamentos, o que pode impossibilitar o funcionamento de determinadas fontes de luz, que podem apagar-se durante a operação, conforme descrito no item *Sistema de vídeo e de iluminação*. Também pode ter dois estabilizadores, de tal modo que o aparelho para eletrocirurgia possa ser ligado em fonte de energia separadamente dos demais equipamentos, já que comumente podem ocorrer interferências elétricas na imagem apresentada no monitor de vídeo.

Preferencialmente, o raque deve ter quatro rodas resistentes para favorecer seu deslocamento na sala operatória e bloco cirúrgico. Também é interessante que apresente espaço específico para a firme acomodação de cilindro portátil de CO_2, evitando possíveis danos aos demais equipamentos e aos respectivos cabos de conexão quando se torna necessário movimentá-lo. Indica-se ainda manter no seu interior materiais que permitam a absorção da umidade no microambiente ali formado. Cabe atentar quanto à necessidade de ventilação dos equipamentos periodicamente durante o período de desuso dos mesmos, a fim de minimizar o risco de proliferação fúngica, principalmente associada à lente da microcâmera. Por questões econômicas, pode-se substituir o raque com as características supracitadas por armário metálico aberto com ajuste de altura de prateleiras, com considerável desvantagem quando se torna necessária a mudança de posicionamento dos equipamentos.

▶ Instrumentais operatórios

▪ Instrumentos e dispositivos para acesso cavitário

Os instrumentos de acesso são necessários para se estabelecer o pneumoperitônio e/ou servir de passagem para outros materiais operatórios ou até mesmo a mão de um dos componentes da equipe cirúrgica (em procedimentos denominados *hand-assisted*, a serem posteriormente discutidos). Entre esses, destacam-se a agulha de Veress e os trocartes.

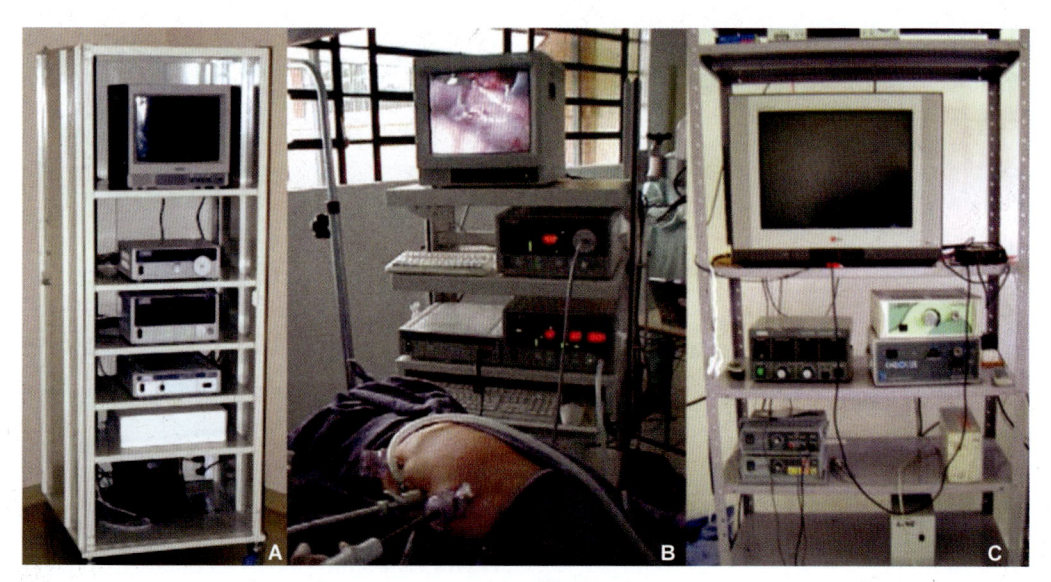

Figura 7.12 Raque para armazenamento dos equipamentos operatórios (**A**). Nota-se que o mesmo possui divisões internas com prateleiras que acomodam os diferentes componentes de acordo com as suas naturezas. Alternativamente, os instrumentos podem ser acomodados em prateleiras específicas para este fim (**B**) ou, até mesmo, em prateleiras metálicas comuns (**C**).

A agulha de Veress foi descrita em 1938 pelo médico Jano Veress para o tratamento de aderências pulmonares em pacientes com tuberculose. Esse instrumento é atualmente disponível nas formas descartável e permanente (Figura 7.13), em diferentes modelos, comprimentos e até mesmo diâmetros. As Veress de maior comprimento são utilizadas em humanos obesos e em animais de grande porte, não tendo indicação específica para cães. Também existe outro tipo de agulha de acesso primário munida de cânula externa que permite o uso de instrumentos operatórios de 2 mm ou até mesmo de endoscópios para minilaparoscopia ou minitoracoscopia.

Uma característica da Veress é a presença de ponta romba fenestrada que se localiza no interior da porção biselada da agulha. A partir de mecanismo de mola localizado sob o canhão do instrumento, a ponta romba é recolhida no momento em que a extremidade biselada entra em contato com uma superfície que proporcione alguma resistência (como, por exemplo, a fáscia muscular). A extremidade romba é posteriormente acionada no momento em que a ponta cortante transpassa o tecido resistente (Figura 7.14). Tal mecanismo permite relativa segurança quanto à ocorrência de lesões iatrogênicas, que ainda assim podem acontecer caso a Veress entre em contato com o baço, o fígado, a bexiga, com alguma alça intestinal, ou até mesmo com grandes vasos. A agulha tem também válvula junto ao canhão que possibilita a entrada de gás ou de solução hidreletrolítica, sendo essa última utilizada para os testes quanto ao correto posicionamento. Os métodos para a obtenção do pneumoperitônio com esse instrumento são posteriormente discutidos no Capítulo 9.

Os trocartes são os instrumentos que permitem a comunicação entre os ambientes intracavitário e o externo (sala de cirurgia), através dos quais os instrumentos de diérese, exérese e síntese (além do endoscópio) são colocados e retirados da cavidade e por onde os tecidos extirpados de menor calibre podem ser removidos (Figura 7.15). Alguns autores se referem aos trocartes como o conjunto composto de uma cânula e um obturador; porém, o significado original desse termo define apenas o obturador agudo contido no interior da cânula (ou bainha, como também é denominada). Outros autores utilizam a nomenclatura "portal" para definir o conjunto trocarte/cânula, ou ainda empregam também a terminologia "unidade trocarte-bainha". Em contrapartida, determinados autores utilizam o termo portal em referência ao acesso cirúrgico propriamente dito obtido a partir da introdução da cânula, e não ao instrumento utilizado para essa função. Por fim, referencia-se também a bainha como cânula.

As cânulas utilizadas para a passagem dos instrumentos operatórios geralmente são introduzidas na cavidade com o auxílio de obturadores. Estão disponíveis nas formas perma-

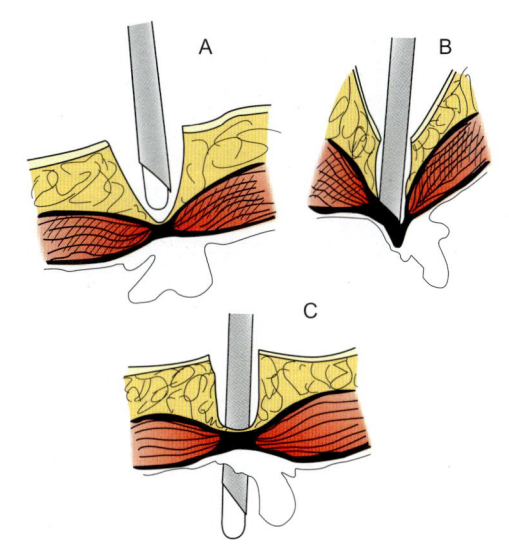

Figura 7.14 Esquematização do recolhimento e acionamento da extremidade romba da agulha de Veress ao entrar em contato com uma estrutura com resistência (**A**). Quando a agulha está sendo empurrada contra um tecido que imprima resistência, a ponta romba retrai para o interior da agulha, expondo a extremidade biselada (**B**). A extremidade cortante acaba por transpassar o tecido, contudo, ao se perder a resistência, a porção romba é acionada projetando-se através da agulha (**C**).

nentes e descartáveis, e podem ser adquiridas em diferentes comprimentos e larguras. Algumas apresentam superfície externa rosqueada, condição que pode permitir maior estabilidade junto à parede muscular, mas que, por outro lado, em caso de deslocamento, podem promover ampliação da ferida de acesso. Dispõe-se de cânulas descartáveis revestidas com balão, utilizadas para a criação de espaço de trabalho em procedimentos extraperitoneais. Existem ainda as que possuem balonete (seguindo um princípio similar ao disponível em sondas Foley) e mecanismo para a fixação na parede muscular apoiado sobre uma esponja, as quais são utilizadas em acessos extraperitoneais em humanos para acomodar o endoscópio rígido.

Os trocartes possuem mecanismo interno de válvula autobloqueante que minimiza a perda de gás ao se introduzir um instrumental na cavidade. Tal mecanismo pode ser ativado por sistema de mola, a partir de magnetismo existente entre as partes que o compõem, ou ainda por acionamento de alavanca externa, podendo essa ser movimentada de acordo com o desejo do cirurgião. Esse último mecanismo faz parte também de muitas cânulas descartáveis, sendo bastante útil quando se deseja introduzir diferentes materiais na cavidade (tais como

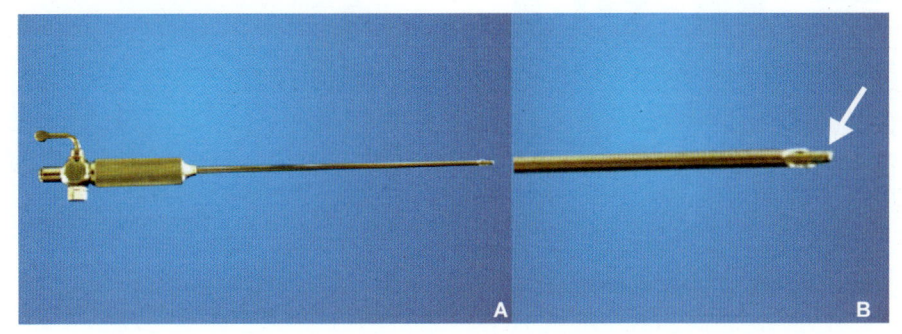

Figura 7.13 Componentes da agulha de Veress: (**A**) extremidade biselada; (**B**) ponta romba com fenestra (seta) e canhão com válvula, a qual permite o influxo de gás. O mecanismo de mola em seu interior possibilita o acionamento da extremidade romba ao transpassar algum tecido que imprima resistência.

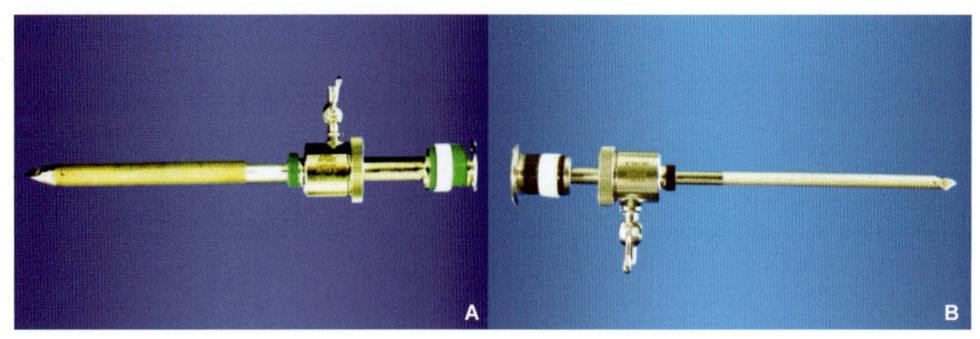

Figura 7.15 Conjuntos compostos de cânula e obturador (também nominados de trocarte ou portal) permanentes de 10 mm (**A**) e 5 mm (**B**).

pequenos tampões de laparotomia) sem a utilização do redutor. Quando a válvula é mantida aberta pela passagem de um instrumento, a borracha de vedação externa evita a perda de gás.

Algumas cânulas têm válvula de insuflação e manutenção do gás no interior da cavidade, cuja abertura é regulada por uma pequena alavanca em forma de torneira (Figura 7.16). As que não a têm são comumente contraindicadas para o primeiro acesso, haja vista a existência de intervalo de tempo entre o posicionamento do primeiro portal e do segundo, sendo nesse período necessário manter apropriada distensão abdominal com o gás insuflante para facilitar a segunda introdução e obtê-la de maneira mais segura.

As cânulas descartáveis (Figura 7.17) também são muito interessantes para utilização em pequenos animais, contudo, seguindo a sua indicação de uso único, tornam o procedimento oneroso. Apresentam a vantagem de possibilitar melhor diagnóstico transoperatório caso sejam necessárias tomadas radiográficas, uma vez que não têm a radioluscência do instrumento permanente similar. Devido ao fato de não poderem ser desmontadas, sua limpeza e esterilização são impraticáveis, condição pela qual se indica seu descarte após único uso.

As cânulas permanentes podem e devem ser desmontadas para a limpeza e esterilização após cada utilização. Entre algumas peças desse instrumento existem borrachas que participam diretamente na vedação. Cabe salientar quanto à importância da revisão de cada cânula antes de se iniciar o procedimento. Muitas vezes algumas dessas borrachas devem ser prontamente substituídas para evitar perda de gás ou até mesmo que esses materiais venham a se romper, com potencial perda para o interior da cavidade. Fissura em qualquer uma das borrachas de vedação é indicação de sua substituição imediata.

Determinados obturadores e cânulas têm em sua extremidade distal pequenos orifícios que possibilitam a passagem do gás intracavitário pelo interior do instrumento. No primeiro material, demonstram, através do considerável escape do gás, que o obturador encontra-se no interior da cavidade. Deve-se atentar ao fato de que, ao se utilizar fio agulhado em suturas intracavitárias, a agulha pode vir a trancar nesse orifício da cânula durante a sua introdução no abdome ou, principalmente, por ocasião de sua remoção. Para evitar essa condição, procura-se tracionar ou expor a agulha somente quando estiver completamente envolvida pelo redutor (Capítulo 12).

Existem determinadas cânulas permanentes utilizadas para a obtenção de acesso primário ou secundário as quais isentam a necessidade do obturador, tornando a etapa de introdução do portal mais segura (Figura 7.18). Sua extremidade contrária à da válvula apresenta ponta cortante e é rosqueada externamente. Com o uso simultâneo de endoscópio posicionado em seu interior, promove-se a introdução do instrumento em movimentos circulares no sentido horário enquanto se introduz a mesma, em condição similar à realizada durante a introdução de um parafuso. Dessa maneira, os planos musculares e fasciais da parede abdominal são gradativamente afastados até se promover a perfuração do peritônio, sendo todas essas etapas acompanhadas no monitor de vídeo. A remoção desse instrumento é realizada com movimentos no sentido anti-horário, o que permite a sobreposição dos planos teciduais afastados durante o acesso. Assim, até mesmo para acessos de aproximadamente 10 mm normalmente é desnecessária a realização de suturas nas camadas musculares. O uso desse instrumento poderá ser útil quando ocorre a insuflação inadvertida do espaço pré-peritoneal, condição mais comumente observada

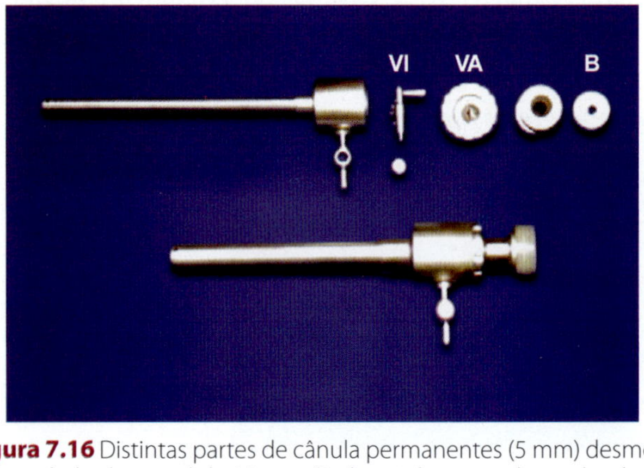

Figura 7.16 Distintas partes de cânula permanentes (5 mm) desmontada ao lado de portal de 10 mm. Pode-se observar a borracha de vedação externa (B), a válvula antiescape do gás (VA) e os componentes da válvula de insuflação (VI).

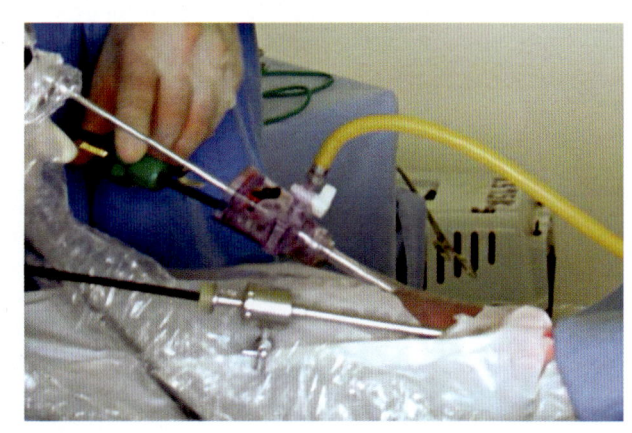

Figura 7.17 Cânula descartável (centro da imagem) de 10 mm sendo utilizada como portal óptico durante ovário-histerectomia laparoscópica em cadela. Ao seu lado foi empregado portal permanente de 5 mm.

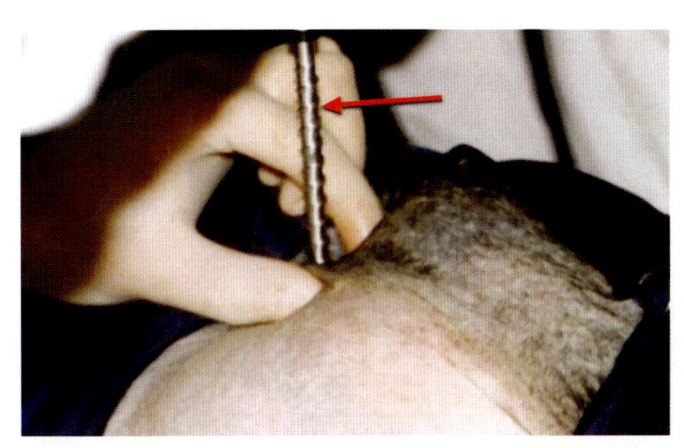

Figura 7.18 Cânula permanente com *design* específico para acesso transparietal (seta), a qual isenta a necessidade de obturador e torna a introdução do primeiro portal mais segura. Sua extremidade rosqueada apresenta ponta cortante, o que possibilita o afastamento das fibras musculares durante a penetração na cavidade.

em outras espécies de maior porte, nas quais o peritônio é mais resistente ou que a parede abdominal é mais espessa. A insuflação pré-peritoneal promove o afastamento da musculatura do peritônio ou da fáscia muscular (dependendo do local onde se iniciou a insuflação), o que dificulta até mesmo a execução da técnica aberta para a introdução do primeiro portal. Sob visualização direta a partir do endoscópio, torna-se mais fácil aproximar a extremidade da cânula do peritônio, da fáscia ou aponeurose afastado(a) e perfurar tal estrutura.

Existem ainda cânulas com extremidade curta e rosqueada, as quais podem ser úteis para a realização de procedimentos em cães de pequeno porte. Outra opção recai na utilização de estabilizadores para as cânulas, com a finalidade de minimizar o risco de deslocamento do portal da parede muscular; contudo, o uso deste tipo de material torna necessária pequena ampliação da lesão de acesso. Outro modo de estabilização pode ser obtido com a aplicação de suturas externas, fixando o portal à parede, associada ao emprego de limitador do portal constituído de látex ou de borracha de êmbolo de seringa (Figura 7.19).

O redutor (Figura 7.20) é instrumento de confecção simples e de grande utilidade para a realização de videocirurgias, uma vez que possibilita a introdução na cavidade de instrumentos de trabalho que apresentam menor calibre do que a cânula de acesso e incompatíveis de uso sem o auxílio deste instrumento. Dessa maneira, o redutor acaba por garantir a manutenção do pneumoperitônio. Apesar de existirem redutores de borracha com o formato similar ao das vedações externas das cânulas, na maioria dos casos o autor prefere as que possuem forma de haste, já que permitem a introdução e remoção de fios agulhados e de torundas de gaze da cavidade sem que os mesmos fiquem presos à válvula automática antiescape de gás. Existem ainda algumas cânulas que permitem a introdução de agulhas e compressas cirúrgicas na cavidade sem a necessidade de emprego do redutor, graças ao mecanismo externo que permite abertura e oclusão da válvula antiescape de gás.

Um inconveniente que pode estar associado ao uso de redutor em forma de haste é o seu comprimento para pequenos animais, pois frequentemente observa-se o seu deslocamento

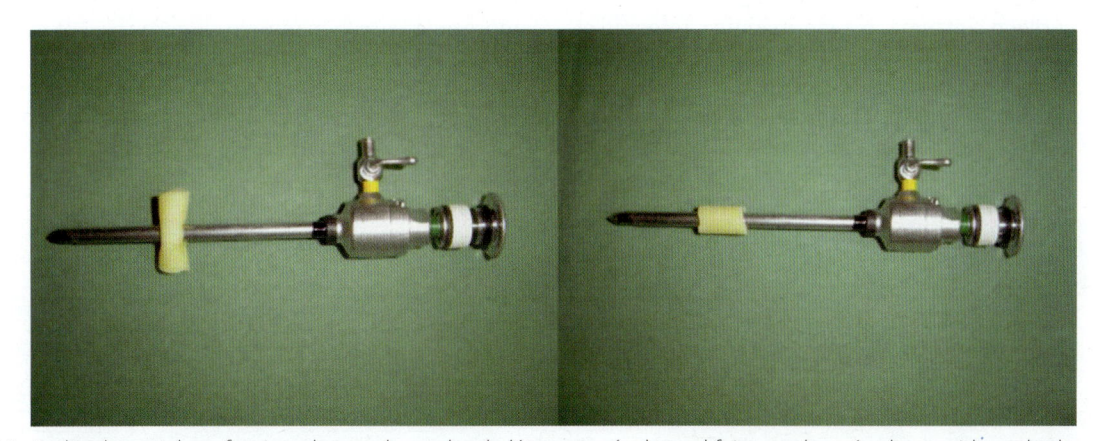

Figura 7.19 Limitador de portal confeccionado com borracha de látex, através da qual foi passada a cânula, considerando duas possibilidades de ajuste do limitador.

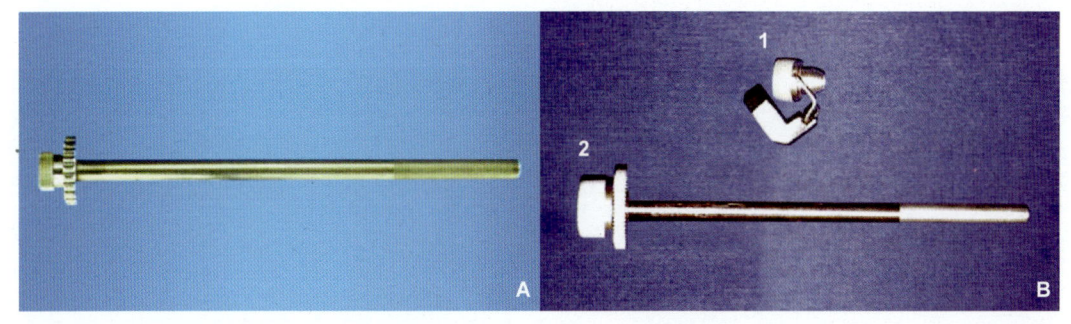

Figura 7.20 Em **A** e **B**, redutores permanentes para trocarte de 10 mm. É constituído de uma haste metálica oca, com uma das extremidades possuindo borracha de vedação que permite a passagem de instrumentos de 5 mm. Seu diâmetro externo permite interface adequada com a borracha da cânula, evitando a perda de gás. Em **B**, o redutor em forma de haste (2) em comparação a um redutor adaptado para conexão direta na cânula de trabalho (1).

constante através da cânula, condição que por vezes acaba interferindo na visualização e na movimentação do instrumental operatório. A maioria dos redutores é destinada para o uso de instrumentos de 5 mm em portais de 10 a 12 mm, mas determinados empurradores de nós possuem apresentação comercial com um tipo de redutor próprio, confeccionado para ser introduzido através de trocarte de 5 mm.

Quando se opta pela realização de determinadas cirurgias videoassistidas, pode-se utilizar dispositivos que permitam a introdução da mão do cirurgião na cavidade com a manutenção simultânea da insuflação. Tal natureza de procedimento é denominada *hand-assisted*, e geralmente está associado ao emprego de equipamentos descartáveis confeccionados especificamente para esse fim. Considerando as diminutas dimensões da cavidade peritoneal dos caninos, esse tipo de acesso não tem sido relatado na rotina, contudo tem sido realizado experimentalmente e poderá apresentar futuras aplicações em cães de grande porte (como, por exemplo, na coleta de rins em nefrectomias de cães doadores vivos). Projeta-se tal possibilidade considerando a realidade relatada na rotina cirúrgica de pacientes humanos.

Apesar da possibilidade de realização de procedimento *hand-assisted* a partir da colocação de mão enluvada de auxiliar no interior da cavidade sem o uso de portais próprios (sendo o punho ajustado à parede muscular partir de sutura em bolsa de tabaco), dispõe-se de diferentes instrumentos comercialmente disponíveis para essa finalidade. Um destes possui uma face emborrachada convexa, que deve ser adaptada à parede muscular, e uma face retilínea também emborrachada que, a partir do rosqueamento do mecanismo externo, permite a sua abertura e fechamento em forma de diafragma, semelhantemente ao observado em uma íris de máquina fotográfica (Figura 7.21). Esse tipo de diafragma possibilita o posicionamento de cânulas de trabalho ou da mão enluvada na altura do punho, mantendo liberada a movimentação dos dedos. O equipamento é colocado através da parede muscular a partir de diminuta celiotomia no local eleito pelo cirurgião, de tal forma que os diferentes planos musculares são dissecados nos sentidos de suas fibras. A incisão deverá ter dimensões que permitam o apropriado ajuste da face emborrachada do instrumento.

Instrumentos para diérese e exérese

O mecanismo de funcionamento de boa parte dos instrumentos relatados nesse item se assemelha aos que serão discutidos na sequência nas categorias hemostasia e sutura. Basicamente, os instrumentais permanentes de videocirurgia podem ser separados em cabo (Figura 7.22), haste e extremidade ativa. Geralmente, são desmontáveis e intercambiáveis dentro da mesma marca comercial. A empunhadura da maioria dos instrumentos (os quais que apresentam o eixo do cabo projetado em ângulo oblíquo em relação à haste) difere em muito da realizada em cirurgia convencional, sendo que a face palmar da mão do cirurgião será mantida em contato direto com o cabo do instrumento (Figura 7.23). Tanto nas pinças como nas tesouras, utilizam-se os dedos polegar, médio e anular para a movimentação de suas lâminas/mandíbulas, sendo esses introduzidos nos anéis dos cabos. Já o indicador é utilizado para rotacionar a extremidade do instrumento e para apoiá-lo, enquanto o quinto dedo providencia reforço na sua estabilização.

Determinados cabos (como os existentes em alguns porta-agulhas) podem ser empunhados na palma da mão, com o dedo polegar apoiado em uma de suas porções e os demais dedos na outra. Existem ainda os cabos no formato similar ao observado nas pinças hemostáticas utilizadas em cirurgia convencional, que serão empunhados na forma tripé de base ampla, muito empregada para o manuseio de tesouras em cirurgia convencional.

Os cabos podem apresentar mecanismo simples de acionamento, bem como cremalheira para a manutenção das mandíbulas dos instrumentos fechadas. Excetuando-se os

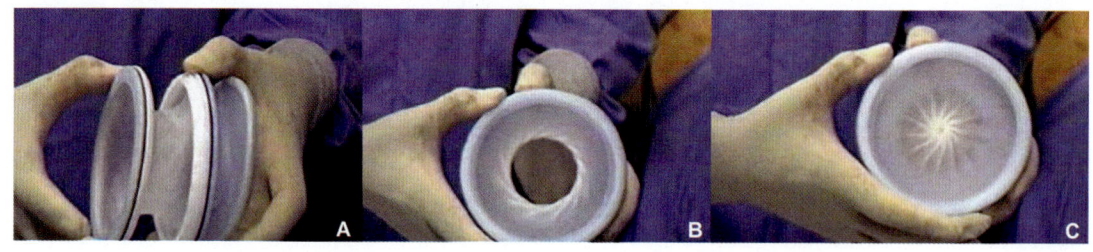

Figura 7.21 Instrumento comercialmente disponível utilizado para a realização de cirurgias *hand-assisted* (**A**). Vista frontal (**B**), mantendo-se o diafragma quase que completamente aberto, enquanto o diafragma foi completamente ocluído (**C**). Com esse mecanismo, o portal permite a passagem, por exemplo, desde uma mão até uma cânula de 5 mm, sem que haja escape de gás insuflante.

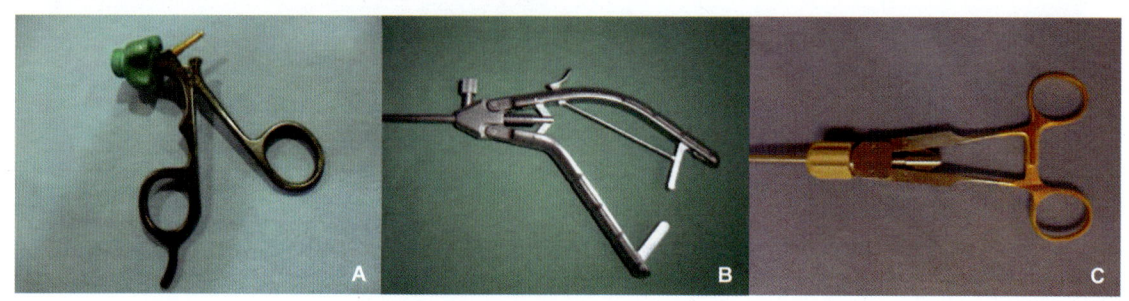

Figura 7.22 Três diferentes formatos de cabos que necessitam diferentes empunhaduras. Em **A**, o tipo de cabo mais amplamente utilizado. Em **B**, um que não apresenta anéis para o posicionamento dos dedos, e em **C**, um instrumento com cabo similar ao existente em pinças hemostáticas utilizadas em cirurgia convencional.

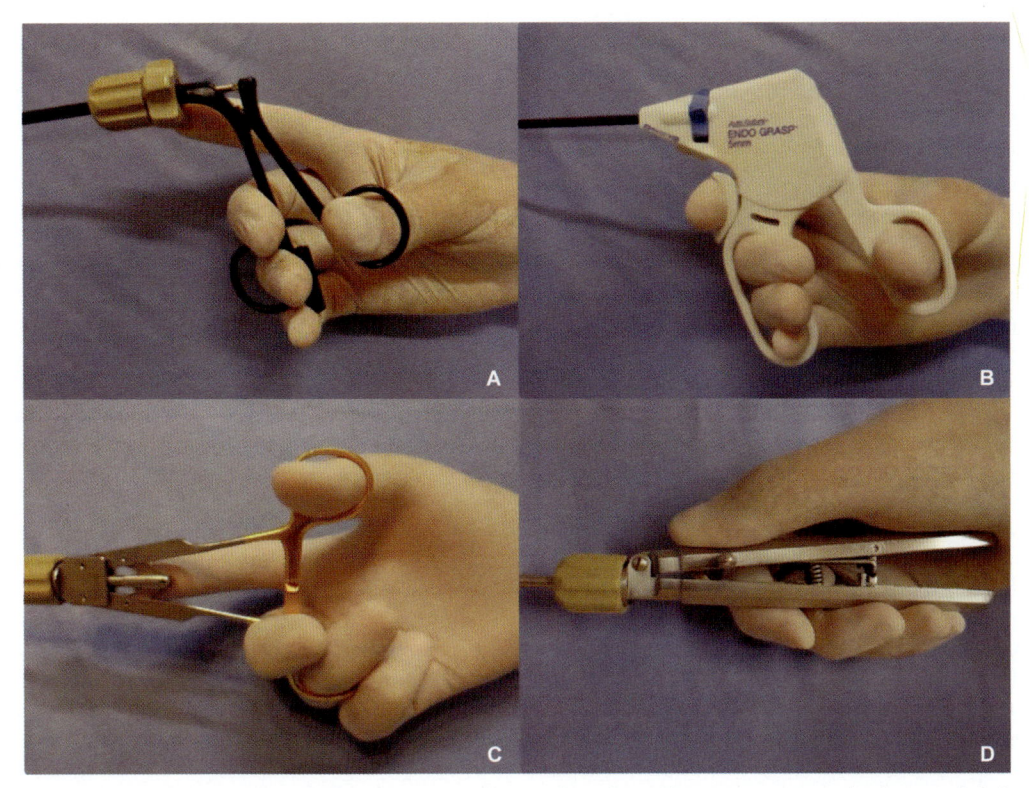

Figura 7.23 Diferentes tipos de empunhaduras, de acordo com os *designs* dos cabos. Observa-se a empunhadura tripé de base ampla, utilizada para pinça e porta-agulhas, respectivamente (**A** e **C**). Em um dos anéis do cabo poderão ser posicionados três a quatro dedos simultaneamente (**B**). Para cabos que têm projeção horizontal (**D**), a palma da mão será componente importante da estabilização do instrumento.

porta-agulhas e os contraporta-agulhas, geralmente dispõem de conexão para cautério monopolar, na forma de pino (macho) ou de tubo cilíndrico (fêmea), sendo que esse último permite a acomodação do pino existente no cabo do cautério.

A haste do instrumental para laparoscopia normalmente tem cobertura externa com material isolante, com a finalidade de minimizar o risco de queimaduras inadvertidas dos tecidos em contato com as cânulas metálicas ou com a própria haste do instrumento durante o uso de eletrocirurgia.

Os instrumentos também podem ter dois diferentes mecanismos para fechamento das mandíbulas, podendo movimentar apenas um dos ramos ou ambos, sendo que a maioria destes movimenta ambos.

Grande parte dos instrumentos operatórios permanentes destinados às diferentes etapas de diérese também está disponível em versão descartável. Nessa condição não podem ser desmontados e têm vida útil indicada de único procedimento. Se utilizados em única vez, apresentam potencial vantagem em relação ao permanente no que se refere à efetiva segurança do instrumento quanto à ausência de contaminantes, pois os permanentes podem ter restos sanguíneos, teciduais ou até mesmo biofilme, se não forem adequadamente limpos e armazenados e esterilizados. Contudo, o seu alto custo ainda é uma séria barreira para a sua utilização rotineira na medicina veterinária brasileira.

O uso de lâmina de bisturi convencional de forma intracavitária é bem menos comum que em cirurgia aberta, contudo pode ser bastante útil quando se deseja fazer incisões precisas, ou aquelas sobre tecidos fibrosos. Para tanto, existem diferentes tipos de cabos de bisturi laparoscópicos, alguns com a extremidade oposta à da lâmina com o formato rombo, próprio para a palpação tecidual, ou até mesmo com

o formato afunilado, constituindo-se como empurrador de nó, destinado para a aplicação de suturas extracorpóreas. Ressalta-se quanto à importância da introdução e remoção protegidas da extremidade cortante do cabo de bisturi na cavidade, a partir do uso de redutor metálico, com a finalidade de minimizar o risco de lesões iatrogênicas e para evitar danos às borrachas de vedação. Alternativamente, caso não se disponha de um equipamento dessa natureza, pode-se utilizar um porta-agulhas para a fixação de lâminas convencionais nº^{os} 10, 15 ou 20 (Figura 7.24). Basta quebrar a lâmina próximo da sua extremidade cortante, na porção que se encaixa ao cabo de bisturi, utilizando-se para isso um porta-agulhas convencional. A porção cortante da lâmina será então posicionada centralmente no instrumento lapa-

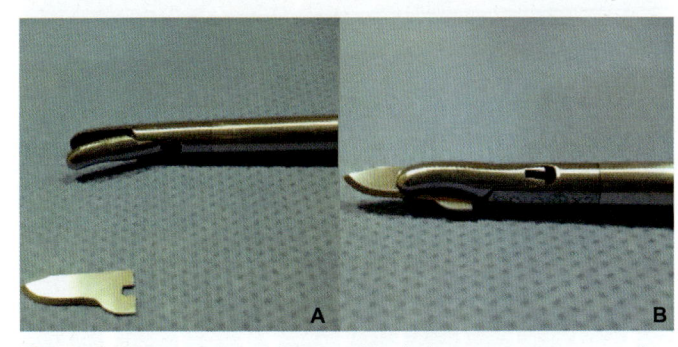

Figura 7.24 Na ausência de um cabo de bisturi propriamente dito, pode-se utilizar um porta-agulhas laparoscópico e uma lâmina de bisturi para cabo nº 3 (nesse exemplo, uma lâmina nº 15). Esta deve ser quebrada em sua porção que se adapta ao cabo de bisturi, próximo da região cortante da mesma (**A**). Ajusta-se firmemente a lâmina junto à vídea do porta-agulhas, mantendo-se a cremalheira do instrumento fechada durante a sua utilização (**B**).

roscópico citado, mantendo-se sua cremalheira ocluída. Ainda que a lâmina se mantenha relativamente firme dessa forma, contraindica-se a realização de incisões em tecidos demasiadamente resistentes, sob o risco de desalojar a lâmina e deixá-la cair na cavidade.

As tesouras estão disponíveis em diferentes tamanhos e formatos, existindo aquelas específicas para a incisão e dissecação teciduais e outras para a secção de tecidos firmes e de materiais cirúrgicos (fios, gazes, telas ou malhas para hérnias). Dentre as utilizadas diretamente nos tecidos, destaca-se a Metzenbaum nas versões curva e reta (Figura 7.25). Como esse tipo de instrumento é extremamente delicado, não deve ser utilizado para a secção de materiais grosseiros, tais como fios de suturas. Para dissecações superficiais e incisões retilíneas, preconiza-se o uso de tesoura com lâminas retas, enquanto para realizar essas manobras em tecidos mais profundos ou junto aos órgãos tubulares, emprega-se a de lâminas curvas. A maioria das tesouras possibilita a utilização simultânea de eletrocirurgia monopolar. As tesouras próprias para cortes de fios (tipo Standard) têm suas lâminas em formato de gancho, a fim de facilitar a remoção de suturas intracorpóreas, permitindo o posicionamento de uma das lâminas sob o nó. Mais informações sobre a utilização de tesouras são encontradas no Capítulo 10.

Assim como na cirurgia convencional, existe enorme variação de tipos de pinças para a manipulação e fixação teciduais durante as operações laparoscópicas (Figura 7.26). Enquanto para procedimentos diagnósticos geralmente necessita-se de

número restrito de pinças, para as cirurgias complexas deve-se dispor de grande variedade destas; dentre essas, algumas que permitam apreensão e tracionamento atraumáticos. Em dissecação e manipulações teciduais, comumente são empregadas pinças de Kelly e Maryland curvas de 5 mm (Figura 7.27), e clampes intestinais. Contudo, cada cirurgião tem preferências próprias por determinado tipo de instrumental, de acordo com o tipo de paciente, com o tipo de operação a ser executada, com a sua experiência e com a disponibilidade do centro cirúrgico no qual trabalha.

Para as dissecações mais profundas ou de órgão/tecidos tubulares, a pinça de Mixter é bastante apropriada, graças à angulação de suas lâminas. Também é apropriada na passagem de fios para a ligadura sob os vasos sanguíneos já dissecados.

Existem ainda versões descartáveis de pinças de trabalho similares à Maryland que têm alongamento, em forma de curva, de sua haste, o qual pode ser acionado a partir da rotação de dispositivo presente no cabo à frente do leme, bastante úteis para dissecações profundas junto a estruturas ou órgãos tubulares como o esôfago (Figura 7.28). Também estão atualmente disponíveis instrumentos descartáveis para diérese que permitem angulação do cabo e da lâmina simultaneamente, além da rotação da extremidade ativa em 360°. Outra possibilidade são as pinças e tesouras com hastes curvas em vários formatos, empregadas em procedimentos denominados cirurgias laparoendoscópicas por acesso único (na categoria de procedimentos denominada LESS, oriunda do termo em inglês *laparoendoscopic single-site surgery*).

Na apreensão e fixação de tecidos delicados, nos quais se torna necessário manter a viabilidade, empregam-se pinças pouco traumáticas, tais como a Babcock, a Allis, o clampe intestinal, a DeBakey, a Croce-Olmi, a Vancaillie e a Menhes. Cabe ressaltar que algumas pinças de apreensão robustas podem ter nome similar ao dos instrumentos atraumáticos, condição que torna necessária adequada escolha no momento da aquisição.

A Babcock (Figura 7.29) é frequentemente utilizada em sua versão de 10 mm, permitindo a efetiva manipulação de tecidos de maior diâmetro, tais como o intestino grosso, a vesícula biliar e o estômago. Em cães filhotes, dependendo da localização do portal de trabalho, pode tornar-se difícil a manipulação tecidual com pinça desse diâmetro, pois para promover sua abertura e fechamento da pinça é necessário que toda a sua extremidade ativa fique posicionada fora da cânula. Já o clampe intestinal de 5 mm tem boa apreensão, sendo muito útil em cirurgias urológicas e gastrintestinais e rotineiramente utilizado para a avaliação de alças intestinais.

Na fixação de tecidos que serão extirpados, pode-se utilizar pinças de apreensão mais robustas tais como a Redick-Olsen (Figura 7.30), a Vancaillie, a Matkowitz, a Berci, a bico

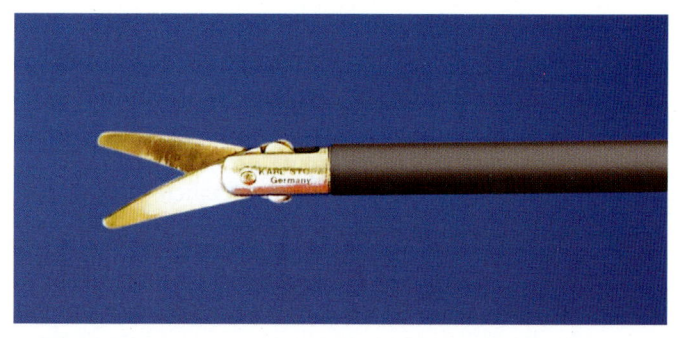

Figura 7.25 Tesoura de Metzenbaum permanente, com lâmina curva. A haste desse instrumento geralmente é revestida com material isolante, permitindo o uso simultâneo de eletrocirurgia monopolar.

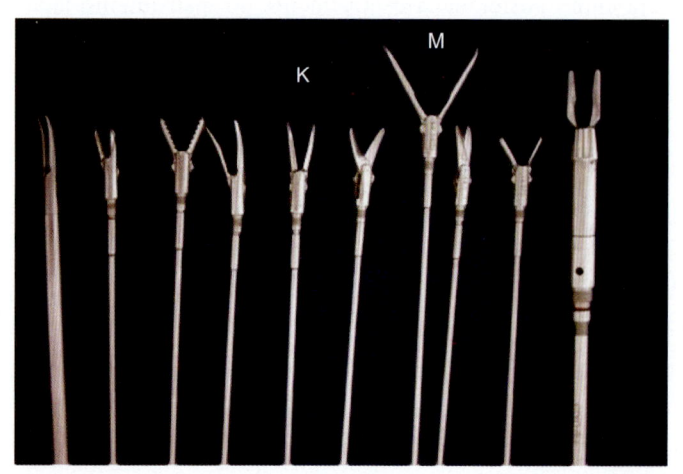

Figura 7.26 Diferentes instrumentos cirúrgicos desmontados de suas hastes e cabos (pinças, tesouras, porta-agulhas, contraporta-agulhas e clipador). Dentre as diferentes pinças apresentadas, destacam-se a Maryland (M) e a Kelly (K).

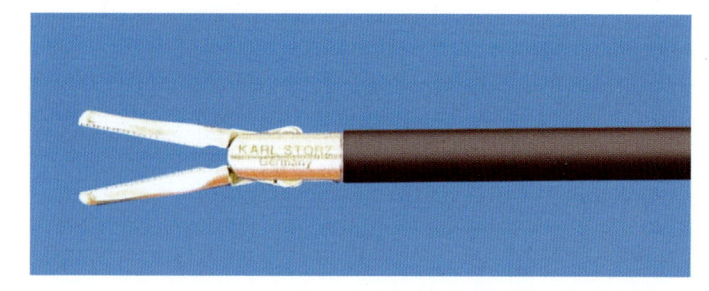

Figura 7.27 Pinça Kelly curva de 5 mm para dissecação tecidual, tendo a haste recoberta com material isolante para o uso simultâneo de eletrocirurgia.

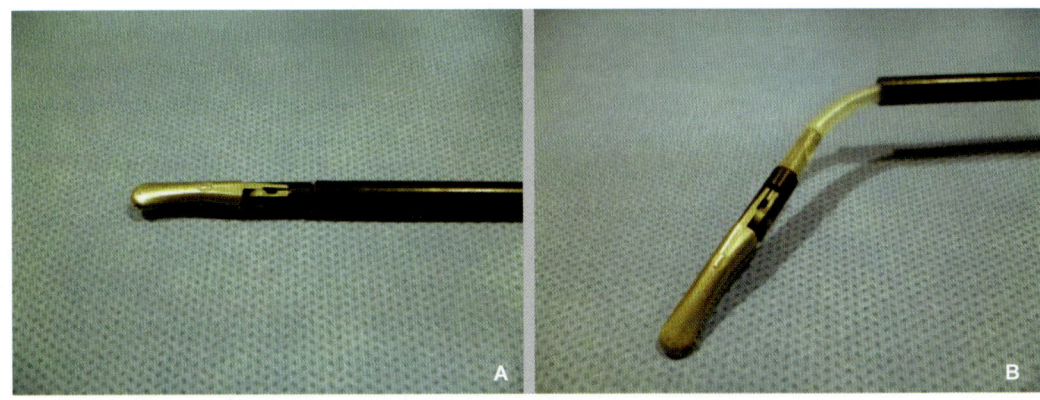

Figura 7.28 Caso seja necessária dissecação profunda junto a um órgão de formato tubular (como o esôfago), ou de estrutura cilíndrica calibrosa (tal como a aorta), pode-se utilizar pinça descartável (**A**) que possui prolongamento curvilíneo de sua haste (**B**), acionado a partir de dispositivo presente junto ao cabo de manipulação.

de pato e a jacaré. Por apresentarem diferentes confecções de ranhuras e/ou dentes, possibilitam adequada fixação, contudo, ocasionam maior dano tecidual que as citadas antes. Existem pinças de apreensão ainda mais traumática que possibilitam uma fixação mais firme, tais como a Remorgida e a Claw. Têm variada quantidade de dentes grandes e perfurantes em sua extremidade ativa, sendo normalmente pouco utilizadas na rotina cirúrgica de pequenos animais. Evitam-se aplicações desse tipo de instrumento em órgãos ocos como a bexiga, a vesícula biliar e o estômago, frente à possibilidade de drenagem do seu conteúdo pelas lesões perfurantes.

Os afastadores articulados são instrumentos úteis para a execução de manobras de diérese, hemostasia e exérese em espaços pequenos ou zonas nobres. Podem ter extremidade articulada com variável número de lâminas rombas, que quando acionadas permitem apoiar os tecidos a serem afastados (Figura 7.31). Para não emperrarem durante a introdução ou remoção na cavidade através do portal, é necessário que as lâminas estejam adequadamente retraídas. Cabe ressaltar que a abertura e o fechamento dos afastadores devem ser procedidos sob visualização direta, evitando-se eventuais lesões iatrogênicas decorrentes da projeção de algum tecido entre as lâminas. Existe afastador descartável com proteção plástica de sua extremidade, podendo esta porção ser insuflada após a sua introdução, criando assim uma superfície em forma de "pé de pato", condição que pode ser útil para a manipulação de órgãos friáveis como o fígado.

O tecido extirpado durante o procedimento laparoscópico pode ser removido a partir da ampliação em maior ou menor extensão de uma das feridas operatórias de acesso. Também pode-se realizar incisão própria para a retirada do espécime, em região anatômica mais apropriada no que se refere à estética e à cicatrização pós-operatória, tal como se faz em nefrectomias totais em doenças malignas em humanos ou para coleta de rim para transplante em doador vivo nessa espécie.

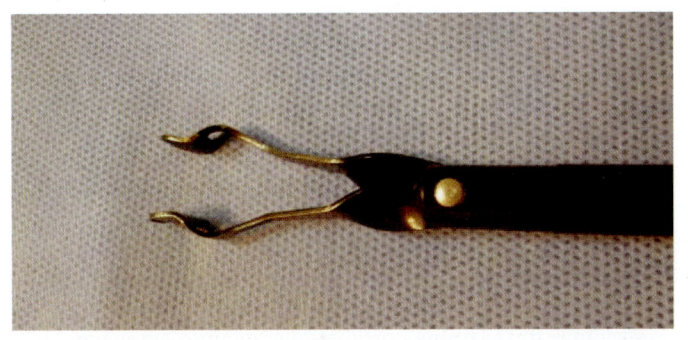

Figura 7.29 Pinça Babcock descartável, bastante utilizada na apreensão de órgãos delicados como o estômago. Ainda que a cremalheira esteja completamente fechada, é mantido um pequeno espaço entre as mandíbulas do instrumento, o que contribui para evitar lesões teciduais.

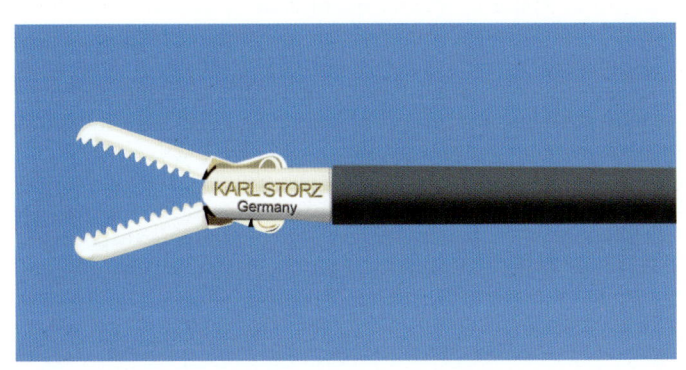

Figura 7.30 A pinça de Redick-Olsen é exemplo de instrumento de apreensão frequentemente utilizado em laparoscopia. Por não ter dentes afilados, causa menor traumatismo tecidual.

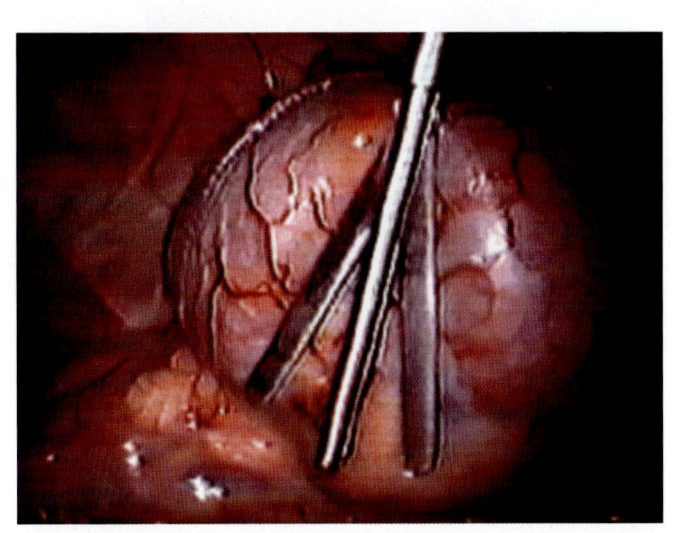

Figura 7.31 Afastador articulado permanente de 10 mm de diâmetro com suas lâminas abertas, utilizado para o afastamento de um rim hidronefrótico em cão para a exposição do hilo renal.

Quando se trabalha com tecidos neoplásicos ou contaminados, torna-se indicado isolá-los das demais estruturas intra-abdominais durante a remoção da cavidade, condição que pode ser alcançada com a utilização de dispositivos específicos, denominados por alguns autores como "saco para a remoção de tecidos". Os comercialmente disponíveis para oncologia são confeccionados de material plástico impermeável (inclusive para células tumorais) de ótima resistência, tendo diferentes dimensões para o uso em pacientes humanos de variados biotipos (Figura 7.32). Aqueles indicados em pediatria são muito úteis para pequenos animais, contudo, em determinados casos podem ainda apresentar dimensões incompatíveis com a cavidade do paciente. Esse tipo de material pode ser introduzido no abdome com o auxílio de aplicador específico ou com pinça de apreensão (vide Capítulo 10). Devido a suas dimensões, alguns sacos necessitam da remoção da cânula para a sua introdução direta através da ferida de acesso. O fechamento das bordas do saco é obtido tracionando-se o fio em sua extremidade aberta, o qual, se necessário, pode ser mantido fechado com a aplicação de clipe.

Existem também sacos plásticos impermeáveis menos resistentes que já vêm dotados de aplicador específico, podendo ser introduzidos na cavidade através da cânula ou diretamente pela ferida operatória. Alternativamente, pode-se utilizar um dedo de luva estéril adequadamente preparado para a remoção de materiais de pequenas dimensões e de neoformações benignas. Para tanto, secciona-se transversalmente o dedo polegar de uma luva, no sentido da articulação do primeiro metacarpo, condição que posteriormente facilita a abertura do saco. Após, aplica-se uma sutura em bolsa de tabaco (Figura 7.32), paralelamente à borda seccionada, que posteriormente será utilizada para fechar o saco com o espécime em seu interior (vide detalhes no Capítulo 10).

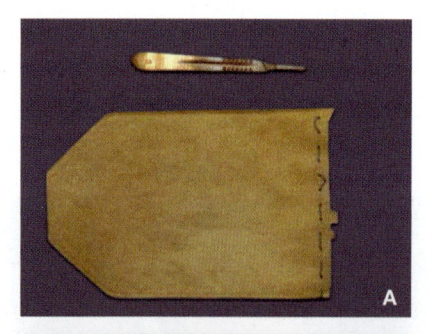
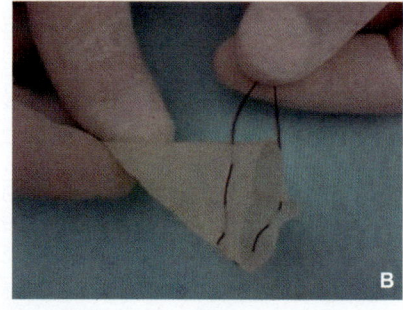

Figura 7.32 Dois diferentes sacos para a remoção de tecidos utilizados em caninos. Em **A**, o dispositivo comercialmente disponível que é impermeável, inclusive a células neoplásicas (ao lado de um cabo de bisturi nº 4). Em **B**, saco extrator produzido a partir de dedo de luva e fio de náilon monofilamentar.

▪ Instrumentos para hemostasia

As principais modalidades de hemostasia permanente em videocirurgia compreendem a aplicação de diferentes tipos de energia (elétrica, ultrassônica, *laser*) e de implantes biocompatíveis sobre os tecidos (clipes e grampos de titânio ou de material absorvível, ou esponjas/telas hemostáticas). Mais detalhes referentes às diferentes técnicas para a obtenção de hemostasia dessa natureza devem ser buscados no Capítulo 11.

De outra maneira, pode-se requerer hemostasia preventiva e/ou temporária durante operações em grandes vasos (como a cava e a aorta) ou em órgãos e tecidos ricamente vascularizados (como o rim durante uma nefrectomia parcial). Para tanto, pode-se aplicar diretamente pinças vasculares convencionais (do tipo Bulldog) ou diferentes tipos de pinças desenvolvidas para procedimentos laparoscópicos. Dispõe-se de clampes vasculares longos, retos e curvos, que podem ou não apresentar um encaixe com a haste. Aqueles que apresentam tal dispositivo podem ser separados da haste da pinça durante a oclusão vascular, evitando assim a necessidade de ocupação de um portal durante todo o período de sua utilização. Já os instrumentos aplicadores de pinça Bulldog laparoscópica têm um dente em sua mandíbula que é encaixado a um orifício existente no clampe, permitindo a sua colocação e remoção.

Os instrumentos para a aplicação de energia monopolar são apresentados em formas muito variadas, podendo ser permanentes ou descartáveis. Alguns instrumentais têm diferentes tipos de ponteiras ativas para abranger maior ou menor quantidade de tecido durante a aplicação da energia monopolar. Dentre as numerosas ponteiras ou extremidades dos cabos para eletrocoagulação, o mais amplamente utilizado é o em formato de gancho (denominado *hook*), que permite a elevação do tecido simultaneamente à aplicação da energia (Figura 7.33). A sua utilização se tornou bastante disseminada graças a sua boa aplicabilidade em colecistectomias laparoscópicas em humanos, durante a etapa de liberação do tecido conjuntivo que une a vesícula à superfície hepática. Alguns ganchos têm conjuntamente a capacidade de aplicar a energia elétrica e drenar fumaça produzida ou o sangue derramado, já que apresentam haste oca que pode ser conectada ao tubo látex do aspirador.

Dentre os instrumentos para hemostasia rotineiramente empregados em pequenos animais destacam-se as pinças bipolares, permanentes ou descartáveis (Figura 7.34). Algumas apresentam uma lâmina cortante que, quando acionada, após a obtenção de apropriada hemostasia, percorre a extensão das mandíbulas e permite a aplicação de energia através da lâmina. As pinças bipolares permanentes também podem ser adquiridas em diferentes formatos, permitindo a cauterização/coagulação de maior ou menor quantidade de tecido a cada aplicação.

Quando o objetivo é a obtenção de hemostasia a partir de ligaduras, podem-se empregar empurradores de nó descartáveis ou permanentes. Os primeiros podem dispor de ligaduras previamente preparadas ou de fio agulhado para confecção do tipo de nó desejado. Rotineiramente, alguns cirurgiões costumam chamar esse tipo de instrumento descartável de *endoloop*, em referência a uma das marcas comercialmente disponíveis. Alguns destes são formados de uma haste plástica oca que permite a passagem do fio em seu interior, mas que impossibilita a passagem do nó confeccionado na sua extremidade. Apresentam diâmetro reduzido, razão pela qual são comercializados junto com um redutor próprio para a adaptação em portal de 5 mm. Existem ainda instrumentos descartáveis com uma fenda em forma de "v" em sua extremidade, local no qual

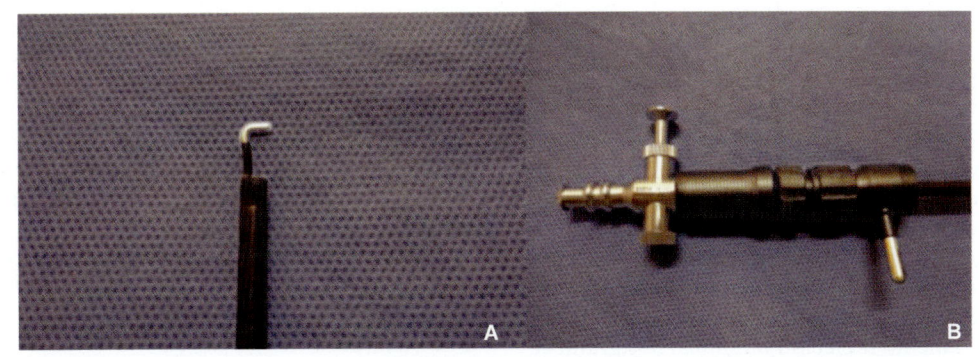

Figura 7.33 Extremidade de instrumento para eletrocirurgia em formato de gancho (*hook*), muito utilizado em colecistectomia laparoscópica (**A**). Verifica-se o seu cabo, neste caso, munido de válvula de aspiração (**B**).

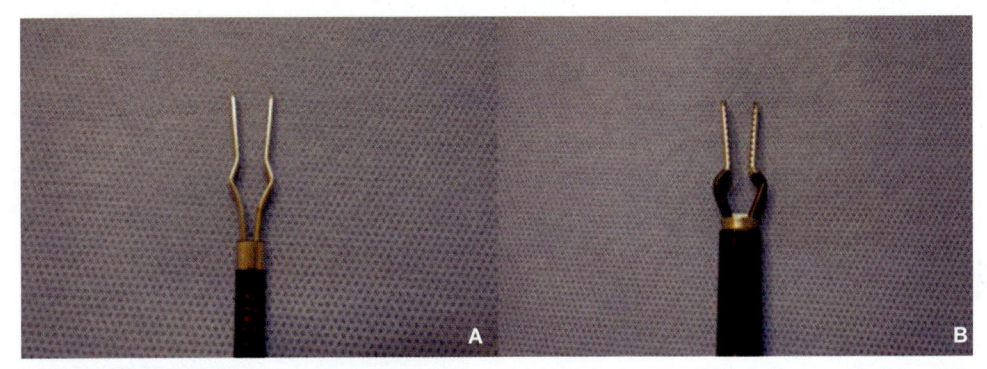

Figura 7.34 Extremidades de duas pinças bipolares, de natureza descartável e com lâmina de corte, de 6 mm (**A**) e 10 mm (**B**).

o nó será apoiado para a aplicação da ligadura (Figua 7.35). Já os empurradores permanentes têm *design* diferente, com pequeno segmento tubular para a passagem do fio de sutura em sua extremidade ou então dispondo de pequena alça. A confecção do nó é similar à utilizada para os instrumentos descartáveis, sendo as características associadas à produção de ligaduras discutidas no Capítulo 11.

Outro método mais comumente empregado consiste na aplicação de grampos e clipes (de titânio, de poliamida ou de material absorvível), a partir do uso de clipadores (Figura 7.36) e grampeadores de diferentes dimensões. Os clipadores apresentam a extremidade ativa levemente angulada, facilitando a aplicação e permitindo a observação do correto posicionamento do clipe previamente ao fechamento do mesmo. Estão disponíveis em dimensões de 3, 5 e 10 mm, nas formas descartáveis e permanentes (os de maior diâmetro). Considerando-se o custo-benefí-

cio, geralmente a opção recai sobre o equipamento permanente, pois o descartável é munido de uma quantidade limitada de grampos que devem ser utilizados em uma única operação.

Os clipes são disponibilizados em diferentes dimensões e são absorvíveis (poliglactina 910) ou não absorvíveis (titânio e poliamida). Para a oclusão vascular permanente, rotineiramente são empregados os de titânio e poliamida, que atuam a partir do esmagamento completo do vaso. Tal mecanismo difere completamente do obtido a partir do emprego de grampos vasculares. Nesses últimos, graças ao seu formato em "B" adquirido após a aplicação conjunta de numerosas unidades pequenas de grampos em fileiras intercaladas, o tecido grampeado não fica completamente isquêmico, pois capilares localizados entre e através dos grampos permanecem viáveis. Existe importante diferença

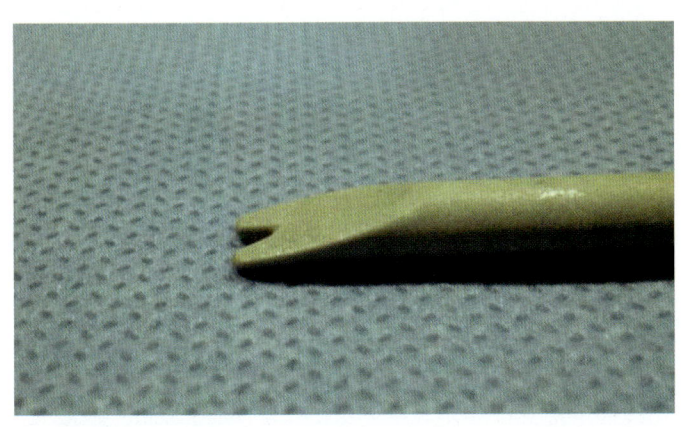

Figura 7.35 Empurrador de nó descartável. Observa-se que o instrumento tem extremidade afilada que comporta nós bloqueantes.

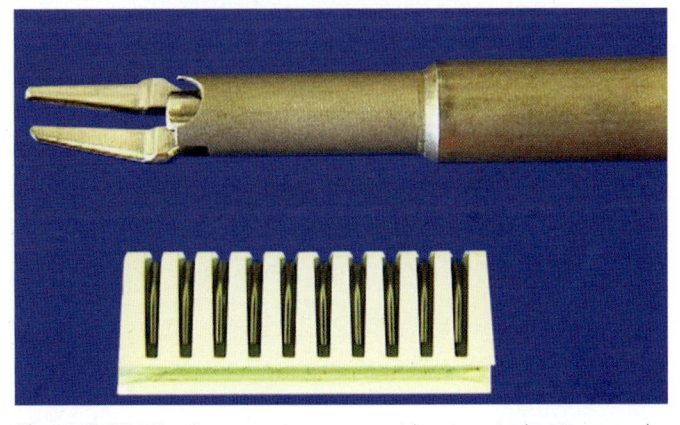

Figura 7.36 Clipador permanente para videocirurgia de 10 mm ao lado de uma cartela de clipes de titânio. As mandíbulas do instrumento podem ter breve angulação, condição que facilita a visualização das pontas do clipe previamente a sua aplicação.

entre os clipes de titânio e os de poliamida, já que os últimos têm mecanismo de trava que impossibilita seu deslocamento se adequadamente aplicados. Ainda, os de poliamida apresentam formato curvilíneo enquanto os de titânio são retilíneos.

Os grampeadores laparoscópicos (Figura 7.37) podem ter duas ou três fileiras pareadas de grampos, intercaladas por um espaço pelo qual ocorre a passagem de uma lâmina cortante, no caso dos grampeadores lineares. Por esse método, se obtém hemostasia rápida e segura do segmento tecidual que irá permanecer (coto) e do que será removido. Também se descreve a obtenção de vedação completa quanto à passagem de ar ao se empregar esse equipamento no tecido pulmonar. Os grampeadores rotineiramente utilizados são descartáveis e apresentam mecanismo para a fixação dos tecidos previamente à aplicação da lâmina. Geralmente, devido as suas dimensões, é requerido o uso de portal de 12 mm. Outro instrumento de sutura, empregado nas anastomoses intestinais e gastrintestinais, é o grampeador circular, que diferentemente do supracitado, possibilita a aplicação de fileiras paralelas e circulares dos grampos em forma de "B". Seu uso é mais bem detalhado no Capítulo 11.

O grampeador de hérnias aplica grampos de titânio de forma diferente à descrita para os grampeadores vasculares e intestinais. Como o objetivo é a fixação do implante ou de tecido de revestimento intracavitário, tal como o peritônio em herniorrafias em humanos, o grampo aproxima as extremidades penetrantes de suas traves, mas não promove a obstrução tecidual. Esse tipo de grampeador está disponível na forma descartável, e tem mecanismo para a rotação e angulação da sua extremidade de disparo. Assim como os grampeadores vasculares, permite a troca da carga de grampos durante o seu uso.

▪ Instrumentos para síntese

A etapa de sutura pode ser considerada a mais difícil dentro de determinados procedimentos, dependendo do método de sutura e equipamentos utilizados. Se a opção recair na aplicação de suturas intracorpóreas, é necessário dispor de excelentes instrumentos e treinamento profundo em confecção das suturas e nós.

A sutura pode ser obtida de modo extracorpóreo, com o uso de aplicadores de nós descritos no item anterior (ver, também, técnicas específicas no Capítulo 12). Existe dispositivo próprio desenvolvido para facilitar a aplicação de sutura intracorpórea, que permite a aplicação de fio montado no meio de uma agulha especial de duas pontas, a qual é deslocada de uma mandíbula para outra durante a confecção da sutura. Considerando seu valor e suas dimensões, acaba sendo pouco utilizado na rotina de pequenos animais.

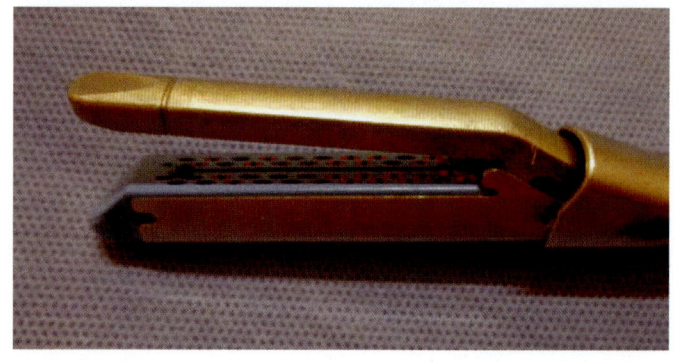

Figura 7.37 Grampeador linear laparoscópico utilizado para hemostasia a partir da aplicação de duas fileiras de grampos em forma de "B", munido de lâmina de corte. Ao acionar a lâmina, promove-se a secção entre as duas fileiras de grampo.

Na concepção do autor, é importante que o videocirurgião veterinário seja capaz de realizar suturas intracorpóreas com o uso de porta-agulhas e contraporta-agulhas (Figura 7.38). Os dois instrumentos se complementam e, dependendo da capacidade técnica do operador, possibilitam a realização de manobras importantíssimas e essenciais para levar a cabo determinadas cirurgias, quer seja pela dificuldade técnica apresentada, quer seja pela necessidade de manejo de determinadas complicações (como, por exemplo, a aplicação de suturas em lesões gastrintestinais e de grandes vasos).

O porta-agulhas tem mandíbulas revestidas com vídea. Assim como no contraporta-agulhas, tem articulações embutidas no instrumento com a finalidade de evitar que o fio de sutura fique preso durante a confecção dos meios-nós. Existem ainda os porta-agulhas em formato de hastes, cuja extremidade ativa fixa a agulha contra o instrumento, os quais não são tão versáteis e que são pouco utilizados em pequenos animais.

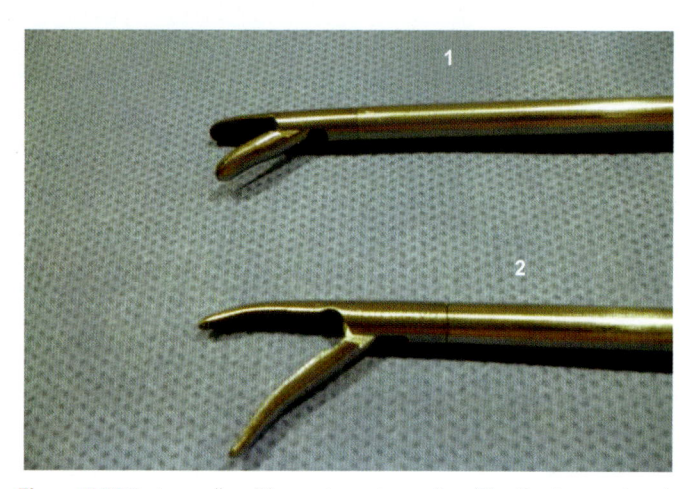

Figura 7.38 Porta-agulhas (1) e contraporta-agulhas (2) utilizados em cirurgia laparoscópica. Diferentemente de determinadas pinças, esses instrumentais têm as articulações de suas mandíbulas de forma embutida, evitando que o fio enrosque na articulação do instrumento durante a confecção do nó.

▶ Bibliografia

COLLER, J.A.; MURRAY, J.J. Equipment. In: BALLANTYNE, G.H.; LEAHY, P.F.; MODLIN, I.M. *Laparoscopic Surgery*. Philadelphia: W.B. Saunders Company, 1995. p. 3-14.

COPTCOAT, M.J; EDEN, C.G. Instrumentation. In: COAPTAT, M. J.; JOYCE, A.D. *Laparoscopy in Urology*. Oxford: Blackwell Scientific Publications, 1994. p. 10-26.

FREEMAN, L.J. *Veterinary Endosurgery*. St. Louis: Mosby, 1998. 276 p.

GOLDSTEIN, D.S.; CHUNDDHOKE, P.S.; KAVOUSSI, L.R. Laparoscopic equipament. In: CLAYMAN, R.V.; MCDOUGAL, E.M. *Laparoscopic Urology*. St. Louis: Quality Medical Publishing, 1993. p. 86-121.

GOLDSTEIN, D.S.; WINFIELD, H.N. Laparoscopic instrumentation. In: GOMELLA, L.G.; KOZMINSKI, M.; WINFIELD, H.N. *Laparoscopic Urologic Surgery*. New York: Raven Press, 1994. p. 21-52.

JANETSCHEK, G.; PESCHEL, R. Instrumentation and equipment. In: JANETSCHEK, G.; RASSWEILER, J.; GRIFFITH, D. *Laparoscopic Surgery in Urology*. Stuttgart: Thieme, 1996. p. 8-23.

LOUGHLIN, K.R. Laparoscopic instrumentation. In: Loughlin, K.R.; BROOKS, D.C. *Principles of Endosurgery*. Cambridge: Blackwell Science, 1996. p. 1-8.

MORAN, M.E.; ORDORICA, R.C. Laparoscopic equipment and instruments. In: DAS, S.; CRAWFORD, E.D. *Urologic Laparoscopy*. Philadelphia: W.B. Saunders, 1994. p. 67-89.

PREMINGER, G.M.; POTEMPA, D.M.; RASSWEILER, J. Video systems in laparoscopic surgery. In: JANETSCHEK, G.; RASSWEILER, J.; GRIFFITH, D. *Laparoscopic Surgery in Urology*. Stuttgart: Thieme, 1996. p. 24-32.

ZUCKER, K.A.; MARTIN, D.T.; PEGUES, R.F. *et al.* Complications of laparoscopic instrumentation and equipment. In: BAILEY, R.W.; FLOWERS, J.L. *Complications of Laparoscopic Surgery*. St Louis: Quality Medical Publishing, 1995. Ch. 3. p. 58-74.

8 Equipe Cirúrgica e Ambiente Operatório

Maurício Veloso Brun

▶ Introdução

Tratando-se de acessos cirúrgicos, ainda pouco utilizados em animais quando comparados aos realizados por cirurgia convencional, as diferentes modalidades de videocirurgia estão em pleno desenvolvimento e firmando-se como realidade bastante segura e vantajosa para determinados casos. Assim, muito do que se descreve quanto aos detalhes de funcionamento desse tipo de operação carreia fatores particulares de cirurgiões experientes com o método e que, impreterivelmente, sofrerão alterações com o passar do tempo. Boa parte das manobras operatórias e da organização do teatro cirúrgico é oriunda do conhecimento teórico e prático obtido a partir da experiência em cirurgia convencional.

Os conceitos abordados neste capítulo são principalmente oriundos da rotina do autor, a partir da realização de diferentes operações celioscópicas, laparoscópicas e toracoscópicas em animais de diferentes espécies. Assim, certamente podem apresentar diferenças em relação às realidades estrutural, financeira e funcional de outros centros cirúrgicos.

▶ Equipe cirúrgica

Os componentes básicos da equipe para a realização de procedimentos videoendoscópicos se assemelham, em muito, com os existentes nas operações convencionais. Uma característica observada nas operações videocirúrgicas é a necessidade de uma pessoa para desempenhar a função de câmera (também denominado o *camera man*), excluindo-se tal condição ao se utilizarem robôs ou braços robôs que executariam essa tarefa, realidade ainda incomum em medicina veterinária. O câmera irá desempenhar papel fundamental para a viabilização da operação vidoendoscópica, e a execução adequada dessa função requer considerável experiência, principalmente ao se utilizarem endoscópios angulados.

Uma equipe coesa e bem treinada faz toda a diferença quanto à execução segura e efetiva de procedimentos de invasão mínima. Cabe ressaltar que a especificidade desse tipo de acesso, que envolve grande preparação prévia do ambiente cirúrgico, dos equipamentos e dos instrumentais operatórios, torna necessário treinamento diferenciado de toda equipe, principalmente do cirurgião, mesmo que a equipe seja composta em sua totalidade por profissionais com extrema habilitação em operações abertas. No Quadro 8.1 estão sumarizadas algumas das principais atribuições dos diferentes componentes envolvidos em videocirurgias.

O montante de equipamentos eletrônicos simultaneamente utilizados, a necessidade eventual de se mudar o paciente de posição durante a cirurgia (como acontece em cirurgias abdominais caudais ou pélvicas em laparoscopia, nas quais é necessário passar o animal para a posição de Trendelenburg), faz do volante um componente muito solicitado. Cabe a ele conhecer profundamente o funcionamento dos diferentes equipamentos e instrumentos e as alternativas viáveis para se manter o procedimento, mesmo que um deles falhe ou quebre. Esse componente também deverá se certificar quanto à quantidade de gás insuflante disponível, quanto à adequada captura de imagens e quanto ao funcionamento apropriado dos equipamentos envolvidos na operação, além de todas as funções comumente desempenhadas durante uma operação convencional. Frente à grande requisição do volante durante operações videoendoscópicas, o autor preconiza, sempre que possível, a utilização simultânea de duas pessoas para essa função, principalmente em procedimentos de média e alta complexidade.

Assim como o(s) volante(s), o instrumentador deve iniciar seus trabalhos ainda antes da presença do cirurgião no bloco operatório, uma vez que, se for decidido pela desinfecção ou esterilização química dos instrumentos, demandará considerável tempo para lavagem, secagem e montagem destes. Mesmo ao se utilizar apenas a esterilização via calor úmido (mais indicada), a montagem e a organização da mesa de instrumentação demanda algum tempo. O instrumentador irá então se certificar

Função	Atribuições
Quadro 8.1 · Atribuições inerentes a cada um dos componentes da equipe envolvida em videocirurgias.	
Primeiro volante	• Certificar-se do correto funcionamento de cada equipamento e instrumental previamente à cirurgia, incluindo a carga de gás insuflante • Organizar o ambiente cirúrgico (disposição dos equipamentos e instrumentais, e da mesa operatória) • Disponibilizar os instrumentos e materiais cirúrgicos conforme especificidade da operação a ser executada • Quando for o caso, lavar o material que sofreu desinfecção ou esterilização química • Encaminhar (pelo menos inicialmente) materiais para análises laboratoriais
Instrumentador	• Certificar-se da existência de todos os equipamentos e instrumentos necessários para a operação pretendida, incluindo suas possíveis derivações • Montar instrumentais e mesa operatória • Controlar entrega e retorno de todo o material "solto" que será utilizado na cavidade (torundas de gaze, segmentos de fios agulhados) • Receber e armazenar materiais para análises laboratoriais
Anestesista	• Mesmas tarefas executadas durante procedimentos convencionais, contudo, em determinados casos sob condições de maior dificuldade técnica
Auxiliar	• Realizar manipulação, apreensão e exposição teciduais • Aspiração de sangue, fumaça e líquidos para manutenção de adequado campo operatório • Ser capacitado para a realização do procedimento, em caso de situações raras que venham a impossibilitar o cirurgião de exercer sua função • Manter os portais em posição apropriada para a execução da cirurgia em caso de mobilidade dos mesmos • Colocar e remover materiais e equipamentos na cavidade
Câmera	• Permitir adequada visualização do procedimento em todas as suas etapas • Realizar *white balance* e ajuste do foco • Capturar imagens apropriadas para futura editoração
Cirurgião	• Ser o responsável primário pelo paciente • Em caso de necessidade, executar algumas das tarefas supracitadas que não foram eficientemente realizadas pelos seguintes membros da equipe: auxiliar, instrumentador e até mesmo câmera • Informar o proprietário das reais indicações e vantagens do procedimento endoscópico, riscos cirúrgicos e prognóstico, bem como da constante possibilidade de conversão da cirurgia minimamente invasiva para a operação convencional • Assumir o tratamento pré e pós-operatório dos pacientes • Editar suas próprias imagens após as operações
Segundo e terceiro (em caso de necessidade) volantes	• Organizar e colocar em funcionamento os cabos para transmissão de imagens da microcâmera • Armazenar as imagens de forma organizada e efetiva • Preencher adequadamente a ficha videocirúrgica • Anotar dados operatórios importantes, incluindo a localização de filmagens pouco comuns, ocorrência de complicações, bem como de imagens que foram bem capturadas para fins didáticos e científicos • Realizar a pré-edição das imagens armazenadas em meio digital, quando cabível

se existe alguma carência de instrumental ou equipamento previamente à operação, a fim de que seja possível providenciar a reposição a tempo. Cada instrumento videocirúrgico a ser utilizado deve ser profundamente compreendido quanto ao seu funcionamento, possibilidade de intercâmbio de suas peças, montagem, desmontagem e cuidados de conservação. Também cabe a esse componente contar o número de torundas de gaze e de fios agulhados que são trazidos à mesa operatória para evitar que um corpo estranho fique na cavidade por esquecimento. Uma manobra rotineira de fácil implementação é a colocação de uma pinça hemostática convencional presa ao avental do instrumentador cada vez que um desses referidos materiais é colocado na cavidade, e a sua remoção quando o mesmo retornar à mesa de instrumentação. Assim como no procedimento cirúrgico convencional, o instrumentador irá receber e armazenar o material de biopsia e os tecidos para análise laboratorial (líquidos ou sólidos, tal como ocorre em casos de cistolitectomia laparoscópica).

O anestesista irá desempenhar as mesmas atribuições a ele destinadas na cirurgia aberta. Contudo, muitas vezes o procedimento anestésico pode ser dificultado por alterações hemodinâmicas associadas ao estabelecimento e à manutenção do pneumoperitônio e posicionamento do paciente em cefalodeclive. Ainda, o tempo operatório tende a se ampliar durante cirurgias videoendoscópicas complexas, principalmente na fase inicial da curva de aprendizado, o que por consequência, eleva os riscos de complicações trans e pós-operatórias. Uma condição interessante associada à atuação desse membro da

equipe em cirurgias laparoscópicas, a qual não é vivenciada em relação à maioria das operações convencionais, é a possibilidade de visualização direta do funcionamento do coração. Isso ocorre por transparência do centro tendíneo do diafragma e pelo contato do órgão com esse músculo, em pacientes nos quais se torna difícil a mensuração dos parâmetros cardíacos. Cabe ressaltar que o anestesista terá voz de comando quanto à necessidade de interrupção do procedimento em casos de complicações ou instabilidades hemodinâmicas.

O auxiliar, assim como o câmera, deverá conhecer profundamente os princípios que regem as cirurgias convencional e laparoscópica, já que esse componente comumente realizará manipulações teciduais, apreensão e exposição dos órgãos e estruturas, colocação e remoção de materiais da cavidade e aspiração de sangue e fumaça (provenientes da diatermia). Ainda, em casos de impossibilidade do cirurgião em continuar a operação, o componente em questão deverá assumir o posto e executá-la. Em operações menores, o instrumentador e o próprio câmera podem acabar por fazer as atividades que seriam de responsabilidade de um auxiliar.

Pode-se afirmar que a função do câmera é a mais difícil e exigida em relação às dos demais componentes que entram em campo, além do próprio cirurgião, uma vez que esse auxiliar se torna os "olhos do cirurgião". Um trabalho de câmera mal feito pode ser desastroso, pois torna o procedimento difícil, cansativo, com maior probabilidade de complicações, além de desgastar o cirurgião. Podem ocorrer náuseas e cefaleia no cirurgião em decorrência da má execução da função de câmera.

Outra atribuição referente a esse membro da equipe é a certificação que a captura de imagens será adequada para documentação, o que requer constante cuidado quanto a nitidez, centralização da imagem, foco, e acompanhamento da movimentação do instrumental, de tal modo que na etapa de editoração seja possível montar um filme completo, em sequência lógica e sem perdas de continuidade.

Alguns princípios que auxiliam para a adequada execução dessa tarefa são:

- O câmera e o cirurgião devem ter adequada condição oftálmica, situação que pode requerer o uso de corretivos como óculos e lentes de contato, para que a imagem observada por ambos componentes seja a mesma
- O câmera deve conhecer profundamente o procedimento a ser realizado, podendo assim antever cada passo do cirurgião, o que agiliza a operação e minimiza o desgaste físico e mental da equipe
- Antes de atuar nessa função, o câmera deve ter acompanhado numerosos procedimentos videocirúrgicos para "acostumar a visão" a uma realidade bidimensional (presente na grande maioria dos sistemas de vídeo disponíveis) e à anatomia topográfica específica, incluindo a alteração da imagem costumeiramente observada em cirurgia aberta (em relação a coloração dos tecidos e posicionamento dos órgãos e tecidos, o qual pode estar modificado pelo pneumoperitônio e posição do paciente)
- É indicado verificar se o ajuste do foco da microcâmera (nos equipamentos que não o fazem de modo automático) está apropriado para execução do procedimento proposto, procurando-se eleger a distância comum de trabalho entre a extremidade do endoscópio e o tecido/órgão a ser operado
- Essa distância de trabalho será eleita pelo cirurgião de acordo com sua preferência ou etapa da cirurgia. Diferenças observadas entre o posicionamento adequado do endoscópio para o cirurgião em relação ao câmera muitas vezes ocorrem por diferenças na acuidade visual. Nessa condição, o segundo componente é o que deve se adaptar
- "O motivo do trabalho", ou seja, o tecido que será dissecado, incisado, apreendido ou suturado naquele determinado momento, ou mesmo as extremidades dos instrumentos cirúrgicos, deve estar sempre centralizado no monitor de vídeo
- Os movimentos do endoscópio devem seguir os eixos cartesianos (acima, abaixo, ao lado direito, ao lado esquerdo, para frente ou para trás), evitando rotacionar a câmera, salvo em casos que essa manobra é desejada ao se empregar endoscópios com a extremidade angulada
- "Manter o horizonte" da imagem é essencial para a execução apropriada do procedimento, pois as condições existentes em videocirurgias (que incluem a presença de uma imagem bidimensional na maioria dos casos, a presença de poucas referências anatômicas pelo reduzido campo de visão e a ausência de possibilidade de palpação direta das estruturas) podem fazer com que o cirurgião se perca durante as manobras se o endoscópio estiver rotacionado em relação ao seu próprio eixo. Contudo, manobras de rotação da extremidade do endoscópio são adequadas para ampliação do campo visual quando se utilizam endoscópios angulados (Capítulo 7)
- A movimentação do endoscópio deve ser suave, em velocidade confortável para o cirurgião, e possibilitar adequada documentação
- Quando existe o intuito de captura de determinada imagem para futura edição ou fotografia digital, o câmera deve mantê-la centralizada estaticamente por aproximadamente cinco segundos

- Ao entrar na cavidade com o endoscópio e ao movimentá-lo, evita-se que o mesmo entre em contato com tecido adiposo ou sangue, o que ocasionará sujidade da lente e comprometimento da imagem
- Para reduzir o risco de lesões iatrogênicas, toda e qualquer introdução ou remoção de instrumentos na cavidade deve ser acompanhada sob visualização direta a partir da extremidade do endoscópio, mantendo a imagem centralizada
- Quando se utiliza energia elétrica (mono ou bipolar), a extremidade do endoscópio deve ser afastada da fumaça produzida que acabará por embaçar a lente e diminuir a qualidade da imagem
- Deve-se manter a extremidade do endoscópio aquecida (solução salina quente) ou protegida com antiembaçante para evitar a condensação de vapor de água que interfere na visualização
- Por fim, o câmera deve desconsiderar as alterações de humor que os diferentes membros da equipe venham a demonstrar, situação que comumente ocorre com o desgaste físico e mental associado a procedimentos/manobras de difícil execução.

A videocirurgia pode ser encarada como especialidade dentro das diferentes especialidades cirúrgicas, a qual necessita de ampla base prática e teórica. Dessa maneira, o cirurgião precisará de ampla vivência em procedimentos videoendoscópicos, tendo passado pelas diferentes funções da equipe cirúrgica, e ter desenvolvido longo treinamento em simuladores, peças anatômicas e animais experimentais (vide Capítulos 4 e 5). Também cabe ressaltar a importância de um tutoramento presencial, iniciado a partir do acompanhamento de um profissional capacitado. Como o cirurgião é o responsável primário pela equipe, sua vivência e seu embasamento teórico necessitam ser amplos o suficiente para que possa definir com precisão as reais vantagens e indicações de cada procedimento proposto a seus pacientes, possibilitando plena explanação ao proprietário. Em uma fase inicial de contato com a videocirurgia, a empolgação do cirurgião pode interferir inadequadamente na seleção dos pacientes e dos casos que podem ser beneficiados com esse tipo de operação, sendo necessário que a indicação para procedimentos minimamente invasivos seja muito criteriosa e fundamentada em sólidas bases científicas.

Costuma-se dizer que um profissional será um bom videocirurgião quando dominar profundamente o conhecimento prático e teórico da cirurgia convencional. A coerência dessa afirmação reside no fato de que os mesmos princípios básicos e conceitos das operações convencionais devem ser respeitados nos acessos minimamente invasivos. Ademais, em determinadas condições pode ser necessário converter o procedimento laparoscópico em uma cirurgia "a céu aberto".

Cabe ao cirurgião organizar e facilitar as demais tarefas executadas pelos outros componentes da equipe. Ainda, a preparação pré-operatória do paciente (incluindo o posicionamento do mesmo na mesa cirúrgica) e os tratamentos pós-operatórios dos mesmos também são de sua responsabilidade. Por fim, o cirurgião deve estar capacitado a armazenar e editar seu próprio banco de imagens para uso científico, didático ou em educação médica continuada.

Considerando que o cirurgião estará diretamente envolvido com a operação e a exigência de concentração para esse tipo de modalidade cirúrgica é muito grande, sugere-se que a equipe tenha um (ou mais) volante(s) específico(s) para a captura das imagens e tomadas de dados operatórios. A este(s) auxiliar(es) se atribuem funções importantíssimas que acabam sendo realizadas por outros participantes da equipe, que normalmente já têm quantidade exacerbada de tarefas, e, por isso, podem acabar cometendo falhas quanto ao armazenamento de imagens e de dados transoperatórios. Esse(s) componente(s) estará(ão) disponível(eis) ao cirurgião durante toda a operação para a realização das anotações, devendo acompanhar por completo os procedimentos no monitor de vídeo a fim de documentar dados que poderão ter utilidade futura. Previamente à operação, deve-se verificar a correta disposição dos cabos que transmitirão a imagem ao monitor e a fonte de armazenamento. A identificação do material gravado deverá ser previamente realizada por esse(s) auxiliar(es), pois pode ocorrer o armazenamento de numerosas cirurgias em um mesmo meio, de tal modo que a localização individual das imagens pode se tornar trabalhosa. Por fim, esse(s) componente(s) poderá(ão) realizar a edição prévia das imagens, separando apenas as sequências operatórias bem filmadas. Cabe ressaltar que é mais interessante sempre gravar o procedimento videocirúrgico na íntegra, e, sempre que possível, realizar a edição enquanto a operação ainda está bem clara na memória, reduzindo assim consideravelmente o tempo necessário para essa tarefa.

Assim como na cirurgia convencional, em videocirurgia também se indica a anotação de dados gerais em todas as operações em fichas cirúrgicas específicas com o máximo de detalhes, os quais poderão ser muito importantes para consultas futuras com objetivos didáticos, experimentais ou até mesmo legais. Nesse documento devem ser incluídas anotações quanto a presença de imagens armazenadas pouco usuais, complicações cirúrgicas e seus manejos ou até mesmo de imagens muito bem capturadas para uso didático ou científico. Os dados digitais devem preferencialmente ser acompanhados da identificação exata de suas localizações na própria ficha cirúrgica, minimizando assim o tempo necessário para eventuais buscas. O autor, em sua rotina, costuma nominar os arquivos digitais gerados na microcâmera com título relativamente extenso, o qual inclui o nome ou sigla do procedimento, o nome do paciente e o número da ficha hospitalar. Dessa maneira, a busca de determinada cirurgia tende a ser facilitada.

Cabe ainda ressaltar a existência de uma condição específica em videocirurgia que rotineiramente não ocorre nas operações convencionais: a possibilidade de participação direta de todos os membros da equipe na operação, haja vista a exposição direta das imagens via monitor de vídeo. Assim, em caso de necessidade, os diferentes componentes podem sugerir manobras durante a operação e até mesmo auxiliarem efetivamente na execução da cirurgia. De outro modo, durante as laparoscopias, o cirurgião e o câmera também podem auxiliar o anestesista no monitoramento do paciente, a partir de captura de imagens associadas do funcionamento cardíaco devido à transparência do centro tendíneo do diafragma, manobra que demonstra utilidade em pacientes que apresentem ausculta dificultosa. Por fim, a movimentação anormal do diafragma, constatada durante a laparoscopia pelo cirurgião por ocasião da respiração do paciente, pode revelar se há pneumotórax.

▶ Ambiente operatório

A realização de cirurgias de invasão mínima requer um ambiente amplo, pois torna necessária a disposição de equipe cirúrgica volumosa e a utilização simultânea de vários equipamentos e instrumentais (Figura 8.1). Na criação de uma sala cirúrgica para operações dessa natureza, deve-se planejar um suporte elétrico geralmente superior às demais salas, incluindo

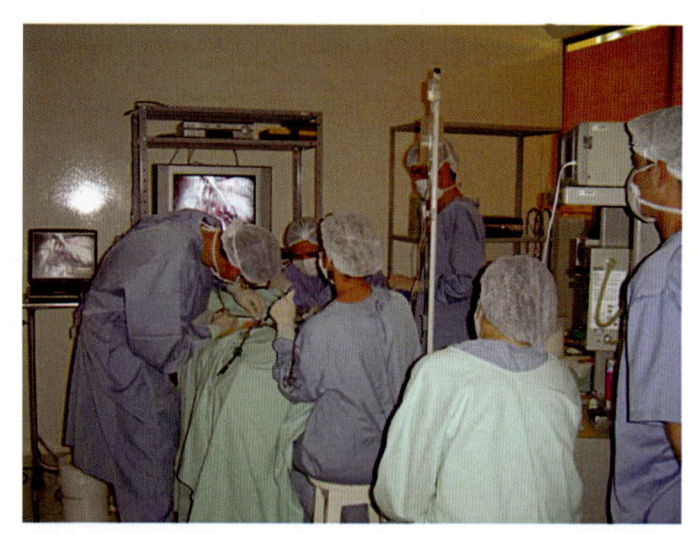

Figura 8.1 Sala cirúrgica convencional adaptada para realização de videocirurgia. Devido à considerável quantidade de equipamentos e número de componentes envolvidos em cirurgias dessa natureza, é importante dispor de espaço amplo.

grande número de tomadas (em pontos estratégicos), bem como acesso a internet. Assim, a operação poderá ser transmitida em tempo real para outros ambientes com propósitos educacionais. Se a sala possibilitar algum contato visual com o meio ambiente externo, por meio de vidros ou placas de acrílico, este geralmente deve ser coberto com película escura, haja vista que, muitas vezes, o escurecimento do ambiente facilita a observação das imagens pelo cirurgião. Também, toda a sala de cirurgia endoscópica deve estar ligada a um gerador de energia próprio, para que não se corra o risco de impossibilitar a continuidade da operação frente à queda inesperada de eletricidade, condição que pode tornar necessária a conversão para operação aberta.

O ambiente ainda necessita de bom foco cirúrgico, e preferencialmente contar com ar-condicionado com filtro para microrganismos e tubulação para renovação de ar. Cabe relembrar que todos os demais cuidados indicados na legislação vigente e referente a construções de salas cirúrgicas e disponibilidades de equipamentos em ambiente operatório também deverão ser respeitados.

▪ Disposição da equipe na sala

O posicionamento de cada membro da equipe varia diretamente de acordo com o tipo de operação a ser executada. A seguir são apresentadas possibilidades de disposição da equipe cirúrgica e do paciente para situações rotineiramente realizadas em cirurgia laparoscópica.

Se o paciente estiver em decúbito lateral para a cirurgia laparoscópica (Figura 8.2), o cirurgião estará posicionado entre os membros do animal; o câmera ficará localizado à direita ou à esquerda do cirurgião, de acordo com a sua mão dominante (sendo esta preferencialmente utilizada para manejar o endoscópio) e a posição ocupada pelo cirurgião. O auxiliar, quando presente, geralmente ficará posicionado contralateralmente em relação ao câmera; o instrumentador poderá ficar posicionado junto à cauda do paciente enquanto o anestesista estará junto à cabeça do paciente; o raque será colocado em frente ao cirurgião; o equipamento para hemostasia (cautério mono ou bipolar, bisturi ultrassônico) poderá ficar posicionado ao lado

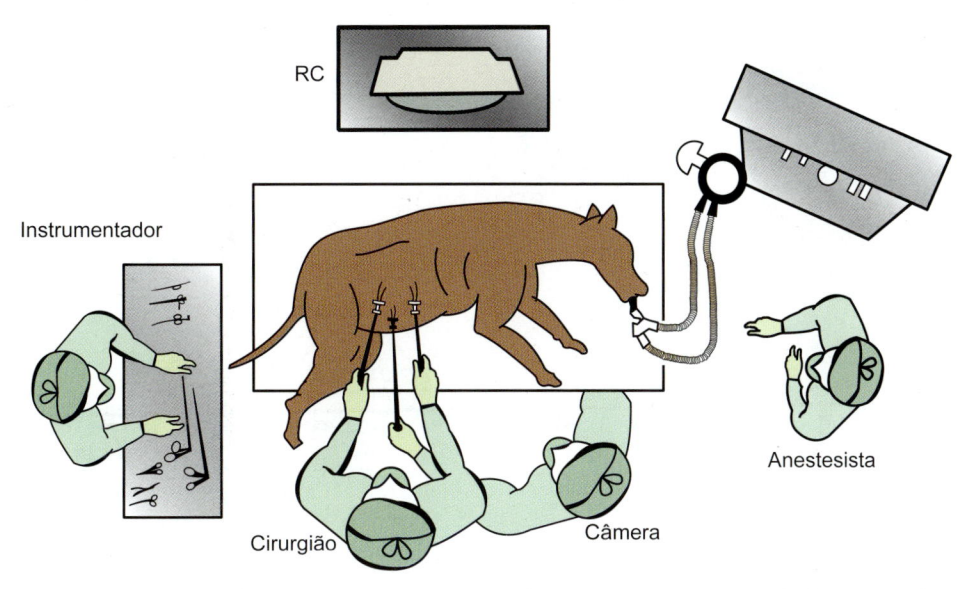

Figura 8.2 Disposição dos equipamentos e equipe cirúrgica em animal submetido a laparoscopia pelo flanco, em decúbito lateral direito. rc = raque de videocirurgia.

do raque de vídeo, em localização contralateral em relação ao anestesista; já o equipamento para sucção e irrigação poderá se localizar próximo ao anestesista.

Se o paciente for colocado em decúbito dorsal, e o motivo de trabalho encontra-se nos quadrantes abdominais craniais (diafragma, fígado, vesícula biliar, estômago, entre outros), o cirurgião pode se posicionar de duas maneiras (posições A e B).

▶ **Posição A.** Ao lado do paciente (o qual ficará posicionado junto à borda da mesa operatória), com seu braço dominante sobre o paciente. Neste caso, o câmera ficará na extremidade da mesa cirúrgica junto aos membros posteriores do animal ou ao lado deste (Figura 8.3).

▶ **Posição B.** Na extremidade da mesa cirúrgica, com sua cintura junto aos membros posteriores do paciente, ficando o câmera ao seu lado direito ou esquerdo, de acordo com a mão dominante do mesmo, ou até logo atrás do cirurgião.

Dependendo da posição do cirurgião, o auxiliar, quando presente, poderá ficar localizado ao lado oposto da mesa operatória.

O anestesista deverá trabalhar em um dos lados junto do paciente, junto à cabeça deste, que por sua vez se localizará direcionada ao raque de videocirurgia; o raque também poderá ficar de frente para a cabeça do animal ou ao lado dela, porém próximo a um dos cantos da mesa operatória, com o intuito de manter o monitor em linha reta em relação ao cirurgião quando esse se encontra na posição A citada anteriormente.

O instrumentador e a mesa de instrumental estarão na direção da cauda do paciente, atrás do câmera e/ou cirurgião, ou em posição contrária ao operador se esse assumir a posição A e não for necessário contar com um auxiliar. A fonte de energia elétrica para hemostasia poderá se localizar em diferentes posições, contudo os autores preferem rotineiramente colocá-la próximo ao raque para manter os seus cabos afastados do trânsito da sala. De outra maneira, o equipamento para sucção/irrigação poderá ficar ao lado do cirurgião.

O paciente também poderá estar posicionado em decúbito dorsal, sendo que a cirurgia pretendida abrangerá os quadrantes abdominais caudais ou a cavidade pélvica. O

cirurgião também poderá ocupar duas possíveis posições junto à mesa operatória, seguindo os princípios citados anteriormente nas *posições A e B*. A cabeça do animal estará voltada em posição contrária quando se trabalha com os quadrantes abdominais craniais, estando os membros posteriores direcionados para o raque. O cirurgião poderá ficar ao lado do paciente que se encontra junto à borda da mesa operatória, ou então junto aos membros anteriores do paciente, com a cabeça do animal próximo à sua cintura. A posição do câmera e do auxiliar (quando presente), também seguirá o padrão descrito em *A* e *B*; já o instrumentador poderá ficar ao lado do câmera, ou entre o cirurgião e o câmera, atrás de ambos; o anestesista e seus equipamentos ficarão de um dos lados do paciente, de acordo com a posição do cirurgião (Figura 8.4).

▪ Disposição dos equipamentos e do paciente

Seguindo os conceitos previamente descritos, para facilitar a execução da operação proposta, procura-se posicionar o raque de vídeo em linha reta em relação aos olhos do cirurgião (Figura 8.5). Tal condição pode não providenciar adequada visão do câmera, principalmente se este se localizar em posição contrária ao operador ou ao lado deste. Nessas condições, é indicado o emprego simultâneo de dois monitores de vídeo, sendo que o segundo ficará posicionado na direção reta em relação ao câmera.

Se a opção for manter o raque em local fixo na sala de cirurgia, deve-se escolher um ponto no qual a iluminação proveniente da porta de entrada não interfira na visualização do monitor, condição que se torna mais acentuada quando o ambiente está escurecido. Também se procura colocar o raque relativamente próximo da parede objetivando dificultar o fluxo de pessoal por detrás deste. Dessa maneira, a fiação das fontes de energias e equipamentos, bem como os cabos de vídeo não irão sofrer interferência das pessoas que transitam na sala cirúrgica. Prefere-se dispor de raques móveis para facilitar a utilização do equipamento de videocirurgia em diferentes salas do bloco cirúrgico.

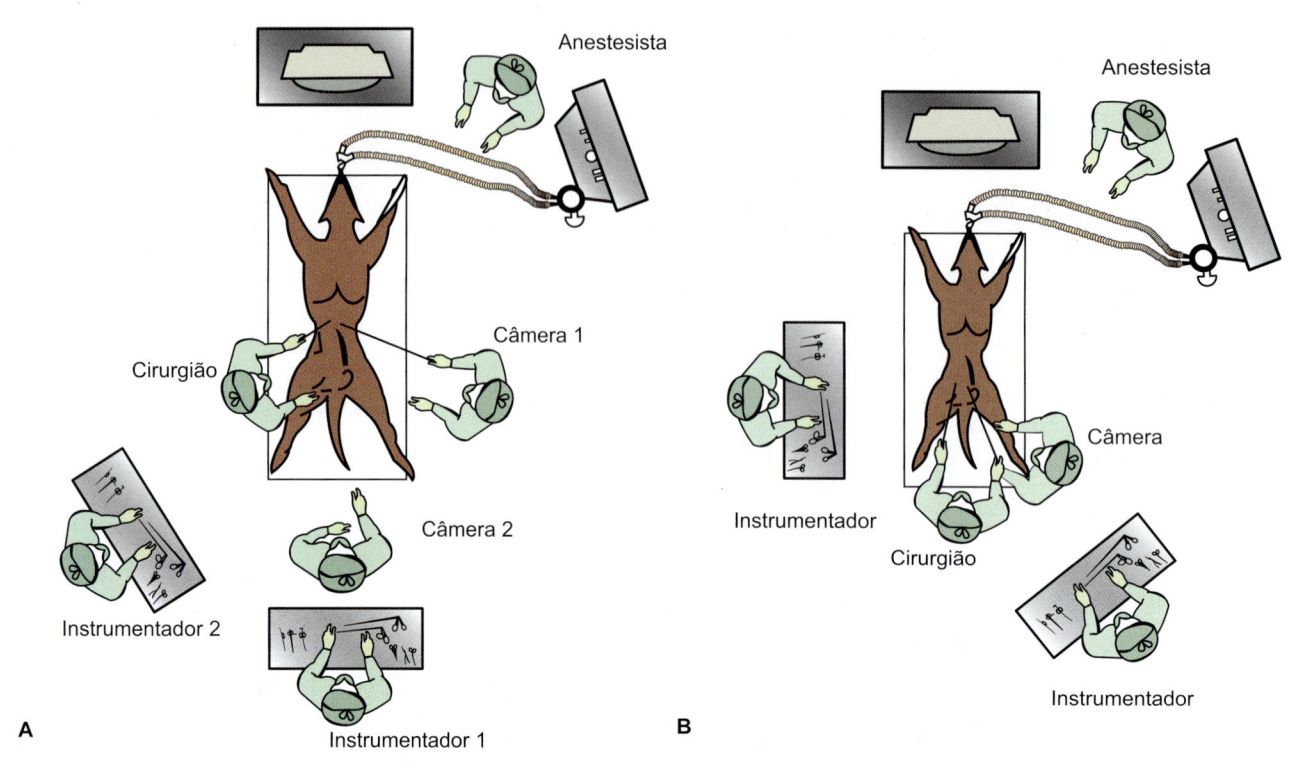

Figura 8.3 Disposição dos equipamentos e equipe cirúrgica em animal submetido a laparoscopia, estando o mesmo em decúbito dorsal e para cirurgias nos quadrantes abdominais craniais. Neste esquema, o cirurgião é destro, situando-se ao lado do paciente (**A**) ou junto aos membros posteriores do animal (**B**). O instrumentador irá se posicionar de acordo com a localização do câmera (**A**), de tal forma que se o câmera assumir a posição "1" ou "2", o instrumentador assumirá posicionamentos diferentes ("1" e "2") de mesmo número. O instrumentador poderá ficar ao lado do cirurgião ou atrás do câmera e do cirurgião (**B**).

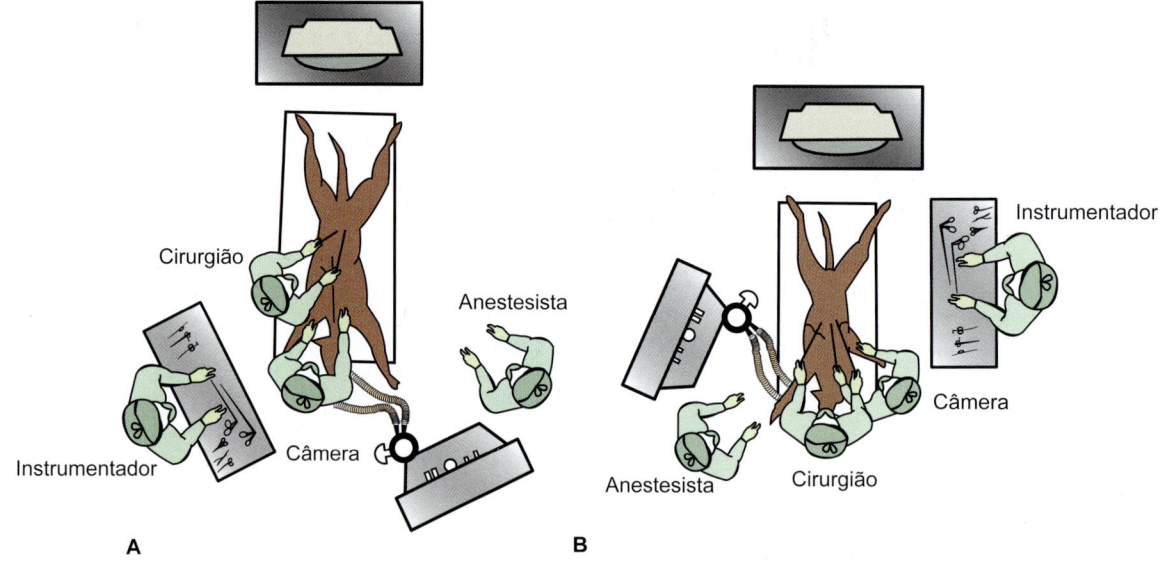

Figura 8.4 Posicionamento da equipe e equipamentos em animal posicionado em decúbito dorsal, para cirurgias laparoscópicas no abdome caudal e cavidade pélvica. Neste esquema, o cirurgião é destro, situando-se ao lado do paciente (**A**) ou junto à cabeça do mesmo (**B**). O anestesista ficará ao lado (**A**) do câmera ou do cirurgião (**B**), de acordo com a posição deste último. O instrumentador ficará entre o cirurgião e o câmera, atrás de ambos (**A**), ou de forma contrária ao anestesista, ao lado do câmera (**B**).

O monitor de vídeo deverá ser localizado no raque, em posição levemente acima da altura dos olhos do cirurgião. Outras disposições que necessitem que o operador abaixe ou eleve demasiadamente a cabeça poderão ocasionar desgaste físico importante, sobrecarregando os ombros, pescoço e costas. Em casos extremos, até mesmo podem ocasionar náuseas.

A microcâmera e a fonte de luz também ficarão localizadas acima do paciente para que não ocorra dobramento dos cabos associados, já que não raramente é necessário mudar a posição dos animais durante o procedimento cirúrgico que necessite de alteração de decúbito.

O insuflador também deverá estar em ponto diretamente visível para o cirurgião e auxiliar devido à necessidade constante de verificação da pressão intra-abdominal (PIA) de CO_2 e para ajustes da velocidade de insuflação e da manutenção da PIA, mantendo assim apropriada distensão abdominal. Deve

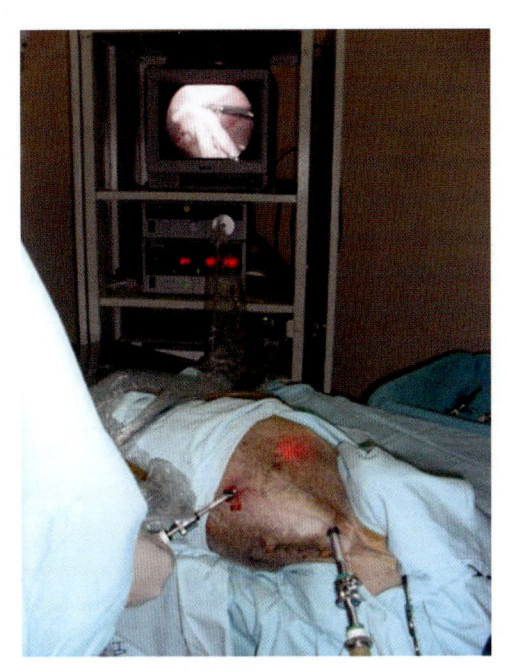

Figura 8.5 O posicionamento do raque de videocirurgia varia em relação à posição do paciente e do cirurgião, procurando mantê-lo em linha reta em relação a este último.

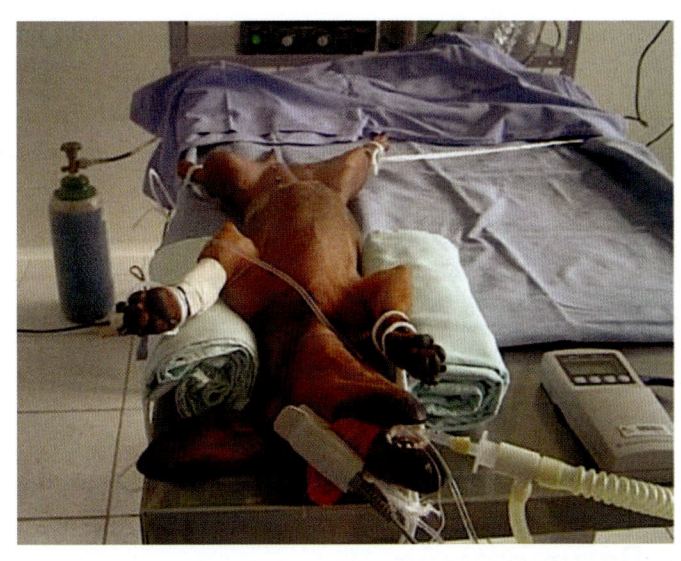

Figura 8.6 Posicionamento do paciente junto ao canto da mesa operatória para um cirurgião destro que irá operar ao lado do animal. A colocação de campos cirúrgicos enrolados junto ao tórax facilita a manutenção do animal na posição desejada.

ainda ficar em posição acima do paciente, a fim de evitar eventuais drenagens de líquidos (incluindo o sangue derramado) para o interior do equipamento através da mangueira de insuflação. Tal condição acarretaria danos importantes ao aparelho.

A fonte de energia para hemostasia deve ser alimentada preferencialmente em rede elétrica diferente da que suporta o restante dos equipamentos, haja vista que o uso simultâneo de unidade de eletrocirurgia com outros componentes em mesma rede pode ocasionar interferências associadas à formação de linhas que cruzam a tela do monitor, condição que interfere diretamente no campo visual e compromete a imagem gravada.

Conforme explanado no item anterior, a posição do paciente na mesa operatória e do próprio raque de videocirurgia depende diretamente do procedimento a ser realizado. Dessa maneira, evita-se o uso de mesas fixas ao chão com poucos recursos de mudanças de ângulo. Ao se utilizarem mesas não fixadas ao solo, essas são ajustadas em conjunto com o raque antes do início de cada procedimento.

Para pequenos animais, prefere-se utilizar mesas de aço inox de pequena largura em relação ao seu comprimento, que possibilitem a inclinação da cabeça ou dos membros posteriores dos pacientes e que permitam a regulagem quanto à altura. Ao se trabalhar com mesas largas (na maioria dos casos essas são as que estão disponíveis em centros cirúrgicos brasileiros) e naquelas situações em que o cirurgião ficará posicionado ao lado do paciente, indica-se colocar o animal mais próximo da borda da mesa que ficará junto ao braço dominante do operador. Essa manobra diminuirá a inclinação do cirurgião sobre o paciente, mantendo-o em posição mais ergonômica, condição que tende a tornar o procedimento menos cansativo (Figura 8.6).

Cabe relembrar que o posicionamento correto do animal na mesa cirúrgica é de responsabilidade do cirurgião, e que posicionamentos inadequados podem acarretar erros de acesso e até mesmo predisporem a lesões iatrogênicas durante a obtenção do pneumoperitônio. Conforme concei-

tos básicos da técnica operatória, um dos princípios da diérese recai sobre a realização da incisão cirúrgica de acesso de forma perpendicular ao plano longitudinal do paciente em decúbito dorsal ou esternal, a fim de minimizar a produção de incisões oblíquas, as quais poderão ocasionar o deslizamento de uma borda da ferida sobre a outra, ou ainda, estarem associadas à produção de lesão às bases dos vasos que originam a irrigação da porção mais externa da derme. A produção de incisões oblíquas durante o acesso abdominal, ou distantes da linha média, tendem a ocorrer se o paciente estiver posicionado com a linha alba obliquamente em relação à mesa operatória.

Na rotina do autor, os animais são colocados diretamente sobre o colchão térmico sem o uso de calhas cirúrgicas, pois as bordas da calha podem impedir a ampla movimentação dos instrumentos laparoscópicos e potencialmente limitar a distensão das paredes abdominais laterais, deslocando as vísceras de sua posição original. A estabilização do paciente em decúbito dorsal, na posição desejada, é facilitada a partir da colocação de campos cirúrgicos enrolados junto ao tórax e aos membros anteriores, sendo os membros anteriores tracionados cranialmente e fixados com amarras. Já os posteriores são tracionados caudalmente (Figura 8.6). Em determinadas situações, tal como ocorre em cirurgias renais, esses coxins de pano podem ser colocados sob o flanco contralateral ao qual é indicado o acesso cirúrgico, mantendo inclinado o abdome, sem que o tórax sofra maior deslocamento.

Para melhor estabilidade do paciente, pode-se também aplicar fita de esparadrapo ou atadura elástica sobre o esterno, fixada à mesa cirúrgica, com o cuidado de não comprimir o tórax. Deve-se ainda ter cuidado de acolchoar os membros do paciente naqueles pontos de contato com as bordas da mesa cirúrgica, a fim de minimizar o risco de lesões neurológicas, tendíneas ou musculares por compressão. Quanto ao uso das amarras para fixar o paciente, deve-se ter cuidado para não apertá-las demasiadamente e evitar colocá-las diretamente sobre o tendão calcâneo.

A exposição visceral pode ser bastante facilitada ao inclinar o paciente. A posição de Trendelenburg (mantendo-se o paciente em cefalodeclive) ou Trendelenburg reverso (cefaloaclive) possibilita boa exposição das vísceras pélvicas e dos órgãos posicionados nos quadrantes abdominais craniais, respectivamente. Essa condição pode ser muito útil em procedimentos nos quais são indicadas suturas intracorpóreas ou quando há massas volumosas abdominais que interferem no campo de visão. Contudo, é necessário considerar as consequências hemodinâmicas associadas a compressão diafragmática, diminuição do retorno venoso e do débito cardíaco, alterações presentes no cefalodeclive, entre outras. Devido a isso, o autor rotineiramente inicia o procedimento cirúrgico sem inclinação do paciente, lançando mão da posição de Trendelenburg somente quando estritamente necessário, e ainda assim procurando utilizar inclinações inferiores a 45°.

▶ Documentação

No ambiente operatório é necessário que haja condições de armazenamento das imagens geradas pelo processador da microcâmera, pois se torna indicada a documentação de todo e qualquer procedimento videoendoscópico realizado, preferencialmente na forma digital. A manutenção de um arquivo digital permanente de procedimentos permite a obtenção de material didático, material de pesquisa e que até mesmo pode ser de extrema utilidade em situações judiciais. Diferentemente ao indicado para outros documentos associados ao diagnóstico de imagem (como radiografias, por exemplo), ainda não há um tempo mínimo estabelecido para se manterem arquivados procedimentos laparoscópicos veterinários, considerando as possibilidades judiciais.

Como a obtenção e a manutenção de imagens digitais são de baixo custo, o autor considera interessante que sejam armazenadas permanentemente todas as operações realizadas. Cabe ressaltar que algumas imagens observadas durante o transoperatório podem ser muito didáticas ou mesmo raramente observadas. É necessário que o serviço de videocirurgia estabeleça alguma forma efetiva para organizar e manter esses arquivos, e que este método possibilite rápida localização das imagens ou sequências cirúrgicas almejadas.

Existe a possibilidade de obtenção de fotos a partir do uso de máquinas convencionais ou digitais adaptadas à extremidade do endoscópio, de impressoras de vídeos, ou a partir de *softwares* que capturam imagens diretamente do processador da microcâmera para CD, DVD, ou até mesmo para o disco rígido do computador. Quanto a esta última modalidade, ressalta-se o emprego de placas de captura externas ou aquelas que já estão previamente disponíveis no próprio computador. Existem também microcâmeras com saída de imagem digital de alta qualidade, sendo essa a melhor modalidade para armazenamento dentre as já citadas.

Quando não se dispõe de microcâmera com saída de imagem digital, a obtenção desta passará por uma placa de captura específica, através de um cabo. Para tanto, procura-se utilizar cabos de melhor qualidade possível, evitando-se, por exemplo, os do tipo RCA em detrimento aos de supervídeo. Caso a placa de captura externa apresente diferentes entradas, o autor indica reservar a de melhor qualidade para a imagem a ser armazenada no computador. Assim, mesmo dispondo-se de imagem no monitor de vídeo com qualidade um pouco inferior (mas já bastante apropriada para a execução da operação), será possível contar com documento digital apropriado para uso futuro.

Ao se utilizarem placas de captura, é necessário dispor de computador com placa de vídeo potente e um *software* de fácil manuseio, o qual permita bons recursos para edição e gravação de imagens. Os documentos digitais obtidos dessa forma tendem a ser duráveis, podendo ser arquivados de maneira pouco onerosa em CD, DVD, *pendrives* ou, preferencialmente, em unidades de disco rígido. Os *softwares* para captura e editoração de imagens ainda possibilitam escolher a extensão de arquivo em que o vídeo será gravado, sendo que para essa escolha considera-se a qualidade necessária e o tamanho do arquivo gerado. Ainda, tais programas permitem a tomada de imagens na forma de fotos digitais.

Apesar de, atualmente, contarmos com estes métodos mais modernos e efetivos de obtenção de imagens em videocirurgia, cabe discorrer um pouco sobre o armazenamento magnético (via gravação em fitas VHS), já que alguns cirurgiões ainda dispõe de material gerado ao longo dos anos e coletado por essa mídia. Nesses casos, deve-se considerar que a vida útil do material gravado se torna bastante limitada, pois com o passar do tempo a fita desmagnetizará e a imagem perderá qualidade em relação a cor e definição, não raro, será totalmente inutilizada. Aliás, o fato de se obter imagem magnética a partir da imagem digital gerada pelo processador da microcâmera, por si só, já está associado à perda de qualidade original.

Para minimizar tal perda, indica-se a utilização de cabos de vídeo de excelente qualidade, além da montagem de circuito que permita que a imagem capturada seja passada primeiramente para o videocassete e posteriormente do videocassete para o monitor, naqueles casos em que se dispõe apenas de processadores da microcâmera de saída única. Ao se dispor de duas saídas ou mais no processador, a imagem pode ser transmitida simultaneamente para o monitor e para o videocassete. A passagem inicial da imagem pelo monitor, e deste para a gravação magnética, ocasionará alguma perda de qualidade.

De outra maneira, um documento gravado de forma magnética para ser passado para a forma digital necessitará de um dispositivo de captura de imagem, de tal modo que o material digital armazenamento no disco rígido também estará associado a alguma perda de qualidade, já que necessariamente será transmitido via cabo. Cabe relembrar que as fitas gravadas devem ser resguardadas de calor e umidade para ampliar seu tempo de vida útil (o qual naturalmente é muito limitado). O tempo de gravação em fitas de VHS irá depender do ajuste no equipamento, de tal forma que os modos SLP/EP permitem o armazenamento durante aproximadamente 6 h, LP de 4 h e SP de 2 h. Também se torna necessário ajustar a forma de gravação no videocassete em NTSC ou PAL-M para assegurar a obtenção de imagens coloridas.

▶ Bibliografia

COLLER, J.A.; MURRAY, J.J. Equipment. In: BALLANTYNE, G.H.; LEAHY, P.F.; MODLIN IM *Laparoscopic surgery*. Philadelphia: W.B. Saunders Company, 1995. Ch.1, p. 3-14.

FREEMAN, L.J. *Veterinary endosurgery*. St. Louis: Mosby, 1998. 276 p.

PREMINGER, G.M.; POTEMPA, D.M.; RASSWEILER, J. Video systems in laparoscopic surgery. In: JANETSCHEK, G.; RASSWEILER, J.; GRIFFITH, D. *Laparoscopic surgery in urology*. Stuttgart: Thieme, 1996. p. 24-32.

SEE, W.A.; MONK, T.G.; WELDON, B.C. Complications of laparoscopy – strategies for prevention and treatment. In: CLAYMAN, R.V.; MCDOUGAL, E.M. *Laparoscopic urology*. St. Louis: Qualitiy Medical Publishing, 1993. p. 183-205.

9 Acesso à Cavidade Peritoneal

Maurício Veloso Brun

▶ Insuflação da cavidade

O espaço virtual existente no interior da cavidade peritoneal, normalmente preenchido por pequena quantidade de líquido envolvido no deslocamento visceral, não é suficiente para a realização de procedimentos videocirúrgicos. Para tanto, é necessário ocasionar a distensão da parede abdominal.

Descreve-se a realização de laparoscopias em humanos ascíticos, tomando-se proveito do preenchimento da cavidade por líquidos. De outra maneira, a criação de espaço de trabalho pode ser obtida por meio de equipamentos que possibilitam o deslocamento da parede muscular sem a necessidade de aplicação de qualquer tipo de insuflante, sendo essa técnica denominada *gasless*.

O método mais frequentemente utilizado para a obtenção de espaço de trabalho é a insuflação do abdome com gás. Para tanto, o gás carbônico (CO_2) é o mais amplamente indicado e empregado, por ser barato, de fácil aquisição, não comburente, de fácil excreção e seguro em relação à formação de êmbolos. Suas principais desvantagens são a irritação peritoneal e diafragmática (devido à formação de ácido carbônico) e sua fácil absorção, o que pode provocar hipercapnia, estimulação do sistema nervoso simpático, vasodilatação, hipertensão, taquicardia e arritmia. Outros insuflantes também podem ser utilizados: óxido nitroso (N_2O), hélio, xenônio, argônio, oxigênio, nitrogênio e o ar atmosférico. Suas potenciais vantagens e desvantagens encontram-se relacionadas no Quadro 9.1.

Para a realização de procedimentos cirúrgicos em pequenos animais, o autor rotineiramente utiliza pressões intra-abdominais (PIA) que geralmente variam de 8 a 12 mmHg (Figura 9.1). A PIA de 15 mmHg, utilizada frequentemente na rotina envolvendo pacientes humanos, não se mostra necessária para pequenos animais, pois esses últimos apresentam a parede abdominal pouco espessa, e o espaço de trabalho obtido com pressões inferiores é suficiente para a execução dos procedimentos videocirúrgicos, incluindo aqueles de maior complexidade técnica. Pressões superiores a 15 mmHg estão associadas a alterações hemodinâmicas importantes e devem sempre ser evitadas. Pressões de 6 a 8 mmHg podem ser suficientes para filhotes, e a distensão abdominal após aplicação de PIA tão baixa quanto 2 mmHg pode possibilitar a visualização apropriada da cavidade peritoneal para determinados diagnósticos, porém limita as manobras de diérese, exérese e síntese. Ainda, pode-se diminuir a pressão para 4 a 5 mmHg para a verificação da ausência de hemorragias ou para facilitar a confecção dos nós cirúrgicos em herniorrafias. De outra maneira, em casos de hemorragias provenientes de vasos calibrosos, pode ser indicado elevar temporariamente a PIA para 20 mmHg, a fim de reduzir a intensidade da hemorragia enquanto se aplica o método de hemostasia permanente.

▶ Introdução da agulha de Veress

O instrumento mais amplamente utilizado para a obtenção do pneumoperitônio pela técnica fechada (sem a exposição da cavidade peritoneal) é a agulha de Veress. O mecanismo de proteção existente na extremidade dessa agulha (Capítulo 7)

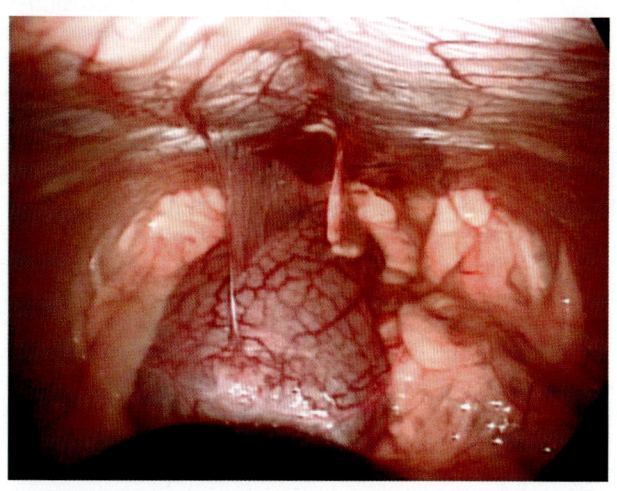

Figura 9.1 Visualização do espaço de trabalho em quadrante abdominal caudal de canino de grandes dimensões (dogue alemão) submetido à cirurgia laparoscópica sob pressão de 12 mmHg. Verifica-se adequada distância entre a superfície visceral e parede abdominal.

Quadro 9.1 ▪ Relação de outros gases insuflantes, além do CO_2, descritos para uso em laparoscopia, de acordo com suas potenciais vantagens e desvantagens.

Insuflante	Vantagens	Desvantagens
Óxido nitroso (N_2O)	• Facilmente adquirido • Incrementa a anestesia • Facilmente absorvido e excretado • Menos irritante que o CO_2	• Comburente • Ocasiona distensão das vísceras abdominais • Pode ocasionar hipoxemia difusa na recuperação
Argônio, hélio e xenônio	• Facilmente absorvido e excretado • Menos irritante que o CO_2	• Custo elevado • Dificuldade de aquisição
Oxigênio (O_2)	• Facilmente adquirido • Baixo custo	• Lentamente absorvido e excretado, o que aumenta o risco de embolismo • Comburente • Aumenta a produção de espécimes reativos de O_2, ocasionando lesão tecidual
Nitrogênio	• Semelhantes às do O_2	• Lentamente absorvido e excretado, o que aumenta o risco de embolismo
Ar ambiente	• Facilmente adquirido • Baixo custo	• Pode promover embolismo • Carreia contaminantes à cavidade

minimiza, mas não isenta, a possibilidade de lesões iatrogênicas aos órgãos intracavitários. Se a introdução da Veress não for cuidadosa, podem ocorrer complicações que variam desde a pequena hemorragia após punção esplênica (a qual tende a evoluir adequadamente com hemostasia espontânea) até o óbito do paciente, caso seja realizada a insuflação com a agulha posicionada no parênquima esplênico, conforme previamente descrito na literatura.

Existem diferentes locais de escolha e formas de introdução da agulha. Seguindo a técnica utilizada em humanos, a Veress pode ser posicionada na cicatriz umbilical, em inclinação de 60º ou 90º em relação ao paciente que se encontra ou não em posição de Trendelenburg. Em humanos, procura-se utilizar a cicatriz umbilical para a introdução da agulha por ser o ponto em que a parede abdominal é mais delgada e também devido a condições estéticas. Essa posição também tem sido utilizada em cães com a ocorrência de poucas complicações. Considerando que rotineiramente a agulha de Veress será posicionada a partir de uma ferida cirúrgica que posteriormente abrigará o primeiro portal, a cicatriz umbilical poderá não ser o melhor local para todos os casos, principalmente nos animais com sobrepeso que apresentam o ligamento falciforme bastante desenvolvido. Esse tecido pode dificultar a introdução correta da agulha na cavidade abdominal e a visualização do campo operatório através do endoscópio.

Descreve-se, com certa frequência, a punção esplênica com a extremidade da agulha, complicação que geralmente não ocasiona maiores consequências pela obtenção de hemostasia espontânea, desde que não se inicie a insuflação até se obter a certeza quanto ao correto posicionamento da agulha na cavidade. A punção esplênica não é tão rara devido ao uso de fármacos anestésicos, pré-anestésicos e de indução que ocasionam esplenomegalia, bem como pela diminuta extensão da parede abdominal que dificulta o controle quanto à profundidade de introdução do instrumento.

Existem diferentes locais para a introdução da Veress além da cicatriz umbilical, os quais podem ser eleitos com o intuito de minimizar o risco de lesões viscerais e do posicionamento do instrumento no ligamento falciforme. A agulha pode ser introduzida na linha média ventral pré ou pós-umbilical, de forma paramediana pré ou pós-umbilical, na região hipocondríaca direita (a fim de minimizar o risco de punção gástrica), e até mesmo na região abdominal lateral, em casos de cirurgia renal. Na verdade, os diferentes locais têm demonstrado efetividade, sendo a escolha baseada na experiência e preferência do cirurgião, nas condições anatômicas dos pacientes e no tipo de procedimento proposto. As complicações associadas à introdução da agulha parecem estar mais relacionadas com a experiência do cirurgião com o uso do método do que propriamente com o local de inserção da mesma.

Quanto ao ângulo de punção com a Veress, procura-se posicionar a agulha em 45º em relação à parede abdominal, no sentido da pelve, a fim de minimizar a chance de lesões esplênicas e em alças intestinais. Para tanto, é necessário que a bexiga seja sempre esvaziada a partir do emprego de sonda uretral no pré-operatório. Apesar de alguns autores indicarem a posição de Trendelenburg para a introdução da Veress em humanos, o cefalodeclive não é indicado, procurando-se evitá-lo devido à possibilidade de alterações hemodinâmicas e cardiorrespiratórias. As diferentes opções para posicionamento da agulha em caninos encontram-se ilustradas na Figura 9.2.

Antes do uso da agulha, é necessário injetar solução salina sob pressão em seu interior e se certificar que a mesma encontra-se completamente desobstruída. Uma vez realizada essa certificação, deve-se tracionar e liberar o obturador da mesma a fim de se verificar a adequada mobilidade dos diferentes componentes do referido instrumento, garantindo que a ponta romba da agulha seja acionada assim que a mesma transpassar o tecido de maior resistência (geralmente a aponeurose ou a fáscia muscular).

Caso se opte pela introdução da agulha no local onde será posicionada a primeira cânula (geralmente na linha média ventral), a primeira etapa consistirá na realização de uma incisão de pele compatível com o tamanho da cânula. Procura-se realizar incisão cutânea e subcutânea alguns milímetros maior que o diâmetro da cânula para reduzir a isquemia das bordas da ferida por compressão, condição que favorece a necrose tecidual, a qual pode estar associada a maior ocorrência de deiscência da ferida. Acessos com essas características também podem minimizar o risco de enfisema subcutâneo, pois facilitam a drenagem do gás quando ocorre escape ao redor da cânula.

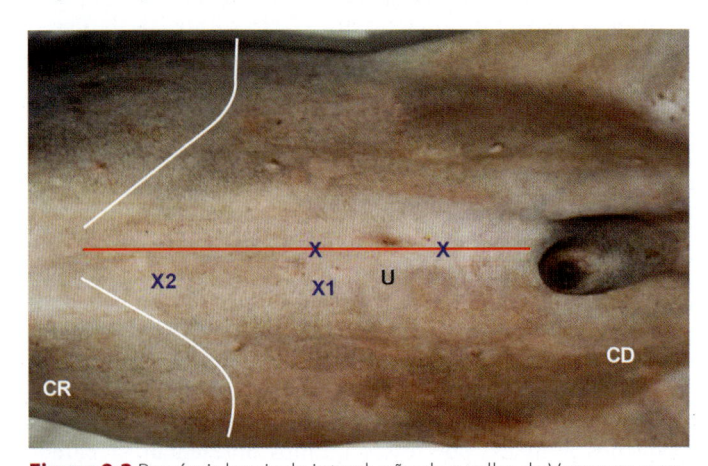

Figura 9.2 Possíveis locais de introdução da agulha de Veress na parede abdominal de cães submetidos a laparoscopia. Os rebordos costais estão representados em branco, enquanto a linha média ventral, em vermelho. A agulha pode ser aplicada diretamente na cicatriz umbilical (U), na linha média ventral pré ou pós-umbilical (X), de forma paramediana (X1) ou próximo ao apêndice xifoide e rebordo costal (X2). CR = cranial; CD = caudal.

A incisão deve ser profunda o suficiente para tornar possível a visualização da fáscia muscular ou do folheto externo do músculo reto abdominal, o que facilitará a apreensão da parede abdominal com pinças Backhaus. Tais instrumentos são posicionados transversalmente às bordas da ferida cirúrgica, sendo fixados à fáscia e tracionados para a elevação da parede abdominal. Essa manobra possibilita o afastamento da musculatura em relação às vísceras intra-abdominais, enquanto se obtém a resistência na parede necessária para melhor controle da introdução da Veress. Dependendo da anatomia do paciente, o cirurgião também poderá fixar a parede muscular com a sua mão não dominante enquanto introduz a agulha, afastando os tecidos intracavitários.

Naqueles casos em que a agulha será colocada em uma região que não servirá para acomodar qualquer cânula, a pele e os tecidos subcutâneo e muscular podem ser apreendidos e tracionados com duas pinças Backhaus, porém sem a realização de incisão prévia. Também se pode afastar a parede abdominal das vísceras com a mão não dominante, conforme citado anteriormente. De outra maneira, a parede poderá ser tracionada e mantida afastada pela mão não dominante do cirurgião. Na sequência, o obturador com ponta cega da agulha é mantido retraído, e a extremidade perfurante da agulha é transpassada pela pele. Então, libera-se o obturador, continuando-se a introdução da agulha através das diferentes camadas teciduais até alcançar a cavidade. Dependendo da resistência cutânea, pode-se realizar ainda uma pequena incisão por estoca na pele, facilitando a passagem da Veress e isentando a necessidade de manter o obturador retraído.

Ao se trabalhar com cirurgias renais ou uretrais, nas quais o animal será posicionado em decúbito lateral, pode-se introduzir a agulha na linha média ventral e, após a insuflação e retirada da Veress, lateralizar o paciente. A partir disso, promove-se a introdução do trocarte na parede abdominal lateral pela técnica fechada. O intuito dessa manobra é minimizar o risco de lesão iatrogênica pela agulha devido à proximidade dos órgãos da parede lateral e à pequena dimensão da mesma. Como esse reposicionamento do paciente demanda tempo e pode dificultar o manejo anestésico, além dos riscos associados à primeira punção "às cegas" com o trocarte, o autor sempre indica para o primeiro acesso à parede abdominal o uso da técnica aberta, independentemente do posicionamento que será adotado para o primeiro portal. Para este autor, o uso da agulha de Veress tornou-se uma situação de exceção em cirurgia videolaparoscópica de pequenos animais.

Após a passagem da agulha pela pele com o paciente em decúbito dorsal (Figura 9.3), o instrumento é então introduzido através do folheto externo (quando em posição paramediana) ou da linha alba, mantendo-se a tração da parede muscular, até que se perceba a sua passagem pelo folheto interno ou a diminuição da resistência associada ao fato de transpassar a linha alba. Considerando que o peritônio é delgado em pequenos animais, a sua transposição não será percebida. Com treinamento é possível obter sensibilidade (tato) que possibilita distinguir a passagem da ponta da Veress através de diferentes camadas.

Existem diferentes manobras para a certificação do adequado posicionamento da agulha no interior da cavidade peritoneal, as quais devem preceder a insuflação, conforme se segue:

- Em alguns animais é possível sentir a diminuição de resistência imprimida à extremidade da agulha ao transpassar a linha média ventral ou o folheto interno do músculo reto abdominal, assim como observar o deslocamento, no sentido

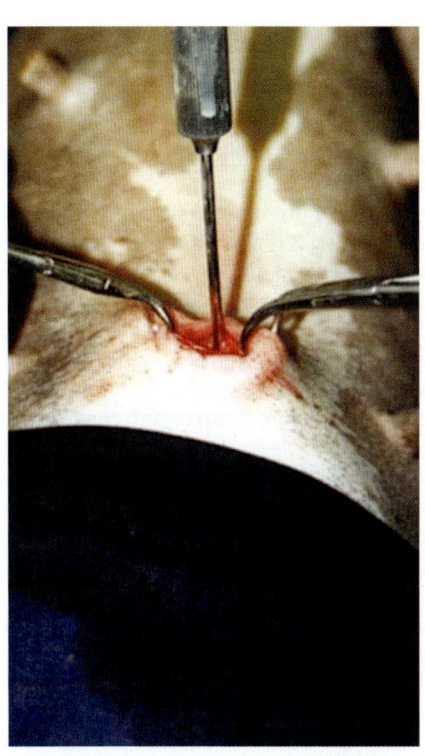

Figura 9.3 Introdução da agulha de Veress na linha média ventral, mantendo-se as pinças Backhaus posicionadas transversalmente às bordas da ferida operatória e tracionadas para afastar a parede das vísceras abdominais.

contrário ao da parede, do componente interno da Veress (ao se utilizar material permanente) ou da esfera plástica que se encontra no interior do canhão da agulha (encontrada em alguns instrumentos descartáveis)

- Em alguns casos, pode-se ouvir um som próprio (descrito por alguns autores como "pop"), caracterizando a passagem da agulha pelas aponeuroses musculares. É possível até mesmo verificar dois sons dessa natureza, um para cada folheto do músculo reto abdominal. Essa situação, apesar de incomum, poderá ocorrer em animais de grande porte

- Pode-se introduzir a Veress com sua torneira fechada e, ao acessar a cavidade, conecta-se a mangueira de silicone do insuflador, já ajustado em relação ao volume de insuflação e à pressão intracavitária desejada, no canhão da agulha. No *display* do equipamento deve aparecer pressão negativa ou zerada (nos animais em que a agulha não foi posicionada na primeira tentativa, pode-se perder a condição de se visualizar o valor zero ou valores negativos)

- O instrumento é introduzido no abdome com a torneira fechada. Ao abri-la, elevando-se a parede muscular, pode-se constatar o som do ar passando pelo seu interior (citado com um som "sss"). Apesar de existirem citações na literatura dessa condição, em cães comumente não é verificada devido às diminutas dimensões da cavidade

- Mantendo-se a válvula da Veress ocluída, é adaptada uma seringa de 10 mℓ parcialmente preenchida com solução salina ou Ringer lactato de sódio. Abre-se a válvula e injeta-se 1 a 2 mℓ, a fim de retirar restos teciduais que possam ter obstruído a mesma durante a passagem. A solução deve fluir sem qualquer dificuldade. Na sequência, traciona-se o êmbolo da seringa na tentativa de aspirar quaisquer conteúdos. Nessa manobra deve-se observar apenas a movimentação de bolhas de ar no interior da seringa. Caso seja aspirado sangue, conteúdo de coloração amarelada (bile, urina) ou marrom (conteúdo intestinal), ou até mesmo muco, a agulha deve ser prontamente retirada e reposicionada. Na dúvida do tipo de conteúdo drenado, pode-se recorrer ao auxílio laboratorial. Por ocasião da posterior introdução do endoscópio, deve-se então observar detalhadamente o local da lesão e escolher o tratamento eficaz para manejá-la

- Após a realização das manobras citadas no último item, procura-se gotejar solução hidreletrolítica balanceada (*drop test*) diretamente sobre o canhão da agulha com a válvula aberta (Figura 9.4). O líquido deve fluir livremente através do instrumento. Algumas vezes, a Veress está na cavidade peritoneal, porém apresenta contato com alguma estrutura, motivo pelo qual pode não ocorrer a drenagem. Nesses casos, tracionam-se as pinças Backhaus presas na parede muscular e se verifica novamente quanto à drenagem do líquido

- Posteriormente à sequência descrita nos dois últimos itens, deve-se observar no *display* do insuflador pressões próximas do zero (que podem variar de 1 a 3 mmHg), além de se constatar a continuidade de insuflação e a elevação lenta e gradual da pressão intracavitária. Pressões elevadas podem indicar que a ponta da agulha está em contato com tecido adiposo intracavitário ou está posicionada junto à parede abdominal ou na parede de algum órgão

- Pode-se ainda introduzir a Veress adaptada a uma seringa sem êmbolo, parcialmente preenchida com solução hidreletrolíca balanceada. Ao entrar na cavidade, a solução deverá drenar livremente. Essa manobra impõe peso adicional à agulha, motivo pelo qual o autor não costuma realizá-la

- Mesmo com o resultado satisfatório de um ou mais dos testes supracitados, é ainda possível que a agulha esteja mal posicionada. Assim, durante a etapa de insuflação, deve ser observada a distribuição homogênea do gás nos quatro quadrantes abdominais, utilizando-se para tanto cuidadosa avaliação visual e o teste de percussão externa nos diferentes quadrantes, o qual deverá revelar som timpânico.

Cabe ressaltar que a agulha deverá ser mantida na mesma posição durante a etapa de certificação do correto posicionamento e insuflação, para minimizar o risco de aplicação do gás entre as camadas musculares ou entre o(a) folheto(fáscia) muscular e a superfície do músculo, bem como de lesões viscerais (Figura 9.5).

Conforme relatado por diferentes autores, as dimensões da Veress possibilitam a insuflação em uma velocidade máxima de 1,5 a 2 ℓ/min, de tal modo que se a opção recair pela insuflação inicial de forma mais rápida (condição pouco frequente em pequenos animais e que pode estar associada à descompensação hemodinâmica), deve-se eleger o emprego do trocarte como primeira via de insuflação, pois esse componente pode permitir a obtenção do pneumoperitônio em velocidades de até 5 ℓ/min. A técnica fechada para a obtenção de pneumoperitônio com a aplicação do primeiro portal "às cegas" (sem a observação da cavidade peritoneal) sem a introdução prévia da Veress é considerada arriscada pelo autor, o qual não a indica.

Uma vez adequadamente insuflada a cavidade com a agulha, obtendo-se a pressão preestabelecida, o instrumento pode ser removido e o primeiro trocarte introduzido "às cegas". Procura-se não alongar o tempo entre a retirada da agulha e a introdução da cânula, já que o gás insuflado vai sendo absorvido e a pressão intracavitária diminuindo, o que pode elevar os riscos de lesões iatrogênicas pela extremidade do trocarte.

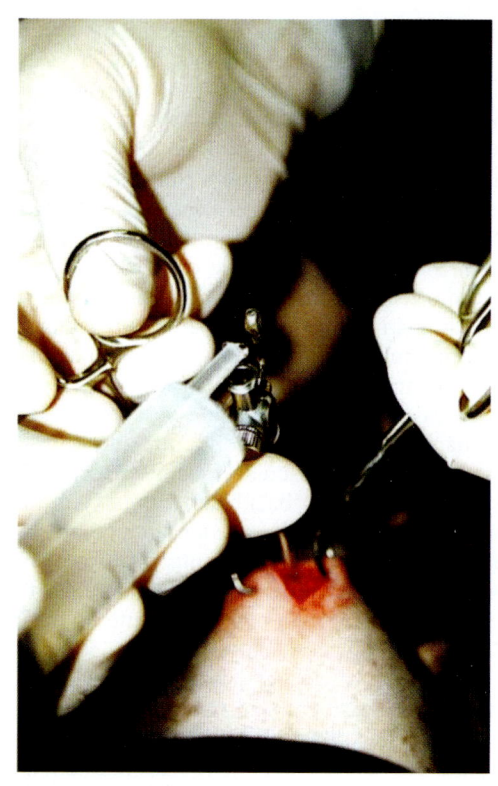

Figura 9.4 Teste de gotejamento (*drop test*): consiste no gotejamento de solução hidreletrolítica balanceada através do canhão da Veress, sendo que as gotas devem fluir livremente através da agulha. Esse teste deve ser precedido da aplicação, livre de maior esforço, da solução através da agulha e da ausência de aspiração do conteúdo infundido na cavidade.

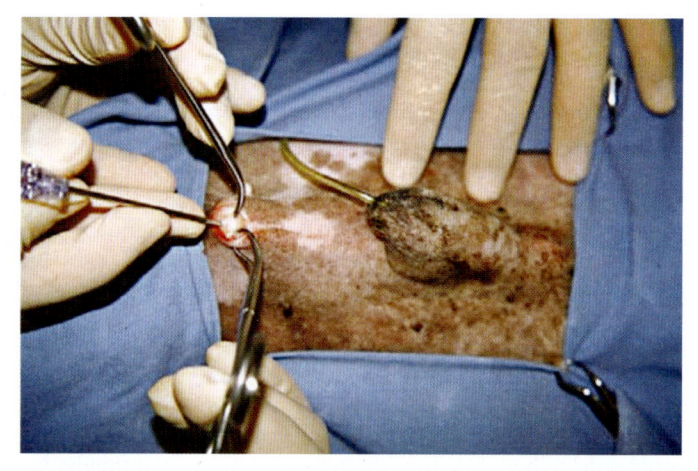

Figura 9.5 Durante a insuflação com a Veress, a parede abdominal é mantida tracionada pelas Backhaus para reduzir o risco de lesões viscerais.

▶ Introdução da primeira cânula

A primeira cânula, que posteriormente servirá de abrigo ao endoscópio, pode ser introduzida na cavidade pela técnica aberta ou fechada, com ou sem insuflação do abdome. A punção abdominal diretamente com trocarte sem prévio pneumoperitônio já foi descrita em pequenos animais, contudo o autor a contraindica.

Na técnica fechada o primeiro trocarte será introduzido no abdome "às cegas", ou seja, sem a visualização direta da cavidade peritoneal. Mesmo mantendo o pneumoperitônio dentro dos limites indicados, durante essa manobra existe o risco real de lesão visceral, sendo relatados acidentes gravíssimos em humanos, tais como a perfuração de aorta e de cava abdominais (isoladamente ou em conjunto), do cólon e do fígado. Em pequenos animais, as principais lesões ocasionadas pela extremidade do trocarte compreendem perfurações de fígado e baço, mas os diferentes tecidos intra-abdominais também podem ser puncionados. Assim como ocorre em relação à introdução da agulha de Veress, deve-se evitar o emprego de fármacos associados à esplenomegalia pelo maior risco de lesão ao baço que pode assumir variadas posições no abdome.

A indicação do ângulo de introdução do trocarte na cavidade insuflada varia muito de acordo com os diferentes autores, existindo indicações em humanos para angular o instrumento em 45º, 60º, ou 90º em relação à linha média ventral. Na medicina, alguns autores ainda indicam que a cânula seja inicialmente colocada em ângulo de 90º até alcançar a camada muscular para posteriormente ser angulada em 45º até perfurar o abdome.

Em sua rotina, nos raros casos em que o autor utiliza a técnica fechada, prefere angular o obturador em torno de 45º (Figura 9.8), a fim de minimizar os riscos de perfuração visceral. Por outro lado, contraindica a angulação de 90º, haja vista a diminuta espessura da parede abdominal de pequenos animais e sua pequena resistência à punção (condição que dificulta modular a força necessária para a punção da parede abdominal sem aprofundar demasiadamente o instrumento).

Existem autores que indicam para humanos a compressão do abdome inferior durante a introdução do primeiro trocarte. Tal manobra é fundamentada no princípio de que, com a compressão, o gás será deslocado no sentido do ponto de introdução, ampliando a distância da parede muscular em relação aos órgãos e minimizando o deslocamento dos músculos no sentido das vísceras. Apesar de parecer uma manobra interessante para animais de maior porte, o autor não a utiliza de modo rotineiro.

Outro item a ser discutido é a manutenção das pinças Backhaus junto às extremidades da ferida operatória, bem como a utilização destas para o tracionamento da parede muscular durante a colocação do primeiro trocarte. Essas manobras parecem facilitar a dissecação inadvertida ("descolamento") do tecido subcutâneo junto à superfície da cânula, com maiores riscos de formação de enfisema subcutâneo.

Independentemente da angulação eleita para a introdução da cânula, indica-se que o primeiro trocarte tenha mecanismo de proteção em sua extremidade para minimizar os riscos de lesões aos órgãos intracavitários. Assim, quando a extremidade cortante da cânula transpassar os tecidos que mantêm a resistência da parede (subcutâneo, tecidos fasciais/aponeuroses e musculatura) e encontrar a área insuflada e sem resistência, o mecanismo de proteção será acionado, protegendo a ponta cortante do obturador (Figuras 9.6 e 9.7). Esse mecanismo minimiza, mas não isenta, o risco de lesões, devendo ser testado e avaliado quanto ao seu correto funcionamento a cada procedimento, ainda antes de iniciar a operação.

Existem trocartes descartáveis e permanentes, de diferentes dimensões e formatos, que apresentam mecanismos de proteção da extremidade cortante. O autor considera fundamental a aquisição dos mesmos para a realização dos procedimentos cirúrgicos com maior segurança. Estão disponíveis também cânulas descartáveis transparentes para primeira punção que possibilitam a manutenção do endoscópio em seus interiores durante toda a etapa de execução do primeiro acesso. A transparência desse tipo de portal possibilita acompanhar a passagem pelos diferentes planos teciduais até alcançar a cavidade. De outra maneira, ao se introduzir a cânula transparente na linha média ventral, região umbilical, a observação do ligamento falciforme é facilitada, permitindo que o câmera evite o contato da lente do endoscópio com essa estrutura.

Ainda, é possível empregar no primeiro acesso diferentes cânulas permanentes que têm *design* específico em formato rosqueado com extremidade perfurante, as quais permitem

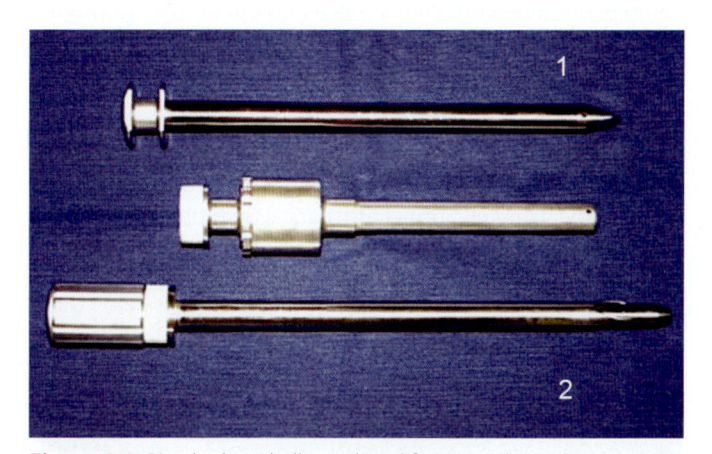

Figura 9.6 Cânula de trabalho e dois diferentes obturadores permanentes empregados em laparoscopia. O obturador (1) tem ponta piramidal cortante enquanto o (2) tem extremidade cortante e haste de proteção interna.

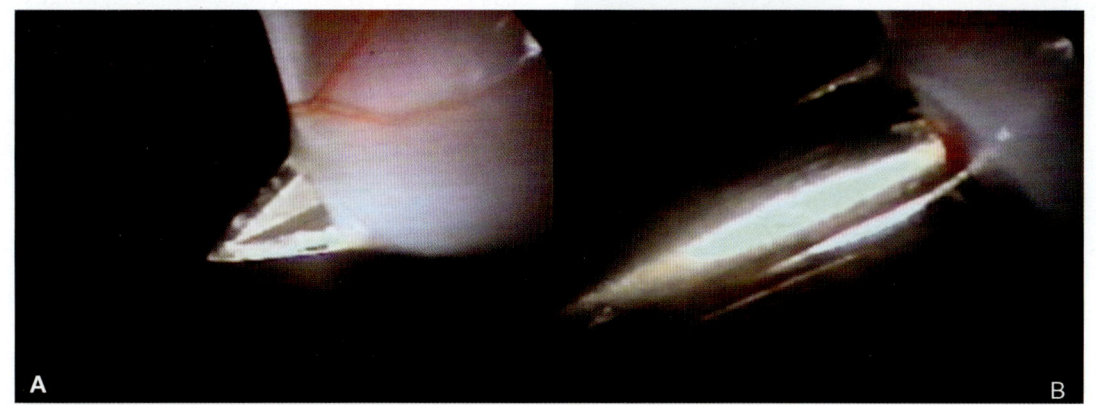

Figura 9.7 Funcionamento do mecanismo de proteção da extremidade cortante de uma cânula durante a introdução às cegas do primeiro portal. Ao encontrar tecidos resistentes, a ponta cortante do obturador é exposta (**A**). Transpassando a área de resistência, o mecanismo de proteção (nesse caso, uma haste romba interna) é acionado (**B**).

a dissecção dos planos faciais/aponeuróticos e musculares, sob visualização direta pelo endoscópio alojado no seu interior, quando introduzidas em movimentos de rotação (vide Capítulo 7).

Durante a primeira punção, deve-se ter o cuidado de não introduzir demasiadamente a ponta do instrumento no interior da cavidade, sob o risco de lesão iatrogênica. Para tanto, costuma-se apoiar a extremidade da cânula que abriga a válvula antiescape de gás sobre a palma da mão e posicionar o dedo indicador sobre o instrumento, de tal modo que o dedo funcione como um "para-choques", travando deslocamento do portal ao transpassar a parede muscular (Figura 9.8).

Outra forma de introdução do primeiro trocarte é a técnica aberta, que isenta a aplicação prévia da agulha de Veress. Descreve-se que a técnica aberta, quando aplicada "em humanos" por cirurgião experiente, é tão rápida e segura quanto a introdução da Veress. Considerando a diminuta extensão da parede muscular dos pequenos animais, a dificuldade em definir os diferentes planos de introdução da agulha, o longo comprimento da Veress para os pacientes pequenos, e a necessidade de introdução dos primeiro trocarte "às cegas" após o uso da agulha (e os potenciais riscos dessa etapa), o autor acredita que para pequenos animais a colocação da primeira cânula na cavidade abdominal pela técnica aberta é muito mais segura que o uso da Veress. Reforça-se a indicação de emprego rotineiro da técnica como primeira escolha na obtenção do pneumoperitônio em cães e gatos, independentemente do decúbito do paciente na mesa operatória.

Previamente descrita por Hasson,[6] a técnica aberta tem como princípio o acesso da cavidade peritoneal e introdução intracavitária da cânula sob visualização direta. Apesar de alguns autores descreverem, em humanos, o uso de instrumento especialmente projetado para a manobra (cânula de Hasson), pode-se fazer uso de qualquer tipo de cânulas que disponham de válvula para insuflação, uma vez que através desse portal o abdome será insuflado. Traçando um paralelo com a

cirurgia convencional, o método aberto segue os princípios do acesso abdominal parietal utilizado para a realização de lavado peritoneal diagnóstico.

A técnica aberta é especialmente útil para pacientes previamente operados e naqueles em que se suspeita de aderências intra-abdominais, órgãos aumentados de volume e de grandes massas abdominais. Ainda, em animais com hérnia umbilical, o acesso aberto permite a redução do conteúdo herniário, podendo-se fazer uso dessa abertura natural para a colocação do primeiro portal, muitas vezes sem necessidade de promover lesão parietal adicional.

O procedimento consiste na realização de incisão cutânea de tamanho levemente maior ao da cânula que será utilizada no acesso, com posterior dissecação do tecido subcutâneo com uso de pinça hemostática convencional de ponta fina (tal como a Halsted-mosquito ou a Hartman-Halsted). Duas pinças hemostáticas curvas são então utilizadas para fixar as aponeuroses musculares ou fáscias, dependendo do local de acesso, bilateralmente ao local planejado para o acesso. Comumente, o primeiro trocarte se localiza na linha média ventral, de tal forma que as pinças são empregadas na fixação dos folhetos externos bilaterais dos músculos retos abdominais.

Promove-se então a incisão fascial/aponeurótica a partir do tracionamento das duas pinças. Outras pinças são então empregadas para fixar as bordas da ferida produzida, possibilitando a ampliação do acesso com o próprio bisturi. Caso a ferida produzida esteja deslocada da linha alba, pinça-se duplamente o folheto interno do músculo reto abdominal, realizando-se nova incisão entre as pinças. A ferida produzida na parede nas fáscias/aponeuroses deverá ser levemente menor que o diâmetro da cânula para evitar a perda de gás e auxiliar na fixação do portal à parede. Uma vez acessado o peritônio, as bordas da ferida da fáscia muscular/folheto interno são fixadas com hemostáticas de pontas finas e curvas, enquanto os instrumentos previamente utilizados na fixação mais externa são liberados. A aplicação de três pinças na borda interna do acesso pode facilitar a exposição da ferida para a passagem do primeiro trocarte. Na sequência, a cânula é introduzida mantendo em seu interior o obturador com ponta protegida desarmado. Alternativamente, pode-se utilizar a própria cânula de ponta biselada, dispensando-se o obturador (prego). A Figura 9.9 demonstra alguns dos passos realizados na técnica aberta.

A técnica aberta utilizada na parede abdominal lateral segue os mesmos princípios descritos para o acesso mediano. Contudo, como existem diferentes planos fasciais e musculares, cada músculo ao ser acessado é dissecado no sentido de suas fibras, fixando-se as pinças hemostáticas nas bordas fasciais (ou até mesmo aponeuróticas, dependendo da região operada), até se alcançar o peritônio. Nesse tipo de acesso, é necessário muito cuidado para não incisar parede intestinal, a qual por vezes pode ser confundida com a fáscia transversa.

Mesmo ao se utilizar o obturador desarmado, existe o risco de lesão esplênica se houver contato da ponta do instrumento com o baço, devido à pouca resistência do órgão. Assim, uma manobra que minimiza lesões dessa natureza consiste em apreender a parede muscular com a mão não dominante do cirurgião, utilizando as pontas dos dedos para colocar em aposição os músculos reto abdominal direito e esquerdo sob a ferida de acesso, afastando assim os órgãos intracavitários. Com a mão dominante, a cânula será então introduzida sobre o ponto de contato entre tais músculos, de forma paralela à linha média ventral (Figura 9.10).

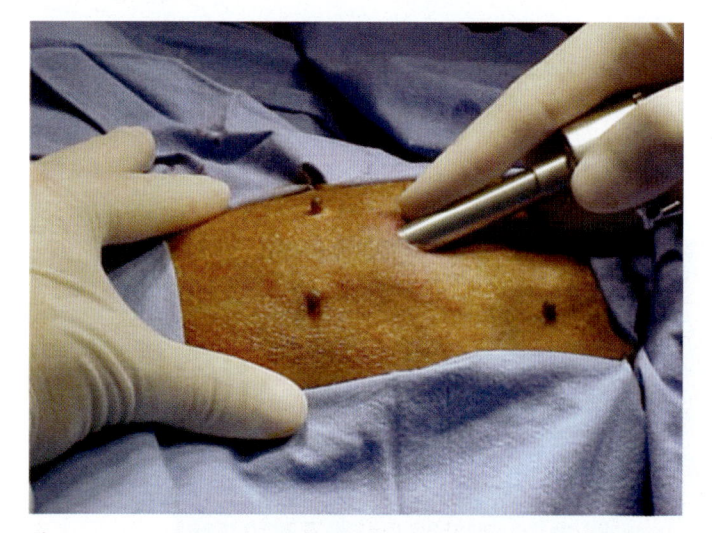

Figura 9.8 Introdução intracavitária do primeiro portal "às cegas", após a obtenção do pneumoperitônio com a Veress. A extremidade externa não afilada do trocarte será apoiada na palma da mão dominante do cirurgião, enquanto o dedo indicador é mantido posicionado sobre o instrumento. Assim, obtém-se um limitador quanto à profundidade de introdução abdominal. O ângulo de introdução abrange aproximadamente 45° em relação à linha média ventral.

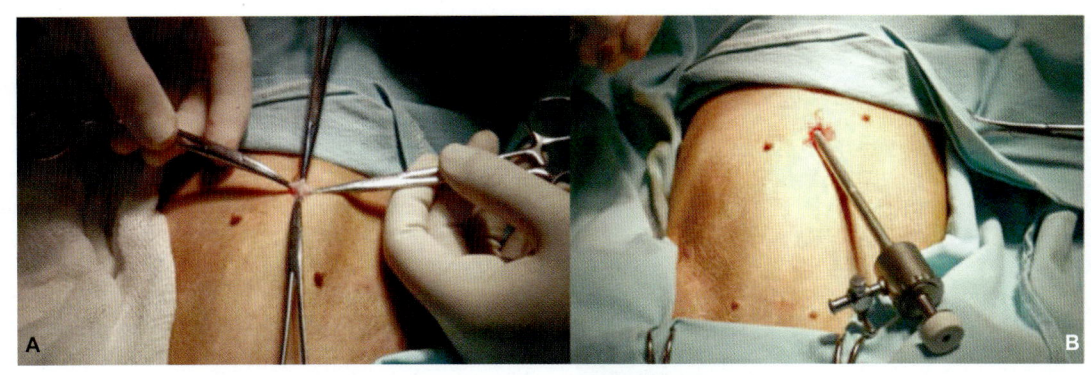

Figura 9.9 Técnica aberta para a introdução do primeiro portal. Após a incisão abrangendo as camadas cutânea e subcutânea, promove-se a apreensão do folheto externo do músculo reto abdominal bilateralmente à linha alba (**A**). Com o tracionamento da parede, realiza-se incisão com bisturi. Caso a ferida tenha sido produzida de forma paramediana, será promovida a apreensão do folheto interno e seu tracionamento através do acesso. Uma vez alcançada a cavidade, a cânula será introduzida através da ferida (**B**).

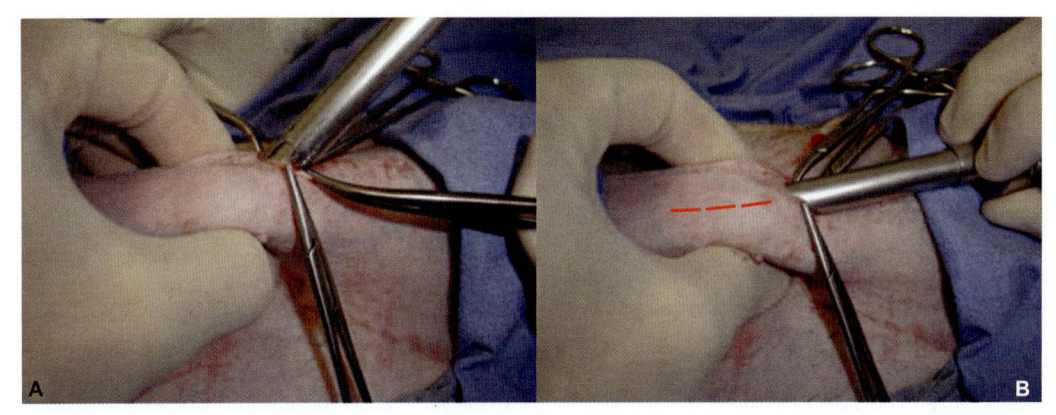

Figura 9.10 Manobra empregada durante a introdução do primeiro portal pela técnica aberta com o intuito de minimizar o risco de lesão iatrogênica. No momento em que a extremidade do trocarte alcança a cavidade peritoneal (**A**), o cirurgião eleva a parede muscular a partir de sua apreensão com a mão não dominante, protegendo assim as vísceras abdominais (**B**). A linha tracejada corresponde à direção em que a cânula será introduzida, ficando essa posicionada sobre os dedos do cirurgião.

Uma vez que a cânula alcançou a cavidade, verifica-se a extremidade do obturador quanto à presença de sangue, o que pode sugerir a ocorrência de lesão iatrogênica. Caso a ferida seja de maior tamanho em relação à cânula, para se evitar a perda de gás, promove-se a aplicação de sutura em bolsa de tabaco ao redor desta, fixando-a à parede abdominal. Tal sutura pode ser então aproveitada para fixar o portal, limitando o movimento externo do mesmo, conforme será descrito na sequência.

Considerando que a parede muscular dos pequenos animais é pouco espessa, é comum que ocorra o deslocamento do portal durante a movimentação do endoscópio (ou de outros instrumentos ao se trabalhar nos portais adicionais), condição que pode ocasionar perda de gás com redução do pneumoperitônio, lesões iatrogênicas, dificuldades ou até mesmo impossibilidade de utilizar os instrumentos cirúrgicos. Uma manobra bastante útil para evitar tal condição consiste na colocação de pequeno segmento de látex (com o formato de anel ou de tubo) sobre a cânula. Pode-se também passar a cânula através desse material, formando um limitador externo que modulará a profundidade máxima de introdução do portal. Outra possibilidade é empregar o êmbolo de borracha de uma seringa de 10 mℓ o qual será puncionado pelo conjunto trocarte/cânula e mantido na superfície externa da cânula. É importante estabelecer a posição do segmento do látex antes de introduzir o portal na cavidade, pois a tentativa de reposicionamento da borracha com a cânula no interior da cavidade poderá predispor a lesões teciduais. Na sequência, aplica-se uma sutura fixada à parede abdominal e

a válvula da cânula que servirá como limite de movimentação externa do portal (Figura 9.11). A sutura abrangerá a pele e a parede muscular externamente, sendo confeccionados os nós distantemente da pele para não causar isquemia tecidual e para facilitar a remoção da sutura ao final do procedimento. A delimitação do comprimento máximo de exposição da cânula é obtida a partir da visualização direta da cavidade com o endoscópio, definindo-se o afastamento máximo que o instrumento poderá obter em relação ao campo operatório. Por fim, as pontas longas do fio são fixadas sobre a torneira de insuflação da cânula.

O autor utiliza esse artifício rotineiramente em pequenos animais. O mesmo se mostra bastante útil para aqueles procedimentos em que se prevê a mudança de posicionamento do paciente durante a cirurgia, ao se utilizarem portais de 5 mm ou menores, ao se realizarem suturas intracorpóreas (devido à grande mobilidade dos instrumentos através da cânula) ou para animais de pequenas dimensões. O tempo e os custos investidos nesse tipo de fixação dos portais compensam a tranquilidade e a facilidade de não se trabalhar com o deslocamento constante da cânula. Já quando se dispõe de cânulas rosqueadas ou que tenham balonete inflável em sua extremidade, esse tipo de manobra pode ser dispensado.

Com a cânula adequadamente posicionada na cavidade, adapta-se a mangueira de insuflação à sua válvula. Conforme previamente colocado, ao se iniciar a insuflação, deverão ser observadas no *display* do equipamento pressões próximas do

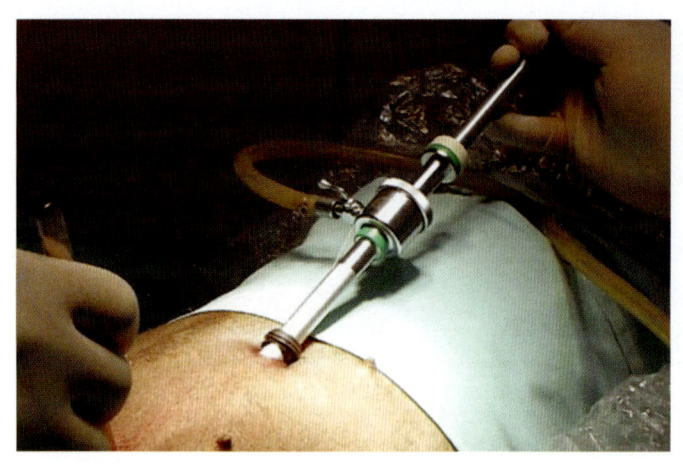

Figura 9.11 Utilização de limitador de portal confeccionado com êmbolo de borracha de seringa de 10 mℓ transpassado pela cânula, possibilitando a limitação da profundidade máxima de introdução do portal. Evita-se a remoção do portal com a aplicação de suturas passadas através da parede muscular e fixadas junto à torneira de insuflação da cânula.

zero, seguidas da insuflação gradual do abdome. Considerando que a cânula providencia maior vazão que a Veress, deve-se ter o cuidado de insuflar lentamente a fim de assegurar a estabilidade hemodinâmica do paciente. Rotineiramente, o autor utiliza a vazão inicial de 2 ℓmin⁻¹ para pequenos animais de maior porte (com mais de 15 kg); de 1 ℓmin⁻¹ para cães de 5 a 15 kg; e de 0,5 ℓmin⁻¹ para cães com menos de 5 kg ou para gatos. Para a manutenção do pneumoperitônio, o autor procura não ultrapassar a taxa de 5 ℓmin⁻¹, salvaguardando casos de considerável escape de gás ou em situações emergências associadas a lesões de grandes vasos.

▶ Inspeção da cavidade

A inspeção (inventário) da cavidade peritoneal consiste na avaliação macroscópica dos principais órgãos e estruturas abdominais, com os objetivos de se descartarem lesões de acesso com a agulha ou primeiro trocarte (tais como perfurações esplênicas, hepáticas ou intestinais, de bexiga ou até mesmo de grandes vasos) e de se verificar a presença de outras alterações orgânicas ou parietais (como, por exemplo, hérnia inguinal ou diafragmática, neoplasmas ou organomegalias).

É importante que o cirurgião mantenha uma sequência rotineira de inspeção para que lesões ou alterações não passem despercebidas. O autor costuma verificar em primeiro lugar o perímetro abaixo do ponto de punção, onde frequentemente se localiza parte do baço. Nessa região também se pode constatar sangue oriundo da parede muscular, caso exista alguma hemorragia no ponto de punção. As alças intestinais abaixo do ponto de punção também são detalhadamente inspecionadas. Caso a agulha ou a cânula seja mantida entre as camadas do omento maior durante a insuflação, o campo de visão ficará restrito e será verificada a insuflação da bolsa omental e o contato do omento com as paredes abdominais ventral e laterais. Nessa condição, será necessário reposicionar o epiplon antes de dar continuidade ao procedimento.

Nos casos em que o primeiro portal é direcionado para a realização de cirurgias nos quadrantes abdominais caudais, a sequência de avaliação inclui a verificação da integridade da bexiga, das condições dos anéis inguinais internos, do cólon descendente, do útero e ou dos ductos deferentes. A fossa paralombar esquerda e o baço são inspecionados, enquanto se dirige o endoscópio no sentido dos quadrantes abdominais craniais, a fim de se observar a parede estomacal, os lóbulos hepáticos (Figura 9.12) e a vesícula biliar. O diafragma também é cuidadosamente avaliado, oportunidade na qual o anestesista pode ser solicitado a observar a frequência cardíaca e o ritmo cardíaco, além da força de contração do coração, graças à transparência proporcionada pelo centro tendíneo do diafragma (Figura 9.13). Em casos de intubação pulmonar seletiva acidental, é possível ainda verificar a ausência do contato do lobo caudal do pulmão não insuflado com o diafragma. Já em casos de pneumotórax, evidencia-se o abaloamento do músculo diafragmático, o qual se projeta na direção abdominal durante os movimentos respiratórios. A avaliação é continuada, direcionando-se o endoscópio ainda no sentido anti-horário, verificando-se assim a fossa paralombar direita e parte das alças intestinais. Ao retornar ao ponto de início, observação cavitária inicial é considerada encerrada.

Quando o endoscópio é inicialmente direcionado para a realização de cirurgias nos quadrantes abdominais craniais (ou seja, ao introduzir o portal na linha média ventral pós-umbilical), a inspeção começa pelo perímetro de introdução da cânula, seguindo-se para os órgãos abdominais craniais. Na sequência, são avaliados os tecidos dos quadrantes abdominais caudais e da cavidade pélvica. Quando o paciente está em decúbito lateral, a avaliação peritoneal também percorrerá perímetro de introdução da cânula, e poderá seguir do diafragma até os limites da cavidade pélvica, contornando o ponto inicial com a visualização da parede abdominal ventral.

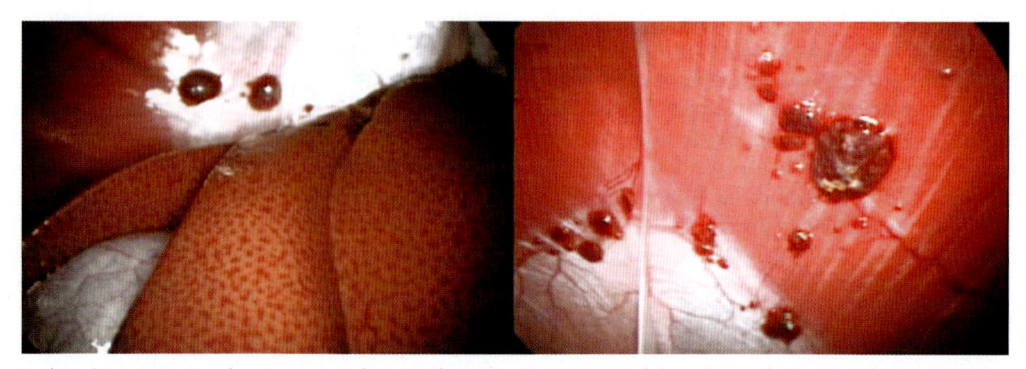

Figura 9.12 Inspeção hepática rotineira durante procedimento laparoscópico em cadela submetida à ovário-histerectomia (OVH) eletiva. Nessa paciente, obteve-se como achado laparoscópico fígado com aspecto de noz-moscada e múltiplos flocos de esplenose hepática na superfície diafragmática.

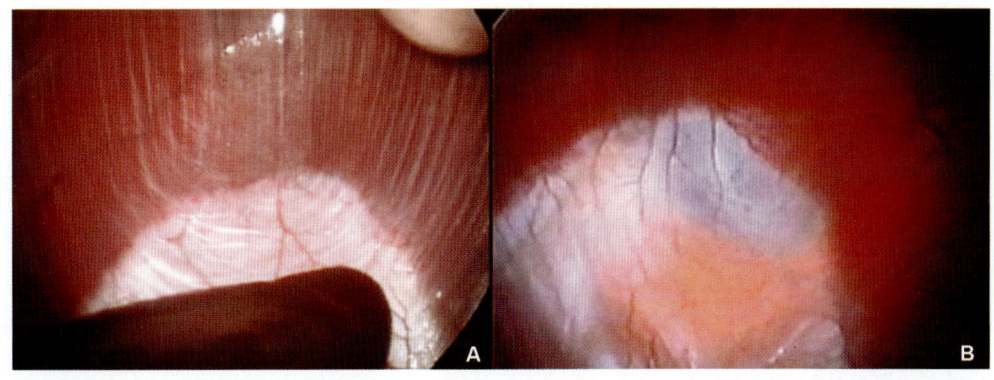

Figura 9.13 Visualização do diafragma, a partir de endoscópio localizado na linha média ventral em dois caninos posicionados em decúbito dorsal (**A** e **B**). Por transparência, é possível observar indiretamente o ápice cardíaco (**B**).

Nos casos em que o ligamento falciforme é volumoso e encontra-se junto à extremidade da cânula, deve-se evitar o seu contato com a ponta do endoscópio, condição que acaba ocasionando a sujidade da lente. De outra maneira, pode-se evitar o embaçamento da lente (que comumente ocorre pela condensação de líquido na sua superfície devido à diferença de temperatura entre o instrumento e os tecidos intracavitários) ao se utilizar gás não aquecido. A utilização de insuflador com sistema de aquecimento do gás minimiza ainda a hipotermia.

O embaçamento pode ser manejado pelo aquecimento da extremidade do endoscópio com solução hidroeletrolítica balanceada aquecida, com soluções antiembaçantes comercialmente disponíveis, ou ainda pela aplicação de iodo polivinil-pirrolidona (PVP-I) sob a extremidade do endoscópio. Nesse último caso tem-se o cuidado de não colocar a superfície com o iodo em contato com o peritônio. Assim que o segundo portal for posicionado na cavidade, procurar-se-á utilizar a sua torneira de insuflação para a manutenção do pneumoperitônio, reduzindo-se assim o embaçamento da lente. Ainda, devido ao risco de queimaduras, evita-se tocar a extremidade do endoscópio diretamente nos órgãos abdominais para promover a limpeza do endoscópio, pois a ponta do instrumento estará muito aquecida pela presença das fibras ópticas em sua periferia.

▸ Introdução dos portais acessórios

Uma vez inspecionada a cavidade, serão eleitos os locais para posicionamento dos demais portais de trabalho. Quando se utiliza apenas uma cânula acessória de 10 mm ou superior, deve-se ter o cuidado para inseri-la na parede abdominal em posição adequada para uso da mão dominante do cirurgião, já esse portal poderá ser utilizado para a passagem de instrumentos que são mais facilmente manejados pela mão dominante, tais como o clipador, o grampeador ou o aplicador de clipes de poliamida. Além disso, a cânula de maior diâmetro permite a colocação e retirada de fios de suturas agulhados na cavidade através do redutor. A escolha do segundo local de punção irá depender do procedimento proposto, das dimensões do paciente e de suas características anatômicas.

Para que se evitem lesões vasculares na parede muscular durante a passagem do trocarte, tais como as possíveis punções dos vasos epigástricos e de seus ramos, realiza-se a transiluminação da parede abdominal. Essa manobra consiste no direcionamento do endoscópio até a região eleita para punção sob visualização direta, enquanto se inspeciona a parede muscular externamente quanto à presença de vasos neste local. A intensidade de luz pro-

jetada contra a musculatura abdominal dos pequenos animais (que é pouco espessa) possibilita facilmente visualizar vasos, mesmo os de pequeno calibre, junto à musculatura e ao tecido subcutâneo (Figura 9.14). A demarcação dos vasos pode ser facilitada caso sejam apagadas as luzes da sala de cirurgia.

O ponto eleito para punção, sob o qual não se encontram vasos visíveis pela transiluminação, é comprimido várias vezes pelo dedo indicador do cirurgião, enquanto se acompanha internamente o movimento da parede muscular pelo câmera (Figura 9.15). Assim, o cirurgião poderá visualizar nitidamente se o local de escolha está apropriado em relação à(ao) estrutura/órgão na(o) qual se objetiva trabalhar, bem como as estruturas intra-abdominais relacionadas com o campo de introdução da cânula. A localização desse portal será planejada também frente aos pontos de introdução das demais cânulas acessórias, buscando-se, sempre que possível, apropriada triangulação.

Procuram-se posicionar os portais de trabalho, respeitando-se sempre que possível o princípio da triangulação, mantendo-se as cânulas dispostas entre 30 e 60º umas com as outras. Assim, ao se utilizarem três portais, deve-se obter uma figura imaginária de triângulo isósceles ao unir os três pontos de introdução das cânulas (Figura 9.16). Se as cânulas forem colocadas muito próximas ao órgão-alvo, o cirurgião irá operar com os braços muito abduzidos, e os instrumentos tenderão

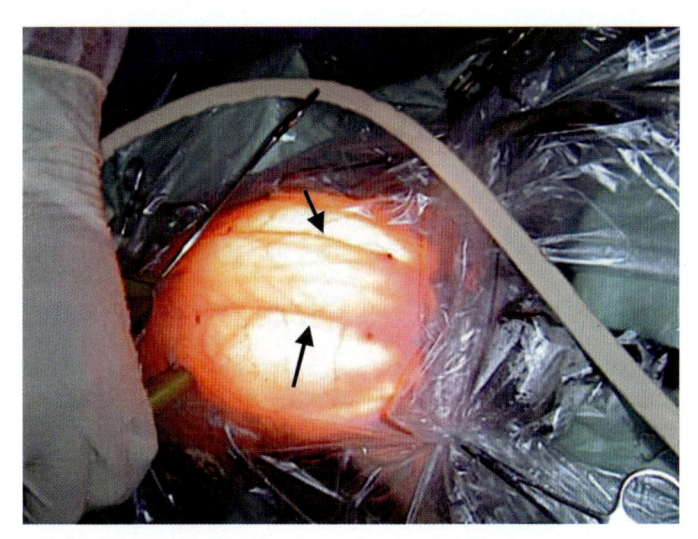

Figura 9.14 Transiluminação da cavidade peritoneal de um canino filhote. Essa manobra permite visualizar os vasos epigástricos (setas) caudais e seus ramos. A coloração alaranjada corresponde à luz emitida internamente pelo endoscópio.

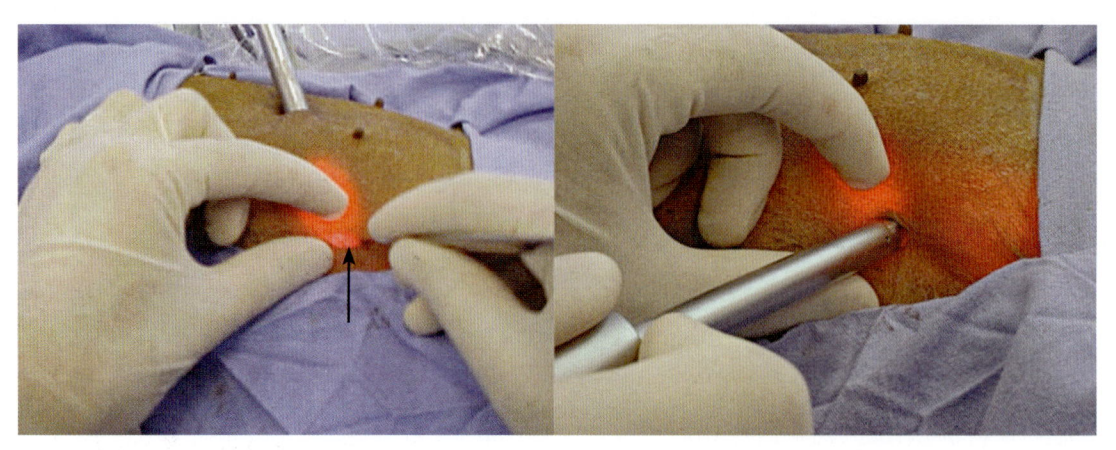

Figura 9.15 Local de eleição para o posicionamento do segundo trocarte (seta) e estabelecimento do segundo portal de trabalho. O ponto de introdução é evidenciado internamente na cavidade pelo endoscópio, o qual promove a transiluminação para evitar lesões em vasos parietais.

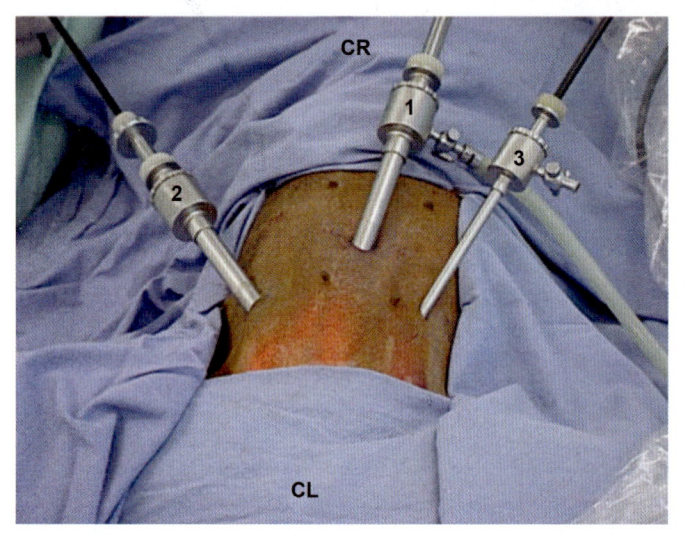

Figura 9.16 Distribuição dos três dos portais de trabalho em canino submetido à OVH laparoscópica por um cirurgião destro. Verifica-se a disposição triangular entre eles (princípio da triangulação), em que (1) corresponde ao primeiro trocarte, (2) ao segundo e (3) ao terceiro. Note que o portal para os instrumentos de trabalho de maior diâmetro (2) localiza-se junto à mão dominante do cirurgião. CR = cranial; CD = caudal.

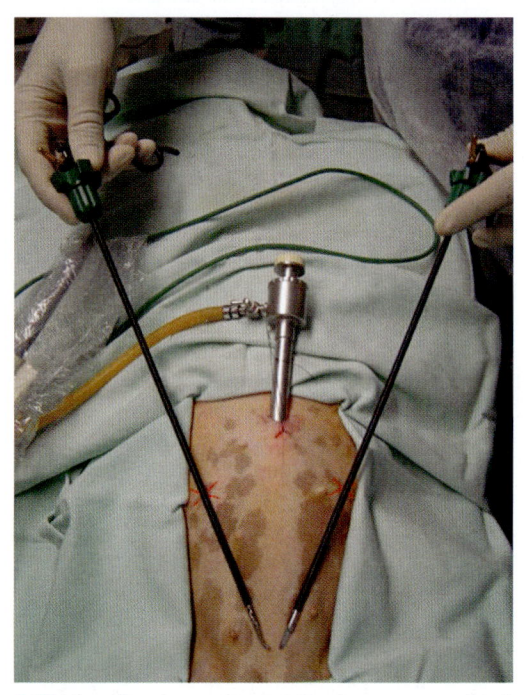

Figura 9.17 Manobra que pode ser utilizada para a escolha dos pontos de punção das cânulas de trabalho após o estabelecimento do pneumoperitônio e a colocação da primeira cânula. Dois instrumentos de trabalho são colocados externamente à cavidade, de tal modo que suas extremidades fiquem posicionadas junto ao órgão a ser acessado (nesse caso, a bexiga). Os locais demarcados pelo "x" demonstram as possíveis localizações das cânulas de trabalho a fim de se manter apropriada triangulação.

a se chocar com o endoscópio. Por outro lado, se os portais ficarem triangulados, porém demasiadamente afastados do órgão-alvo, o tecido poderá não ser adequadamente alcançado, e a cirurgia se tornará dificultosa e cansativa sem a criação de novos acessos. Nessa condição, o cirurgião tende a empurrar demasiadamente a parede muscular durante as manobras cirúrgicas.

Uma manobra efetiva para a escolha das melhores regiões para a colocação dos portais, principalmente ao operar animais de maior porte, consiste em posicionar dois instrumentos de trabalho externamente à cavidade já insuflada, direcionando-os à região a ser operada, considerando que as extremidades ativas dos instrumentos fiquem em triangulação com a extremidade do primeiro portal, e em boa localização em relação ao órgão-alvo (Figura 9.17).

Escolhido o ponto de introdução, realiza-se incisão de pele e de tecido subcutâneo, sendo que geralmente a fáscia muscular/aponeurose sob a ferida não são incisadas, a fim de providenciar maior fixação da cânula contra o tecido muscular. Contudo,

quando sob o ponto de punção existir a proximidade de uma víscera muito dilatada ou repleta de conteúdo (como ocorre com a bexiga), a qual se constitui como barreira que dificulta o desvio do trocarte durante a colocação do portal, pode-se realizar incisão transparietal com bisturi sob visualização direta, acompanhando-se a passagem da lâmina do bisturi através do peritônio (Figura 9.18). Essa manobra mostra-se muito útil ao se trabalhar com paredes abominais muito delgadas (como o que ocorre em gatos) ou em animais de pequenas dimensões, filhotes ou adultos. Nesses pacientes, ao empurrar a parede muscular com a ponta do trocarte, a musculatura se desloca e se aproxima muito da superfície visceral, dificultando a obtenção de distância segura para punção.

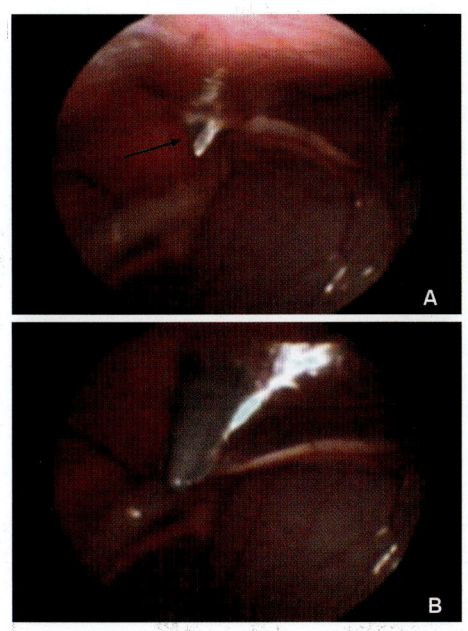

Figura 9.18 Para animais com parede abdominal delgada, a qual não possibilita resistência apropriada para a introdução do portal, mantendo-se distância segura das vísceras, indica-se realizar a punção da parede muscular com lâmina de bisturi (seta) acompanhada pelo endoscópio (**A**) previamente à colocação da cânula (**B**).

Com a incisão prévia, a passagem da cânula armada com o obturador será obtida sem a necessidade de imprimir força excedente na parede muscular, e, por consequência, será mais fácil modular a penetração na cavidade. Nesses casos, indica-se o uso de obturador com ponta protegida e desarmada, ou até mesmo o uso de cânula com extremidade biselada sem o trocarte. Indica-se o uso de lâminas de bisturi nᵒˢ 10, 11 ou 15 para que a incisão realizada não ultrapasse o diâmetro do portal.

Deve-se ter o cuidado de introduzir o trocarte na direção do órgão-alvo, pois se for colocado em posição inversa, a resistência exercida pela parede muscular dificultará a execução da cirurgia. Evita-se também a produção de trajeto distante entre o ponto de incisão na pele e o de penetração na musculatura, sob pena de limitar a movimentação da cânula e favorecer a formação de enfisema subcutâneo.

Durante a introdução do trocarte com ponta piramidal, o cirurgião realiza movimentos rotacionais, ao mesmo tempo em que empurra a extremidade pontiaguda do prego, apoiando-o na palma da mão. Enquanto isso, o indicador é mantido apoiado sobre a cânula servindo como "para-choque" que poderá limitar a introdução do mesmo. Na medida em que a ponta do trocarte empurra a parede muscular, o câmera deverá manter a imagem

centralizada no ponto de maior deslocamento muscular, a fim de que o cirurgião observe com precisão a exposição da ponta perfurante do obturador através do peritônio. É possível que o reflexo da luz emitida pelo endoscópio dificulte a localização da ponta do obturador pelo cirurgião, principalmente quando a óptica fica demasiadamente próxima do local de punção ou quando ocorre deslocamento do ligamento falciforme. Nessa condição, o cirurgião deve parar o movimento de introdução e localizar precisamente a ponta do instrumento para retomar essa etapa.

Ao ser observada a extremidade cortante do obturador perfurando a camada muscular (frequentemente o músculo transverso abdominal), o cirurgião irá alterar a sua angulação de introdução (a qual até então estava direcionada às vísceras), procurando posicionar o instrumento na direção da parede muscular contralateral (Figura 9.19), livre de órgãos ou tecidos nobres, de maneira quase paralela à linha média ventral se o paciente estiver em decúbito dorsal. Assim, se o trocarte for introduzido em profundidade demasiada em relação à ferida de acesso, poderá lesionar a musculatura e não a superfície visceral.

Com o ganho de experiência na videolaparoscopia, o cirurgião desenvolve a capacidade de modular a força de introdução na medida em que os tecidos são perfurados. Contudo, no momento em que é vencida a resistência da parede muscular, existe o risco real de o trocarte se deslocar repentinamente para frente. Por questão de segurança, o emprego de portais com ponta retrátil (ou com outro mecanismo de proteção) é sempre mais apropriado que o uso de pontas perfurantes, mesmo nas punções sob visualização direta.

Após a extremidade da cânula entrar na cavidade abdominal, o obturador será retirado, e o posicionamento do portal será ajustado de tal modo que não ocorra escape do gás e que não fique demasiadamente interiorizada a ponto de interferir com as demais cânulas. A aplicação de limitador externo associado à sutura de fixação, conforme descrito anteriormente, facilita a manutenção da cânula na posição desejada durante toda a operação. Uma maneira efetiva de posicionar a cânula em cães consiste em procurar manter aproximadamente 1 cm de distância entre as perfurações laterais da extremidades existentes nesse instrumento e a parede abdominal. Por fim, uma vez posicionado o segundo trocarte, busca-se adaptar na torneira deste a mangueira de insuflação.

A introdução dos demais portais segue os mesmos princípios indicados para a primeira e segunda cânulas. Contudo, pode-se utilizar empunhadura diferenciada ao se puncionar a parede abdominal nas situações em que a ponta do trocarte será direcionada ao cirurgião (tal como durante a introdução do quarto portal em uma nefrectomia total, em

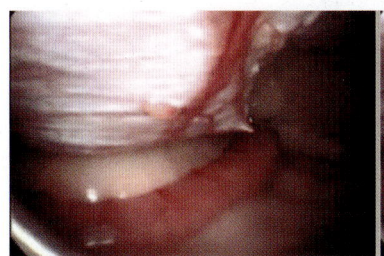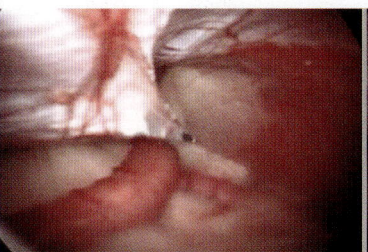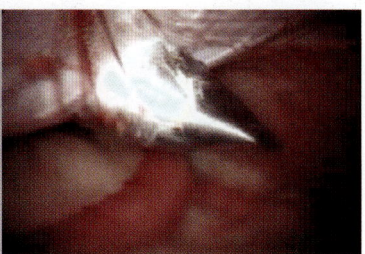

Figura 9.19 Videolaparoscopia em canino posicionado em decúbito dorsal. No momento em que a extremidade cortante do trocarte (seta) começa a vencer a parede muscular, o mesmo deve ser posicionado de forma quase que paralela em relação à linha média ventral, apontando o obturador contra a parede muscular. Dessa forma, minimizam-se os riscos de lesões iatrogênicas.

posição próxima aos processos transversos lombares). O instrumento será apoiado próximo à válvula de insuflação com os dedos da mão dominante do cirurgião, exceto o indicador, que será colocado sobre o obturador. O dedo polegar e o indicador da mão contralateral seguram a cânula em um ponto correspondente à profundidade máxima na qual se deseja introduzir o instrumento na cavidade. Com movimentos rotacionais da mão dominante e sob visualização direta, o portal será gradativamente introduzido, até que os dedos da mão não dominante limitem a entrada do instrumento.

Após a colocação de todos os portais de trabalho, deve-se verificar se o ligamento falciforme irá ou não se constituir em uma barreira importante para a realização do procedimento proposto. Em caso afirmativo, pode-se seccioná-lo junto à linha média ventral, com o auxílio de eletrocirurgia monopolar, bipolar ou de energia ultrassônica. Outra opção é tracionar o ligamento contra a parede abdominal ventral ou lateral, a partir da aplicação de uma sutura transparietal, introduzida através da parede muscular e fixada à borda livre do ligamento. A sutura é então reposicionada através da parede muscular alcançando o meio externo, sendo então fixada com o auxílio de pinça hemostática.

Por fim, volta-se a ressaltar quanto à importância de se realizarem incisões cutâneas com alguns milímetros a mais que o diâmetro do portal. Se o diâmetro da cânula é superior ao comprimento da incisão cutânea, observa-se a dificuldade em introduzir o portal, ocorrendo algumas vezes inversão das bordas de pele. Conforme descrito no item anterior, em incisões pequenas a superfície da cânula comprime demasiadamente as bordas da pele, podendo causar importante isquemia tecidual. Nesses casos, ao final do procedimento pode-se observar a coloração escura junto à epiderme e/ou derme. Nessas condições, se as bordas cutâneas forem aposicionadas sem a remoção do tecido alterado, existirá a chance de deiscência da ferida.

▶ Irrigação/drenagem e avaliação da cavidade

Encerradas as manobras de diérese, hemostasia, exérese e síntese, a cavidade será inspecionada anteriormente à oclusão das feridas de acesso.

Frequentemente está indicada a irrigação abdominal com solução hidroeletrolítica balanceada para a remoção de coágulos, de sangue derramado e debris celulares (Figura 9.20). A lavagem cavitária pode ser desnecessária para alguns procedimentos rápidos associados a mínimo sangramento, tais como

biopsias, ovário-histerectomias não complicadas e orquiectomias, entre outras. Em alguns casos, o sangramento é tão pequeno ou imensurável que não é necessário nem mesmo utilizar torundas de gaze. Optando-se pela lavagem, é sempre indicado remover o máximo da solução irrigante, pois se sabe que presença de líquido dificulta o acesso das células fagocitárias aos contaminantes e tecidos alterados, condição que teoricamente pode facilitar a ocorrência de peritonite localizada ou difusa.

Para irrigação, pode-se empregar solução de NaCl a 0,9% ou Ringer lactato de sódio aquecidas. Alguns autores relatam que ainda pode-se usar compostos antissépticos à base de PVP-I em veículo aquoso em condições de contaminação cavitária, sendo para tanto utilizadas soluções a 0,1%. Ao se optar por solução de PVP-I na concentração citada, após a aspiração é necessário promover lavagem adicional com solução hidreletrolítica, com o intuito de remover ao máximo possível o líquido antisséptico previamente instilado. O autor tem resguardado o uso de soluções antissépticas apenas em casos de peritonites sépticas preexistentes ou quando há contaminações cavitárias importantes, tais como a drenagem acidental de conteúdo purulento de útero com piometra, por exemplo.

As cânulas de aspiração de 5 mm são, geralmente, as mais indicadas para pequenos animais. As de 10 mm podem ser úteis para a remoção de grandes volumes de líquidos e em pacientes de maior porte, uma vez que rapidamente ocasionarão a perda do pneumoperitônio, além de serem facilmente obstruídas pelo omento maior. Essas duas condições também podem ocorrer com o uso de cânulas de 5 mm, o que torna necessário alguns cuidados durante a aspiração:

- Minimiza-se a perda de pneumoperitônio acionando o aspirador apenas quando a extremidade perfurada do mesmo encontrar-se submersa no líquido, sem que seja obstruído pelas superfícies mesoteliais adjacentes
- Procura-se realizar várias aspirações intercaladas de curta duração; caso contrário, facilmente ocorrerá a obstrução da cânula pelo omento
- A aspiração do omento pode ser evitada utilizando-se uma pinça auxiliar ou um afastador articulado, os quais promovem o afastamento desse tecido da ponta da cânula
- No momento em que ocorre a aspiração do epiplon, interrompe-se imediatamente essa manobra. Isso pode ser o suficiente para liberar o tecido e desobstruir a cânula. Caso contrário, pode-se balançar firmemente o instrumental de aspiração ou tracionar o omento a partir de uma pinça localizada na mão não dominante do cirurgião
- Para minimizar a oclusão da cânula durante a drenagem, pode-se aspirar através de uma torunda de gaze (segmentos de gaze enrolados e com extremidades amarradas). Contu-

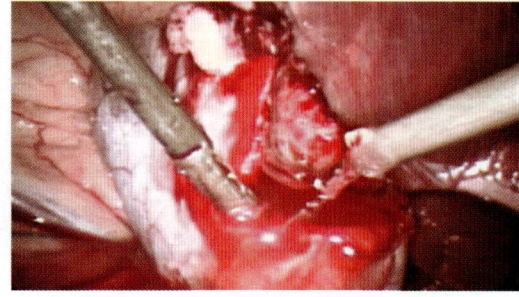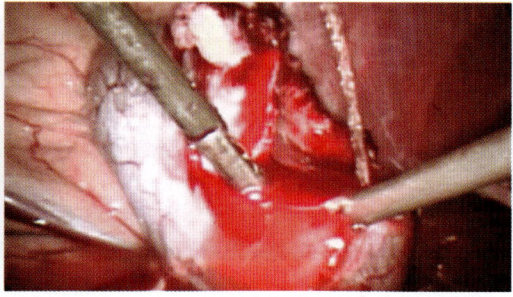

Figura 9.20 Utilização da cânula de irrigação/aspiração para a lavagem volumosa e repetida com NaCl 0,9% da cavidade cística em rim canino com abscesso renal tratado por laparoscopia.

do, considerando a dificuldade de visualização desse material quando imerso no sangue (diluído ou não pela solução de irrigação), essa manobra é reservada para os casos em que a torunda já se encontra na cavidade
- É necessário evitar que a ponta da cânula entre em contato com a superfície de órgãos parenquimatosos e tecidos nobres sob o risco de lesões iatrogênicas. Também, evita-se aplicar aspiração muito próximo aos clipes hemostáticos de titânio para não desalojá-los
- Considerando o animal em decúbito dorsal, geralmente o local eleito para a aspiração é a goteira paralombar, onde os líquidos instilados ou o sangue derramado tendem a se acumular.

Outra situação bastante comum é a obstrução do fluxo de aspiração por restos teciduais ou coágulos no interior do instrumento ou dos tubos de látex que alimentam o sistema. Frente a essa condição, pode ser necessário retirar a cânula e aplicar solução sob pressão através desta, ou até mesmo desmontá-la e removê-los manualmente. Quando a obstrução é no látex, geralmente desconectá-lo da cânula e imergi-lo em solução hidreletrolítica em uma cuba é o suficiente para manter o fluxo de drenagem.

Nas condições em que não se dispõe de cânula de aspiração, ou quando esta não está funcionando apropriadamente, existem outros artifícios para se obter a lavagem e a drenagem da cavidade. Pode-se empregar um dos portais de acesso, optando-se pelo que está mais bem posicionado em relação ao ponto que deve ser irrigado. Para a lavagem pode-se acoplar um equipo estéril na torneira de insuflação, mantendo-se o fluxo de líquido livre pelo equipo e controlando-se manualmente a irrigação a partir da abertura e fechamento da válvula da torneira de insuflação. A drenagem pode ser obtida de maneira semelhante, adaptando-se o látex na mesma torneira de insuflação e controlando-se o fluxo de drenagem a partir da válvula. Nesse caso, geralmente opta-se pelo portal mais próximo da goteira lombar. Pode-se assim utilizar simultaneamente dois portais diferentes para irrigação/drenagem, escolhendo-se os de 5 mm ou menores para a segunda condição. Ao se tentar drenar a cavidade com portal de 10 mm, é bem possível que os equipamentos de aspiração menos potentes não produzam vácuo o suficiente. Durante a drenagem os portais tendem a obstruir facilmente com o omento maior.

Pode-se também obter aspiração/drenagem do conteúdo a partir de uma sonda gástrica (tipo a Levine nº 20) passada através de um redutor universal. A sonda é preparada cortando-se a sua ponta previamente aos orifícios da extremidade, em um comprimento que facilite a movimentação intracavitária. O manuseio da sonda pode ser facilitado com o auxílio de uma pinça laparoscópica. Como inexiste uma válvula de controle, durante a aspiração utiliza-se uma pinça hemostática aplicada diretamente no látex, de tal modo que o tubo seja passado através das duas hastes do cabo da pinça, próximo à cremalheira. O cirurgião irá coordenar a aspiração a partir da abertura e fechamento do instrumental enquanto avalia a drenagem pelo monitor de vídeo. As sondas gástricas são flexíveis, condição que torna a aspiração bastante dificultosa e até mesmo facilita a obstrução pelo omento.

Outra maneira de se improvisar um aspirador em uma emergência é a partir da haste de um instrumental cirúrgico laparoscópico de 5 mm desmontado (Figura 7.12, Capítulo 7), desde que a sua extremidade de conexão com o cabo tenha um diâmetro que possibilite a adaptação de um tubo de látex. O

controle da aspiração é obtido de modo semelhante ao descrito para o uso de sonda gástrica.

A eficiência do uso de sonda gástrica, haste de instrumento laparoscópico, ou com portal de acesso na aspiração/drenagem é muito inferior à obtida com as cânulas próprias para esses fins, além de que essas adaptações consomem maior tempo cirúrgico.

Encerrado o procedimento laparoscópico, é necessário se certificar que inexistem hemorragias ativas dos órgãos/tecidos intracavitários. Para tanto, vários autores indicam em humanos a diminuição da pressão intracavitária até 5 mmHg durante a inspeção detalhada do abdome quanto à presença de focos hemorrágicos. Em medicina veterinária existem poucas indicações quanto a esse aspecto, contudo, sugere-se que a inspeção deva ser realizada entre 4 e 6 mmHg. Considera-se que, se em pressões tão baixas quanto essas não for observado sangramento ativo após a desinsuflação do abdome, a hemostasia tende a ser adequada. Pressões altas de pneumoperitônio podem mascarar pontos hemorrágicos por compressão vascular direta ou indireta.

► Remoção dos portais

É importante ressaltar que antes da total desinsuflação é necessário remover todos os instrumentos de trabalho da cavidade, para que não ocorram lesões viscerais, já que após a insuflação haverá contato entre estes e os órgãos abdominais. Também se salienta quanto à necessidade de se reduzir lenta e gradativamente o pneumoperitônio para que alterações hemodinâmicas e complicações anestésicas sejam evitadas.

Cada uma das cânulas de trabalho é removida sob visualização direta a partir do endoscópio, para que se tenha certeza de que não existe hemorragia associada aos vasos da parede muscular e para se certificar que não ocorra deslocamento do omento através da ferida de acesso. Os pontos de punção podem ser temporariamente obstruídos com a ponta dos dedos até que se obtenha adequada inspeção cavitária. A desinsuflação gradativa da cavidade pode ser alcançada pela abertura da válvula de alguma cânula, geralmente a da óptica, pois esta será a última a ser removida.

Outra possibilidade é a remoção da cânula anteriormente à retirada do endoscópio, mantendo-se esse instrumento por curto período no abdome (devido ao risco de queimaduras). Dessa maneira, é possível verificar se existe algum sangramento oriundo daquele do primeiro ponto de acesso.

Por fim, procura-se remover o CO_2 residual no abdome colocando uma pinça convencional de extremidades atraumáticas, tal como a DeBakey ou a Adson, através da ferida cirúrgica e mantendo as suas bordas abertas enquanto se eleva o abdome. Simultaneamente a isso, a mão não dominante comprime a parede abdominal. Procura-se remover o máximo de gás insuflante para minimizar a irritação peritoneal e o desconforto pós-operatórios. A drenagem inadequada do pneumoperitônio tem sido associada como causa importante de estímulo doloroso pós-operatório em humanos.

► Oclusão das feridas de acesso

As feridas de acesso são ocluídas em uma ou mais camadas, dependendo das suas extensões. As lesões produzidas para a introdução de portais de 10 mm ou maiores são suturadas em pelo menos dois planos, o primeiro abrangendo a musculatura, associado ou não à inclusão do tecido subcutâneo, e o segundo a pele. Em animais com hipoderme espessa, procura-se suturar o tecido subcutâneo separadamente, independentemente se as feridas foram associadas a portais de 5 mm ou 10 mm. Salvaguardadas situações envolvendo gatos e cães pequenos e/ou filhotes, as lesões de acesso para cânulas de 5 mm geralmente são suturadas apenas ao nível da pele. Feridas produzidas por portais de 3 mm são ocluídas apenas ao nível da pele.

Para o fechamento da camada muscular, pode-se utilizar sutura nos padrões colchoeiro em cruz (Sultan) ou interrompido simples, com fio absorvível sintético 3-0, dependendo das dimensões do paciente. Já para camada cutânea, emprega-se rotineiramente fio monofilamentar não absorvível 3-0 ou 5-0, em padrão interrompido simples, intradérmico ou colchoeiro horizontal interrompido (Wolff).

Como normalmente as feridas cutânea e muscular encontram-se em posições desiguais, a sutura da musculatura deve ser muito criteriosa, principalmente para as lesões produzidas para os portais posicionados nas paredes abdominais laterais, pois estas feridas abrangem mais de uma camada muscular. Suturas parietais incompletas podem evoluir para hérnias incisionais e pontos abrangendo grande quantidade de tecido podem favorecer o excesso de fibroplasia. O tracionamento da pele, no sentido da ferida parietal, pelo auxiliar, facilita a exposição das bordas musculares e aplicação do primeiro ponto. Na sequência, pode-se manter as pontas do fio usado no primeiro ponto de aproximação longas e apreendê-las com uma pinça hemostática. Assim, o tracionamento deste fio reparado pelo auxiliar facilitará a exposição da ferida, emparelhando os acessos cutâneo e muscular.

Para os casos nos quais é difícil alcançar as bordas da lesão muscular, principalmente quando a distância entre os acessos cutâneo e parietal for relativamente grande, pode-se manter a cavidade parcialmente insuflada e suturar a musculatura sob visualização direta com o endoscópio. Para tanto, cada um dos pontos aplicados externamente é acompanhado através do monitor de vídeo, mantendo-se pneumoperitônio de baixa pressão, o qual facilita a precisa passagem dos pontos de sutura. Os dispositivos utilizados para a sutura aponeurótica em humanos, tais como a agulha de Carter-Thomason, geralmente são demasiadamente grandes para cães, podendo

ser substituídos pela manobra já descrita. Por fim, os cuidados relacionados com a higienização e proteção das feridas com bandagens são similares aos indicados em cirurgia convencional, incluindo a indicação do uso de colar elisabetano para determinados animais, de acordo com seus temperamentos.

Apesar de a cirurgia endoscópica apresentar caráter menos invasivo e estar associada à redução do estímulo doloroso quando comparada à cirurgia convencional, além de apresentar a possibilidade de recuperação mais rápida, também está associada a lesões teciduais, de terminações nervosas, manipulações viscerais e irritação tecidual pelo CO_2. Rotineiramente se utiliza a associação de um anti-inflamatório não esteroide com opioide como protocolo analgésico pós-operatório, sendo o mesmo ajustado às diferentes condições clínicas e estímulos dolorosos presentes. Contudo, algumas investigações científicas mostram que determinadas operações videocirúrgicas dispensam a necessidade de opioide. Mais detalhes quanto à analgesia pós-operatória associada à videocirurgia podem ser estudados no Capítulo 2.

▶ Bibliografia

BROOKS, D.C.; BECKER, J.M.; TORRE, R. Technique of open laparoscopy. In: *Principles of Endosurgery*. Cambridge: Backwell Science, 1996. p. 81-88.

CLAYMAN, R.V.; MCDOUGAL, E.M. *Laparoscopic Urology*. St. Louis: Quality Medical Publishing, 1993. 450 p.

COAPTAT, M. J.; JOYCE, A.D. *Laparoscopy in Urology*. Oxford: Blackwell Scientific Publications, 1994. 162 p.

DAS, S.; CRAWFORD, E.D. *Urologic Laparoscopy*. Philadelphia: W.B. Saunders, 1994. 302 p.

FREEMAN, L.J. *Veterinary Endosurgery*. St. Louis: Mosby, 1998. 276 p.

GOMELLA, L.G.; KOZMINSKI, M.; WINFIELD, H.N. *Laparoscopic Urologic Surgery*. New York: Raven Press, 1994. 286 p.

HASSON, H.M. Open laparoscopy: a report of 150 cases. *Reprod. Med.*, v.12, p. 234-238, 1974.

JANETSCHEK, G.; RASSWEILER, J.; GRIFFITH, D. *Laparoscopic Surgery in Urology*. Stuttgart: Thieme, 1996. 288 p.

LOUGHLIN, K.R.; BROOKS, D.C. *Principles of Endosurgery*. Cambridge: Blackwell Science, 1996. 255 p.

RICHTER, K.P. Laparoscopy in dogs and cats. *Vet. Clin. North Am. Small Anim. Pract.*, v.31, n.4, p. 707-727, 2001.

ZUCKER, K.A.; MARTIN, D.T.; PEGUES, R.F. *et al*. Complications of laparoscopic instrumentation and equipment. In: BAILEY, R.W.; FLOWERS, J.L. *Complications of Laparoscopic Surgery*. St Louis: Quality Medical Publishing, 1995. Ch. 3. p. 58-74.

10 Diérese e Exérese

Maurício Veloso Brun

▶ Introdução

As manobras de diérese e exérese em cirurgia laparoscópica se assemelham, em muito, com as realizadas em procedimentos convencionais. Contudo, normalmente são tecnicamente mais difíceis devido ao pequeno espaço de trabalho, à diminuição da percepção tátil, e à ausência de imagens tridimensionais, a não ser que se disponha de equipamentos específicos ainda muito onerosos para o uso rotineiro em medicina veterinária.

De outra maneira, a maximização da imagem promovida pelo endoscópio possibilita que o cirurgião visualize detalhadamente estruturas que geralmente são pouco acessíveis durante as cirurgias convencionais, condição que poderá facilitar e melhorar a qualidade da dissecação em situações específicas (como em casos de preservação do feixe vasculonervoso em postatectomias radicais laparoscópicas em humanos). Para tanto, o cirurgião deve desenvolver a capacidade de trabalhar de forma ambidestra para executar as manobras de diérese e exérese de maneira mais segura. A melhoria da capacidade tátil associada à mão não dominante, da exposição do campo operatório, da capacidade de aplicar tração e contratração e a minimização da necessidade de trocas de posicionamento dos instrumentos durante a cirurgia advogam quanto à importância de o cirurgião desenvolver habilidades para o uso refinado de ambas as mãos.

As técnicas de secções teciduais obtidas com bisturi ultrassônico e eletrocirurgia mono e bipolar, apesar de se incluírem dentre as manobras de diérese e exérese, serão tratadas no item referente à hemostasia (Capítulo 11).

▶ Diérese

Assim como na cirurgia aberta, deve-se buscar a dissecação tecidual por planos, partindo-se sempre do tecido normal para o alterado. Contudo, a manipulação tecidual durante videocirurgias é tecnicamente mais difícil em relação à cirurgia aberta, requerendo treinamento prévio e execução contínua.

Se o tecido for pinçado com força insuficiente ele acabará se soltando do instrumento, e o emprego de força exagerada poderá ocasionar danos ao mesmo. Ainda, diferentes tecidos podem responder diferentemente a forças de apreensão/tração similares. O princípio de tração e contratração está presente em grande parte dos casos em que se realiza dissecação ou incisão. O conhecimento anatômico topográfico pormenorizado é imprescindível para a execução apropriada das manobras de diérese.

Costumeiramente, trabalha-se com menor campo de visão em relação à cirurgia convencional, tornando necessário que o cirurgião desenvolva o raciocínio espacial e consiga estabelecer os limites dos órgãos muitas vezes sem a observação direta dos mesmos. Assim, a apresentação videoendoscópica dos diferentes órgãos e tecidos é completamente diferente da que os cirurgiões estão acostumados a vivenciar com os métodos convencionais, de tal modo que o treinamento prévio em simuladores e o acompanhamento de procedimentos endoscópicos devem ter sido muito bem explorados, além de adequadamente sedimentados, antes do início da execução das videocirurgias.

▪ Exposição dos órgãos/tecidos para diérese

A mudança de posicionamento do paciente, elevando-se alguma de suas extremidades (cefalodeclive, posição também denominada Trendelenburg, ou cefaloaclive, nominado também como Trendelenburg reverso) ou a partir de sua rotação na mesa operatória, pode ser o melhor método de exposição tecidual para determinadas situações. Contudo, apesar de existirem diferentes instrumentais especificamente designados para promover afastamento tecidual, muitas vezes são utilizadas para esse fim pinças auxiliares ou até mesmo cânulas de aspiração. Caso não se esteja empregando afastadores laparoscópicos, deve-se atentar quanto à possibilidade de lesões iatrogênicas com a extremidade do instrumento, mesmo nos casos em que se dispõem de instrumentos com ponta robusta.

Existem afastadores articulados com diferentes números de "pás", e outros que têm sua extremidade protegida com uma capa emborrachada, a qual pode ser preenchida com ar. Ao se utilizarem os modelos com extremidade sem proteção, deve-se introduzir o instrumento fechado na cavidade, para, após, posicionar o mesmo sob o tecido a ser afastado. Eleva-se então a sua extremidade e promove-se a abertura, muitas vezes parcial, de suas pontas ("pás"). Dessa maneira, pode-se alcançar adequada estabilidade do tecido e evitar que o mesmo venha a se projetar através da ponta do instrumento (Figura 10.1). Uma vez encerrada a dissecação, o afastador armado é retirado de sua posição, e sua extremidade articulada será fechada sob visualização direta, certificando-se que não existam estruturas projetadas entras as pás.

Instrumentos operatórios inespecíficos

Durante o afastamento tecidual, existe o risco real de punção dos órgãos ocos (como bexiga ou estômago) ou parenquimatosos (baço e fígado) de pequenos animais, haja vista a diminuta espessura das suas camadas de revestimento. Devido a isso, o uso de afastamento tecidual com pinças ou tesouras deve ser muito criterioso.

As pinças utilizadas para afastamento devem ter, preferencialmente, pontas rombas e pouco afiladas, e, no emprego de instrumentos de ponta fina e curva, deve-se ter o cuidado de apoiar o tecido em sua superfície convexa, mantendo a ponta afastada da superfície serosa. Tesouras e pinças afiladas podem não ser os materiais de primeira escolha para afastamento tecidual, contudo, durante as manobras de diérese e exérese, geralmente a mão não dominante afasta os tecidos enquanto a dominante promove a dissecção romba ou aguda, de tal modo que se aproveita do instrumento já posicionado na cavidade para auxiliar na exposição do campo. A troca constante de instrumental através dos portais demanda tempo e pode dificultar o andamento da cirurgia.

Sutura transparietal

O afastamento tecidual a partir do emprego de sutura transparietal pode ser muito útil, isentando a necessidade de introdução de portais adicionais e a de comprometimento temporário de um ou mais instrumentos cirúrgicos (e por consequência suas cânulas). Além disso, a sutura transparietal ocupa bem menos espaço intracavitário que os instrumentos rígidos. Outra indicação da sutura transparietal é fixar o órgão temporariamente em posição apropriada para exposição tecidual.

A sutura transparietal (Figura 10.2) é iniciada externamente à cavidade, podendo-se empregar para tanto um fio estampado em agulha longa, a qual é retificada fora do abdome com porta-agulhas convencional. Geralmente, utiliza-se agulha cilíndrica, pois sequencialmente poderá ser necessário passá-la através da parede de algum órgão oco. A passagem da agulha

através da parede muscular é acompanhada por visualização direta, elegendo-se um ponto de punção que não interfira na movimentação dos instrumentos operatórios. Resgatada na cavidade com uso de porta-agulhas para videocirurgia, a agulha é então passada através do tecido a ser afastado ou fixado uma ou duas vezes, sendo posteriormente transpassada novamente através da parede muscular. As duas extremidades do fio são fixadas externamente à cavidade com pinça hemostática convencional, tracionando-se o fio o tanto quanto necessário for para melhor expor o órgão/tecido. Alternativamente, pode-se aplicar os meios-nós diretamente sobre o tecido a ser afastado, mantendo-se exposta apenas uma das extremidades do fio. São confeccionados tantos pontos transparietais quanto necessário para melhor afastamento do órgão.

Existem casos nos quais a sutura transparietal é passada diretamente através da musculatura, em tempo único, com porta-agulha convencional e agulha longa, tal como o descrito na exposição do mesovário e vasos ovarianos durante ovário-histerectomia videoassistida com dois portais, via LESS ou NOTES (vide Capítulo 14). Esse método pode ser aplicado em diferentes locais da parede muscular, ampliando consideravelmente as possibilidades de exposição tecidual e visualização do campo operatório (Figura 10.3). Também existe a possibilidade de a sutura transparietal ser passada diretamente através da cânula, sendo para tanto necessário que o portal esteja adequadamente posicionado. O autor não utiliza essa manobra, pois a mesma está associada a alguma perda de gás através da válvula da cânula (tornando indicado que o auxiliar mantenha o dedo sobre a borracha) e acaba por comprometer um portal. Por fim, em determinados casos a transparietal pode ser passada sob o órgão/tecido previamente dissecado, tal como ocorre na estabilização em casos de ureterotomia/ureteroplastia para tratamento de litíases.

▪ Empunhaduras de pinças e tesouras

As tesouras e pinças normalmente são empunhadas de modo semelhante ao dos demais instrumentais que apresentam os cabos munidos de anéis para a colocação dos dedos. Duas maneiras básicas de empunhar esses materiais são utilizadas:

- Mantendo-se a pinça/tesoura na posição anatômica, onde o anel mais distante da haste é fixado com o dedo polegar do cirurgião. O dedo indicador ficará apoiado sobre a porção do cabo que se localiza junto à haste ou sobre a própria haste. O terceiro e o quarto dedo podem ser posicionados no interior do outro anel, caso haja espaço para tanto. Em condição contrária, apenas o quarto dedo será colocado através do anel,

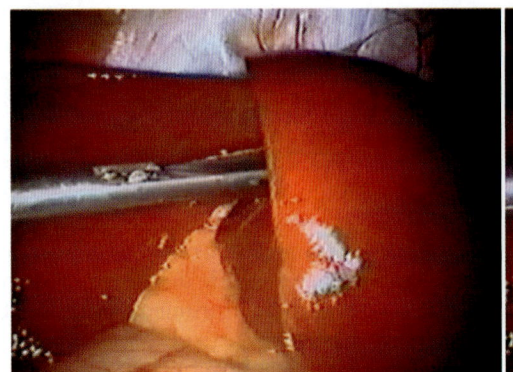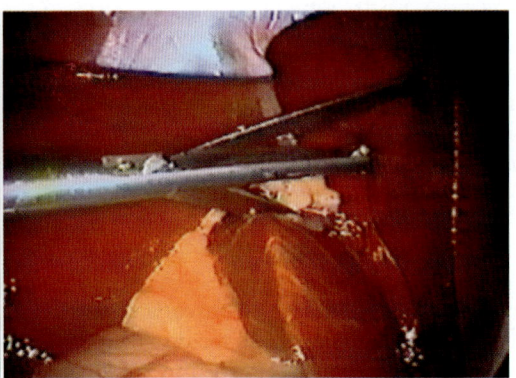

Figura 10.1 Exemplo de utilização de um afastador permanente para exposição dos lobos hepáticos em cão. O instrumento é posicionado inicialmente com as "pás" fechadas, sendo articulado para afastar o tecido.

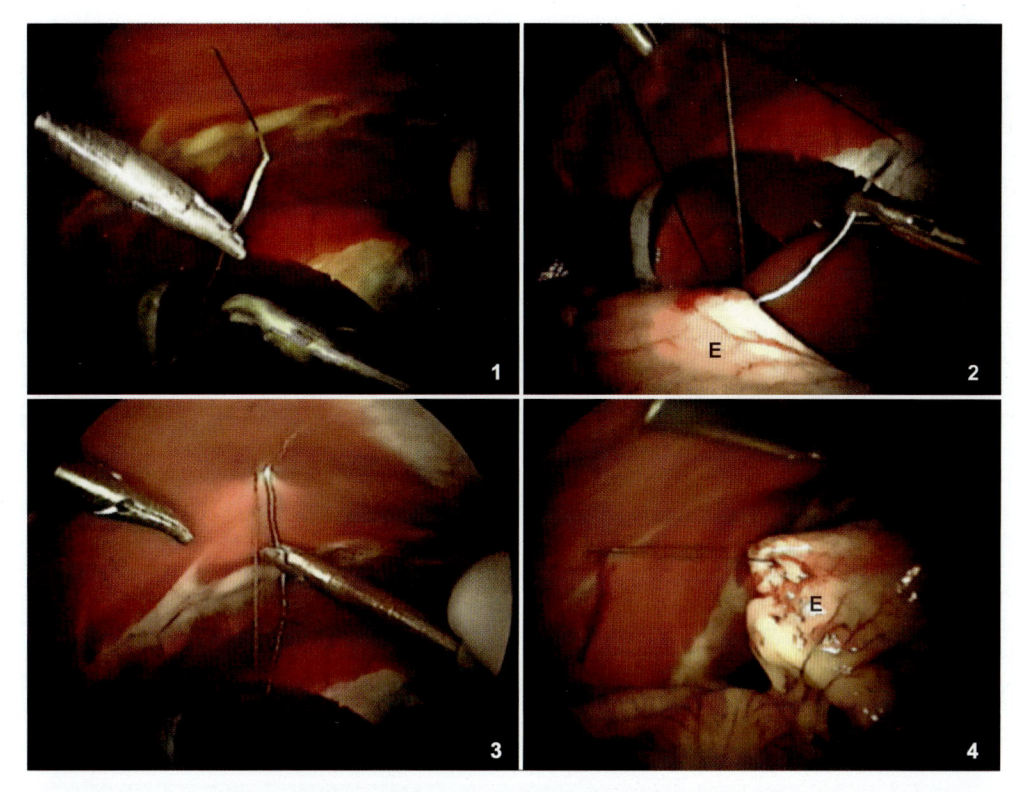

Figura 10.2 Esquematização da sutura transparietal para afastamento tecidual, nesse caso, do estômago (E). A sutura é passada através da parede muscular e resgatada internamente com porta-agulhas (**1**). Passa-se duplamente a sutura através do órgão a ser afastado (**2**). O fio é exteriorizado da cavidade, sendo tracionado e fixado com pinça hemostática convencional. Por consequência, a sutura promove fixação ou afastamento do órgão (**3** e **4**). Neste caso, essa manobra foi utilizada para reduzir o risco de drenagem de conteúdo gástrico durante gastrectomia parcial videolaparoscópica.

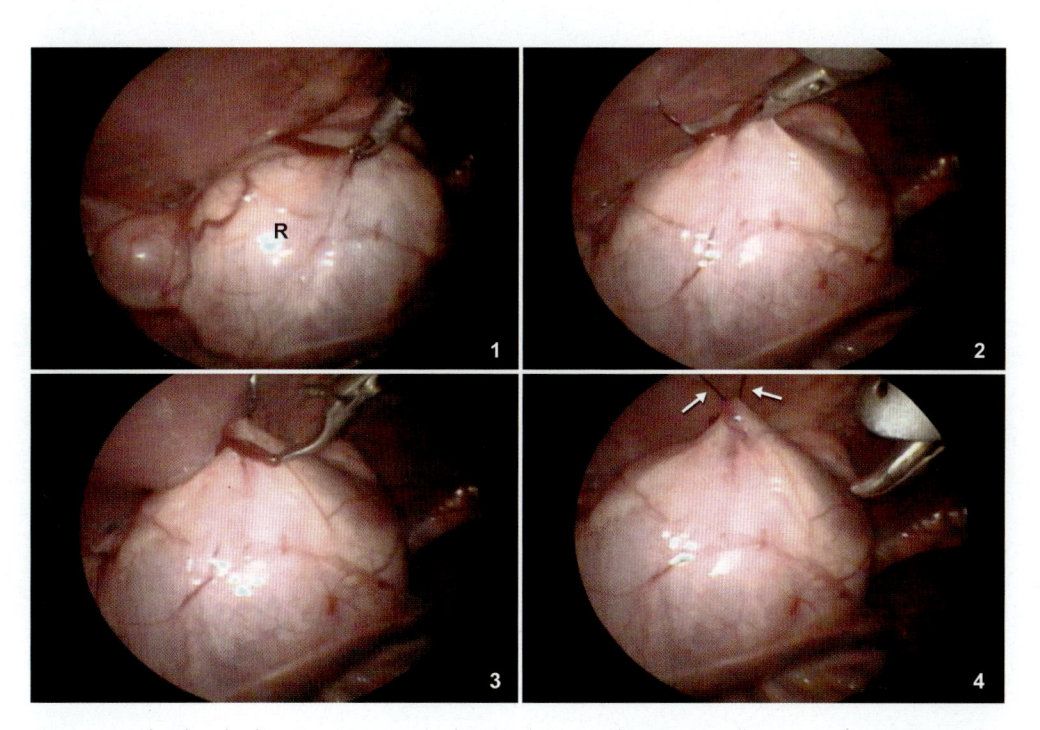

Figura 10.3 Sutura transparietal aplicada diretamente através da parede muscular, sem recolhimento interno da agulha, nesse caso durante uma nefrectomia total laparoscópica para tratamento de dioctofimose em cadela. O rim direito (R) se encontrava "tombado" sobre a cava (**1**). Utilizou-se agulha longa e curva (**2**), a qual foi transpassada através da parede muscular sob visualização direta no local escolhido para fixação (**3**). Tracionando-se externamente as duas extremidades do fio, obtém-se a fixação temporária do tecido junto à parede muscular (**4**). As setas demonstram o fio no interior da cavidade.

enquanto o terceiro será apoiado no mesmo; o quinto dedo pode ser posicionado logo abaixo do cabo, e apoiado sobre uma saliência própria para esse propósito (quando presente). Para as pinças que tenham espaço suficiente no anel junto à haste, o quinto dedo pode ser colocado em seu interior (Figura 10.4).

- Pode-se segurar a pinça com sua haste ao contrário, enquanto o cabo é mantido virado "de cabeça para baixo". Essa posição pode ser útil nos casos em que a localização dos portais limite o movimento dos instrumentos pela proximidade da mesa cirúrgica, de outro instrumento operatório ou até mesmo da parede abdominal ou de membro locomotor do paciente, tanto pela escolha inadequada do local de punção quanto devido às condições anatômicas do animal. Alguns cirurgiões se acostumam a operar dessa maneira, contudo esta empunhadura geralmente não é muito confortável. Para tanto, o polegar ficará posicionado na direção do terceiro dedo, paralelamente a este, no anel mais distante da haste. O indicador será utilizado para fixar o cabo acima dos demais dedos, estando posicionado sobre ou dentro do anel mais próximo da haste, dependendo do formato do cabo. O terceiro dedo será colocado no interior do anel, enquanto o quarto poderá ser posicionado dentro do anel (quando o cabo dispuser de dimensões próprias para isso) ou abaixo deste, próximo da haste. O quinto ficará, por sua vez, fora do anel (Figura 10.5).

Em ambas as formas o dedo indicador poderá ser utilizado para mudar o posicionamento da extremidade do instrumento de acordo com a necessidade, a partir da rotação do leme disponível junto ao cabo.

▪ Dissecação

Para a dissecação romba é muito utilizada a manobra de tração associada ou não à contratração. Para tanto, o tecido-alvo pode ser pinçado (ou estabilizado) com a mão não dominante, sendo tracionado no sentido contrário em que se exerce o afastamento tecidual com a mão dominante (Figura 10.6). Por conceituação, considera-se dissecção romba (também chamada de divulsão) quando o tecido é separado sem manobra de secção direta, e dissecção aguda aquela em que se promove a secção ou a ruptura tecidual.

Se a dissecação inicial se encontrar em plano apropriado, possibilitará a separação dos tecidos com mínima perda sanguínea. Ao se promover o isolamento de determinado órgão, quando o cirurgião encontra-se no plano de clivagem adequado, poderá ser observado tecido conectivo junto à superfície orgânica, sem violação da cobertura mesotelial. Procura-se utilizar, nesse tipo de manobra, o instrumento específico para cada tipo de dissecação pretendida, reduzindo assim riscos de lesões iatrogênicas.

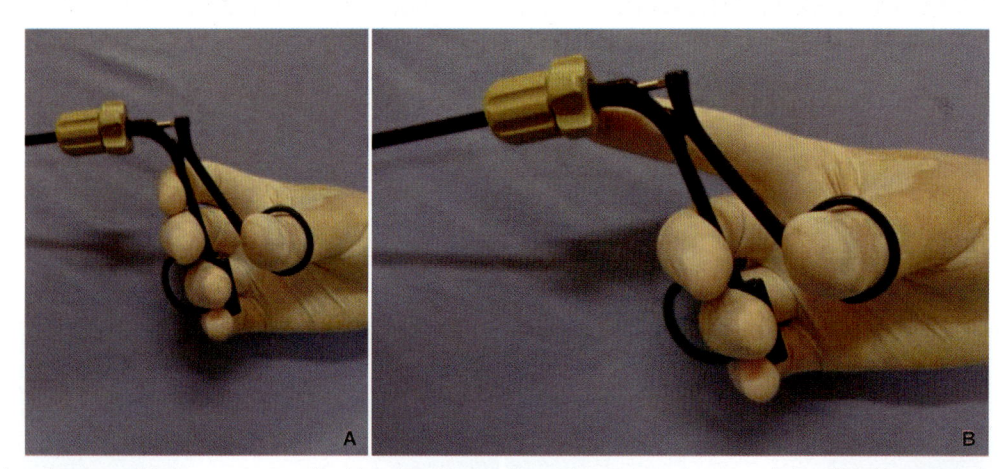

Figura 10.4 Maneiras de empunhar instrumentos de videocirurgia. O polegar é posicionado no anel do cabo distante da haste, enquanto o terceiro dedo é posicionado acima do outro anel. O quarto dedo é colocado através do anel. O indicador será colocado sobre o terceiro dedo ou sobre a haste (**A** e **B**). O quinto dedo será mantido abaixo do anel. Dependendo da conformação do cabo, haverá mudanças nessa disposição.

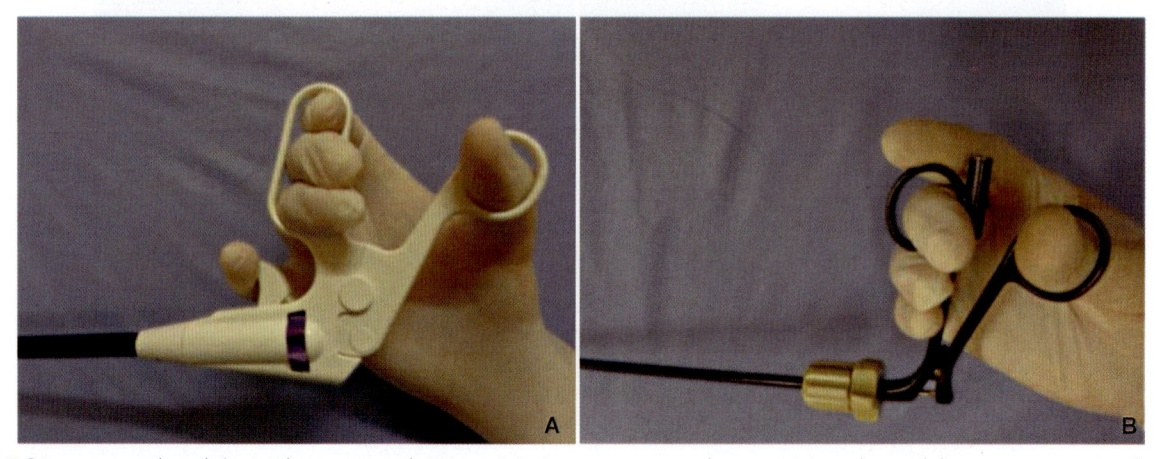

Figura 10.5 O instrumental também pode ser segurado em posição inversa, com o polegar posicionado paralelamente ao terceiro dedo e dentro do anel mais distante da haste. O indicador será posicionado sobre o anel (**B**) ou dentro deste (**A**), dependendo do tamanho da abertura. O terceiro fixará o cabo por dentro do anel mais próximo da haste. O quarto dedo pode ser posicionado dentro do anel (**A**), ou abaixo deste (**B**), dependendo do formato do instrumento. O quinto ficará fora do anel.

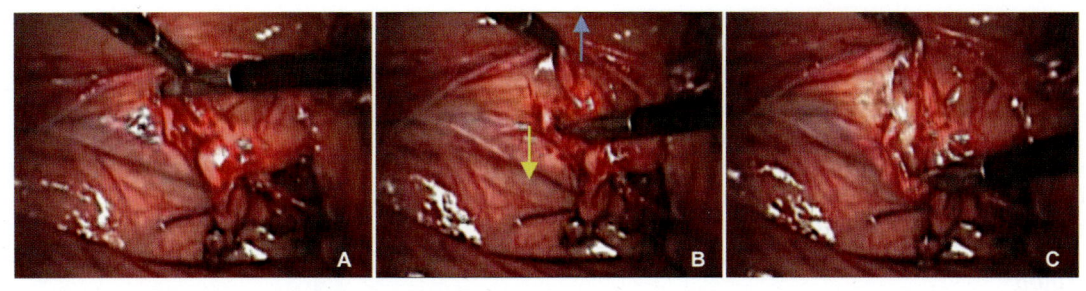

Figura 10.6 Princípio da tração/contração para dissecação tecidual. Um instrumental auxiliar é posicionado na mão não dominante do cirurgião, promovendo a apreensão e tracionamento do tecido no sentido contrário (seta azul) ao obtido pelo instrumento posicionado na mão dominante (seta amarela). Neste exemplo foi realizada a dissecação do ureter dos tecidos adjacentes durante nefrectomia total laparoscópica.

Assim como descrito para o afastamento tecidual, durante a dissecção também não se deve aplicar pressão demasiada em um órgão friável ou de cápsula pouco espessa (bexiga repleta, baço ou fígado). A apreensão com pinças traumáticas, principalmente aquelas que têm dentes pontiagudos em suas extremidades, é reservada apenas para os tecidos que serão extirpados, sendo contraindicada nos casos de doenças neoplásicas (haja vista o risco de disseminação das células tumorais na cavidade) e naqueles tecidos delicados que acabam rompendo durante a manipulação (tal como pode ocorrer com o útero de cães e gatos durante OVH videolaparoscópica).

A dissecação romba (divulsão) também pode ser obtida com a aplicação de pinça ou tesoura diretamente sobre o tecido-alvo. Inicialmente, o instrumento é projetado contra a superfície tecidual com mandíbulas/lâminas fechadas, sendo as mesmas sequencialmente abertas. O instrumento é então removido com a sua extremidade ativa ainda aberta, minimizado assim o risco de lesões adicionais por pinçamento e tração inadequados, ou ainda por secção com a ponta da tesoura (Figura 10.7).

Ao se trabalhar no tecido muscular, busca-se realizar a dissecação respeitando o sentido das fibras, minimizando-se assim a lesão tecidual e a perda sanguínea. Para isso, a ponta do instrumento pode ser introduzida paralelamente ao sentido das fibras. Na sequência, é rotacionada em aproximadamente 90º até se posicionar transversalmente a estas. Promove-se então novamente a abertura das mandíbulas/lâminas e a remoção do instrumento com as fibras ainda afastadas. Alternativamente, pode-se posicionar as pontas da pinça transversalmente ao sentido das fibras e após a divulsão, rotacioná-la em aproximadamente 90º para ampliar o espaço de dissecção. Remove-se então o instrumento ainda com suas mandíbulas abertas.

Caso se opte por utilizar a tesoura de Metzenbaum em dissecações sob a camada muscular após incisão serosa, seguindo os preceitos da cirurgia convencional, indica-se o uso de instrumento de ponta curva, posicionando-se a superfície côncava da lâmina para cima. Esse cuidado pode diminuir a compressão da margem contralateral da ferida, condição que poderia acontecer ao se utilizar instrumental reto (Figura 10.8).

Outra manobra de dissecação que pode ser realizada com pinça ou tesoura é a aplicação do instrumento como espátula, empurrando a superfície do tecido dissecado, tal como o realizado durante o desbridamento da vesícula biliar do leito hepático. Tem-se o cuidado de voltar a ponta do instrumento no sentido contrário ao tecido, utilizando-se simultaneamente a

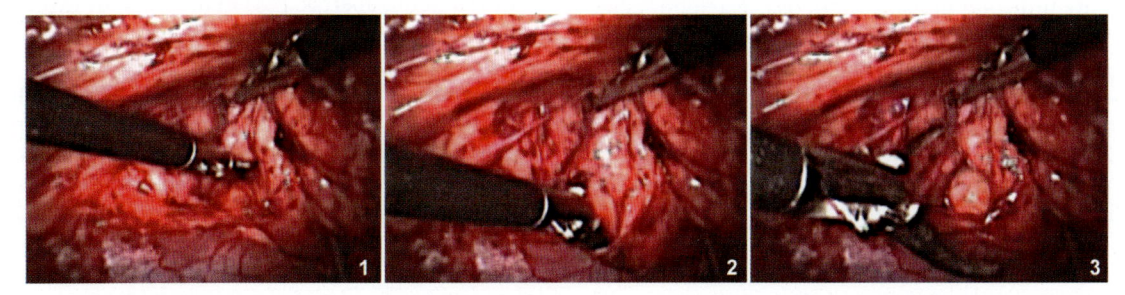

Figura 10.7 Para a dissecação romba com pinça ou tesoura, o instrumento é introduzido fechado através do tecido (**1**), promovendo-se a abertura das mandíbulas/lâminas ainda nesta posição (**2**). O instrumento é então removido com sua extremidade aberta (**3**). Nesse caso os vasos renais foram dissecados durante nefrectomia total laparoscópica.

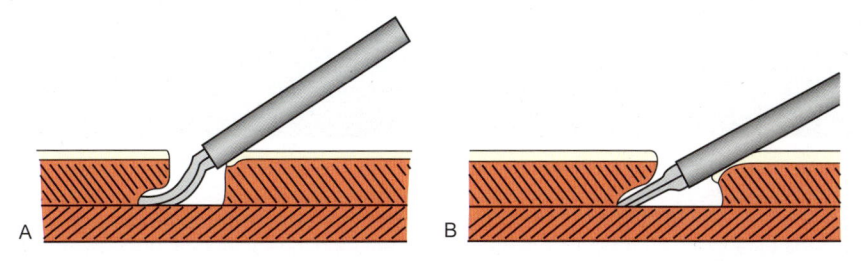

Figura 10.8 Dissecação com tesoura após incisão da superfície serosa. Ao se utilizar um instrumento com a ponta curva com sua concavidade voltada para cima, a margem contralateral tende a ser menos comprimida (**A**) do que no caso de se utilizar tesoura com ponta reta (**B**).

mão não dominante para realizar a apreensão e o tracionamento teciduais na mesma direção do movimento de dissecação (Figura 10.9). Aplicam-se movimentos uniformes e curtos, realizando-se alternadamente à espatulação a secção dos tecidos conectivos mais resistentes que vão se apresentando ao longo do plano de clivagem. O plano de clivagem segue geralmente um "eixo" imaginário transversal ao órgão-alvo.

Incisão com tesoura

O instrumental mais amplamente utilizado para incisão intracavitária em videocirurgia de pequenos animais é a tesoura de Metzenbaum, associada ou não à eletrocirurgia monopolar. A tesoura com lâminas curvas é empregada frequentemente para esse fim, contudo, se houver a possibilidade de optar entre os dois formatos de lâmina em um acesso visceral primário, o instrumento reto será o mais apropriado, pois possibilitará a realização de incisões lineares. Geralmente a lesão incisa com a tesoura não é realizada por deslizamento, e sim por movimentos de abertura e fechamento das suas lâminas. Dessa maneira, as incisões subsequentes com as lâminas curvas tendem a produzir feridas mais anfractuosas, e com tendência a se apresentarem curvilíneas (Figura 10.10). Já as microtesouras são indicadas para dissecação e incisões ainda mais delicadas, em que a precisão pode ser um fator determinante na obtenção de resultado apropriado. O uso de tesouras associadas à eletrocirurgia é explorado melhor no Capítulo 11.

A incisão de acesso primário a determinada víscera deve ser procedida sob apropriada fixação tecidual. Para tanto, geralmente se utiliza o instrumento posicionado na mão não dominante ou a aplicação de suturas de retenção. Assim como na cirurgia convencional, ao se trabalhar com órgãos do sistema digestório pode-se realizar o acesso à luz em duas etapas. Na primeira, promove-se incisão abrangendo as camadas serosa e muscular e, em alguns casos, a submucosa. Por ocasião da eversão da mucosa, se for necessário realizar a hemostasia, procurar-se-á tratar os vasos individualmente antes de incisar a mucosa. Na sequência, a camada evertida será então pinçada e posteriormente seccionada, de tal modo que as extensões das feridas produzidas nesses diferentes planos devem se tornar equivalentes. Rotineiramente, as quatro camadas (da serosa até a mucosa) são incisadas diretamente com a tesoura, pois a hemorragia associada é pouco volumosa e não costuma ser uma causa limitante para a continuidade do procedimento (Figura 10.11).

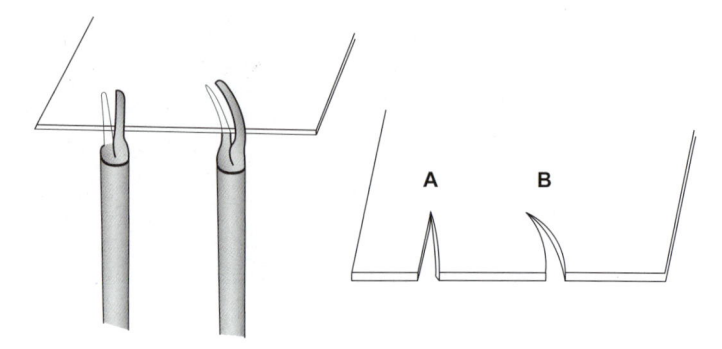

Figura 10.10 Feridas teciduais obtidas a partir de incisões primárias com tesouras retas e curvas. Ao se promover a incisão com e tesoura reta, a ferida tende a ser linear (**A**), enquanto com a tesoura curva a ferida tende a manter direção curvilínea (**B**) e apresentar mais anfractuosidades ao longo de sua extensão.

Na sequência são trazidos outros princípios básicos relacionados com o uso de tesouras em videocirurgia:

- Jamais deverá ser promovida secção ou incisão tecidual sem a visualização direta deste instrumento a partir do endoscópio
- A introdução da tesoura deve ser acompanhada pelo câmera, o qual proporcionará nítida observação da estruturas intracavitárias, a fim de evitar lesões iatrogênicas
- Esse instrumento deve ser introduzido ou removido da cavidade com as suas lâminas fechadas
- Tesouras que tenham "perdido o fio" de corte não devem ser utilizadas em incisões teciduais assim como tesouras mais robustas, sendo as últimas indicadas para cortar material cirúrgico (fios de suturas e outros implantes, tais como telas)
- De outra maneira, tesouras delicadas (como a de Metzenbaum) não devem ser utilizadas para cortar materiais resistentes, pois foram projetadas para a obtenção de incisões precisas
- Ao se utilizar unidade eletrocirúrgica acoplada à tesoura, não se indica acionar a corrente elétrica com as lâminas do instrumento abertas. Essa manobra pode dispersar corrente elétrica e ocasionar lesões teciduais a distância, além de fazer com que a tesoura "perca o fio" precocemente
- As lâminas da tesoura empregadas em conjunto com a eletrocirurgia devem ser constantemente limpas para a remoção dos restos teciduais e sangue; o acionamento de corrente elétrica com as lâminas não higienizadas adequadamente amplia os riscos de lesões térmicas e degrada o instrumental cirúrgico

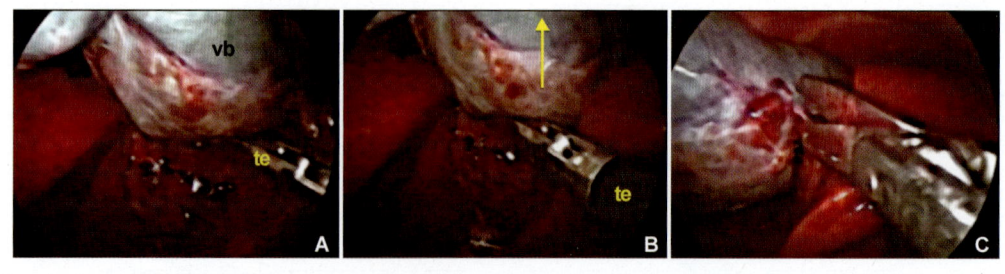

Figura 10.9 Manobra de dissecação utilizando o instrumento como espátula. O tecido/órgão a ser isolado (nesse caso a vesícula biliar – vb – em felino submetido à colecistectomia) é apreendido e tracionado (**A**). Com o instrumental na mão dominante, realiza-se a dissecação com movimentos "curtos" investidos contra tecido-alvo (**B**). Tem-se o cuidado de manter a ponta do instrumento voltada no sentido contrário à parede do órgão, ou seja, com a concavidade para "cima". A dissecção pode ser obtida em etapas, seguindo-se um "eixo" imaginário transversal ao órgão. A seta amarela indica o sentido do tracionamento, o qual é semelhante ao sentido da dissecação. As manobras de dissecação romba são alternadas com incisões realizadas junto à borda da vesícula biliar (**C**).

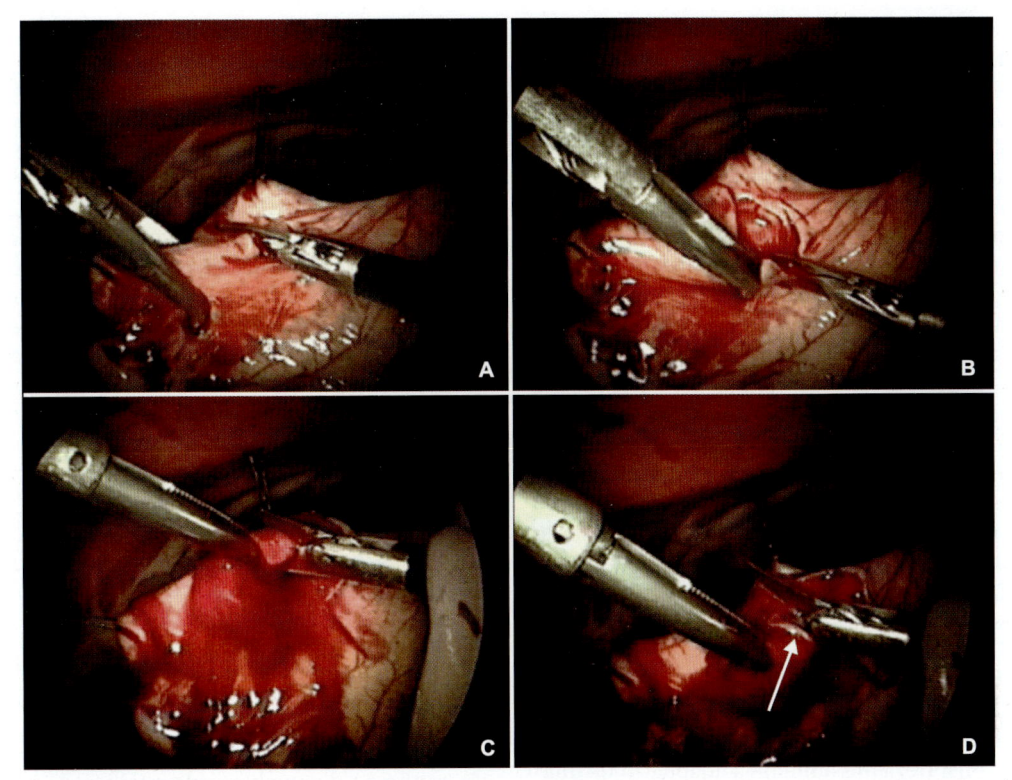

Figura 10.11 Ao se utilizar tesoura em incisão primária de órgão do sistema digestório (nesse caso o estômago de um cão durante gastrotomia laparoscópica), pode-se realizar a secção escalonada das quatro camadas teciduais, iniciando-se pela serosa e muscular (**A** e **B**) até alcançar a submucosa e a mucosa (**C** e **D**). A hemorragia proveniente da parede do órgão é pouco volumosa e não se configura em obstáculo para a continuidade do procedimento. A seta demonstra a eversão da mucosa após a incisão.

- Seguindo-se o conceito de alavancas, as extremidades das lâminas mais distantes da haste promovem incisões mais precisas e com menor esmagamento tecidual que a porção junto à articulação das lâminas. Assim, pequenas incisões são realizadas apenas com a ponta da tesoura
- Para maior precisão nas manobras, as incisões teciduais com tesoura geralmente são realizadas com a mão dominante do cirurgião. Contudo, o cirurgião deve desenvolver a capacidade de empregar seguramente a mão não dominante, pois em algumas situações o tecido a ser incidido pode estar melhor apresentado para esta mão. De outra maneira, a troca de posicionamento do instrumento pode demandar tempo e dificultar o andamento da operação.

Incisão com lâmina de bisturi

As lâminas de bisturi adaptáveis ao cabo nº 3 da cirurgia convencional podem ser ajustadas a instrumental laparoscópico específico, sendo rotineiramente empregadas as lâminas nºs 10, 11 e 15. Tais materiais podem ser utilizados em incisões primárias de acesso aos órgãos, incisões musculares ou escarificações teciduais, sendo essas últimas empregadas para aumentar a fibroplasia cicatricial em aderências cirúrgicas previamente planejadas (como em casos de colopexias e gastropexias permanentes). Considerando o risco de iatrogenia, a lâmina de bisturi montada no cabo laparoscópico (específico ou adaptado) deve ser introduzida na cavidade e removida desta sempre sob visualização direta, sob proteção de redutor metálico. Indica-se expor a lâmina de bisturi do redutor somente após se constatar que o campo visual está adequado, associado à inexistência de órgãos projetados na área de movimentação do instru-

mento. Cabe ressaltar que é mais difícil mensurar e modelar a força a ser empregada em uma incisão laparoscópica que em cirurgia convencional.

Na indisponibilidade de cabo de bisturi laparoscópico específico, pode-se fazer uma adaptação com o porta-agulhas (Capítulo 7). Para tanto, é necessário quebrar a base de uma lâmina junto ao espaço de encaixe utilizado para o cabo convencional, o mais próximo possível da superfície afiada da lâmina. A lâmina pode ser então fixada entre as mandíbulas do porta-agulhas laparoscópico, mantendo a superfície não cortante posicionada paralelamente à haste do instrumento. Tem-se o cuidado de fixar comprimento máximo possível de lâmina ao porta-agulhas. Para incisões delicadas e precisas, esse tipo de adequação deve ser desmotivado, pois existe a possibilidade de a lâmina deslocar-se entre as mandíbulas do instrumento.

Dissecação romba com torunda de gaze

Esse tipo de manobra é bastante útil ao se trabalhar em tecidos vascularizados ou junto a vasos de médio e grosso calibres, pois ao passo que possibilita a dissecação, também melhora a visualização pela limpeza do campo operatório. A torunda laparoscópica confeccionada a partir de gaze cirúrgica com suas extremidades amarradas (vide Capítulo 11) é apreendida com uma pinça e empurrada contra o tecido/órgão a ser dissecado. Durante essa manobra, tem-se o cuidado de proteger completamente a ponta do instrumento para que não ocorram lesões iatrogênicas. Na medida em que se empurra o tecido, fibras conjuntivas, gordura e pequenos vasos irão se romper, obtendo-se simultaneamente dissecação e hemostasia por dilaceramento.

Objetivando minimizar a lesão tecidual por desidratação e o risco de perda de filamentos da gaze (que irão se constituir como corpos estranhos), pode-se utilizar torundas levemente umedecidas. Ao passo que a gaze se tornar embebida de sangue, deverá ser prontamente substituída por uma nova. É contraindicado manter gazes nestas condições sob o risco de perda de material, principalmente se houver hemorragia ativa. Além disso, é essencial que o instrumentador tenha completo controle quanto ao número de torundas utilizadas durante o procedimento. Para evitar o esquecimento de gaze cirúrgica no abdome, o autor rotineiramente solicita que seja pendurada uma pinça hemostática convencional no avental do auxiliar assim que uma torunda é colocada na cavidade. O instrumento será retirado somente quando esse material retornar para a mesa de instrumentação.

Pode-se ainda associar o uso de cânula de aspiração na manobra de dissecação com torunda, posicionando-a sobre a gaze para aspirar o sangue derramado, tornando assim a troca de gaze menos frequente. Pode-se também empregar a ponta da cânula de 5 mm isolada na dissecação, a partir da aplicação de pressão contra o tecido associado a movimentos de rotação da extremidade do instrumento. Para tanto, deve-se atentar quanto ao risco de iatrogenia, principalmente ao se trabalhar próximo de órgãos parenquimatosos.

Dissecação com bisturi ultrassônico

A aplicação do bisturi ultrassônico em diéreses com hemostasia simultânea encontra-se detalhada no Capítulo 11. Alguns equipamentos dessa natureza possibilitam a adaptação de diferentes tipos de pinças e ponteiras, escolhidas de acordo com a necessidade de hemostasias ou incisão.

Além da dissecação obtida a partir do movimento da mandíbula do instrumento, explica-se outro mecanismo de dissecação associado ao bisturi ultrassônico: a rápida vibração ocasiona a ruptura tecidual, com vaporização da água intracelular em temperaturas fisiológicas. A água vaporizada, por sua vez, irá expandir-se entre os tecidos e promover a separação em planos (ou seja, promovendo uma cavitação) durante o avanço da lâmina do instrumental.

Dissecação realizada de forma videoassistida

O método videoassistido é aquele que combina o acesso convencional com o videoendoscópico. Em cirurgias laparoscópicas de caninos, tem sido utilizado de maneira rotineira para a remoção de cornos uterinos dilatados por pus em animais com piometra submetidos a ovário-histerectomia (vide Capítulo 14) ou como parte essencial da OVH com dois portais, LESS e NOTES. Durante a etapa "aberta" da operação, seguem-se os princípios e técnicas de diérese amplamente descritos em cirurgias convencionais.

Uma categoria importante de acesso dentro das cirurgias videoassistidas é a técnica *hand-assisted*. As possíveis vantagens e desvantagens associadas a esse método em relação à cirurgia completamente laparoscópica e à convencional têm sido tema amplamente debatido na medicina. Na medicina veterinária ainda é praticamente inexplorado e possivelmente terá uma maior aplicabilidade em cirurgias de grandes animais, haja vista as dimensões cavitárias daqueles pacientes e a dificuldade de manipulação de seus órgãos de grandes dimensões com o instrumental laparoscópico.

Para tanto, geralmente se utiliza algum dos diferentes dispositivos industrializados disponíveis no mercado, os quais impedem a perda de pneumoperitônio, ao mesmo tempo que possibilitam a introdução de uma das mãos (do cirurgião, auxiliar, ou até mesmo do câmera) no interior cavidade abdominal (vide Capítulo 7). Isso é possível graças a diferentes mecanis-

mos do portal que possibilitam a adaptação do instrumento ao redor do antebraço, próximo ao punho, evitando completamente a perda de gás. Tais dispositivos possibilitam ainda a passagem de cânulas de diferentes diâmetros, adaptando-as ao portal. Um dos equipamentos comercialmente disponíveis tem um diafragma de borracha externo, que pode ser completamente ou parcialmente fechado (Figura 10.12).

No uso deste dispositivo, a mão posicionada no interior da cavidade pode ser utilizada para diferentes funções:

- Apreensão e exposição do órgão/estrutura a ser dissecada, possibilitando melhor acesso aos instrumentos laparoscópicos, e facilitando a delimitação do plano de clivagem
- Hemostasia temporária a partir do pinçamento digital do(s) vaso(s), tanto em casos de hemorragia quanto para hemostasia temporária
- Dissecação digital romba isolada ou associada ao uso de outros instrumentais laparoscópicos
- Remoção do órgão/tecido extirpado, como tem sido descrito em nefrectomias para doador vivo em humanos
- Palpação de estruturas intracavitárias, auxiliando na identificação de alterações em órgãos doentes.

Outra possibilidade em relação à cirurgia *hand-assisted* consiste na colocação da mão do auxiliar diretamente através da ferida abdominal sem o uso de dispositivos específicos. Nessa condição, aplica-se uma sutura em bolsa de tabaco ao redor do punho ou do antebraço do auxiliar, de tal modo que com o fechamento da sutura, evita-se maior escape de gás. Para tanto, a sutura deverá ser ancorada sobre fáscia/aponeurose muscular que se encontra junto às margens externas da ferida produzida para celiotomia, a qual é promovida em extensão suficiente para a passagem da mão. Essa manobra tem sido descrita em pacientes humanos e, considerando as diminutas dimensões cavitárias dos pequenos animais, parece ter pouca aplicação para estes últimos.

▶ Exérese

Indica-se anteriormente à extirpação completa de um órgão/tecido a minuciosa avaliação do seu leito quanto à existência de hemorragias, manobra que possibilita também a certificação de que não permaneceram resquícios de tecidos indesejáveis (fragmentos de corpos estranhos ou de tecido inflamatório, por exemplo). Para isso, realiza-se sua apreensão do espécime que será removido da cavidade e seu deslocamento, rotineiramente com pinça atraumática, procurando expor completamente o seu leito (Figura 10.13). Sempre que for possível, essa manobra será realizada antes de seccionar a totalidade os tecidos que ainda mantêm o espécime fixado, possibilitando assim melhor exposição do seu leito. Na sequência, os remanescentes teciduais serão seccionados (com bisturi, tesoura, bisturi ultrassônico, eletrocirurgia ou até mesmo submetidos à dilaceração tecidual) e removidos da cavidade.

▪ Remoção dos tecidos extirpados da cavidade

Existem diferentes métodos de remoção do material extirpado, sendo que o cirurgião deverá escolher o que melhor se adapte às condições do paciente e características do espécime removido. Em cada caso, deve-se eleger o local que possibilite menor resistência à remoção do espécime, que cause menor dor pós-operatória ao paciente, e que não comprometa a assepsia e os corretos princípios cirúrgicos. Ao se trabalhar com

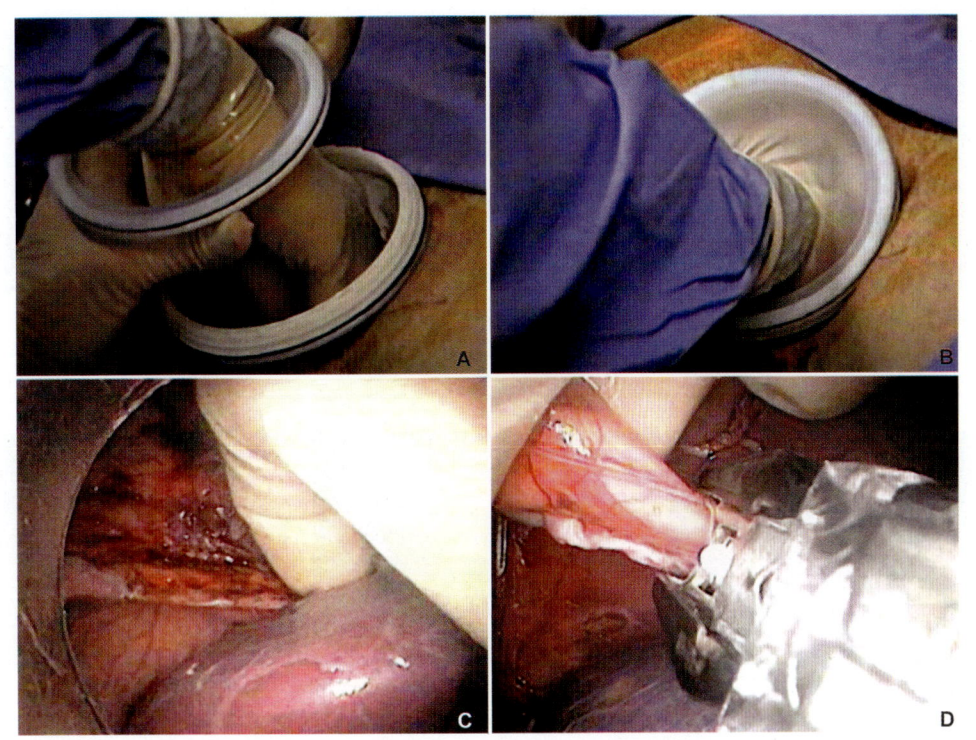

Figura 10.12 Dispositivo para realização de cirurgia laparoscópica *hand-assisted* utilizado durante nefrectomia total em suíno (**A**). Em uma das extremidades (borda branca) encontra-se uma borda de borracha que será adaptada à ferida de acesso, impedindo a perda de gás (**B**). Na outra extremidade (borda azulada), encontra-se um diafragma que possibilita a manutenção de abertura de diferentes dimensões ou ainda, a completa oclusão do material. Utilização da mão do auxiliar durante o procedimento para expor o rim (**C**) e o ureter (**D**) durante a aplicação do clipe.

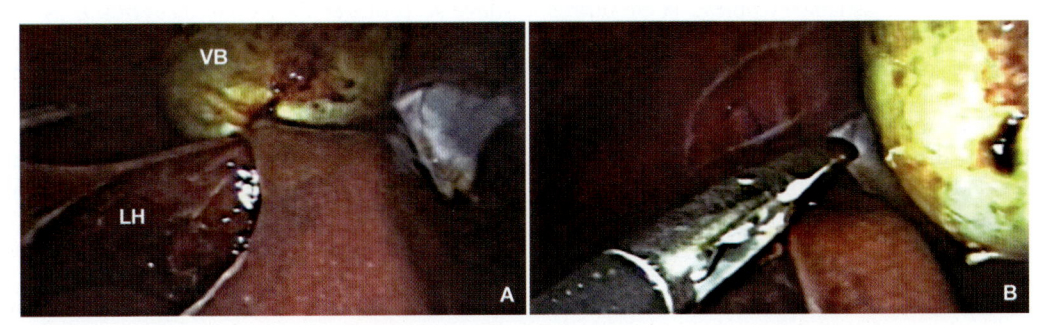

Figura 10.13 A estrutura a ser extirpada, nesse caso a vesícula biliar (VB) em canino com colecistite, é tracionada no sentido da parede abdominal ventral com pinça de apreensão antes de se completar a dissecção aguda (**A**), o que possibilita adequada exposição do seu leito hepático (LH) seguindo-se com minuciosa avaliação em busca de possíveis hemorragias. Uma vez certificado que o leito não apresenta hemorragia, libera-se a vesícula biliar (**B**).

tecidos neoplásicos ou infectados, deve-se evitar que os mesmos venham a ter contato direto com as bordas das feridas de acesso, a fim de diminuir os riscos de ocorrência de metástases por implantação, complicação descrita em medicina e ainda muito pouco estudada em medicina veterinária, possivelmente pela escassez de relatos envolvendo cirurgia laparoscópica oncológica em pequenos animais.

A remoção de tecidos intracavitários pode ser obtida através da cânula ou a partir da retirada do espécime em conjunto com esta pela ferida de maior diâmetro. Na passagem através da cânula é utilizado um redutor universal, pelo qual é introduzida uma pinça de apreensão. O tecido-alvo é fixado em um ponto que apresente resistência e tracionado para o interior da cânula, até que esteja totalmente envolvido pelo redutor. Sob visualização direta, o redutor, a pinça e o tecido extirpado serão removidos em conjunto (Figura 10.14). Rotineiramente, ao se trabalhar com tecidos benignos, escolhe-se esse método de remoção por não estar associado à perda de pneumoperitônio

e pela possibilidade de não tornar necessária a ampliação da ferida de acesso para a retirada do espécime. Um exemplo de sua aplicação é na criptorquidectomia uni ou bilateral laparoscópica de testículo não neoplásico de gatos e cães pequenos.

Quando o tecido extirpado é removido em conjunto com a cânula, o espécime é apreendido com uma pinça apropriada, sendo tracionado até que adentre parcialmente a cânula. De maneira parecida com a descrita anteriormente, removem-se o tecido e o instrumento de apreensão em conjunto com a cânula, manobra que estará associada a alguma perda de pneumoperitônio e ao contato do espécime com a parede muscular. Para minimizar a perda de gás, pode-se colocar o dedo sobre a ferida de acesso. Na sequência, a cânula armada com o obturador protegido será reposicionada na cavidade, possibilitando avaliação final antes da drenagem do pneumoperitônio (Figura 10.15).

Em determinadas situações, pode ser necessário utilizar a remoção conjunta com a cânula, mesmo em órgãos de diâmetro inferior ao do redutor, porém de comprimento superior,

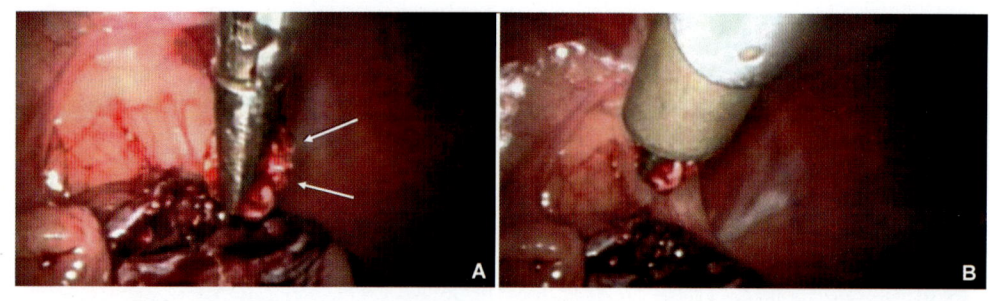

Figura 10.14 Manobra para remoção de espécime de dimensões pequenas através do redutor, aqui demonstrada a partir da retirada de cálculo renal (setas) em cão submetido à nefrotomia laparoscópica. O cálculo é apreendido firmemente (**A**), sendo trazido através do redutor (**B**) para a retirada, sem a necessidade de deslocar o portal.

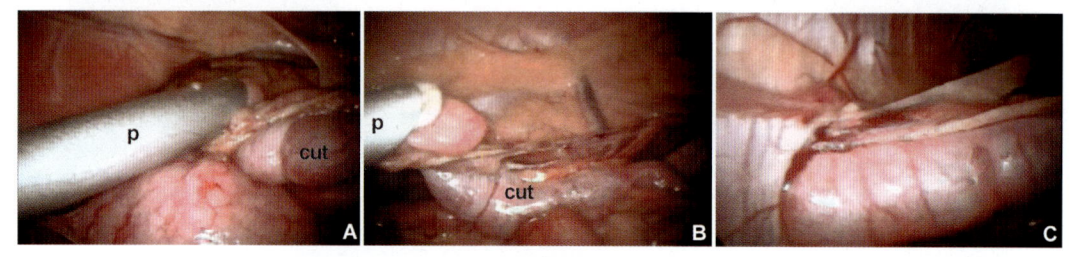

Figura 10.15 Remoção de órgãos/tecidos com maior largura e/ou comprimento em relação ao redutor, nesse caso ovários e útero após ovário-histerectomia videoassistida em cadela com piometra. Após a apreensão (**A** e **B**), os órgãos reprodutores são tracionados até a extremidade do portal caudal (p). Promove-se a exteriorização do espécime em conjunto com a cânula, pinça e redutor, caso este último esteja sendo utilizado nesta etapa operatória (**C**). cut = corno uterino.

como o que ocorre na retirada de ambos os ovários e útero hígidos em ovário-histerectomias laparoscópicas. Já em outros casos, as dimensões do tecido extirpado tornam necessária a ampliação da ferida de acesso em alguns centímetros. Uma manobra que facilita a ampliação da celiotomia, sem invadir o espécime nas situações em que este fica aprisionado na ferida de acesso, consiste na realização de incisão com bisturi apoiada sobre um afastador de Farebeuf ou sobre uma pinça atraumática (tal como a DeBakey), conforme será descrito na sequência deste item.

Quando se opta pela remoção conjunta do portal e do tecido extirpado em pacientes submetidos à laparoscopia em decúbito dorsal, caso não existam cânulas de diâmetro superior ao da utilizada no acesso da linha média ventral/cicatriz umbilical, preferir-se-á remover o espécime a partir da ferida mediana, principalmente se já for planejada a ampliação do acesso ou quando se suspeita que essa condição possa ocorrer. É preferível que se promova uma lesão de maiores dimensões na linha média do que no tecido muscular, pois a junção das aponeuroses é menos vascularizada, mais resistente, e não apresentará perda local de função por ocasião da formação de tecido fibroso cicatricial.

Contudo, alguns cirurgiões optam pela ampliação da lesão produzida para uma das cânulas de maior diâmetro junto à parede abdominal lateral. O aspecto positivo dessa escolha recai na ausência da necessidade de alterar o endoscópio de posição, mantendo a visão do campo inalterada. Já ao se trabalhar com o paciente em decúbito lateral e com os portais posicionados no flanco (como, por exemplo, em nefrectomias totais), a remoção de espécimes maiores que a extensão da ferida produzida para o portal tornará necessária a sua ampliação. Cabe ainda ressaltar que nos casos em que é necessária a ampliação do acesso, procurar-se-á realizar menor incisão possível que possibilite a exposição segura do tecido/órgão sem laceração adicional da camada muscular.

Ao se extirparem tecidos/órgãos infectados ou neoplásicos deve-se proteger as bordas da ferida e as demais estruturas intra-abdominais do contato direto. Para tanto, pode-se utilizar algum dos dispositivos ("sacos") para a remoção de tecidos comercialmente disponíveis. Existe saco extrator específico para a remoção de neoplasma, confeccionado com material de alta resistência e impermeável, muito apropriado para fragmentação do espécime de forma digital ou com o uso de pinças. Quando adequadamente manejados, evitam completamente a contaminação proveniente do material ensacado.

Para a introdução do saco na cavidade, escolhe-se um dos acessos de trabalho de maior diâmetro. Para tanto, pode ser necessário remover a cânula temporariamente, introduzindo-o diretamente através da ferida parietal sob visualização laparoscópica. Após a retirada do portal, a ferida é temporariamente ocluída por compressão externa com o dedo, a fim de se manter o pneumoperitônio, o qual possibilita o adequado afastamento das vísceras em relação à parede. O dispositivo será enrolado com uma pinça de apreensão laparoscópica (Figura 10.16) ou com um instrumental próprio desenvolvido especialmente para isso. Tem-se o cuidado de enrolar o saco a partir de seu fundo cego, mantendo o fio que circunda a sua abertura como última estrutura a ser introduzida na cavidade.

Na sequência, remove-se rapidamente o dedo que obstrui a ferida e introduz-se o saco enrolado na cavidade, direcionando a ponta da pinça fechada para o espaço mais amplo livre de vísceras, com extremo cuidado para evitar iatrogenia. Quanto mais rápida for essa manobra, menor será a perda de pneumoperitônio. A pinça é então removida, podendo o auxiliar facilitar a introdução do material com uma pinça de apreensão laparoscópica resistente (e sem dentes), posicionada no interior do abdome. Outra possibilidade é empurrar o saco externamente à cavidade com a ponta de uma pinça hemostática convencional. Externamente ao abdome, o cirurgião pode ainda facilitar

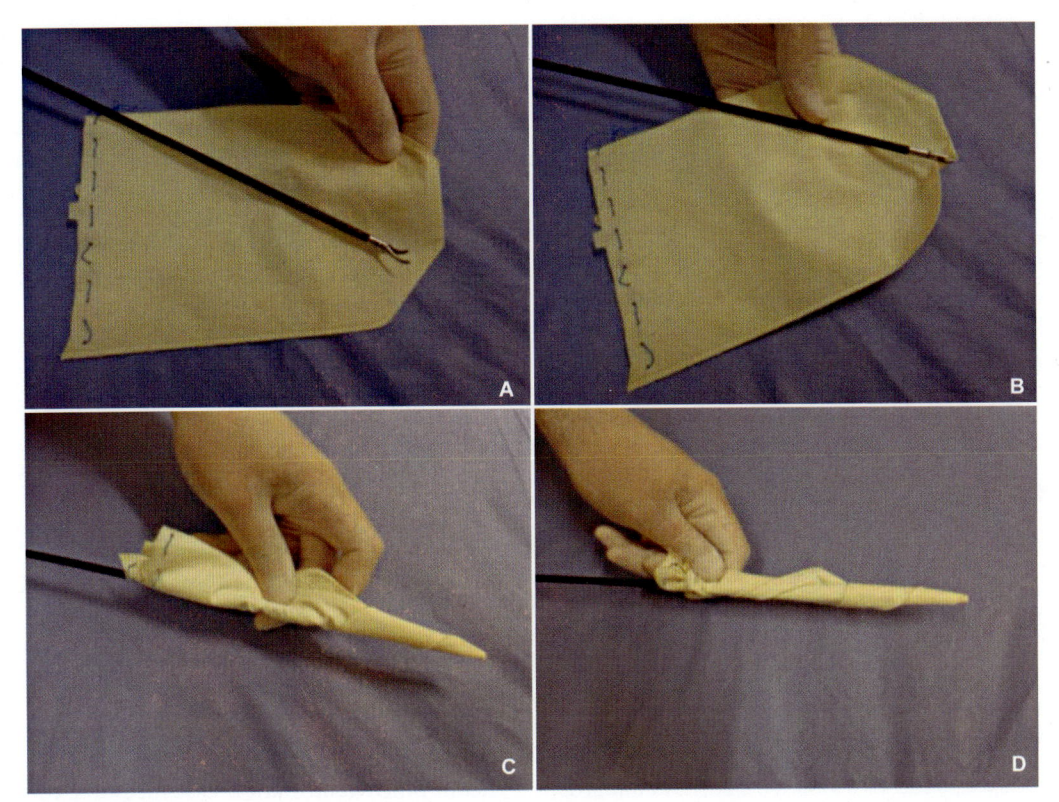

Figura 10.16 Modo de enrolar o saco para remoção dos tecidos anteriormente à sua introdução no abdome, utilizando-se pinça laparoscópica. A pinça é colocada obliquamente sobre o saco (**A**), fixando o seu fundo cego (**B**). Com a mão dominante, o cirurgião gira a pinça, enquanto a outra mão mantém o material tracionado (**C**), possibilitando que este fique enrolado firmemente ao redor da pinça (**D**).

a manobra de introdução, ao continuar enrolando o saco com os dedos indicador e polegar, na medida em que o empurra no sentido do peritônio.

Após a introdução, a ferida é novamente ocluída com o dedo até se estabelecer o pneumoperitônio previamente programado, sendo na sequência a cânula reposicionada para a continuidade do procedimento. A Figura 10.17 esquematiza as etapas realizadas na utilização de sacos para a remoção de tecidos em cirurgia laparoscópica. Cabe ressaltar que, ao se utilizarem determinados portais com mecanismo de abertura da válvula externo à cânula, é possível introduzir o dispositivo para ensacamento sem a necessidade de desalojar o portal, e também sem a utilização conjunta do redutor.

O posicionamento intracavitário da abertura do saco é planejado, considerando que a mesma fique próxima do espécime e, preferencialmente, de frente para este, possibilitando assim que seja necessário pouco deslocamento do tecido extirpado. A abertura do saco é mantida com uma ou duas pinças auxiliares, que irá(ão) fixar a borda, enquanto a mão dominante do cirurgião promove a colocação do material em seu interior. Quando são utilizadas duas pinças, elas poderão ser posicionadas em pontos divergentes, possibilitando assim maior abertura do saco (Figura 10.18).

Durante a introdução do espécime, principalmente se este tiver grandes dimensões, as pinças que fixam as bordas do dispositivo podem ser movimentadas de modo síncrono, auxiliando que o tecido extirpado seja coberto pelo saco e, em alguns casos, possibilitando que o espécime escorregue para o seu interior. Fecha-se então o saco, tracionando-se o fio correspondente. Se ainda for necessário continuar o procedimento laparoscópico, o saco poderá ser colocado em uma das goteiras lombares, a fim de não ocupar espaço útil no campo operatório,

já que será rotineiramente removido nas etapas finais do procedimento proposto. Um cuidado interessante consiste em clipar o fio junto à borda do saco para manter o mesmo fechado e evitar que o espécime possa se desalojar.

No momento da remoção, apreende-se o fio com uma pinça, e traciona-se a borda do saco até ela penetrar parcialmente na extremidade da cânula. Remove-se então em conjunto a cânula, a pinça e, posteriormente, toda a borda do dispositivo. O saco é apreendido externamente com duas mãos e tracionado contra a parede abdominal, aproximando o espécime da ferida de acesso. Com o tracionamento é possível manter, pelo menos temporariamente, o pneumoperitônio, o que possibilita o acompanhamento visual intracavitário dessa etapa. O próximo passo consiste em ampliar a ferida de acesso para a introdução do dedo do cirurgião ou de instrumentos que possibilitem a fragmentação do material ensacado. As manobras de ampliação da lesão parietal que seguem podem ser utilizadas também para a remoção de órgãos ou tecidos com ou sem o uso do saco.

Pode-se ampliar a extensão completa da ferida cirúrgica colocando-se uma das extremidades do afastador de Farabeuf no interior do abdome, enquanto se eleva a ferida muscular. Após a incisão da pele, a musculatura é seccionada com bisturi apoiado sobre o Farabeuf, o qual servirá de "escudo" na proteção do saco (Figura 10.19). A ampliação da ferida de acesso em 1 cm a 2 cm tornará possível a colocação do dedo indicador do cirurgião ou do instrumento/aparelho de fragmentação no interior do saco. Espécimes grandes poderão tornar necessária maior ampliação do acesso para facilitar a fragmentação e a posterior remoção do material. Alternativamente, pode-se colocar uma pinça de ponta atraumática (tipo DeBakey) através da ferida até a cavidade. Com a elevação da pinça que é

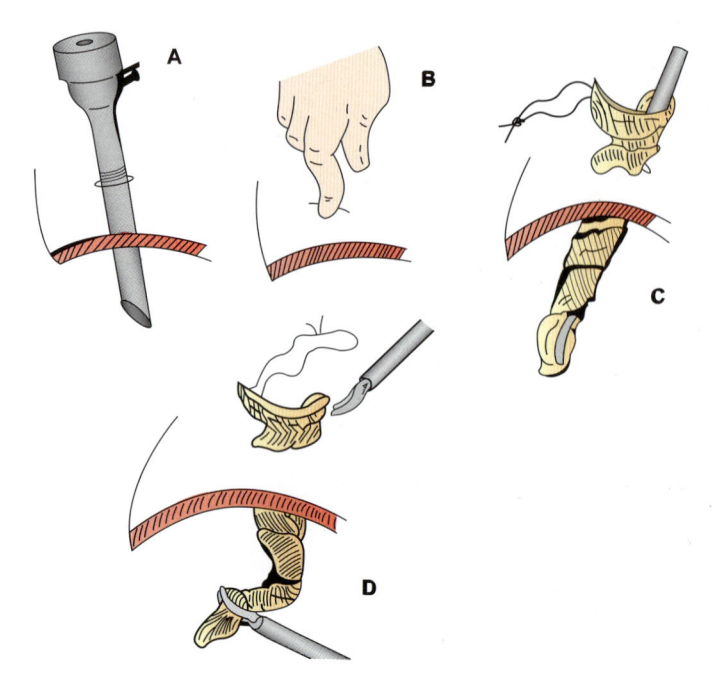

Figura 10.17 Esquematização da etapa de introdução do dispositivo para a remoção de tecidos na cavidade peritoneal. Um dos portais de trabalho, de 10 mm ou maior (**A**), é removido, sendo a ferida ocluída digitalmente para evitar a perda de pneumoperitônio (**B**). Mantendo-o enrolado em uma pinça laparoscópica, o saco é colocado através da ferida parietal, após a retirada do dedo (**C**). Empurra-se a pinça para o interior da cavidade em movimentos rotacionais, em campo operatório livre de vísceras. A extremidade fixada do saco pela pinça é liberada, enquanto a mão dominante do cirurgião continua a empurrando-o em movimentos rotacionais. Alternativamente, pode-se utilizar uma pinça convencional para auxiliar a colocar o dispositivo no abdome. Se necessário, pode-se tracionar na cavidade abdominal a extremidade fechada do saco com uma pinça de apreensão laparoscópica (**D**). Oclui-se novamente a ferida com o dedo, e reposiciona-se a cânula para dar continuidade ao procedimento.

mantida fechada, pode-se realizar incisão com bisturi entre as hastes do instrumento, o qual desempenhará o papel de uma tentacânula, protegendo o saco de rupturas.

Durante a fragmentação, torna-se necessário manter o saco tracionado, além de proteger completamente a ferida operatória (e, por consequência, a cavidade peritoneal) com gazes ou compressas umedecidas, evitando-se assim o contato com fluidos, sangue ou até mesmo com fragmentos do espécime que possam "transbordar". Três formas básicas de obter a fragmentação de espécimes são:

- Com a utilização de um equipamento específico para esse fim, conhecido como morcelador, o qual permite a secção tecidual associada, ou não, à aspiração do conteúdo morcelado. É um equipamento útil, contudo seu custo ainda é uma barreira para a utilização rotineira em medicina veterinária. O espécime é pinçado e tracionado, e o movimento rotacional da lâmina na extremidade do instrumento promove a secção de um segmento tubular do tecido extirpado. Como na maioria dos casos em pequenos animais os espécimes não são de dimensões exageradas, a aplicação de um ou ambos os métodos que seguem é suficiente para a fragmentação

- Com o uso do dedo indicador da mão dominante do cirurgião. Nessa manobra o dedo promove a compressão do espécime contra a parede muscular até que o mesmo seja dilacerado em pequenos fragmentos que podem ser removidos com pinça hemostática. Esse método é reservado preferencialmente para tecidos parenquimatosos ou friáveis. Deve-se atentar ao fato de que a luva estará contaminada e não poderá entrar em contato com as bordas da ferida ou qualquer instrumento operatório que será utilizado na sequência. As luvas deverão ser trocadas assim que o saco for retirado da cavidade ou sempre que necessário

- Com o uso de instrumentos cirúrgicos convencionais. Para os tecidos mais resistentes ou até mesmo para materiais/espécimes calcificados (tal como urólitos), a fragmentação poderá

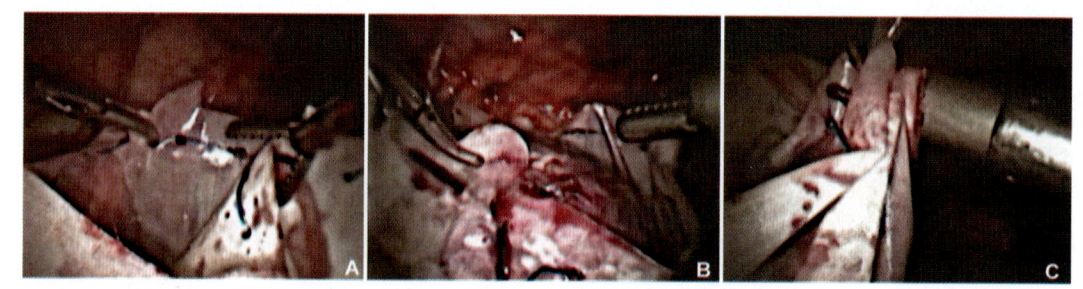

Figura 10.18 Abertura do saco para a colocação do espécime em seu interior. Ao se utilizarem apenas duas pinças (**A**), um instrumento mantém as bordas do dispositivo abertas enquanto o outro promove o ensacamento do órgão. Os movimentos aplicados às bordas do saco são alternados para ajustar o espécime em seu interior (**B**). Após o fechamento do dispositivo, o fio existente em sua borda é tracionado para o interior do redutor e exposto da cavidade (**C**).

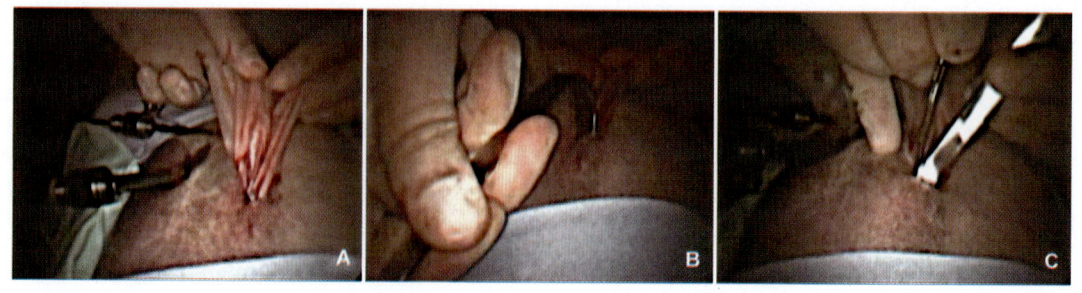

Figura 10.19 Durante a remoção do espécime ensacado (**A**), a ferida acesso pode ser ampliada seccionando-se os tecidos cutâneo, subcutâneo e muscular sobre a extremidade de um afastador de Farabeuf, o qual elevará a parede muscular (**B**), protegendo o saco de rupturas durante a incisão (**C**).

ser obtida com uma pinça hemostática robusta (como, por exemplo, uma Olsen ou uma Rochester-Pean) ou até mesmo com alicate de ponta fina. O instrumento irá pinçar e comprimir o material até fragmentá-lo. Urólitos podem ainda ser fragmentados com diferentes equipamentos para litotripsia, tal como se descreve para pacientes humanos.

Nas três formas citadas são obtidos fragmentos apropriados para análises histológicas (ao se trabalhar com tecidos) ou das características físico-químicas (em casos de litíases). Quando o saco tiver pequena quantidade de fragmentos em seu interior, acabará sendo removido pelo simples tracionamento. Obstrui-se então novamente a ferida cirúrgica com o dedo, e avalia-se a cavidade antes de considerar o procedimento encerrado.

Para tecidos de pequenas dimensões e que deverão ser ensacados por serem neoplásicos, infectados ou císticos, e naqueles casos em que vários fragmentos são coletados, pode-se confeccionar um saco para a remoção de tecidos a partir de dedo de luva estéril. Para tanto, pode-se utilizar um dedo polegar de luva seccionado, obliquamente, junto a sua base. Esse tipo de preparação facilita a abertura do saco, pois forma-se uma borda que tende a ficar evertida, principalmente se o dispositivo for apreendido por pinça laparoscópica junto ao ponto mais largo da abertura do saco.

Pode-se ainda aplicar um fio de sutura, circunscrevendo a borda da abertura do dedo de luva, obtendo-se assim um mecanismo de fechamento (Figura 10.20), o qual permite a manutenção do material extirpado protegido do contato com os tecidos intracavitários, seguindo o princípio utilizado nos dispositivos comercialmente disponíveis. Deve-se ter o cuidado de lavar o dedo de luva com solução hidreletrolítica antes de seu uso para evitar contato do talco com o peritônio. A colocação desse tipo de saco geralmente é obtida através do redutor, sem a necessidade de desalojar o portal.

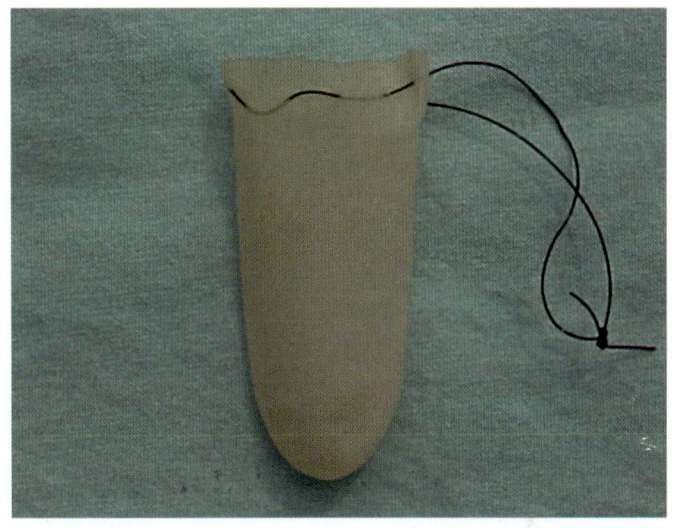

Figura 10.20 Confecção de saco para remoção de tecidos a partir de dedo de luva, seccionado junto a sua base. A aplicação de um fio de sutura circunscrevendo a abertura de sua borda, em padrão bolsa de tabaco, possibilita o fechamento do mesmo e a proteção do conteúdo nele depositado.

Uma vez ensacado o espécime, promove-se o tracionamento do fio até que a borda do dispositivo fique ocluída. O saco será então trazido até o interior do redutor, e removido através deste ou em conjunto com a cânula (Figura 10.21).

Outro material que foi utilizado para a remoção de tecidos da cavidade é o preservativo. Suas vantagens são o baixo custo, sua maior extensão em relação ao dedo de luva, e a possibilidade de adequar o seu comprimento de acordo com o material a ser removido. A principal desvantagem é a ausência de esterilização. Em medicina alguns cirurgiões descrevem a sua

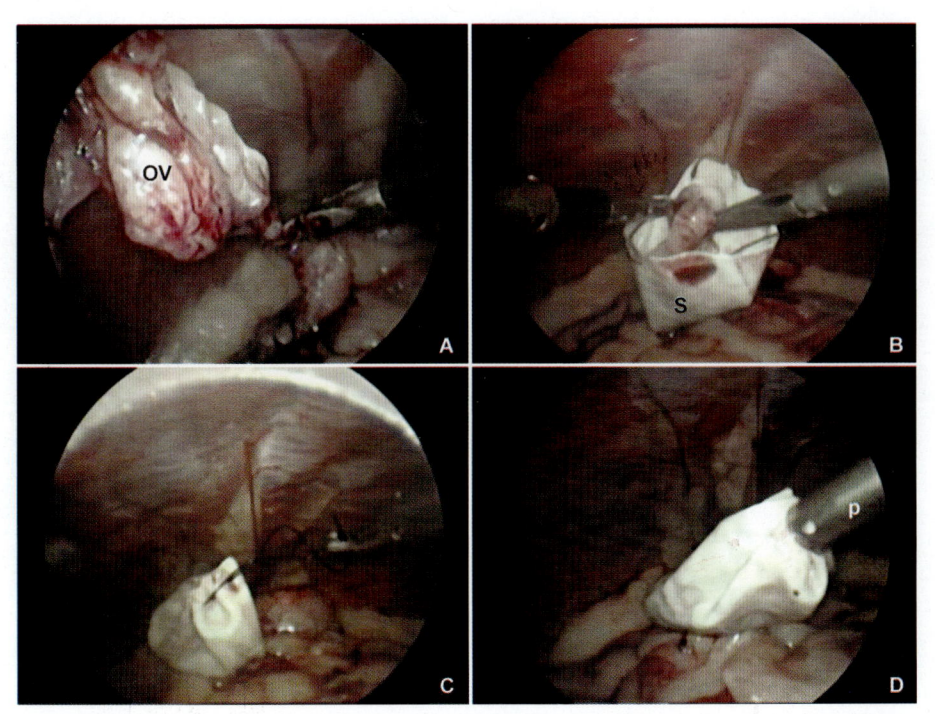

Figura 10.21 Sequência de manobras para a remoção de um tecido extirpado; nesse caso, um segmento de ovário remanescente (OV) envolto por tecido adiposo durante o tratamento de síndrome do ovário remanescente (SOR) em uma gata (**A**). Utilizou-se para tanto um saco para remoção de tecidos (S) confeccionado com dedo de luva. Colocou-se o tecido extirpado no interior do saco (**B**). Tracionando-se o fio existente em sua borda, obteve-se o fechamento do dispositivo (**C**). O dedo de luva foi então tracionado até a extremidade do portal (p) de 5 mm (**D**), sendo exteriorizado através da ferida de acesso em conjunto com a cânula.

utilização considerando que esse material foi submetido à desinfecção de alto nível. Enquanto não forem desenvolvidos estudos em animais que comprovem sua segurança e eficácia, tal prática é desaconselhada.

Uma luva cirúrgica estéril inteira também pode ser empregada como dispositivo para ensacamento de espécimes. Por ser muito friável, não se constitui como primeira escolha ao se trabalhar com tecidos neoplásicos, infectados ou que apresentem considerável resistência à fragmentação. Assim como citado anteriormente em relação ao dedo de luva, deve ser lavada com solução hidreletrolítica antes do uso para remover o talco presente em sua superfície interna. Esse tipo de saco pode ser obtido de dois modos:

- Amarra-se a abertura da luva proximamente ao punho com fio de sutura resistente. Remove-se o excedente de borracha para facilitar sua colocação na cavidade. O segundo ao quinto dedo são seccionados em sua base de uma única vez. Corta-se o dedo polegar transversalmente no sentido dos demais dedos. Utiliza-se então tesoura convencional para comunicar ambos os orifícios produzidos. Assim, as bordas do saco produzido tenderão a se manterem abertas quando posicionado no interior da cavidade
- Amarram-se todos os dedos com fio de sutura resistente, mantendo-se a luva esticada. Secciona-se junto à base dos dedos, produzindo pequeno "coto" que impedirá o desalojamento da ligadura. A borda do punho é mantida para apreensão com pinças durante a manobra de ensacamento do espécime (Figura 10.22).

A colocação e a remoção desse saco produzidas com a luva inteira da cavidade seguem os princípios previamente descritos para os dispositivos comercialmente disponíveis.

Descreve-se ainda o uso de sacos plásticos utilizados para armazenamento de comidas congeladas esterilizados. Como vantagem verifica-se facilidade de fechamento da abertura do saco para o isolamento do espécime. Contudo, considerando sua menor resistência que o dispositivo próprio para a retirada de tecidos neoplásicos, o autor não tem utilizado esse material para tecidos neoplásicos ou consideravelmente resistentes à fragmentação.

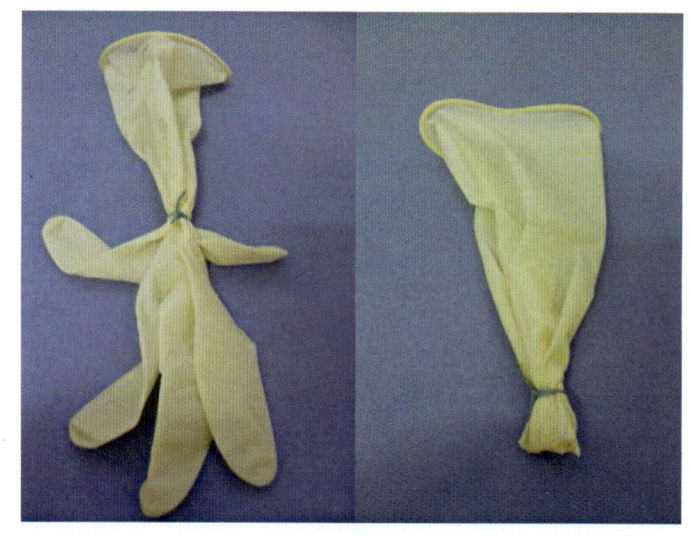

Figura 10.22 Produção de saco de extração a partir de uma luva cirúrgica estéril inteira. Amarra-se a luva junto à "base dos dedos" (**A**), e secciona-se o excedente com tesoura (**B**). Desta maneira, a borda do punho é mantida para facilitar o ensacamento.

Para a remoção de tecidos císticos ou órgãos com acúmulo de líquido/gás no seu interior, deve-se ter extremo cuidado para que não ocorra ruptura da cápsula/parede e consequente contaminação da cavidade pelo líquido. Existem diferentes manobras para a drenagem do conteúdo, as quais devem ser aplicadas de maneira muito criteriosa, principalmente nos casos em que existe o risco de haver células neoplásicas. Nessa condição, a remoção do líquido deverá ser realizada mantendo-se, preferencialmente, o espécime ensacado.

Para determinadas doenças císticas, a agulha poderá ser introduzida na parede exposta do cisto/órgão, enquanto o espécime é mantido tracionado contra a musculatura a partir de uma pinça hemostática convencional aplicada em sua extremidade exposta (Figura 10.23). Para tanto, será utilizada agulha fina e pouco

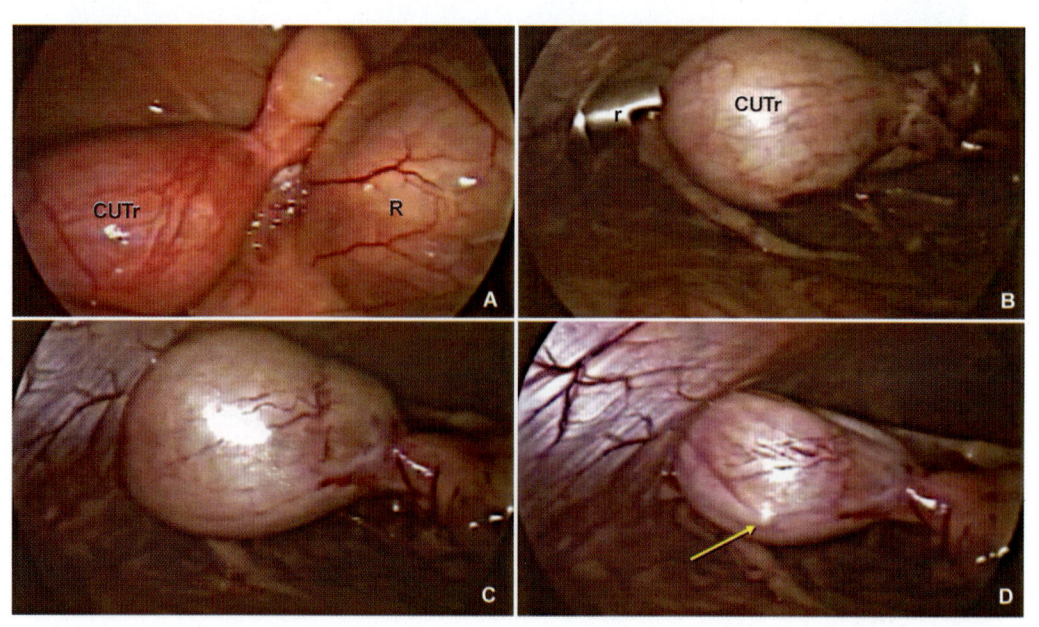

Figura 10.23 Método utilizado para a drenagem de conteúdo cístico. O tecido/órgão cístico – nesse caso, um coto de corno uterino remanescente (CUTr) em cadela com piometra e SOR (**A**) – é pinçado e tracionado (**B**), sendo temporariamente fixado contra a parede muscular (**C**). O tecido é mantido parcialmente exposto da cavidade, enquanto uma agulha fina acoplada a uma seringa é introduzida na porção exposta da cavidade. Com a drenagem do líquido (**D**), o espécime pode então ser removido da cavidade. A seta amarela sinaliza o local onde a ponta do cateter (sem agulha) teve contato com a parede do corno uterino. R= rim; r = redutor.

calibrosa (tal como uma agulha espinal ou cateter 22G), acoplada a uma seringa de 10 ou 20 mℓ. Caso o conteúdo a ser drenado seja volumoso, pode-se associar uma cânula e um equipo entre a agulha e a seringa, o que possibilitará repetidas drenagens sem a necessidade de novas punções. Seringas de maior volume necessitam de maior pressão para a aspirar o líquido, condição que pode favorecer o deslocamento da agulha. Quando o tecido extirpado estiver relativamente vazio, pode-se então tracioná-lo através da parede muscular. Ao se drenarem materiais ensacados, deve-se atentar para que não ocorra perfuração do saco caso a agulha seja introduzida em profundidade inadequada.

Os tecidos também podem ser removidos através de aberturas naturais existentes no organismo, as quais possibilitam a comunicação da luz do órgão com o meio ambiente. A retirada de órgãos através da vagina tem sido rotineiramente utilizada pelo autor durante ovário-histerectomias por NOTES (*natural orifice transluminal endoscopic surgery*) híbrida ou total em cadelas (vide Capítulo 14). Entre outros potenciais locais de resgate de espécimes em pequenos animais, existe ainda o cólon (após colectomias) e o estômago (após gastrotomia e com auxílio de endoscopia flexível). Contudo, tais acessos necessitam ser mais bem estudados em medicina veterinária. Uma possibilidade bastante aplicável em casos clínicos é o aproveitamento de defeitos herniários como via de posicionamento de portais e de remoção de tecidos extirpados (vide Capítulo 14).

▶ Leitura sugerida

CLAYMAN, R.V.; MCDOUGAL, E.M. *Laparoscopic Urology*. St. Louis: Quality Medical Publishing, 1993. 450 p.

COAPTAT, M. J.; JOYCE, A.D. *Laparoscopy in Urology*. Oxford: Blackwell Scientific Publications, 1994. 162 p.

DAS, S.; CRAWFORD, E.D. *Urologic Laparoscopy*. Philadelphia: W.B. Saunders, 1994. 302 p.

FREEMAN, L.J. *Veterinary Endosurgery*. St. Louis: Mosby, 1998. 276 p.

GOMELLA, L.G.; KOZMINSKI, M.; WINFIELD, H.N. *Laparoscopic Urologic Surgery*. New York: Raven Press, 1994. 286 p.

JANETSCHEK, G.; RASSWEILER, J.; GRIFFITH, D. *Laparoscopic Surgery in Urology*. Stuttgart: Thieme, 1996. 288 p.

LOUGHLIN, K.R.; BROOKS, D.C. *Principles of Endosurgery*. Cambridge: Blackwell Science, 1996. 255 p.

REMEDIUS, A.M.; FERGUSON, J. Minimal invasive surgery: laparoscopic and toracoscopic in the small animals. *Comp. Cont. Educ. Pract. Vet.*, v. 18, n. 11, p. 1191-1199, 1996.

RICHTER, K.P. Laparoscopy in dogs and cats. *Vet. Clin. North Am. Small Anim. Pract.*, v.31, n.4, p. 707-727, 2001.

TOOMBS, J.P.; BAUER, M.S. Basic operative techiniques. In: SLATTER, D. *Textbook of Small Animal Surgery*. 2. ed. Philadelphia: W.B. Saunders, 1993. p. 168-191.

ZUCKER, K.A.; MARTIN, D.T.; PEGUES, R.F. *et al.* Complications of laparoscopic instrumentation and equipment. In: BAILEY, R.W.; FLOWERS, J.L. *Complications of Laparoscopic Surgery*. St Louis: Quality Medical Publishing, 1995. Ch. 3. p. 58-74.

11 Hemostasia

Maurício Veloso Brun

▶ Introdução

Os princípios básicos referentes à hemostasia em cirurgia convencional devem ser seguidos em procedimentos videocirúrgicos. De outra maneira, na medicina veterinária existem manobras amplamente utilizadas em cirurgias laparoscópicas que foram incorporadas na cirurgia convencional, tais como o uso de ligaduras extracorpóreas (como o *endoloop*), em enucleações e de clipes de titânio montados em clipadores laparoscópicos durante celiotomias.

Diferentemente da cirurgia convencional, a magnificação das imagens providenciadas pelo sistema de vídeo acoplado ao endoscópico pode possibilitar, em determinados casos, a realização de hemostasia com maior acuidade. Contudo, em caso de hemorragias ativas, a limitação do espaço de trabalho e a perda de campo visual pela presença de sangue (inclusive pela absorção de luz através da hemoglobina) normalmente tornam as manobras de hemostasias mais difíceis em videocirurgia do que na cirurgia convencional.

Na ocorrência de hemorragias incoercíveis (tais como o que pode ocorrer em lesões de grandes vasos), ou de difícil tratamento que possam colocar em risco a integridade do paciente, deve-se converter imediatamente a videocirurgia para cirurgia convencional a partir da execução de uma celiotomia. O cirurgião não deve despender muito tempo na decisão quanto à necessidade de conversão, avaliando rapidamente suas reais condições técnicas para resolver prontamente a situação presente e a estabilidade hemodinâmica do paciente.

Sabe-se que sangramentos provenientes de vasos calibrosos podem ser adequadamente tratados pelo acesso laparoscópico, tal como têm sido descrito em pacientes humanos com lesões de artérias renais, cava e até mesmo aorta. Contudo, é necessário considerar que manobras de hemostasia dessa natureza requerem grande habilidade do cirurgião, auxílio de um câmera excelente, resposta imediata do cirurgião para o manejo desse tipo de complicação gravíssima e proficiência em técnicas de sutura intracorpóreas avançadas. Além disso, todas essas qualidades devem estar associadas à adequada estabilidade hemodinâmica do paciente, a qual deverá ser mantida por considerável tempo até que a situação seja contornada.

O cirurgião deve conhecer profundamente os diferentes métodos disponíveis para as hemostasias simples e complexas, independentemente da dificuldade técnica do procedimento videocirúrgico primário a ser realizado, uma vez que hemorragias importantes podem ocorrer desde o momento de primeiro acesso à cavidade até a remoção dos portais.

▶ Tipos de hemostasia

▪ Compressão

Aplicação direta de gaze

A gaze cirúrgica também é amplamente utilizada em videocirurgia. É introduzida no abdome através do redutor ou diretamente pela cânula quando se dispõe de instrumentos com válvulas que podem ser abertas ou ocluídas a partir de mecanismo externo. Dá-se preferência ao uso de gaze densamente tramada, já que algumas vezes será colocada na cavidade após ter sido cortada e, na maioria das situações, é utilizada enrolada. Como a quantidade de material para secar o sangue acaba se tornando menos disponível do que na cirurgia convencional, o uso de gazes com maior número de fios facilita a absorção e diminui o risco de permanência de corpos estranhos na cavidade, pois esses materiais tendem a desfiar menos.

Para ser utilizada da forma não enrolada, através de um portal sem válvula com controle externo de abertura/fechamento, geralmente uma unidade de gaze é aberta e esticada. Uma pinça de 5 mm pode então apreendê-la em uma das suas extremidades, sendo então passada através de uma cânula de 10 mm, mantendo-se a válvula aberta. Apesar de essa manobra possibilitar rápida colocação do material no abdome, está associada a considerável perda momentânea de gás. Outra possibilidade que não interfere na perda do pneumoperitônio consiste em esticar a gaze e cortá-la em seu ponto médio. Na sequência, uma pinça posicionada através do redutor apreende uma das extremidades desta meia-gaze, tracionando até que fique completamente posicionada no interior do redutor metálico para ser colocada no abdome. Assim, não haverá o risco de prender o material na válvula automática interna do trocarte. Pelo mesmo motivo, durante a sua retirada, deverá estar completamente envolvido pelo redutor.

Tanto a etapa de introdução da gaze quanto a sua remoção da cavidade é executada sob acompanhamento endoscópico, evitando-se lesões inadvertidas e facilitando-se o controle de localização do material, pois, durante a remoção, a gaze pode se soltar da pinça e cair fora do campo visual.

É essencial que o cirurgião se certifique constantemente de que todas as gazes utilizadas tenham sido removidas da cavidade, uma vez que, em meio ao sangue, o material tende a tornar-se de difícil localização. Para tanto, está indicada de maneira rotineira a contagem prévia do número de gazes existentes na mesa operatória pelo instrumentador e pelo cirurgião, certificando-se de que a mesma quantidade se mantém ao término do procedimento. Para facilitar essa contagem, na rotina do autor, as gazes previamente preparadas na forma de torundas (conforme a explicação que segue) são empacotadas e esterilizadas em conjuntos de cinco unidades. Contraindica-se que esses materiais sejam descartados individualmente depois de utilizados no desenrolar do procedimento.

Outra manobra bastante efetiva para evitar tal complicação é a fixação de uma pinça hemostática no avental do câmera ou do auxiliar cada vez que uma gaze é colocada na cavidade, sendo a pinça removida somente quando o material tiver sido retirado do abdome. Em determinados casos, pode-se manter a gaze temporariamente na cavidade para sua reutilização, principalmente quando a secção de determinado tecido está associada a sangramentos pouco volumosos, mas contínuos, ou naqueles em que esse material é utilizado na dissecção e no isolamento das estruturas. De maneira geral, está indicada a pronta remoção da gaze assim que a mesma tenha sido utilizada.

O autor prefere dispor de gaze pré-confeccionada na forma enrolada, a qual recebe a denominação de torunda. A torunda é preparada a partir da metade de uma única gaze densamente tramada, que é enrolada com as palmas das mãos, de tal maneira que, após montada, seu diâmetro seja inferior ao diâmetro interno do redutor, facilitando assim sua colocação e remoção da cavidade. Tem-se o cuidado de enrolar a gaze

a partir da borda cortada com tesoura convencional, com o objetivo de minimizar o risco de que a mesma venha a desfiar. Por fim, ambas as extremidades são amarradas com fio de seda (Figura 11.1). Pode-se até manter longas as extremidades do fio para facilitar sua localização na cavidade.

Preferencialmente, a torunda deve ser introduzida no redutor sem apresentar nenhum tipo de resistência (Figura 11.2). Se a gaze passar apertada, deverá ser substituída, pois, durante a sua colocação na cavidade, será necessário aplicar alguma força para desalojar o material do redutor, maximizando os riscos de traumatismo visceral. Ainda, se a torunda for muito larga, considerável volume do sangue absorvido irá drenar novamente para a cavidade quando o material for comprimido contra a superfície interna do redutor durante a sua remoção.

Se a gaze ficar presa à válvula interna da cânula, o cirurgião irá perceber rápida redução de pneumoperitônio. Torna-se necessário então desmontar a cânula e remover a gaze para liberar a válvula, mantendo-se o dedo indicador na cânula durante a manobra, para que não ocorra perda de gás demasiada.

A compressão com torunda pode ser efetiva em caso de hemorragias de vasos viscerais e parietais de pequeno calibre, ou naquelas provenientes de órgãos parenquimatosos como o baço e o fígado. Assim como em cirurgia convencional, indica-se manter o tecido hemorrágico comprido de 3 a 5 min. Se, após essa manobra ainda ocorrer sangramento ativo, pode-se então aplicar outro método de hemostasia permanente, ou repetir a compressão de maneira mais efetiva.

Na manobra de compressão indireta com gaze (Figura 11.3), deve-se utilizar preferencialmente pinças de trabalho com a extremidade atraumática (como, por exemplo, a Reddick-Olsen ou a Kelly), a fim de minimizar o risco de iatrogenia. Eventualmente, pode-se deixar a torunda na região de hemorragia por algum tempo para facilitar a estabilização dos coágulos. Nessas condições, a torunda deverá ser removida delicadamente.

Assim como indicado na cirurgia convencional, objetivando-se conservar os coágulos nas extremidades dos vasos lesionados, deve-se ter o cuidado de secar o sangue derramado apenas com movimentos alternados de compressão, sem arrastar

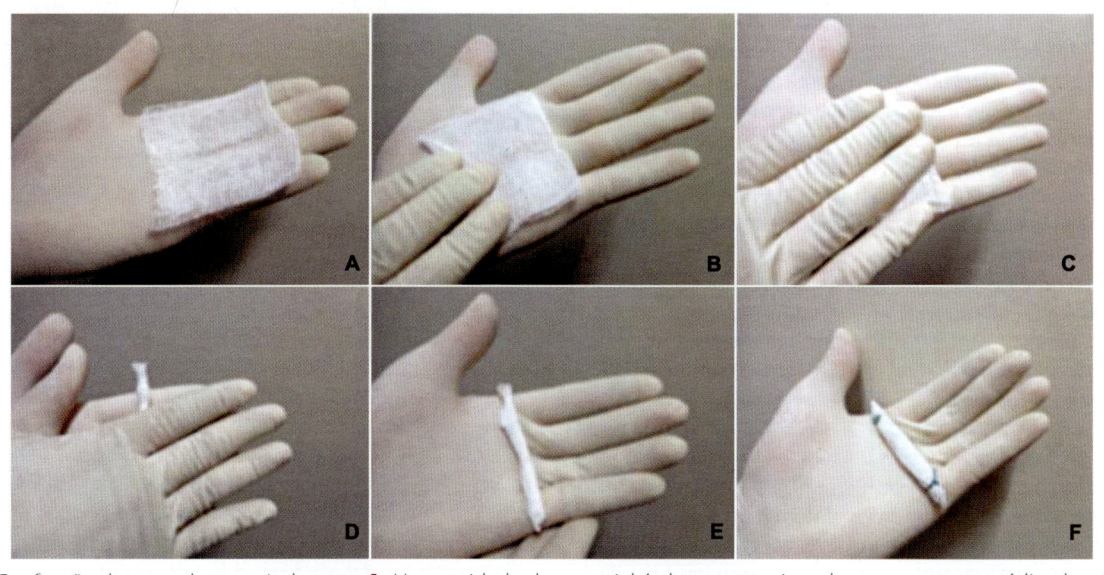

Figura 11.1 Confecção de torunda a partir de gaze. **A.** Uma unidade do material é aberta e seccionada em seu ponto médio, de tal maneira que a porção cortada será inicialmente enrolada. **B** a **E.** A gaze é colocada sobre a palma da mão não dominante e enrolada com a palma da mão dominante, movimentada em sentido único. **F.** Ambas as extremidades da torunda são fixadas com fio cirúrgico. Quando não se dispõe de um auxiliar, a gaze pode ser amarrada com a ajuda de uma pinça hemostática aplicada na sua extremidade.

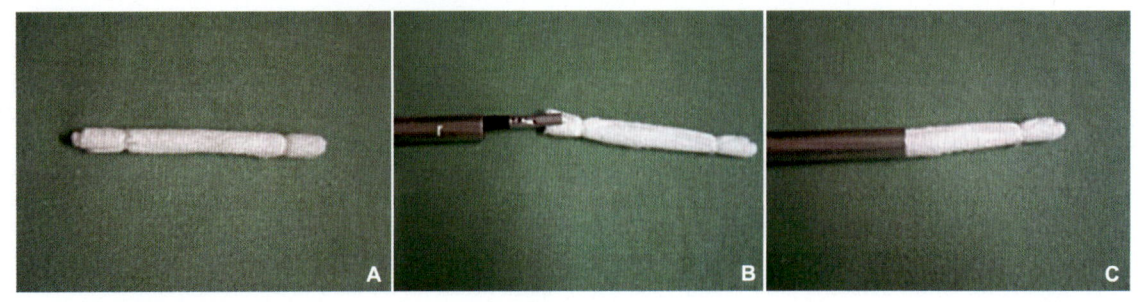

Figura 11.2 Unidade de gaze preparada para uso em laparoscopia (**A**) e sequência de posicionamento no interior do redutor (r) para sua posterior introdução no abdome. Com a pinça, uma das extremidades da torunda é fixada (**B**). Traciona-se a mesma completamente para o interior do redutor, a fim de que o material não fique preso na válvula interna da cânula (**C**).

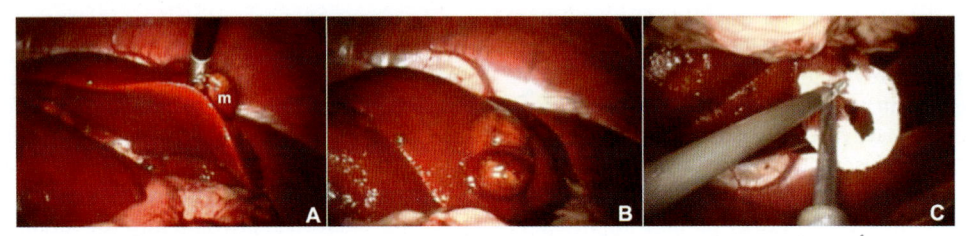

Figura 11.3 Manobra de compressão indireta com torunda durante hemorragia ativa de órgãos parenquimatosos. No caso em questão, a hemorragia estava associada à tomada de biopsia laparoscópica de massa (m) hepática (**A**). Após a coleta do fragmento, observou-se hemorragia em lençol (**B**), realizando-se a compressão indireta com a ponta da pinça apoiada em gaze enrolada (**C**).

a gaze contra o tecido. Em caso de hemorragias de vasos de médio e grande calibre, é preferível pinçá-los diretamente a utilizar a compressão, pois rapidamente é excedida a capacidade de absorção da gaze, e o sangramento acabará mascarando o campo operatório, tornando cada vez mais difícil a localização do ponto de hemorragia. Em uma hemorragia ativa de órgão parenquimatoso, pode-se também drenar o sangue com o emprego de torunda associada ao uso de cânula de aspiração, de tal maneira que a gaze é mantida sobre a região lacerada/perfurada e a extremidade do aspirador é apoiada sobre a mesma, reduzindo a possibilidade de lesão proveniente do contato do instrumento rígido com o tecido delicado.

Aplicação de gaze com compressão digital externa

Nessa categoria de hemostasia, utilizada em hemorragias musculares ou de pequenos vasos da parede abdominal, utiliza-se a torunda de gaze para promover a compressão internamente ao ponto de sangramento, enquanto se comprime com os dedos a região correspondente ao local de hemorragia, externamente à parede muscular (Figura 11.4). Para localizar melhor o ponto apropriado de compressão digital, o auxiliar deve-se guiar pela manobra de transiluminação (vide Capítulo 9). Além disso, deve perceber o melhor ponto de compressão, a partir de palpação externa sobre a ponta do instrumento o qual fixa a torunda. Após 3 a 5 min, remove-se a torunda da superfície lesionada, e verifica-se se a hemostasia foi efetiva. Caso contrário, intensifica-se essa manobra e, na ausência de resposta, substitui-se o método de hemostasia.

▪ Pinçamento

Assim como na cirurgia convencional, esse é um método de grande valia para procedimentos videocirúrgicos, possibilitando a obtenção de hemostasia temporária ou até mesmo definitiva, ao se trabalhar com vasos de pequeno calibre. Para a hemostasia definitiva, primeiramente o vaso hemorrágico é localizado e pinçado individualmente em relação aos tecidos adjacentes, condição que é favorecida pela ampliação da

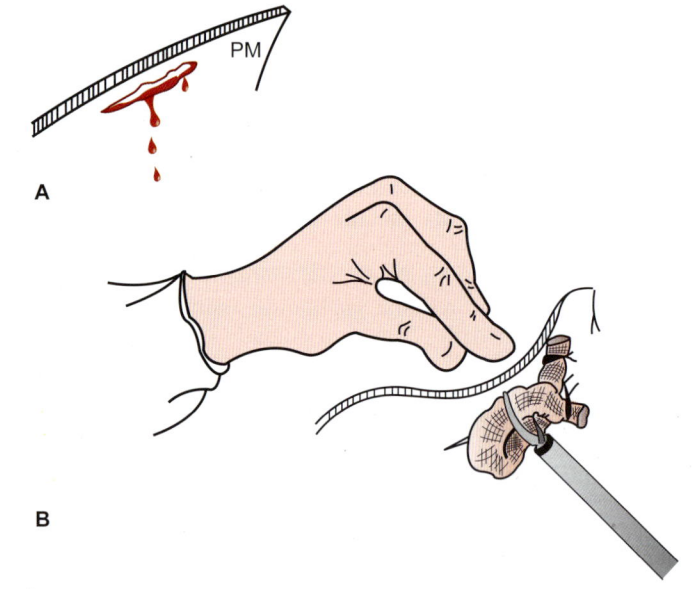

Figura 11.4 Associação entre as compressões intracavitária com torunda de gaze e digital externa para o manejo de hemorragia localizada na parede muscular (PM). Observa-se o local de sangramento (**A**) e verifica-se a aplicação da manobra (**B**), associando compressão externa com interna.

imagem obtida pelo endoscópio. Outra técnica pouco explorada consiste no pinçamento seguido da torção do vaso (angiotripsia), até que ocorra a sua ruptura (Figura 11.5). Para tanto, utiliza-se o mecanismo de rotação (leme) da extremidade da pinça, mantendo-a levemente tracionada com a mão não dominante. Em alguns casos, o vaso pode não romper em ponto externo ao tecido no qual se localizava, e sim na profundidade do tecido, ocasionando pequeno hematoma. Como o método é reservado para veias/artérias pouco calibrosas, geralmente essa condição não está associada a maiores complicações.

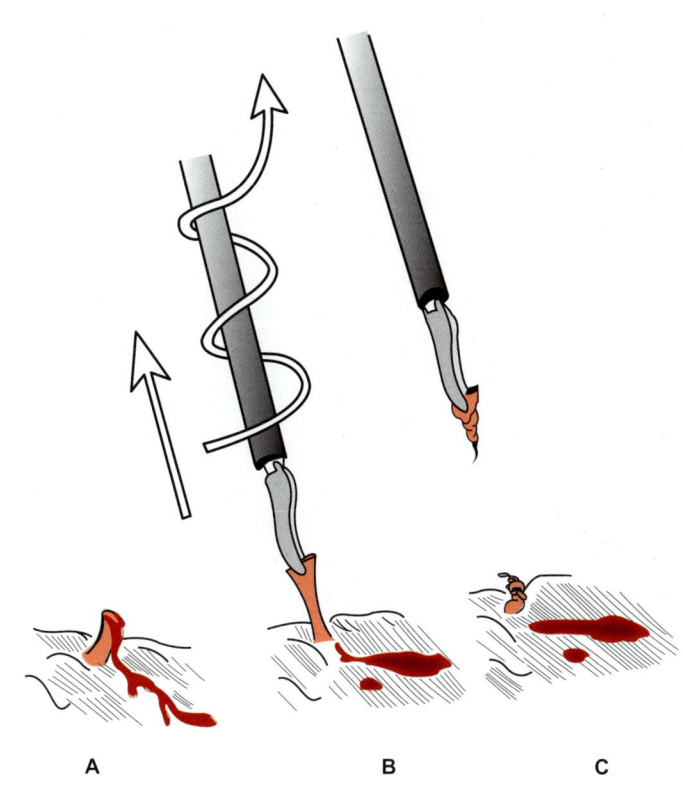

Figura 11.5 O vaso hemorrágico pouco calibroso (**A**) é pinçado individualmente e submetido a leve tracionamento, na medida em que se aplica a rotação na extremidade da pinça pela movimentação do leme junto ao cabo (**B**), até que ocorra a ruptura do vaso (**C**).

Em hemorragias de vasos calibrosos, a obtenção de apropriado pinçamento geralmente é fundamental para o sucesso da hemostasia. Na ocorrência de lesão vascular ou de desalojamento de ligadura ou clipe, o cirurgião deve manter a calma e procurar localizar imediatamente a origem da hemorragia, buscando o pinçamento individual da estrutura comprometida, haja vista o risco de lesões adicionais ou de ampliação da ferida vascular existente. Após a verificação que foi possível obter hemostasia temporária, deve-se promover a secagem/aspiração do campo operatório, e avaliar de maneira pormenorizada a situação presente, buscando-se a escolha pelo melhor método de hemostasia definitivo. Frequentemente, a hemostasia permanente é obtida com a aplicação de um ou mais clipes sob a extremidade pinçada. Ao se trabalhar com vasos calibrosos, se dá preferência ao uso de clipes de poliamida sobre o vaso pinçado.

Em alguns casos, o pinçamento pode ter sido obtido através de instrumento localizado no único portal de trabalho de maior diâmetro. Nesses casos, se a opção de tratamento definitivo envolver o uso de clipes compatíveis com clipador de 10 mm ou grampeadores, torna-se necessário pinçar o vaso com outra pinça na mão não dominante, abaixo do ponto de apreensão. Com a troca de pinças, o portal de maior diâmetro poderá ser então utilizado para a passagem do clipador ou grampeador. Alternativamente, o auxiliar pode até mesmo posicionar outro portal de 10 mm em ponto estratégico que facilite a aplicação do clipe, sem que o cirurgião tenha que manipular o vaso lesionado. Essa alternativa geralmente é menos utilizada pois demanda uma reorganização da equipe e a disponibilidade de auxiliar capacitado.

Também é necessário ressaltar que em caso de hemorragia de órgãos parenquimatosos, a utilização do pinçamento na tentativa de obter a hemostasia tende a agravar a condição, devendo ser evitada. Nessa situação, a aplicação de eletrocirurgia mono ou bipolar será mais apropriada, podendo-se ainda dispor de compressão com torunda de gaze, da aplicação de agentes hemostáticos tópicos (tais como a esponja de fibrina), ou da realização de omentalização sobre a região hemorrágica.

Aplicação de clipes e grampos

Clipes

A hemostasia obtida com a utilização de clipes, apesar de ser mais onerosa, é mais fácil e rápida quando comparada à alcançada com ligaduras. Dependendo do tamanho do clipe disponível, possibilita a obliteração de vasos bastante calibrosos. Os clipes podem ser manufaturados a partir de diferentes materiais, sendo os de titânio ou os de poliamida os mais frequentemente utilizados. Os absorvíveis constituídos de polímeros de polidioxanona podem ser empregados para fixar os fios de suturas e isentar a necessidade da confecção dos pontos. Em medicina veterinária, esses últimos não têm sido muito utilizados rotineiramente.

Os de titânio são disponibilizados em diferentes dimensões, devendo ser compatíveis com o aplicador de clipes disponível no serviço de videocirurgia. A escolha do tamanho do clipe é diretamente proporcional às dimensões da estrutura a ser ocluída. De maneira ideal, ao utilizar os de titânio, indica-se que o tecido-alvo tenha, no máximo, 2/3 do tamanho do clipe, além de que o implante seja aplicado transversalmente ao vaso, estando o ponto médio do vaso em posição similar ao do clipe. Mantém-se assim a metade do tamanho excedente do clipe (aproximadamente 1/6 do mesmo) para cada lado da estrutura (Figura 11.6). A aplicação em ângulo aproximado de 90° em relação à artéria/veia poderá assegurar que, com a retração da parede vascular após a secção, o implante não irá se desalojar (salvo naqueles casos em que a secção foi realizada demasiadamente próxima ao implante).

Anteriormente à aplicação, deve-se certificar de que o clipe ocluirá completamente o vaso e que não abrangerá os tecidos adjacentes em demasia, condição que pode cursar com esmagamento inadequado do vaso ou até mesmo com o desalojamento do clipe no momento de sua liberação. Para tanto, aplica-se uma leve rotação da extremidade do clipador, possibilitando que o cirurgião consiga observar as duas extremidades do clipe (Figura 11.7) antes de seu fechamento. Ainda, deve-se manter um coto vascular de pelo menos 5 mm para evitar o desalojamento do implante.

Ao se ocluírem artérias com clipes de titânio, indica-se também criteriosa avaliação quanto à possibilidade de desalojamento do implante pela pressão do fluxo sanguíneo. Em artérias (e também veias) relativamente calibrosas, como as renais em cães, indica-se a aplicação de pelo menos dois clipes de titânio proximais e um distal, mantendo-se a maior distância possível entre o clipe médio e o distal. Na sequência, promove-se a secção vascular no ponto médio entre os implantes (Figura 11.8). Quando não for possível manter uma distância de pelo menos 1 cm entre os clipes distal e médio, prefere-se seccionar o vaso próximo ao implante distal (o de retorno), já que este será removido em conjunto com o tecido extirpado.

Já ao se utilizarem clipes de poliamida em pequenos animais, o mecanismo de engate do implante (o qual dificulta, em muito, o seu desalojamento) poderá possibilitar que um único clipe seja o suficiente para se obter hemostasia permanente e segura. Tal condição pode ser alcançada mesmo ao se trabalhar com vasos calibrosos, desde que seja mantido um coto apropriado

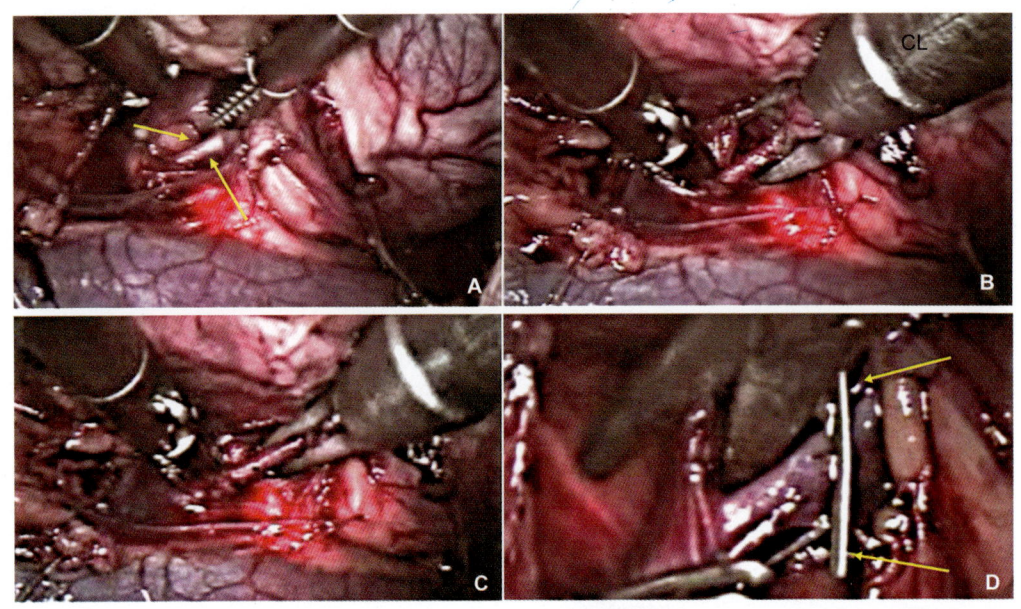

Figura 11.6 Cuidados indicados ao se aplicar clipe de titânio. **A.** Verifica-se o vaso-alvo (no caso, uma artéria renal; seta amarela). **B** e **C.** Para aplicação do clipe, verifica-se seu correto posicionamento, devendo estar disposto perpendicularmente ao vaso, em angulação aproximada de 90°. **D.** Preferencialmente dois terços do comprimento de implante devem envolver o vaso, sendo o restante do clipe distribuído igualmente para cada um dos lados do vaso (aproximadamente 1/6 em cada lado – setas amarelas). Após a secção, o coto vascular deverá ter aproximadamente 5 mm de comprimento ou mais.

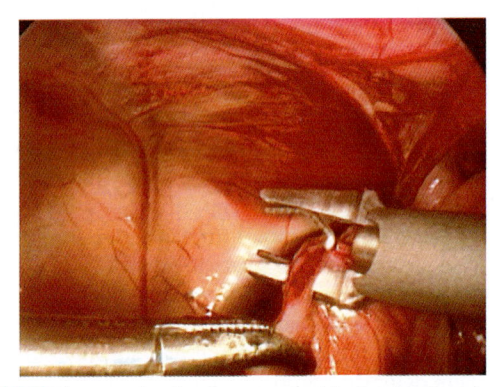

Figura 11.7 Observação das duas extremidades do clipe para a certificação de que o vaso será adequadamente ocluído. Após o clipador abranger a artéria/veia (no caso, artéria e veia uterinas esquerdas durante OVH laparoscópica), realiza-se leve rotação do instrumento no sentido do cirurgião, para se observar que o implante ocluirá completamente o fluxo sanguíneo e que não ficará fixado às estruturas adjacentes.

de pelo menos 5 mm. Contudo, por segurança, principalmente nos casos em que se espera que o coto vascular remanescente fique curto, está indicada a colocação de pelo menos dois implantes no coto remanescente.

Os clipes de poliamida já demonstraram efetividade na oclusão de vasos calibrosos em cães, incluindo os renais em casos de nefrectomia. Também têm sido descritos para ovário-histerectomias, contudo seu elevado custo em relação ao de titânio ainda é um ponto de restrição. Uma maneira de minimizar os custos é associar a aplicação de clipes de poliamida com os de titânio, reservando a aplicação desses últimos na obstrução do retorno, ou então acima do implante com engate, no coto vascular.

Outra potencial vantagem do uso de clipe poliamida, além da maior segurança na oclusão vascular, associa-se à ausência de radiopacidade, condição útil em casos de exames radiográficos e ultrassonográficos abdominais futuros. Contudo, em alguns casos de ressecção tumoral, podem ser utilizados os

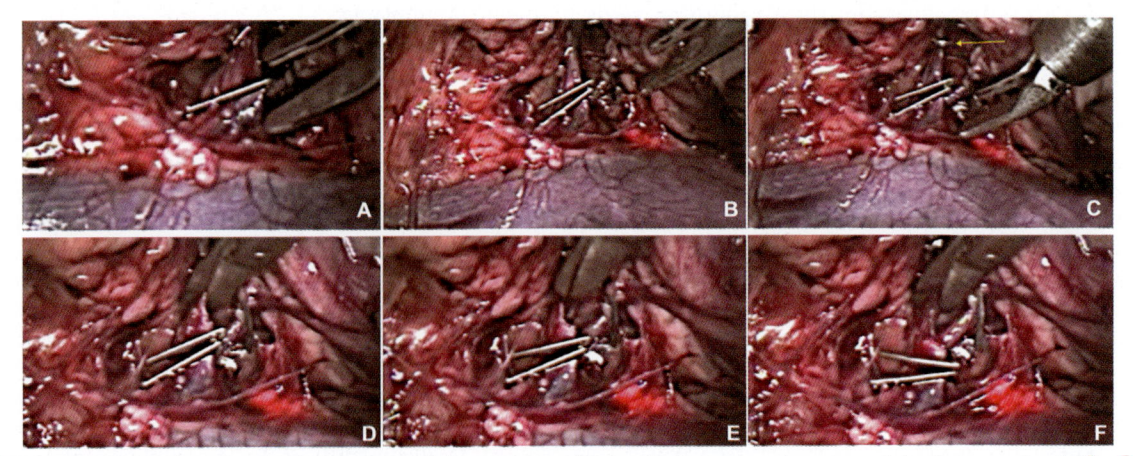

Figura 11.8 Esquematização da aplicação de clipes de titânio em vaso calibroso. Aplicam-se pelo menos dois clipes proximais (**A** e **B**) e um distal (**C** – seta amarela) à base do vaso que irriga/drena o órgão a ser extirpado, nesse caso a veia renal de canino (**A**). Procura-se seccionar no ponto médio entre o segundo e terceiro clipe, de forma escalonada (**D**, **E** e **F**) quando é possível manter um coto extenso. Pode-se seccionar também proximalmente ao terceiro clipe quando a distância entre o segundo e o terceiro for pequena.

clipes metálicos como referência da área ressectada nas avaliações pós-operatórias radiográficas. Em estudo envolvendo artérias de cadáveres de suínos, demonstrou-se que clipes de poliamida e de titânio, ao ocluírem artérias de 4 a 5 mm, resistem a pressões tão altas quanto 854 e 593 mmHg, respectivamente.

Para a utilização do implante com engate, é necessário dispor de um aplicador específico, o qual apresenta concavidades em suas mandíbulas que possibilitam o encaixe do material. Existe também um instrumento próprio que possibilita a remoção transoperatória do clipe caso a aplicação tenha sido inapropriada, Para tanto, basta encaixar o implante nas mandíbulas do instrumento para remoção, enquanto se comprime o seu cabo. Os mesmos princípios básicos referentes à aplicação do clipe de titânio norteiam as bases de aplicação do de poliamida. Também deve-se certificar de que o clipe envolverá completamente o vaso, e que os dois componentes do engate estarão completamente livre dos tecidos adjacentes (Figura 11.9). Caso contrário, é possível que o clipe não feche, e que possa até mesmo ocorrer laceração vascular pelo mecanismo de engate.

Grampos

Os grampos empregados em laparoscopia podem ser separados em duas grandes categorias: os utilizados para fixação dos tecidos e implantes (grampos de hérnia, por exemplo) e os para sutura mecânica, os quais serão discutidos de maneira pormenorizada neste subitem.

Na aplicação de grampos para a oclusão de tecidos associada à hemostasia, torna-se necessária a disponibilidade de um grampeador linear ou circular, que no seu disparo possibilita a aplicação de quatro a seis camadas intercaladas de grampos de titânio (dependendo do tipo de grampeador – Quadro 11.1), seguida da secção tecidual no ponto médio entre as camadas. Para os grampeadores lineares, as linhas do grampeamento podem alcançar de 30 a 60 mm de comprimento. Uma característica que difere o grampo em relação ao clipe hemostático é que ele não obstrui completamente o tecido, graças à configuração em forma de "B", adquirida após a aplicação (Figura 11.10). Dessa maneira, é possível o desenvolvimento vascular e tecidual através do implante. A hemostasia é garantida pela disposição intercalada entre os grampos,

de tal maneira que esse método pode ser aplicado em vasos calibrosos ou em diferentes tecidos e órgãos intracavitários, torácicos ou abdominais.

A carga do grampeador será escolhida de acordo com a espessura do tecido a ser ocluído, de tal maneira que a branca é eleita para tecidos delgados, que podem ser comprimidos até 1,0 mm (vasos isolados, intestino delgado e, eventualmente, para o pulmão); a azul para os tecidos que podem ser comprimidos até 1,5 mm (intestino grosso e tecido pulmonar); e verde para os que podem alcançar 2,0 mm (estômago, pulmão e intestino espessado). O maior empecilho ainda para o seu uso rotineiro reside no custo de investimento, já que cada carga de grampos é onerosa e, geralmente, pode ser utilizada uma única vez.

Um cuidado necessário durante o emprego do grampo reside na certificação de que o tecido-alvo está apropriadamente aprendido entre as mandíbulas do instrumento, respeitando-se o limite máximo de distância em que serão aplicados os implantes, a qual é demarcada por uma linha no próprio cartucho. Grampos que não encontrarem tecido em seu trajeto serão disparados em conjunto e acabam por cair na cavidade. Alguns autores advogam quanto à ausência de necessidade de remover os grampos caídos sobre o peritônio, já que são de titânio e não causarão maior resposta tecidual. Particularmente, o autor prefere remover todos os grampos sem função.

▪ Emprego de ligadura a partir de nó previamente confeccionado em instrumento específico (endoloop)

Nessa categoria são empregadas ligaduras absorvíveis comercialmente disponíveis, nas quais o nó já vem previamente confeccionado e o fio de ligadura encontra-se fixado ao segmento final da haste do instrumento. Podem ser produzidas a partir de poliglactina 910, polidioxanona, poliglicapronato 25 e poliéster. Também existe a disponibilidade de categute para esse fim, porém esse fio está cada vez mais em desuso na cirurgia veterinária em razão de sua reação tecidual exacerbada e de absorção rápida e variada com as características do ambiente no qual se encontra.

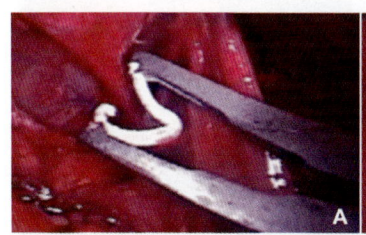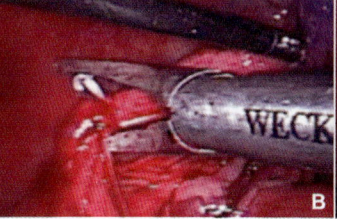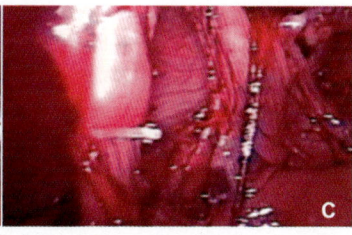

Figura 11.9 Princípios da aplicação do clipe de poliamida com engate. **A.** Verifica-se o clipe armado no clipador. As suas extremidades devem ficar expostas além do vaso/tecido a ser ligado para se obter a oclusão. **B.** Clipe está apropriadamente posicionado no mesovário para ligadura dos vasos ovarianos durante OVH laparoscópica em cadela, mantendo-se os dois componentes do engate livres de tecido adjacentes. **C.** Observa-se o mesovário adequadamente ocluído, e o engate do clipe firmemente ajustado.

Quadro 11.1 ▪ Características do grampeamento de acordo com os tipos de cartuchos utilizados.

Cor do cartucho	Número de linhas de grampos	Distância do grampeamento	Distância entre as traves do grampo	Espessura do tecido a ser grampeado
Cinza	6	32,5 mm	2 mm	0,75 mm
Branco	6	32,5 a 60 mm	2,5 mm	1 mm
Azul	4 a 6	32,5 a 60 mm	3,5 mm	1,5 mm
Verde	4 a 6	45 a 60 mm	4,8 mm	2 mm

Adaptado de Freeman, 1998.

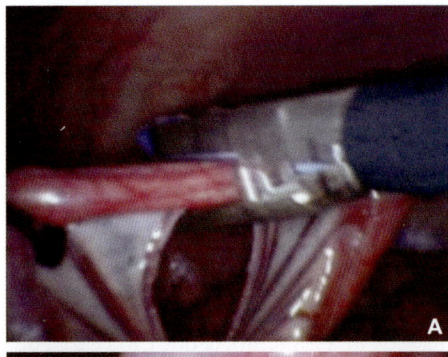

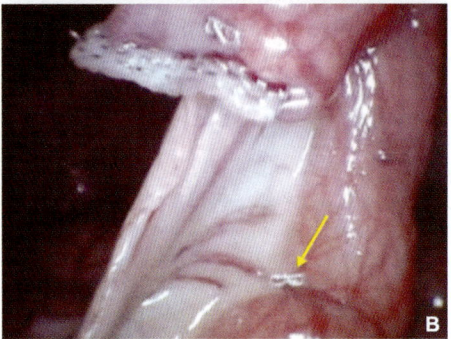

Figura 11.10 Aplicação do grampeador linear no intestino delgado de um suíno. Verifica-se a possibilidade de apreensão completa do tecido a ser seccionado pelo instrumento, respeitando-se os limites da implantação definidos pelas linhas presentes no aplicador. **A.** O tecido a ser grampeado é então apreendido pelas mandíbulas do instrumento. **B.** Uma vez realizado o disparo, aplicam-se de 4 a 6 linhas intercaladas de grampos, sendo o tecido seccionado entre as fileiras pela lâmina do instrumento. A seta amarela demonstra um grampo excedente que, após ocluído, assumiu a conformação de "B". Essa característica possibilita assim o crescimento vascular e tecidual através do implante.

A porção exposta do fio é montada em forma de laço para ligadura, enquanto a outra ponta do implante está fixada internamente na extremidade do instrumento plástico. A haste do *endoloop* tem diâmetro interno que possibilita o deslocamento do fio no interior do instrumento na medida em que o nó bloqueante é apertado contra sua extremidade afilada (ver, adiante, o item sobre os diferentes tipos de nó). A ligadura poderá ser aplicada somente após romper a ponta da haste em sua porção fixada ao fio. Para utilizar através de portal de 5 mm sem escape de gás, o instrumento é passado através de redutor metálico próprio.

Esse tipo de material é empregado para a ligadura de vasos, de porções de tecidos ou órgãos vascularizados, para a manipulação intraoperatória de estruturas, ou para obtenção de biopsias. Na cirurgia convencional também demonstrou utilidade na realização de ligaduras de difícil aplicação, tais como em exenterações do globo ocular em diferentes espécies.

Para a aplicação desse tipo de ligadura, geralmente são necessárias duas cânulas de trabalho. Na mão dominante do cirurgião será posicionado o *endoloop*, enquanto na outra será colocada uma pinça de apreensão. O tecido-alvo é apreendido com a pinça que foi previamente passada através da alça de fio montada com o nó bloqueante. A extremidade afilada da haste do *endoloop* é aproximada do local no qual se pretende fixar a ligadura, mantendo o tecido levemente tracionado. Externamente à cavidade, a ponta romba da haste é quebrada junto ao local indicado no próprio instrumento, tracionando-se assim o fio e ocluindo o nó bloqueante.

Uma vez apertada a ligadura, não é possível mais reposicioná-la. Na sequência, traciona-se a cânula plástica para a exposição do fio que se encontrava no seu interior. O mesmo é cortado com tesoura *hook*, mantendo um segmento suficiente para que não ocorra o escape do nó. As manobras aplicadas durante o uso do *endoloop* encontram-se representadas na Figura 11.11.

Quando se torna necessária a realização de biopsia com o auxílio de ligaduras dessa natureza, o tecido para análise é seccionado após a aplicação do nó e anteriormente à secção do fio da ligadura, aproveitando-se a própria extremidade do instrumento para melhorar a exposição tecidual. Considerando que as ligaduras com nós bloqueantes são circulares, deve-se ter o cuidado de manter coto tecidual de 5 mm ou maior para evitar o escape do nó. Também é importante considerar as dimensões do fio a ser escolhido, o qual dependerá diretamente da quantidade e da resistência do tecido a ser ocluído.

Emprego de ligaduras extracorpóreas

Denomina-se ligadura extracorpórea aquela em que o nó cirúrgico é confeccionado no ambiente externo à cavidade do paciente, sendo posteriormente empurrado até alcançar o tecido-alvo. Para tanto, é necessário aplicar algum tipo de nó que possibilite o deslize do fio apenas no sentido do tecido a ser ligado, mantendo-se o nó travado ao se aplicar força no

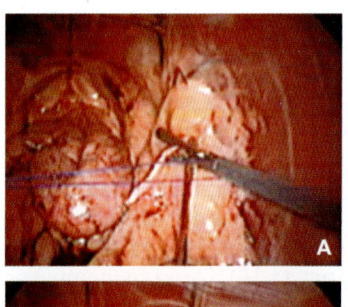

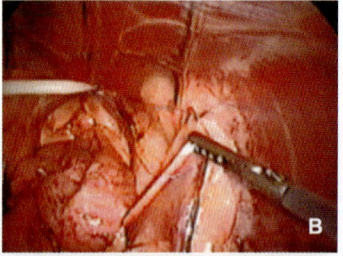

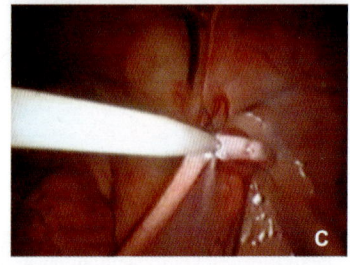

Figura 11.11 Sequência de aplicação do *endoloop*. **A.** A haste plástica com a ligadura é colocada na cavidade, passando-se uma pinça para apreensão tecidual através da ligadura. **B.** O tecido a ser ocluído, nesse caso um segmento do ducto deferente de cão, é pinçado, enquanto a ponta afilada da haste é colocada na posição em que se deseja manter a ligadura. **C.** A partir da ruptura da extremidade romba do *endoloop* e com o tracionamento externo do fio, a ligadura é apertada, mantendo-se a haste na posição desejada para a oclusão. Com o recuo do instrumento, o fio excedente pode ser seccionado com a tesoura.

sentido contrário ao que o fio correu com o uso do instrumento. Há diferentes nós e alternativas para executar as ligaduras. Rotineiramente são utilizados empurradores de nós permanentes ou cânulas de *endoloop* previamente utilizadas e submetidas à esterilização ou desinfecção de alto nível.

Para a utilização de empurradores de nós, o fio longo é primeiramente passado pelo orifício (ou abertura em forma de "v") existente na extremidade afilada do instrumento, sendo a ponta que ficará exposta da cavidade fixada com pinça hemostática convencional. O instrumento poderá ou não ser envolvido por um redutor, dependendo do diâmetro do portal de trabalho e do próprio empurrador de nó.

A ponta do fio que servirá para a confecção do nó é introduzida na cavidade com pinça endoscópica. Para tanto, o fio pode ser apreendido e passado pelo interior do redutor, condição que facilita seu deslocamento através do portal de trabalho. O fio necessita ser longo (preferencialmente com comprimento superior a 70 cm), pois uma vez passado por trás do tecido-alvo (em ligaduras circulares) ou através deste (em ligaduras transfixantes ou na aposição das bordas da ferida em uma sutura), é trazido novamente para o exterior da cavidade, a fim de se confeccionar o nó bloqueante externamente ao paciente.

Fora da cavidade corpórea, secciona-se a ponta excedente do fio junto ao nó confeccionado e a laçada montada com as mãos do cirurgião é empurrada pelo instrumento (com ou sem uso de redutor), através do portal, até alcançar o tecido a ser ligado. Assim como no caso do uso de *endoloop*, o tecido-alvo é levemente tracionado, e a extremidade do empurrador é colocada junto ao ponto no qual se deseja posicionar a ligadura. Fixa-se então o instrumento de ligadura com uma das mãos enquanto a outra é utilizada para puxar a ponta longa do fio, até que a laçada aperte suficientemente o tecido. O excedente será então cortado com tesoura sob visualização endoscópica (Figura 11.12).

Como substituto ao empurrador de nó pode ser utilizada uma Babcock endoscópica ou alguma pinça de apreensão que possua abertura em ambas as mandíbulas. As duas extremidades do fio a ser utilizado na ligadura ou sutura intracavitária são expostas da cavidade, confeccionando-se o primeiro meio-nó simples ou duplo. As pontas do fio são então passadas de "fora" para "dentro" através dos orifícios existentes nas mandíbulas do instrumento. As pontas do fio são fixadas externamente à cavidade com uma das mãos do cirurgião, e mantidas tracionadas paralelamente à pinça. O instrumento é fechado e o fio empurrado para o interior da cavidade através do trocarte. O meio-nó é avançado com movimentos de abertura e fechamento das mandíbulas, mantendo o fio tracionado e empurrando-se o instrumento no sentido do ponto de ligadura.

Quando a primeira laçada estiver comprimindo apropriadamente o tecido (em ligaduras) ou promovendo adequada aposição de suas bordas (em casos de suturas), a Babcock é removida da cavidade. Para a promoção do segundo meio-nó, externamente ao abdome, retira-se uma das pontas longas do fio do orifício da pinça, mantendo-se tracionada a outra ponta do fio. Confecciona-se manualmente a laçada simples, dupla ou até mesmo tripla, dependendo do tipo de nó que se deseja aplicar. A pinça é então rotacionada em aproximadamente 180°, e a ponta livre do fio é novamente passada de "fora" para "dentro" da mandíbula que estava sem o fio, através de seu orifício. O meio-nó será por fim empurrado para a confecção do nó conforme previamente relatado (Figura 11.13). Uma vez certificado que a ligadura está apropriada, retira-se o instrumento e secciona-se o excedente do fio. Cabe ressaltar que a quantidade de meios-nós necessários irá depender diretamente da natureza do fio empregado.

Confecção de nós para ligaduras extracorpóreas

Nó de Roeder

Após o fio ter sido posicionado no tecido intracavitário, e suas duas pontas terem sido expostas da cavidade, é produzido um meio-nó simples, sendo a extremidade mais longa do fio segurada e levemente tracionada externamente à cavidade. Os dedos indicador e polegar da mão não dominante do cirurgião são utilizados para segurar o meio-nó. A ponta livre e mais curta do fio é passada de três a quatro vezes ao redor das duas bases da ligadura (denominadas por alguns cirurgiões como traves) que se localizam abaixo do meio-nó, as quais estão presas ao tecido. A ponta livre do fio mais curto é então utilizada para formar um segundo meio-nó com apenas uma das bases da ligadura, logo após a última volta do fio, em posição contrária à ocupada pela extremidade longa do fio que está sendo segura pela mão não dominante do cirurgião (Figura 11.14). O nó é levemente apertado para ajuste, mantendo-se pequena tração em sua extremidade mais longa. A ponta longa é introduzida então através do empurrador de nó. Dependendo do instrumento utilizado para esse fim (caso se empregue uma haste de *endoloop*, por exemplo) e do comprimento do fio, essa passagem do material de sutura através do empurrador pode ser realizada anteriormente à confecção do nó. O excedente de fio em relação à parte mais curta é seccionado, e o nó bloqueante empurrado até o ponto desejado. A ligadura/sutura é apertada contra o tecido, tracionando-se a ponta mais longa do fio enquanto o empurrador de nó é projetado contra o tecido a ser ligado.

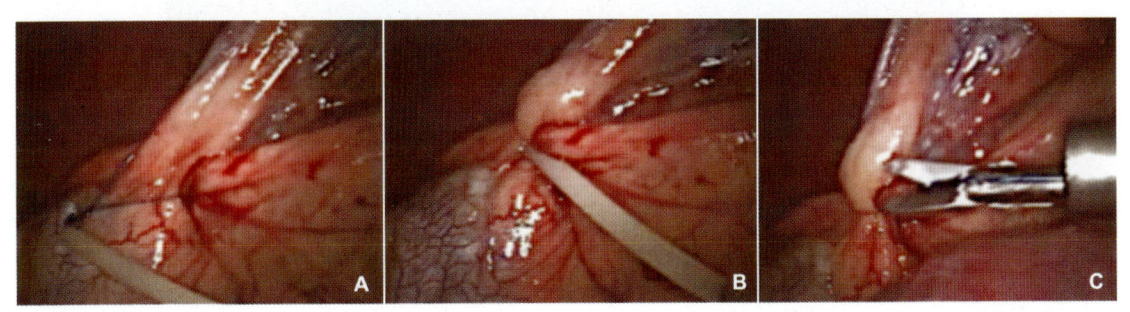

Figura 11.12 Esquematização da sequência de manobras para a aplicação da sutura extracorpórea com empurrador de nó (*endoloop*) no mesovário de uma cadela com piometra, submetida à OVH videoassistida com dois portais. **A** e **B.** Um fio longo é passado ao redor do tecido a ser ligado. O nó bloqueante é confeccionado externamente à cavidade pelo cirurgião, e empurrado para o interior desta com o instrumento, puxando-se a extremidade longa do fio enquanto se mantém o tecido-alvo posicionado. **C.** Após a ligadura, o excedente de fio é cortado com tesoura sob visualização endoscópica.

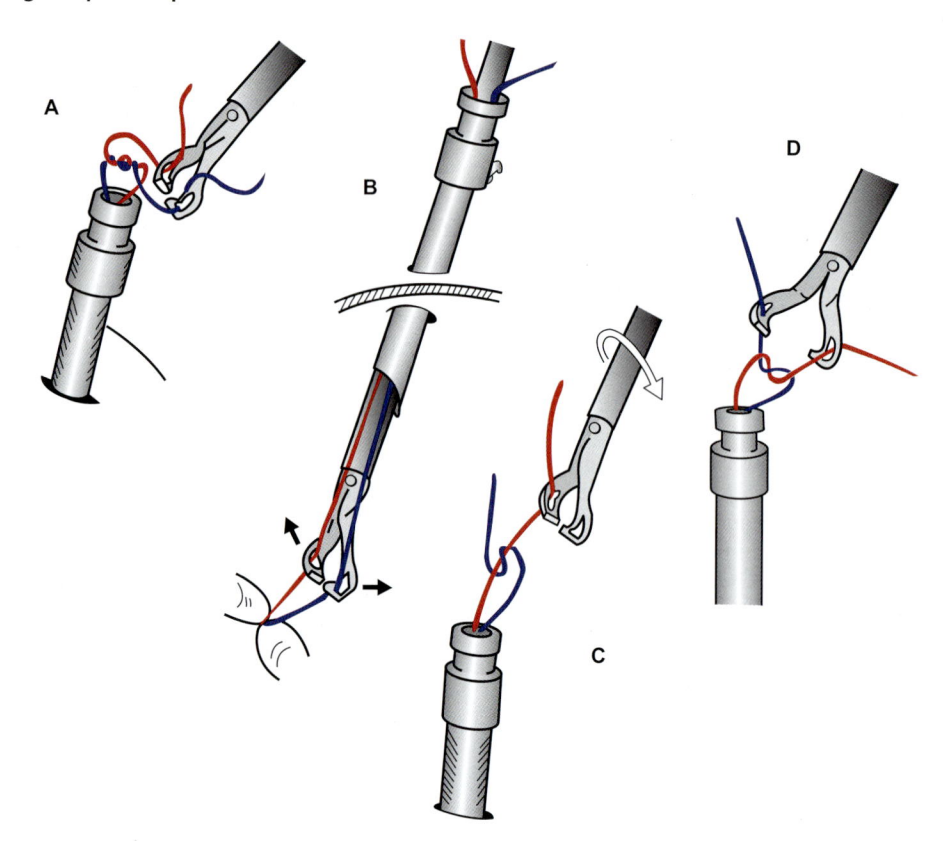

Figura 11.13 Utilização da Babcock para a produção da sutura/ligadura extracorpórea. **A.** Após a confecção do primeiro meio-nó externamente à cavidade, cada uma das pontas livres do fio é passada de "fora" para "dentro" nos orifícios existentes nas mandíbulas da pinça. **B.** O meio-nó é avançado com o tracionamento das duas pontas do fio com uma das mãos do cirurgião, enquanto são promovidos movimentos de abertura e fechamento das mandíbulas da pinça. **C.** O segundo meio-nó é produzido manualmente após a remoção de uma das pontas do fio do orifício da mandíbula da Babcock. O instrumento é rotacionado em aproximadamente 180°, e a ponta livre do fio novamente colocada de "fora" para "dentro" no orifício da mandíbula. **D.** O segundo meio-nó é empurrado de maneira semelhante ao primeiro, até que se obtenha o nó.

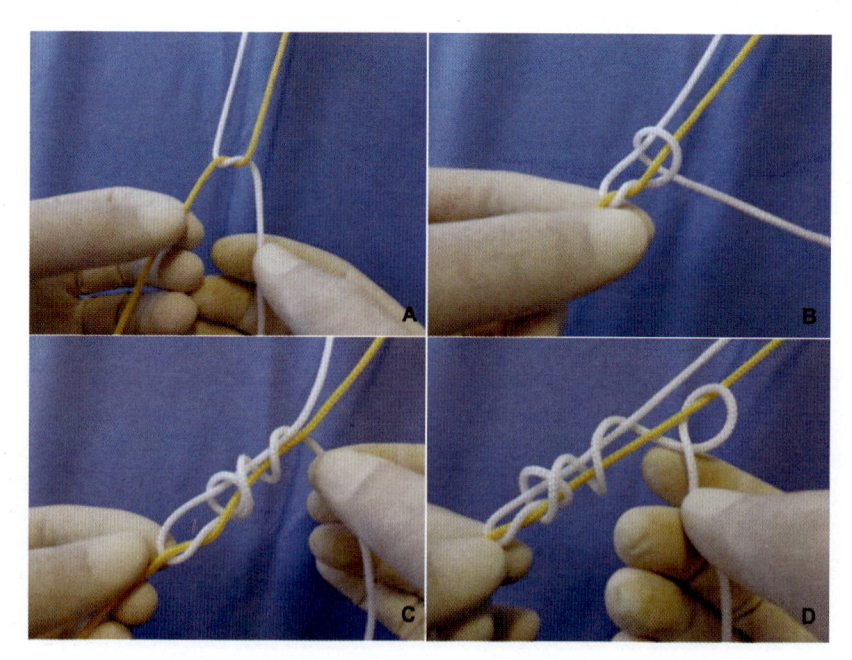

Figura 11.14 A. Na confecção do nó de Roeder, primeiramente realiza-se um meio-nó, o qual é segurado com os dedos da mão não dominante do cirurgião. **B** e **C.** A extremidade mais curta do fio é passada três vezes ao redor das duas bases da ligadura/sutura, abaixo do meio-nó. **D.** Produz-se um novo meio-nó com uma das bases da sutura, em posição contrária ao lado correspondente à extremidade livre mais longa, que se encontra levemente tracionada pela mão não dominante. O nó é então apertado, empurrando-se o fio com o empurrador de nó no sentido da ligadura.

Nó de Meltzer

É uma modificação do nó de Roeder, a qual pode propiciar resistência adicional ao deslizamento do fio ao se utilizarem implantes absorvíveis sintéticos com pouca segurança no nó, ou ao se aplicar ligadura em tecidos sob tensão. Inicialmente, é produzido um meio-nó duplo, o qual é segurado com os dedos mão não dominante do cirurgião. A ponta livre do fio, a mais curta, é passada três a quatro vezes ao redor de ambas as bases da ligadura/sutura. Corre-se então a ponta do implante sobre a base em posição contrária à extremidade longa do fio que está sendo segurada, formando um meio-nó simples. Produz-se outro meio-nó simples em relação a essa mesma base, contudo no sentido contrário ao anteriormente confeccionado. Para tanto, o fio é agora passado por trás da base (Figura 11.15). Por fim, o nó é aplicado através da cânula com algum dos tipos de empurradores de nó, conforme previamente descrito.

Nó de Weston

Na descrição desse nó, para facilitar a compreensão, as bases da ligadura serão denominadas como traves 1 e 2, de tal maneira que a trave 1 corresponderá ao segmento do fio localizado junto à mão não dominante do cirurgião (o qual servirá de passagem ao empurrador de nó), e a trave 2, junto à dominante.

O segmento que abrigará o empurrador de nó (trave 1) é segurado pela mão não dominante, sendo passada pelas "costas" do dedo indicador, de lateral para medial, mantendo-se essa mão como se estivesse fazendo um "sinal de positivo" com o polegar. A outra extremidade do fio é segurada pela mão dominante (trave 2), entre os dedos indicador e polegar, e com a palma da mão voltada para o cirurgião. A ponta de fio da mão dominante (trave 2) é passada por trás do dedo polegar da mão não dominante, acima do outro fio (trave 1) ali posicionado. O terceiro e o quarto dedo da mão dominante são passados por cima da trave 2 e então por baixo da trave 1, sendo e utilizados para segurar o fio que se encontrava apreendido pelos dedos polegar e indicador da mão dominante. Forma-se assim

o primeiro meio-nó simples sobre o dedo polegar da mão não dominante, utilizando a trave 1. A extremidade "solta" do fio é segura pelo polegar e terceiro dedo da mão dominante, sendo o indicador passado sobre a trave 2 e utilizado para enganchar, com as suas costas, o fio próximo ao polegar da mão dominante, formando o segundo meio-nó com a trave 2. A ponta da trave 2 é segurada acima da trave 1 próximo ao segundo meio-nó pelo segundo e terceiro dedos da mão não dominante, enquanto a mão dominante segura o fio solto distalmente ao segundo meio-nó, utilizando para tanto o dedo polegar e indicador. Essa ponta de fio é passada por trás e por baixo das duas traves, e segurada pelo indicador e polegar da mão não dominante que se encontram entre os dois meios-nós. O fio é trazido por esses dois dedos através desse espaço existente entre o primeiro e segundo meios-nós, formando assim o nó que deslizará a partir do tracionamento da trave 1 (Figura 11.16).

Nó de pescador

Inicialmente, realiza-se um nó quadrado que não é apertado, sendo mantido um espaço entre os dois meios-nós. Os dedos indicador e polegar da mão não dominante do cirurgião são utilizados para segurar os dois meios-nós, mantendo-se um espaço entre estes. Promove-se então com a mão dominante a passagem da extremidade livre e mais curta do fio por três a quatro vezes ao redor das duas bases (traves) da ligadura/sutura, no espaço existente entre a mão dominante e a entrada do fio na cânula/redutor. A ponta livre do fio é por fim passada através do espaço existente entre os dois meios-nós que formarão o nó falso. O nó é encerrado após ter sido ajustado. O tracionamento da trave segurada pela mão não dominante associado ao uso do empurrador de nó possibilitará a oclusão do ponto desejado (Figura 11.17). Apesar de ser de fácil execução, o nó de pescador não se encontra entre os nós mais populares para ligadura/sutura extracorpórea em cirurgia endoscópica.

▪ Emprego de ligaduras intracorpóreas

Para a realização desse método de hemostasia é necessário que o cirurgião esteja familiarizado com técnicas videocirúrgicas avançadas, pois a ligadura é confeccionada dentro dos limites da cavidade peritoneal (muitas vezes diminutos), geralmente sob visão bidimensional, em campo visual reduzido, e sem a sensação tátil associada à cirurgia convencional, é bem mais dificultosa do que a realizada por cirurgia convencional. Assim, no desenvolvimento técnico para se obter proficiência na realização de suturas/ligaduras com nós intracorpóreos o cirurgião deverá exercitar consideravelmente o raciocínio espacial. Maiores detalhes sobre as técnicas de suturas estão pormenorizados no Capítulo 12.

Tal como na cirurgia aberta, podem ser aplicadas ligaduras circulares, transfixantes ou a combinação de ambas, sendo a primeira categoria realizada com maior frequência. Esse método de hemostasia ainda é muito pouco explorado em medicina veterinária, haja vista a dificuldade técnica e a frequente possibilidade de sua substituição pela aplicação de clipes, ligaduras extracorpóreas, grampos ou até mesmo métodos que envolvam o uso de energia elétrica ou ultrassônica. Contudo, se o cirurgião possuir proficiência com o método, a aplicação de ligaduras pode ser uma alternativa pouco onerosa, rápida e muito segura. Devido sua menor praticidade em relação a outras formas de hemostasia, geralmente está reservada para as hemostasias preventivas.

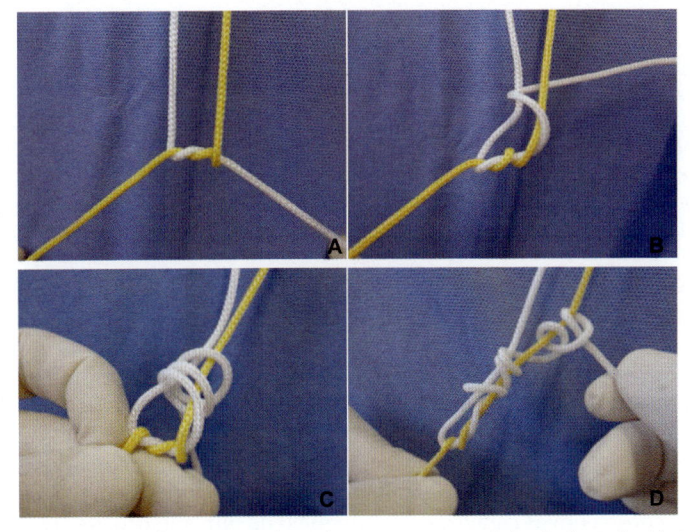

Figura 11.15 A. Para o nó de Meltzer, uma meio-nó duplo é produzido externamente à cavidade e segurado com os dedos indicador e polegar da mão não dominante do cirurgião. **B.** Três a quatro voltas são formadas ao redor das bases da ligadura com a ponta livre do fio mais curta. **C.** Essa ponta é passada sobre a base posicionada de forma contrária à extremidade mais longa do fio, formando um meio-nó simples sobre essa base. **D.** O segundo meio-nó é confeccionado passando a extremidade livre do fio por debaixo dessa mesma base fixa.

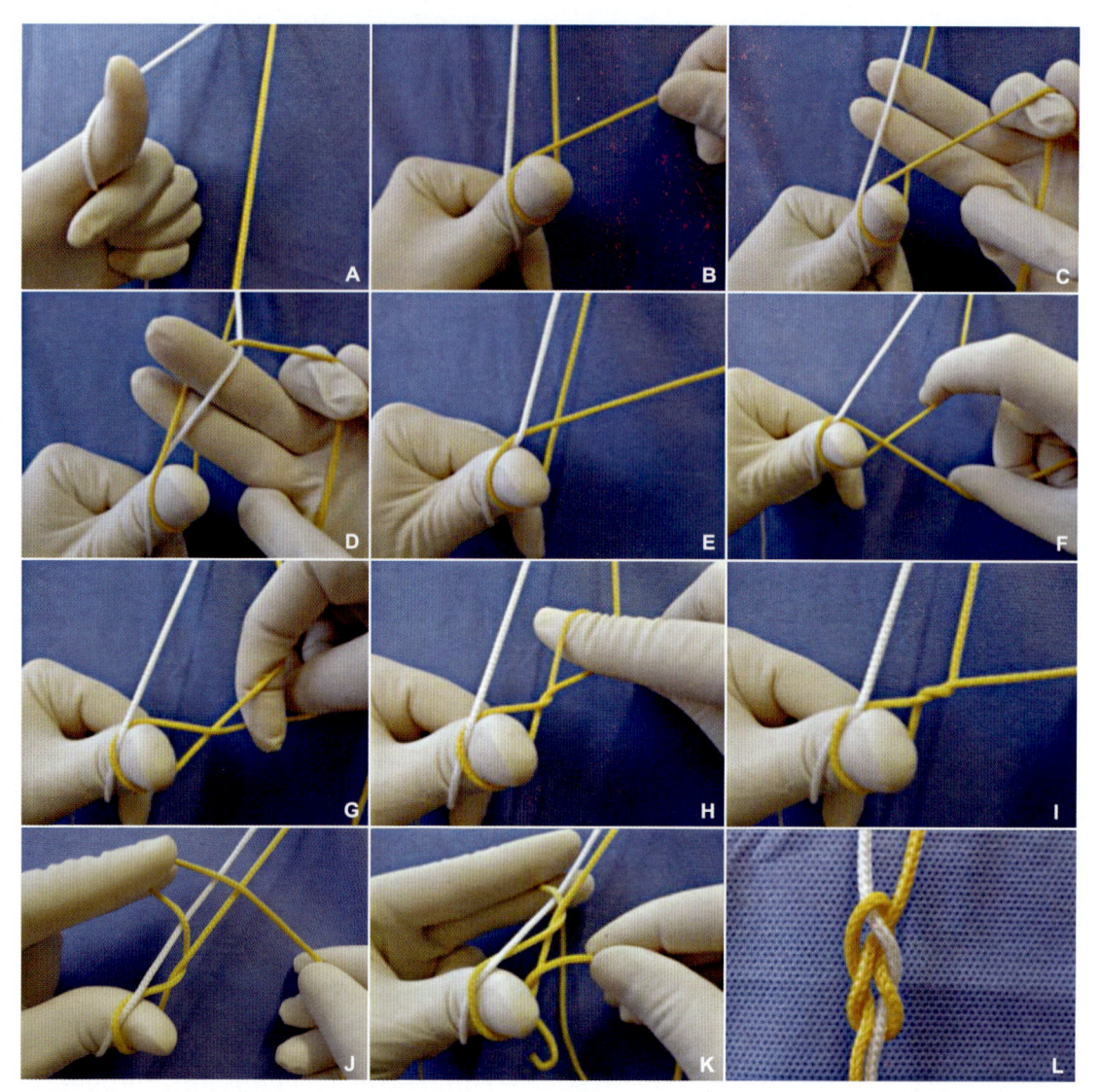

Figura 11.16 Confecção do nó de Weston. O fio que passará pelo empurrador de nó (trave 1 – fio branco) é segurado pela mão não dominante para um cirurgião destro, posicionada como se estivesse fazendo um "sinal de positivo" com o dedo polegar (**A**). A trave 1 é montada de lateral para medial e passado pelas "costas" do dedo polegar (**A**). A outra ponta (trave 2 – fio amarelo) é segurada pela mão dominante do cirurgião, com os dedos polegar e indicador; a trave 2 também é passada pelas costas do polegar, acima da outra ponta de fio, sendo segurada pelo indicador e polegar da mão dominante (**B**); o terceiro e quarto dedo da mão dominante são passados por cima da trave 2 e por baixo da trave 1 (**C**), sendo utilizados para segurar a ponta de fio junto à mão dominante do cirurgião (**D**). O polegar e o indicador liberam o fio da mão dominante, o qual é tracionado pelo seu terceiro e quarto dedos, formando o primeiro meio-nó simples sobre o polegar da mão não dominante (**E**). A ponta do fio é segurada pelo polegar e terceiro dedos da mão dominante, enquanto o indicador é passado sobre a trave 2 (**F**) e utilizado para enganchar a ponta curta entre os dois polegares (**G** e **H**), formando o segundo meio-nó (**I**); A ponta livre da trave 2 é agora segurada proximalmente ao segundo meio-nó com o indicador e terceiro dedos da mão não dominante, enquanto a mão dominante segura a ponta da trave 2 distalmente ao segundo meio-nó (**J**). O fio é passado por trás das duas traves (**K**) e passado através do espaço existente entre os dois meios-nós, formando o nó de Weston (**L**) que correrá no sentido da sutura/ligadura ao tracionar a trave 1.

Em ligaduras intracorpóreas, rotineiramente são empregados fios com pouca memória para facilitar a confecção dos meios-nós e nós desejados. A seda e a poliglactina 910 são as mais amplamente utilizadas, já o ácido poliglicólico não tem sido o material de primeira escolha, considerando sua reduzida segurança dos nós associados a esse implante. Uma vez que ocorre considerável reatividade tecidual associada ao emprego do fio de seda em pequenos animais, o autor tem preferido utilizar a poliglactina 910. Os fios de absorvíveis (como a polidioxanona e a poliglecaprona 25) e não absorvíveis (tais como a poliamida e o polipropileno) monofilamentares também podem ser utilizados, mas a aplicação destes implantes têm sido mais frequente associadas a suturas intracorpóreas. Cabe ressaltar quanto à necessidade de cuidadosa certificação da segurança dos nós utilizados em ligaduras monofilamentares, devido a sua maior memória dos implantes em relação aos multifilamentares.

O categute cirúrgico (cromado ou não) apresenta considerável reação tecidual e velocidade de absorção muito variável de acordo com as características do meio de implantação, motivos pelos quais o autor não o utiliza em ligaduras/suturas intracorpóreas.

Ligadura circular

A ligadura circular é obtida a partir da colocação de segmento curto de fio, preferencialmente não agulhado, na cavidade peritoneal. O comprimento do implante para a confecção

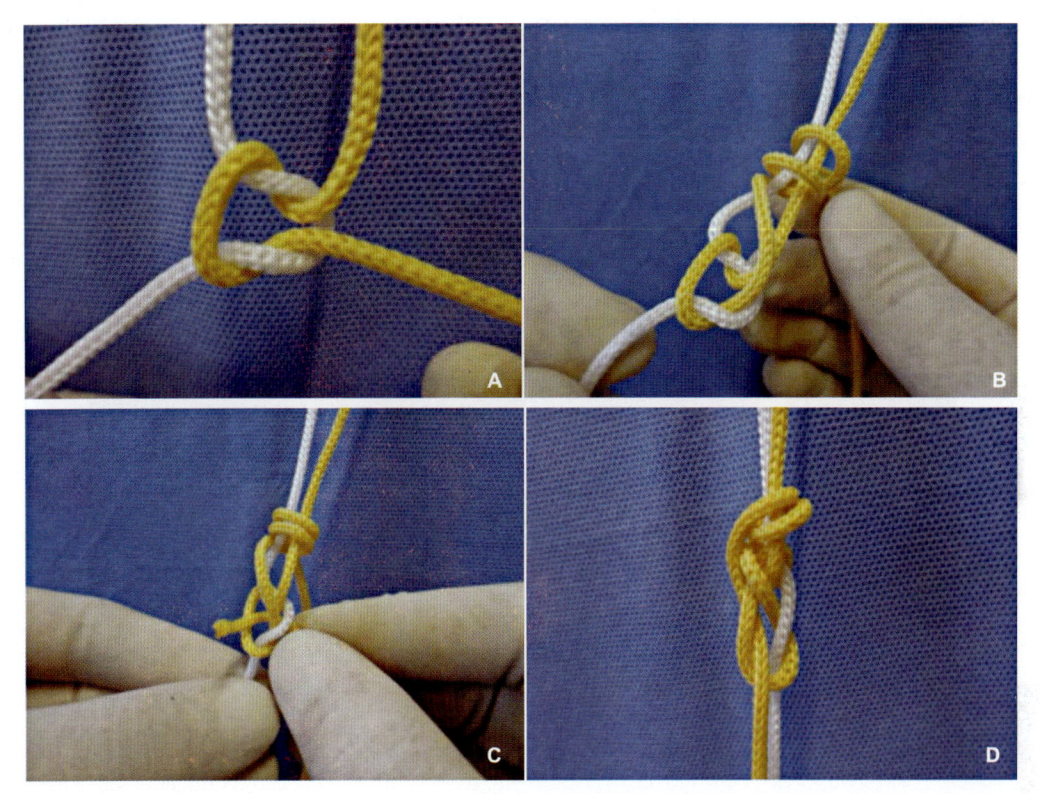

Figura 11.17 Confecção do nó de pescador para a aplicação em videocirurgia. **A.** Primeiramente é produzido um nó quadrado que é mantido frouxo, sendo seus dois meios-nós segurados pela mão não dominante do cirurgião. **B.** A extremidade livre mais curta do fio é passada de três a quatro vezes ao redor das duas bases (traves) da ligadura/sutura. **C.** Por fim, a ponta de fio é então passada entre os meios-nós. **D.** O tracionamento do fio de maior comprimento, associado ao uso do empurrador de nó, possibilita a aplicação de um nó bloqueante de fácil execução.

das ligaduras dependerá de diferentes fatores, sendo importante considerar o tamanho do paciente. Rotineiramente, procura-se colocar segmentos não muito longos a ponto de dificultar a manipulação intracavitária do material.

Alguns autores indicam que o fio para a sutura deve ter até 15 cm, outros colocam de 15 a 20 cm, mas pouco se afirma quanto ao comprimento apropriado de fios para ligaduras. Uma maneira rápida de medir o implante tanto para ligadura quanto para a maioria das suturas consiste em utilizar como referência um redutor universal ou uma cânula (excetuando-se aquelas indicadas para pacientes obesos ou pediátricos) como referências. O fio pode ser então cortado na extensão do comprimento total do instrumento. Assim, é possível realizar mais de uma ligadura com o mesmo material, o que pode economizar tempo, reduzindo-se o número de manobras de retirada/colocação dos implantes na cavidade.

Dependendo da natureza do fio eleito, pode-se aplicar de dois a três nós sobrepostos (três a quatro meios-nós), a fim de minimizar o risco de deiscência. Cabe ressaltar que quanto maior a memória do fio, maior será a quantidade de meios-nós indicados.

A ligadura pode ser obtida com o nó quadrado (dois meios-nós simples); nó de cirurgião (o primeiro meio-nó duplo e o segundo simples); nó de cirurgião invertido (o primeiro meio-nó simples e o segundo duplo); nó de cirurgião duplo (dois meios-nós duplos) ou até mesmo triplo (primeiro meio-nó triplo, o segundo duplo e o terceiro simples), de acordo com as características e dimensões da estrutura a ser ocluída. Para uma hemostasia efetiva, é indicado que todos os meios-nós sejam firmemente apertados contra o vaso/tecido a ser ocluído. Ligaduras circulares são facilmente promovidas com o emprego de duas pinças, contudo, se houver a disponibilidade de instrumentos mais apropriados, o uso de porta-agulhas e contraporta-agulhas facilitará a manobra de confecção dos nós.

Para a ligadura, uma pinça de trabalho ou o próprio contraporta-agulhas posicionada(o) na mão não dominante do cirurgião auxilia a passagem do fio por trás do vaso/tecido o qual se deseja ocluir. Procura-se tracionar o fio no sentido da mão dominante, até que se mantenha pequeno segmento do implante junto à outra mão, o qual será posteriormente apreendido por ocasião do fechamento do primeiro meio-nó. Uma manobra que facilitará a oclusão do meio-nó é a colocação da ponta do fio na direção correspondente ao trajeto que a extremidade do porta-agulhas executará para buscar o implante. Assim, quando a laçada (volta de fio montada ao redor do instrumento) estiver pronta, bastará deslocar o porta-agulhas para frente e aprender o fio, sem a necessidade de ficar "buscando" o implante (Figura 11.18). Outro detalhe importante que facilita a confecção dos nós se refere ao posicionamento dos instrumentos em relação ao tecido a ser ligado. Procura-se manter o porta-agulhas e o contraporta-agulhas próximos da estrutura, o que favorece a formação das laçadas para a criação dos meios-nós.

A fim de não se obter um nó falso na ligadura, a primeira laçada do fio (ou volta ao redor do porta-agulhas) é realizada de medial para lateral (ou de lateral para medial, na preferência do cirurgião), e a segunda em sentido contrário à primeira (Figura 11.19). Pode-se também montar os nós cruzando e descruzando os instrumentos e as pontas do fio, posicionando-se o porta-agulhas sobre o implante, tal como muitos cirurgiões o fazem em operações convencionais. Contudo, como o espaço

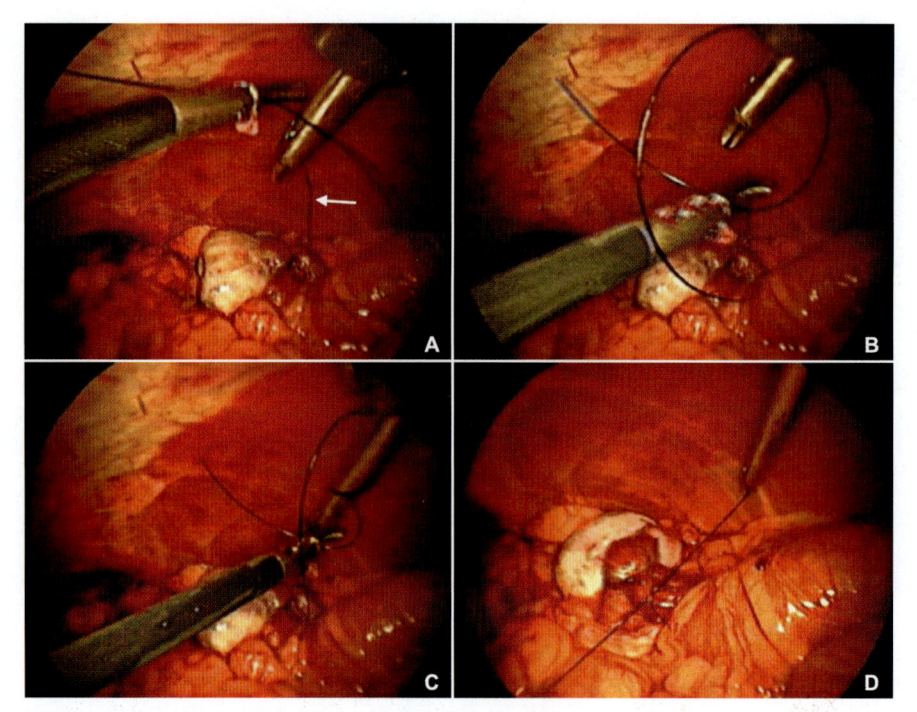

Figura 11.18 Esquematização do posicionamento do fio de ligadura em relação ao tecido vascular a ser ocluído. **A.** Procura-se manter um pequeno segmento de fio (seta) já direcionando-o para o local onde se encontrará a extremidade do porta-agulhas no momento de confeccionar o nó. **B** a **D.** Uma vez passado o fio ao redor do porta-agulhas, o instrumento é deslocado em direção ao implante sem a necessidade de maiores movimentações.

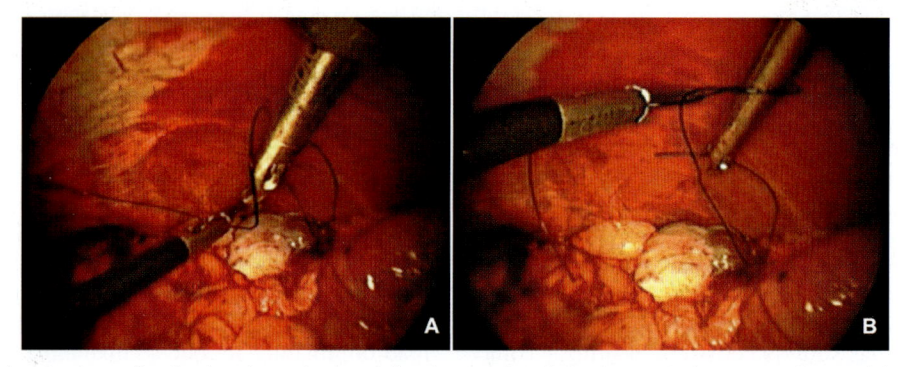

Figura 11.19 Esquematização da confecção do nó quadrado em ligadura endoscópica intracorpórea para criptorquidectomia laparoscópica em cão (continuação). O primeiro meio-nó da ligadura havia sido confeccionado de medial para lateral (vide figura anterior). O segundo trazido nessas duas imagens (**A** e **B**), foi montado em sentido contrário, obtendo-se nó não corrediço (quadrado).

de trabalho e o campo visual geralmente são bastante limitados em relação à cirurgia convencional, torna-se mais fácil deslocar apenas o instrumento que está confeccionando o nó. Alternativamente, pode-se criar a primeira laçada com o porta-agulhas e a segunda com o contraporta-agulhas, e desde que a posição dos instrumentos esteja correta em relação ao fio, será obtida ligadura segura. A quantidade de meios-nós adicionais dependerá diretamente da natureza do implante escolhido.

Existem diferentes formas para confeccionar os nós da ligadura. Ao se trabalhar com fio relativamente extenso, pode-se apreender a extremidade mais longa do implante com o contraporta-agulhas na mão não dominante, e utilizar o porta-agulhas para formar uma alça longa do lado correspondente à mão dominante. O porta-agulhas é passado ao redor da alça uma, duas, ou até três vezes (para formar meio-nó simples, duplo ou triplo, respectivamente), dependendo do nó que se pretende confeccionar. O segundo meio-nó é montado de maneira simi-

lar, contudo no lado contrário do implante, produzindo um nó não corrediço (Figura 11.20). Alguns cirurgiões se referem à porção do implante que forma a alça longa como "horizonte do fio", a qual se procura manter paralelamente à porção do fio que foi passada por trás da estrutura a ser ligada. Esse método de formação do nó é frequentemente utilizado em suturas intracorpóreas, motivo pelo qual é pormenorizado no Capítulo 12.

Para implantes mais curtos, o primeiro meio-nó pode ser promovido apreendendo-se a extremidade mais longa do fio (a qual fica junto à mão dominante do cirurgião) de tal maneira que esta assuma a configuração em forma de "C" (Figura 11.21). O instrumento que será utilizado para fixar a ponta curta do implante é posicionado sobre o segmento longo do fio. O porta-agulhas posicionado na mão dominante mantém o fio fixo, passando-o ao redor do instrumento auxiliar. O primeiro meio-nó é então formado apreendendo-se a ponta curta do implante com o

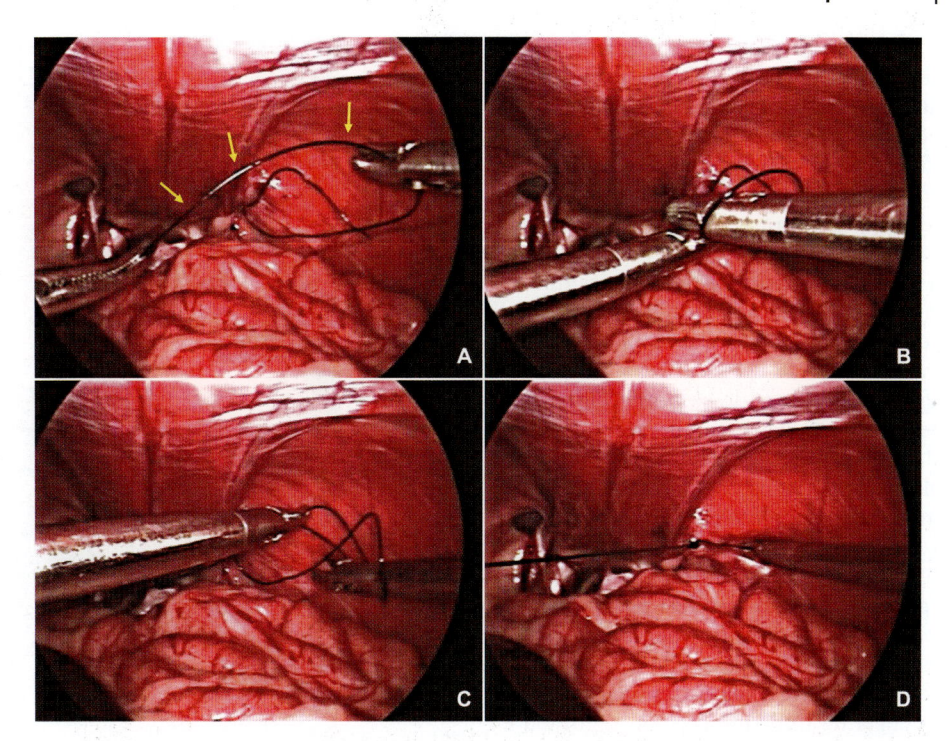

Figura 11.20 Uma maneira utilizada na confecção de nós intracorpóreos ao se disporem fios longos, aqui demonstrada em uma herniorrafia laparoscópica em cão. O contraporta-agulhas na mão dominante é utilizado para apreender o fio em sua extremidade mais longa, enquanto o porta-agulhas empurra o fio no sentido lateral à mão dominante, formando uma alça longa de fio, denominada também de "horizonte do fio" (**A**, setas amarelas). A ponta longa do fio é mantida segurada pelo contraporta-agulhas enquanto o porta-agulhas produz o primeiro meio-nó simples, duplo, ou até mesmo triplo. (**B** e **C**). O porta-agulhas é então utilizado na apreensão e tracionamento da ponta curta do implante, formando o primeiro meio-nó (**D**).

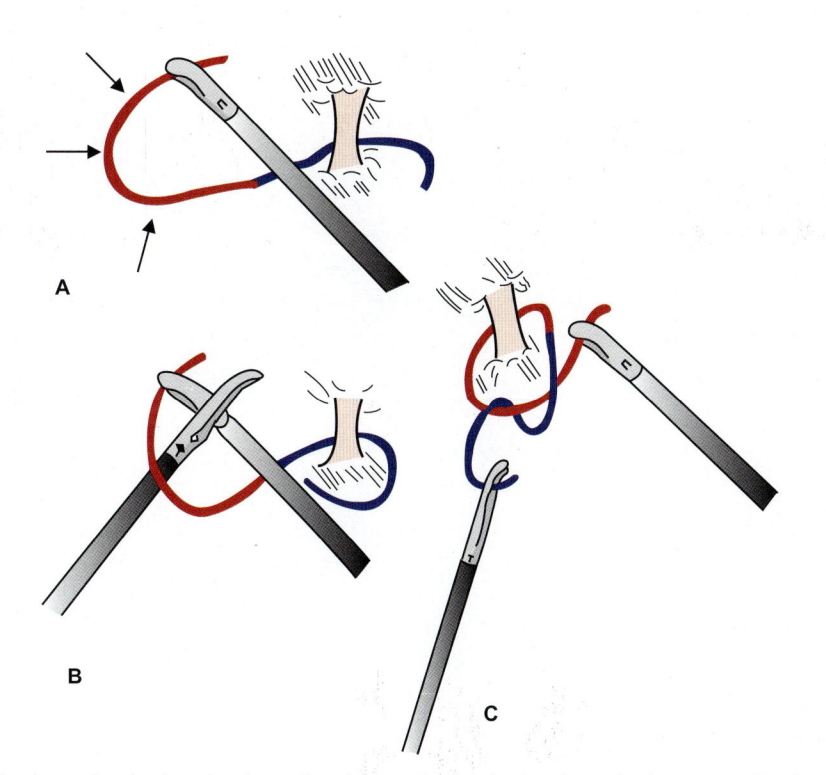

Figura 11.21 Esquematização da confecção do primeiro meio-nó para a formação do nó quadrado em uma ligadura endoscópica intracorpórea, ao se utilizarem segmentos de fio pouco extensos. **A.** Inicialmente, a extremidade mais longa do fio é mantida na configuração em forma de "C" (setas) com o porta-agulhas na mão dominante do cirurgião. **B.** Sobre o instrumento auxiliar é realizada uma laçada com o porta-agulhas. **C.** A apreensão e o tracionamento da ponta curta do fio promovem a formação do primeiro meio-nó. A laçada poderá ser produzida com o porta-agulhas ou com o próprio instrumento auxiliar.

contraporta-agulhas e tracionando-a através da "laçada" montada – simples ou dupla, de acordo com o nó que será formado. Alternativamente, o instrumento da mão não dominante pode confeccionar diretamente o meio-nó com movimentos circulares ao redor do fio, mantendo o porta-agulhas (na mão dominante) fixo à extremidade longa do implante. O segundo meio-nó é criado segurando-se agora a porção mais longa do implante próximo ao final do fio com a mão não dominante, formando uma figura de "C" invertido, de tal maneira que as "laçadas" serão criadas sobre o porta-agulhas, utilizando este próprio instrumento ou então o contraporta-agulhas da mão não dominante (Figura 11.22).

Ao se empregar fio agulhado, pode-se confeccionar os nós mantendo a superfície convexa da agulha voltada para a linha média ventral, considerando o paciente em decúbito dorsal. Fixa-se o implante pela agulha curva com a mão não dominante, posicionando o instrumento em seu ponto médio ou mais próximo da extremidade cortante. Maneja-se o fio fazendo com que este assuma um formato de "C" invertido junto à agulha, e emprega-se o porta-agulhas para iniciar a formação do primeiro meio-nó. Para tanto, pode-se empurrar o fio próximo ao estampo da agulha, passando o porta-agulhas sob esta e após no espaço entre a sua extremidade afilada e o estampo. A ponta curta de implante é então segurada e tracionada pelo porta-agulhas, encerrando-se o primeiro meio-nó (Figura 11.23). De outra maneira, pode-se empurrar o fio no sentido da agulha, para após passar o instrumento sobre a agulha. Se o primeiro meio-nó foi feito da primeira forma descrita neste parágrafo, o segundo será obtido da segunda forma colocada, e vice-versa, formando-se um nó não corrediço.

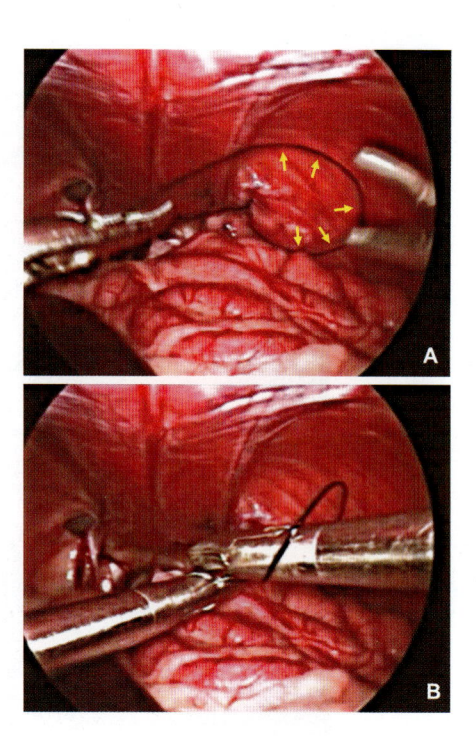

Figura 11.22 Confecção do meio-nó a partir da configuração do implante em forma de "C" invertido (setas amarelas), de uma ligadura com nó quadrado (**A**). O instrumento auxiliar (nesse caso um contraporta-agulhas) apreende a porção mais longa do fio, enquanto a laçada é produzida ao redor do porta-agulhas com o contraporta-agulhas (**B**). Na formação da laçada, também pode ser utilizado o próprio porta-agulhas. A apreensão e tracionamento da ponta curta do implante encerra o segundo meio-nó.

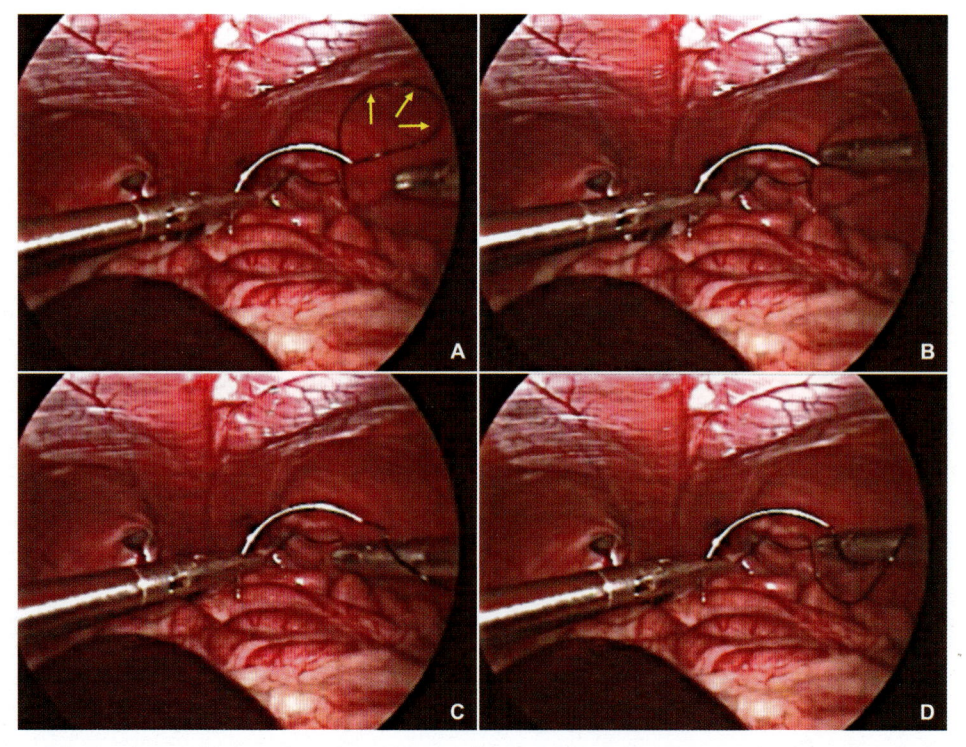

Figura 11.23 Confecção do nó de quadrado utilizando um fio agulhado, mantendo-se a superfície convexa da agulha voltada para a linha média ventral do paciente em decúbito dorsal. Nota-se a formação do "C invertido" (setas amarelas) no fio, próximo ao estampo (**A**). Apreende-se a agulha próximo a sua ponta cortante, mantendo-a em paralelismo em relação à linha média. O porta-agulhas é passado sobre a agulha (**B**) e no espaço entre a sua ponta e o estampo, voltando por cima da agulha (**C** e **D**). Dessa maneira, confecciona-se o primeiro meio-nó simples.

Outra possibilidade consiste em manter a agulha segura com o contraporta-agulhas com sua superfície côncava voltada para "cima" (no sentido da linha média ventral do paciente quando o mesmo se encontra em decúbito dorsal). O fio próximo ao estampo é mantido em forma de "C" invertido. O porta-agulhas é colocado entre a agulha e o fio, sendo após passado sobre esta e, na sequência, abaixo desta. Posteriormente, apreende-se e traciona-se a extremidade curta do fio, formando o primeiro meio-nó (Figura 11.24). De outra maneira, o porta-agulhas pode ser colocado ao lado do fio, empurrando-o no sentido da agulha, para após passar através do espaço existente entre a ponta da agulha e o estampo.

Para fios longos agulhados, pode-se também utilizar a técnica relacionada com a formação do "horizonte do fio" conforme descrito previamente, sem a necessidade de passar o instrumento sobre/sob a agulha para formar os meios-nós.

Caso haja a necessidade, pode-se "correr" os meios-nós de um nó quadrado (nó de meia-volta) quando mantidos frouxos, nas situações em que se deseja aproximar as bordas da ferida ou apertar uma ligadura. Para tanto, antes de apertar o segundo meio-nó, o contraporta-agulhas será utilizado na apreensão da porção do fio que serviu de base para a confecção dos meios-nós (geralmente a mais longa). O porta-agulhas apreende próximo à outra extremidade do implante, podendo ficar posicionado entre os meios-nós e o tecido a ser ligado/suturado. Tracionando-se a extremidade longa do fio enquanto a curta é mantida parada, cria-se um nó de meia-volta. Na sequência, o contraporta-agulhas é mantido parado enquanto o porta-agulha faz o deslocamento no sentido do tecido, deslizando os meios-nós através da porção mais longa do fio. Deve-se cuidar para não tracionar os instrumentos em sentidos contrários, condição que propiciará o fechamento do nó antes de este apertar o tecido. Pode-se também ajustar ambos os meios-nós até que eles permaneçam próximos, mas não apertados, utilizando após o porta-agulhas para "corrê-los" sobre a porção longa do fio, a qual é mantida tracionada pelo contraporta-agulhas (ou vice-versa). Quando os meios-nós estão ajustados ao tecido, o nó quadrado é finalmente apertado a partir do tracionamento simultâneo, e em sentido contrário, das duas pontas livres do fio (Figura 11.25).

Ligadura transfixante

Para a ligadura transfixante é necessário realizar a passagem do fio agulhado através da estrutura a ser ligada (vaso ou outro tecido vascularizado). Seguindo-se os princípios da cirurgia convencional, o tecido-alvo pode ser dividido em três partes semelhantes, sendo a agulha passada através do tecido considerando 1/3 de sua largura. As pontas dos fios são então cruzadas sobre esse 1/3 da estrutura e trazidas sobre os outros 2/3 restantes, local onde os meios-nós serão aplicados sob tensão para assegurar adequada obstrução vascular. Na ligadura transfixante modificada, preconiza-se a aplicação de um meio-nó junto ao 1/3 tecidual no qual o implante foi transpassado. Se o tecido a ser ligado for relativamente espesso, pode-se produzir um meio-nó duplo. Por fim, a ligadura é completada a partir da aplicação do nó cirúrgico desejado com a técnica intra ou extracorpórea (Figura 11.26). Geralmente, apenas uma ligadura

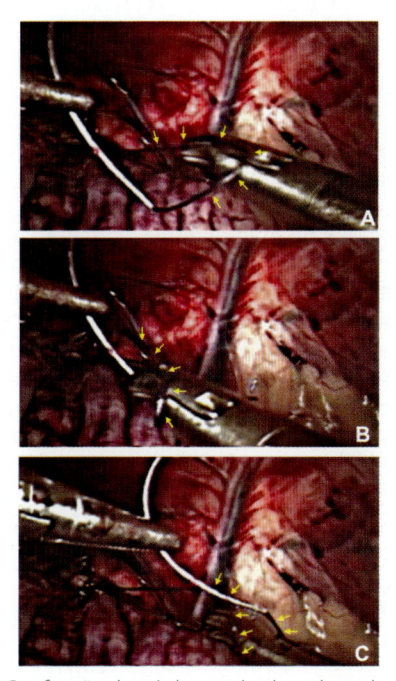

Figura 11.24 Confecção do nó de quadrado utilizando um fio agulhado, mantendo-se a superfície côncava da agulha voltada para a linha média ventral do paciente em decúbito dorsal. A mão não dominante apreende a agulha com um contraporta-agulhas (**A**). O porta-agulhas é então passado sob o fio, entre este e o estampo (**B**) e, posteriormente, sob o corpo da agulha (**C**). A fixação e o tracionamento da ponta livre do fio possibilitarão a confecção do primeiro meio-nó. As setas amarelas sinalizam o posicionamento do fio.

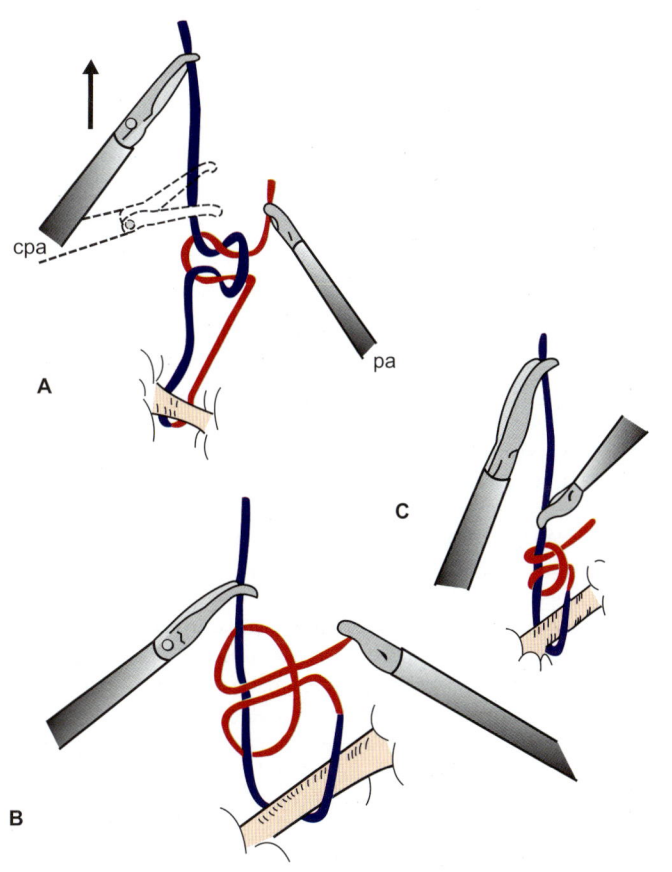

Figura 11.25 Esquematização da conversão do nó quadrado em um nó corrediço (nó de meia-volta). **A.** Anteriormente ao aperto do nó, o porta-agulhas (pa) é utilizado na fixação do fio em sua ponta mais curta (sem retesá-lo), enquanto o contraporta-agulhas (cpa) apreende a extremidade mais longa do implante distalmente aos meios-nós. **B.** Ao tracionar a porção longa do fio com o contraporta-agulhas, enquanto a outra é mantida parada, cria-se o nó de meia-volta. **C.** O nó corrediço é movimentado pelo porta-agulhas até se alcançar o objetivo almejado. O nó quadrado é apertado a partir do tracionamento, aposicional e simultâneo, das extremidades do fio.

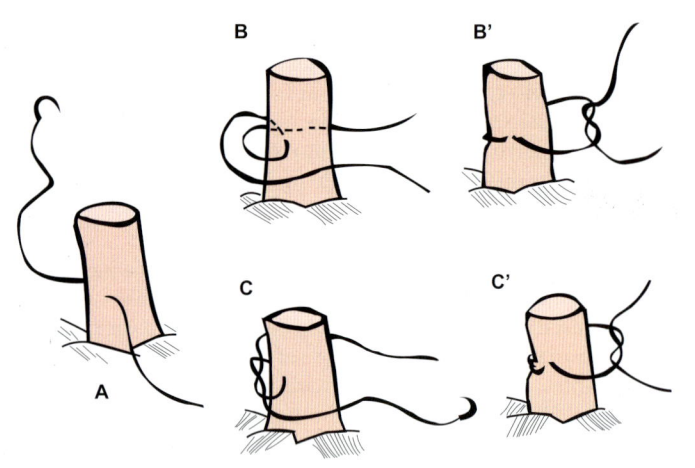

Figura 11.26 A ligadura transfixante é obtida a partir da passagem de um fio agulhado abrangendo aproximadamente 1/3 do tecido-alvo (**A**). O fio pode ser diretamente cruzado (**B**) ou então ser utilizado na confecção de um meio-nó (ligadura transfixante modificada) apoiado sobre o tecido (**C**). A ligadura é por fim ocluída envolvendo os 2/3 teciduais restantes, empregando-se, para tanto, técnicas de ligaduras intra ou extracorpórea (**B'** e **C'**).

transfixante é suficiente para alcançar apropriada hemostasia, mas, em determinados casos, buscando-se maior segurança, pode-se aplicar uma ligadura circular sob esta. Considerando que as ligaduras circulares são de mais fácil execução, em poucas ocasiões são aplicadas as ligaduras transfixantes em videocirurgia.

Em vasos calibrosos ou tecidos espessos, ao se optar pela substituição da transfixante pela circular, é indicado aplicar duas ou três ligaduras circulares junto ao coto tecidual/vascular.

• Energia elétrica

A corrente eletrocirúrgica pode ser aplicada no tecido do paciente por duas vias, a monopolar e a bipolar. A primeira consiste na utilização de circuito com o eletrodo ativo (tal como a ponta da pinça, o gancho de dissecção ou as lâminas de uma tesoura) gerando a corrente que passa através do tecido e retorna ao gerador por meio de um eletrodo passivo (placa adaptada ao paciente). Na bipolar, o tecido ao qual a energia será aplicada é colocado diretamente entre os dois eletrodos, eliminando a necessidade do uso de placas e, geralmente, minimizando as lesões térmicas colaterais. É importante que o cirurgião compreenda esses diferentes mecanismos de aplicação da eletrocirurgia, considerando também que muitos dos equipamentos disponibilizam apenas os comandos coagulação e corte, o que pode ocasionar erros de interpretação durante o uso.

São descritas três formas de emprego da energia elétrica: coagulação, vaporização e fulguração. A vaporização (corte tecidual) requer uma onda contínua de alta corrente (alta amperagem) e baixa voltagem, elevando a temperatura do tecido rapidamente, o que proporciona a divisão tecidual com o mínimo efeito de hemostasia e danos termais ao tecido adjacente. O material dissecado torna-se não condutor e previne a penetração da energia elétrica nos tecidos profundos. A diferença de área entre os eletrodos ativo (de pequena superfície – ponta do instrumento) e passivo (com grande superfície – placa) resulta em uma densa corrente na ponta ativa do instrumento – o que acaba por vaporizar o tecido – e uma corrente dispersa na placa. O tecido é aquecido rapidamente, e a água intracelular convertida em vapor, causando a ruptura da célula.

Produz-se uma série de faíscas elétricas entre o eletrodo ativo e o tecido, além de se criar bolhas de vapor que podem produzir a sensação de flutuação através do tecido com o mínimo de *feedback* tátil.

Na coagulação empregam-se ondas elétricas intermitentes de alta voltagem e baixa corrente. O calor gerado pela corrente ferve a água extracelular, promovendo a dissecção tecidual e produzindo uma barreira de células desidratadas, o que possibilita o efeito hemostático. Obtêm-se desse modo escara e profundidade de necrose superficiais.

Para associar o corte com a coagulação, é necessário combinar as características dos dois diferentes tipos de correntes, a partir da produção de uma corrente mista, a qual requer maior tempo para efetuar a mesma distância de dissecção que a obtida com a vaporização (com maior dissipação termal). Empregando-se os modos 1, 2 e 3 em alguns equipamentos com esse tipo de corrente, obtêm-se hemostasia leve, moderada ou acentuada durante a dissecção.

A corrente elétrica utilizada na fulguração é similar à da coagulação, a qual coagula a partir do "borrifamento" de longas fagulhas elétricas para o tecido. Nesse método, o eletrodo ativo é posicionado a vários milímetros do tecido, e a corrente é de tal magnitude que irá "saltar" através do espaço existente entre o instrumento e a superfície tecidual. Diferentemente do que ocorre na dissecção e coagulação, na vaporização e na fulguração, pela ausência de contato direto entre o tecido e o eletrodo, considerável parte da energia é transformada em calor na atmosfera entre o tecido e o eletrodo, de tal maneira que se produz escara extensa, porém, muito superficial, com a mínima profundidade de necrose. Nos modos dissecção e coagulação, toda a energia elétrica é transformada em calor nos tecidos, o que resulta em profunda e ampla necrose.

Cabe salientar que o grau de lesão tecidual está diretamente associado à temperatura empregada. Descreve-se que em temperaturas acima de 44°C se inicia necrose tecidual; entre 50 e 80°C ocorre a coagulação; entre 80 e 100°C o tecido torna-se desidratado e a dissecção é iniciada; acima de 100°C o tecido é vaporizado; e acima de 200°C ocorre a carbonização, observando-se a formação de escaras enegrecidas. Quanto mais longo for o tempo de aplicação da energia elétrica em um mesmo local, maior será a temperatura gerada.

Diferentes graus de queimaduras cutâneas também podem se originar do mau posicionamento do eletrodo neutro (placa), principalmente se esse não apresentar revestimento isolante e estiver em contato direto com material condutor. Considera-se que a aplicação adequada de um eletrodo neutro deve envolver uma superfície de aproximadamente 20 polegadas quadradas, o que proporciona o mínimo de aumento de temperatura local em condições normais. Ainda, é necessário se certificar que a placa não esteja em contato direto com a superfície metálica da mesa de cirurgia. Para tanto, pode-se utilizar campo cirúrgico dobrado por várias vezes entre a placa e a mesa operatória, ou então um segmento de material isolante (lâmina de borracha ou madeira) entre a placa e a mesa.

Quando se pretende utilizar energia monopolar, deve-se ficar muito atento quanto à dissipação do calor e da própria corrente elétrica nos tecidos adjacentes. Um dos primeiros cuidados consiste em se certificar de que a extremidade do instrumento no qual a energia irá transitar encontra-se em contato apenas com o tecido-alvo. Ainda assim, a energia dissipada pode ocasionar danos graves, principalmente se esta atingir grandes vasos ou tecidos nobres. Diferentes autores reforçam quanto ao risco de ocorrência de queimaduras na parede intestinal não constatadas durante a operação, as quais tardiamente podem ocasionar perfuração do órgão e consequente perito-nite. De maneira similar, também podem ocorrer estenoses ureterais, perfurações vesicais e vasculares por esse mecanismo.

Existe o risco de o instrumento laparoscópico associado à corrente elétrica apresentar isolamento inadequado de determinadas porções de sua haste. Essa condição nem sempre é constatada durante o acionamento da unidade de eletrocirurgia, haja vista que a extensão total do instrumento que se encontra na cavidade pode não ser apropriadamente focada pelo endoscópio. Havendo o contato (ou até mesmo proximidade) das regiões não isoladas com algum tecido vivo ocorrerá queimadura.

Pode também acontecer que a porção do instrumento não protegida por material isolante esteja encostada em uma cânula metálica, redutor metálico ou ao próprio endoscópio, e dessa forma conduza a energia até os tecidos parietais (músculo, pele, e subcutâneo). Essa condição não apresentará maiores riscos se o trocarte metálico estiver em contato direto com a musculatura, pois haverá dissipação da energia pela parede abdominal graças a grande superfície de contato, e também por consequência baixa quantidade de corrente. Caso o instrumento condutor esteja circundado por material plástico (bainha de fixação, ou pelo uso do endoscópio através de cânula descartável), a corrente pode ser transferida aos tecidos intracavitários.

Outra forma de lesão elétrica pode ser devido à capacitância associada ao trocarte e o eletrodo ativo (define-se como capacitador dois condutores separados por um isolante). Esse fenômeno envolve a transferência de corrente do instrumento através do seu isolante para o redutor ou para cânula metálica. Como descrito anteriormente, se o instrumento que recebeu a corrente estiver isolado da parede, a energia pode ser transferida a um órgão intracavitário que esteja em contato com o portal/redutor de acesso. Na literatura é citado que pode ocorrer a transmissão de até 40% da energia utilizada.

Uma condição de risco ocorre quando se possibilita a passagem da corrente elétrica através de um estreito circuito de retorno não intencional. Isso irá ampliar a densidade da corrente local e, por conseguinte, o aquecimento do tecido e lesão por queimaduras (Figura 11.27). A elevação da temperatura

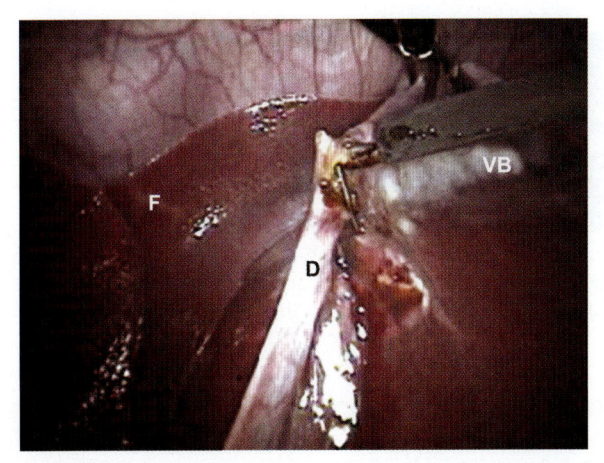

Figura 11.27 Deve-se evitar o contato do instrumento de aplicação de energia elétrica com outro material metálico (endoscópio, redutor, cânula ou clipe), condição que ocasiona a passagem da eletricidade. Na figura em questão, a extremidade ativa do instrumento acionado estava demasiadamente próxima do clipe que obstruía o ducto cístico. Associado a isso, o aumento de impedância da região obstruída pelo clipe culminou com lesão térmica ao redor do implante. O caso em questão tratava-se de uma colecistectomia em suíno, executada por cirurgião com pouca experiência no método. VB = vesícula biliar; F = fígado; D = ducto cístico.

tecidual poderá ser tão alta quanto 82°C a vários centímetros do contato com o eletrodo ativo. Descreve-se na literatura que se um apêndice cecal de humanos, o qual sofreu redução de 50% de seu diâmetro devido à aplicação de uma ligadura, for submetido à aplicação de corrente elétrica na extremidade de seu coto, irá apresentar um aumento de temperatura de 16 vezes no ponto de oclusão em relação ao local de contato com o eletrodo. Nesse contexto, o estreitamento tecidual pode ser oriundo da aplicação de uma ligadura, clipe ou até mesmo a compressão do tecido. Então, ao se utilizar a eletrocirurgia em vasos, cotos vasculares ou em determinados órgãos submetidos ao estreitamento, deve-se verificar se ocorreu lesão tecidual por queimadura junto ao ponto de obstrução, pois existe o risco real de hemorragias tardias ou drenagem de conteúdo intraluminal no ponto de oclusão. O autor rotineiramente não aplica energia monopolar em cotos teciduais submetidos ao estreitamento, e caso se torne necessário utilizar energia bipolar, procura aplicá-la em ponto consideravelmente distante à oclusão e por curto período de tempo. Reforça-se então que, como regra, deve-se evitar o uso de energia elétrica ao se optar pela oclusão tecidual por estreitamento.

Diferentes autores relatam que as descargas elétricas secundárias são de ocorrência incomum, as quais podem "saltar" menos que 2 a 3 mm. Ainda, a fumaça produzida durante a aplicação da eletricidade amplia a possibilidade de descargas espontâneas, condição pela qual é indicada a drenagem constante da fumaça acumulada no abdome.

Diante das colocações prévias, considera-se que o uso de energia elétrica estará sempre associado a algum grau de lesão tecidual, mesmo que pequena, adjacente ao ponto de aplicação. A escolha do local de aplicação da energia deve ser muito criteriosa, considerando-se as condições anatômicas e estruturais de cada tecido.

Muitos cirurgiões médicos preferem aplicar a energia monopolar a partir de haste em forma de gancho. Com este instrumento pode-se apreender o tecido e tracioná-lo ao mesmo tempo em que se aplica a coagulação ou vaporização para a dissecção e isolamento das estruturas. De outra maneira, a secção pode ser obtida a partir da contração tecidual, empurrando-se a haste do gancho no sentido do tecido enquanto se aplica a corrente elétrica, ou apenas colocando-a junto ao tecido enquanto se aplica a vaporização, fulguração ou a dissecção. Pode-se ainda utilizar a ponta metálica romba para inicialmente perfurar o tecido menos resistente antes de enganchá-lo. O gancho também pode ser empregado na divulsão tecidual sem a aplicação de energia elétrica. Apesar de a extremidade desse instrumento possuir o formato arredondado, pode facilmente perfurar órgãos parenquimatosos ou grandes veias, condição pela qual é necessário muito cuidado ao dissecar pedículos vasculares, tal como ocorre durante uma nefrectomia.

Tesouras e pinças laparoscópicas podem ser diretamente acopladas a uma fonte de energia monopolar com o uso de um cabo específico. Frequentemente a tesoura é o instrumento mais utilizado para esse fim, pois agiliza a secção tecidual após a obtenção de hemostasia. Deve-se acionar a fonte de energia somente com as lâminas da tesoura fechadas, caso contrário irá ocorrer o desgaste da superfície cortante com consequente perda do fio e diminuição tempo do tempo de vida útil do instrumento. Evita-se assim a secção tecidual simultaneamente à cauterização elétrica.

Nos casos em que se realiza o pinçamento de um pequeno vaso ou de coto tecidual hemorrágico, pode-se encostar a ponta da tesoura acoplada à unidade de eletrocirurgia na superfície não isolada da pinça enquanto se aplica a energia, a qual, por condução, alcançará o tecido-alvo. Pode-se também obter hemostasia alterando a posição do cabo condutor, e acionando diretamente a energia a partir da pinça que apreende o vaso/tecido (Figura 11.28). Independentemente do instrumento eleito como eletrodo ativo, é necessário mantê-lo limpo de restos teciduais, pois o tecido carbonizado que acaba acumulando no instrumento irá funcionar como um isolante, interferindo na passagem da corrente e aumentando o risco de lesões térmicas.

O uso de energia bipolar teoricamente diminui o risco de lesões ocasionadas pela dispersão da corrente ou por descarga elétrica. Esse tipo de energia pode ser operado produzindo baixas correntes de 25W a 50W, e nessas condições, a aparência de superfície de coagulação pode não corresponder à verdadeira extensão da dissecção nas camadas mais profundas. Isso tem sido considerado um ponto preocupante na cauterização de tubas uterinas em humanos, pois existe o risco de o cirurgião não obstruir adequadamente a referida estrutura. Alguns equipamentos bipolares atualmente disponíveis possuem leitura quanto à completa coagulação do tecido entre as mandíbulas do instrumento ao cessar o fluxo de corrente. Ao se chegar a esse estágio, é emitido um sinal sonoro.

Assim como na utilização da energia monopolar, com a bipolar podem ocorrer lesões circunjacentes ao ponto de coagulação, principalmente se o tecido entre as mandíbulas do instrumento tornar-se não condutivo à corrente elétrica. Assim, é essencial que se mantenham continuamente limpas as mandíbulas do instrumento.

Em relação aos bipolares (exceto os seladores vasculares), relata-se que o fluxo de energia pode facilmente se estender por 3 mm lateralmente ao fórceps ao se utilizarem 25W de potência, e o efeito do aquecimento causado pela dispersão do vapor através do tecido pode envolver adicionalmente 2 a 3 mm em qualquer direção (Quadro 11.2). Considerando essa condição e as demais possibilidades de dispersão da corrente previamente relatadas, reforça-se o conceito de que é importante se certificar de que o eletrodo ativo está envolvendo somente o tecido-alvo.

Em caso de lesões elétricas ou termais está indicada a ressecção do tecido cauterizado, considerando sempre que a extensão da lesão pode incluir uma área muito maior que a obtida com

a percepção visual. Ainda, determinadas lesões podem não ser aparentes no momento de ocorrência, e também podem não estar completamente desenvolvidas por mais de 4 dias após o procedimento.

Dependendo da capacidade de apreensão do instrumento, a pinça bipolar pode ser utilizada na manipulação tecidual em conjunto com a tesoura, estando essa última acoplada ou não à fonte de eletrocirurgia monopolar. Assim, pode-se obter a hemostasia por energia bipolar e prontamente seccionar o tecido cauterizado, bem como alternar a aplicação de energia monopolar e bipolar. Alguns instrumentos bipolares possuem uma lâmina cortante, que quando acionada (com ou sem corrente elétrica) desloca-se através das mandíbulas, seccionando a estrutura apreendida, isentando assim a necessidade do uso de tesoura nessa etapa (Figura 11.29). A lâmina é acionada a partir do movimento da alavanca presente no cabo do instrumento. Estão disponíveis no mercado essas pinças bipolares com 6 e 10 mm de diâmetro, sendo as primeiras mais frequentemente utilizadas em pequenos animais.

Apesar da menor dispersão de energia colateral que a eletrocirurgia monopolar, prefere-se aplicar a corrente bipolar por curto período de tempo, até que a coloração tecidual sugira que a profundidade da hemostasia está apropriada, evitando-se mais uma vez a carbonização. Apesar de alguns autores colocarem que o contato direto de vísceras com as mandíbulas da pinça bipolar após a sua utilização não incorre em maiores riscos (desde que não esteja sendo acionada a corrente elétrica), o autor deste capítulo indica que tal condição deva ser sempre evitada, uma vez que as mandíbulas do instrumento tendem a aquecer demasiadamente após o uso.

Um detalhe importante ao aplicar a energia bipolar em tecidos pouco espessos é que pode não ocorrer a passagem da corrente pela proximidade, ou até mesmo contato, dos dois eletrodos ativos. Assim, em determinadas situações, está indicado abrir levemente as duas mandíbulas do instrumento na medida em que se aplica a corrente elétrica (Figura 11.30).

Pode-se empregar também uma modalidade de energia bipolar que possibilita o selamento dos vasos pela aplicação de energia eletrotérmica. O sistema selador de vasos consiste

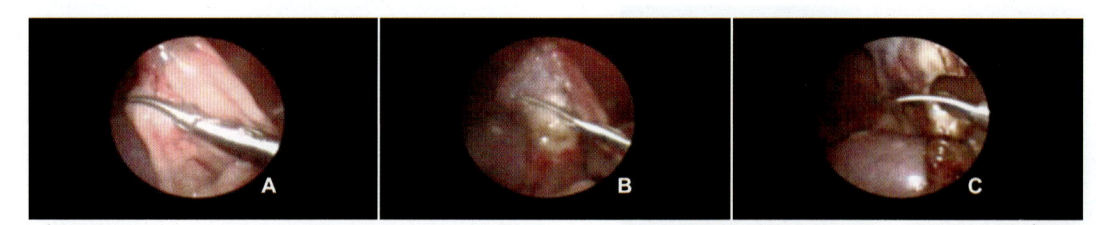

Figura 11.28 A e **B.** Hemostasia de pequenos vasos (nesse caso, os vasos ovarianos de cadela pequena e pré-pubere submetida a OVH videoassistida com dois portais) pode ser obtida por pinçamento associado à descarga elétrica monopolar. Nessa manobra é necessário se certificar de que a superfície metálica não isolada do instrumento possua contato apenas com o tecido-alvo. **C.** Na sequência, o tecido coagulado é submetido à secção com tesoura de Metzenbaum. Os instrumentos utilizados possuíam 3 mm de diâmetro, enquanto o endoscópio, 2,7 mm e 30°.

Quadro 11.2 • Comparações entre as temperaturas obtidas dos instrumentos em contato com os tecidos e as extensões das lesões produzidas.			
	Energia elétrica		
Características	**Monopolar**	**Bipolar**	**Energia ultrassônica**
Temperatura da extremidade do instrumento em contato com o tecido	150° C	150° C	< 150° C
Profundidade da lesão tecidual	2 a 3 mm	2 a 3 mm	0,5 a 2 mm
Lateralidade da lesão tecidual	2,5 a 3 mm	2 a 3 mm	0,2 a 3 mm

As lesões consideradas foram produzidas profunda e lateralmente, a partir do uso da energia elétrica (mono e bipolar, excetuando-se os seladores vasculares) e da ultrassônica. Ressalta-se que tais valores apresentam variação de acordo com literatura.

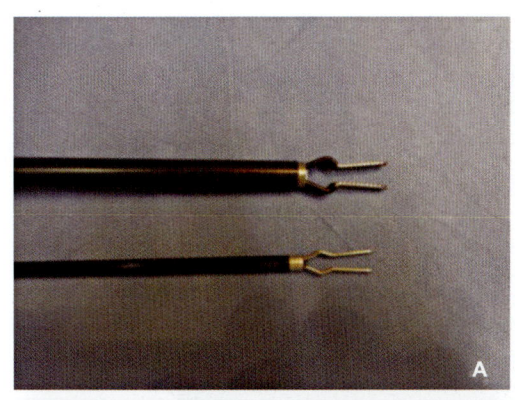

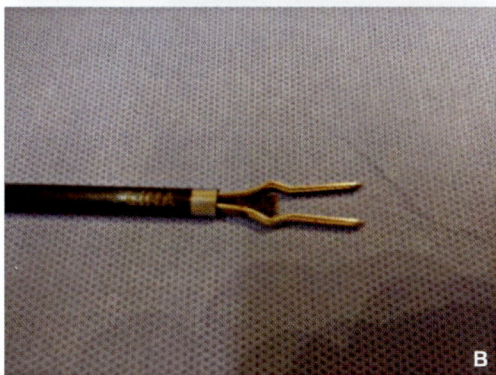

Figura 11.29 A. Pinças bipolares que dispõem de lâminas cortantes que podem ser acionadas após a obtenção da hemostasia. No momento da apreensão, a lâmina fica resguardada no interior do instrumento. **B.** O deslocamento desta através das mandíbulas da pinça possibilita a secção tecidual sem a necessidade do uso de tesoura.

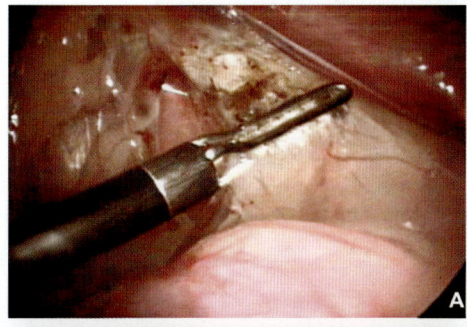

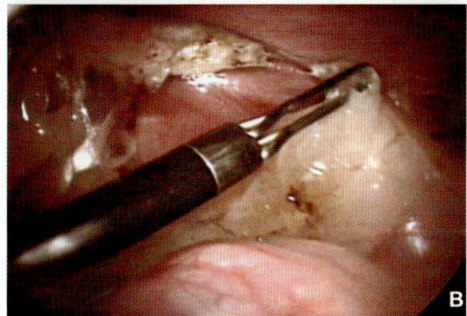

Figura 11.30 Aplicação de energia elétrica bipolar em mesovário de uma cadela submetida a OVH videoasistida com dois portais. Devido à reduzida largura deste ligamento, a corrente elétrica não passava através dos eletrodos ativos. Dessa maneira, foi necessário manter as mandíbulas do instrumento levemente afastadas na medida em que se aplicava a energia (**A**). Com o acionamento da lâmina entre as mandíbulas do instrumento, promoveu-se a secção dos vasos ovarianos e mesovário (**B**).

em um eletrodo bipolar que desnatura o colágeno e provoca a fusão dessa proteína com a elastina tecidual, produzindo um selo intravascular, o qual oclui o lúmen do vaso sem a formação de trombos. Esses equipamentos são constituídos de um gerador bipolar com saída de energia de alta frequência e baixa voltagem. São controlados por um microprocessador, o qual mensura a impedância tecidual entre as mandíbulas do instrumento e administra automaticamente a energia necessária para selar o vaso. Quando essa condição é alcançada, o equipamento encerra a liberação de energia e emite um sinal sonoro. A partir de então, pode-se acionar a lâmina cortante existente entre as mandíbulas do instrumento, obtendo-se por fim a secção tecidual. O selo formado a partir desse equipamento apresenta resistência similar a um clipe metálico, suportando até o triplo da pressão sistólica. Existem pinças seladoras com diâmetro de 5 ou 10 mm, bastante apropriadas para a oclusão de estruturas ricamente vascularizadas como é o caso do hilo esplênico e do mesovário.

Os seladores vasculares têm mecanismo de retroalimentação, o qual evita a carbonização tecidual. A energia eletrotérmica liberada pelos eletrodos é de 50 a 100°C, e a dissipação energética alcança a faixa de 0,5 até 2,6 mm, conforme descrito na literatura. Comparativamente, Apresenta menores riscos de lesões teciduais colaterais quando comparado aos cautérios monopolar e bipolar, os quais podem aquecer o tecido em 150 até 400°C, de acordo com diferentes autores.

Resultados experimentais envolvendo artérias de cadáveres de suínos demonstram que essa modalidade de energia bipolar possibilita a oclusão vascular que resiste à pressão, em média, de 128 até 601 mmHg, dependendo do diâmetro do vaso. Verificou-se ainda, com este mesmo modelo, que o selador pode providenciar a oclusão segura de artérias de até 7 mm de diâmetro. Como essas condições ainda não estão estabelecidas em cães, o autor prefere não utilizar o selador vascular como método único na hemostasia desse calibre em pequenos animais.

O princípio de aplicação desse tipo de equipamento se assemelha a outros geradores bipolares. Procura-se pinçar a estrutura a qual se deseja obter hemostasia, afastando-a dos tecidos nobres ou órgãos circunvizinhos para evitar lesões termoelétricas. Ao se certificar de que a apreensão está adequada, administra-se a energia no módulo previamente selecionado (o qual varia de acordo com as características do tecido trabalhado). A obtenção do selamento vascular adequado será constatada a partir de sinal sonoro. Na sequência, o cirurgião aciona a lâmina cortante a partir do cabo do instrumento, separando por completo os tecidos (Figura 11.31). A pinça seladora também é muito apropriada para ser utilizada fora da cavidade durante os procedimentos videoassistidos (Figura 11.32), tal como ocorre nas ovário-histerectomias por NOTES (do inglês *natural orifice transluminal endoscopic surgery*) híbridas ou por dois portais.

Energia ultrassônica

O emprego desse método a partir do uso de bisturi ultrassônico, também denominado bisturi harmônico, vem ganhando popularidade em medicina veterinária, existindo relatos na literatura da sua adequação em colecistectomias, pancreatectomias parciais, cistolitectomias e ovário-histerectomias eletivas e terapêuticas, entre outros. O bisturi ultrassônico possibilita associar a incisão e a hemostasia simultâneas, com mínima lesão tecidual nas margens seccionadas. Segundo diferentes autores, as ondas ultrassônicas desse equipamento são produzidas aplicando-se energia eletromagnética a um transdutor fisoelétrico que, por sua vez, converte o campo elétrico em

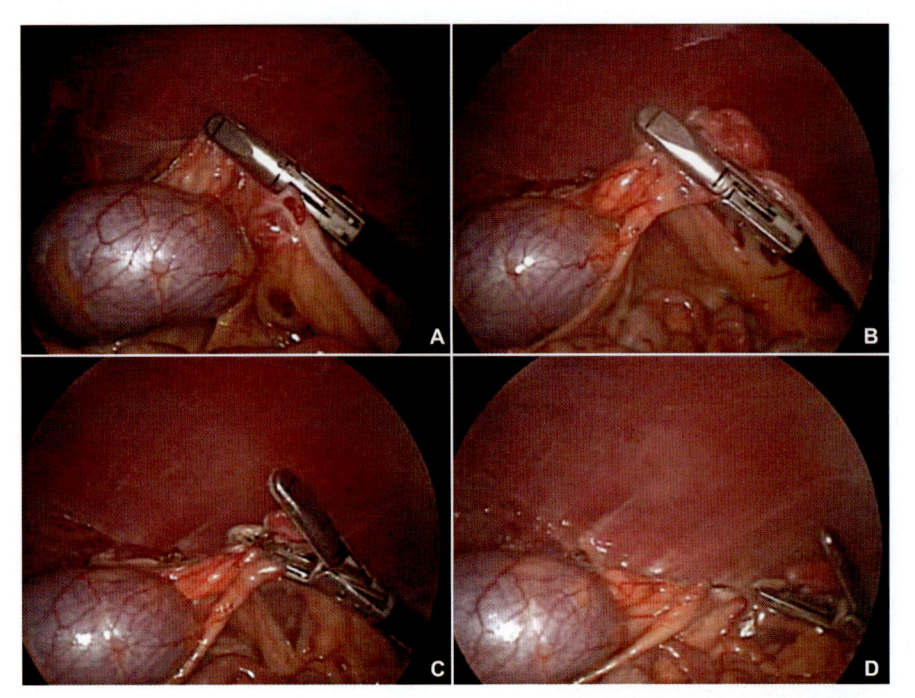

Figura 11.31 Sequência de aplicação da energia bipolar modulada durante uma ovário-histerectomia (OVH) por NOTES híbrida em cadela. O ligamento suspensor é apreendido, coagulado e seccionado com a pinça (**A**), liberando o mesovário e vasos ovarianos, os quais são submetidos ao mesmo tratamento (**B** e **C**). Tem-se o cuidado de isolar o instrumento em relação aos órgãos cavitários. Alcançada a hemostasia, o tecido é seccionado entre as mandíbulas da pinça (**C** e **D**).

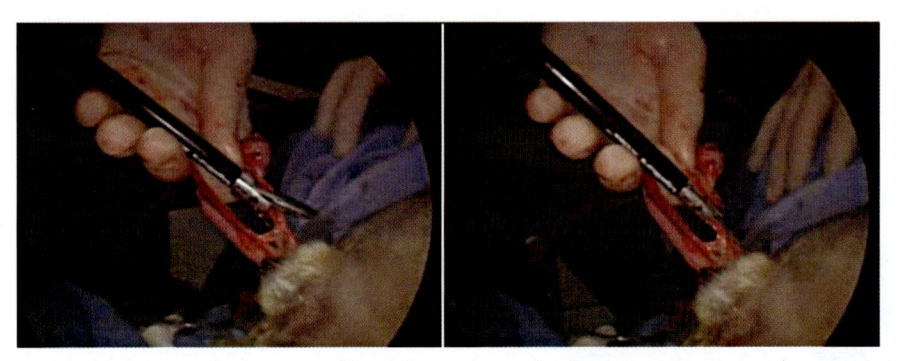

Figura 11.32 O selamento tecidual pelo acesso "convencional" também pode ser obtido com a própria pinça laparoscópica, condição muito útil ao se realizarem procedimentos videoassistidos. A imagem demonstra a aplicação do instrumento na secção do mesométrio OVH por NOTES híbrida.

energia mecânica (ultrassônica). O transdutor, o qual se localiza internamente na peça de mão, quando acionado pelo pedal do equipamento recebe o sinal elétrico do gerador, convertendo-o em vibração mecânica a partir de cerâmicas fisoelétricas presentes no seu interior. As cerâmicas começam a vibrar em suas frequências naturais quando estimuladas pelos sinais elétricos, promovendo a vibração longitudinal da lâmina do instrumento em 55.500 ciclos por segundo. A cada ciclo, a extremidade da lâmina move-se longitudinalmente de 50 a 100 μ, dependendo da programação do gerador. Nenhuma corrente elétrica é passada através do tecido. A energia mecânica propicia a quebra das pontes terciárias de hidrogênio, e resulta na desnaturação proteica com a formação de um selo de coágulo proteico, o qual possibilita a obstrução vascular.

O calor produzido no tecido apreendido instrumental é considerado moderado, sendo bastante inferior ao obtido por energia elétrica mono ou bipolar (Quadro 11.2). Outra diferença em relação ao emprego de energia elétrica é que a profundidade de coagulação aumenta de forma linear com o tempo,

desde que sejam mantidas constantes a potência do gerador e a pressão tecidual. Graças a essas condições, as lesões produzidas nas margens teciduais são mínimas. Dessa maneira, alguns autores utilizam o bisturi ultrassônico na incisão de órgãos que serão posteriormente submetidos à anastomose, tais como o estômago, a bexiga e o intestino. O autor deste capítulo recomenda a realização de incisão "a frio" (com a tesoura ou bisturi sem a utilização de energia adicional) em órgãos ocos de pequenos animais, pois apesar de diminutas, existem lesões de margem tecidual ao se utilizar o bisturi harmônico ou energia elétrica com os diferentes geradores mono ou bipolares. Tais lesões junto às bordas da ferida têm potencial de comprometer os resultados cirúrgicos, principalmente ao se trabalhar com órgãos contaminantes e com reduzido espaço luminal.

Estudo envolvendo artérias de cadáveres de suínos demonstrou que o bisturi harmônico possibilita a oclusão vascular que resiste à pressão, em média, de até 205 mmHg, dependendo das dimensões dos vasos. Considerando resultados experimentais envolvendo artérias de cadáveres de cães, o bisturi ultrassônico

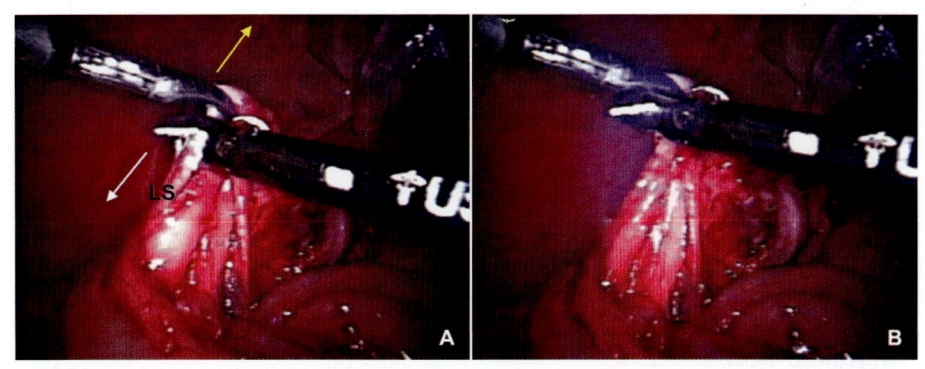

Figura 11.33 A. Aplicação do princípio da pressão/contrapressão na secção de um tecido vascularizado, nesse caso, o ligamento suspensor (LS) durante uma OVH eletiva. A seta amarela indica o sentido da pressão exercida pela pinça auxiliar, na mão não dominante do cirurgião. A seta branca demonstra o sentido da força por meio do bisturi ultrassônico. **B.** O ligamento suspensor foi seccionado, sendo liberado vapor durante a manobra.

é seguro na hemostasia de artérias com diâmetro máximo de 4,5 mm. Diferentemente das cauterizações mono e bipolares, ao se empregar a energia ultrassônica não se produz fumaça durante a secção tecidual, e sim vapor d'água, o qual rapidamente é dissipado e que pouco interfere na manutenção do campo visual. Quando o endoscópio está posicionado muito próximo do bisturi ultrassônico, o vapor pode até dificultar a visualização, contudo essa condição normalmente é temporária.

As extremidades das peças manuais desse instrumento estão disponíveis em diferentes formatos, sendo o de pinça a mais amplamente utilizado, pois possibilita a realização de secção, coagulação, dissecção e apreensão teciduais. Existem instrumentos com diâmetros de 5 e 10 mm, e com a disponibilidade de rotação da lâmina metálica, condição útil nas situações em que se deseja apenas coagular ou para aqueles casos em que se almeja alcançar a secção tecidual sem pinçamento. Para tanto, pode-se utilizar como referência uma pequena concavidade marcada na lâmina metálica. Quando o objetivo é promover a hemostasia sem secção tecidual imediata, mantém-se a lâmina metálica rotada em 90° em relação à posição original; por ocasião da secção de tecidos mais delgados, a concavidade da lâmina é posicionada para baixo (180° em relação à posição original); caso exista a necessidade de seccionar tecido vascularizado de maior diâmetro, a concavidade é disposta então para cima. Na disponibilidade de instrumento que não possua esse artifício, procura-se estender o tempo de coagulação proteica quando se deseja a hemostasia de tecidos mais volumosos. Cabe ressaltar que ambas as superfícies da lâmina metálica podem ser utilizadas diretamente em incisões teciduais, sem a necessidade de prévia apreensão.

Melhora-se a secção de tecidos vascularizados pinçados pelo bisturi ultrassônico a partir da realização do princípio da pressão/contrapressão, no qual se utiliza uma pinça auxiliar (ou outro instrumento) na mão não dominante do cirurgião provocando o tracionamento do tecido-alvo, no sentido contrário ao da tensão empregada pela ponta do instrumento (Figura 11.33).

▶ Leitura sugerida

BUBENIK, L.J.; HOSGOOD, G.; VASANJEE, S.C. Bursting tension of medium and large canine arteries sealed with ultrasonic energy or suture ligation. *Vet. Surg.*, v. 34, n. 3, p. 289-293, 2005.

DING, Z.; WABLE, M.; RANE, A. *et al.* Use of Ligasure bipolar diathermy system in vaginal hysterectomy. *J. Obstet. Gynecol.*, v. 25, n. 49, p. 49-51, 2001.

FREEMAN, L.J. *Veterinary Endosurgery*. St. Louis: Mosby, 1998. 276 p.

HANCOCK, R.B.; LANZ, oO.I.; WALDRON, D.R. *et al.* Comparison of postoperative pain ovariohysterectomy via by harmonic scalpel-assisted laparoscopy compared with median celiotomy and ligation in dogs. *Vet. Surg.*, v. 34, n. 3, p. 273-283, 2005.

HAROLD, K.L.; POLLINGER, H.; MATTHEWS, B.D. *et al.* Comparison of ultrasonic energy, bipolar thermal energy, and vascular clips for the hemostasis of small-, medium-, and large-sized arteries. *Surg. Endosc.*, v. 17, n. 8, p. 1228-30. 2003.

KIRDAK, T.; KORUN, N.; OZGUC, H. Use of ligasure in thyroidectomy procedures: results of a prospective comparative study. *World. J. Surg.*. v. 29, n. 6, p. 771-774, 2005.

MAYHEW, P.D.; MEHLER, S.J.; RADHAKRISHNAN, A. Laparoscopic cholecystectomy for management of uncomplicated gall bladder mucocele in six dogs. *Vet. Surg.*, v. 37, n. 7, p. 625-630, 2008.

RAJBADU, K.; BARBER, N.J.; CHOI, W. *et al.* To knot or not to knot? Sutureless haemostasis compared to the surgeon's knot. 1. *Ann. R. Coll. Surg. Engl.*, v. 89, n. 4, p. 359-362, 2007.

TAKAO, S.; SHINCHI, H.; MAEMURA, K. *et al.* Ultrasonically activated scalpel is an effective tool for cutting the pancreas in biliary-pancreatic surgery: experimental and clinical studies. *J. Hepatobiliary. Pancreat. Surg.*, v. 7, n.1, p. 58-62, 2000.

12 Síntese

Maurício Veloso Brun

▶ Introdução

Alguns princípios associados à realização de suturas em cirurgia endoscópica já foram previamente tratados no Capítulo 11, tornando indicada a leitura prévia dos itens *Aplicação de clipes e grampos* a *Emprego de ligaduras intracorpóreas*. Dessa maneira, as manobras para a confecção dos nós intra e extracorpóreos, assim como o uso de suturas mecânicas com grampeadores lineares, não serão descritas neste capítulo.

A realização de sutura intracorpórea com a utilização de porta-agulhas é considerada por alguns cirurgiões laparoscopistas como a manobra de maior dificuldade técnica, devendo ser realizada em pacientes clínicos somente por profissionais proficientes no método, os quais tenham passado por treinamento avançado e contínuo. As dificuldades inerentes a esse procedimento estão associadas à diminuição da capacidade tátil dos tecidos, ao reduzido espaço de trabalho para a aplicação dos pontos e a confecção do nó, à redução do campo visual e à boa atuação do câmera.

Na maior parte dos casos, a sutura acaba por ampliar, em muito, o tempo operatório. Contudo, deve-se salientar que, com o treinamento e aprimoramento técnico, o tempo despendido nessa etapa cirúrgica tende a ser minimizado significativamente. Apesar de existirem diferentes dispositivos para substituir a sutura manual (grampeadores, aplicadores de clipes, dispositivos munidos de agulhas) ou facilitar a aplicação dos pontos/ligaduras (empurradores de nós), o cirurgião deve se motivar na busca pela proficiência em suturas intracorpóreas, já que em grande parte dos procedimentos avançados, bem como no tratamento de diferentes complicações transoperatórias, tal condição será muito útil ou até mesmo imprescindível.

A capacidade de executar manobras de maneira ambidestra também é característica importante para a aplicação de suturas intracorpóreas, e deve ser buscada por todo cirurgião laparoscopista que pretende executar cirurgias avançadas. Não raro torna-se necessário introduzir a agulha através dos tecidos ou então confeccionar os nós com a mão não dominante durante a execução de suturas, uma vez que frequentemente se trabalha em espaços limitados.

▶ Instrumentos para aplicação de suturas

Entre os principais instrumentos disponíveis para a realização de suturas em videocirurgias estão o porta-agulhas, o contraporta-agulhas, os empurradores de nós, os dispositivos para a sutura mecânica e os aplicadores de clipes absorvíveis. Neste capítulo, a utilização de empurradores de nós não será abordada por já ter sido previamente descrita (Capítulo 11). As dificuldades inerentes à realização de suturas previamente citadas e a necessidade de amplo treinamento tornam contraindicado o uso de instrumentos inapropriados ou improvisações.

Os porta-agulhas encontram-se disponíveis em diferentes modelos, e apresentam variados formatos de cabo. Podem ser segurados com a empunhadura tripé de base ampla, com a palma da mão, mantendo o punho inclinado ou não, ou até mesmo com a ponta dos dedos (Figura 12.1). Geralmente, seguram-se os porta-agulhas com a mão dominante, facilitando dessa maneira a apreensão da agulha e sua passagem através dos tecidos. Essa mão também é utilizada na maioria das vezes para confeccionar os nós cirúrgicos. Por outro lado, a mão não dominante rotineiramente é munida com contraporta-agulhas durante a sutura, o qual é empregado para apreender a agulha em trânsito pelo tecido, e para auxiliar na manipulação do fio de sutura. Dependendo de como o implante será apresentado, o contraporta-agulhas possibilitará a confecção do nó de modo até mais oportuno do que com o porta-agulhas.

Alguns autores preferem trabalhar com dois porta-agulhas simultaneamente, a fim de agilizar o procedimento nas ocasiões em que se torna necessária a aplicação de suturas em sentidos alternados. Tanto os porta-agulhas quanto o contraporta-agulhas devem ser utilizados apenas em suturas, respeitando-se também os limites de dimensões de agulhas impostos pelas mandíbulas delicadas do instrumento, sob pena de reduzir a "vida útil" do instrumento.

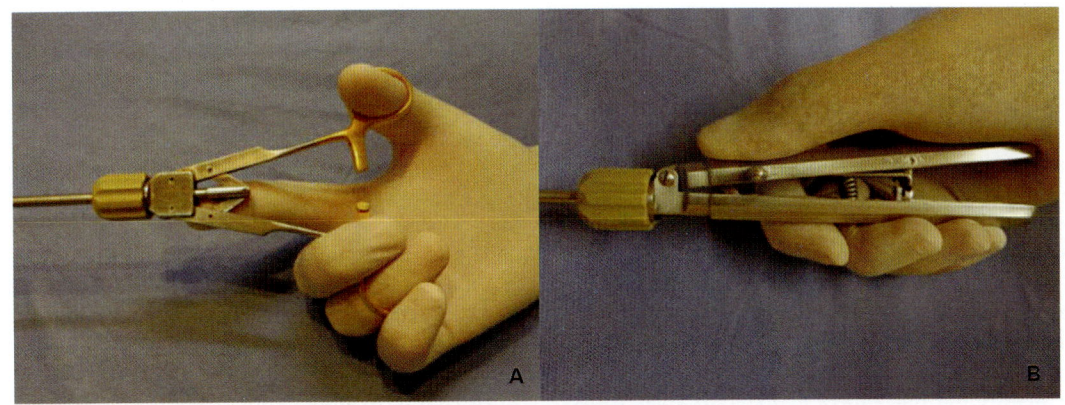

Figura 12.1 Diferentes empunhaduras do porta-agulhas: tripé de base ampla (**A**) ou com a palma das mão (**B**). Alguns cirurgiões usam a ponta dos dedos para manipular porta-agulhas (como exemplificado em **B**) quando este se encontra posicionado sobre ao local de sutura. Dentre as diferentes possibilidades de empunhadura, esta última é pouco empregada em pequenos animais.

▶ Suturas mecânicas com fio

Existem dispositivos mecânicos específicos para a aplicação de suturas intracorpóreas em videocirurgia, os quais podem facilitar as etapas de passagem da agulha através do tecido e a confecção dos nós. Um destes instrumentos funciona a partir de uma agulha bifacetada que apresenta um segmento de fio fixo ao seu ponto médio. A ponta do dispositivo apreende ou libera agulha de acordo com o movimento executado na alavanca existente no cabo, de tal forma que a agulha pode ser passada de uma mandíbula para a outra (Figura 12.2). Contudo, o emprego dessa tecnologia demanda maior custo, já que o instrumento tem breve "vida útil" (por ser descartável) e os fios agulhados específicos para seu uso são ainda onerosos. Além disso, apresenta dimensões que podem dificultar seu emprego em animais de pequeno porte.

Para a sutura, a borda tecidual é fixada com pinça de Kelly ou Maryland. Pode-se então perfurar o tecido a uma distância de 0,3 até 1 cm da mesma, de acordo com as características anatômicas do mesmo e dimensões do paciente. As mandíbulas do instrumento são aproximadas a partir do fechamento do cabo, passando-se a agulha através do tecido pelo movimento imposto na alavanca do cabo. Uma vez que a agulha tenha sido fixada na mandíbula contralateral daquela na qual estava presa, o fio é passado através da extensão completa do tecido pelo movimento de abertura das mandíbulas. Repete-se essa sequência de manobras na outra borda tecidual. Alternativamente, a agulha pode ser passada através das duas bordas em movimento único, desde que o comprimento da agulha seja compatível com a extensão do tecido com as bordas justapostas. Para tanto, as duas margens teciduais devem ser mantidas levemente tracionadas com pinça de Allis, Kelly, Maryland ou outra atraumática, enquanto a agulha é transpassada. O fio é recolhido pelo movimento em sentido contrário ao ponto de introdução imposto ao dispositivo, mantendo-se segmento de fio não muito curto junto à primeira borda na qual se passou a agulha (Figura 12.3).

Para a confecção do primeiro meio-nó, a ponta livre do fio é fixada com pinça de apreensão ou alguma outra de trabalho, sendo essa deslocada para o outro lado da ferida, formando um "x", com o segmento do fio agulhado preso ao dispositivo,

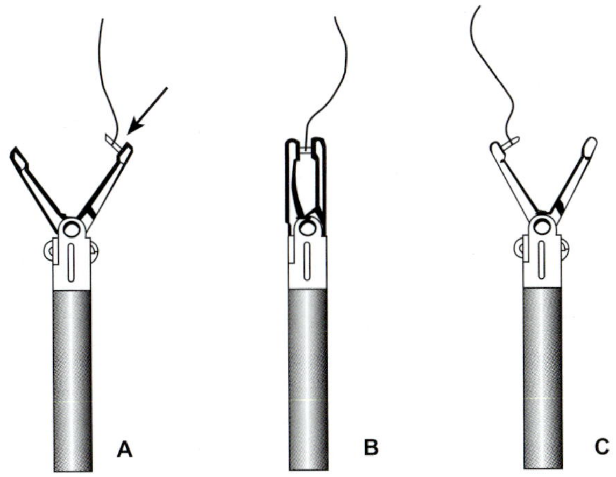

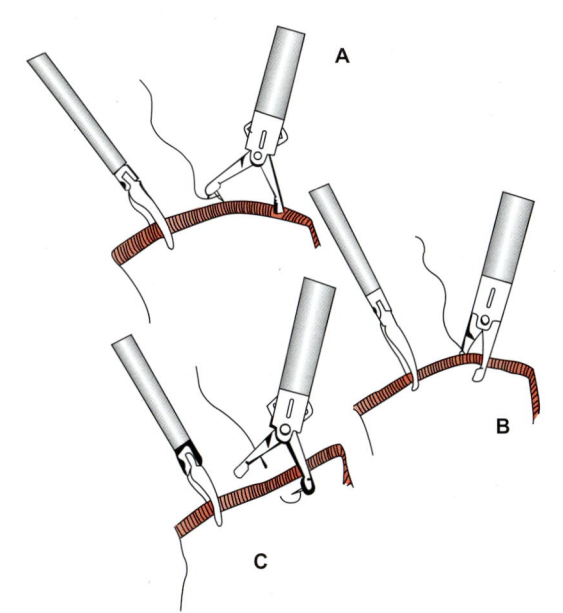

Figura 12.3 Sequência inicial para a aplicação de suturas com o dispositivo citado. A borda tecidual é fixada com uma pinça e submetida à passagem da agulha (**A**). Fecham-se as mandíbulas do dispositivo (**B**) e transfere-se a agulha de uma para outra, a partir do movimento frontal da alavanca no cabo (**C**). A outra borda da ferida é submetida a manobra semelhante. Alternativamente, pode-se passar a agulha através das duas bordas a partir de único movimento. Para tanto, ambas as margens são mantidas elevadas com uma pinça.

Figura 12.2 Funcionamento do dispositivo para sutura mecânica. A agulha encontra-se na mandíbula à direita do instrumento (seta) (**A**). Fechando-se o cabo (**B**) e movimentando-se a alavanca para frente com o dedo polegar, obtém-se a passagem da agulha para a mandíbula contralateral (**C**).

o qual está posicionado pela frente da outra porção do fio, considerando a visão do cirurgião. A agulha é trocada de mandíbula no dispositivo que é mantido aberto, e a mandíbula contralateral (sem agulha) é posicionada, levemente inclinada, por baixo do cruzamento do fio. O instrumento é fechado e a agulha é então passada novamente para a mandíbula que está abaixo do ponto de cruzamento do fio. Abre-se esta e traciona-se o dispositivo, confeccionando assim o primeiro meio-nó simples (Figura 12.4).

Caso se deseje formar o primeiro meio-nó duplo, troca-se então novamente a posição da agulha, mantendo a mandíbula sem agulha por baixo do ponto de cruzamento das extremidades do implante onde se constitui o primeiro meio-nó. Na sequência, altera-se mais uma vez a agulha de posição, passando-a para a mandíbula que estava abaixo. Ao abrir o instrumento e tracioná-lo, o meio-nó duplo estará confeccionado. Alternativamente, após formar a primeira laçada simples, pode-se manter a agulha na mesma mandíbula e rotacionar o instrumento 180° em relação ao seu próprio eixo. A mandíbula sem agulha é posicionada por baixo do meio-nó, o disposi-

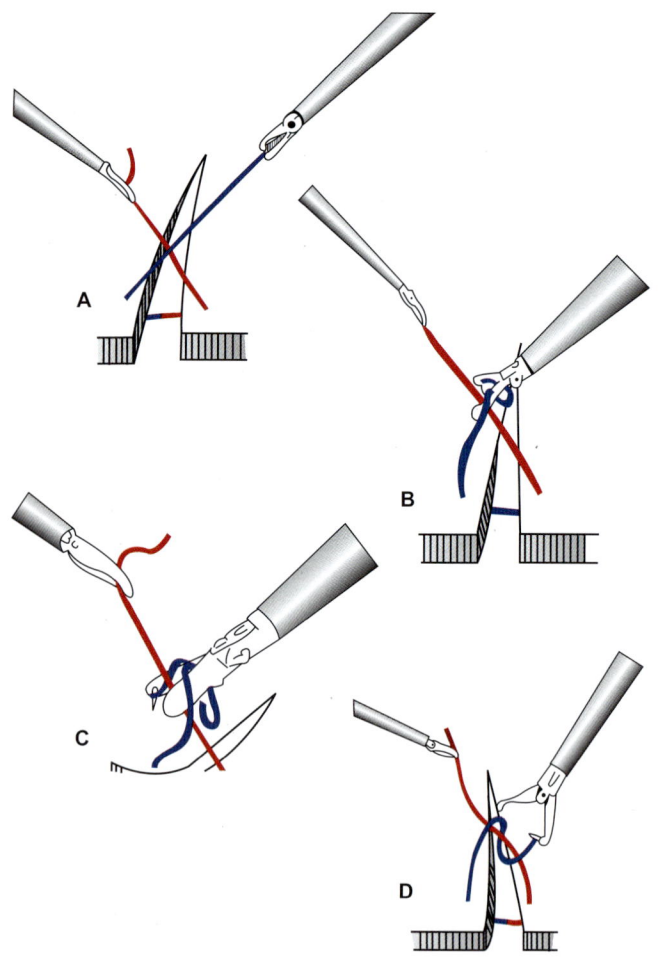

Figura 12.4 Continuação da confecção do ponto com dispositivo de sutura mecânica. Após a passagem da agulha em ambas as bordas do tecido, a porção do implante sem agulha é apreendida com pinça auxiliar. **A.** O cruzamento da porção agulhada do fio sobre a outra extremidade fixada pela pinça (considerando o ponto de vista do cirurgião) formará um "x". **B.** Troca-se a agulha de mandíbula, e a contralateral (a qual agora se encontra sem agulha) é posicionada abaixo do ponto de cruzamento do fio, entre o implante a as bordas da ferida **C.** Detalhe do posicionamento do implante sobre o instrumento; a agulha retorna à mandíbula abaixo do cruzamento do fio. **D.** Abrem-se as mandíbulas e traciona-se o dispositivo, permitindo a confecção do primeiro meio-nó.

tivo é fechado, alterando-se a posição da agulha. A abertura e o tracionamento do instrumento possibilitarão a formação do meio-nó duplo.

Os demais meios-nós podem ser confeccionados em um padrão no qual se visualizam as letras "b" e "d" formadas, a partir da justaposição das duas "metades" do fio (a agulhada e a não agulhada).

O passo seguinte após a obtenção do primeiro meio-nó é formar o "b", aproximando o dispositivo do fio fixado pela pinça na mão não dominante, mantendo este com as mandíbulas abertas e a agulha ainda na mesma posição. O segmento do implante junto à agulha ficará sobreposto a outra porção do fio (nesse momento é visualiza a letra "b"). A mandíbula do dispositivo sem a agulha é posicionada por baixo do ponto de cruzamento entre os fios. A agulha é então trocada de mandíbula, e a abertura seguida do tracionamento do instrumento possibilitará a formação do segundo meio-nó simples. Na sequência, o padrão em "d" é obtido posicionando a porção do implante junto à agulha sobre o outro segmento de fio, mantendo a mandíbula desprovida de agulha abaixo do ponto de cruzamento dos fios. Como a agulha está em posição contrária em relação ao início da formação do segundo meio-nó, o fio naturalmente assumirá um desenho de "d". Troca-se a agulha de mandíbula, e o tracionamento do dispositivo possibilita a confecção do terceiro meio-nó (Figura 12.5).

Outra maneira de confeccionar o nó é iniciada a partir do posicionamento do fio entre as duas mandíbulas do instrumento, por trás da agulha. A passagem da agulha de uma mandíbula para outra, iniciando pela frente e seguindo por trás do fio apoiado pelo instrumento auxiliar, até que esta retorne para a posição original, possibilita a formação do primeiro meio-nó simples. O deslocamento da pinça e do dispositivo em sentido contrário (cruzando os instrumentos) possibilita "correr" o meio-nó. Pode-se também obter um meio-nó duplo a partir de nova passagem da agulha por baixo do primeiro meio-nó produzido, anteriormente ao deslocamento da pinça e do dispositivo. O segundo meio-nó será promovido de forma semelhante ao primeiro, contudo a agulha será inicialmente posicionada na outra mandíbula (Figura 12.6).

O fechamento da sutura contínua a partir do dispositivo é obtido de maneira similar à descrita para os pontos interrompidos. Junto à porção terminal da ferida cirúrgica, a agulha pode ser passada através do tecido do mesmo lado em que o fio foi exposto pela última vez, alcançando a partir dali a outra borda tecidual (Figura 12.7). Assim, é mantida uma alça longa que servirá para a confecção dos nós cirúrgicos. Para facilitar o encerramento da sutura, a alça também pode ser obtida mantendo-se o fio reparado com uma pinça atrás do último ponto de passagem do implante através das bordas teciduais. Dessas duas maneiras descritas, a primeira possibilita melhor ajuste da aposição tecidual, condição que pode ser importante na redução da isquemia junto ao encerramento do nó.

A confecção do nó é obtida considerando a alça formada como se fosse uma das extremidades do fio, sendo esta apreendida com a pinça enquanto o dispositivo é utilizado para confeccionar os meios-nós e os nós, conforme descrito nos parágrafos anteriores (Figura 12.4). Independentemente do padrão contínuo escolhido, deve-se ter o cuidado para manter a uniformidade na distribuição do implante em toda a extensão da ferida, assim como manter a tensão apropriada a cada passagem do fio.

Independentemente do tipo de sutura aplicada, o excedente de fio será cortado com tesoura apropriada, mantendo-se o tracionamento da mandíbula do instrumento na qual a agulha está fixada e da outra extremidade do fio com pinça auxiliar. Ao se trabalhar apenas com dois portais na instrumentação, a agulha pode ser liberada do instrumento, sendo as extremidades do fio fixadas com pinça enquanto a tesoura é utilizada na outra mão.

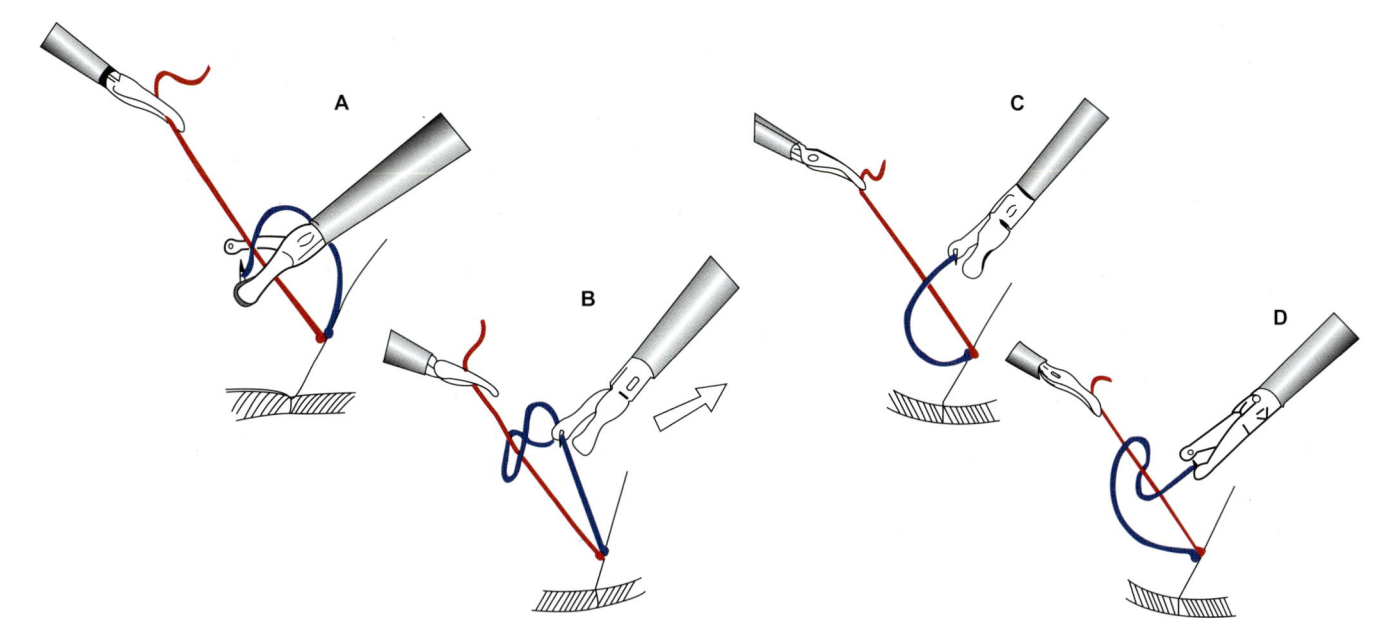

Figura 12.5 Continuação da confecção do ponto com dispositivo de sutura mecânica. Após a obtenção do primeiro meio-nó, a agulha é mantida na mesma posição. Aproxima-se o dispositivo do segmento do implante fixo pela pinça auxiliar, mantendo-se a mandíbula desprovida de agulha por baixo do primeiro meio-nó (**A**). Com este posicionamento do instrumento, visualiza-se a letra "b" pela perspectiva do cirurgião. A agulha é trocada de mandíbula, abrindo-se o instrumento. O tracionamento do dispositivo forma o segundo meio-nó simples (**B**). O terceiro meio-nó é iniciado novamente com a aproximação do instrumento em relação ao fio apreendido, mantendo-se a agulha em mesma posição na qual foi encerrado o segundo meio-nó. A mandíbula desprovida de agulha é colocada mais uma vez por baixo do ponto de cruzamento do implante, observando-se a formação da letra "d" (**C**). Repetida a sequência descrita anteriormente, forma-se o terceiro meio-nó (**D**).

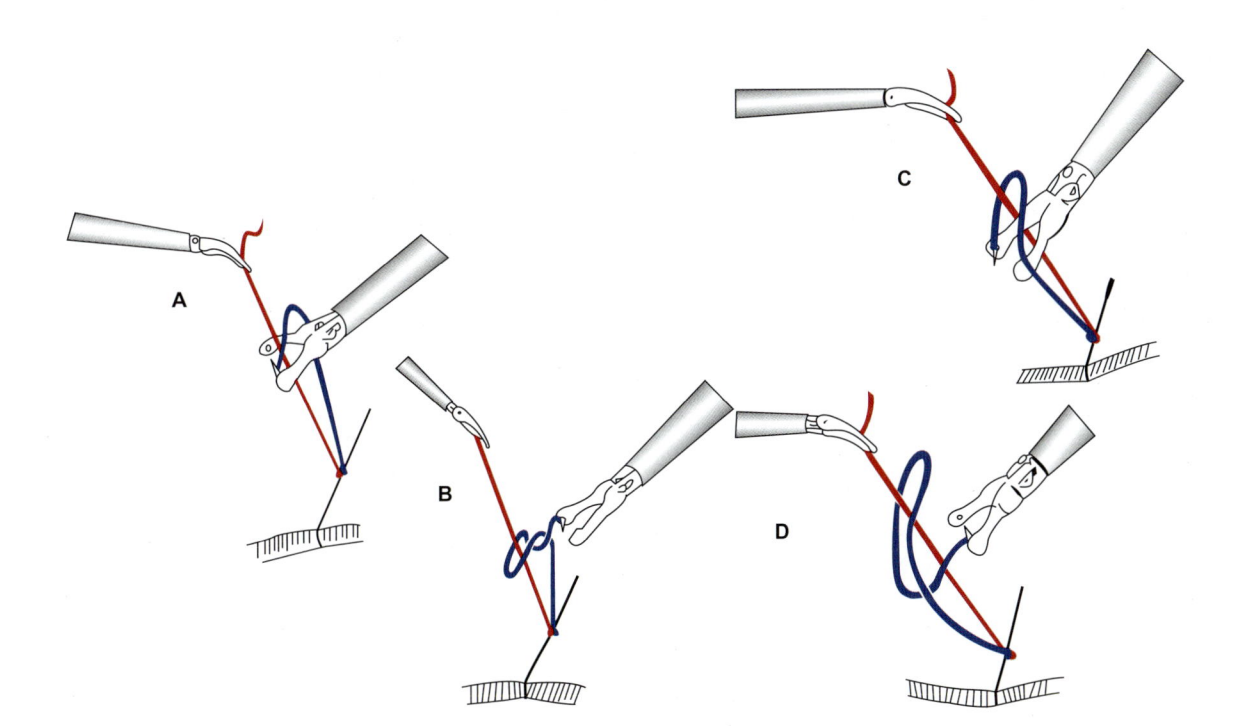

Figura 12.6 Outra maneira de confeccionar a sutura com o dispositivo. O nó é obtido fixando-se a extremidade livre do fio com uma pinça e posicionando-se o implante através das mandíbulas do instrumento, sendo o mesmo apoiado por trás da agulha (**A**). A passagem da agulha de uma mandíbula para outra e o tracionamento do instrumento produzirão o primeiro meio-nó (**B**). O segundo meio-nó é obtido de maneira semelhante, sendo iniciado e encerrado a partir da agulha posicionada na mandíbula contralateral (**C** e **D**).

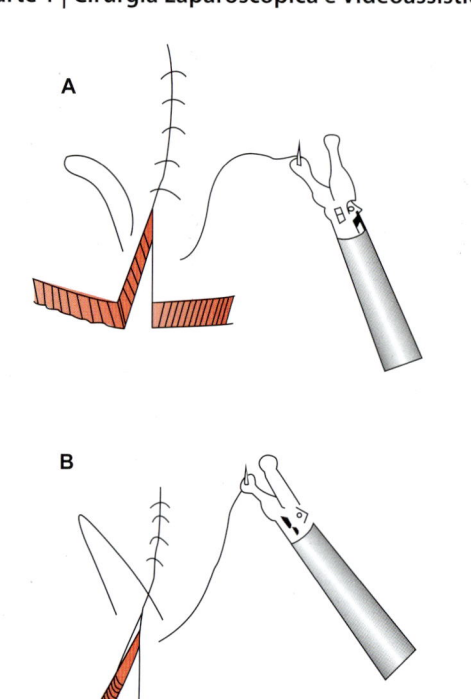

Figura 12.7 Duas maneiras de encerrar uma sutura contínua. **A.** Quando se deseja melhor aposição tecidual, confecciona-se uma alça de fio, retornando o implante através da borda pela qual foi exposto pela última vez, transpassando na sequência a borda contralateral. **B.** Alternativamente, a alça pode ser obtida apreendendo e tracionando o fio por trás do seu último ponto de passagem através das bordas teciduais.

► Emprego de clipes absorvíveis ou não absorvíveis

Os clipes absorvíveis podem ser utilizados com o intuito de isentar a necessidade de aplicação dos nós intra ou extra-corpóreos. Apesar de agilizar em muito o procedimento, esse método ainda é pouco empregado na rotina cirúrgica de pequenos animais devido ao custo associado a esse implante e ao instrumento de aplicação. Contudo, o uso desse clipe já foi descrito em alguns procedimentos, tais como na piloroplastia de Heineke-Mikulicz, na gastrostomia e na cistotomia em animais.

O clipe absorvível em questão é composto de polímero de polidioxanona, e considerando seu tempo de absorção, está indicado para aqueles casos em que o tecido deve ser mantido aproximado pelo período de 14 dias. Segundo Freeman,[5] esse tipo de implante pode ser utilizado para fixar suturas realizadas com poliglactina 910 2-0 a 4-0. Para a utilização dos clipes absorvíveis, primeiramente, corta-se o fio agulhado a aproximadamente 10 cm da agulha, fixando o clipe absorvível a partir do uso de aplicador específico, a aproximadamente 5 mm da ponta do fio. A sutura é posicionada através das bordas teciduais com o porta-agulhas (considerando os princípios que serão discutidos na sequência deste capítulo). Traciona-se a sutura até que o clipe proporcione a aposição das margens da ferida. Na sequência, emprega-se o aplicador para fixar um novo clipe, fixando-o o mais rente possível do tecido que está sendo suturado. Para tanto, o fio pode ser tracionado com o porta-agulhas, enquanto as mandíbulas do aplicador empurram o tecido durante a colocação do clipe. Por fim, secciona-se o fio a 2 cm do material absorvível.

De outra forma, clipes não absorvíveis de poliamida também têm sido utilizados como ferramenta auxiliar na confecção de suturas intracorpóreas, principalmente em procedimentos urológicos avançados, tais como em nefrectomias parciais. Por terem o mecanismo de engate e ranhuras em suas faces internas, podem fixar adequadamente o fio tanto na porção inicial como na final da sutura.

Para minimizar o tempo operatório (condição importante ao se trabalhar com o tempo de isquemia quente em nefrectomias parciais), o fio de sutura a ser fixado com esse tipo de implante pode ser preparado antes de ser colocado na cavidade. Para tanto, realizam-se vários nós sobrepostos na extremidade do fio contrária à da agulha, a uma distância de aproximadamente 0,5 a 1 cm do final do implante. Aplica-se o clipe de poliamida, junto aos nós, na porção de maior segmento do fio, de tal modo que não exista o risco de o clipe se deslocar. Tem-se ainda o cuidado de posicionar o clipe de poliamida em seu ponto médio para distribuir melhor a tensão do clipe sobre a superfície tecidual quando este for tracionado em conjunto com o fio. Uma vez aplicada a sutura, o fio será tracionado e o tecido empurrado em direção à ponta livre do implante, ocasionando a aproximação das bordas da ferida. A partir dessa manobra, existem diferentes maneiras de concluir a sutura:

- Aplicam-se pelo menos dois clipes subsequentes junto à superfície tecidual no ponto final da sutura, seguindo a técnica descrita previamente para o implante absorvível. Procura-se, nesse caso, utilizar o segundo clipe para maior segurança quanto ao risco de deslocamento do implante (Figura 12.8)
- Em caso de sutura interrompida, a porção mais longa do implante pode ser unida ao segmento terminal do fio, além do ponto onde se encontram os nós e o clipe utilizados na primeira passagem do fio. Assim, diferentes nós cirúrgicos podem ser confeccionados com as duas pontas do fio. Nessa condição, procura-se manter as pontas remanescentes do implante com comprimento em torno de 1 cm a partir dos nós
- Ainda em caso de sutura interrompida, pode-se associar as duas técnicas acima descritas, inicialmente aplicando clipe para aproximar as bordas teciduais e, na sequência, unindo os dois segmentos de fio a partir de nós aplicados sobre os clipes. Esse último método é pouco aplicado em pequenos animais, mas pode propiciar reforço à linha de sutura e tende a promover inversão da superfície tecidual.

► Manobras básicas para suturas

▪ Posicionamento dos portais

O posicionamento das cânulas e a quantidade das mesmas variam de acordo com o tipo de procedimento a ser realizado, contudo tem-se o cuidado de seguir o princípio da triangulação entre os portais, procurando-se obter angulação de 30° e 60° entre estes (vide Capítulo 9), condição que tende a facilitar a passagem do implante através do tecido e a confecção dos nós. Assim, rotineiramente são utilizadas pelo menos três cânulas em procedimentos com suturas intracorpóreas.

Rotineiramente, pode-se então dispor de um portal de 5 mm junto à mão não dominante e de outro de 10 mm para a mão dominante. O de maior diâmetro possibilitará a passagem de um redutor universal, através do qual o fio agulhado poderá ser colocado e removido da cavidade sem ocasionar perda de gás pela válvula interna da cânula. Ao se utilizarem determinados grampeadores lineares em suturas mecânicas se torna necessário

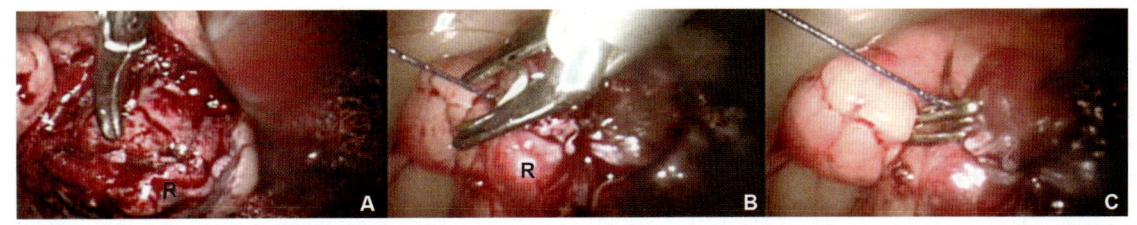

Figura 12.8 Utilização de clipes não absorvíveis de titânio para encerramento de sutura intracorpórea (nefrorrafia) em rim com cálculo coraliforme tratado por cirurgia laparoscópica. **A.** Rim (R) submetido à nefrotomia, apresentando pelve dilatada pelo desenvolvimento do cálculo coraliforme. **B.** Após a aplicação da sutura contínua simples, para reduzir o tempo de isquemia quente, optou-se por aplicar clipes de titânio, sendo que o primeiro abrangeu o implante e parte da cápsula renal. **C.** No total, foram utilizados três clipes.

posicionar uma cânula de 12 mm, compatível com a largura das mandíbulas desse instrumento. De outra forma, pode-se ainda dispensar o portal de 10 mm para a mão dominante e trabalhar com dois de 5 mm, passando-se e recolhendo-se a agulha e o implante através da parede muscular de forma transparietal. Por fim, ao se trabalhar com suturas delicadas (implantes 6-0 ou menores), pode-se utilizar portais de 3 mm com porta-agulhas de tamanho compatível.

Ao se operar através da parede abdominal ventral com os pacientes em decúbito dorsal, três disposições dos portais são em geral empregadas:

- O trocarte que abrigará o endoscópio será localizado na linha média ventral, enquanto as outras duas cânulas serão posicionadas nas paredes abdominais laterais direita e esquerda, frequentemente "à frente" do primeiro acesso em relação ao órgão-alvo
- Para sutura de órgãos/tecidos localizados em uma das metades da cavidade abdominal, os portais de trabalho podem ser colocados na parede abdominal contralateral, na direção da região a ser suturada. Nesse caso, se for possível, procurar-se-á posicionar o endoscópio no ponto médio entre as cânulas de trabalho, por "trás" destas (Figura 12.9).
- Para os pacientes em decúbito lateral, o princípio também reside em respeitar a triangulação dos acessos, procurando preferencialmente posicionar o endoscópio em frente ao tecido a ser suturado.

Em humanos, diferentes autores têm indicado que o segundo e o terceiro portais estejam afastados de 15 a 20 cm um do outro, e a 10 cm do primeiro. Para caninos, os princípios dessa indicação podem ser aplicáveis apenas em animais grandes, haja vista as limitadas dimensões da parede abdominal em pacientes de pequeno e médio porte. De modo geral, deve-se procurar adaptar o distanciamento das cânulas de acordo com a conformação anatômica e o órgão/tecido-alvo, evitando-se determinações rígidas de posicionamento previamente ao estabelecimento do pneumoperitônio.

Geralmente, considera-se que quanto menor o animal, ou menor o espaço para a aplicação da sutura, mais difícil se tornará a passagem da agulha pelos tecidos e a confecção dos nós. Para diminuir essas dificuldades, procura-se fixar as cânulas junto à parede abdominal seguindo as diferentes técnicas descritas no Capítulo 7. Sabe-se que a etapa das confecções das suturas necessita frequentemente de movimentação dos instrumentos, condição que estará associada também à excessiva movimentação dos portais, com risco de perda de gás, desalojamento das cânulas, ou até mesmo produção de enfisema subcutâneo, complicação que em condições extremas pode até mesmo inviabilizar a execução do procedimento.

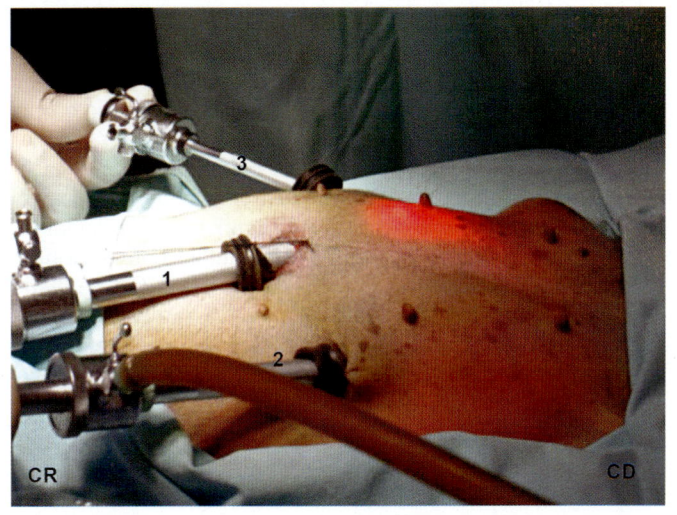

Figura 12.9 Posicionamento dos portais para a confecção de suturas em pacientes posicionados em decúbito dorsal. O portal que abriga o endoscópio está posicionado na linha média ventral, enquanto os outros dois estão alocados nas paredes abdominais laterais direita ou esquerda. Procura-se respeitar o princípio da triangulação entre os portais. Para o cirurgião destro, o segundo portal (2), rotineiramente de maior diâmetro, será utilizado para o porta-agulhas, e o terceiro (3) para o contraporta-agulhas. O animal em questão estava posicionado para uma herniorrafia inguinal laparoscópica. CR = cranial; CD = caudal.

▪ Introdução do fio agulhado na cavidade

Antes de colocar o fio na cavidade é necessário atentar quanto ao seu comprimento, uma vez que implantes curtos ou muito longos dificultarão a confecção das suturas e a aplicação dos nós. Encontra-se a indicação na literatura que, para suturas intracorpóreas, o fio tenha de 10 cm a 18 cm de comprimento a partir da agulha. Fios de 15 a 18 cm também são indicados para cirurgias em humanos, e podem ser muito longos em animais de cavidades pequenas. Rotineiramente, o autor emprega como parâmetro de comprimento do implante a extensão da cânula laparoscópica para utilização em humanos adultos (isentando aqueles portais confeccionados para obesos, os de minilaparoscopia e os de toracoscopia específicos). Dessa maneira, agiliza-se a preparação da sutura, e o implante geralmente terá o comprimento suficiente para a confecção de suturas interrompidas ou contínuas, apresentando tamanho dentro dos limites citados.

Já quando se pretende aplicar suturas com confecção de nós extracorpóreos, prefere-se empregar fios longos com 70 cm ou mais de comprimento, uma vez que será necessário aplicar o implante junto ao tecido no interior da cavidade e retorná-lo para fora do paciente durante a confecção do nó.

Ao se utilizarem agulhas de pequenas dimensões e trocartes que tenham o acesso direto ao mecanismo antiescape de gás (o qual pode ser acionado externamente, abrindo e fechando a válvula interna da cânula), o fio pode ser colocado na cavidade diretamente através das cânulas de 10 ou 12 mm. Para tanto, o implante é apreendido a 2 a 3 cm atrás do estampo da agulha com o porta-agulhas. Quando o instrumento é passado através do trocarte, abra-se externamente a válvula da cânula com a mão não dominante, enquanto o instrumento é introduzido na cavidade (Figura 12.10). A agulha será colocada sempre sob visualização direta, com o intuito de evitar lesões viscerais pela extremidade do porta-agulhas e de facilitar a localização da mesma. Nessa manobra, praticamente não haverá perda de gás caso se utilize borracha redutora de diâmetro ou redutor específico acoplado junto à superfície da cânula.

Quando está indicado o emprego de agulhas maiores, ou quando se dispõe de trocartes com sistema antiescape o qual não pode ser acionado externamente (a maioria das cânulas disponíveis são confeccionadas dessa maneira), pode-se utilizar um redutor universal. Em alguns casos, pode ser necessário até mesmo alterar a curvatura da agulha fora da cavidade, retificando-a com o uso de dois porta-agulhas convencionais, condição que possibilitará a passagem livre do fio agulhado através do redutor. Outra forma é passar a agulha e o o fio de forma transparietal, acompanhada pela visualização endoscópica, conforme explicado na sequência.

Para introduzir o fio no abdome a partir de portal de 10 mm ou maior, primeiramente o porta-agulhas é passado através do redutor fora da cavidade. O instrumento é então utilizado para apreender o fio a alguns centímetros da agulha. Para evitar que o implante se enrole no trajeto no interior do redutor em seu trajeto até a cavidade, o fio pode ser fixado "em bloco" pelo porta-agulhas, dobrando-o em vários pequenos segmentos (Figura 12.11). A agulha será então completamente recolhida para o interior do redutor, sendo esse último por fim passado através da cânula. A agulha será colocada na cavidade sob visualização direta, minimizando-se o risco de lesões iatrogênicas ou perda de material, caso o fio se rompa e a agulha fique solta (Figura 12.12).

Durante a introdução do fio ou, principalmente, na etapa de sua remoção pode ocorrer o aprisionamento da agulha junto à válvula antiescape de gás. Nessa situação, é necessário desmontar a cânula permanente em seu ponto correspondente à localização da válvula. Enquanto a agulha é removida da válvula, o auxiliar pode ocluir a abertura interna da cânula com um dos seus dedos, evitando assim a esperada perda intensa de gás.

Outra maneira de colocação do fio na cavidade é através da punção transparietal da parede abdominal sob visualização direta. Essa manobra é utilizada para animais cuja parede abdominal não é muito espessa (considerando a extensão do peritônio até a pele – gatos e cães de raças pequenas e *Toys*) e quando se almeja isentar a necessidade do uso de portais de 10 mm ou maiores para sutura. Também pode ser empregada nas seguintes situações:

- Ao se utilizarem agulhas longas, as quais mesmo após retificadas tenham dificuldade de serem alojadas no interior do redutor
- Quando é necessário utilizar agulha longa, mantendo a sua curvatura original
- Para os casos nos quais se indica a aplicação de sutura transparietal no auxílio da exposição/fixação orgânica ou tecidual (alguns exemplos são trazidos nos Capítulos 10 e 14)
- Para fixar temporariamente algum órgão/tecido a fim de facilitar sua localização durante a etapa aberta de uma cirurgia videoassistida (tal como ocorre na fixação temporária do ureter ao se realizar neobexiga ileal ortotópica)

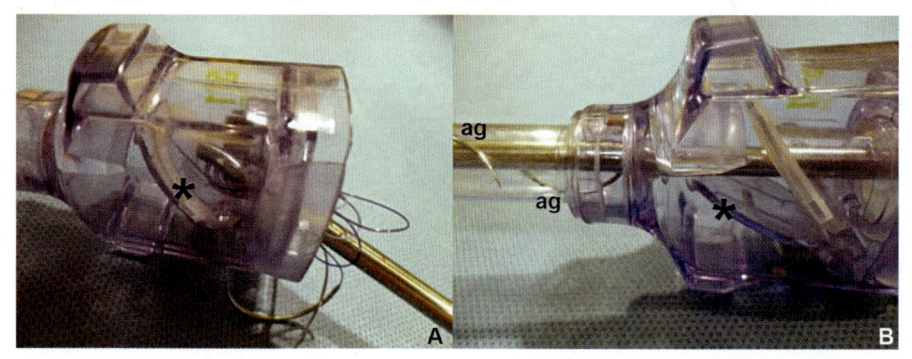

Figura 12.10 Colocação da agulha a partir de cânula a qual possibilita abertura/fechamento da válvula interna antiescape de gás, a partir de manipulação externa. Passa-se o porta-agulhas pela borracha redutora, apreende-se o fio atrás da agulha (nesse caso, foram utilizados dois implantes unidos para formar uma sutura biagulhada). **A.** Introduz-se a agulha no interior da cânula, no espaço existente entre a borracha e a válvula. **B.** Externamente à cânula, a válvula pode ser aberta pela mão não dominante do cirurgião, possibilitando a passagem da agulha (ag) pela cânula.

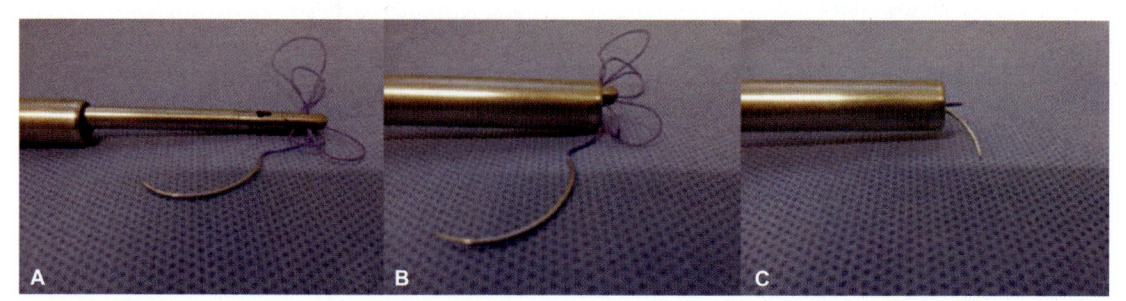

Figura 12.11 Detalhe da preparação do fio anteriormente ao seu recolhimento no interior do redutor. O implante é dobrado em vários pequenos segmentos, sendo apreendido em "bloco" pelo porta-agulhas (**A**), a alguns centímetros da agulha (**B**). Dessa maneira, pode transitar livremente através do redutor (**C**).

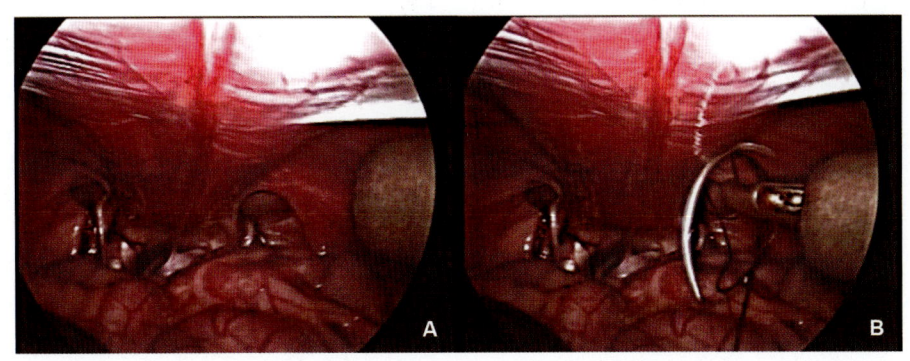

Figura 12.12 A. A agulha é colocada na cavidade, sob visualização direta, após o redutor ter sido passado através da cânula. **B.** Nota-se que a agulha não esta sendo presa diretamente pela pinça, para não emperrar no interior do redutor.

- Nos casos em que se pretende manter parte do implante temporariamente fora da cavidade enquanto se realiza a etapa inicial da sutura, a fim de facilitar a passagem da agulha pelos tecidos. Dessa forma, a ponta do implante é temporariamente fixada externamente ao abdome com pinça hemostática.

Para a introdução do implante através do abdome, inicialmente localiza-se o ponto de entrada, o qual irá variar de acordo com o procedimento proposto. Com palpação externa associada à visualização intracavitária é eleito o local, evitando-se vasos existentes na parede muscular os quais podem ser evidenciados a partir da transiluminação direta. A agulha é então transpassada até que se evidencie a sua ponta no interior do abdome, podendo-se proceder de dois modos:

- Com o porta-agulhas laparoscópico a agulha é apreendida e manuseada inteiramente na cavidade para a confecção da sutura, ligadura ou ponto de sustentação, sendo novamente transpassada pela parede muscular e recolhida externamente (vide Capítulo 10 para maior detalhamento)
- A sutura pode ser aplicada diretamente no tecido-alvo, fixando-o, tal como o descrito em ovário-histerectomias videoassistidas ou com três portais (vide técnica detalhada no Capítulo 14).

Por fim, cabe salientar que em caso de enfisema subcutâneo, o afastamento da pele em relação à parede muscular pode até mesmo inviabilizar a passagem transparietal da agulha.

▪ Apreensão e ajuste da agulha no porta-agulhas

Uma das maneiras de apreensão da agulha é a partir da técnica de Pirouette, na qual o fio é fixado a aproximadamente a 2,5 cm da agulha. Movimenta-se o instrumental de apreensão do fio (preferencialmente um contraporta-agulhas) até que apenas a ponta da agulha fique em contato com a serosa. Mantendo-se a ponta nessa posição, o corpo da agulha é girado pela rotação do instrumento cirúrgico, até que a mesma fique adequadamente posicionada para apreensão pelo porta-agulhas. Se a disposição dos portais estiver apropriada e a linha de sutura em ótima posição, o estampo poderá ficar localizado na posição de 1 h, e a ponta cortante da agulha às 7 h considerando o paciente em decúbito dorsal, com a linha média em 12 h.

De outro modo, segura-se e traciona-se o fio com instrumento auxiliar e apreende-se levemente o seu corpo com o porta-agulhas. O ajuste da posição pode ser obtido pressionando, ou então friccionando levemente, a ponta da agulha – ou o próprio estampo – contra a serosa junto à parede muscular.

É possível ainda fixar a agulha sobre a superfície serosa a partir do pinçamento direto com o porta-agulhas, tendo-se o cuidado para não lesionar os tecidos adjacentes. Para tanto, abrem-se levemente as mandíbulas do instrumento, e, mantendo o corpo da agulha entre estas, pressiona-se a superfície serosa até a agulha assumir a posição desejada entre as mandíbulas do instrumento.

Ainda, a agulha pode ser ajustada no porta-agulhas, fixando o segmento do fio próximo ao estampo com um instrumento auxiliar (geralmente um contraporta-agulhas). Com a agulha apreendida sob leve pressão, utiliza-se o contraporta-agulhas para movimentar o fio, alterando a sua posição e angulação a partir de movimento de rotação. Quando se obtiver o posicionamento desejado (vide item *Passagem da agulha e fio através dos tecidos*), pode-se fechar as mandíbulas do porta-agulhas, travando a sua cremalheira.

Pode-se também fixar a agulha diretamente com o porta-agulhas enquanto esta é mantida suspensa pelo fio, sendo o implante apreendido próximo ao estampo com o instrumento auxiliar. O ajuste da posição da agulha pode ser obtido de forma semelhante à da técnica descrita anteriormente.

Outro método para ajustar agulha consiste em sua leve fixação com o porta-agulhas, enquanto a sua ponta é ancorada no tecido-alvo. Aplica-se então força angular na agulha para alterar sua orientação axial. Uma vez alcançada a posição desejada, fixa-se firmemente a agulha. As Figuras 12.13 e 12.14 esquematizam diferentes maneiras de posicionar a agulha.

Por fim, a agulha pode ser temporariamente segurada com o instrumento auxiliar, perto da ponta ou estampo, enquanto o porta-agulhas é utilizado para apreendê-la. O ajuste de angulação segue as manobras descritas anteriormente.

Alguns autores indicam que as agulhas 3/8 de círculo ou retas devem ser fixadas aproximadamente a dois terços da distância da ponta, enquanto as de 1/2 círculo são apreendidas em seu ponto médio. Sempre que possível, pode-se basear a escolha do ponto de fixação da agulha respeitando os princípios básicos da cirurgia convencional, de tal forma que quando se deseja introduzir o implante através de tecidos delicados, de consistência regular (nem muito delgados, nem muito resistentes) ou tecidos firmes, a agulha será fixada junto ao estampo, em seu ponto médio e próximo de sua ponta, respectivamente. Ainda, seguindo tais preceitos, a agulha será fixada junto às pontas das mandíbulas do porta-agulhas, o que facilitará a confecção da sutura e possivelmente ampliará a vida útil do instrumento. A angulação da agulha nas mandíbulas do instrumento irá variar de acordo com as características espaciais da ferida, apresentação

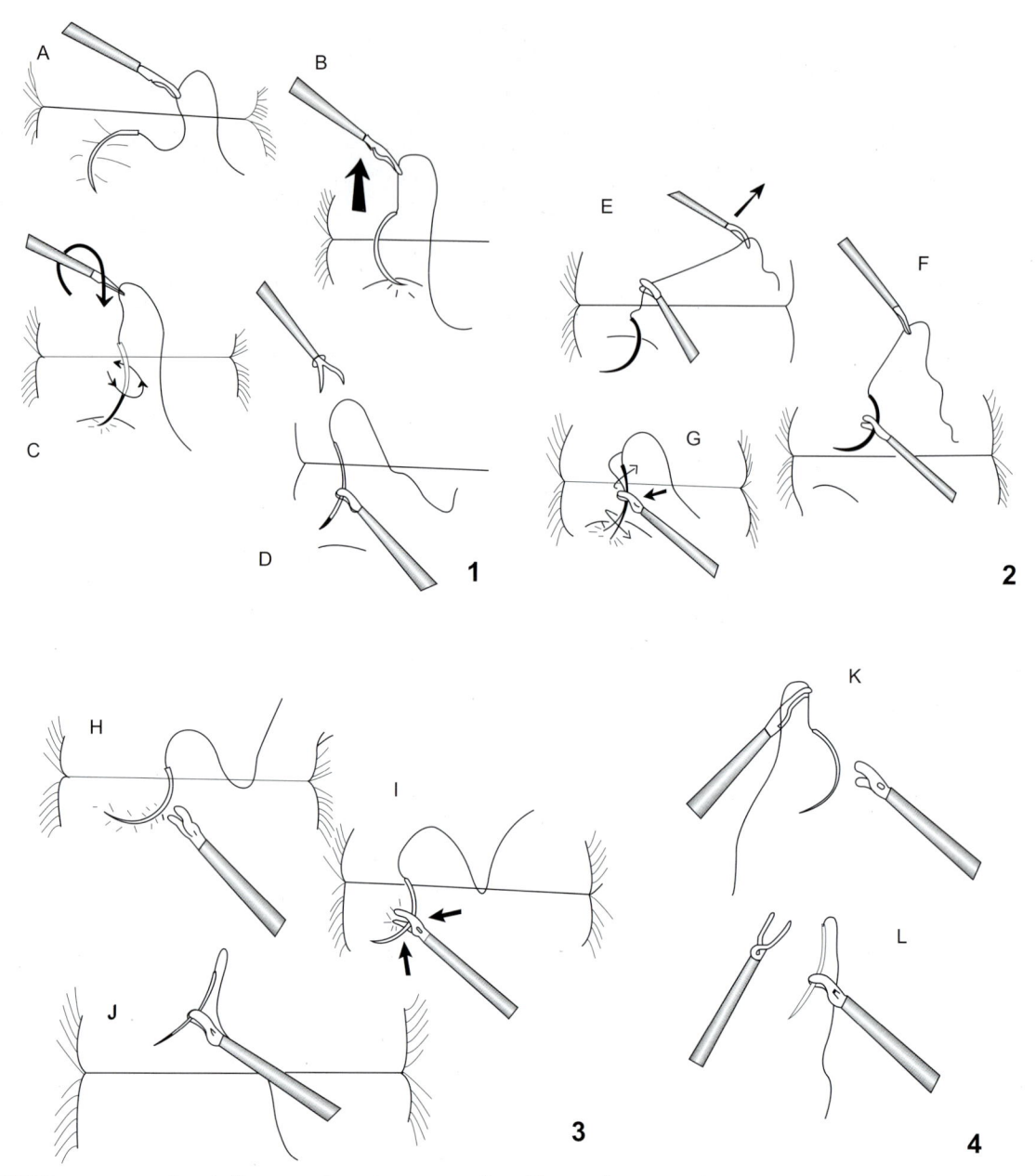

Figura 12.13 Diferentes maneiras de fixar a agulha pelo porta-agulhas: (**1**) a agulha que está em contato com a superfície serosa (**A**) será elevada a partir da apreensão de seu fio a aproximadamente 2,5 cm de seu estampo, até que apenas a sua ponta fique em contato com a serosa (**B**). Com a rotação do instrumento de apreensão (**C**), a agulha será posicionada de forma apropriada para a fixação a partir do porta-agulhas (**D**); (**2**) outra maneira consiste em apreender o fio e tracioná-lo (**E**) até que a agulha possa ser levemente fixada com o porta-agulhas (**F**). Usa-se então a ponta ou o estampo da agulha, pressionando ou friccionando-a levemente contra a superfície serosa da parede muscular, o que permitirá a sua fixação na posição desejada (**G**); (**3**) a agulha também pode ser fixada diretamente sobre a superfície serosa (**H**), abrindo-se as mandíbulas do instrumento e pressionando esse tecido (**I**), até que esta assuma adequada posição (**J**); (**4**) ainda, existe a possibilidade de se manter a agulha elevada a partir da apreensão do fio próximo ao seu estampo com instrumento auxiliar (**K**) para, sequencialmente, fixar a agulha diretamente com o porta-agulha (**L**).

do porta-agulhas em relação ao tecido, tipo de sutura que se pretende executar e espaço para a confecção da mesma, conforme é trazido no item *Passagem da agulha e fio através dos tecidos*. Em determinados casos, o espaço de trabalho é tão restrito que, na dependência do tamanho e forma da agulha, poderão ocorrer lesões teciduais a partir de movimentos inadvertidos da sua ponta ou estampo.

Por fim, evita-se a utilização de agulhas calibrosas para que não ocorra lesão tecidual exacerbada e deterioração do instrumento tão delicado como o porta-agulhas (as pontas da mandíbula poderão ficar levemente afastadas uma da outra, e assim não fixar adequadamente o fio).

▪ Adaptação da agulha para tecidos mais espessos

Quando se utiliza agulha circular para tecidos mais espessos, pode ser necessário alterar seu formato para compatibilizar a relação comprimento da agulha *versus* espessura tecidual. Para tanto, pode-se colocar a agulha frente ao tecido-alvo e promover sua retificação ("abrindo" a circunferência da agulha) com dois porta-agulhas laparoscópicos, a partir da aplicação de forças em sentidos contrários até que se alcance o formato desejado. Cabe ressaltar que os instrumentos laparoscópicos não foram projetados para esse tipo de manobra, assim, essa prática ocasionará desgaste do porta-agulhas.

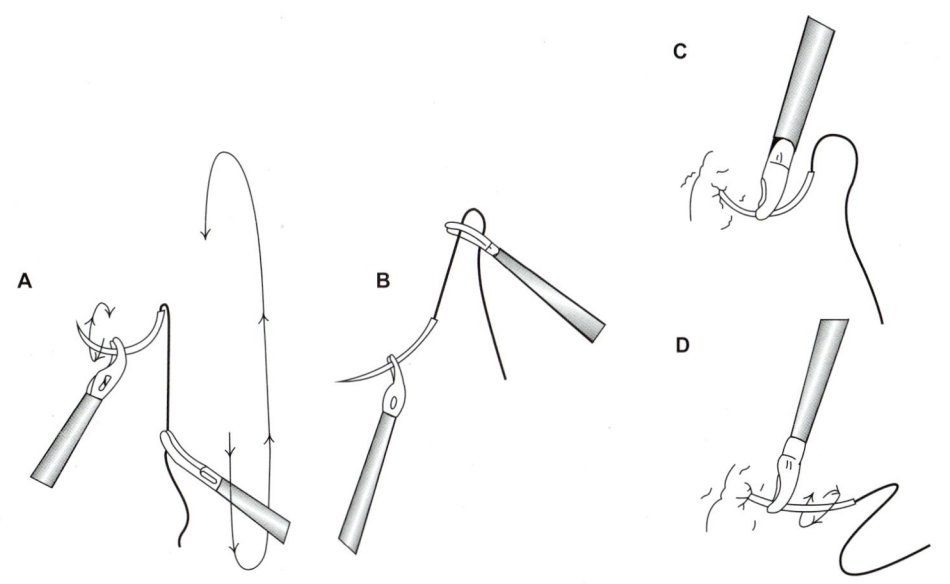

Figura 12.14 Esquematização de outras duas maneiras para ajustar a agulha no instrumental: (1) pode-se fixar o fio próximo ao estampo, enquanto a agulha é levemente pinçada pelo porta-agulhas. A movimentação (principalmente a rotação) do implante pelo instrumento auxiliar (**A**) irá alterar a posição da agulha no porta-agulhas (**B**). (2) A agulha que se encontra levemente pinçada pelo porta-agulhas é ancorada contra o tecido a ser suturado (**C**). Buscando-se a melhor posição, aplica-se força angular para alterar a orientação axial da mesma (**D**).

Para a sua retificação, a agulha é fixada próximo as suas duas extremidades, aproximadamente na metade da distância entre a ponta e o ponto médio do corpo (primeiro ponto de fixação) e entre o estampo e esta mesma referência (segundo ponto fixado). Alcançada a conformação desejada, a sutura/ligadura é aplicada conforme os preceitos básicos. Para tanto, a agulha geralmente é fixada próximo ao seu estampo com o intuito de transpassar a espessura tecidual durante único movimento. Tal manobra tem sido realizada rotineiramente em prostatectomias radicais laparoscópicas em humanos, no controle hemostático do complexo da veia dorsal do pênis.

▪ Passagem da agulha e fio através dos tecidos

Primeiro, é necessário projetar os locais nos quais se deseja introduzir e recolher a agulha para se obter uma adequada aposição tecidual, minimizando a formação de dobras teciduais e desviando de tecidos nobres, tais como terminações nervosas e vasos. Para facilitar o entendimento dos possíveis locais de introdução/exposição da agulha através dos tecidos, podem ser considerados três planos a partir de três eixos principais (Figura 12.15): (1) o da ferida, (2) o do porta-agulhas e (3) o do corpo da agulha.

Tendo como ponto de referência o plano obtido seguindo o eixo principal da ferida, considera-se que o ângulo associado ao plano obtido a partir do eixo do porta-agulhas poderá assumir quatro posições (Figura 12.16). Pode apresentar-se de forma paralela em relação à ferida, transversal (90°) ou então em ângulos aberto (> 90°, ao se considerar o plano transversal ao eixo principal da ferida) ou fechado (< 90°). Ainda, entende-se que a melhor aposição tecidual (ao se avaliar apenas a disposição que as margens da ferida irão assumir após a aplicação da sutura) será obtida se a agulha for introduzida transversalmente ao plano originado do eixo principal da ferida, ou seja, em 90° em relação ao corpo da agulha (Figura 12.17).

Considerando-se um plano em relação ao eixo principal do porta-agulhas, a agulha poderá "assumir" três diferentes posições no referido instrumento (Figura 12.18): transversal (em angulo de 90° em relação ao instrumento), ou em ângulos aberto (> 90°) ou fechado (< 90°) em relação ao plano transversal do instrumento.

Geralmente se buscará então colocar a agulha no porta-agulhas assumindo a sua melhor inclinação, procurando assim obter a introdução do implante agulhado através da ferida em aproximadamente 90° ao considerar plano obtido a partir

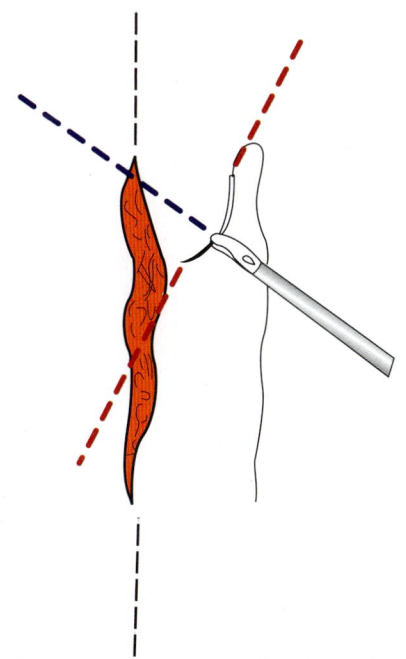

Figura 12.15 Para esquematizar os possíveis locais de introdução/exposição da agulha através dos tecidos, podem ser considerados três planos obtidos a partir dos eixos principais da ferida (linha preta), do porta-agulha (linha azul), e o do corpo da agulha (linha vermelha).

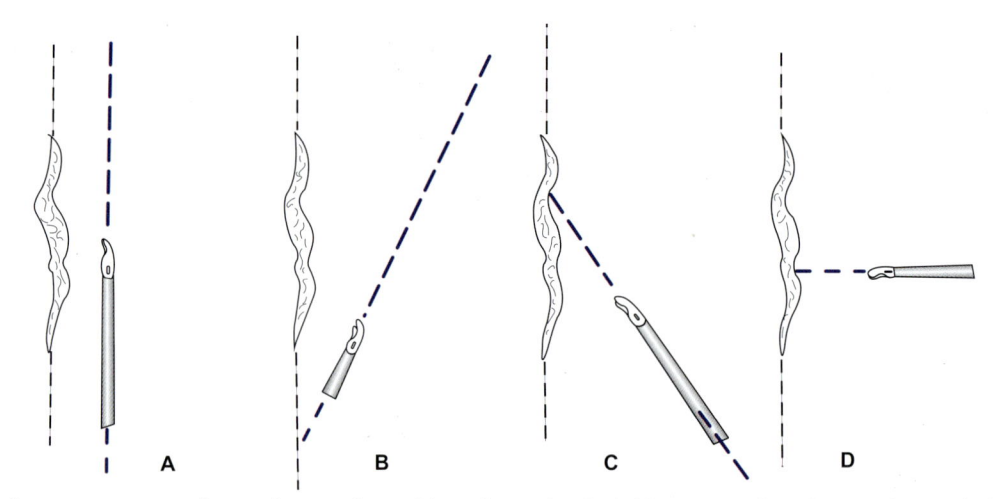

Figura 12.16 Posições que o porta-agulhas pode assumir considerando os planos obtidos a partir do seu eixo e do eixo da ferida. O instrumento pode se apresentar de forma paralela (**A**), em angulação fechada (< 90°) (**B**) ou aberta (> 90°) (**C**) ou transversal (90°) à ferida (**D**).

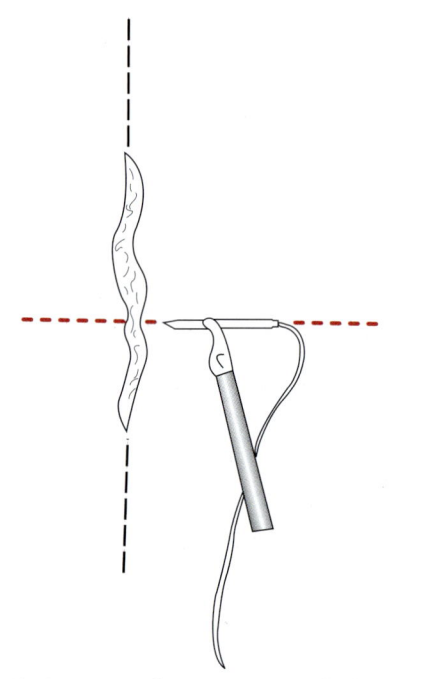

Figura 12.17 Obtém-se a melhor aposição tecidual caso a agulha seja introduzida em 90° em relação ao plano obtido pelo eixo principal (linha preta) da ferida. A linha vermelha simboliza o plano a partir do eixo da agulha.

do eixo principal da ferida (Figura 12.19). Por outro lado, em determinadas situações, e na dependência do formato da ferida, pode-se ainda desejar que a agulha assuma diferentes posições em cada uma das margens teciduais (tal como durante uma enterorrafia de alças com diferentes diâmetros), ajustando-se a aposição das margens da lesão, na medida em que a sutura vai sendo completada.

A passagem da agulha nas bordas de uma ferida será preferencialmente realizada mantendo-se o apoio sobre o tecido. Para tanto, podem-se utilizar pinças auxiliares de trabalho (tais como a Kelly, a Mixter, ou a Maryland) ou o contraporta-agulhas, segurando-se diretamente a borda tecidual ou apoiando o tecido com as mandíbulas do instrumento abertas, junto (ou próximo) ao ponto em que a agulha irá emergir. Ainda, as lâminas do instrumento auxiliar podem segurar o tecido antes da passagem da agulha, formando uma saliência e promovendo a contrapressão tecidual.

Na sequência, assim como na cirurgia convencional, o porta-agulhas promoverá a introdução da agulha transversalmente ao tecido, a uma distância da borda que não interfira demasiadamente na irrigação local, mas que ao mesmo tempo seja segura para evitar deiscência. Como por exemplo, durante enterorrafias de caninos de porte médio, está indicada a introdução da agulha a aproximadamente 0,3 cm das margens da ferida, sendo cada ponto aplicado a uma distância similar a esta.

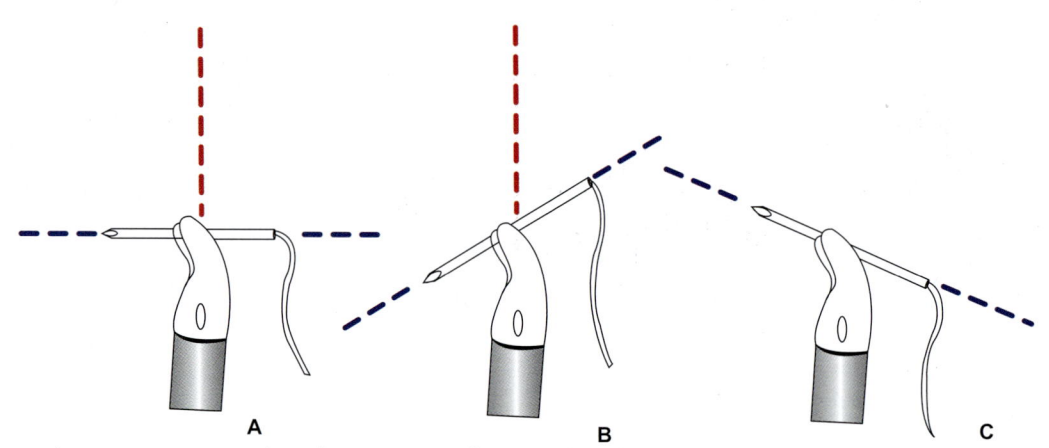

Figura 12.18 Três possíveis posicionamentos da agulha no porta-agulhas, considerando o plano associado ao eixo principal da agulha (linha vermelha) (**A**) e o plano associado ao eixo principal do instrumento (linha azul): transversal (90°), em ângulo fechado (< 90°) (**B**) ou aberto (> 90°) (**C**).

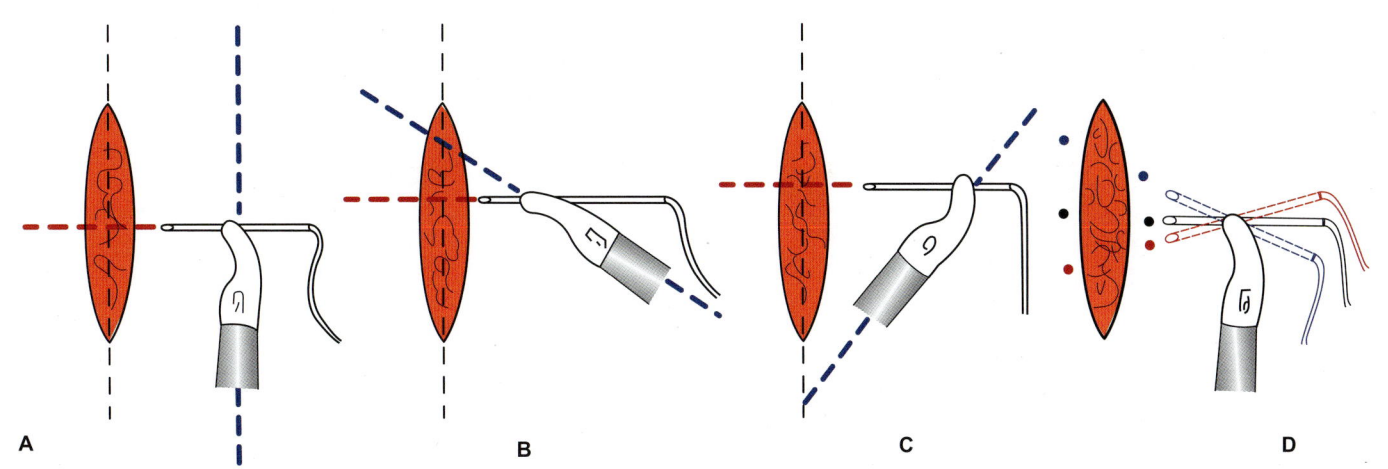

Figura 12.19 Buscando-se a aposição tecidual desejada, a agulha será posicionada no porta-agulhas de diferentes formas, de acordo como o instrumento se apresentar em relação a ferida. **A.** Caso o porta-agulhas esteja paralelo à lesão, a agulha poderá ser fixada transversalmente ao instrumento – em torno de 90º – possibilitando, assim, excelente aposição tecidual. **B.** Já se o plano obtido pelo eixo principal do instrumento (linha azul) estiver em ângulo aberto em relação ao do eixo da ferida (linha preta), a agulha promoverá maior aposição se for colocada em ângulo fechado em relação ao porta-agulhas. **C.** De forma contrária, a agulha pode ser posicionada em ângulo aberto em relação ao porta-agulhas, obtendo ótima aposição das bordas das feridas, caso o plano originário do eixo principal do instrumento se apresente em ângulo fechado em relação ao plano oriundo do eixo da lesão. **D.** O esquema representa ainda os possíveis pontos de entrada e saída do implante junto às bordas da ferida, de acordo com o posicionamento da agulha no porta-agulhas.

O movimento de introdução da agulha ficará na dependência do formato da mesma. Para agulhas retas, basta empurrá-las contra o tecido-alvo; para as de formato circular, torna-se indicado realizar o movimento de rotação do instrumento sobre seu eixo principal até que a maior parte possível da agulha seja exposta. A fixação da mesma poderá então ser obtida com pinça de trabalho, de apreensão ou, preferencialmente, com contraporta-agulhas. Pode-se ainda remover diretamente a agulha com o porta-agulhas ou com o instrumento auxiliar (Figura 12.20). A apreensão da agulha será facilitada quando houver cerca de 1/3, ou mais, de seu comprimento exposto. Ainda, a manutenção do porta-agulhas pressionando a borda tecidual por onde entrou o fio de sutura facilitará que a agulha fique em posição adequada para ser recolhida.

A agulha pode ser passada em cada borda tecidual separadamente, ou então durante único movimento. Na segunda condição poderá ser mais difícil se obter a precisa aposição tecidual, pois a agulha poderá desviar seu trajeto pela resistência imposta pelo tecido. No início da curva de aprendizado em sutura intracorpórea, geralmente se indica que a agulha seja passada separadamente em cada margem. Quando se opta pela passagem em única etapa, pode-se fixar ambas as bordas teciduais com o instrumento da mão não dominante, promovendo-se breve elevação das margens da ferida sobre o trajeto por onde passará o implante. Assim como nos casos em que cada borda do tecido é transpassada separadamente, pode-se aplicar contrapressão com o instrumento auxiliar junto ao ponto no qual será exposta a extremidade da agulha (Figura 12.20).

O fio percorrerá o trajeto através da ferida até que se mantenha comprimento suficiente em sua extremidade terminal para a confecção dos nós cirúrgicos. Para minimizar o arrasto tecidual durante a passagem do implante, mantém-se o apoio com a ponta do instrumento auxiliar enquanto o porta-agulhas traciona o implante. De outra maneira, a ponta da(o) pinça/contraporta-agulhas poderá manter elevado o implante junto à borda da ferida enquanto este é puxado através do tecido. O fio também poderá ser passado através da ferida com movimentos intercalados de apreensão e tração com os instrumentos. Ressalta-se que para "correr" o fio, evita-se a apreensão da agulha para minimizar o risco de lesões iatrogênicas. Durante a manobra de apreensão e tracionamento do fio, o câmera tenderá a ampliar o campo visual para evitar lesões iatrogênicas a partir das extremidades dos instrumentos.

Início e término da sutura

Após a passagem do fio pelas duas bordas teciduais, aplicam-se o(s) nó(s) eleito(s) seguindo-se as indicações pormenorizadas no Capítulo 11. De maneira alternativa, pode-se utilizar clipes para isentar a necessidade do nó, conforme descrito no item *Tipos de suturas*.

Ao se aplicar algum padrão contínuo, o término da sutura com o uso de nós será obtido a partir da formação de uma alça tecidual junto aos últimos pontos de entrada e saída do implante através do tecido. A laçada pode ser confeccionada diretamente sobre a ferida, ou então ao lado de uma das bordas, alterando a direção da passagem da agulha junto aos últimos pontos do implante (Figura 12.21). Geralmente o autor prefere realizar a segunda opção, pois as bordas da ferida tenderão a ficar melhor aposicionadas e o nó cirúrgico repousará mais facilmente sobre o tecido, e não diretamente sobre a ferida. Durante a confecção do nó intracorpóreo, a alça de fio será pinçada, ou pelo menos elevada, em seu ponto médio, evitando-se necessidades de ajustar o implante no decorrer da formação do nó.

Em determinadas situações, pode ocorrer o rompimento do fio durante a confecção da sutura contínua. Essa condição poderá estar associada à manipulação exagerada do implante ou ao emprego de instrumentais inapropriados para a realização da sutura, os quais podem desgastar o fio. Para se evitar o recomeço da sutura desde o início, realiza-se a remoção do fio agulhado rompido da cavidade e a colocação de outro implante agulhado. O segundo implante é passado então através das bordas teciduais, próximo ao local em que a sutura rompeu, preferencialmente introduzindo-se o novo segmento de fio do mesmo lado onde se encontra o implante rompido. É interessante manter comprimento semelhante entre a extremidade curta do novo fio e a do segmento rompido, podendo-se até mesmo cortar um dos fios para equiparar o tamanho. Os nós serão obtidos a partir da união das duas pontas curtas dos

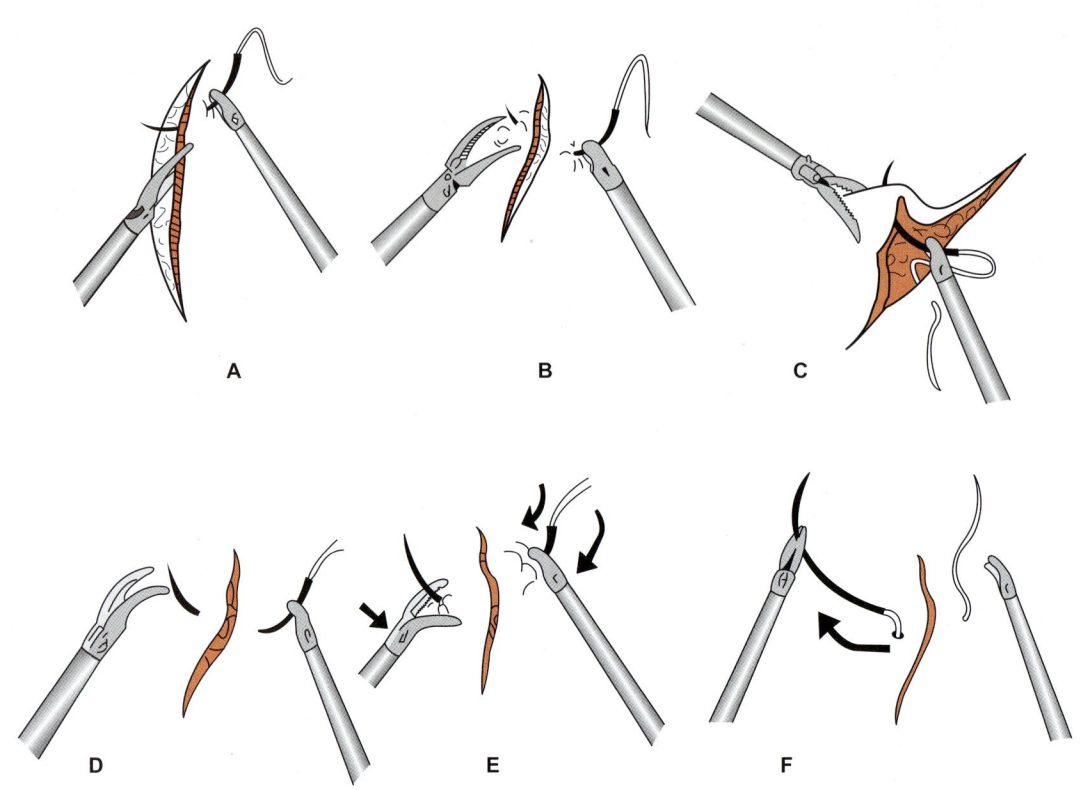

Figura 12.20 Os esquemas **A**, **B** e **C** demonstram a sequência de manobras referentes à aplicação de suturas para a aproximação das bordas teciduais. Aplicação da sutura ao se colocar a agulha em cada margem tecidual separadamente. **A.** Apreende-se a borda do tecido com uma pinça de trabalho ou com o contraporta-agulhas. **B.** Pode-se também utilizar as mandíbulas do instrumental para esse fim, mantendo-as abertas e empurrando o tecido no sentido contrário ao da força exercida pela ponta da agulha. **C.** Também é possível apreender a superfície tecidual além da borda da ferida, formando assim uma saliência que permitirá a contrapressão para a passagem da agulha. Já os esquemas **D**, **E** e **F** demonstram a passagem da agulha pelas duas bordas em única etapa. **D.** Expõe-se aproximadamente 1/3 da agulha a partir de sua ponta, apreendendo-a com o instrumental auxiliar ou com o próprio porta-agulhas. **E.** A manutenção do porta-agulhas segurando a agulha e comprimindo a borda por onde esta entrou (duas *setas* ao centro), facilitará a manutenção da agulha na posição para ser recolhida. **F.** O instrumento da mão que não está apreendendo a agulha promove contrapressão (*seta* à direita) no tecido para facilitar a sua remoção.

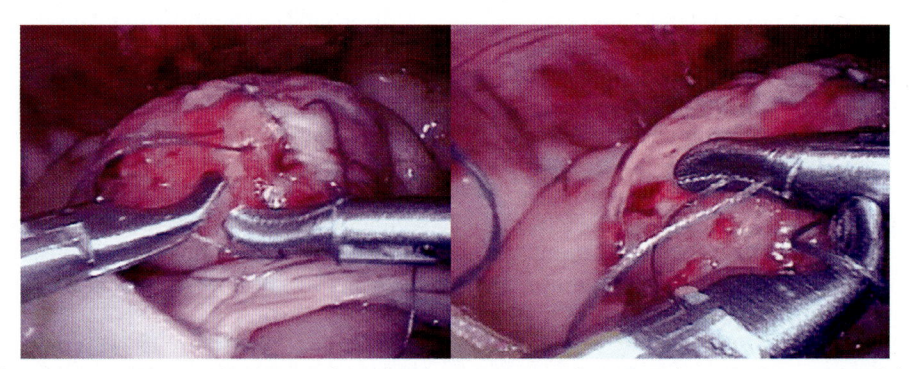

Figura 12.21 Oclusão de sutura contínua simples (cistorrafia) aplicada em uma cistolitectomia laparoscópica em cadela. Tal como na ilustração, caso a alça seja obtida junto a uma das bordas teciduais (sem cruzar sobre a ferida), o nó cirúrgico tende a ficar posicionado ao lado da ferida de acesso, com apropriada aposição tecidual.

implantes (a do segmento rompido e a do novo fio), como se fossem partes de uma mesma alça (Figura 12.22). Esse recurso também é bastante útil nos casos em que a mensuração do comprimento de fio necessário para a sutura contínua foi inapropriada.

Quando existe a opção de se realizar uma anastomose a partir de sutura contínua, pode-se empregar a técnica de Van Velthoven,[11] inicialmente desenvolvida para a anastomose vesicouretral em prostatectomias radicais. Nesse método realiza-se um único fechamento da sutura intracorpórea, uma vez que o nó inicial é confeccionado externamente à cavidade, unindo

dois diferentes fios de sutura agulhados de calibre similar. Alternativamente, pode-se empregar único implante biagulhado com comprimento de fio e tamanho de agulhas apropriados para anastomose vesicouretral em humanos. Mais detalhes sobre a aplicação dessa sutura em prostatectomias em cães estão disponíveis no Capítulo 13.

Caso se obtenha a confecção do fio biagulhado manualmente, unem-se as extremidades não agulhadas de dois implantes agulhados a partir da aplicação de vários nós. O excedente dos fios na porção não agulhada será cortado, mantendo-se o comprimento de pelo menos 0,5 cm a partir do nó a fim de

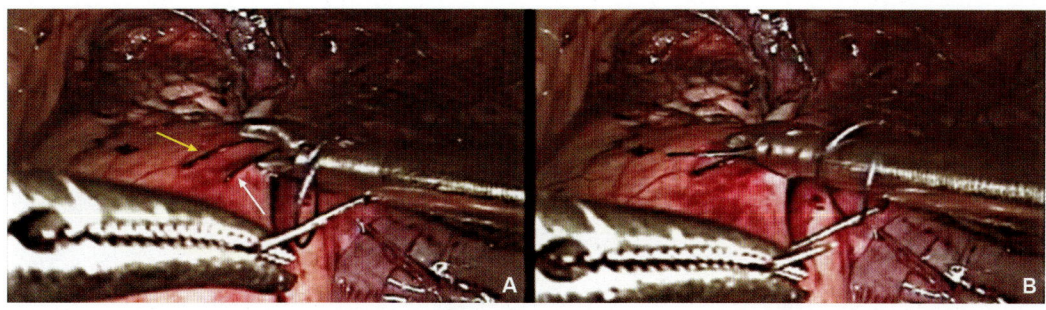

Figura 12.22 A. Nas situações em que se deseja confeccionar uma sutura contínua, porém o fio ficou curto ou houve a ruptura do implante, pode-se aproveitar o segmento de sutura já implantado no tecido, após retirar a sua agulha (seta branca), sem a necessidade de refazer toda a sutura. Junto à extremidade rompida do fio, passa-se um novo implante agulhado (seta amarela), de tal forma que seu segmento terminal será mantido no comprimento equivalente ao restante do fio rompido. **B.** Promovem-se os meios-nós partindo do segmento longo do segundo implante e apreendendo conjuntamente as duas outras pontas restantes.

diminuir a possibilidade de escape dos nós cirúrgicos. Para anastomose vesicouretral durante prostatectomia em humanos, alguns autores têm indicado que se mantenha o comprimento de cada segmento de fio de 15 a 17 cm. Para a introdução no abdome, os fios são pinçados em conjunto (a aproximadamente 1 a 2 cm das agulhas), mantendo as agulhas desemparelhadas e o fio dobrado em segmentos de aproximadamente 5 cm. Os implantes são então tracionados completamente para o interior de um redutor universal (Figura 12.23).

Uma vez colocadas na cavidade, ambas as agulhas serão passadas da mucosa para a serosa junto a uma das extremidades teciduais a serem anastomosadas, tendo-se cuidado de eleger a borda mais resistente à tração para alojar essa parte da sutura. Desse modo, pode-se tracionar o implante para facilitar a aposição com menores riscos de ruptura tecidual. Ao se transpassar toda a espessura do órgão/tecido com as duas agulhas, o nó confeccionado irá ser ancorado sobre a serosa, isentando-se a necessidade da confecção de um nó intracorpóreo para o início da sutura. Procura-se ancorar esse nó a aproximadamente 6 h da anastomose, considerando a visão do cirurgião em um paciente posicionado em decúbito dorsal. Na sequência, ambos os segmentos do implante são passados da mucosa para a serosa na outra extremidade do órgão/tecido a ser anastomosado, a aproximadamente 5 h e 7 h. Após o implante ter sido novamente passado através da serosa para a mucosa do lado onde foi iniciada a sutura, uma das extremidades do fio é apreendida com pinça ou fixada diretamente na parede muscular a partir de sua agulha. Essa manobra facilita a exposição do tecido para a confecção da

sutura. Realiza-se a aposição das bordas teciduais em uma das metades da sutura até próximo das 12 h, utilizando-se para tanto um padrão tipo contínuo simples. Após o fio ter passado através da serosa do mesmo lado onde se iniciou a sutura, aprende-se esse segmento do implante ou fixa-se o mesmo à parede muscular, conforme feito anteriormente. A segunda metade da sutura é também confeccionada de forma contralateral até próximo do ponto onde emerge o outro segmento do fio, também no mesmo lado onde a sutura foi iniciada. As duas agulhas são removidas, e a sutura é encerrada sobre a serosa às 12 h (Figura 12.24).

Nesse tipo de anastomose deve-se ter o cuidado de ajustar o fio, aposicionando adequadamente as bordas teciduais, durante toda a extensão da sutura. Assim, o emprego de implante monofilamentar auxilia o ajuste "fino" da sutura devido ao menor arrasto tecidual. Por se tratar de sutura contínua, é possível que em determinados locais ocorra o afastamento das bordas pela tensão tecidual em sentido contrário. Um macete para minimizar esse problema consiste em "travar" a sutura em determinados pontos da anastomose, passando o implante por trás da última laçada, tal como se estivesse sendo realizado um padrão tipo entrelaçada de Ford. Ao "travar" a sutura aproximadamente às 4 h e 8 h (considerando a visão do cirurgião com o paciente em decúbito dorsal) assegura-se adequada aposição da porção dorsal da anastomose. Se a tensão se apresentar em toda a extensão da sutura, pode-se utilizar um padrão similar ao entrelaçado de Ford desde o início da anastomose. A aplicação da anastomose considerando os princípios estabelecidos por Van Velthoven ainda é muito pouco explorada em medicina veterinária.

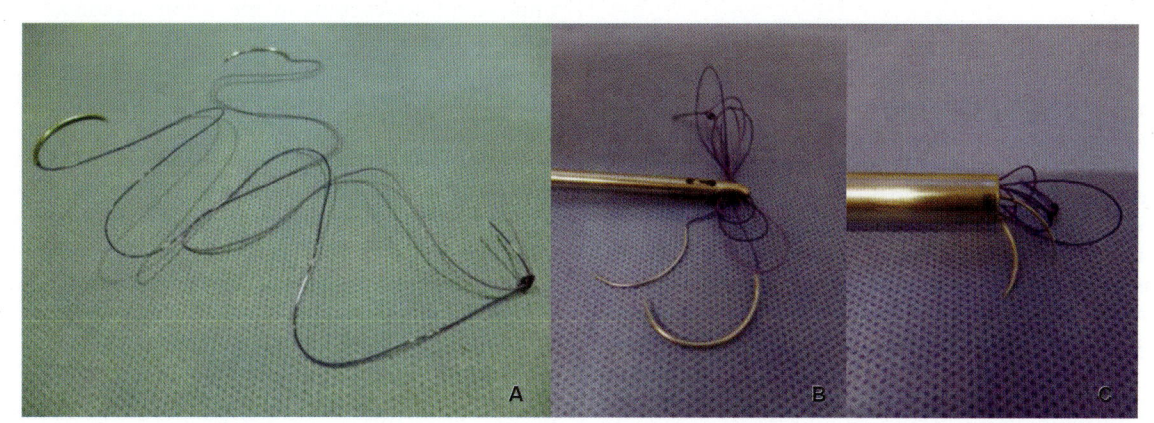

Figura 12.23 Obtenção de fio biagulhado e sua colocação no interior do redutor universal. **A.** Dois fios de espessura e comprimento semelhantes são amarrados pelas suas extremidades não agulhadas. **B.** O implante é dobrado em segmentos de aproximadamente 5 cm mantendo as agulhas próximas mas em alturas diferentes, sendo o implante apreendido pelo porta-agulhas (o qual já está posicionado através do redutor). **C.** Ao tracionar o porta-agulhas, o fio ficará acomodado no interior do redutor.

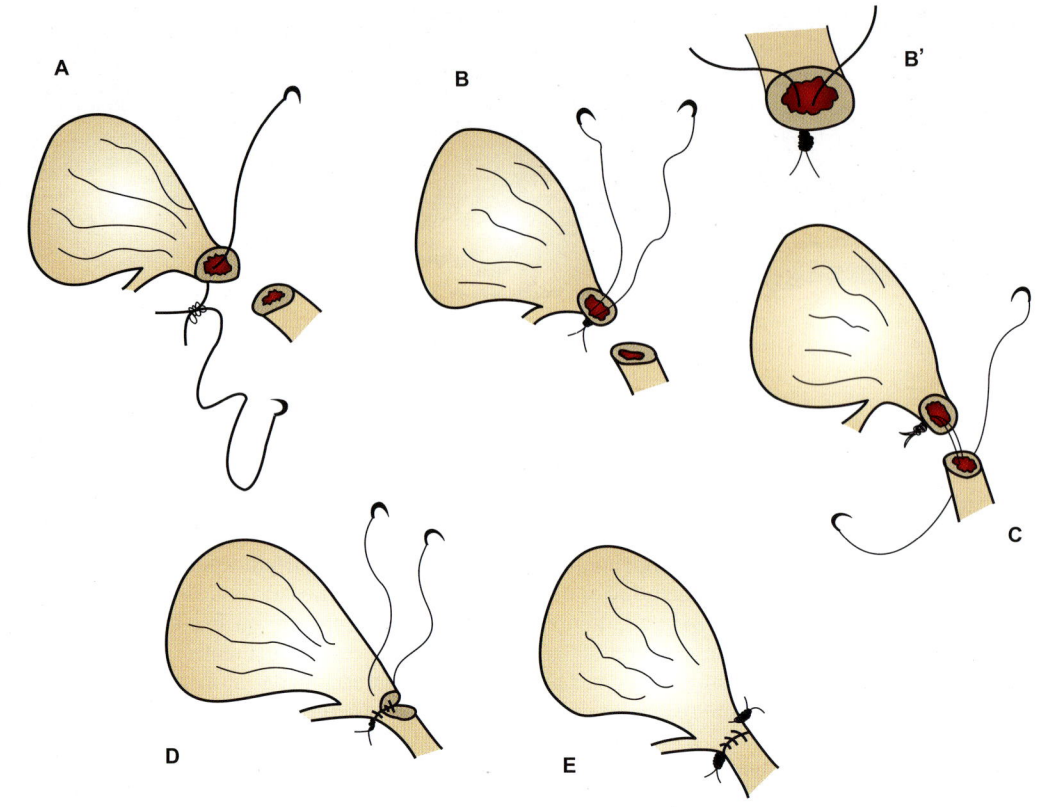

Figura 12.24 Técnica de Van Velthoven para a obtenção de anastomose vesicouretral terminoterminal. **A.** Uma vez estando o implante introduzido na cavidade, inicia-se a sutura por uma das bordas teciduais a serem anastomosadas, passando-se a agulha da serosa para a mucosa através de toda a espessura da vesícula urinária **B** e **B'.** Ao se passarem as duas agulhas, é obtido o ancoramento da sutura devido ao nó **C.** A segunda passagem se dá da mucosa para a serosa junto à outra borda a ser anastomosada. Na sequência, o fio será exposto junto à superfície serosa do lado em que se iniciou a sutura. **D.** Uma das extremidades do fio pode então ser apreendida com pinça ou fixada na parede muscular, enquanto a outra é utilizada para a confecção de uma sutura tipo contínua simples. Fixa-se este segmento do implante, e a segunda metade da sutura é completada de forma similar. **E.** O nó desejado (geralmente o de cirurgião) é confeccionado após a remoção de ambas as agulhas, encerrando-se a sutura.

▪ Remoção do material de sutura da cavidade

A remoção da agulha da cavidade é facilitada pela utilização de redutor universal. Apreende-se o fio de sutura próximo ao estampo da agulha, quando possível 2 a 3 cm desta, e traciona-se a agulha até que fique completamente localizada no interior do redutor. Remove-se o conjunto porta-agulhas, redutor e agulha de uma única vez sob visualização direta, a fim de se certificar que não houve permanência de material cirúrgico na cavidade.

Para os casos em que se utilizam sutura intracorpórea e extirpação tecidual, e nos quais está indicado o emprego de saco extrator, a agulha pode ser retirada em conjunto com o espécime quando acomodada no interior do saco. Essa manobra é associada ao risco de perfuração do saco e impossibilita o emprego de morcelador ou do dedo do cirurgião para fragmentar o tecido extirpado.

Para a remoção da agulha em casos em que se aplica a sutura transparietal, apreende-se a mesma próximo ao estampo com o porta-agulhas laparoscópico, mantendo-a posicionada transversalmente à parede muscular, para posteriormente a transpassar através do abdome. Para tanto, pode-se utilizar os dedos ou pinça de trabalho convencional para fixar ou apoiar a musculatura e, a partir da contrapressão, facilitar a manobra. Por fim, a agulha é pinçada ou fixada externamente com o porta-agulhas, sendo completamente retirada da cavidade peritoneal (ver Capítulo 10).

▶ Tipos de suturas

Praticamente todas as suturas realizadas em cirurgia abdominal aberta podem ser confeccionadas pelo acesso laparoscópico com variados graus de dificuldade técnica, na dependência de suas conformações. Contudo, rotineiramente ainda são poucos os padrões utilizados. Para suturas de aposição empregam-se principalmente a interrompida simples, a contínua simples e, eventualmente, a entrelaçada de Ford. Para as suturas de tensão, costuma-se realizar os padrões de Wolff (colchoeiro horizontal) e Sultan (colchoeiro em cruz). Já quando se deseja obter a inversão das bordas teciduais, podem ser aplicados os padrões Lembert interrompido, Lembert contínuo ou Cushing. Ao contrário da cirurgia convencional, na qual o ponto transparietal é reservado para procedimentos específicos (como, por exemplo, no tratamento de deslocamento de abomaso em bovinos), na videocirurgia esse tipo de sutura pode ser bastante utilizado, tanto na fixação temporária de tecidos ou órgãos como na obtenção de hemostasia em casos de hemorragias parietais.

Considerando que os detalhes técnicos em relação à obtenção dos padrões desejados estão amplamente disponíveis na literatura associada à técnica operatória convencional, e que oportunamente as indicações dos diferentes tipos de sutura serão trazidas noutros capítulos, esse assunto não será aqui pormenorizado.

▪ Padrões interrompidos

Graças a sua segurança e versatilidade, a sutura interrompida simples pode ser amplamente empregada em cirurgias laparoscópicas ou videoassistidas. Quando a contínua simples possibilitar resultado semelhante, geralmente será preferida à interrompida, pois sua confecção é mais rápida e tecnicamente mais fácil. Na aplicação da interrompida simples, tem-se o cuidado de manter o mais uniforme possível a distância entre cada um dos pontos, bem como entre o local de penetração da agulha em relação à margem tecidual.

O padrão de Lembert tem sido aplicado rotineiramente pelo autor como segundo plano de sutura em cistotomias laparoscópicas. Para tanto, a agulha é passada através das camadas serosa e muscular (atingindo no máximo a submucosa) para evitar a contaminação no trajeto do implante e o contato deste com a mucosa e urina. É interessante selecionar uma agulha que tenha o comprimento adequado para passar de uma única vez através da serosa em cada lado da ferida, reduzindo-se assim o tempo operatório e a manipulação tecidual.

No caso de tensão nas bordas da ferida, o padrão de Sultan tem sido mais amplamente utilizado que o de Wolff, pois a sua confecção é mais fácil, não sendo necessário alterar o sentido da ponta da agulha. Pode ser aplicado em herniorrafias, gastropexias e até mesmo na obtenção de hemostasia na parede muscular, atuando como sutura em "massa". Procura-se manter a distância de 0,5 cm a 1 cm entre cada local de entrada da agulha no mesmo ponto, assim como entre cada sutura. Já a sutura de Wolff (Figura 12.25) é muito útil em casos de herniorrafias inguinais, pois evita o comprometimento dos vasos epigástricos, posicionando-se paralelamente às bordas da ferida. Independentemente do padrão de tensão escolhido, pode-se lançar mão do nó de cirurgião triplo, o qual possibilitará adequada aposição tecidual, mesmo em casos nos quais a força no sentido contrário às bordas da ferida é exuberante.

Uma manobra interessante, no caso de se manter considerável tensão nas bordas da ferida por ocasião da aplicação do ponto, consiste na aplicação do primeiro meio-nó (duplo ou triplo) sob baixa tensão de pneumoperitônio (em torno de 4 mm/Hg). Após a aplicação do segundo meio-nó – preferencialmente mantendo a mesma tensão baixa de CO_2 – obtém-se adequada aposição das bordas da ferida, já que a pressão abdominal alta tende a afastar ainda mais as margens do defeito.

▪ Contínuas

Dentre os padrões contínuos, o mais amplamente utilizado é o contínuo simples, devido a sua versatilidade, maior facilidade de aplicação quando comparado aos demais, e pelas vantagens em relação à interrompida simples, que incluem:

- Melhor vedação contra a passagem de água e ar
- Menor permanência de materiais estranhos ao organismo na ferida
- Menor quantidade de fio necessária para a oclusão da sutura (característica adequada para cirurgias endoscópicas, nas quais se torna necessário cortar o fio em segmentos mais curtos, que geralmente darão origem a poucos pontos por fio)
- Menor custo econômico
- Maior rapidez na confecção da sutura.

Contudo, deve-se ter muito cuidado para não apertar demasiadamente as bordas teciduais e não manter distâncias inapropriadas entre o local de entrada do implante e a borda tecidual ou entre cada laçada da sutura. Ainda, os nós devem ser muito bem confeccionados, pois se ocorrer escape dos mesmos poderá haver deiscência completa da ferida, com resultados desastrosos.

Um cuidado necessário durante a aplicação desse padrão de sutura é a manutenção da tensão adequada entre as laçadas, que pode ser obtida pelo ajuste constante do fio que se encontra sobre a linha de incisão, a cada passada (Figura 12.26), ou então pela apreensão e tração do fio (ao se utilizar material monofilamentar de diâmetro reduzido) junto à última passagem do implante pelo tecido, enquanto um instrumento é colocado por baixo da "laçada" frouxa, elevando-a ou tracionando-a na medida em que o fio é puxado. Ainda, nas situações em que se observa que o nó da sutura ficou frouxo, pode-se elevar o fio por baixo do nó frouxo com uma pinça posicionada na mão não dominante do cirurgião, e aplicar um clipe de poliamida próximo à superfície tecidual.

A sutura entrelaçada de Ford poderá ser utilizada naqueles casos nos quais é seguro aplicar um padrão contínuo, contudo existe certa tensão nas bordas teciduais. Também é empregado quando se almeja maior segurança na sutura, pois o entrelaçamento da sutura pode impedir a ocorrência de deiscência completa. A confecção do padrão entrelaçado de Ford se assemelha, em partes, com o contínuo simples, porém é necessário passar o fio por dentro de cada uma das "laçadas". Essa condição pode ser obtida apreendendo-se o fio com uma pinça do lado da margem tecidual contrária ao local de penetração da agulha, e mantendo a(o) pinça/contraporta-agulhas tracionando o implante "à frente" da próxima "laçada". No momento em que o fio passar pela segunda borda a sutura estará adequadamente montada (Figura 12.27).

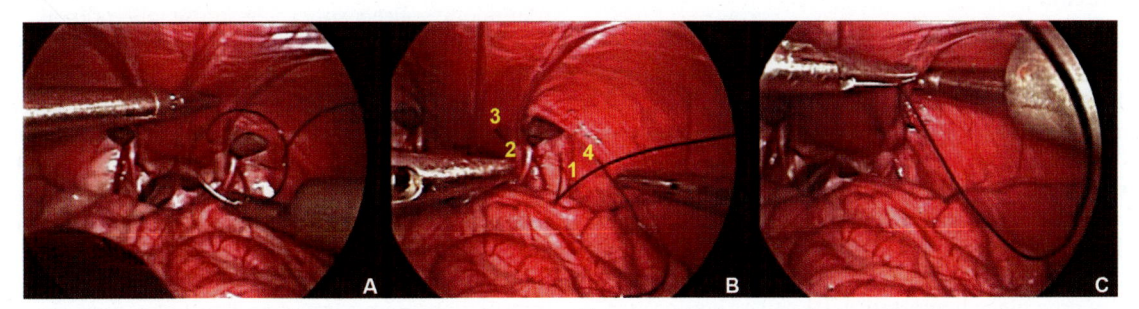

Figura 12.25 Confecção da sutura de Wolff durante herniorrafia inguinal laparoscópica em cão. **A.** A agulha é passada sob ambas as bordas teciduais, de lateral para medial. Inverte-se a agulha no porta-agulhas, alterando o seu posicionamento em 180°. Alternativamente, pode-se utilizar um porta-agulhas na mão não dominante para aplicar diretamente a sutura na borda contrária em que a mesma foi iniciada. A agulha é então retornada junto à primeira borda tecidual. **C.** Aspecto final da sutura após a oclusão do nó. A numeração em **B** se refere à ordem de posicionamento da agulha através do tecido.

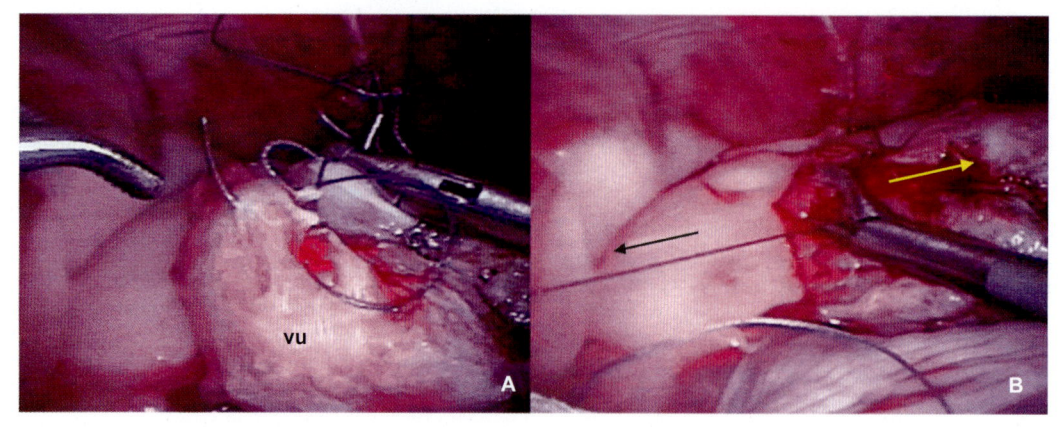

Figura 12.26 Técnica para o ajuste das laçadas de uma sutura contínua simples, aqui demonstrada em uma cistolitectomia laparoscópica em cadela. Após a passagem do implante através de ambas as bordas da ferida de acesso (**A**), realizam-se a apreensão e tracionamento do fio agulhado (seta preta) ao mesmo tempo em que o porta-agulhas empurra a parede da vesícula urinária (vu) no sentido contrário (seta amarela), mantendo-se o fio entre as suas mandíbulas abertas (**B**).

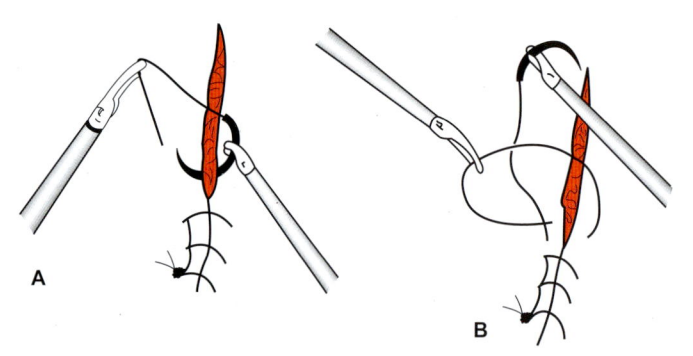

Figura 12.27 Esquematização de uma maneira de se obter o entrelaçamento na sutura entrelaçada de Ford. O fio é passado pelas bordas teciduais, conforme realizado na sutura contínua simples. **A.** A extremidade livre e longa do fio é pinçada na margem contralateral em que se iniciou a sutura, e tracionada com o instrumento posicionado na mão não dominante (neste caso, a esquerda). **B.** Ao se tracionar o implante e passá-lo por dentro da laçada, obtém-se o ancoramento da sutura.

Dispõe-se também de outra possibilidade de se obter o entrelaçamento: inicialmente realiza-se a passagem do fio pelas margens teciduais como se fosse uma sutura contínua simples, contudo a alça do fio, a qual foi passada sobre as bordas da ferida, é mantida bastante frouxa. Apreende-se a agulha com o porta-agulhas e passa-se a mesma entre o implante e o tecido. O tracionamento do fio irá ancorar a sutura.

▪ Transparietais

As suturas transparietais (percutâneas) são comumente utilizadas para a fixação temporária de órgãos submetidos a procedimentos laparoscópicos. Como já foram anteriormente tratadas as formas de introdução e remoção desse tipo de sutura neste mesmo capítulo, aqui será realizada a descrição de alguns detalhes de sua aplicação.

Uma vez apreendido o órgão-alvo, promove-se a introdução videoassistida da agulha e de parte do fio na cavidade. Cabe ressaltar que o fio permanecerá pinçado externamente à parede abdominal com uma pinça hemostática. Passa-se a agulha através das camadas do tecido a ser fixado (no caso do estômago, por exemplo, apreendem-se as camadas serosa, muscular e submucosa), sendo a mesma novamente apreendida com pinça ou contraporta-agulhas. Após a primeira passagem do fio, para

maior segurança na fixação do tecido pode-se passar novamente a agulha no tecido, de forma paralela à anteriormente realizada, produzindo-se um ponto de arrimo (vide Figura 10.2, do Capítulo 10). A realização do ponto de arrimo torna a fixação mais resistente, uma vez que o tracionamento externo da sutura associado ao peso do tecido/víscera fixado pode ocasionar a laceração dos tecidos envolvidos pelo implante, condição que também pode ocorrer caso aplique-se a sutura superficialmente ou por curta extensão.

Outra maneira de fixar a sutura transparietal é a partir da aplicação de um nó junto ao órgão-alvo (Figura 12.28). Nessa categoria, o fio é passado uma única vez através da parede e do órgão, sem nova exposição através da cavidade. A próxima etapa consiste na aplicação de um nó quadrado, mantendo-se ou não a agulha. É preferível removê-la para reduzir o risco de lesões iatrogênicas. A confecção do ponto quadrado utiliza como base da sutura a porção de fio aplicada através da musculatura, de tal sorte que a outra extremidade do implante, na qual está a agulha, é posicionada à frente desse segmento com uma pinça ou contraporta-agulhas. O porta-agulhas é colocado através da alça formada pelos dois segmentos do implante, apreendendo-se o fio próximo à agulha. Com o tracionamento do fio, obtém-se o primeiro meio-nó. O segundo meio-nó é obtido de forma semelhante, contudo a ponta do fio é passada pelo lado oposto da base da sutura.

Anteriormente à confecção do nó, é necessário ajustar o comprimento do fio no interior da cavidade para que o implante possa retornar através da parede com o mínimo de manipulação tecidual. Nesse aspecto, é importante "correr" livremente o implante sobre a superfície serosa, obtendo-se comprimento de fio adequado para o retorno através da parede muscular e minimizando o arrasto tecidual. Para tanto, coloca-se a ponta do instrumento auxiliar entre a superfície serosa e a "laçada" da sutura em arrimo. Enquanto o fio é tracionado dentro da cavidade com o porta-agulhas, o instrumento é mantido elevado no sentido contrário à serosa, afastando o implante do tecido reparado. Outro detalhe reside na remoção dessa sutura, a qual é facilitada ao se cortar apenas um dos segmentos do implante junto à superfície serosa. Assim, ao se tracionar o fio, será minimizado consideravelmente o arrasto tecidual.

Na dependência do órgão a ser trabalhado, podem ser aplicados de dois a quatro pontos transparietais para manter a elevação e fixação tecidual. O planejamento dos locais que irão abrigar esse tipo de sutura é muito importante, já

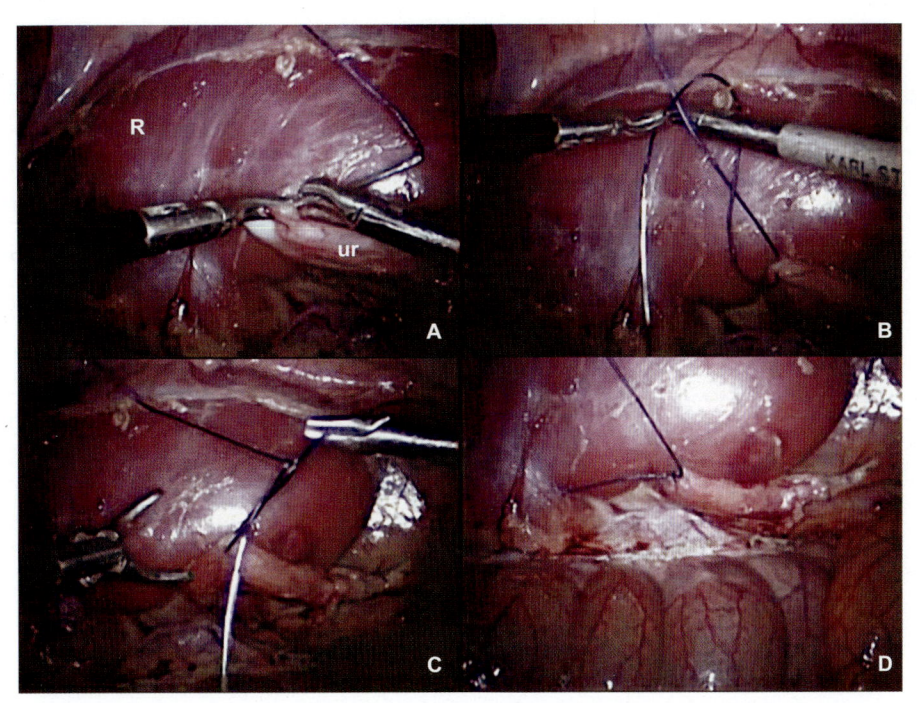

Figura 12.28 Outra forma de fixar a sutura transparietal é por meio da aplicação de um nó (nesse caso o quadrado) junto ao tecido-alvo, nessa representação, um ureter (ur) de suíno. **A.** A sutura é passada através da parede muscular abdominal e do tecido a ser reparado. Cruza-se a extremidade agulhada do fio pela frente da outra porção do implante aplicada através da musculatura com a pinça ou com o contraporta-agulhas. **B.** O porta-agulhas é posicionado através da alça produzida e utilizado para apreender o implante próximo à agulha. **C.** Com o recolhimento do porta-agulhas, obtém-se o primeiro meio-nó. **D.** Aspecto final após a aplicação do segundo meio-nó. R = rim.

que em muitos casos essa etapa antecederá a realização de incisão tecidual e exposição da luz do órgão com conteúdo intraluminal (tal como ocorre no estômago ou ureter, por exemplo), assim como a subsequente aplicação das suturas intracorpóreas ou de grampos, manobras que são facilitadas mantendo-se o princípio da triangulação entre os instrumentos (Figura 12.29).

Outro modo de aplicação da sutura transparietal é por meio da elevação tecidual, porém sem a introdução da agulha através das diferentes camadas que compõem o órgão-alvo/tecido. Para tanto, apreende-se a agulha no interior da cavidade com porta-agulhas, e transpassa-se a mesma através da superfície mesotelial associada ao tecido/órgão. Ao se trabalhar com o intestino, por exemplo, nessa manobra deve-se ter o cuidado de não perfurar os vasos mesentéricos ou seus ramos durante a passagem da agulha. Por fim, o tracionamento externamente à cavidade com a pinça hemostática promoverá a elevação do órgão.

Por fim, a sutura transparietal também pode ser aplicada, em único tempo, abrangendo diretamente a parede muscular e o órgão/tecido-alvo, sendo a agulha manejada externamente à cavidade com um porta-agulhas convencional. Para tanto, em cães é indicado o emprego de agulhas longas (com 4 cm de comprimento ou maiores) e preferencialmente com ponta triangular ou triangular reversa.

Palpa-se digitalmente o local eleito na cavidade a partir da pele do paciente, enquanto o câmera demonstra internamente no abdome a posição em que a agulha irá se apresentar. No interior da cavidade, o cirurgião manterá o tecido ou órgão-alvo pinçado enquanto a agulha é movimentada externamente ao abdome com o porta-agulhas convencional. Quando a ponta da agulha é visualizada na superfície serosa da parede muscular, o órgão será mobilizado, permitindo que o implante passe através do tecido (ou mesmo sob este) a ser fixado. Com a rotação da mão do cirurgião, a agulha penetrará na musculatura e emergirá através da pele, sendo pin-

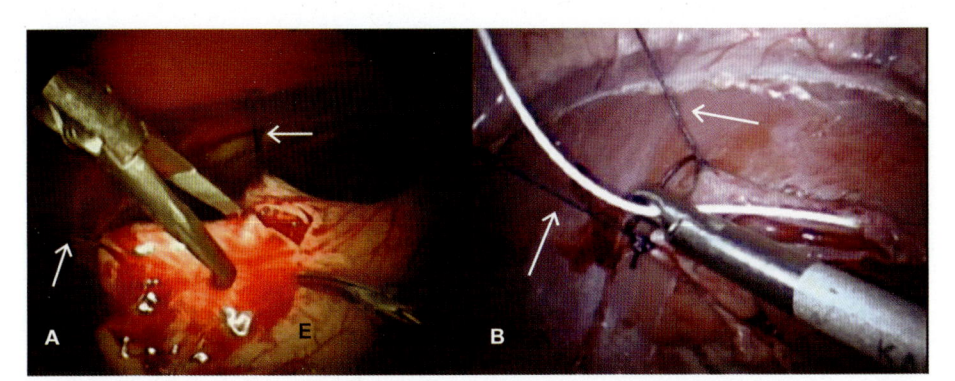

Figura 12.29 Localização das suturas de arrimo transparietais (*setas*) para que não ocorra interferência com o procedimento proposto, tanto em uma gastrotomia laparoscópica em cão (**A**) como em uma pieloplastia em suíno (**B**). E = estômago.

çada externamente e completamente removida da cavidade. As duas pontas de fio serão tracionadas em conjunto, aproximando ou colocando em contato a víscera/o tecido com a superfície serosa da parede muscular. Essa variação da sutura transparietal é rotineiramente utilizada na fixação de diferentes tecidos, e está descrita e ilustrada detalhadamente no Capítulo 14.

▶ Referências

1. BASINGER, R.R.; ROBINETTE, C.L.; HARDIE, E.M. *et al.* The prostate. In: SLATTER, D. *Textbook of Small Animal Surgery.* 2. ed. Philadelphia: W.B. Saunders, 1993. p. 1349-1367.
2. CLAYMAN, R.V.; MCDOUGAL, E.M. *Laparoscopic Urology.* St. Louis: Quality Medical Publishing, 1993. 450 p.
3. COAPTAT, M. J.; JOYCE, A.D. *Laparoscopy in Urology.* Oxford: Blackwell Scientific Publications, 1994. 162 p.
4. DAS, S.; CRAWFORD, E.D. *Urologic Laparoscopy.* Philadelphia: W.B. Saunders, 1994. 302 p.
5. FREEMAN, L.J. *Veterinary Endosurgery.* St. Louis: Mosby, 1998. 276 p.
6. GOMELLA, L.G.; KOZMINSKI, M.; WINFIELD, H.N. *Laparoscopic Urologic Surgery.* New York: Raven Press, 1994. 286 p.
7. HUNTER, J.G. Advanced laparoscopic surgery. *Am. J. Surg.*, v. 173, n. 1, p. 14-18, 1997.
8. JANETSCHEK, G.; RASSWEILER, J.; GRIFFITH, D. *Laparoscopic Surgery in Urology.* Stuttgart: Thieme, 1996. 288 p.
9. Loughlin, K.R.; BROOKS, D.C. *Principles of Endosurgery.* Cambridge: Blackwell Science, 1996. 255 p.
10. SOPER, N.J.; HUNTER, J.G. Suturar e amarrar em laparoscopia. In: MACFADYEN, B.V.; PONSKY, J.L. *Clínicas Cirúrgicas da América do Norte.* Interlivros: São Paulo, 1992. p. 1153-1166.
11. VAN VELTHOVEN, R.F.; AHLEVING, T.E.; CLAYMAN, R. Technique for laparoscopic running uretrovesical anastomosis: the single knot method. *Urology*, v. 161, p. 699-702, 2003.

13 Cirurgias no Aparelho Reprodutor Masculino de Caninos

Maurício Veloso Brun

▶ Anatomia videoendoscópica

Indica-se a manutenção do esvaziamento da vesícula para melhor visualização das estruturas intracavitárias do sistema reprodutor masculino, uma vez que, em diferentes procedimentos, esse órgão é constantemente pinçado e tracionado e pode se sobrepor às estruturas a serem trabalhadas. Além disso, com o paciente em decúbito dorsal, a bexiga repleta em sua posição anatômica dificultará o acesso à superfície dorsal da próstata. Para a maioria das condições, as cirurgias do aparelho reprodutor masculino de cães são executadas com o paciente em decúbito dorsal, a partir do posicionamento de dois a três portais.

Introduzindo-se o endoscópio rígido na linha média ventral de cães hígidos, com o paciente em decúbito dorsal, é possível observar com facilidade ambos os ductos deferentes sem manipulação prévia dos órgãos intra-abdominais (Figura 13.1), sendo que tais estruturas repousam sobre os ligamentos medianos da bexiga. Os deferentes e seus vasos (artéria e veia deferenciais) podem ser avaliados, sem dissecção, em quase toda a sua extensão com o auxílio de duas pinças, desde o anel vaginal até

o *vas deferens* (Figura 13.2). Para a observação dos ductos deferentes junto à próstata, aplica-se o tracionamento caudo-ventral da bexiga levando em consideração a ortotopia dos órgãos. A artéria e a veia testiculares podem ser diretamente observadas seguindo o trajeto através do anel inguinal interno.

Em alguns casos que envolvem animais criptorquidas abdominais, o testículo intracavitário pode ser localizado diretamente na goteira paralombar correspondente ou próximo a esta, com ou sem o afastamento dos órgãos abdominais (Figura 13.3). Em outras situações, será necessário pinçar e tracionar o ducto deferente para revelar o posicionamento do testículo próximo à superfície dorsal da bexiga. Eventualmente, poderá existir a suspeita diagnóstica de criptorquidismo abdominal no pré-operatório, enquanto o testículo se apresenta nas suas proximidades (em posição extra ou intracavitária).

Em determinados casos de criptorquidismo, ao se avaliar o anel inguinal interno será observada a presença do ducto passando através dessa referência anatômica, condição que demonstra que o órgão não está localizado no abdome, mas sim nas regiões inguinal ou pré-escrotal. Nesses casos, para que uma laparoscopia desnecessária seja evitada, deve-se rea-

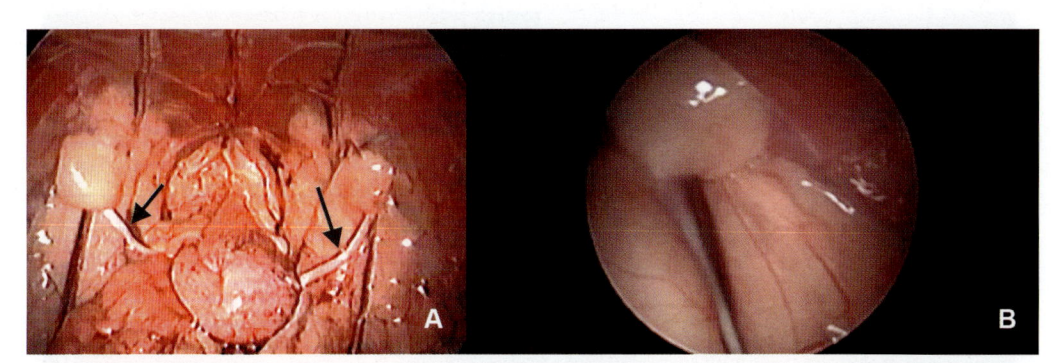

Figura 13.1 Observação da cavidade abdominal de canino macho em decúbito dorsal. Sem manipulação alguma, é possível observar ambos os ductos deferentes e seus vasos deferenciais (setas), além dos vasos testiculares em seus trajetos até o anel inguinal interno (**A**). Visualização mais próxima do ducto deferente direito e seus vasos adentrando no anel inguinal (**B**).

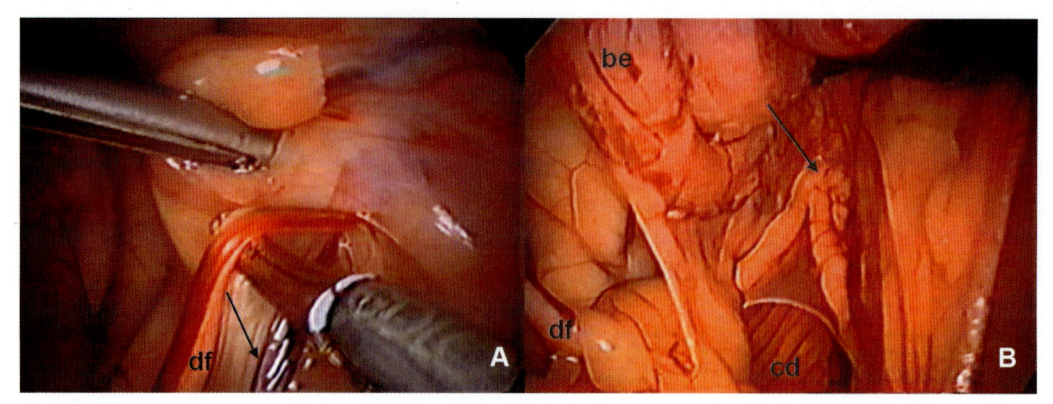

Figura 13.2 Visualização endoscópica do ducto deferente e vasos deferenciais em cão. Em **A**, observa-se o anel inguinal interno, o ducto deferente (df), seus vasos e a artéria e a veia testiculares (seta preta). Proximalmente à próstata, os ductos deferentes direito e esquerdo podem ser avaliados a partir do posicionamento caudoventral da bexiga (be). Em **B**, observa-se o *vas deferens* (seta). cd = cólon descendente.

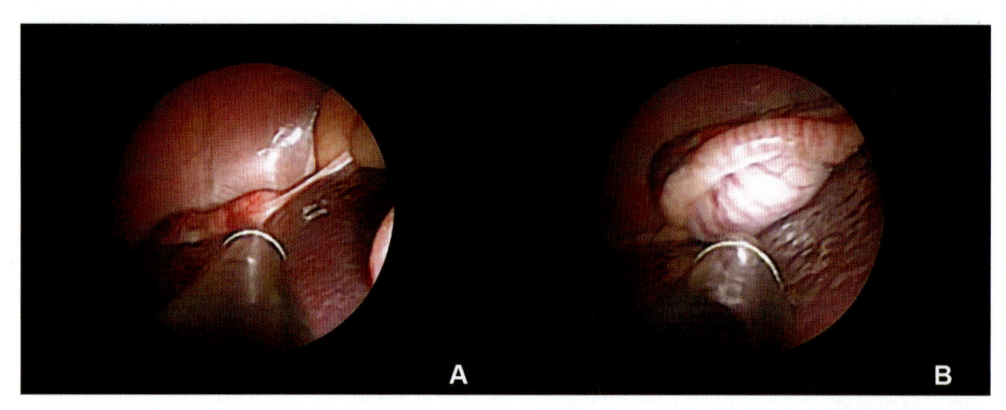

Figura 13.3 Testículo criptorquida em canino adulto. O órgão ectópico encontrava-se sob o baço (**A** e **B**), sendo localizado pelo afastamento delicado da superfície esplênica. Frequentemente, o testículo intracavitário se apresenta disforme e com diminuição de volume ao se comparar com o testículo ortotópico, sendo facilmente localizado junto à goteira lombar.

lizar minucioso exame clínico pré-operatório e ultrassonografia da região inguinal em busca do órgão anormalmente posicionado. É possível que haja anorquidismo, contudo, é uma condição raramente observada em cães. Os testículos criptorquidas são frequentemente pequenos, macios e disformes, mas podem apresentar aumento de volume em casos de neoplasmas. Existe, ainda, a possibilidade de diagnóstico e tratamento laparoscópico ou videoassistido de torção de testículo criptorquida.

É possível que a superfície ventral da próstata seja alcançada a partir do tracionamento cranial da bexiga com pinça atraumática. A secção do ligamento mediano facilita a avaliação da superfície ventral desse órgão (Figura 13.4). A próstata é mais bem exposta por meio da remoção da gordura periprostática e secção do peritônio, uma vez que é uma estrutura retroperitoneal. A sua superfície dorsal é avaliada por meio do tracionamento ventro-caudal da bexiga, ou seja, "elevando-se" esse órgão no sentido da linha média ventral com o paciente em decúbito dorsal (Figura 13.5). Em animais mais velhos, a observação da próstata envolta pela gordura periprostática é facilitada, pois se encontra cranialmente à entrada pélvica. Em pacientes com aumento de volume prostático, o órgão poderá ocupar grande parte da cavidade pélvica (Figura 13.6).

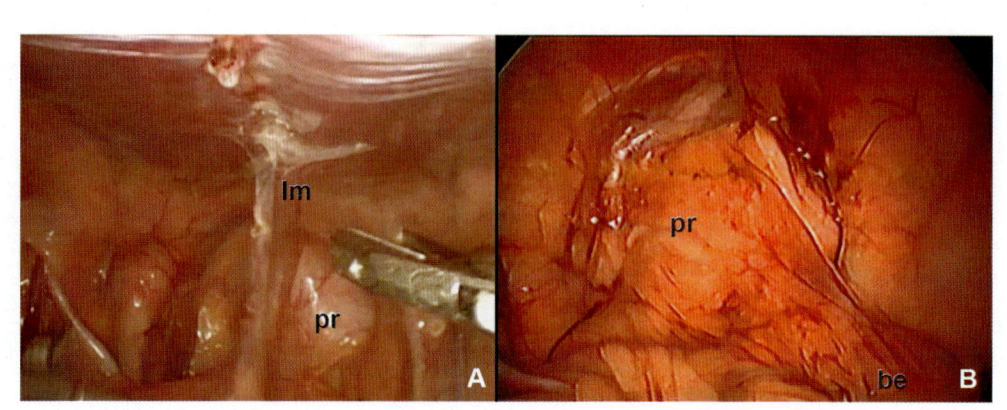

Figura 13.4 Observação da gordura periprostática envolvendo a superfície ventral da próstata (pr), a partir do tracionamento cranial da vesícula urinária, sem (**A**) ou com (**B**) a secção completa do ligamento mediano da bexiga (lm) em dois diferentes animais.

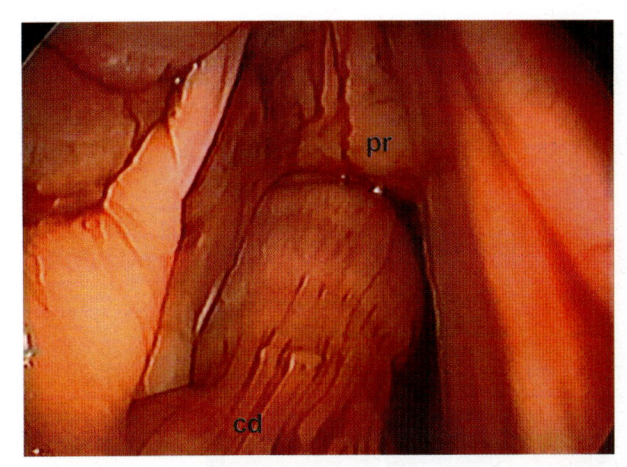

Figura 13.5 Visualização de parte da superfície dorsal da próstata (pr) e dos tecidos adjacentes a partir do tracionamento ventrocaudal da bexiga. cd = cólon descendente.

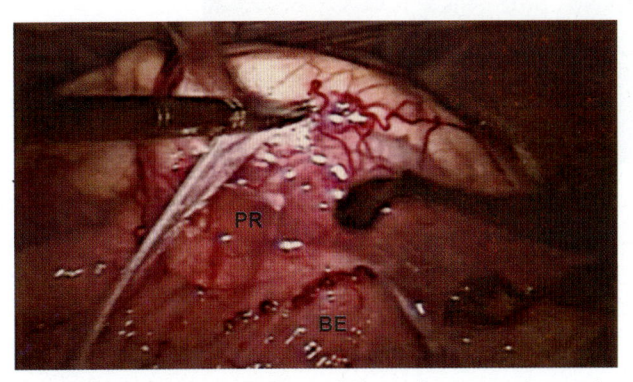

Figura 13.6 Observação da próstata (PR) envolta por gordura periprostática em paciente com suspeita de neoplasia prostática. O aumento de seu volume fez com que o órgão ocupasse grande parte da cavidade pélvica e se projetasse até o abdome. BE = bexiga.

▪ Oclusão do ducto deferente e vasectomia

A oclusão dos ductos deferentes em cães, com o objetivo de promover esterilização eletiva, foi inicialmente descrita na década de 1980 por Wildt *et al.*[17] Os autores comprovaram que 48 h após o procedimento os pacientes apresentavam ejaculado azoospermático. Atualmente, existem diferentes métodos videocirúrgicos para a obstrução seguida de secção (com ou sem remoção de segmento) do deferente, utilizando, para isso, um a três portais. Cabe ressaltar que como técnica isolada para a rotina cirúrgica de pequenos animais, não deve ser escolhida como substitutiva ao acesso convencional, uma vez que ocorrerá a invasão da cavidade peritoneal com seus potenciais riscos. Tais métodos têm seu espaço como cirurgia associada a outros procedimentos laparoscópicos, aproveitando-se do(s) acesso(s) previamente estabelecido(s) para outro(s) objetivo(s) operatório(s).

A partir de único portal, pode-se empregar endoscópio que tenha canal de trabalho posicionado na linha média ventral pós-umbilical. Ao se utilizar endoscópio que possibilite passagens de instrumentos de 5 mm pelo seu interior, é necessário empregar cânulas de 11 mm ou 12 mm. Ambos os ductos deferentes são diretamente visualizados sobre os ligamentos laterais da bexiga. Introduz-se uma pinça bipolar que ocasionará a hemostasia seguida da oclusão do ducto através do canal de trabalho do endoscópio. Procura-se coagular um segmento de pelo menos 1 cm do ducto, que inclui os vasos e peritônio associados. Para minimizar o risco de contato futuro entre as extre-

midades do ducto que serão separadas por secção, pode-se apreendê-lo próximo ao anel inguinal e tracioná-lo para o interior da cavidade. Ao seccionar o ducto e a prega peritoneal (mesoducto) no ponto médio da área coagulada, o segmento ductal distal tende a se deslocar pelo interior do canal inguinal, o que impossibilita o contato entre as extremidades seccionadas. Esse é o método de oclusão de rotina empregado pelo autor, independente do número de portais utilizados (Figura 13.7).

Outra maneira que pode promover afastamento entre as duas porções do ducto consiste na secção da prega peritoneal até próximo ao seu ponto de inserção. Ao se dispor de pinça bipolar com lâmina cortante, que será acionada após a hemostasia, é possível realizar este procedimento com rapidez e segurança. Caso não se disponha desse tipo de equipamento, para a secção tecidual a pinça pode ser adequadamente substituída por tesoura de Metzenbaum.

Além do emprego de eletrocirurgia bipolar, os deferentes e seus vasos associados podem ser ocluídos por eletrocirurgia bipolar com frequência modulada, eletrocirurgia monopolar, energia ultrassônica, aplicação de clipes de titânio ou de poliamida, ou ainda, a partir de ligaduras intra ou extracorpóreas. Ao considerar as dimensões do endoscópio com canal de trabalho, para algumas dessas possibilidades citadas, geralmente é necessário dispor de uma ou duas cânulas adicionais.

Se a opção recair sobre a eletrocirurgia monopolar, pode-se pinçar o deferente e os vasos associados próximos ao anel inguinal com Kelly acoplada, via cabo de diatermia, à unidade de eletrocirurgia. A energia elétrica é aplicada tracionando-se o deferente, com o cuidado de evitar lesões térmicas à bexiga, cólon/reto, gordura pélvica e estruturas junto ao anel inguinal. Indica-se a aplicação de energia apenas por períodos curtos, evitando-se a carbonização e a lesão térmica a distância. De maneira similar à descrita previamente, segue-se com a secção no ponto médio da área ocluída. Assim como no uso de pinça bipolar, pode ser removido um segmento do deferente entre as extremidades obstruídas. Reforça-se que ao seccionar o deferente próximo ao anel inguinal sob tração, não haverá necessidade dessa manobra.

Como os deferentes de pequenos animais apresentam diâmetro diminuto, geralmente não há necessidade de se utilizarem clipes de titânio ou de poliamida, condição que tornaria o procedimento mais oneroso quando comparado ao uso de eletrocirurgia. Ao se optar pelo uso de clipes, dois implantes são aplicados a uma distância de 2 cm ou mais entre eles, promovendo-se, na sequência, a secção e extirpação de pequeno segmento do ducto.

Ao se dispor de dois ou mais portais, pode-se obter a oclusão do ducto deferente com a aplicação de ligadura circular confeccionada de maneira extracorpórea ou com *endoloop*. Para ligaduras extracorpóreas previamente preparadas, pode-se posicionar a pinça de dissecção ou apreensão através da ligadura, apreendendo o ducto proximalmente ao anel inguinal interno. A ligadura é firmemente apertada sob a pinça. Na sequência, realiza-se manobra semelhante em uma porção mais distante do deferente, promovendo a secção na distância média entre as ligaduras. Assim, são obtidos dois segmentos com suas extremidades acotoveladas, condição que impossibilita recomunicação pós-operatória entre as extremidades (Figura 13.8).

Para a oclusão por técnica intracorpórea podem ser aplicadas duas ligaduras circulares com fios absorvíveis sintéticos 3-0 a 4-0, distando aproximadamente 2 cm uma da outra. Realiza-se a remoção de pequeno segmento de ducto deferente, procurando-se manter coto de tecido de aproximadamente 5 mm bilateralmente junto às ligaduras, com o objetivo de diminuir o risco de desalojamento.

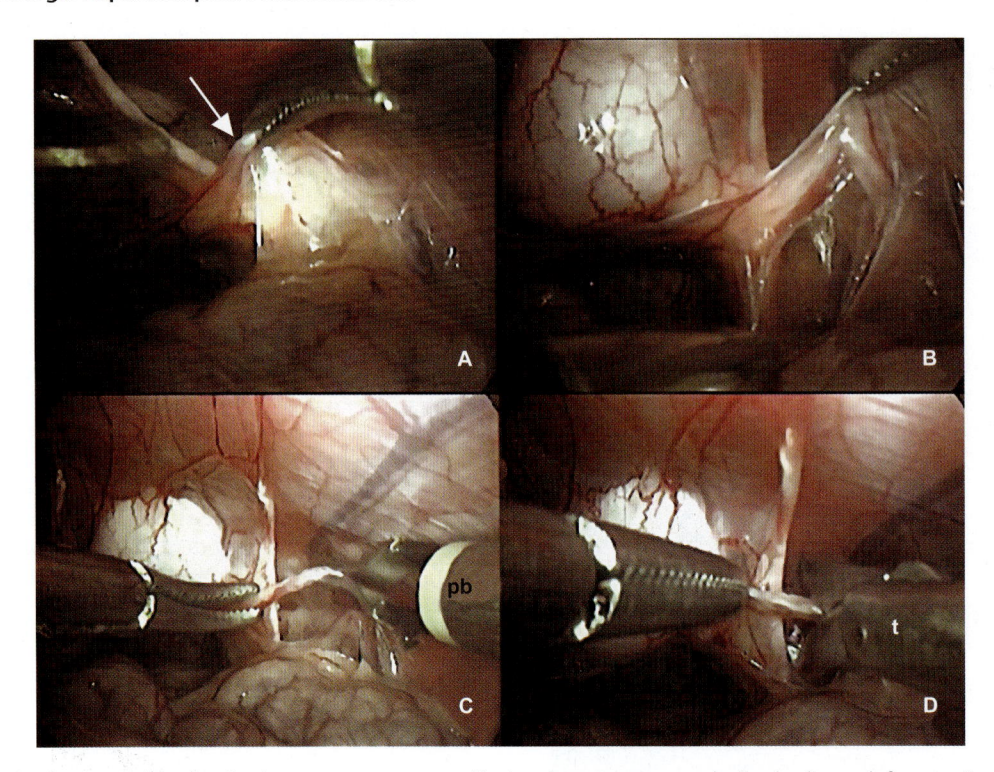

Figura 13.7 Aplicação de energia bipolar via pinça permanente sem lâmina de corte para a oclusão do ducto deferente. Esse método que pode ser empregado em pequenos animais aqui é demonstrado em um macaco-prego (*Cebus nigritus*). Em **A**, o ducto (seta) é pinçado próximo ao anel inguinal e tracionado para a cavidade, afastando-se das estruturas nobres a fim de evitar lesões térmicas. Em **B**, isolamento do ducto a partir da dissecação do mesoducto. Em **C**, aplicação de eletrocirurgia bipolar a partir do uso de pinça específica (pb). Em **D**, a partir da incisão do deferente com tesoura (t) no ponto médio da oclusão, haverá deslocamento dessa estrutura através do canal inguinal, afastando as extremidades secciona-das e impossibilitando o contato entre elas.

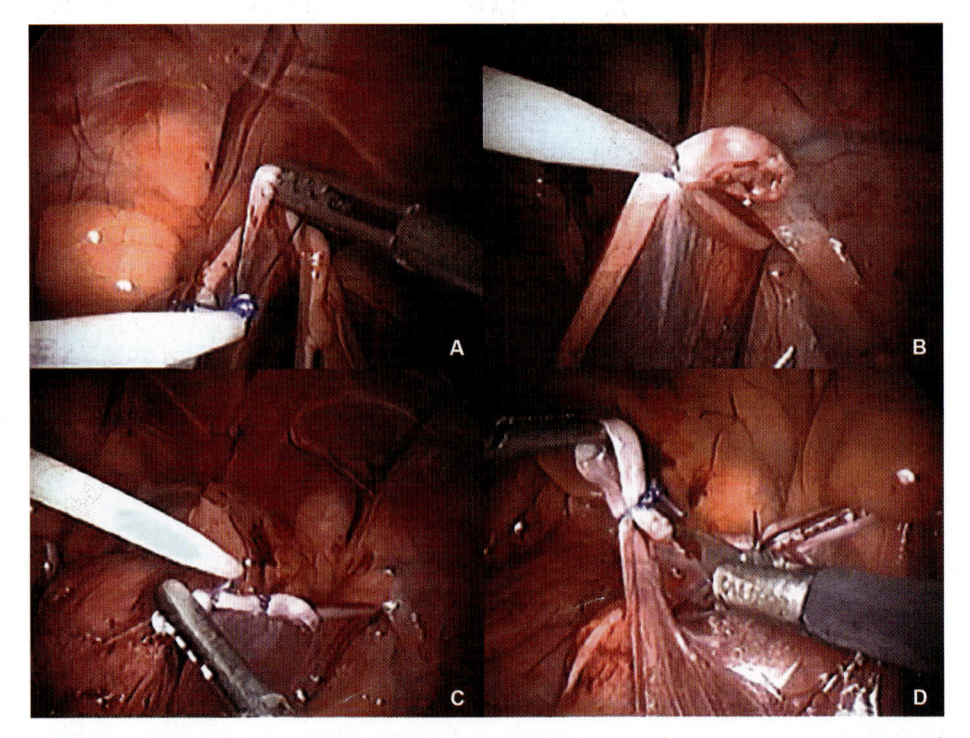

Figura 13.8 A. Para a oclusão do ducto deferente a partir de ligadura extracorpórea, pode-se posicionar uma pinça de apreensão através da alça de fio previamente montada. A pinça é utilizada na apreensão e tracionamento do ducto deferente através da alça. **B.** Aplica-se a ligadura distalmente à pinça. **C.** A ligadura contralateral foi procedida de maneira similar. **D.** O ducto é então seccionado entre os pontos de obstrução. O acotovelamento de ambas extremidades do ducto deferente impossibilita a ocorrência de comunicação e patência ductal.

▶ Orquiectomia em criptorquidismo

O criptorquidismo é a doença na qual não ocorre a migração de um ou ambos os testículos até o escroto, e o órgão pode apresentar localização pré-escrotal, inguinal ou abdominal. Devido a maior predisposição para a ocorrência de neoplasmas e a possibilidade de se desenvolverem torções testiculares e feminilização, na existência dessa doença a orquiectomia de forma bilateral é indicada, uma vez que se trata de doença congênita. Na década de 1990 surgiram os primeiros relatos que demonstraram a viabilidade da criptorquidectomia laparoscópica em pequenos animais com ou sem tumores testiculares.

Em determinados casos de criptorquidismo, especialmente em pacientes obesos nos quais o testículo se encontra próximo ao canal inguinal, pode ser muito difícil definir se o órgão é localizado ou não na cavidade abdominal. Se os pacientes portadores de criptorquidia forem submetidos à laparoscopia com fim diagnóstico e, na confirmação da doença, tornando-se a intervenção terapêutica, a ocorrência de testículo intracavitário pode ser rapidamente confirmada ou descartada a partir da observação cuidadosa da região do anel inguinal interno. Se o testículo estiver nas imediações do anel inguinal ou junto ao subcutâneo, será possível observar diretamente o ducto deferente e os vasos testiculares passando através do canal inguinal.

Conforme exposto, na maioria dos casos, o testículo apresenta-se na goteira paralombar correspondente e pode ser prontamente observado sem manipulação tecidual em um paciente submetido ao pneumoperitônio e posicionado em decúbito dorsal. Caso não esteja visível, o órgão alterado pode ser facilmente localizado pelo tracionamento do ducto deferente próximo a sua inserção na próstata; a partir da visualização da artéria testicular originada na aorta; por meio da observação da veia testicular de sua terminação na veia cava caudal ou veia renal esquerda; ou então a partir do gubernáculo. Se não houver identificação direta, o tracionamento do ducto deferente parece ser a manobra mais indicada pela facilidade de execução e mínimo risco de lesão iatrogênica.

▪ Técnica via portal único

Neste procedimento pode ser utilizado endoscópio com canal de trabalho, introduzido na linha média ventral pós-umbilical, através de cânula de 11 ou 12 mm. Pode ser executado de maneira totalmente laparoscópica ou videoassistida, sendo esta última de mais fácil execução.

Considerando que o testículo se encontrará nas proximidades do anel inguinal, o posicionamento do portal muito próximo à cicatriz umbilical em animais de maior porte poderá dificultar a exposição do órgão para o acesso videoassistido, mesmo após a secção do gubernáculo. A posição do portal depende diretamente das dimensões do paciente, mas para a maioria dos animais, o posicionamento no ponto médio entre o púbis e a cicatriz umbilical é uma excelente opção.

No procedimento laparoscópico puro, após a localização do testículo, promove-se sua apreensão e tracionamento em direção à parede abdominal lateral, que pode ou não realizar a secção prévia do gubernáculo (Figura 13.9). Por meio de visualização direta, aplica-se sutura transparietal com agulha longa, que abrange o tecido nas imediações do testículo. Essa manobra é utilizada para manter o órgão fixado à parede abdominal e permitir a hemostasia dos vasos testiculares e oclusão do epidídimo. Apesar de alguns relatos trazerem a possibilidade de a sutura penetrar diretamente no órgão para a sua melhor fixação, e levando-se em conta que existe considerável risco de o testículo retido apresentar neoplasia maligna, preferencialmente a sutura de fixação transparietal não deve invadir a albugínea. Em caso de necessidade de exposição adicional, quando se tem suspeita de alterações testiculares, o emprego de outra cânula de 3 mm ou 5 mm, posicionada lateralmente à primeira, é uma alternativa pouco lesiva e segura para facilitar a cirurgia.

Através do canal de trabalho do endoscópio, pode-se introduzir na cavidade pinça bipolar que será utilizada para a cauterização/coagulação de segmento do plexo pampiniforme, ducto deferente, mesórquio e gubernáculo (caso este último já não tenha sido seccionado). Procura-se cauterizar segmento de aproximadamente 1 cm ou mais para minimizar o risco de hemorragias, e, ainda, cauterizar as estruturas em três porções distintas, seccionando entre a porção média e proximal ao testículo. Na indisponibilidade de pinça bipolar com lâmina cortante, se introduz tesoura de Metzenbaum através do canal de trabalho para a secção do tecido cauterizado.

A utilização de energia monopolar a partir de pinça de apreensão longa também poderá ser eficiente na obtenção da hemostasia. Contudo, como o testículo estará fixado à parede pela sutura transparietal, existe risco de ocorrer lesão térmica parietal junto ao ponto de fixação, devido à maior impedância quanto à passagem da energia dissipada (vide Capítulo 11). Para reduzir tal risco, é necessário deixar a sutura transparietal frouxa após apreender os vasos testiculares e, por ocasião da descarga elétrica, reduzir o estreitamento tecidual e, consequentemente, a impedância.

O testículo é então apreendido e tracionado até a extremidade da cânula, e removido da cavidade junto com o endoscópio, com ou sem ampliação da ferida, dependendo do tamanho do órgão. Quando há tecido tumoral diagnosticado ou na suspeita de neoplasma, a remoção testicular preferencialmente deveria ser alcançada com o uso de um saco para a extração de tecidos comercialmente disponível, ou dependendo do tamanho do espécime, em saco confeccionado a partir de dedo de

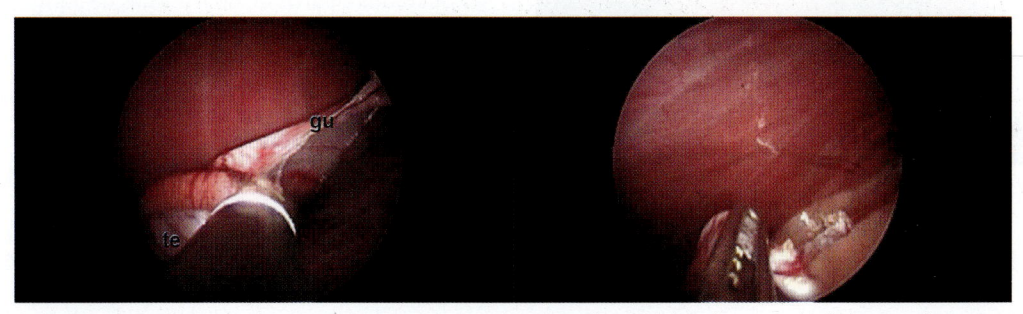

Figura 13.9 Secção do gubernáculo (gu) pelo acesso com único portal, utilizando pinça bipolar munida de lâmina de corte. Após a mobilização do testículo (te), a extirpação pode ser realizada pela técnica laparoscópica pura ou videoassistida.

luva. É difícil ensacar o espécime utilizando único portal, por isso, na tentativa de reduzir a dificuldade técnica, podem-se aplicar suturas extracorpóreas abrangendo a borda do saco em dois a três pontos, a fim de facilitar a manutenção da abertura, possibilitando que a pinça apreenda o tecido extirpado e o coloque no interior do saco. Após a exposição extracavitária e pequena ampliação (se necessária) do acesso parietal, o testículo pode ser macerado no interior do saco, com extremo cuidado para não disseminar células neoplásicas. Se possível, é mais indicado removê-lo inteiro a partir da ampliação da ferida.

No procedimento videoassistido, o testículo é apreendido por meio de pinça posicionada através do canal de trabalho e tracionado (Figura 13.10), após a ruptura (ou não) do gubernáculo, para o exterior da cavidade, iniciando-se assim a etapa aberta/convencional da operação. A opção por romper o gubernáculo depende diretamente de quanto o testículo pode ser mobilizado, ou seja, se existe a possibilidade de o órgão alcançar, ou não, a ferida de acesso. Quando o posicionamento do portal recair próximo ao prepúcio nos cães e próximo à área pré-púbica nos gatos, geralmente não se torna necessário seccionar o gubernáculo para obter apropriada exposição extracavitária.

Mesmo que o criptorquidismo seja unilateral e o lado associado à doença esteja bem definido, prefere-se o acesso no mediano ventral, com o intuito de evitar lesões às fibras musculares e minimizar a dor pós-operatória, principalmente naqueles casos nos quais será necessária a ampliação do acesso para a exteriorização do órgão.

Uma vez exposto o órgão e desfeito o pneumoperitônio, aplica-se a técnica das três pinças conforme utilizado rotineiramente em cirurgias convencionais, realizando-se a hemostasia dos componentes testiculares com dupla ligadura. O autor prefere a realização de uma ligadura circular sobreposta por ligadura transfixante no coto remanescente, seguindo a forma clássica de tratamento dos vasos testiculares. Alternativamente, a artéria e a veia testiculares podem ser manejadas com a aplicação de eletrocirurgia bipolar com instrumento laparoscópico utilizado externamente à cavidade.

Se for um caso de criptorquidismo bilateral, após a extirpação do primeiro testículo, a cânula e o endoscópio são reposicionados na cavidade, realizando-se a reinsuflação. Repetem-se

as manobras no órgão remanescente, considerando-se o procedimento encerrado ao se certificar que inexistam hemorragias sob baixa pressão de pneumoperitônio (3 a 5 mmHg).

Técnica com dois portais

A primeira cânula será posicionada na linha média ventral na cicatriz umbilical ou em suas imediações, dependendo das dimensões do paciente e da deposição de gordura intra-abdominal. A segunda, de 5 a 10 mm, poderá ficar localizada lateral e caudalmente à primeira (do lado no qual se encontra o órgão-alvo), mantendo-se a angulação de 30° a 60° entre elas conforme afirmado por alguns autores, ou na linha média ventral pré-púbica. O posicionamento do segundo portal contralateral ao testículo retido poderá facilitar as manobras de diérese e hemostasia, contudo está associada a maior lesão muscular de acesso quando comparada à colocação da segunda cânula na linha média ventral. Além disso, quando os dois portais são colocados na linha média, o acesso a ambos os testículos ao se trabalhar com casos de criptorquidismo bilateral é facilitado.

A técnica laparoscópica pura consiste na utilização de endoscópio, com ou sem canal de trabalho na primeira cânula e dos diferentes instrumentais cirúrgicos no segundo portal. Devido à presença do segundo portal, pode-se optar pelo instrumento disponível que melhor se enquadre na situação. A aplicação de clipes, eletrocirurgia bipolar, energia ultrassônica, ligadura extracorpórea ou até mesmo grampeadores lineares são todos eficientes, sendo essas alternativas publicadas por diferentes autores. Quando se faz a opção por ligadura extracorpórea, os vasos testiculares são ocluídos em dois pontos, distando em torno de 1 cm um do outro. A secção é feita no ponto médio entre as ligaduras, ou então, mais próximo da ligadura que será removida em conjunto com órgão, tendo-se o cuidado de manter coto vascular remanescente que impossibilite o desalojamento da ligadura. O ducto deferente é duplamente ocluído e posteriormente seccionado. Na maioria dos casos, essa estrutura é ligada em conjunto com os vasos testiculares. Ao se trabalhar com o princípio da triangulação a partir de dois portais, a remoção do espécime da cavidade é preferencialmente obtida pelo acesso mediano ventral, alterando-se o posicionamento do endoscópio. Tal manobra objetiva minimizar a lesão muscular, seja pela compressão das bordas da ferida ou pela necessidade de ampliação do acesso.

O procedimento videoassistido é tecnicamente mais fácil e rápido que o laparoscópico puro. Segue os princípios da técnica videoassistida com único portal, contudo dispensa o uso de endoscópio com canal de trabalho. O portal mais cranial serve de passagem para o endoscópio, enquanto pelo segundo acesso o testículo é apreendido e removido da cavidade. A ligadura dos vasos testiculares e a remoção do órgão são realizadas conforme descrito previamente. Cães pequenos e gatos podem ser operados a partir de dois portais de 5 mm (Figura 13.11) ou um portal de 3 mm para a óptica (ao se utilizar artroscópio de 2,7 mm) e outro de 5 mm para facilitar a remoção do testículo.

Técnica com três portais

A técnica de três portais tem sido mais indicada pelo autor nos casos em que a extirpação testicular estiver associada a outro procedimento mais complexo (tal como herniorrafia ou ressecção de cisto prostático) durante o mesmo ato operatório, uma vez que na operação videoassistida com dois portais a lesão muscular de acesso é reduzida e o procedimento é tecnicamente mais fácil, sem a necessidade de dispor de óptica com canal de trabalho.

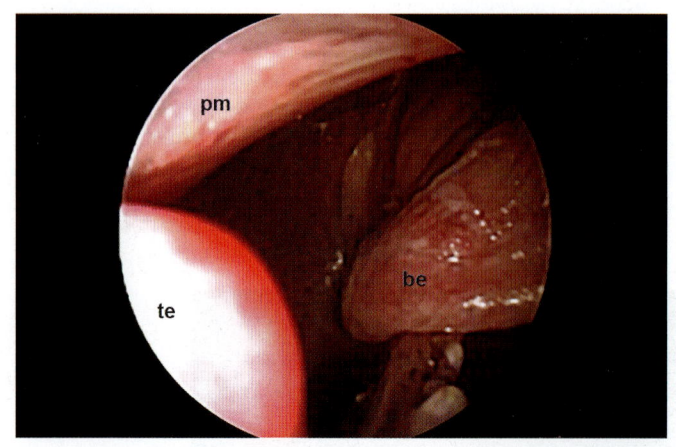

Figura 13.10 Tracionamento do testículo (te) – ainda ligado aos seus vasos, ao deferente e mesórquio – até a extremidade do endoscópio e, na sequência, para o interior da cânula para sua posterior exposição em canino criptorquida submetido à criptorquidectomia videoassistida com portal único. Uma vez exposto o órgão da cavidade através da ferida de acesso, promove-se a hemostasia pelo método convencional (técnica das três pinças); pm = parede muscular; be = bexiga.

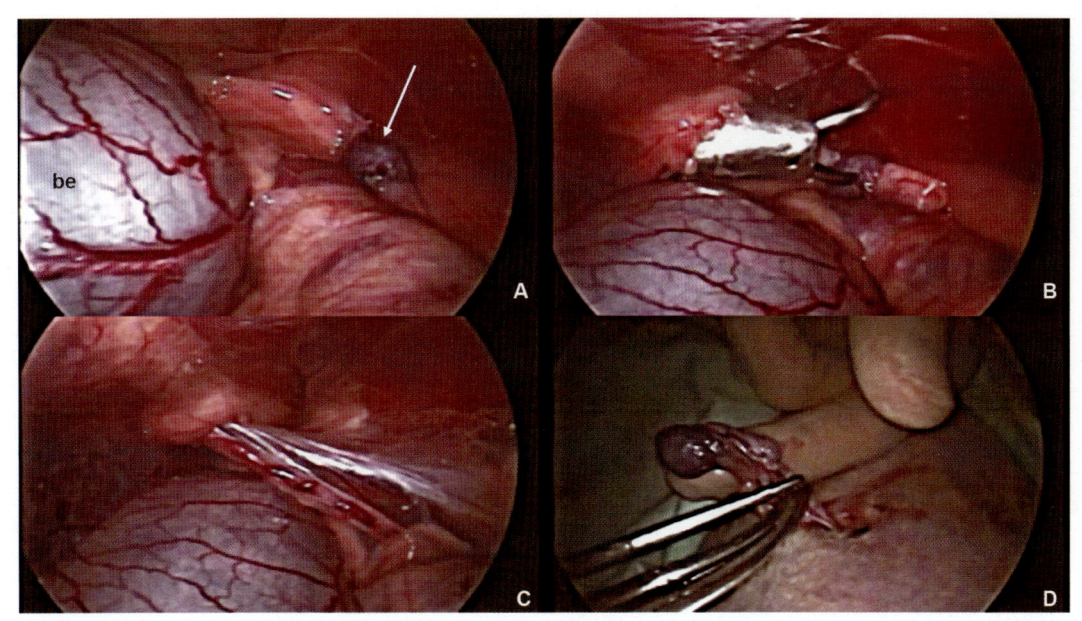

Figura 13.11 Sequência cirúrgica da criptorquidectomia videoassistida com dois portais, aqui demonstrada em um gato com criptorquidismo bilateral. A partir de dois portais posicionados na linha média, o testículo (*seta*) é visualizado junto à goteira lombar (**A**), sendo apreendido e trazido até a extremidade da cânula, ou preferencialmente, através do interior desta (**B**). A remoção da cânula possibilita a exposição do testículo (**C**), iniciando-se a etapa convencional do procedimento (**D**). Assim, os vasos testiculares são expostos e submetidos à hemostasia pela técnica das três pinças. be = bexiga.

Na técnica de três acessos, o primeiro portal abrigará o endoscópio e será posicionado na linha média ventral, enquanto os outros dois serão localizados nas paredes abdominais laterais direita e esquerda, em disposição triangular em relação ao primeiro. O emprego de três cânulas torna possível a aplicação de ligaduras intracorpóreas com porta-agulhas como método de hemostasia dos vasos testiculares e para a oclusão do ducto deferente (Figura 13.12). O órgão extirpado pode ser removido seguindo as indicações anteriores.

▶ Biopsia prostática

Amostras de tecido prostático podem ser obtidas de diferentes maneiras quando guiadas por videocirurgia. O uso de três portais possibilita adequada dissecação da gordura periprostá-

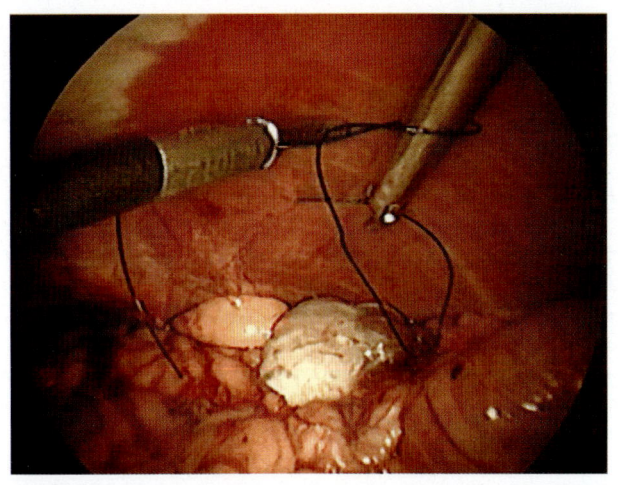

Figura 13.12 Ligadura dos vasos testiculares com técnica intracorpórea, utilizando-se fio de náilon monofilamentar. Para maior segurança, são indicadas duas ligaduras circulares distais ao testículo e uma proximal.

tica e poderá facilitar a coleta de amostra efetiva e de múltiplos pontos com melhor direcionamento. Independente do método utilizado para biopsia, é essencial que a sondagem vesical pré e transoperatória seja utilizada para a ampliação do campo visual, a fim de minimizar o risco de lesões de acesso e facilitar a abordagem do órgão.

Existe a possibilidade de se utilizar único portal para o posicionamento do endoscópio na linha média ventral, associado ao uso de agulha de biopsia posicionada de forma transparietal, sob visualização endoscópica guiada. Esse procedimento pode ser suficiente para obter amostra diagnóstica efetiva em neoformações localizadas e que podem ser evidenciadas sobre a superfície prostática. Para isso, o portal pode ser introduzido na linha média ventral pós-umbilical, evitando-se o contato da extremidade do endoscópio com o ligamento falciforme. Uma vez evidenciada a neoformação sob a gordura periprostática, o ponto de punção da agulha é escolhido através da parede muscular. O princípio da transiluminação é essencial para evitar lesões aos vasos epigástricos e seus ramos durante a passagem da agulha. Ao penetrar o instrumento de biopsia através da cápsula prostática, promove-se o seu disparo e se obtém amostra profunda do tecido (Figura 13.13). Múltiplas coletas de amostras para maior segurança diagnóstica são indicadas.

A biopsia a partir de três portais possibilita adequada obtenção de amostras de diferentes locais das superfícies ventral e lateral da próstata, uma vez que a gordura periprostática pode ser amplamente dissecada, possibilitando adequada exposição da cápsula do órgão.

Com o primeiro portal localizado na linha média pós-umbilical, e os outros dois nas paredes abdominais laterais direita e esquerda, a próstata poderá ser mais bem abordada ao se seccionar o ligamento mediano da bexiga junto à sua inserção na linha média ventral, até alcançar os limites da gordura periprostática. Para isso, pode-se utilizar eletrocirurgia mono ou bipolar, ou até mesmo secção ligamentar diretamente com tesoura ("a frio") nos pacientes com pouca deposição intraca-

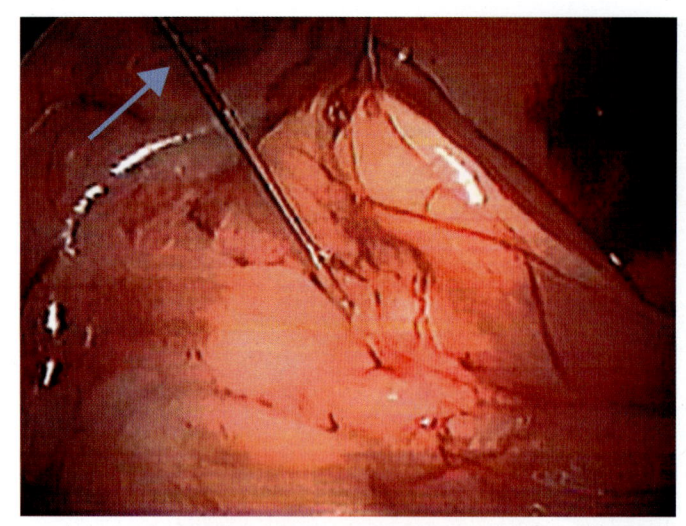

Figura 13.13 Esquematização do uso de agulha (*seta*) para biopsia aspirativa na obtenção de amostra prostática guiada por videolaparoscopia. Uma vez penetrada a cápsula prostática com a extremidade da agulha, promove-se o seu disparo, obtendo-se amostra do parênquima prostático.

vitária de tecido adiposo. Um detalhe importante recai sobre o local de incisão do ligamento mediano: procura-se seccioná-lo junto à linha média ventral, pois assim evita-se que parte remanescente do ligamento junto à linha média ventral funcione como "cortina" e atrapalhe a visualização do campo operatório.

A incisão na gordura periprostática é obtida a partir do ponto médio ventral da próstata (Figura 13.14), liberando-se a gordura bilateralmente com eletrocirurgia mono ou bipolar. O uso de pinça bipolar com lâmina cortante agilizará o processo. Considerando que esse tecido adiposo é pouco vascularizado, a superfície da próstata também pode ser acessada por divulsão e secção "a frio".

Quando se dispõe de pinça de biopsia, múltiplas amostras podem ser coletadas de diferentes pontos, podendo-se aprofundar a coleta do parênquima em um ponto do órgão em que a cápsula foi violada. Na indisponibilidade de pinça de biopsia, podem-se coletar amostras com pinça Kelly e tesoura de Metzenbaum, mas nessa condição o tecido prostático tende a apresentar maior sangramento.

Geralmente a pequena hemorragia de parênquima associada à coleta de amostra responde muito bem à compressão direta com torunda. Preferencialmente deve-se evitar

que o sangue proveniente do parênquima no qual se suspeita de doença neoplásica alcance as imediações da próstata, secando-o com torunda assim que a hemorragia começar a acontecer. Para minimizar ainda mais o sangramento ao se utilizar pinça de biopsia, procura-se manter as mandíbulas da pinça fechadas sobre o tecido em compressão por três a cinco minutos, para depois rotacionar o instrumento e desprender o tecido amostrado. O espécime coletado deve ser trazido diretamente para o interior da cânula, evitando-se o contato com outros tecidos. O uso de um redutor longo, como peça intermediária entre a pinça e a cânula, diminui a possibilidade de contato da extremidade da cânula com uma amostra sob a qual existe suspeita de neoplasia, podendo minimizar o risco de implantações tumorais.

▶ Ressecção de cistos/abscessos prostáticos e paraprostáticos

▪ Procedimento laparoscópico

A ressecção de cistos prostáticos e paraprostáticos pode ser realizada com o posicionamento de três portais, conforme discutido no item anterior. Dependendo da posição do cisto, será necessário reparar a bexiga, que deve ter sido previamente sondada. A vesícula urinária pode ser temporariamente fixada junto à parede abdominal ventral ou lateral com sutura extracorpórea, ou com ponto aplicado de forma intracorpórea, após a passagem de um fio agulhado (com a agulha retificada) através da musculatura abdominal e parede do órgão, retornando-se a agulha para o meio externo e, finalmente, fixando as duas pontas do fio externamente à cavidade com pinça hemostática (Figura 13.15). Também é possível aplicar sutura transparietal diretamente através da parede muscular do órgão utilizando agulha cilíndrica longa com porta-agulhas convencional. Essa manobra é facilitada ao mobilizar a vesícula urinária com pinça Kelly ou Maryland.

Uma vez exposto o cisto, pode-se coletar amostra de seu líquido com agulha longa (espinal ou de cateter intravenoso) e enviar ao laboratório buscando-se evidenciar a ausência de células neoplásicas. Após a aspiração, a parede do cisto é apreendida com pinça e seccionada com tesoura de Metzenbaum, removendo-se o máximo dessa parede até próximo da borda prostática. É importante enviar o tecido cístico extirpado para avaliação histológica para o estudo de alterações neoplásicas e para obter diagnóstico de cisto prostático/paraprostático. Durante e após a ressecção o conteúdo é aspirado. A cavidade cística deve ser irrigada e aspirada abundantemente (Figura 13.16).

Considerando-se que a parede do cisto é delgada e pouco irrigada, normalmente é desnecessário promover a marsupialização com suturas intracorpóreas. Na sequência, um pequeno flape pediculado (que pode ser de obtido rasgando-se o epíploon com duas pinças) é utilizado para preencher toda a cavidade cística. Essa manobra visa, principalmente, evitar a recidiva da doença, e está associada a todas as vantagens obtidas com a omentalização. O retalho omental é fixado à borda da próstata com a aplicação de um clipe ou de um ponto intracorpóreo com fio absorvível sintético (Figura 13.17). Por fim, a cavidade pode ser irrigada e drenada e a bexiga é reposicionada.

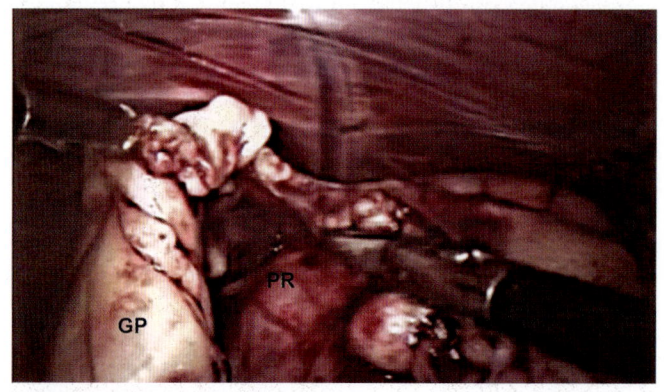

Figura 13.14 Dissecção romba da gordura periprostática (GP) em canino para a exposição da superfície ventral da próstata (PR), manobra rotineiramente realizada na obtenção de espécimes para diagnóstico e durante prostatectomia radical.

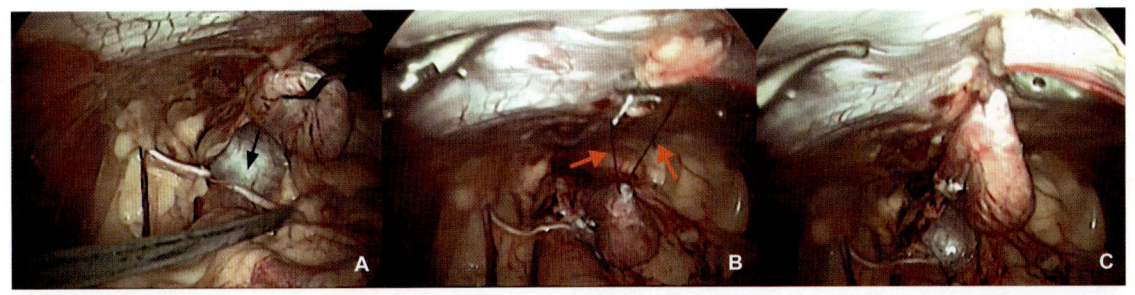

Figura 13.15 A. Cistopexia transparietal temporária durante procedimento de ressecção de cisto (seta preta) relacionado com a próstata canina. **B.** Foi posicionado um fio agulhado (setas vermelhas), com agulha retificada, através da parede muscular, o qual é passado na parede vesical. **C.** O reposicionamento do fio para o exterior da cavidade, seguido de sua apreensão extracavitária com pinça hemostática, torna possível que a vesícula urinária seja tracionada até a parede muscular, ampliando muito a exposição do cisto.

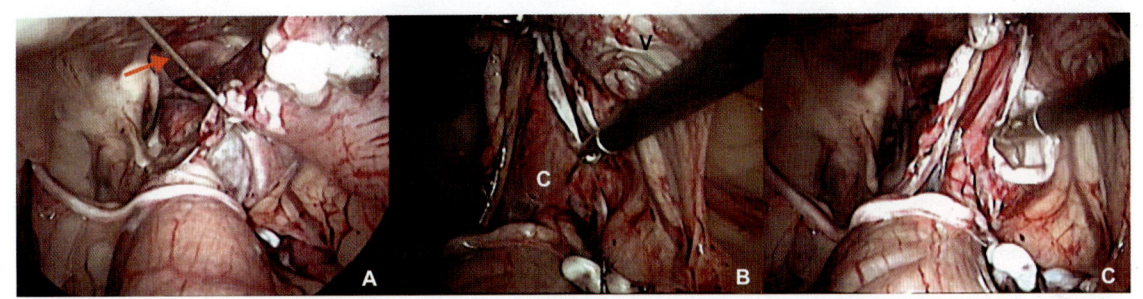

Figura 13.16 A. Drenagem do cisto (c) a partir da punção transparietal guiada com agulha longa (seta vermelha). **B** e **C.** Reduzindo-se o seu volume, promove-se a remoção da parede cística até próximo da superfície prostática. A cavidade do cisto pode ser irrigada e aspirada abundantemente com solução hidreletrolítica balanceada.

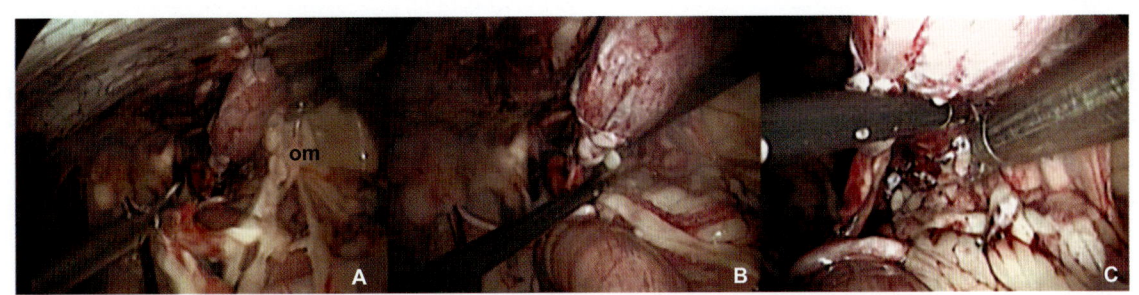

Figura 13.17 Na sequência à remoção da cápsula prostática, confecciona-se pequeno flape de omento (om) (**A**), utilizado no preenchimento completo da cavidade cística (**B**). A omentalização é finalizada fixando-se o omento à parede do cisto, nesse caso, com clipe de titânio (**C**).

▪ Procedimento videoassistido

A extirpação de cisto prostático videoassistida pode ser realizada com dois portais, sendo o da óptica posicionado na linha média ventral e outro na área pré-púbica – de forma paramediana – via de acesso cutâneo paraprepucial. Em caso de necessidade ou ao se realizarem múltiplos procedimentos, podem ser utilizados três portais craniais em triangulação e um na área pré-púbica (Figura 13.18).

Na técnica de dois portais, o segundo (geralmente de 10 mm) é posicionado em local eleito após avaliação videolaparoscópica da posição e características do cisto. A etapa de introdução do portal caudal é totalmente acompanhada pelo endoscópio, para minimizar risco de iatrogenia devido à ampliação do tamanho da próstata e, não raro, pela presença de íntimo contato da parede cística com a musculatura abdominal.

Utiliza-se pinça Babcock ou alguma outra de apreensão atraumática para apreender a parede do cisto e tracioná-la através da musculatura para a etapa convencional do procedimento. Anteriormente à exposição deste tecido, pode-se ampliar os acessos cutâneo, subcutâneo e muscular (sem violar a fáscia do reto abdominal e peritônio) com bisturi, apoiando a lâmina deste instrumento sobre a cânula. Nessa manobra, a cânula é posicionada paralelamente à linha média ventral, na medida em que apoia firmemente a parede muscular, enquanto se procede à incisão. Alternativamente, a parede do cisto/abscesso pode ser apreendida com pinça hemostática convencional, puncionando-se previamente a fáscia do reto abdominal/peritônio com a pinça até adentrar na cavidade. Como está indicada a omentalização da cavidade cística, pode-se apreender o omento com pinça de Kelly e fixá-lo temporariamente à parede abdominal próximo à região do segundo portal, utilizando-se sutura transparietal aplicada com acompanhamento videoendoscópico.

Após a exteriorização de parte da parede cística, amplia-se a incisão de acesso e, por cirurgia convencional, remove-se a maior extensão possível da parede cística até alcançar a borda da superfície prostática, tal como descrito no subitem anterior. Na sequência, realiza-se lavagem abundante (seguida de aspiração) da cavidade cística com solução hidreletrolítica balanceada. Apreende-se o omento e se procede à omentalização de toda a extensão da cavidade cística, fixando-se esse tecido com suturas interrompidas simples com fio absorvível sintético (Figura 13.19). Por fim, a ferida de acesso é rotineiramente suturada.

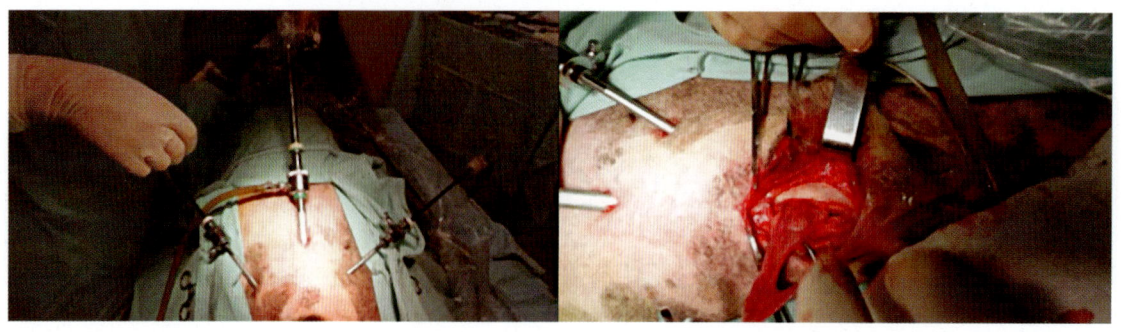

Figura 13.18 Posicionamento dos portais em triangulação para o tratamento de cisto prostático extenso pela técnica videoassistida. Realizou-se miniceliotomia paraprepucial para a exposição da parede cística durante a etapa convencional do procedimento.

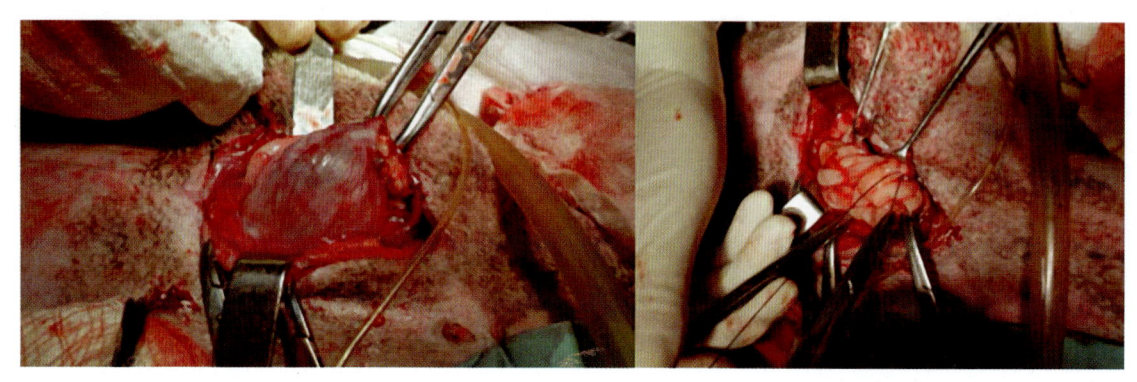

Figura 13.19 Exposição do cisto prostático a partir da incisão de miniceliotomia paraprepucial, seguida da ressecção da cápsula e omentalização.

▶ Prostatectomia total

A prostatectomia total pode ser considerada o procedimento de maior dificuldade técnica dentre as cirurgias endoscópicas no trato reprodutivo de cães. Foi inicialmente relatada nessa espécie por Price *et al.*,[15] que tiveram como objetivo o desenvolvimento de técnica para aplicação em humanos. Os poucos relatos disponíveis na medicina veterinária se referem, principalmente, à aplicação experimental do procedimento, sendo possível encontrar raras publicações do uso da prostatectomia laparoscópica em casos clínicos.

Apesar de as etapas cirúrgicas serem relativamente bem estabelecidas e da comprovação de que se trata de uma operação viável para cães, é necessária considerável proficiência em suturas intracorpóreas e disponibilidade de equipe cirúrgica coesa para execução deste avançado procedimento. Em casos clínicos associados à neoplasia prostática, nos quais a alteração anatômica do órgão-alvo é uma constante e o tempo cirúrgico tende a ser prolongado, os possíveis riscos anestésicos deverão ser considerados.

▪ Posicionamento dos portais

Para esse procedimento a posição indicada para o paciente é em decúbito dorsal e a sondagem vesical pré-operatória de preferência com sonda Foley, caso as condições anatômicas do paciente possibilitem o seu uso. Assim como nas técnicas previamente descritas, os membros posteriores são colocados na direção do monitor de vídeo, e o cirurgião ficará junto à cabeça do paciente (Figura 13.20).

É necessário considerar que mesmo na medicina existe alguma variação em relação ao posicionamento dos portais, e que a melhor disposição estará diretamente correlacionada com as condições corpóreas do paciente. São utilizados de quatro a cinco portais. O primeiro é introduzido na linha média ventral, próximo à cicatriz umbilical. Geralmente se opta por posicioná-lo levemente caudal à cicatriz, procurando-se desviar do ligamento falciforme. Este acesso é utilizado para a introdução do endoscópio rígido, e também como local de remoção do espécime, principalmente se for necessário ampliar a ferida consideravelmente em casos de próstatas volumosas. Os dois

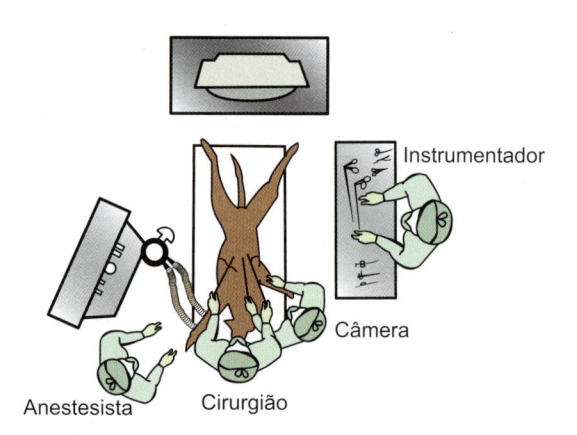

Figura 13.20 Possibilidade de disposição da equipe cirúrgica para a realização de prostatectomia radical laparoscópica em relação ao paciente e ao raque de equipamentos. O cirurgião – neste caso destro – poderá ficar posicionado junto à cabeça do paciente, estando o câmera ao seu lado ou levemente atrás. O anestesista poderá ficar ao lado do câmera, com acesso à cabeça do paciente. Por se tratar de procedimento complexo, pode-se dispor de um auxiliar, que ficará mais próximo dos equipamentos de vídeo, ao lado do anestesista. Em posição contralateral ao auxiliar e ao anestesista, ficará o instrumentador. Os equipamentos de videocirurgia e a unidade de eletrocirurgia ficarão junto aos membros posteriores do paciente.

próximos trocartes, geralmente de 5 mm e 10 mm, serão localizados nas paredes abdominais laterais direita e esquerda, em disposição triangular em relação ao primeiro. Indica-se manter angulação de 30° a 60° entre os todos os trocartes necessários para o procedimento. O de 10 mm será posicionado de acordo com a mão dominante do cirurgião. O segundo e terceiro portais serão utilizados em todas as etapas da prostatectomia, dessa maneira, é essencial que suas localizações sejam detalhadamente planejadas.

Apesar de a prostatectomia ser factível com três portais, o emprego do quarto acesso facilita bastante a exposição das estruturas, a manutenção da limpeza do campo operatório (drenagem do sangue derramado), a remoção do órgão extirpado e a diminuição da tensão durante a etapa de confecção da anastomose. Dessa maneira, em geral coloca-se uma cânula adicional em posição lateral e caudalmente a um dos portais de trabalho. Como esse acesso também poderá ser empregado para alojar o porta-agulhas na etapa da sutura intracorpórea, a partir da troca de instrumentos, dá-se preferência em manter do lado correspondente à mão dominante do cirurgião.

A utilização do quinto portal baseia-se na duplicação do procedimento executado em humanos, sendo menos aplicado para cães devido ao diminuto espaço cavitário disponível. Contudo, seu uso poderá facilitar a operação providenciando melhor exposição das estruturas nos animais de grande porte. O autor prefere iniciar a operação com quatro portais e posicionar o quinto apenas se existir real necessidade. A possibilidade de disposição das cânulas no abdome dos caninos para prostatectomia é demonstrada na Figura 13.21.

▪ Exposição e hemostasia da próstata

A dissecção da próstata é facilitada colocando-se o paciente em posição de Trendelenburg, contudo, em alguns casos, essa etapa também pode ser conduzida sem a inclinação da mesa operatória. O instrumental de trabalho será posicionado na segunda e terceira cânulas, ao passo que a quarta cânula poderá servir de passagem para uma pinça auxiliar ou aspirador cirúrgico. Com a vesícula urinária tracionada cranialmente, realiza-se a secção do ligamento mediano da bexiga em toda a sua extensão, junto à linha média ventral. A dissecção da gordura periprostática é iniciada sob a superfície ventral da próstata, seguindo como orientação para o local de início de dissecção o sulco ventral do órgão. Procura-se manter o plano de clivagem o mais próximo possível da próstata, reduzindo-se a hemor-

ragia proveniente dos ramos dos vasos prostáticos e lesões adicionais às terminações nervosas que se encontram dorsolateralmente ao órgão (Figura 13.22). Deve-se considerar que a inervação (providenciada pelos plexos genital e vesical), irrigação (oriunda das vesicais caudais e do ramo uretral da artéria prostática) e drenagem da uretra e da bexiga estão intimamente relacionadas com a gordura pélvica, e que as terminações nervosas e os vasos nobres encontram-se nas proximidades da gordura periprostática. Devido a essas colocações, indica-se que o isolamento da próstata seja muito cuidadoso.

Em humanos, uma etapa rotineiramente realizada anteriormente à extirpação da próstata é a hemostasia do plexo da veia dorsal do pênis, em boa parte dos casos obtida com a aplicação de uma ligadura intracorpórea. As grandes diferenças anatômicas entre o trato reprodutivo dos cães e humanos dispensa a realização dessa etapa em caninos. Geralmente, não existem hemorragias significativas da região ventral à uretra membranosa (localização do referido plexo em humanos) ao se promover o seu isolamento. Assim, anteriormente à incisão uretral, procura-se obter acurada hemostasia dos vasos prostáticos.

O suprimento sanguíneo da próstata é originário de ramos da artéria prostática que penetram na superfície dorsolateral do órgão, sendo que os ramos da veia prostática seguem disposição similar aos da artéria. A hemostasia desses pequenos vasos pode ser obtida com o uso de bisturi ultrassônico, eletrocirurgia bipolar, clipes de titânio e, alternativamente, com eletrocirurgia monopolar. Dentre essas modalidades, ao se optar pelo uso da última, a aplicação da energia deve ser muito criteriosa para evitar danos colaterais às terminações nervosas e aos vasos uretrais e vesicais. Os ramos prostáticos são coagulados próximo da próstata, de preferência com eletrocirurgia bipolar, na medida em que vão sendo visualizados durante a dissecção (Figura 13.23), reduzindo-se os danos térmicos colaterais. A exposição dos ramos vasculares laterais à próstata é facilitada apreendendo-se a cápsula prostática com pinça na mão não dominante, e rotacionando-se o órgão dentro dos limites impostos pela condição anatômica.

Atualmente, nas cirurgias urológicas em humanos, existe tendência evidente de se dispensar ao máximo o uso de qualquer fonte de calor na etapa de dissecção da próstata, buscando-se manter a potência sexual do paciente a partir da preservação do feixe vasculonervoso (ou banda neurovascular) e da complexa rede de ramos nervosos encontrados nas circunjacências da próstata (nervos cavernosos periféricos, também conhecidos como "véu de Afrodite"). Assim, alguns autores

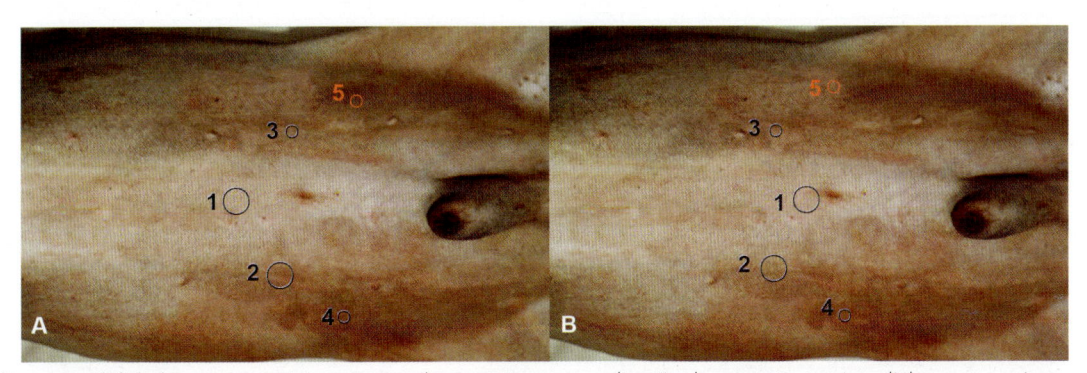

Figura 13.21 Duas possibilidades para o posicionamento dos portais para a realização de prostatectomia radial em um canino, sendo o cirurgião destro. Em **A**, os portais são posicionados em forma de "v", colocando-se a segunda e terceira cânulas caudalmente à primeira. Em **B**, seguindo as indicações para pacientes humanos, as cânulas podem ser dispostas em configuração lembrando a letra "W", posicionando-se o segundo e terceiro portais cranialmente ao primeiro. Se existir a opção pelo quinto portal (em vermelho), este será colocado contralateralmente ao quarto. A numeração dos portais nos esquemas segue a sua ordem de introdução. Os círculos de maior tamanho representam cânulas de 10 mm, enquanto os menores, cânulas de 5 mm.

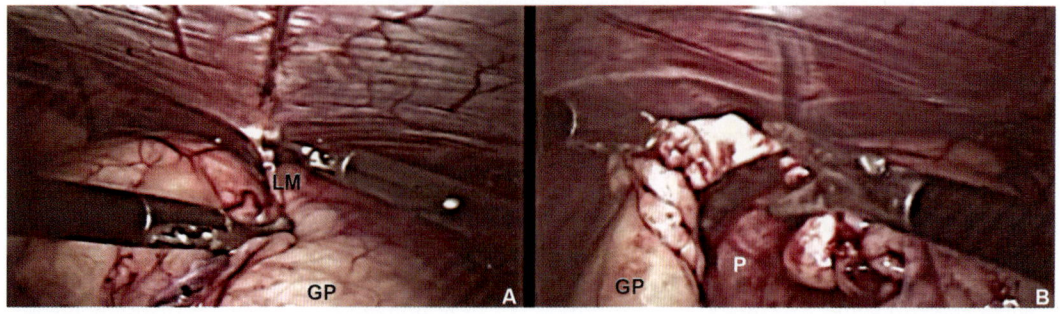

Figura 13.22 A dissecção da gordura periprostática (GP) é iniciada na superfície ventral medial ou em suas imediações (**A**), após a secção do ligamento mediano da bexiga (LM). O plano de clivagem é realizado o mais próximo possível da próstata (P), para evitar lesões colaterais aos nervos e vasos que se dirigem à bexiga e à uretra (**B**). Essa dissecção pode ser obtida muitas vezes sem o emprego de energia térmica ou ultrassônica.

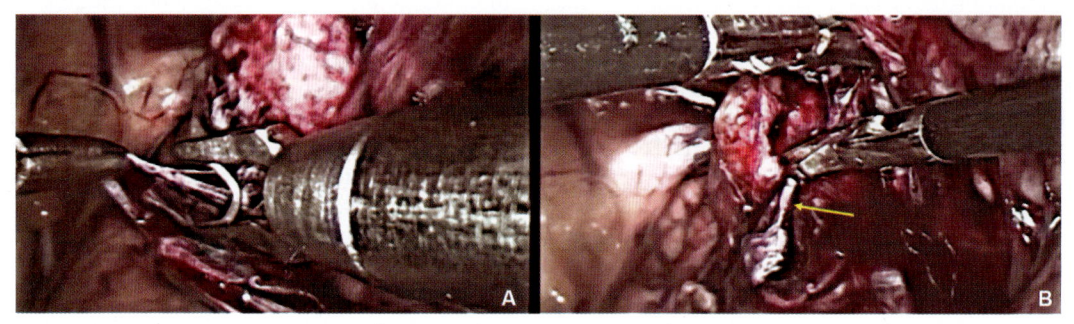

Figura 13.23 A. A hemostasia dos ramos vasculares prostáticos deve ser executada próximo à cápsula prostática para melhor preservação do tecido nervoso circunjacente. **B.** Durante a dissecção da gordura periprostática, os ramos prostáticos são observados junto às superfícies dorsal e lateral do órgão. Após o clipamento de ramo prostático (seta amarela), secciona-se o vaso próximo à gordura periprostática.

optam por aplicar clipes de poliamida nos ramos prostáticos na medida em que estes são evidenciados durante a dissecção. Esse material também pode ser utilizado em pequenos animais, considerando os custos associados e os diminutos diâmetros dos ramos prostáticos. O uso de clipes metálicos, quando necessário, tem sido mais apropriado.

▪ Secção do colo vesical

A secção do colo vesical pode ser facilitada pela apreensão do ápice da bexiga com pinça manejada pelo auxiliar, sendo iniciada a partir da superfície ventral do órgão (Figura 13.24), preservando-se ao máximo o tecido adiposo das imediações para não comprometer a vascularização e a inervação da bexiga. Apesar do emprego rotineiro de energia ultrassônica, ou até mesmo de eletrocirurgia monopolar em humanos durante essa etapa, o autor prefere o uso isolado de tesoura para a secção do colo. Ao se descartar qualquer fonte de energia associada à produção de calor, busca-se minimizar, além dos danos térmicos colaterais, os riscos de estenose e de deiscência na anastomose vesicouretral que será executada na etapa subsequente. Respeitando-se o princípio básico da cirurgia oncológica quanto à obtenção de margem de segurança de tecido sadio, a cistotomia será executada transversalmente ao órgão.

A secção completa do colo vesical pode ser facilitada ao se utilizar cateter de Foley com o *cuff* preenchido por solução fisiológica, pois com a apreensão e movimentação desta sonda, as regiões laterais e dorsais do colo vesical podem ser mais bem

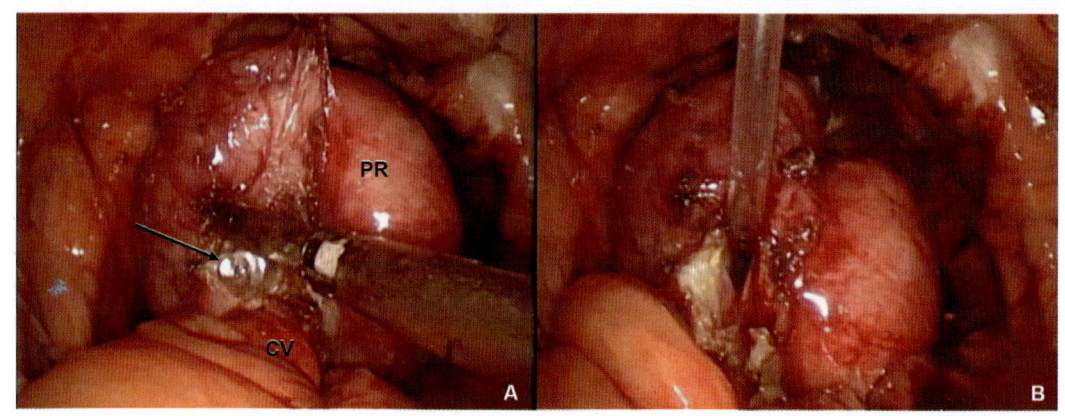

Figura 13.24 Durante a prostatectomia, promove-se a cistotomia transversalmente ao colo vesical (CV), a partir da superfície ventral da bexiga (**A** e **B**). Após a secção da mucosa, é possível observar a exposição da sonda vesical (seta), que pode ser utilizada inclusive para facilitar o isolamento do órgão.

expostas. Considerando o formato do órgão, quanto mais cranial for a incisão no colo, maior será o diâmetro da ferida produzida, tornando necessária a aplicação de diferentes técnicas de sutura na anastomose vesicouretral, conforme trazido na sequência.

Isolamento e secção da uretra membranosa

A uretra membranosa será seccionada com mínima dissecção tecidual, desde que sejam asseguradas margens de segurança de tecido livre de neoplasia, buscando-se obter melhores resultados funcionais quanto à manutenção da continência urinária, além de conservar o máximo possível de integridade dos vasos uretrais e das fibras nervosas. Para tanto, a cápsula prostática pode ser apreendida com pinça posicionada no quarto trocarte, sendo o órgão tracionado no sentido dorsocranial com o intuito de favorecer a exposição da superfície ventral da uretra.

Em medicina, rotineiramente é realizada a incisão da uretra com bisturi ultrassônico. As lesões teciduais provocadas por esse instrumental nas margens incisadas são mínimas (vide Capítulo 11), contudo, considerando o diminuto diâmetro da uretra membranosa de cães e as possibilidades de estenose pós-operatória dessa estrutura e de deiscência da anastomose, o autor prefere realizar a incisão com tesoura de Metzenbaum curva sem o uso de qualquer energia térmica, assim como descrito no item anterior. O início da incisão é obtido na porção média ventral da uretra (Figura 13.25). A hemorragia proveniente do corpo esponjoso é pouco volumosa, mas constante, porém geralmente autolimitante.

Uma vez obtida a secção da uretra, eventualmente pode ser aplicada uma sutura de reparo nessa estrutura para facilitar a anastomose vesicouretral. Ao se optar pela reconstrução do fluxo urinário com padrão contínuo pela técnica de Van Velthoven, o reparo envolverá quase toda a extensão do tecido (sendo aplicado até a submucosa) e será colocado alguns milímetros caudais à borda uretral para não interferir na passagem da agulha na sutura de anastomose. Ao se optar pela sutura interrompida simples, uma possibilidade é aplicar o reparo abrangendo todas as camadas uretrais, iniciando a passagem da agulha externamente à uretra até a mucosa. Dessa maneira, o reparo poderia ser até mesmo utilizado no final para completar a anastomose sendo passado através da bexiga (ver item "Anastomose vesicouretral").

Nessas duas condições, esse ponto será posicionado estrategicamente em aproximadamente 12 h (considerando o paciente em decúbito dorsal), podendo ser fixado com pinça auxiliar ou até mesmo temporariamente passado transparietalmente para fora da cavidade abdominal. Como o espaço de trabalho junto à pelve é bastante restrito e considerando a fragilidade da uretra membranosa, geralmente o reparo uretral é dispensado, salvo em alguns casos nos quais a neoplasia prostática tenha se estendido caudalmente e comprometido considerável parte desse tecido. Nessa situação, para obter margem de segurança apropriada é necessário manter o "coto" uretral muito reduzido, que tenderá a se localizar próximo ao diafragma pélvico. Apesar de o reparo facilitar o tracionamento da uretra, deve-se considerar que a presença de fio tende a dificultar ainda mais a execução da anastomose ao se optar por sutura contínua.

Outro princípio importante associado à anastomose que será executado sequencialmente é o cuidado em manipular o mínimo possível a uretra, evitando-se seu pinçamento direto e movimentando-a a partir da apreensão dos tecidos adjacentes. Dessa maneira, busca-se reduzir a isquemia tecidual e os riscos de estenose pós-operatória. A movimentação da sonda urinária durante a anastomose auxiliará na exposição da luz da uretra e minimizará a necessidade de pinçamento direto.

Extirpação da próstata e oclusão da ampola do ducto deferente

A sonda é removida da luz vesical tornando possível a exposição da superfície dorsal da próstata. Realiza-se o isolamento do órgão dos tecidos adjacentes por dissecção romba, evitando-se lesão no reto ou manipulação excessiva do tecido adiposo adjacente. A exposição da ampola do ducto deferente é mais bem obtida pelo tracionamento ventral da próstata em direção à linha média com pinça fixada à cápsula prostática. Tal estrutura pode ser ocluída a partir de eletrocirurgia bipolar, energia ultrassônica, clipe de poliamida ou clipe de titânio (Figura 13.26), sendo seccionada na sequência. O isolamento da próstata será completado e o órgão colocado junto à goteira paralombar direita para posterior retirada da cavidade com a utilização de saco para a remoção de tecidos.

Anastomose vesicouretral

É considerada a etapa de maior dificuldade técnica e que despende maior tempo operatório na prostatectomia total laparoscópica. Para sua realização, é importante que o cirurgião tenha domínio das técnicas de aplicação de nós intra e

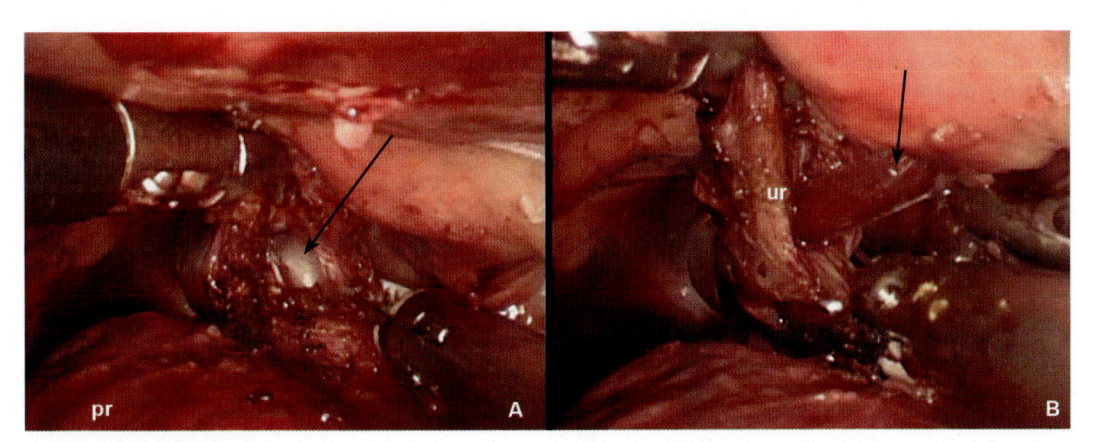

Figura 13.25 Incisão da uretra membranosa (ur) envolta por corpo esponjoso em toda sua extensão para isolamento da próstata (pr). Em **A** e **B**, verifica-se a sonda através da luz uretral (seta).

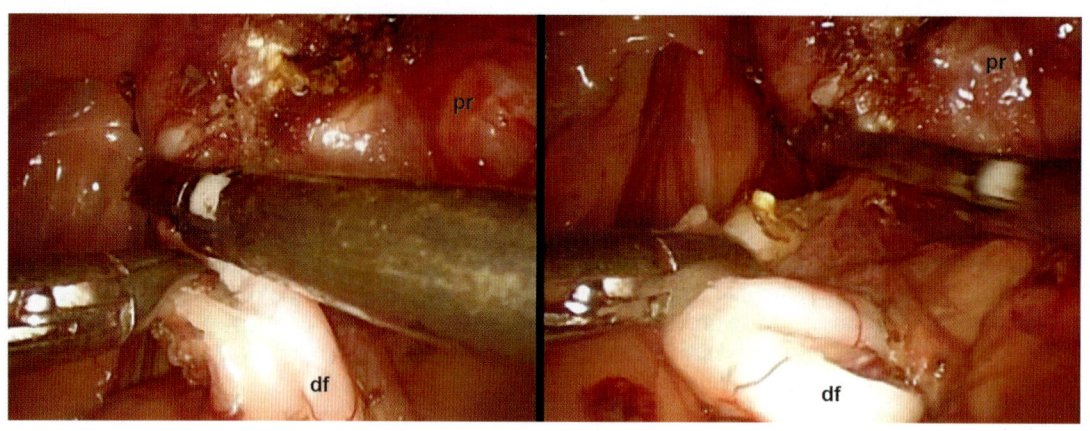

Figura 13.26 Oclusão seguida de secção da ampola do ducto deferente com o uso de energia ultrassônica. df = ducto deferente; pr = próstata.

extracorpóreos e saiba utilizar as suturas com ambas as mãos, pois geralmente é necessário mudar o sentido da passagem da agulha. A sutura intracorpórea é a mais indicada, sendo empregada preferencialmente com o uso de dois porta-agulhas ou de um porta-agulhas e um contraporta-agulhas. Apesar de a literatura trazer a possibilidade do uso de dispositivos de sutura, as dimensões desses equipamentos e o custo associado praticamente inviabilizam o seu uso rotineiro em pequenos animais na realidade brasileira.

Previamente à anastomose, a sonda uretral é reposicionada na luz vesical. O emprego de sonda de Foley apresenta como vantagem a possibilidade de facilitação da aproximação entre o colo vesical e a uretra membranosa, por meio de seu tracionamento no momento apropriado, mantendo-se o *cuff* preenchido com solução hirdreletrolítica. Na impossibilidade do uso de sonda Foley, uma pinça atraumática pode ser utilizada quando o tracionamento da bexiga durante a confecção dos nós intracorpóreos for necessário.

Para a anastomose vesicouretral o autor tem predileção por utilizar sutura contínua confeccionada a partir da técnica de Van Velthoven, que será detalhada na sequência. Contudo, considerando as indicações de diferentes autores para a prostatectomia convencional em cães e o histórico da prostatectomia radical laparoscópica em pequenos animais, segue a descrição da anastomose com o uso de sutura interrompida simples.

Em prostatectomias convencionais em cães, determinados autores indicam a utilização de 8 a 12 suturas interrompidas. Contudo, em prostatectomias laparoscópicas em humanos e em operações experimentais em caninos, já foi demonstrada a viabilidade do uso de apenas quatro pontos (Price *et al.*).[15] O autor deste capítulo considera que a opção por quatro suturas interrompidas pode não assegurar a obtenção de anastomose hermética, principalmente porque nem sempre os pontos ficam perfeitamente posicionados quando aplicados por videocirurgia, haja vista as dificuldades técnicas e as reduzidas dimensões da cavidade pélvica. Ainda assim, caso o cirurgião opte por quatro suturas, elas deverão ficar dispostas às doze, três, seis e nove horas da uretra. Ao final desses pontos, procede-se ao teste quanto à adequada oclusão da anastomose com a aplicação de solução hidreletrolítica aplicada através da sonda. No caso de extravasamento de solução fisiológica, serão aplicadas tantas suturas adicionais quanto necessárias para que não haja drenagem de urina.

A anastomose é iniciada dorsalmente à bexiga e em seis horas da uretra (considerando o paciente em decúbito dorsal), com fio polidioxanona ou poliglactina 910 3-0 ou 4-0 estam-

pado em agulha cilíndrica de tamanho apropriado. Procura-se passar a agulha inicialmente no colo vesical, a partir da camada serosa, até transpassar a mucosa. Na uretra, ela é introduzida no sentido inverso, passando da mucosa para a muscular. Dessa maneira, o nó ficará posicionado externamente à luz uretral, sendo preferencialmente ocluído sobre a bexiga, e não junto às bordas da ferida. É indicada cuidadosa verificação do correto posicionamento da vesícula urinária e da entrada da agulha para que não ocorra rotação do órgão.

Para a realização dos pontos laterais da anastomose, promove-se rotação contralateral do colo vesical e uretra com o auxílio de pinça atraumática apreendendo o colo vesical. Indica-se a avaliação desses pontos que serão mais facilmente aplicados ao se iniciar a sutura partindo da uretra. Encerra-se a anastomose com a sutura às 12 h (considerando o decúbito dorsal). Ao se optar pela aplicação do reparo na uretra, esse próprio ponto pode ser utilizado para encerrar a sutura, cujo último nó também ficará posicionado sobre a superfície vesical. Por fim, promove-se o teste quanto à condição hermética da anastomose. Na ausência de extravasamentos, realiza-se omentopexia ao redor da área anastomosada com a aplicação de suturas interrompidas simples.

A técnica de Van Velthoven (Van Velthoven *et al.*),[16] de certa maneira, revolucionou a anastomose vesicouretral na videolaparoscopia médica, facilitando essa etapa tão difícil. De fato, o autor deste capítulo acredita que a anastomose, a partir dessa túnica, em cães tende a reduzir consideravelmente o tempo operatório e assegurar melhor a condição hermética da oclusão. Outra vantagem é que quando esse tipo de sutura é aplicado seguindo os preceitos de seu idealizador, é mais fácil tracionar a bexiga no sentido da uretra, e não o contrário, reduzindo-se os riscos de ruptura da delgada parede uretral.

Para a aplicação da sutura de Van Velthoven, são utilizados dois fios absorvíveis, preferencialmente monofilamentares estampados em agulha cilíndrica. Pode-se empregar dois de polidioxanona (PDS) 2-0 a 4-0, dois de poliglecaprone 25, um fio PDS e um de fio poliglecaprone 25 de mesma dimensão. Os implantes são atados na extremidade contrária da agulha, confeccionando-se um nó volumoso que servirá de apoio à sutura. Alternativamente, na ausência de fios monofilamentares absorvíveis, é possível empregar a poliglactina 910. Contudo, devido ao seu maior arrasto tecidual em relação aos monofilamentares, esse implante não é o de primeira escolha. O fio monofilamentar facilita muito o ajuste fino da anastomose para garantir adequada coaptação, sem a tendência de lacerar o tecido durante a sua passagem.

Os dois fios serão amarrados em conjunto, mantendo-se um comprimento de 15 cm ou mais, de tal maneira que a anastomose possa ser completada sem a necessidade da utilização de implantes adicionais. O uso de dois materiais de naturezas diferentes pode facilitar a anastomose devido à diferença de coloração dos implantes. Seguindo-se os preceitos da cirurgia convencional, cabe relembrar que a utilização de fios não absorvíveis pelo risco de formação de cálculos pelo contato direto com a urina é contraindicada.

Inicia-se a anastomose passando-se uma das agulhas da serosa para a mucosa (de "fora para dentro") da bexiga aproximadamente às 7 h considerando o paciente em decúbito dorsal. A outra agulha é similarmente aplicada na bexiga, contudo agora às 5 h. Ambos os fios serão puxados até que o nó volumoso previamente confeccionado fique apoiado no ponto médio da superfície dorsal da bexiga (Figura 13.27). O fio da mão direita do cirurgião é então passado em posição correspondente na uretra pélvica (aproximadamente às 5 h) a partir da mucosa através de todas as camadas (de "dentro para fora"). O mesmo é repetido do lado esquerdo, passando-se a agulha de "dentro para fora" na uretra próximo das 7 h (Figura 13.28). Ambos os fios são puxados simultaneamente, tracionando a vesícula urinária até a uretra, e nunca o contrário, a fim de que não ocorra laceração uretral. Ao se utilizar fio monofilamentar, o posicionamento da vesícula pode ser executado mais tardiamente, pois ao se manterem os fios "frouxos" torna-se mais fácil a passagem dos pontos sequenciais. Ao se utilizar o quarto portal, uma pinça atraumática empurrará o órgão no sentido da uretra previamente à tração dos fios.

Novamente, posiciona-se a sutura de "fora para dentro na vesícula urinária" e de "dentro para fora" na uretra, aproximadamente às 4 h. Nesta etapa, esse segmento de fio pode ser apreendido pelo auxiliar, ou então fixado temporariamente à parede muscular a partir da passagem da agulha através do músculo transverso do abdome, de tal maneira que o implante não atrapalhe a movimentação dos instrumentos de sutura. Repete-se essa manobra do lado esquerdo, passando-se agora a agulha "de fora para dentro" na vesícula e de "dentro para fora" na uretra, até as proximidades das 8 h. Ajustando-se novamente as bordas da ferida pelo tracionamento de ambos os fios, opta-se por continuar a sutura do lado esquerdo, ou então retornar ao lado direito.

Considerando a opção de continuar do lado esquerdo, a sutura será sequencialmente aplicada até aproximadamente às 10 h. Dá-se continuidade ao fechamento do lado direito até próximo das 2 h. Sempre que necessário, o ajuste da coaptação das bordas pelo tracionamento dos fios será realizado. A sonda uretral pode ser temporariamente retraída para se certificar de que não foi abrangida pela sutura. São aplicados os pontos adicionais nas proximidades das 11 h e 1 h na bexiga e uretra (ou um pouco mais próximo das 12 h, dependendo das dimensões estruturais). A sonda volta a ser posicionada e a sutura é encerrada sobre as 12 h da uretra (Figura 13.29). Em determinados casos, ambos os fios podem retornar de "fora para dentro" próximo das 12 h da uretra, para que o nó abranja a vesícula urinária e possa ser encerrado sobre essa última. Tal manobra é interessante para animais com uretra pouco calibrosa, delgada ou friável, ou naqueles casos em que o coto uretral ficou muito curto e o fechamento da sutura se tornará difícil dentro da cavidade pélvica.

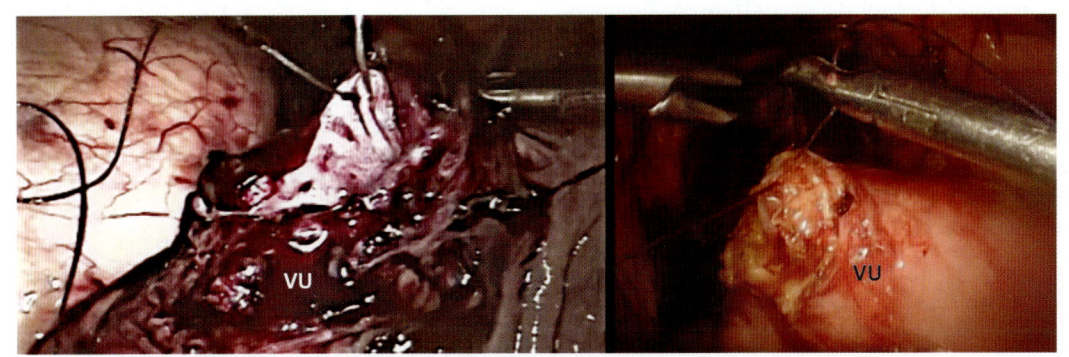

Figura 13.27 Posicionamento da sutura para anastomose vesicouretral em dois diferentes cães seguindo os princípios da técnica de Van Velthoven. Considerando o diâmetro total da uretra vesical (ou colo da vesícula) como um relógio visto de frente com o animal em decúbito dorsal, a anastomose iniciará próximo às 6 h, passando ambos os fios atados da serosa para a mucosa da bexiga, aproximadamente às 5 h e 7 h. Assim, o nó ficará posicionado aproximadamente em 6 h. VU = vesícula urinária.

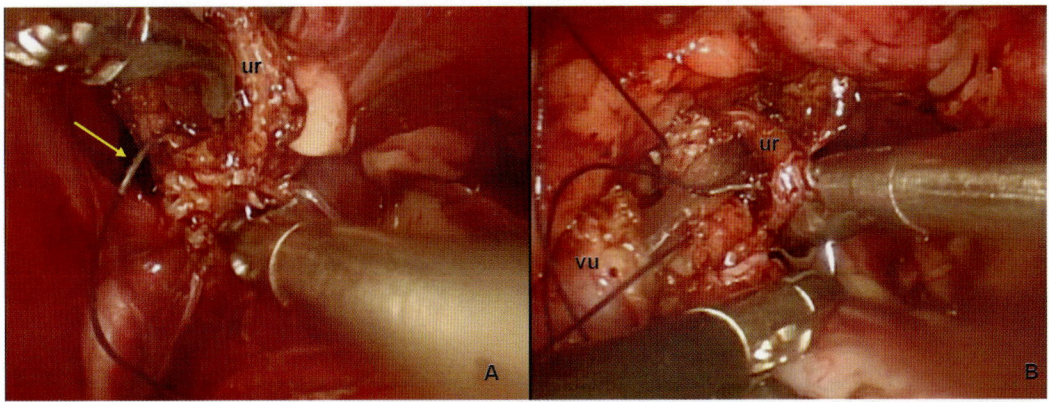

Figura 13.28 Na sequência, os fios são então passados na uretra aproximadamente às 5 h (**A**) e 7 h (**B**) por meio de toda a sua extensão, iniciando-se pela mucosa (de "dentro para fora"). ur = uretra envolta por corpo esponjoso; vu = vesícula urinária. A seta amarela demostra a agulha sendo introduzida na uretra a partir de sua mucosa.

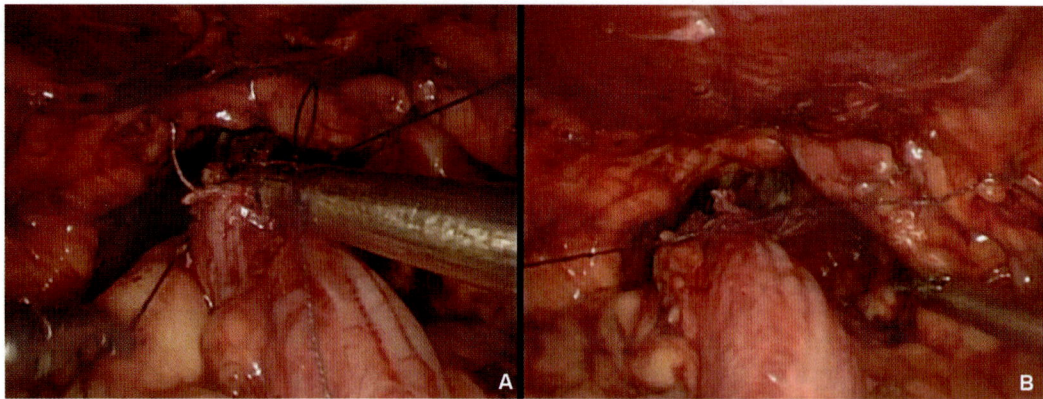

Figura 13.29 A. Na sequência, os fios são passados de "fora para dentro" na vesícula urinária e de "dentro para fora" na uretra, até que se obtenha a oclusão da totalidade da circunferência uretral e vesical. **B.** A sutura será encerrada aproximadamente às 12 h.

Em determinadas situações, a secção da vesícula urinária na etapa de extirpação da próstata promove a formação de óstio vesical de proporções superiores às da uretra membranosa. Nessa condição, existem duas manobras que podem conferir adequada oclusão vesicouretral:

- Se a diferença de diâmetro for pequena, procura-se aplicar os pontos da uretra mais próximos uns dos outros, enquanto os pontos na vesícula são confeccionados um pouco mais distantes uns dos outros. Assim, ao correr o fio, o diâmetro da bexiga será ajustado ao diâmetro da uretra
- Se o diâmetro do colo vesical ficou grande o suficiente a ponto de a manobra anterior não possibilitar o ajuste das bordas, pode-se aplicar sutura contínua simples posicionada transversalmente à vesícula, até que a redução do diâmetro esteja apropriada. Após isso, dá-se início à anastomose conforme citado anteriormente.

Realiza-se então o teste quanto à condição hermética da sutura, e na ausência de extravasamento, será promovida a omentopexia sobre a superfície da anastomose, conforme previamente descrito. Pontos de vazamento serão manejados com suturas interrompidas simples.

▪ Remoção da próstata da cavidade peritoneal e manobras finais

Ao se optar por não ampliar demasiadamente a ferida operatória na remoção prostática, indica-se a utilização de saco impermeável, resistente e que impossibilite a passagem de célu-las tumorais da sua face interna para a externa. Para aqueles casos em que se espera maior ampliação da ferida na retirada da peça sem fragmentá-la, pode-se empregar dispositivos descartáveis que são automaticamente armados no interior do abdome.

A introdução do saco é iniciada com a remoção da cânula lateral de 10 mm do lado correspondente à mão dominante do cirurgião, mantendo-se a cavidade insuflada com CO_2 pela obstrução temporária da ferida operatória com dedo indicador do auxiliar. O saco para a remoção de tecidos será colocado no abdome por meio desse acesso. A introdução do referido dispositivo seguirá as manobras previamente detalhadas no Capítulo 10. Na sequência, a cânula é reposicionada, mantendo-se a distensão abdominal.

A próstata se encontrará na fossa paralombar direita, sendo apreendida com pinça posicionada na mão dominante do cirurgião (Figura 13.30). Nos outros portais de trabalho são utilizadas pinças que possibilitarão ampla abertura do saco e facilitarão a colocação do órgão em seu interior. Com a tração do fio da borda do dispositivo e a verificação de que o espécime está adequadamente ensacado, a pinça da mão dominante será puxada para o interior do redutor e retirada em conjunto com a cânula, exteriorizando a extremidade do saco.

O auxiliar mantém as bordas do saco aberto enquanto a ferida é protegida a partir da colocação de compressa estéril ao redor de todo o dispositivo. O cirurgião introduz seu dedo indicador por dentro do saco e através do defeito muscular, verificando quanto à necessidade de ampliação da ferida muscular.

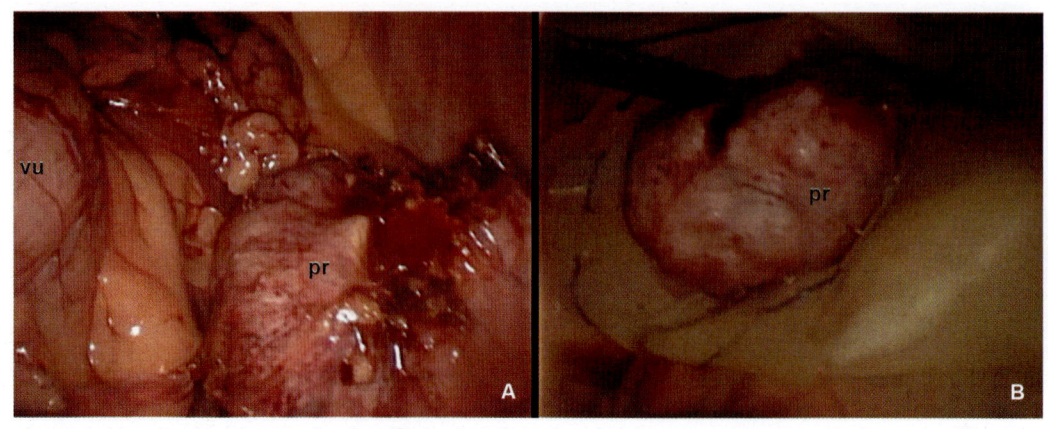

Figura 13.30 A próstata (pr) localizada na goteira lombar (**A**) é colocada no interior do saco para a extração de tecidos (**B**) para posterior remoção da cavidade. Com a retirada do portal, pode-se exteriorizar toda a borda do saco. vu = vesícula urinária.

Rotineiramente torna-se necessário ampliar levemente a ferida de acesso. Para tanto, o autor prefere introduzir a ponta de um Farabeuf até o interior da cavidade entre o saco e o vértice da incisão, elevando-o simultaneamente, de tal maneira que a sua ponta sirva de escudo protetor durante a manobra de ampliação da ferida com uso de bisturi. Assim, seguramente é possível aprofundar a incisão sem danos ao saco para extração.

Para a dilaceração da próstata, pode-se utilizar unidade de fragmentação, pinça hemostática, ou até mesmo o dedo indicador do cirurgião, removendo-se o espécime em fragmentos. Contudo, como rotineiramente se trabalha com órgãos neoplásicos, torna-se necessário cobrir cuidadosamente a ferida operatória com compressas umedecidas e ter muita atenção para que não ocorra perda de integridade do dispositivo, com consequente contaminação da ferida operatória. Alguns cirurgiões médicos indicam colocar na compressa, ao redor do saco para extração, solução de PVP-I aquosa, alegando de que essa manobra poderia reduzir a contaminação por células neoplásicas pela ação do referido antisséptico. Essa correlação ainda não foi estabelecida para pequenos animais.

Após a fragmentação do órgão no interior do saco e sua remoção em fragmentos, o auxiliar remove o dispositivo e obstrui temporariamente a ferida de acesso com seu dedo, possibilitando que o cirurgião reavalie a cavidade quanto à ausência de sangramentos. Se a opção for por posicionar dreno abdominal (geralmente de sucção fechada), pode-se aproveitar o acesso cutâneo e proceder à punção da parede muscular com pinça convencional Halsted curva, paralelamente às bordas da ferida de acesso. Por essa punção será posicionado o dreno. A cavidade é então desinsuflada e todas as feridas ocluídas de forma rotineira. Para esse tipo de procedimento, o autor não tem posicionado dreno no abdome.

▶ Referências

1. BASINGER, R.R.; ROBINETTE, C.L.; HARDIE, E.M. *et al.* The prostate. In: SLATTER, D. *Textbook of Small Animal Surgery.* 2. ed. Philadelphia: W.B. Saunders, 1993. p. 1349-1367.

2. BECK, C.A.C.; PIPPI, N.L.; BRUN, M.V. *et al.* Orquiectomia videolaparoscópica em cão com criptorquidismo unilateral: relato de caso. *Cienc. Anim. Bras.*, supl., v. 1, p. 184, 2000.

3. BRUN, M.V.; MARIANO, M.B.; BECK, C.A.C. *et al.* Prostatectomia total laparoscópica experimental em cães. *Arq. Facul. Med. Vet. UFRGS*, v. 27, n. 2, p. 68-79, 1999.

4. BRUN, M.V.; PIPPI, N.L.; BECK, C.A.C. *et al.* Cirurgia laparoscópica no tratamento de criptorquidismo em um cão. *Rev. Bras. Cien. Vet.*, supl., v. 9, n. 1, p. 233-234, 2002.

5. BRUN, M.V.; PIPPI, N.L.; BECK, C.A.C. *et al.* Confecção de saco para a remoção de tecidos em cirurgia laparoscópica utilizando dedo de luva. *Rev. Bras. Cien. Vet.*, supl., v. 9, n. 1, p. 175-177, 2002.

6. CRANE, S.W. Orquiectomia de testículos descidos e retidos no cão e no gato. In: BOJARAB, M.J. *Cirurgia dos Pequenos Animais.* 3. ed. São Paulo: Roca, 1996. p. 375-381.

7. De ZOPPA, A.M.; SILVA, L.C.L.C.; IOSHITOSHI, F.N.; *et al.* Criptorquidectomia abdominal em caninos por via laparoscópica. *Rev. Bras. Cien. Vet.*, supl., v. 9, n. 1, p. 86-87, 2002.

8. EVANS, H.E.; LAHUNTA. A. *Miller: guia para dissecção do cão.* 3. ed. Rio de Janeiro: Guanabara Koogan, 1994. 206 p.

9. FREEMAN, L.J. *Veterinary Endosurgery.* St. Louis: Mosby, 1998. 276 p.

10. GHELLER, V.A.; MALM, C.; LAMOUNIER, A.R. Orquiectomia videoassistida em criptorquidia abdominal em cães. *Cien. Anim. Bras.*, supl., v. 1, p. 183, 2000.

11. GOMEZ, H.M.; MANGIERI, J.; BRUHL DAY, R. *et al.* Orquiectomia laparoscópica por retenção testicular intrabdominal em cão – relato de caso. In: II CONGRESSO BRASILEIRO DO COLÉGIO BRASILEIRO DE CIRURGIA E ANESTESIOLOGIA VETERINÁRIA, 1996. Ribeirão Preto. *Anais do II Congresso Brasileiro do CBCAV*, 1996. p. 80-81.

12. KOLATA, R.J.; FREEMAN, L.J. Access, port placement, and basic endosurgical skills. In: FREEMAN, L.J. *Veterinary Endosurgery.* St. Louis: Mosby, 1998. p. 44-60.

13. LOAR, A.S. Tumores do sistema genital e glândulas mamárias. In: ETTINGER, S.J. *Tratado de Medicina Interna Veterinária.* 3. ed. São Paulo: Manole, 1992. p. 894-1906.

14. PEÑA, F.J.; ANEL, L.; DOMÍNGUES, B. *et al.* Laparoscopic surgery in a clinical case of seminoma in a cryptorchid dog. *Vet. Rec.*, v. 142, n. 24, p. 671-672, 1998.

15. PRICE, D.T.; CHARI, R.S.; NEIGHBORS jr J.D.; *et al.* Laparoscopic radical prostatectomy in the canine model. *J. Laparoendosc. Surg.*, v. 6, n. 6, p. 405-412, 1996.

16. VAN VELTHOVEN, R.F.; AHLEVING, T.E.; CLAYMAN, R. Technique for laparoscopic running uretrovesical anastomosis: the single knot method. *Urology*, v. 161, p. 699-702, 2003.

17. WILDT D.E.; SEAGER, S.W.J.; BRIDGES, C.H. Sterilization of the male dog and cat by laparoscopic occlusion of the ducts deferens. *Am. J. Vet. Res.*, v. 42, n. 11, p. 1888-1897, 1981.

14 Cirurgias no Aparelho Reprodutor Feminino de Caninos

Maurício Veloso Brun

▶ Anatomia videoendoscópica

Para a inspeção e realização de procedimentos cirúrgicos no trato genital de fêmeas, indica-se a realização e manutenção do esvaziamento vesical através de sondagem uretral. Além de facilitar a visualização e manipulação das estruturas, diminui o risco de lesões por ocasião da introdução dos portais na cavidade peritoneal e da movimentação transoperatória dos instrumentais laparoscópicos. Quando realizado, o posicionamento do animal em Trendelenburg promove o deslocamento cranial do intestino delgado, que facilita ainda mais a visualização do corpo do útero e dos cornos uterinos.

Considerando o paciente em decúbito dorsal com o endoscópio posicionado na cicatriz umbilical ou suas imediações da linha média, geralmente é possível observar parte dos cornos uterinos sobre o cólon descendente sem qualquer manipulação (Figura 14.1). O útero sadio normalmente apresenta cor salmão, e é facilmente distinguível das demais vísceras abdominais. Com a apreensão do útero na junção dos cornos e seu tracionamento cranioventral, visualiza-se a superfície dorsal da parede vaginal, a região da cérvice, o mesométrio, os vasos uterinos bilaterais e seus ramos (Figura 14.2). A superfície ventral da parede vaginal é observada pelo tracionamento cranial e dorsal do útero apreendido na região da cérvice ou bifurcação dos cornos uterinos e deslocamento ventral da bexiga. O ligamento redondo também pode ser observado em todo o seu trajeto até penetrar pelo anel inguinal interno.

Com o paciente em decúbito dorsal, os ovários podem ser acessados pelo tracionamento caudoventral dos cornos uterinos após a apreensão destas últimas estruturas com duas pinças de trabalhos delicadas (tais como a Babcock) em movimentos de progressão no sentido cranial, até alcançar o ligamento próprio do ovário (Figura 14.3). Com a apreensão do ligamento próprio, evitando-se pinçar a tuba uterina e o deslocamento lateral desse

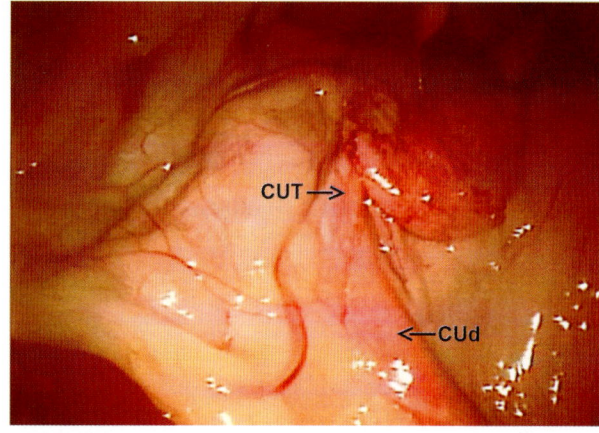

Figura 14.1 Visualização dos cornos uterino direito (CUd) e corpo uterino (CUT) sem qualquer manipulação por instrumental laparoscópico, após o posicionamento do animal em Trendelenburg.

órgão, é possível avaliar detalhadamente o ligamento suspensor do ovário, a bursa ovariana, a fenda da bursa, a tuba uterina ascendente, o mesovário e os vasos ovarianos (Figura 14.4). O deslocamento medial da pinça possibilita a observação da tuba uterina descendente e da mesossalpinge. Com o animal posicionado em decúbito oblíquo, ou seja, levemente lateralizado com ou sem apoio de campos sob seu flanco, é possível observar os ovários com facilidade. Também se obtém amplo acesso a tais órgãos ao posicionar o animal em decúbito lateral, tal como se procede ao realizar ovário-histerectomia (OVH) videoassistida com dois portais (Figura 14.5). Contudo, em ambas as condições, para observar os ovários bilateralmente é necessário alterar o decúbito do paciente durante o trans-operatório. A atividade ovariana pode ser acompanhada através de laparoscopias subsequentes, caso seja realizada a secção da fenda da bursa para melhor exposição do ovário, conforme descreveram Wildt *et al.*

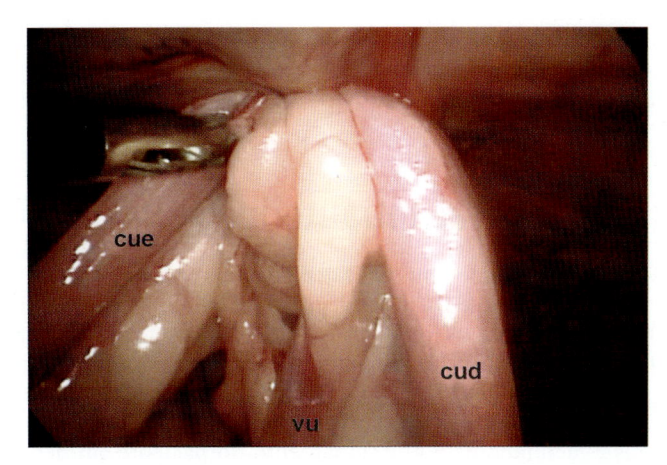

Figura 14.2 Estruturas anatômicas do sistema reprodutor feminino observadas pelo tracionamento caudoventral do útero. Verificam-se prontamente os cornos uterinos direito (cud) e esquerdo (cue) e os vasos uterinos (vu) no mesométrio.

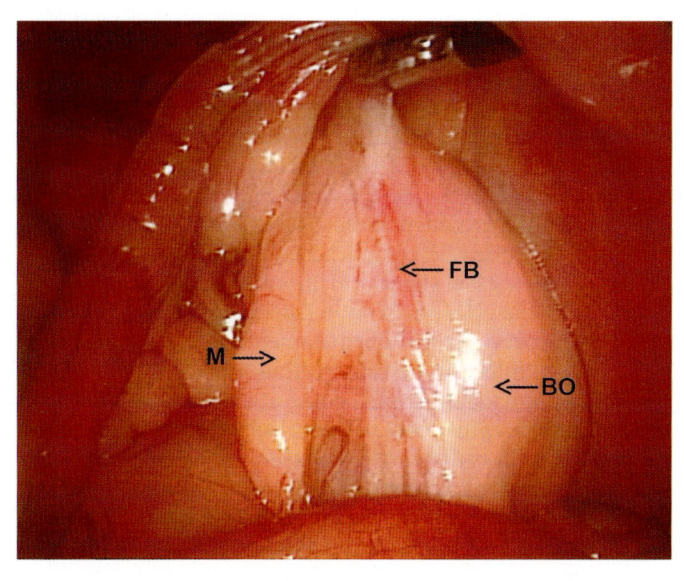

Figura 14.4 Observação dos ligamentos e vasos ovarianos a partir da apreensão do corno nas imediações do ligamento próprio do ovário. M = mesovário; BO = bursa ovariana; FB = fenda da bursa.

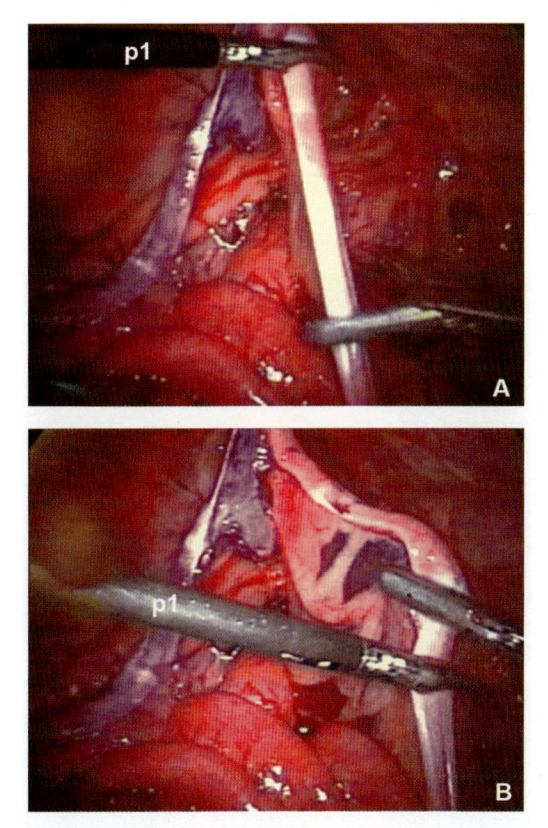

Figura 14.3 Movimento de progressão das pinças no sentido cranial ao apreender o corno uterino, até se alcançar o ligamento próprio do ovário. **A.** A primeira pinça (p1) traciona o corno uterino direito possibilitando que a segunda pinça o apreenda mais cranialmente. **B.** A segunda pinça foi mantida tracionando o corno uterino para que o outro instrumento (p1) apreenda ainda mais cranialmente. O animal em questão foi submetido a ovário-histerectomia eletiva com três portais. Nota-se que o corno uterino esquerdo estava cianótico, já que nesta etapa cirúrgica já havia sido realizada a hemostasia dos vasos ovarianos esquerdos e uterinos bilateralmente. A existência de irrigação do corno uterino direito, mesmo com os vasos uterinos ligados, advoga quanto à presença de ramos vasculares para o útero provenientes do mesovário.

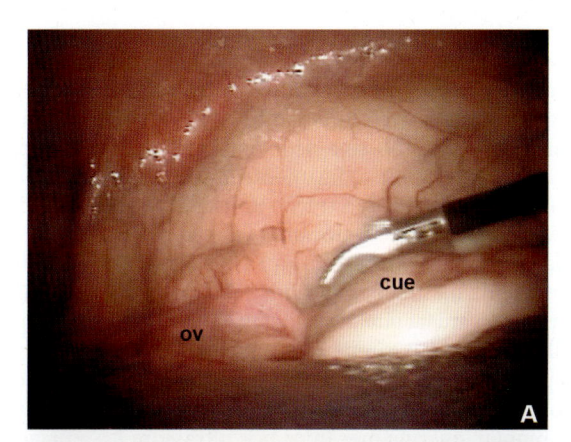

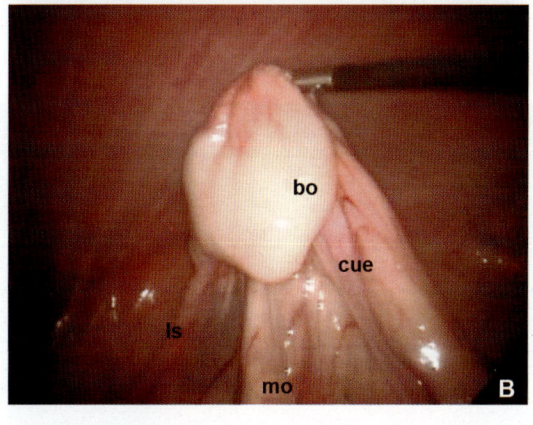

Figura 14.5 A. Observação direta da região do ovário esquerdo (ov) e corno uterino esquerdo (cue), sem qualquer manipulação por instrumental, ao posicionar o animal em decúbito lateral direito para a realização de OVH videoassistida com dois portais. **B.** Com a apreensão do ligamento próprio do ovário e elevação do corno uterino esquerdo (cue), observam-se detalhadamente diferentes estruturas do trato reprodutor feminino: bo = bolsa ovariana; cue = corno uterino esquerdo; ls = ligamento suspensor; mo = mesovário.

► Salpingectomia parcial

A primeira esterilização tubária laparoscópica foi publicada no início da década de 1940 por Power e Barnes. A partir de então, foram comprovadas em humanos vantagens do acesso laparoscópico para essa técnica, que incluem recuperação mais rápida, menor permanência hospitalar, menor tempo cirúrgico, menores taxas de complicações trans e pós-operatórias, além da incontestável superioridade em relação aos resultados estéticos. Em veterinária, Wildt e Lawler demonstraram que a oclusão do corno uterino imediatamente caudal à bursa ovariana com a utilização de cauterização monopolar resulta na separação permanente entre o corno e a bolsa, sendo este um método contraceptivo eficaz. Talvez pela reduzida frequência com que esse procedimento é realizado em pequenos animais (mesmo por cirurgia convencional), ainda são escassos os estudos específicos associados a essa modalidade.

▪ Técnica com três portais

A insuflação da cavidade é obtida preferencialmente por meio da técnica aberta, com o trocarte posicionada(o) na linha média ventral. Procura-se o primeiro trocarte localizado cranialmente à cicatriz umbilical para possibilitar a introdução dos demais trocartes cranialmente a ambas as tubas uterinas, mantendo-se a disposição triangular entre estes. Pode-se tornar necessário o posicionamento do animal em Trendelenburg para facilitar a visualização dos ovários. A exposição da bursa ovariana é obtida por meio do tracionamento caudoventral do corno uterino correspondente, utilizando-se duas pinças atraumáticas, evitando-se a ocorrência de lacerações uterinas. Deve-se considerar que o ligamento suspensor exerce resistência no sentido contrário à tração aplicada ao corno uterino. A tuba é localizada pelo deslocamento medial do ovário e apreendida com pinças Maryland ou Kelly (Figura 14.6). Indica-se a dissecção da mesossalpinge com o isolamento da tuba uterina descendente para facilitar a sua oclusão. Como existe carência de trabalhos científicos comparando diferentes métodos de oclusão laparoscópica da tuba uterina em caninos, desconhece-se qual o mais apropriado. Pode-se utilizar a cauterização monopolar, bipolar, energia mecânica por ultrassom e a aplicação de clipes de titânio ou poliamida. Independentemente da técnica empregada, indica-se a remoção de um segmento de tuba uterina (preferencialmente de 0,5 cm ou maior) entre as extremidades ocluídas, para que os riscos de prenhez pós-operatória sejam anulados.

► Inseminação intrauterina

Nessa técnica podem ser utilizados dois trocartes posicionados na linha média ventral, um cranialmente na cicatriz umbilical ou em suas imediações e outro na região pré-púbica. O mais cranial é utilizado para a passagem do endoscópio rígido, e outro para a colocação de pinça Babcock ou outro instrumento atraumático. A exposição de um dos cornos uterinos é facilitada pelo posicionamento do paciente em decúbito oblíquo ou lateral. O corno uterino direito é apreendido em seu terço cranial e tracionado caudoventralmente até que seja possível visualizar o ligamento próprio do ovário. Realiza-se então a introdução videoassistida de uma agulha de cateter 20G por meio da parede abdominal lateral direita. Mantendo-se fixado o corno uterino, introduz-se a agulha através das camadas serosa e muscular do útero (Figura 14.7) próximo ao istmo, com a finalidade de facilitar a prenhez. A agulha introduzida através da serosa segue pequeno trajeto muscular paralelamente aos vasos uterinos, sendo posteriormente introduzida através da camada mucosa. Dessa maneira, criam-se duas lesões desencontradas, diminuindo o risco de drenagem do sêmen depositado para a cavidade peritoneal. Após a retirada da agulha, visualiza-se a área puncionada e, na

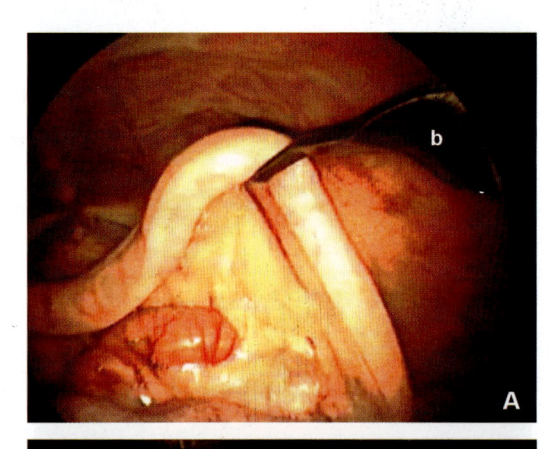

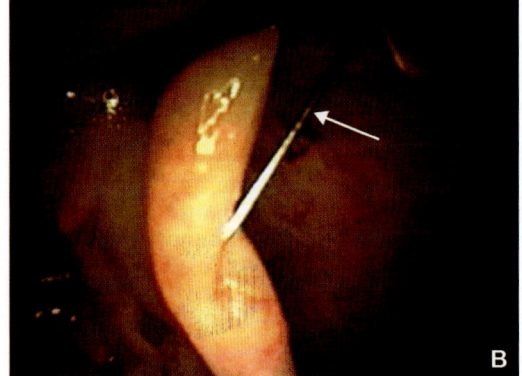

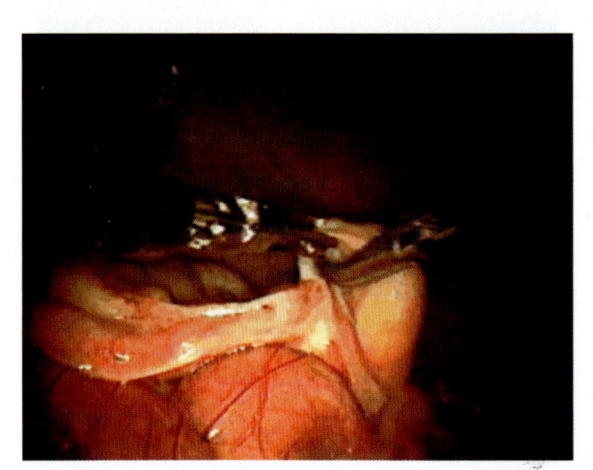

Figura 14.6 Apreensão da tuba uterina com pinça de Kelly anteriormente à sua oclusão. É indicado promover a dissecção de um segmento de tuba do mesométrio, em extensão suficiente que possibilite oclusão apropriada seguida da remoção do tecido tubular na extensão de 0,5 cm ou maior.

Figura 14.7 Exemplo de inseminação intrauterina em cadelas. Após a fixação do corno uterino com pinça Babcock (b), utiliza-se uma agulha (seta) aplicada de forma transparietal na cavidade abdominal (**A**), sendo introduzida no útero, próximo à região do istmo (**B**).

ausência de hemorragia, a superfície é coberta com omento. Após a alteração do decúbito, realizam-se as mesmas manobras no corno uterino esquerdo.

▶ Ovariectomia

A remoção laparoscópica do ovário e, consequentemente, da tuba uterina, não é realizada em larga escala no Brasil, ao contrário do constatado em diferentes países da Europa e na América do Norte. Se aplicada nos pacientes indicados, incluindo animais pré-púberes, é bastante segura, além de ser mais rápida que determinadas técnicas de OVH laparoscópicas. Nesse contexto, no Brasil a técnica mais comumente utilizada para a esterilização eletiva de cães ainda é a OVH. A ovariectomia laparoscópica é utilizada com certa frequência no tratamento de síndrome do ovário remanescente (SOR) e tumores ovarianos.

Para a extirpação do ovário pode-se utilizar disposição dos trocartes de diferentes maneiras, e o posicionamento do paciente em decúbito oblíquo ou lateral após a colocação dos portais pode facilitar a exposição do órgão, e dependendo do acesso escolhido, se constitui como etapa essencial do procedimento.

▪ Acesso com três portais em triangulação

Os portais podem ser posicionados de forma similar à descrita para a salpingectomia parcial, mantendo-se o paciente em decúbito dorsal, podendo utilizar portais de 10, 5 ou 3 mm. Nessa técnica, o acesso ao ovário é mais difícil em comparação com a operação executada com dois trocartes na linha média, com posterior lateralização do paciente – conforme descrição a seguir.

Com o animal em decúbito dorsal pode-se iniciar a ovariectomia do lado direito, devido a maior dificuldade técnica de acesso a esse órgão em relação ao contralateral, uma vez que se localiza mais cranialmente em pequenos animais. O corno uterino é apreendido com pinça atraumática, em posição levemente caudal ao ligamento próprio do ovário. O ligamento suspensor pode ser rompido com pinça de Kelly ou seccionado com tesoura de Metzenbaum ou pinça bipolar com lâmina de corte, facilitando a exposição dos vasos ovarianos (Figura 14.8). Com a finalidade de manter o corno uterino fixo durante a

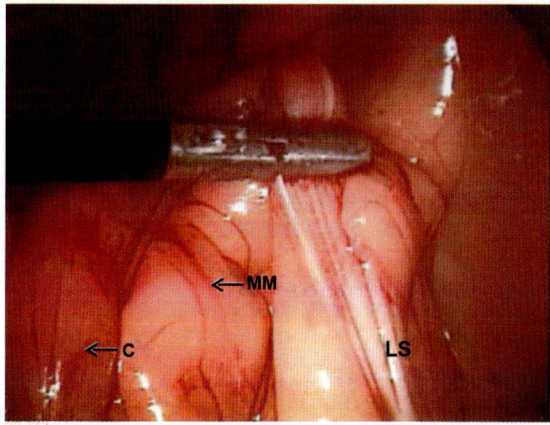

Figura 14.8 Apreensão do ligamento suspensor (LS) para a sua ruptura por meio de tracionamento com pinça de Kelly. Uma vez liberado do ligamento suspensor, os vasos ovarianos podem ser acessados com maior facilidade. MM = mesométrio; C = corno uterino.

oclusão e secção dos vasos ovarianos e secção do mesovário, pode-se lançar mão da aplicação de suturas transparietais (vide item OVH videoassistida com dois portais).

Os vasos ovarianos podem ser cuidadosamente isolados da parte do mesovário por meio de divulsão com pinça de Kelly ou tesoura de Metzenbaum. Em alguns casos, o mesovário nem precisará ser dissecado para adequada oclusão vascular. A hemostasia destas estruturas pode ser alcançada com a aplicação de clipes de titânio, ligaduras intracorpóreas ou extracorpóreas. Ao se utilizarem clipes de titânio ou poliamida, indica-se a aplicação de pelo menos um clipe distal e um proximal ao ovário, mantendo-se a maior distância possível entre estes. Dessa maneira, após a secção do mesovário, o coto vascular será mantido e vai minimizar o risco de desalojamento do clipe remanescente. De forma similar, o uso de duas ligaduras pode ser o suficiente para adequada hemostasia. Contudo, na dependência das dimensões da artéria e veia ovarianas, a manutenção de duas ligaduras no coto remanescente pode ser a alternativa mais segura. A secção entre as ligaduras será obtida com tesoura sem o uso de energia elétrica devido aos riscos de lesão térmica, conforme descrito no Capítulo 11. Na altura do ligamento próprio do ovário, pode-se aplicar única ligadura circular ou energia elétrica (coagulação bipolar). É indicado promover acurada hemostasia nessa região, pois normalmente existem ramos vasculares provenientes de vasos uterinos e ovarianos.

Ao se dispor de pinça bipolar munida com lâmina de corte na mão dominante, procede-se à cauterização do ligamento suspensor seguida da sua secção, expondo-se o mesovário e os vasos ovarianos mais apropriadamente. Na sequência, procede-se à hemostasia de segmento de aproximadamente 1 cm de mesovário com artéria e veia ovariana seguida da incisão do tecido cauterizado, mantendo-se coto de 0,5 cm ou, preferencialmente, maior. Na sequência, o mesovário, parte do mesométrio remanescente e o ligamento próprio do ovário serão cauterizados e seccionados.

Após a total liberação do ovário, se não se tratar de um órgão aumentado de volume, pode ser removido através do próprio portal de 10 mm ou pela ferida de acesso ao se remover temporariamente o portal. Outra possibilidade consiste em armazenar os dois ovários em saco para a remoção de tecidos comercial, ou alternativamente, em saco confeccionado a partir de dedo de luva (Figura 14.9). Esse último material pode ser muito útil para a remoção de ovários pequenos em cavidades peritoneais pequenas, em que o saco comercial ocuparia muito espaço e poderia dificultar a extirpação do ovário contralateral. O ensacamento e a remoção protegida do órgão são indicados ao se trabalhar com tecidos tumorais ou na presença de cisto ovariano para evitar contato direto entre o órgão doente e a parede muscular.

Ambos os ovários são removidos da cavidade em conjunto com o saco através da ferida lateral de maior diâmetro. Pode ser necessária pequena ampliação da ferida da parede abdominal quando se trabalha com ovários de grandes dimensões. Quando existem cistos ovarianos grandes, é necessário drená-los, preferencialmente no interior do saco, com o auxílio de seringa descartável e agulha hipodérmica.

▪ Acesso com dois portais na linha média ventral

O primeiro portal é posicionado na cicatriz umbilical ou imediações e servirá de abrigo para o endoscópio. O segundo portal, geralmente de 10 mm para cães e 5 mm para gatos, pode ser

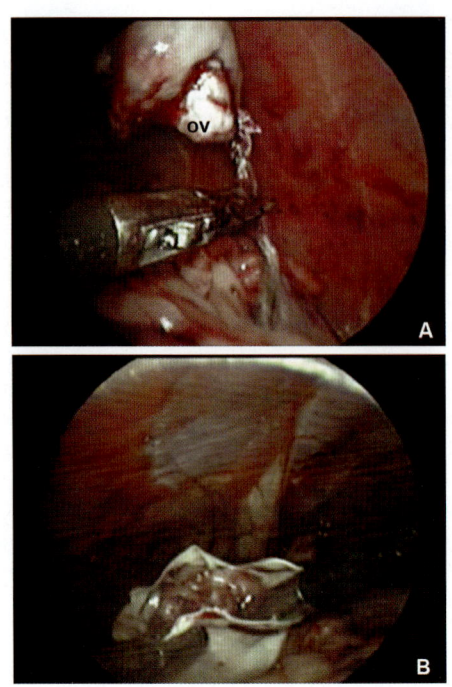

Figura 14.9 Remoção de tecido ovariano (OV) em uma gata com síndrome do ovário remanescente (SOR) (**A**). Para tanto, foi utilizado um dedo de luva (**B**).

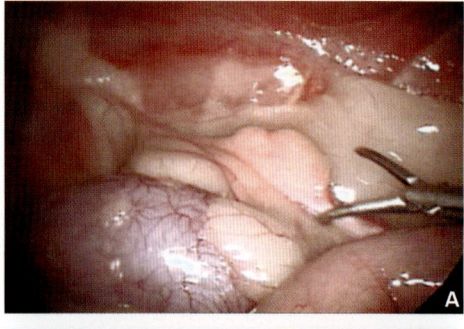

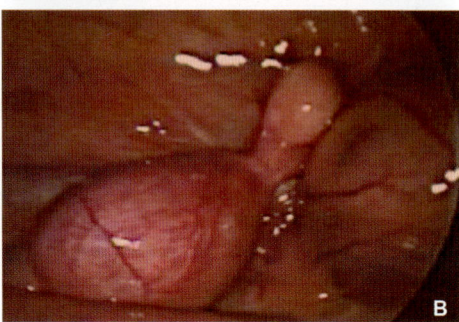

Figura 14.11 Visualização do ovário envolto pela bursa e cornos uterinos em animal sadio (**A**) e de um animal com ovário e coto de corno uterino remanescente após castração eletiva inadequada (**B**). Em **B**, observa-se piometra de coto uterino remanescente. Ao rotacionar o paciente, graças ao deslocamento das vísceras abdominais, pode-se frequentemente localizar a posição do ovário junto à goteira paralombar com facilidade. Assim, em casos de SOR, essa região da goteira lombar caudalmente ao rim deve ser cuidadosamente inspecionada, já que não é raro o ovário ser mantido em sua posição anatômica.

posicionado na área pré-púbica, após o melhor local de acesso ser escolhido com o auxílio do endoscópio (Figura 14.10). Ambos os portais serão fixados à parede muscular com suturas transparietais temporárias, uma vez que o animal precisará ser rotacionado e colocado em decúbito lateral direito e esquerdo.

Por conveniência, após o posicionamento dos portais, o animal será inicialmente colocado em decúbito lateral direito ao se tratar de cirurgião destro, evitando-se que neste primeiro momento seja necessário alterar a posição do cirurgião em relação à mesa operatória. Com a rotação do animal, as vísceras abdominais são deslocadas e o ovário ficará disponível para apreensão com pinça de Kelly ou Crile posicionada no portal caudal (Figura 14.11). O tecido

ovariano será elevado até a parede abdominal e apreendido no corno uterino correspondente, caudalmente ao seu ligamento próprio.

Por meio de sutura transparietal aplicada próximo ao ponto de fixação exercida pela pinça, os vasos ovarianos são mantidos adequadamente expostos para sofrerem hemostasia (Figura 14.12). Rotineiramente o ligamento suspensor não é previamente rompido para a exposição do ovário, evitando-se o estímulo doloroso associado a essa manobra.

Como nessa técnica o cirurgião dispõe apenas de uma das mãos para utilizar o instrumento laparoscópico, a hemostasia será obtida preferencialmente com pinça bipolar, sendo a melhor opção dispor de instrumento munido de lâmina de corte. Alternativamente podem ser utilizados clipes de titânio ou de poliamida, bem como de ligadura extracorpórea, mas em todos esses casos será necessário maior tempo cirúrgico para concluir essa etapa.

Após obtida hemostasia de adequado segmento de mesovário abrangendo os vasos ovarianos, realiza-se a sua secção, mantendo-se coto tecidual, pelo menos, em torno de 0,5 cm (Figura 14.13). Por fim, a remoção do tecido ovariano segue as descrições trazidas no item anterior.

▶ Ovário-histerectomia

A primeira histerectomia laparoscópica foi publicada por Reich *et al.* em paciente humana de 38 anos. Os autores associaram o acesso vaginal convencional para a remoção do útero após o emprego da laparoscopia para a secção dos ligamentos uterinos e ovarianos e dos vasos ovarianos. Na medicina veterinária, as primeiras OVH laparoscópicas em caninos datam da década de 1990.

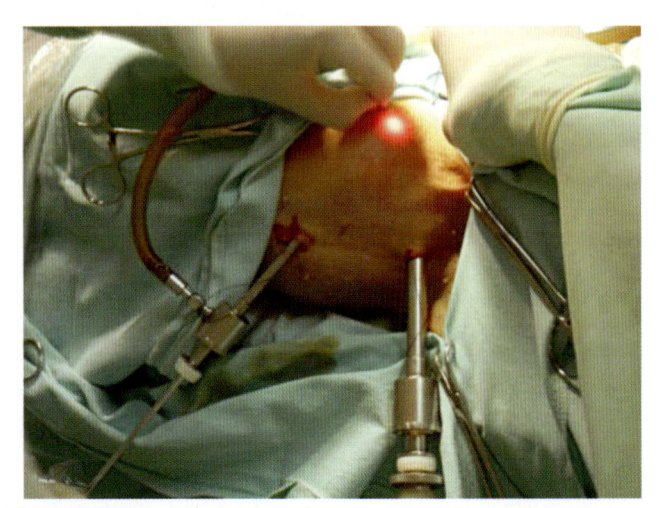

Figura 14.10 Posicionamento dos portais na linha média ventral para tratamento da síndrome do ovário remanescente pela técnica videoassistida com dois portais. O primeiro acesso é colocado na cicatriz umbilical ou suas imediações, enquanto o segundo é posicionando na área pré-púbica. Ambos os portais são fixados na parede abdominal, buscando-se manter seu posicionamento por ocasião da lateralização do paciente.

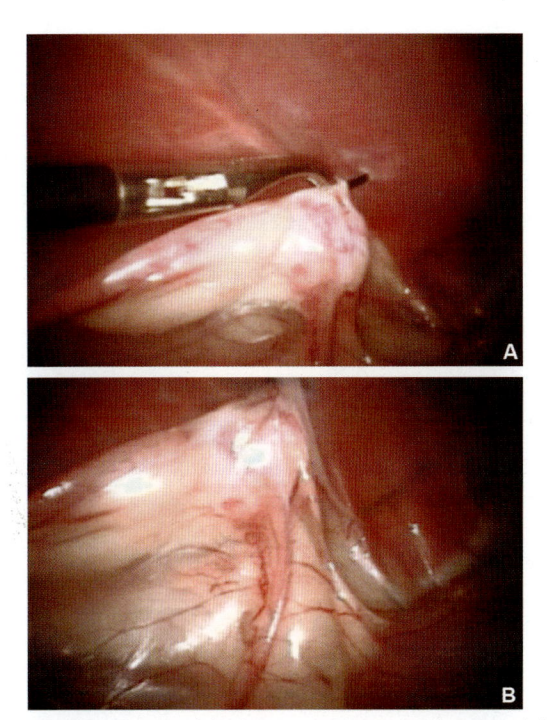

Figura 14.12 Em animais hígidos, o corno uterino é apreendido caudalmente ao seu ligamento próprio e elevado até a parede abdominal lateral sem a ruptura prévia do ligamento suspensor. Por meio da aplicação de sutura transparietal (**A**), os vasos ovarianos são mantidos expostos para posterior hemostasia (**B**).

Desde então, outras técnicas foram desenvolvidas, nas quais as etapas de ligadura e secção dos ligamentos e vasos uterinos e ovarianos diferem consideravelmente entre si. Por questões didáticas, as técnicas cirúrgicas utilizadas pelo autor para OVH serão separadas em itens de acordo com o número de portais utilizados e a natureza do procedimento cirúrgico empregado. Assim, serão considerados os acessos laparoscópico, videoassistido (ou laparoscópico híbrido), por NOTES (nomenclatura empregada em operações nas quais se utilizam diferentes acessos transluminais via orifícios naturais, sendo essa sigla oriunda do termo *natural orifice transluminal endoscopic surgery*) ou LESS (nomenclatura utilizada para os diferentes procedimentos operatórios executados por acesso cutâneo único, com ou sem o uso de dispositivos específicos, sendo a sigla oriunda do termo *laparoendoscopic single-site surgery*).

▪ Ovário-histerectomia totalmente laparoscópica com três ou quatro portais

Contexto histórico e técnico dos diferentes acessos cirúrgicos

O emprego de três a quatro trocartes segue o princípio da triangulação entre as cânulas, e o acesso na cicatriz umbilical ou nas suas imediações empregado para o posicionamento do endoscópio. Historicamente, a primeira OVH em caninos no Brasil foi realizada pelo autor em 1997, utilizando a técnica de quatro portais. O portal mais caudal era utilizado principalmente para apreensão do corpo do útero ou cornos uterinos durante a etapa de hemostasia dos vasos uterinos e corpo do útero, além de ser útil na exposição do ovário e mesovário. Com o aprimoramento técnico no decorrer dos anos de prática, esse último portal foi dispensado, dando lugar à fixação temporária dos cornos uterinos a partir de sutura transparietal. De outra maneira, o ligamento próprio do ovário passou a ser apreendido pela pinça posicionada na mão não dominante, ou em casos específicos, com o auxílio de ligadura transparietal pelo flanco correspondente. Assim, essas variações da técnica original possibilitaram a execução da cirurgia com a utilização de três portais. Naturalmente, no decorrer dos anos outras opções cirúrgicas foram sendo desenvolvidas e aplicadas pelo autor, com base nos conhecimentos prévios obtidos e buscando minimizar ainda mais a lesão tecidual de acesso e as dificuldades operatórias.

Atualmente o autor não utiliza há muito tempo o procedimento com quatro portais, haja vista a presença de lesão adicional associada à necessidade do acesso abdominal caudal. Em sua rotina, emprega a técnica de três portais para aqueles casos nos quais serão necessárias intervenções múltiplas, e para os quais é indicado para a operação não eletiva posicionamento das cânulas similar ao utilizado na OVH por três portais. Aproveita-se, assim, de único ato anestésico para a realização de múltiplas intervenções laparoscópicas (tal como ocorre em herniorrafias inguinais uni ou bilaterais com histerocele ou em cistolitectomia em pacientes que também serão submetidos à OVH).

Na maioria dos casos de OVH, o autor prefere o uso da operação videoassistida com dois portais, por sua versatilidade, facilidade técnica e redução do tempo operatório em relação aos procedimentos via três ou quatro acessos. Para situações anatômicas e clínicas específicas, tem lançado mão de operações via NOTES e LESS, conforme será explanado *a posteriori*.

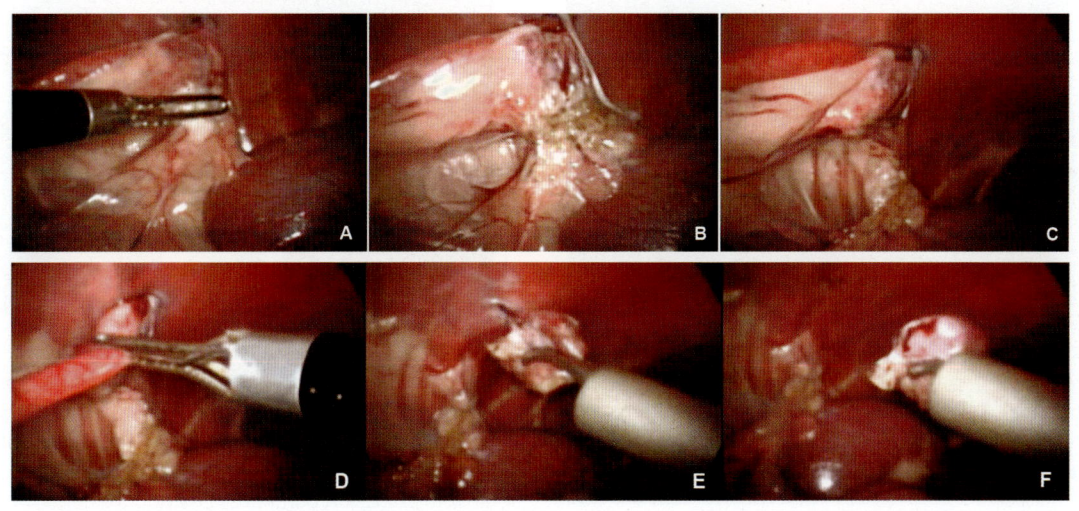

Figura 14.13 Hemostasia (**A** e **B**) e secção do mesovário, vasos ovarianos e ligamentos próprio e suspensor do ovário (**C** e **D**) com a utilização de pinça bipolar munida de lâmina de corte. Verifica-se o ovário extirpado e sua remoção da cavidade abdominal (**E** e **F**).

Posicionamento dos portais

Na técnica dos quatro trocartes, um permanece posicionado na linha média ventral da região umbilical (na cicatriz umbilical ou imediações), outro na linha média ventral pré-púbica, e dois nas paredes abdominais laterais direita e esquerda (Figura 14.14). Indica-se a disposição dos três primeiros trocartes conforme descrição do item "Técnica com três portais". É interessante, porém não fundamental, que seja utilizada cânula de 10 mm em um dos acessos laterais, um facilitador na etapa de remoção do útero e que possibilita a aplicação de clipes de maiores dimensões a partir do uso de clipador (ou de aplicador de clipe de poliamida) de 10 mm. O quarto trocarte, geralmente de 5 mm, será posicionado na região pré-púbica, desviando-se do ligamento mediano da bexiga. Por meio desse trocarte, promove-se a apreensão do corpo e cornos uterinos, assim como do ligamento próprio do ovário, durante as diferentes etapas do procedimento.

Alternativamente, na técnica de três portais (Figura 14.15), pode-se dispensar a quarta cânula e utilizar suturas transparietais para a fixação do útero (Figura 14.16). O posicionamento das suturas transparietais poderá ser sequencialmente alterado de acordo com a etapa do procedimento, assim como também se pode utilizar simultaneamente mais de uma sutura dessa natureza.

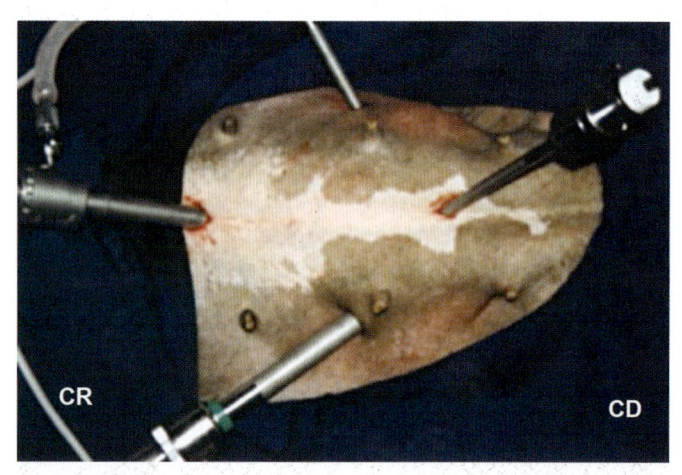

Figura 14.14 Disposição dos quatro portais na parede abdominal para a realização de OVH laparoscópica em cães. O quarto trocarte é localizado caudalmente aos demais, na linha média ventral de região pré-púbica. CR = cranial; CD = caudal.

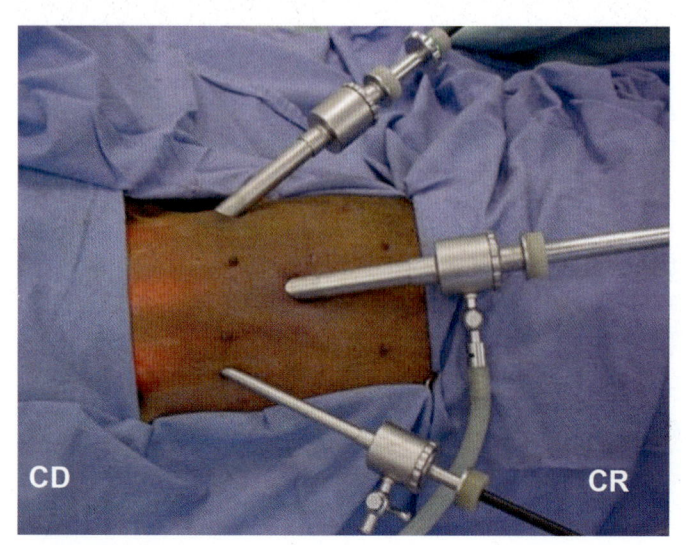

Figura 14.15 Disposição dos três portais na parede abdominal para a realização da OVH laparoscópica em cães. CR = cranial; CD = caudal.

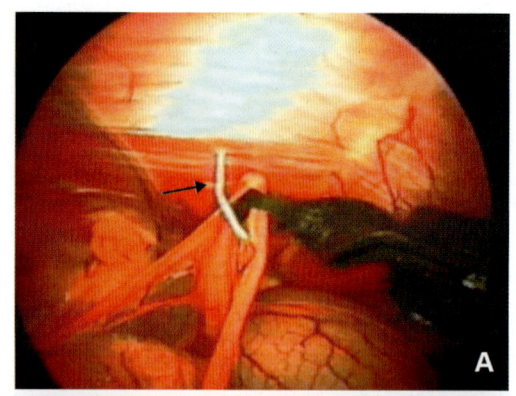

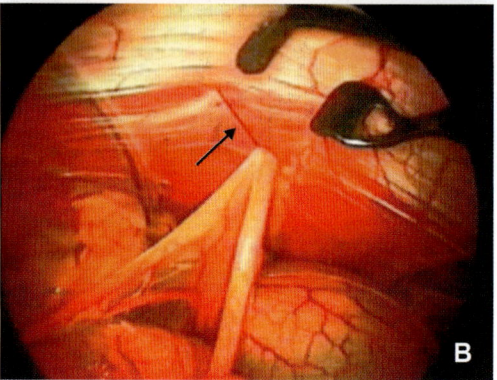

Figura 14.16 Visualização intracavitária da aplicação da sutura transparietal utilizada para a fixação do corpo do útero durante a dissecção e ligadura dos vasos uterinos. **A.** Observa-se a agulha (seta) sendo posicionada sob um dos cornos uterinos. **B.** Sutura (seta) já aplicada, mantendo assim o corpo do útero fixado temporariamente à parede abdominal ventral.

Dissecção e ligadura dos vasos uterinos

A extirpação do trato reprodutivo durante a OVH laparoscópica pode ser iniciada pela etapa de hemostasia e ligadura dos vasos uterinos. Para tanto, apreende-se o útero na região de convergência dos cornos uterinos, ou próximo desta, por meio de pinça posicionada no trocarte pré-púbico – no caso da técnica de quatro portais – ou então a partir de sutura transparietal no acesso por três portais (Figura 14.17). O corpo do útero é

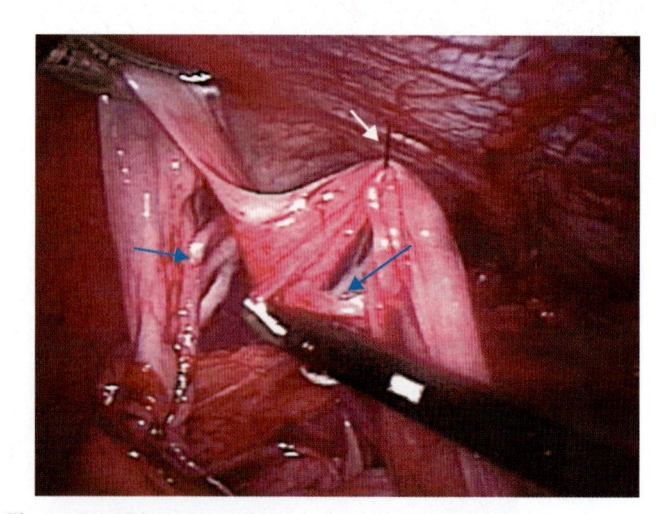

Figura 14.17 Fixação temporária do corno uterino com sutura transparietal (seta branca). A partir dessa manobra e com o auxílio dos instrumentos operatórios, é possível visualizar e apresentar ambas as artérias e veias uterinas e ovarianas (setas azuis).

tracionado caudoventralmente para melhorar a exposição das artérias e veias uterinas direita e esquerda. Caso sejam utilizadas ligaduras ou clipes para a hemostasia dos vasos uterinos isoladamente, rompe-se o mesométrio com o emprego de duas pinças, ou de pinça e tesoura de Metzenbaum, lateralmente e medialmente a artéria e a veia uterinas. Procura-se dissecar os vasos uterinos em uma distância de pelo menos 1,5 cm. A utilização de dois clipes distantes um do outro e secção no ponto médio entre os clipes é manobra segura e efetiva para a obtenção de hemostasia (Figura 14.18). Podem-se utilizar ligaduras circulares intra ou extracorpóreas com fio de poliglactiona 910 ou ácido poliglicólico 3-0 a 4-0, diretamente em cada conjunto de vasos, em substituição aos clipes. Nesses casos, o tempo operatório será mais elevado e a obtenção do resultado tecnicamente mais complexa.

Alternativamente, os vasos uterinos também podem ser ligados em conjunto com o corpo do útero com ligadura intra ou extracorpórea, ou podem ser diretamente ocluídos "em bloco" com o corpo do útero a partir do uso de eletrocirurgia bipolar convencional (Figura 14.19) ou eletrocirurgia bipolar com frequência modulada. Em casos de ligaduras, os vasos uterinos são dissecados do mesométrio apenas em seus aspectos laterais.

Hemostasia e secção do corpo do útero

Seguindo os preceitos indicados na cirurgia convencional, quando se opta por promover a hemostasia dos vasos uterinos em conjunto com a do corpo do útero, é apropriado que se apliquem três suturas circulares, duas proximais à

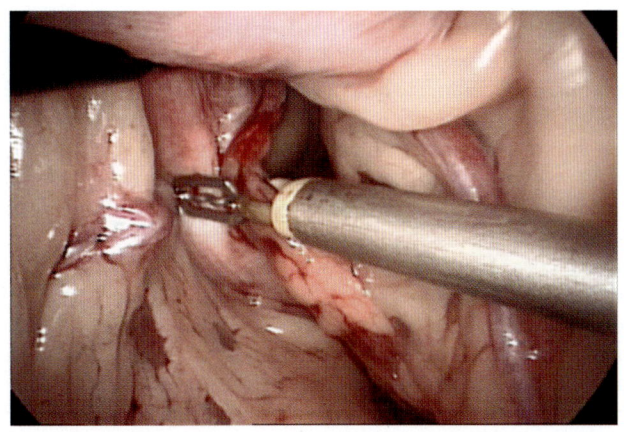

Figura 14.19 Hemostasia dos vasos uterinos e corpo do útero "em bloco", seguida de sua secção com a utilização de eletrocirurgia bipolar.

cérvice e uma distal. As ligaduras são realizadas de maneira intracorpórea ou extracorpórea com o auxílio de empurrador de nó. Se os vasos uterinos foram ligados isoladamente, a hemostasia e a secção do corpo do útero e de seus ramos vasculares podem ser seguramente realizadas em etapa única com o emprego de cauterização bipolar ou de energia ultrassônica. Caso não se disponha deste armamentário, o uso de eletrocirurgia monopolar associado à tesoura de Metzenbaum pode ser suficiente (Figura 14.20), contudo, é necessária aplicação cautelosa deste tipo de energia graças ao risco de lesões colaterais a distância. Cabe ressaltar que se o tecido uterino estiver ligado próximo à região da cérvice, é contraindicada a aplicação de energia monopolar pelo aumento de impedância no ponto de oclusão da ligadura e consequente ampliação da temperatura no local com riscos de lesões térmicas (vide Capítulo 11). Independentemente do método de hemostasia empregado, é indicado que o útero seja seccionado proximalmente à cérvice, sem que permaneça coto remanescente longo. Está ainda indicada a cauterização ou remoção da mucosa remanescente, uma vez que nessa técnica, rotineiramente, não se realiza a omentalização do coto.

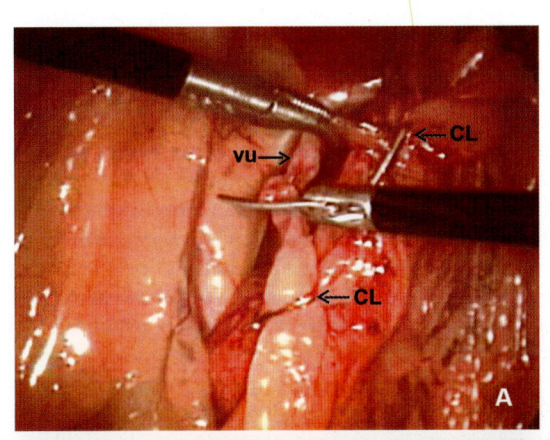

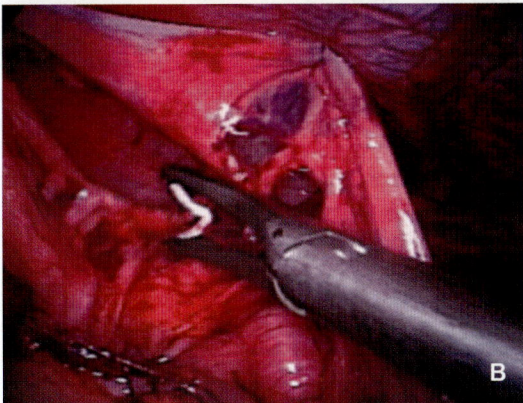

Figura 14.18 Hemostasia dos vasos uterinos com a aplicação de dois clipes de titânio (**A**) ou de poliamida (**B**), posteriormente a dissecção do mesométrio e exposição das referidas estruturas. Em **A**, verifica-se a posição da tesoura para a secção dos vasos uterinos (VU) na distância média entre os clipes (CL).

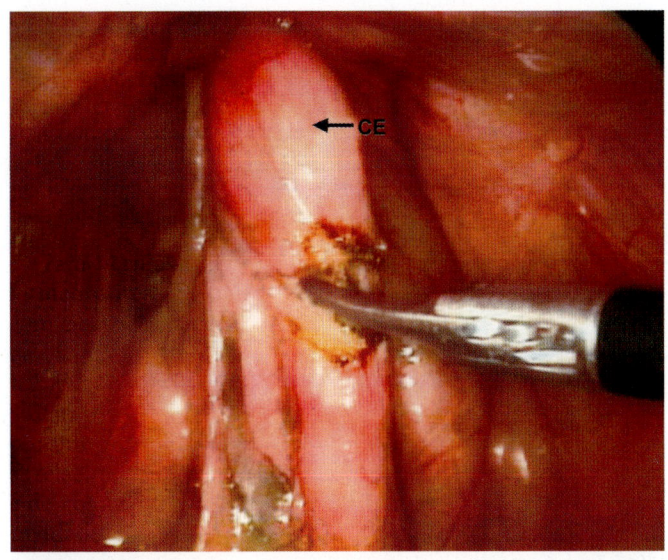

Figura 14.20 Secção do corpo do útero cranialmente à cérvice (CE). Nesse paciente promoveram-se a hemostasia e incisão da parede uterina com o emprego de tesoura de Metzenbaum associada à eletrocirurgia monopolar, a partir do acesso por quatro portais.

Ruptura/secção do ligamento suspensor

O ovário é exposto a partir do tracionamento caudoventral do corno uterino, conforme descrito no item "Anatomia videoendoscópica". Rotineiramente, inicia-se a manobra a partir do corno uterino direito para expor o ovário deste lado, uma vez que é mais cranial. Consequentemente, a exposição do ligamento suspensor direito tende a ser mais dificultosa nos animais em decúbito dorsal. Se necessário, pode-se posicionar o paciente em decúbito oblíquo ou lateral para facilitar essa etapa, incluindo o uso de suturas transparietais, conforme será descrito posteriormente no item OVH videoassistida com dois portais. Nesse caso, talvez não seja necessário romper o suspensor. A desvantagem de lateralizar o paciente é a necessidade de mudança de sua posição no transoperatório por mais de uma vez, enquanto a vantagem é a realização de procedimento potencialmente ainda menos invasivo e, possivelmente, com menor estímulo doloroso (pela ausência de ruptura do suspensor).

Na técnica clássica da OVH por três ou quatro portais, após a exposição desse ligamento, promove-se a sua apreensão proximalmente ao tecido ovariano com pinça posicionada na mão não dominante, ou então se realiza a apreensão do ligamento próprio do ovário. Assim, a mão dominante munida de outro instrumento fica liberada para promover a secção/ruptura desta estrutura (Figura 14.21).

Como o suspensor é pouco vascularizado, quando adequadamente isolado do mesovário com a pinça posicionada na mão dominante, pode ser rompido com o uso deste mesmo instrumento, ou então seccionado com tesoura de Metzenbaum sem prévia ligadura. Também pode ser diretamente seccionado com bisturi ultrassônico (Figura 14.22), com eletrocirurgia bipolar (utilizando pinça com lâmina de corte) ou a partir de eletrocirurgia monopolar. Uma vez que se alcançou a liberação do ovário do ligamento suspensor, as manobras de dissecção e ligadura dos vasos ovarianos tornam-se mais fáceis e seguras, já que as vísceras tendem a ficar mais afastadas.

Oclusão e secção dos vasos ovarianos

Esta pode ser considerada a etapa mais complicada e delicada da OVH laparoscópica. Conforme relatado previamente, devido ao posicionamento mais cranial do ovário direito, é mais apropriado que se inicie a hemostasia pela artéria e veia deste lado.

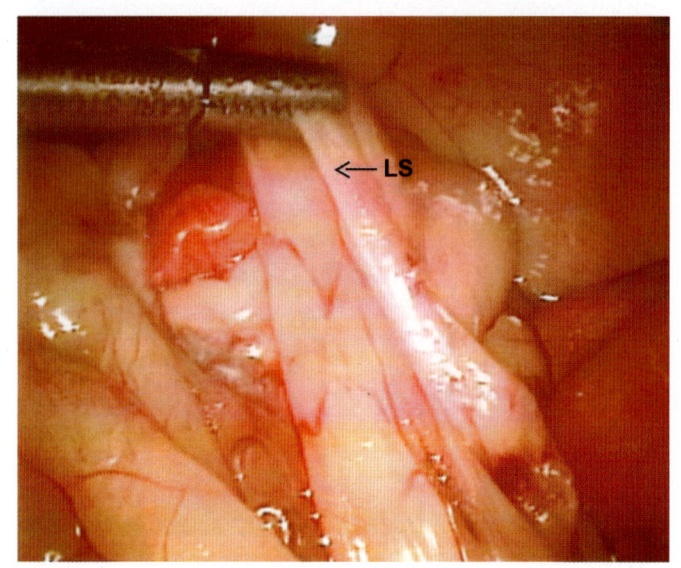

Figura 14.21 Exposição do ligamento suspensor (LS) do ovário direito a partir de sua apreensão próximo ao tecido ovariano com pinça posicionada junto à mão não dominante do cirurgião.

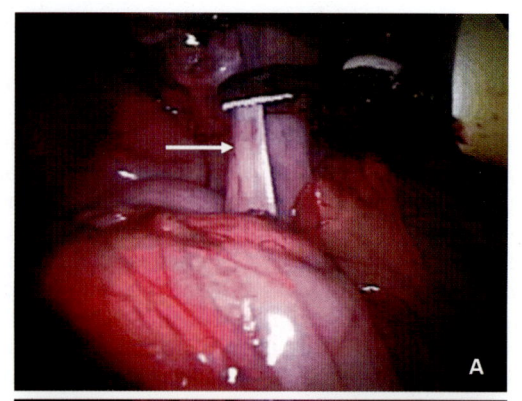

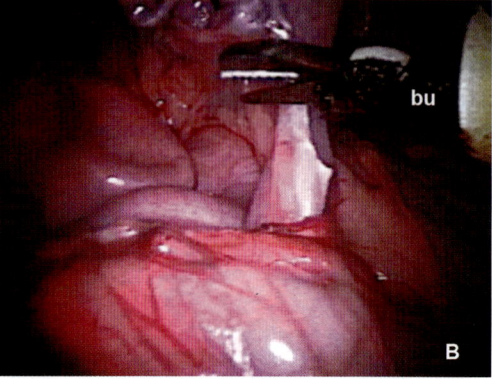

Figura 14.22 Apreensão (**A**), seguida da secção (**B**) do ligamento supensor (seta) com bisturi ultrassônico (bu). O instrumento estava posicionado na mão dominante do cirurgião, possibilitando melhor exposição dos vasos ovarianos e afastamento das vísceras abdominais.

Quando se utilizam clipes de titânio, pode-se indicar o isolamento dos vasos ovarianos em relação ao mesométrio e/ou parte do mesovário (Figura 14.23), uma vez que estes são ricos em tecido adiposo, o que pode favorecer a aplicação inadequada do clipe. Esta manobra pode ser mais indicada ao se empregarem clipes de poliamida, pois o excesso de tecido adiposo pode até mesmo impedir o acionamento do mecanismo de engate deste material.

Contudo, rotineiramente, o primeiro clipe a ser utilizado é aplicado no aspecto mais cranial do mesovário sem prévia dissecção, empurrando-o contra o mesovário, procurando abranger os vasos ovarianos na maior extensão possível do clipe. O primeiro clipe será posicionado o mais dorsalmente possível, considerando o paciente em decúbito dorsal (Figura 14.24), respeitando-se o limite imposto pelo tecido gorduroso em forma de "coxim" existente nesta região. A partir deste cuidado, evita-se qualquer risco de clipamento do ureter, que se localiza próximo a esse tecido adiposo em seu trajeto até a bexiga. Na sequência, outro clipe é colocado de forma similar, contudo proximalmente ao ovário, procurando-se deixar segmento de pelo menos 1 cm entre os implantes. Caso o clipe distal tenha abrangido por completo os vasos ovarianos, promovem-se as suas secções entre os implantes, mantendo-se coto vascular de pelo menos 0,5 cm (Figura 14.25).

Na dependência das dimensões dos vasos ovarianos e mesovário, pode ser necessária a aplicação de múltiplos clipes, condição rotineiramente observada em OVH eletivas ou terapêuticas. Para tanto, após aplicar os implantes distal e proximal ao ovário, realiza-se a secção escalonada do mesovário com tesoura de Metzenbaum sem a associação de energia elétrica, até próximo à totalidade do comprimento do clipe, deixando-se alguns milímetros de mesovário íntegro entre os dois clipes (Figura 14.26). Essa manobra tende a evitar sangramento

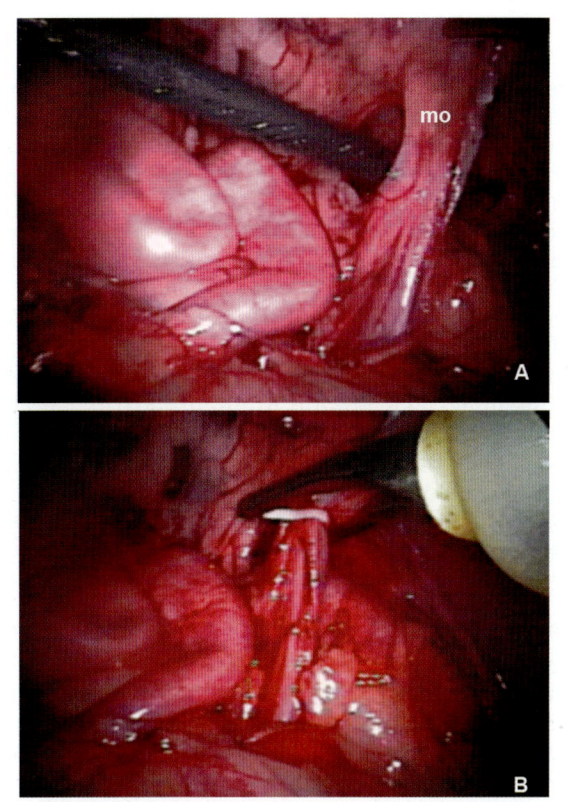

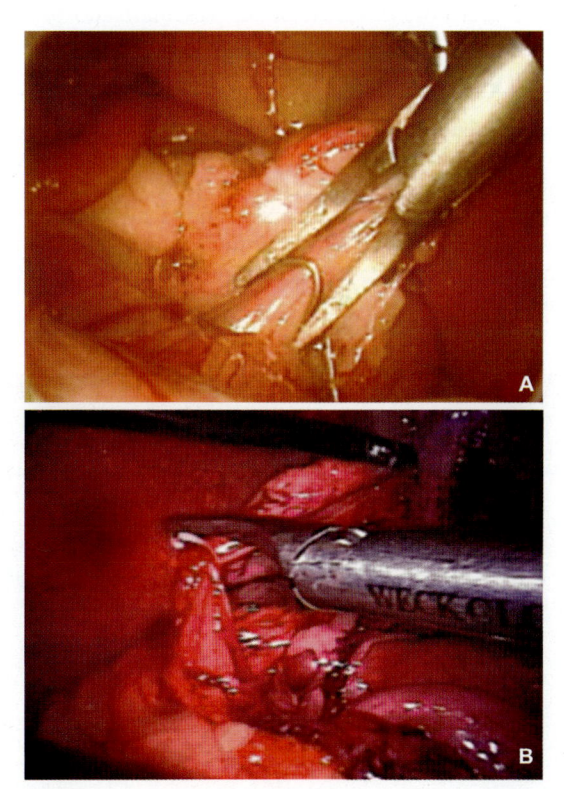

Figura 14.23 Dissecção do mesovário (mo) (**A**) próximo aos vasos ovarianos para isolamento destas estruturas previamente à aplicação dos clipes (**B**). No caso em questão, utilizou-se clipe de poliamida.

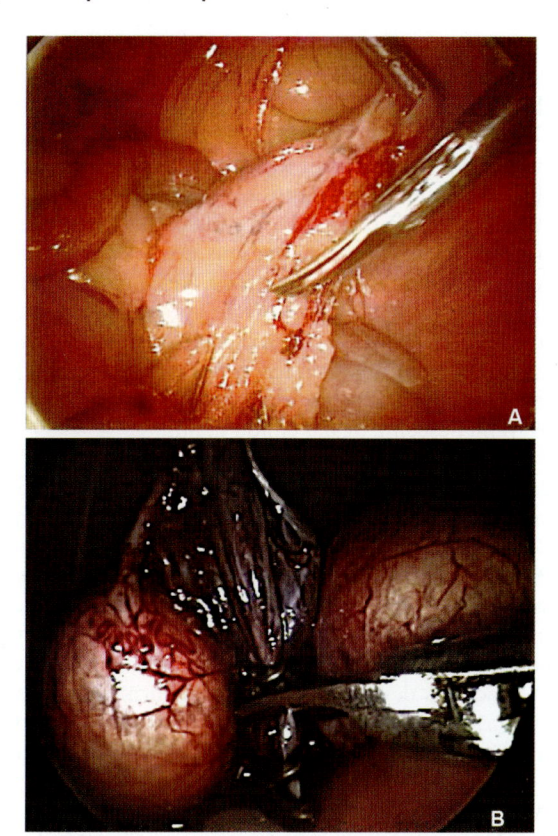

Figura 14.25 A. Secção do mesovário e vasos ovarianos após a aplicação de clipes de titânio abrangendo adequadamente tais estruturas. A secção é obtida com tesoura de Metzenbaum sem o uso de eletrocirurgia, mantendo-se coto remanescente de, pelo menos, 0,5 cm. **B.** Ao se aplicarem três clipes, secciona-se entre o segundo e terceiro clipe.

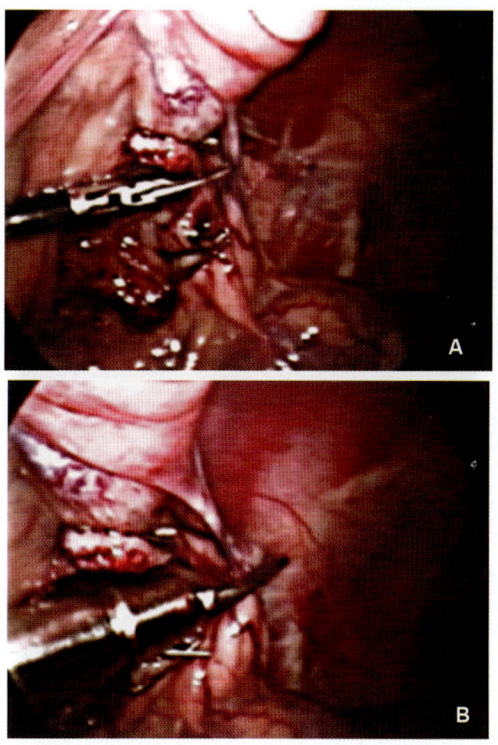

Figura 14.24 A. Aplicação do primeiro clipe no aspecto mais cranial do mesovário, sem prévio isolamento dos vasos ovarianos. Procura-se "empurrar" o clipe contra o mesovário em seu aspecto dorsal, a fim de posicioná-lo profundamente neste tecido, respeitando-se os limites anatômicos do "coxim" adiposo que se encontra na região. **B.** Aplicação do clipe de poliamida após a dissecção do mesovário. Ao utilizar esse implante, pode-se manter um único clipe no coto de mesovário remanescente.

Figura 14.26 A. Secção escalonada do mesovário entre os clipes de titânio previamente aplicados, deixando-se segmento tecidual íntegro de alguns milímetros entre os clipes. **B.** A partir dessa manobra, obtém-se espaço para a aplicação dos demais clipes para que se alcance adequada hemostasia dos vasos ovarianos.

e possibilita que os próximos implantes sejam aplicados mais caudalmente no mesovário até que se obtenha a oclusão completa da artéria e veia ovarianas e seus ramos.

Na disponibilidade de pinça bipolar (preferencialmente munida de lâmina de corte), o autor prefere obter a hemostasia do mesovário em conjunto com os vasos ovarianos com este instrumento, dispensando, na maior parte dos casos de sua rotina, o uso de clipes ou ligaduras. Assim, o procedimento torna-se mais rápido e menos oneroso. Nessa modalidade, promove-se hemostasia de segmento de aproximadamente 1 cm ou mais de mesovário e vasos ovarianos sem prévia dissecção (Figura 14.27), seguindo as referências anatômicas citadas. Na sequência, secciona-se o tecido cauterizado mantendo coto tecidual remanescente de 0,5 cm ou maior.

Por outro lado, o uso de eletrocirurgia monopolar como método único de hemostasia do mesovário por esse acesso pode ser consideravelmente arriscado, considerando a proximidade das vísceras abdominais e as dimensões dos vasos ovarianos em cães. Por isso, o autor não a utiliza rotineiramente nessa etapa. Em poucos casos de OVH videoassistida com dois portais em animais pequenos, muito bem selecionados, a eletrocirurgia monopolar até pode ser utilizada na hemostasia do mesovário, desde que sejam tomadas as devidas precauções, conforme será posteriormente descrito no item "OVH videoassistida com dois portais".

A utilização de clipes também pode ser substituída pela aplicação de ligaduras circulares intra ou extracorpóreas, aplicadas distal e proximal ao ovário com fios absorvíveis ou 3-0 ou 2-0. Para tanto, disseca-se o mesométrio nos limites do mesovário em região avascular, criando-se uma abertura pela qual os implantes serão aplicados. Na dependência das dimensões do mesovário e vasos remanescentes, pode ser mais indicado manter duas ligaduras junto ao coto remanescente.

Outra possibilidade é utilizar eletrocirurgia bipolar com frequência modulada como método único de hemostasia. Respeitando-se os princípios técnicos descritos previamente

no Capítulo 11, ao acionar a corrente elétrica ocorrerá o selamento dos vasos, seguido de um sinal sonoro emitido pelo equipamento, que anuncia que a secção do tecido selado pode ser executada com segurança.

O emprego de energia mecânica por ultrassom – utilizando bisturi ultrassônico – também tem sido relatado como método único de hemostasia dos vasos ovarianos. Contudo, há de se considerar que, na dependência do calibre dos vasos ovarianos, pode se tornar inefetiva, tal como relatado na literatura em casos de piometra.

Outra opção bastante segura (porém onerosa) trazida na literatura para a oclusão desses vasos é o emprego de grampeador linear. Por meio de fenda transversal produzida próximo aos limites do mesovário, é introduzido o grampeador de 35 mm em posição paralela ao ovário. Quando o mesovário e os vasos ovarianos estão adequadamente apreendidos pelo grampeador, promove-se o disparo dos clipes em fileiras intercaladas e secção dos tecidos no ponto médio entre as fileiras. O coto vascular é então inspecionado quanto à ocorrência de hemorragia.

Hemostasia e secção do mesométrio e ligamento redondo

Encerrada a etapa de oclusão dos vasos ovarianos, realizam-se a hemostasia e a secção dos ligamentos uterinos e ovarianos. Para tanto, pode-se empregar eletrocirurgia mono ou bipolar ou energia ultrassônica. Geralmente é desnecessária a aplicação de clipes posteriormente à utilização de alguma destas fontes de energia. Em animais muito jovens ou com pouca gordura intracavitária, os ligamentos citados podem até mesmo ser seccionados sem a necessidade de hemostasia prévia.

O mesométrio é seccionado paralelamente e dorsalmente aos vasos uterinos, em local pouco vascularizado próximo à goteira lombar, preservando-se o tecido adiposo nas proximidades do ureter (Figura 14.28). Em ambos os casos, os ligamentos devem ser mantidos estendidos com o auxílio de duas pinças, apresentando melhor a região pouco vascularizada do tecido e evitando lesões a outras estruturas intra-abdominais. O ligamento redondo é seccionado próximo ao seu ponto médio (Figura 14.29). De forma rotineira no acesso por três portais, o mesométrio e o ligamento redondo são seccionados na sequência da secção do mesovário, assim essas manobras são iniciadas do lado direito.

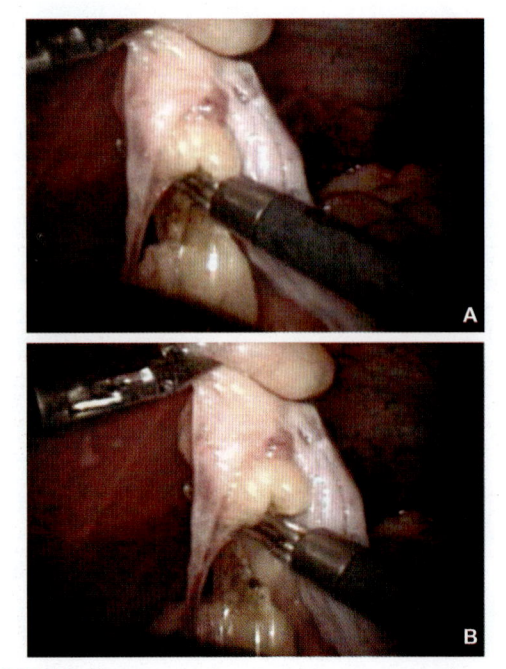

Figura 14.27 A. Hemostasia do mesovário e vasos ovarianos com eletrocirurgia bipolar a partir de instrumento munido de lâmina de corte. **B.** Após obtenção de segmento coagulado de aproximadamente 1 cm, promove-se a secção dos vasos ovarianos com a própria lâmina do instrumento.

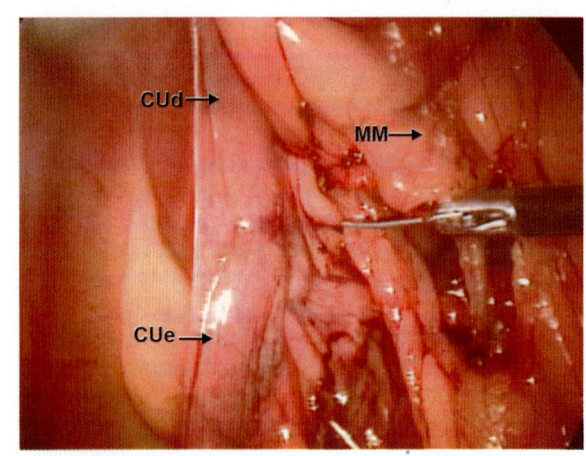

Figura 14.28 Secção do mesométrio (MM) paralelamente aos vasos uterinos. Para tanto, mantém-se esse ligamento tracionado no sentido ventral do paciente. Essa manobra apresenta melhor a estrutura, tornando possível realizar a secção em porção pouco vascularizada, próximo à goteira lombar. CUd = corno uterino direito; CUe = corno uterino esquerdo.

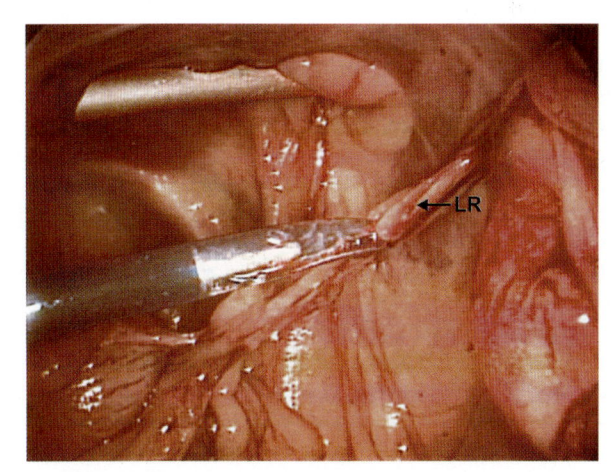

Figura 14.29 Secção do ligamento redondo (LR) próximo ao seu ponto médio com tesoura de Metzenbaum.

Remoção dos ovários e útero da cavidade peritoneal

Em animais que têm o útero pouco desenvolvido, pode-se removê-lo em conjunto com ambos os ovários, por meio de redutor permanente posicionado no interior da cânula lateral direita de 10 mm. Para isso, apreende-se o coto do ligamento suspensor e parte da bursa de um dos ovários com pinça e, sob visualização direta, tracionam-se os órgãos extirpados para o interior do redutor (Figura 14.30). Na existência de ovários e úteros de maiores dimensões, o tracionamento desses órgãos é realizado para a abertura do redutor e a sua remoção da cavidade em conjunto com a cânula lateral de 10 mm. Nessa manobra, pode-se tornar necessária pequena ampliação da ferida operatória. Posteriormente à remoção dos tecidos, o auxiliar ou o câmera mantém a ferida produzida para a introdução do trocarte ocluída temporariamente com os dedos indicador ou polegar. Desta forma, mantém-se o pneumoperitônio para a avaliação final da cavidade anteriormente à oclusão das feridas operatórias.

Caso o ovário venha a cair da pinça durante a tentativa de sua remoção, indica-se apreender novamente o ovário junto ao seu ligamento suspensor. A tentativa de remoção pinçando os cornos uterinos ou o mesométrio e tracionando-os através da ferida não será efetiva.

Ovário-histerectomia videoassistida com três portais em pacientes com piometra, hidrometra, hemometra

O tratamento de piometra em dois caninos com o emprego da cirurgia laparoscópica associada à celiotomia foi inicialmente descrito por Minami *et al.* Posteriormente, Brun *et al.* utilizaram técnica com algumas similaridades para extirpar útero de grandes dimensões com acúmulo de gás e pus em uma cadela com piometra de colo fechado. Na sequência, o autor utilizou essa operação com sucesso em outros pacientes com piometra de coto de útero remanescente e com piometra de colo aberto e em duas cadelas com piometra de colo fechado. Atualmente, o procedimento preferido pelo autor para tratamento de piometra recai sobre a OVH videoassistida com dois portais inseridos na linha média ventral, conforme será descrito na sequência.

Essa doença normalmente está associada à presença de úteros com grandes dimensões e friáveis (Figura 14.31). Portanto, é necessária extrema cautela por ocasião do estabelecimento do pneumoperitônio, que deve ser estabelecido única e exclusivamente pela técnica aberta. Considerando-se que pacientes com essa doença apresentam considerável risco de descompensar durante o transoperatório, procura-se insuflar a cavidade peritoneal lentamente, e manter pressão intracavitária não muito elevada. Preferimos utilizar a velocidade de insuflação de 1 a 2 ℓ/min e a pressão intra-abdominal de 10 mmHg, até, no máximo, 12 mmHg.

Seguindo os princípios dessa técnica, os vasos ovarianos são ocluídos conforme explicado no item "Oclusão e secção dos vasos ovarianos". Após a hemostasia e secção dos ligamentos ovarianos e uterinos (vide itens Hemostasia e secção do mesométrio e ligamento redondo e Remoção dos ovários

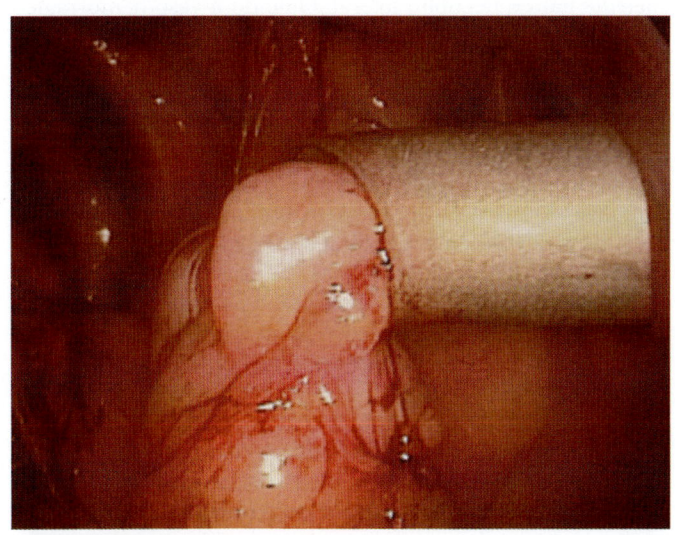

Figura 14.30 Introdução do ovário e corno uterino no interior da cânula de trabalho para remoção, em bloco, do trato reprodutor da cavidade peritoneal.

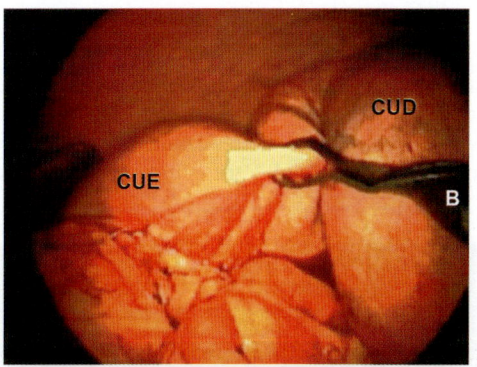

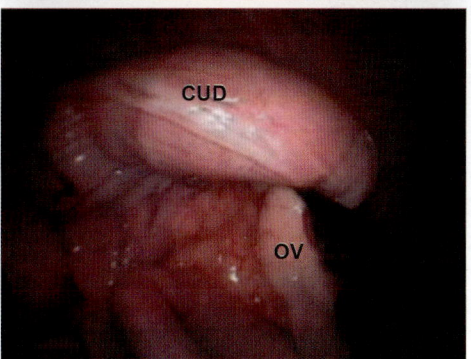

Figura 14.31 Visualização endoscópica de útero com piometra em duas cadelas. Observam-se os cornos uterinos (CUD e CUE) dilatados. CUE = corno uterino esquerdo; CUD = corno uterino direito; OV = ovário envolto na bursa ovariana; B = pinça Babcock.

e útero da cavidade peritoneal), um trocarte é posicionado na linha média ventral, na região pré-púbica para a apreensão de um dos ovários extirpados. Após a fixação do ovário, a ferida operatória de acesso é ampliada através da linha média ventral, na direção cranial. Os ovários, o útero e seus ligamentos são então exteriorizados da cavidade através da ferida. Promove-se a ligadura dos vasos uterinos e a secção do corpo do útero, ou da parede vaginal, seguindo a técnica das três pinças, amplamente indicada para a cirurgia convencional. Obtida a hemostasia do corpo do útero ou da vagina (na dependência do local de incisão do trato reprodutor), remove-se a mucosa excedente e realiza-se a omentalização por cirurgia convencional. Na presença de pus na cavidade ou de sinais de peritonite, realiza-se ampla irrigação abdominal com NaCl 0,9% ou Ringer lactato (1 ℓ/kg), seguida da aspiração do conteúdo (Figura 14.32).

Após a oclusão do folheto externo do músculo reto abdominal, insufla-se a cavidade peritoneal e realiza-se a inspeção do abdome quanto à ocorrência de hemorragia ou extravasamento do conteúdo purulento. Na ausência de complicações, realiza-se a oclusão das feridas operatórias rotineiramente.

A realização da etapa aberta nesse procedimento pode minimizar os riscos de contaminação da cavidade peritoneal pelo conteúdo uterino, além de facilitar a remoção do útero que apresenta grandes dimensões. Mesmo com a ampliação da ferida operatória pré-púbica, a extensão somada de todas as incisões tende a ser menor do que a necessária para a OVH convencional.

▪ Ovário-histerectomia em pacientes com prolapso vaginal

No tratamento dessa doença, a remoção do útero e dos ovários segue as técnicas descritas nos itens "Posicionamento dos portais" e "Remoção dos ovários e útero da cavidade peritoneal", sendo que a operação pode ser realizada efetivamente com três portais. A diferença dessa cirurgia para uma OVH laparoscópica eletiva é que em determinados casos torna-se necessária a fixação intracavitária da parede vaginal, para reduzir o tecido protuso e minimizar a chance de recidiva.

Um local apropriado para a fixação vaginal é o músculo transverso abdominal, sendo realizada com sutura intracorpórea em padrão de tensão. Para evitar compressão de ureter

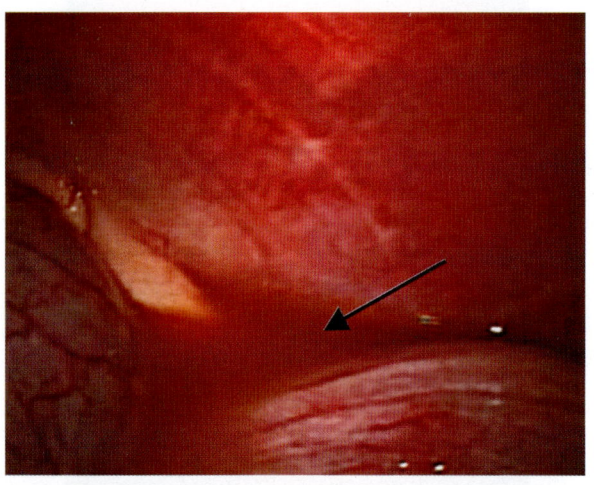

Figura 14.32 Avaliação da cavidade peritoneal de canino com piometra que apresentava drenagem de pus através da tuba uterina, sem a presença de ruptura do trato reprodutor. Verifica-se grande quantidade de pus junto à goteira lombar (seta) ao posicionar a paciente em decúbito lateral.

ao promover a colpopexia, indica-se dissecá-lo em conjunto com parte do tecido adiposo associado à goteira paralombar, isolando-o em uma extensão compatível com o tamanho do tecido vaginal que será fixado. Promove-se a colpopexia na parede muscular em posição dorsal ao ureter, fixando a vagina sob este tecido com fio não absorvível 2-0. A sutura compreende as camadas seromuscular da vagina e o peritônio e músculo transverso.

Durante toda a etapa de confecção da sutura, a vagina é empurrada cranialmente com o dedo indicador (de um auxiliar não paramentado) posicionado no interior da vulva, sob os campos operatórios. Caso o acesso com quatro portais seja utilizado, o que estiver posicionado na região pré-púbica servirá de passagem para uma pinça de apreensão, que será utilizada na manutenção do posicionamento vaginal.

▪ Possíveis complicações

As potenciais complicações relacionadas com a OVH laparoscópica são similares às descritas para o procedimento convencional de mesma natureza. Além disso, existe o risco específico associado às possíveis complicações que podem ocorrer em videocirurgia. Ainda assim, as diferentes categorias de OVH videocirúrgica, quando realizadas por cirurgiões proficientes na técnica e que já venceram as dificuldades impostas pela curva de aprendizagem, são muito seguras, devendo ser incentivadas haja vista seus excelentes resultados trans e pós-operatórios.

A complicação mais comum é a hemorragia proveniente dos vasos ovarianos que pode ocorrer por ruptura do mesovário anteriormente à hemostasia da artéria e veia ovarianas, ou por execução inadequada dos métodos de ligadura/hemostasia ou de aplicação de clipes dispensada para essas estruturas. A secção ou ruptura do ligamento suspensor previamente a essa etapa minimiza o risco de que uma ligadura circular não se mantenha adequadamente apertada.

Se houver hemorragias dos vasos ovarianos, eles podem ser localizados mais facilmente do que na cirurgia convencional. Basta visualizar o polo caudal do rim e afastar medialmente as alças intestinais que se encontrem sobre o pedículo. Com o animal posicionado em decúbito dorsal, a localização pode ser um pouco mais difícil. Se necessário, deve-se alterar rapidamente o paciente para o decúbito lateral. Quando o vaso hemorrágico (ou coto vascular) for adequadamente localizado, indica-se a aplicação de clipe ou de energia bipolar. Procura-se manter o maior coto vascular possível para minimizar o risco de desalojamento dos clipes. Cirurgiões bastante familiarizados com a técnica e que dispõem de equipe treinada normalmente conseguem contornar essa situação rapidamente sem a necessidade de conversão para a celiotomia. Contudo, se tal medida for necessária, deve ser realizada o mais breve possível. Mesmo na ausência aparente de hemorragias, é importante que se realize cuidadosa inspeção final do abdome a uma pressão intracavitária de 3 a 5 mmHg para se certificar de que não existam focos hemorrágicos. Pressões superiores podem mascarar a observação de hemorragias ativas, que podem se manter após a desinsuflação.

Devido a sua proximidade com o útero, podem ocorrer lesões vesicais pela ação direta do instrumental laparoscópico. Para evitar iatrogenia, qualquer movimentação dos instrumentos videocirúrgicos no interior da cavidade deve ser realizada sob visualização direta. A drenagem pré-operatória ou até mesmo transoperatória por cistocentese transparietal minimiza o risco dessa complicação. Em caso de ruptura vesical, a aplicação de sutura intracorpórea ou de clipe que não alcance o lúmen vesical poderá solucionar a situação. Dá-se preferência à realização de sutura, e indica-se a omentopexia sob a região reparada.

Outra potencial complicação é a inclusão do ureter nas ligaduras/oclusões por eletrocirurgia ou clipes aplicados nos vasos ovarianos e mesovários. Isso também pode ocorrer durante a etapa de hemostasia do corpo do útero. Lesões ureterais laparoscópicas têm sido descritas em humanos e ainda, segundo o conhecimento do autor, não foram relatadas em medicina veterinária. Considerando a magnificação da imagem e a excelente visibilidade alcançada com a utilização do endoscópico, essa situação é de baixo risco. Para evitar lesão ureteral junto ao mesovário, basta respeitar os limites impostos pelo coxim de tecido adiposo, que limita a transição entre a gordura perirrenal e mesovário, bem como quando aplicar cautelosamente a eletrocirurgia e por curto período de tempo. Por outro lado, lesões ureterais junto ao corpo do útero são evitadas tracionando-se ventralmente a vagina, evitando-se aplicar o método de hemostasia próximo ao colo vesical. Por fim, está sempre indicado identificar o trajeto do ureter junto aos locais de hemostasia.

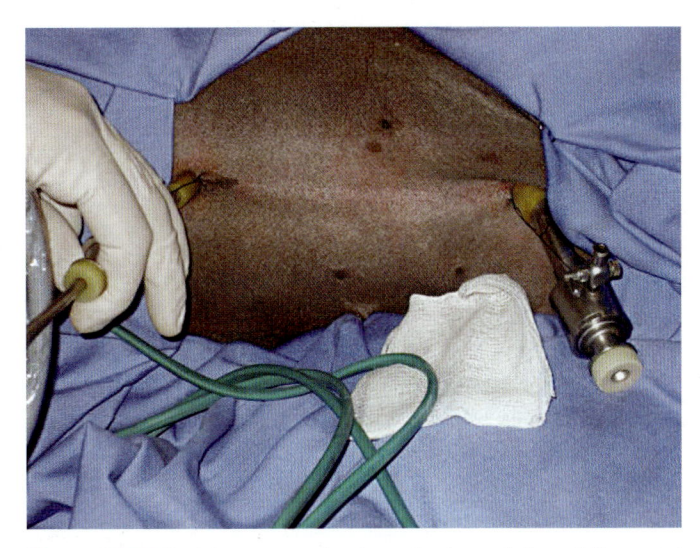

Figura 14.33 Posicionamento das duas cânulas na linha média ventral para a realização de OVH videoassistida em cadela. O portal de óptico (nesse caso de 10 mm) é localizado na linha média ventral (seta) pela técnica aberta, enquanto o pré-púbico (nesse animal também de 10 mm) é introduzido por acompanhamento endoscópico.

Ovário-histerectomia videoassistida com dois portais

Para o autor, este é o procedimento para OVH em pequenos animais mais versátil e tecnicamente mais fácil que existe atualmente entre as categorias estudadas neste capítulo. Isto porque pode ser aplicado em praticamente todos os animais, independentemente de seu tamanho e conformação física, utilizando-se instrumentos videocirúrgicos básicos. Além disso, demanda pouco tempo operatório por apresentar uma etapa convencional e é pouco lesivo ao paciente, pois necessita de apenas dois portais de acesso, podendo, em determinados casos, ser completado com dois portais de 3 mm.

Esse procedimento é denominado videoassistido ou laparoscópico híbrido conforme alguns autores, por apresentar uma etapa convencional por meio da qual será realizada a hemostasia dos vasos uterinos, corpo do útero e extirpação do útero e ovários. A etapa laparoscópica compreende a hemostasia dos vasos ovarianos e a secção do mesométrio e ligamento suspensor.

Uma característica que recai sobre essa conduta cirúrgica é a necessidade de ampla tricotomia, a qual se estende desde o terço final do tórax e bilateralmente até a altura dos processos transversos, além de incluir toda a região abdominal inguinal, pregas inguinais e aspecto cranial dos membros anteriores. Isto é necessário porque durante a etapa de exposição dos vasos ovarianos serão aplicadas suturas transparietais em determinado(s) ponto(s) do flanco, locais que irão variar de acordo com a conformação do paciente e características dos órgãos reprodutivos. É muito difícil predizer o ponto exato em que será aplicada a transparietal com o animal sem o abdome insuflado para delimitar uma tricotomia menos extensa.

Com o paciente em decúbito dorsal, a cirurgia é iniciada pelo posicionamento do primeiro portal na linha média ventral, na cicatriz umbilical, por meio da técnica aberta (vide Capítulo 9). Após a insuflação e inventário da cavidade abdominal, elege-se o posicionamento do segundo portal na linha média ventral da área pré-púbica (Figura 14.33). Para tanto, palpa-se digitalmente a parede abdominal em um ponto próximo à bifurcação dos cornos uterinos. A introdução do portal é completamente guiada pelo endoscópio, evitando-se introduzir a cânula através

do ligamento mediano da bexiga, pois isto dificultará a exposição do trato reprodutor durante a etapa convencional do procedimento.

Pode-se utilizar configuração dos portais incluindo acessos de 3 mm, 5 mm ou 10 mm, dependendo das características do paciente e da anatomia dos órgãos reprodutores. Para animais de pequeno porte, dois portais de 5 mm possibilitam a execução de todo o procedimento, podendo, em alguns casos, remover-se o ovário sem a necessidade de ampliação do acesso caudal. Para gatos e filhotes pequenos, a minilaparoscopia (com o uso de dois portais de 3 mm) tem se mostrado eficiente, contudo, não é incomum a necessidade de ampliação do portal caudal durante a exposição dos cornos uterinos e ovários. O acesso com dois portais de 10 mm é interessante para pacientes de grandes dimensões, graças à ampla iluminação associada ao endoscópio de 10 mm. A associação de um portal de 5 mm para a óptica e um de 10 mm para os instrumentais parece ser a mais versátil para cães, pois possibilita que, na maioria dos casos, o ovário seja tracionado até o interior da cânula de 10 mm e que seja exposto em conjunto com o corno uterino sem a necessidade de se ampliar a ferida de acesso. Nos casos em que a ampliação não pode ser evitada, ao se empregar portal de 10 mm a lesão adicional geralmente terá a extensão de poucos milímetros adicionais.

Independentemente das dimensões dos portais utilizados, as cânulas são fixadas à pele por meio de suturas com náilon monofilamentar 2-0, lançando-se mão do uso de dispositivo que limite a introdução demasiada do portal, tal como um pequeno segmento de borracha de látex ou o êmbolo de uma seringa (vide Capítulo 7). Esse cuidado é indicado, pois o paciente será movimentado na mesa operatória e lateralizado para ambos os lados para a exposição dos ovários e tratamento do mesovário.

Caso se disponha de mesa operatória específica, que possibilite que a sua calha vazada rotacione lateralmente, a lateralização do paciente para a exposição do seu flanco será bastante facilitada. Na ausência deste mobiliário, o animal é totalmente lateralizado e colocado junto à borda da mesa, com seus membros anteriores e posteriores tracionados caudalmente e cranialmente, respectivamente (Figura 14.34). Isso possibilita

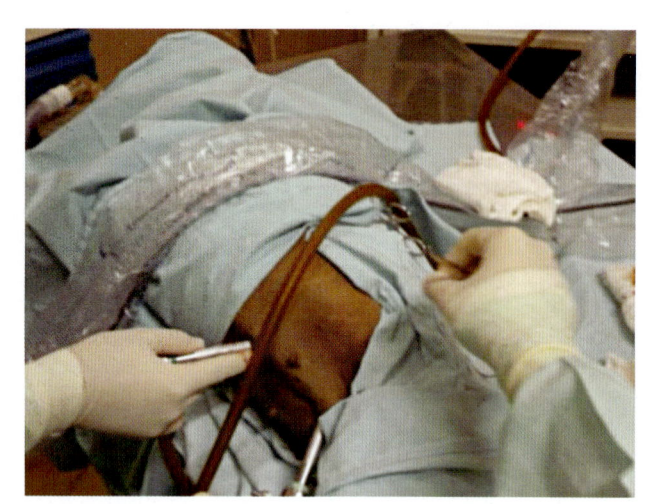

Figura 14.34 Posicionamento do paciente em decúbito lateral após a introdução dos dois portais. Ele é colocado junto à borda da mesa, mantendo-se os membros tracionados cranial e caudalmente.

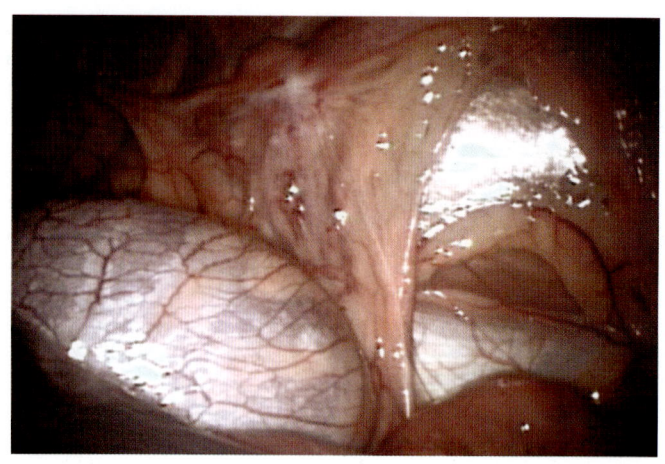

Figura 14.36 Elevação do ovário para exposição do mesovário. A partir da movimentação do trato reprodutor associada à palpação externa, será eleita a melhor posição para a passagem da sutura transparietal.

melhor mobilidade dos portais e instrumentos operatórios. Nessa técnica o cirurgião irá manipular os instrumentos laparoscópicos com uma única mão, e a exposição do trato reprodutor até a elevação do ovário e apresentação do mesovário será alcançada pela gravidade. Outro detalhe recai sobre o tracionamento caudal dos membros, condição importante para que o portal caudal tenha maior mobilidade sem a interferência das coxas do animal. Por fim, se o paciente não estiver bem próximo da borda da mesa, as cânulas e os instrumentos terão seus movimentos muito limitados, muitas vezes inviabilizando a continuidade da operação, principalmente em animais de grande porte.

O paciente é inicialmente posicionado no decúbito lateral direito, pois pela técnica de dois portais, o ovário esquerdo geralmente fica mais dificilmente acessível do que o contralateral. A introdução do endoscópio e dos instrumentos de trabalho deve ser realizada com cuidado, elevando-se a ponta da cânula no sentido do flanco para desviar das vísceras que, por ação da gravidade, ficarão muito próximas. O ovário é então localizado na goteira lombar (Figura 14.35) e apreendido junto ao seu ligamento próprio, sendo posicionado no flanco lateral direito para promover melhor exposição do mesovário (Figura 14.36). A localização exata em que o ovário será mantido no flanco irá variar

de acordo com a anatomia de cada animal, contudo é necessário que os vasos ovarianos não fiquem posicionados muito lateralmente ou medialmente para não dificultar a etapa de hemostasia do mesovário que segue. No passado, o autor realizava a ruptura prévia do ligamento suspensor com pinça para facilitar a exposição do mesovário. Nos últimos anos essa manobra foi completamente abandonada para diminuir o estímulo doloroso e evitar o pequeno sangramento que em alguns casos ocorre junto à inserção do suspensor próximo as últimas costelas.

O ovário será então temporariamente fixado ao flanco por uma sutura transparietal aplicada com a mão livre do cirurgião, sendo guiada pela óptica para melhor exposição do mesovário – e por consequência, os vasos ovarianos – e para evitar lesões vasculares no ponto de entrada e saída da agulha na parede abdominal (Figura 14.37). Para tanto, a transiluminação ocupa um espaço importante por possibilitar a visualização dos ramos epigástricos e outros vasos que naturalmente se encontram nessa região. É provável que em caso de lesões em vasos parietais ocorram hematomas e sangramentos que poderão mascarar o campo operatório.

Como a agulha deve transpassar a parede, fixar o ovário e emergir através da pele em movimento contínuo (Figura 14.38), é importante dispor de fio estampado em

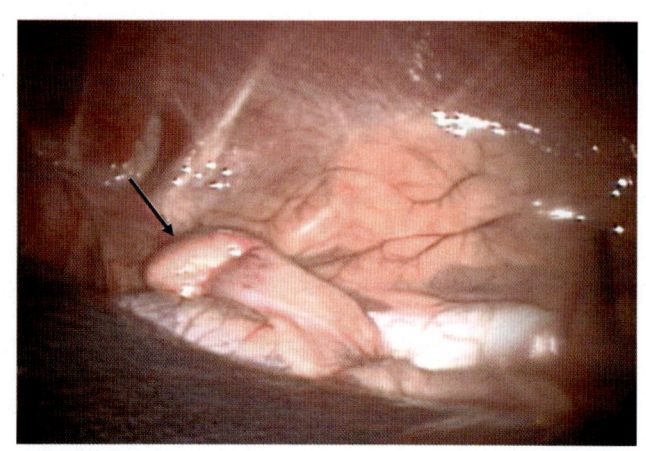

Figura 14.35 Visualização do óvario (seta) na goteira lombar esquerda após a lateralização do paciente. Geralmente esse órgão pode ser apreendido com a pinça sem necessidade de manipulação visceral.

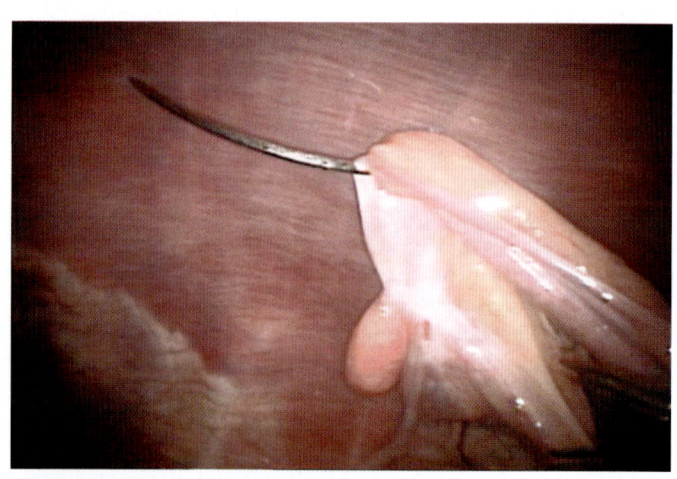

Figura 14.37 Visualização laparoscópica da passagem da agulha transparietal para melhor exposição do mesovário. Nessa etapa, é necessário muito cuidado para evitar lesões aos vasos uterinos e ovarianos ou no ovário e corno uterinos.

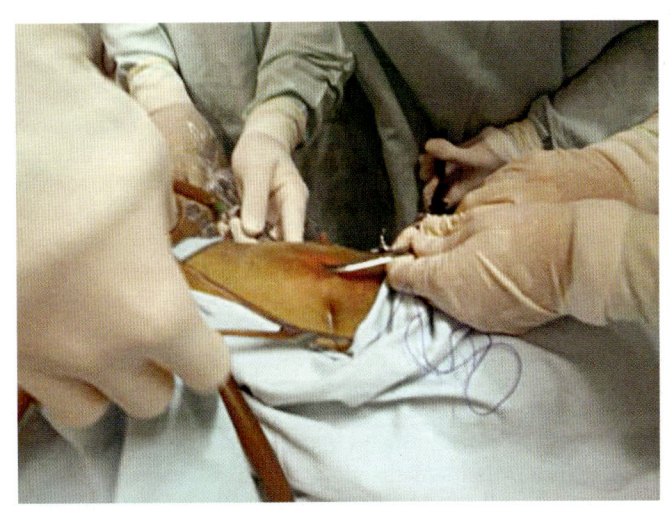

Figura 14.38 Visão extracavitária da passagem da agulha através da parede muscular. Com uma das mãos o cirurgião apreende o trato reprodutor com pinça laparoscópica enquanto com a outra aplica a sutura transparietal.

agulha longa e robusta. Geralmente, têm sido utilizadas agulhas de 4 cm ou maiores, preferencialmente com a ponta triangular ou triangular reversa. Para facilitar a manobra, a agulha é fixada no porta-agulhas nas proximidades do estampo. A natureza do implante não tem maior significância porque essa sutura necessariamente terá que ser removida para a etapa convencional da operação. Uma dica para melhor posicionamento da agulha recai sobre escolher um ponto de entrada em posição medial ao local onde se consegue palpar externamente a ponta da pinça pela parede. No momento em que a agulha penetra na cavidade, o cirurgião afasta brevemente o ovário, e pode determinar a angulação que esta deverá assumir durante a passagem pelo interior do abdome. A agulha pode então ser passada em diferentes pontos para a melhor exposição do ovário, conforme as possibilidades que seguem:

- No mesométrio, na proximidade do ligamento próprio do ovário, evitando-se os vasos uterinos e seus ramos. Esse ponto de inserção é útil também para casos de ovariectomia com dois portais por melhor apresentar os limites de secção do ovário em relação aos seus ligamentos e vasos. Geralmente não é utilizado para animais com piometra pelos riscos de punção do corno uterino que estará dilatado. De outra forma, é uma das possibilidades de inserção da agulha que geralmente não causa sangramento pela distância dos vasos ovarianos
- Na intermediação entre o mesovário e o mesométrio, logo abaixo do ligamento próprio do ovário. Nessa posição deve-se ter o cuidado para que a agulha não lesione os vasos ovarianos que se encontrarão muito próximos. Em caso de pequeno sangramento, procura-se tracionar a sutura transparietal externamente à cavidade e fixar a pinça bem próximo à pele, obtendo-se hemostasia temporária, até que os vasos ovarianos estejam adequadamente ocluídos
- Sob o ligamento suspensor do ovário. Essa posição é bastante interessante para animais pré-púberes, pois o mesovário geralmente é curto. Também possibilita excelente exposição dos vasos ovarianos, contudo, posicionar a agulha exatamente nesse ponto pode ser tarefa difícil, especialmente em animais de grande porte

- Abrangendo a bolsa ovariana (mesossalpinge). Para tanto, é necessário muito cuidado para não adentrar com a agulha no ovário sob o risco de dissipar na cavidade com tecido ovariano. Outro detalhe é que a fixação da mesossalpinge apenas pode não expor adequadamente os vasos ovarianos, pois o ovário tende a ficar afastado da parede abdominal devido à gravidade. Frente ao exposto, esse ponto de passagem da agulha não tem sido utilizado de rotina
- Na inserção do ligamento próprio do ovário sobre o útero, sem penetrar o lúmen deste órgão. Esse local de passagem pode ser útil para sustentar cornos uterinos repletos de conteúdo em casos de piometra/hidrometra ou mucometra, nos quais a passagem sob o corno uterino pode ser bastante arriscada.

Independentemente do local exato de penetração da agulha, a sua ponta será preferencialmente posicionada de tal modo que o fio sustente firmemente o mesovário, melhorando a exposição dos vasos ovarianos. Para tanto, uma dica é posicionar o ponto de saída da agulha craniolateralmente ao ponto de entrada. Outro detalhe importante é que em alguns casos pode ser mais interessante passar mais de uma sutura transparietal do que trabalhar com dificuldade de exposição dos vasos ovarianos. Após a passagem da agulha, as duas extremidades do fio são tracionadas e fixadas externamente à cavidade com pinça hemostática convencional, junto à superfície dérmica para a melhor exposição do mesovário (Figura 14.39).

A artéria e a veia ovarianas serão submetidas à hemostasia conforme descrito nos itens anteriores deste mesmo capítulo (item "Oclusão e secção dos vasos ovarianos"). Para tanto, na dependência do método de hemostasia eleito, pode-se promover o isolamento destes vasos e do mesovário com pinça de Kelly. De acordo com a posição que tais vasos assumem a partir da sutura transparietal, pode nem ser necessário dissecar o mesovário para ocluir o complexo arteriovenoso ovariano, principalmente ao se utilizar pinça bipolar munida de lâmina de corte. Cabe ressaltar que entre os métodos disponíveis de hemostasia, o autor atualmente prefere o uso de pinça bipolar com lâmina de corte, pela rapidez e segurança associadas ao uso deste instrumento.

Obtida a hemostasia e secção de parte do mesométrio e vasos ovarianos (Figura 14.40), o segmento restante de mesovário e o ligamento suspensor são coagulados com pinça

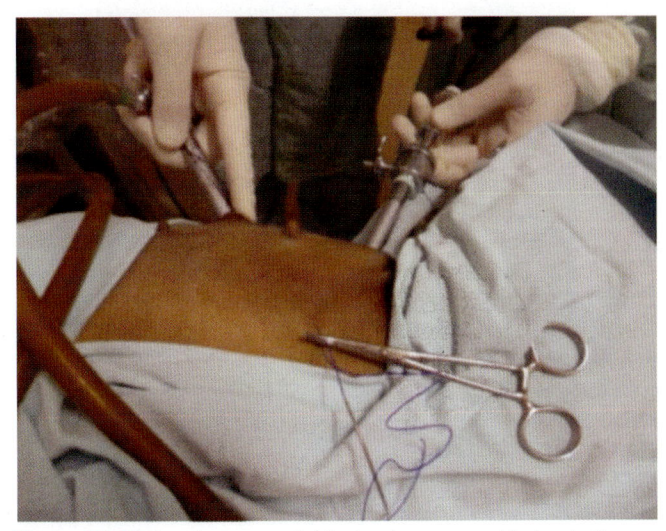

Figura 14.39 Fixação extracavitária das duas extremidades do fio com pinça hemostática convencional, mantendo o ovário temporariamente em contato com a parede muscular.

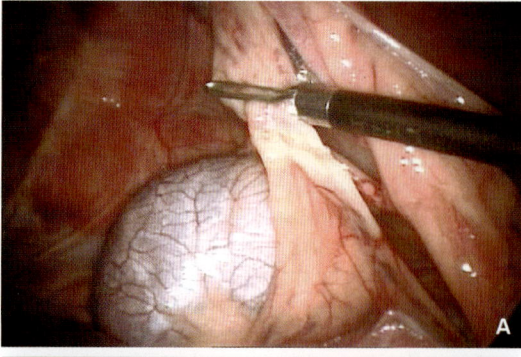

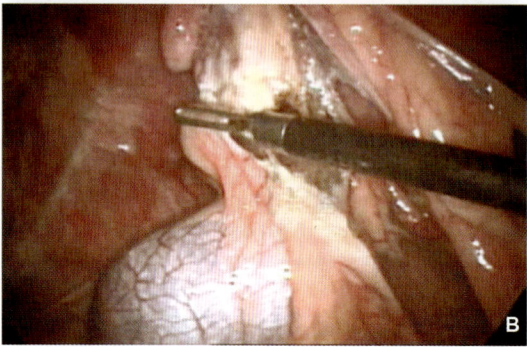

Figura 14.40 Hemostasia do mesovário e vasos ovarianos com pinça bipolar munida de lâmina de corte. Promove-se a hemostasia em segmento de mesovário de aproximadamente 1 cm de comprimento ou maior (**A**), realizando-se a secção deste ligamento e vasos ovarianos no tecido coagulado proximalmente ao ovário (**B**).

bipolar e seccionados, encerrando a etapa de isolamento do ovário (Figura 14.41). Em alguns casos, é interessante coagular os vasos uterinos em seu trajeto próximo do ovário com eletrocirurgia bipolar, para reduzir o sangramento de retorno que pode ocorrer durante a manipulação, principal-

mente ao se trabalhar com animais portadores de afecções no útero, nos quais a artéria e veia uterinas estarão consideravelmente dilatadas.

Em cadelas de pequeno porte e gatas, ao se empregarem portais de 3 mm ou 5 mm, existe a possibilidade de se alcançar a hemostasia do mesovário apenas com o uso de eletrocirurgia monopolar. Para tanto, utiliza-se pinça de Kelly adequadamente isolada por bainha protetora para apreender o mesovário e vasos ovarianos, enquanto a energia monopolar é acionada por breves momentos, a fim de reduzir os danos teciduais colaterais e evitar a carbonização tecidual. Antes de acionar a energia, é necessário afastar medialmente o mesovário da parede abdominal e vísceras, além de manter completamente frouxa a ligadura transparietal para evitar lesões térmicas da parede muscular graças ao aumento da impedância proporcionada pela ligadura firmemente fixada. Promove-se então a aplicação de energia em três pontos diferentes, simulando o que se obteria com a técnica convencional das três pinças. Os vasos ovarianos são seccionados entre os pontos de oclusão médio e proximal ao ovário com tesoura de Metzenbaum (Figura 14.42). Cabe ressaltar que dentre os métodos disponíveis para a oclusão da artéria e veia ovarianas, o uso de eletrocirurgia monopolar tem maior risco de lesões térmicas a distância nas proximidades do ponto de aplicação, motivo pelo qual o autor o utiliza com pouca frequência, optando, quando possível, por métodos mais seguros. Sugere-se que o leitor recorra ao Capítulo 11 em busca de mais detalhes quanto ao uso desse método de energia.

Uma vez encerrado o manejo do ovário direito, retira-se a sutura transparietal sob visualização direta e se avalia cuidadosamente quanto à presença de adequada hemostasia. Em casos de dúvida, a pressão intra-abdominal é reduzida até 5 mmHg antes da continuidade do procedimento.

O ovário é apreendido com pinça de Kelly e deslocado até as proximidades da bexiga para que seja facilitada sua posterior exteriorização durante a etapa convencional da operação. Os instrumentos são retirados da cavidade e o animal rotacio-

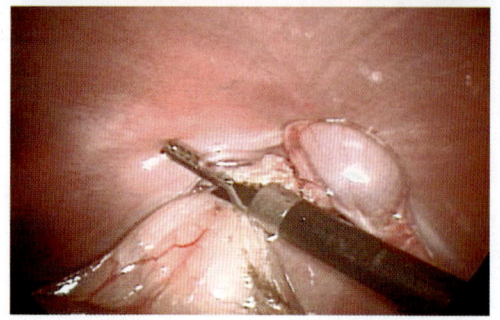

Figura 14.41 Hemostasia do ligamento suspensor e parte do mesovário com pinça bipolar, seguida da secção deste ligamento em dois animais distintos. A imagem de cima refere-se ao mesmo animal da sequência precedente. Note que em ambos, o ligamento suspensor não é rompido previamente à hemostasia do mesovário.

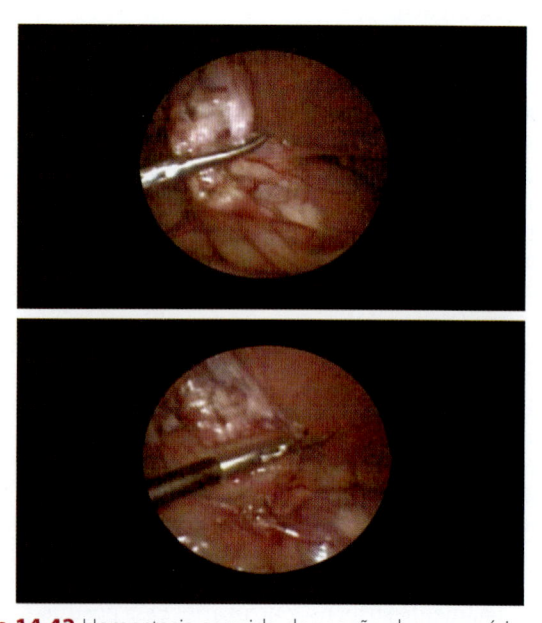

Figura 14.42 Hemostasia seguida de secção do mesovário e vasos ovarianos com pinça de Kelly de 3 mm, associada à eletrocirurgia monopolar. Procura-se aplicar a energia elétrica em três diferentes pontos para seccionar junto ao ponto mais proximal do ovário. Durante a coagulação mantém-se a sutura transparietal frouxa para reduzir o risco de lesão térmica na parede abdominal.

nado para o decúbito lateral esquerdo, posicionado de maneira similar à previamente descrita. Durante a rotação do paciente para ambos os decúbitos, é indicado manter as cânulas voltadas contra o músculo reto abdominal até que a posição seja alcançada, prevenindo lesões superficiais da cápsula esplênica. Na sequência, todas as manobras descritas para os ligamentos e vasos ovarianos esquerdos são repetidas no lado direito.

Mantendo-se ainda a sutura transparietal, realiza-se a apreensão junto ao ligamento suspensor do ovário esquerdo e exteriorização em conjunto deste órgão e corno uterino correspondente, seguindo os princípios estudados no item Remoção dos ovários e útero da cavidade peritoneal. Para isso, remove-se a sutura externa que limitava a movimentação do portal e apreende-se o trato reprodutor com pinça hemostática convencional (Figura 14.43). Externamente à cavidade, o ligamento redondo do ovário e o mesométrio remanescente são rompidos manualmente por tração, procurando-se expor o ovário e corno uterino contralaterais. Durante a etapa convencional do procedimento, é mais fácil executar as manobras mantendo-se o paciente novamente em decúbito dorsal.

Uma vez exposto o corpo do útero, realiza-se o posicionamento das três pinças conforme preconizado na técnica convencional (Figura 14.44). Para os animais que apresentam fragilidade tecidual, nos quais pode haver predisposição de maceração do tecido uterino pela pinça hemostática (tal como ocorre no período de estro ou em animais com cisto ovariano), é mais indicado que as ligaduras sejam realizadas diretamente sobre a cérvice, sem pinçamento prévio, e que se utilize pinça hemostática no corpo do útero acima das ligaduras e da linha de incisão uterina.

O autor utiliza a aplicação de duas ligaduras transfixantes passadas através do corpo do útero, uma de cada lado, junto à cérvice. A primeira ligadura é posicionada no sulco promovido

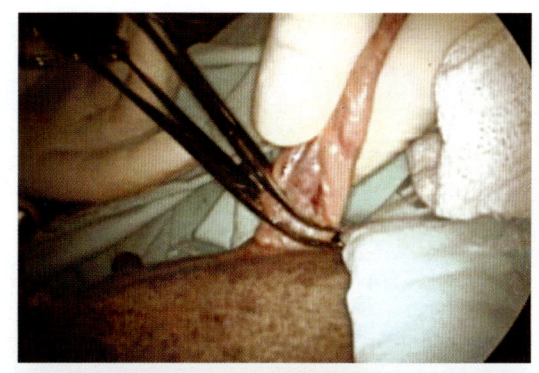
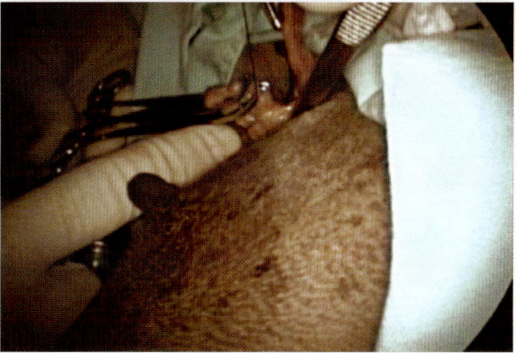

Figura 14.44 Uma vez estando os ovários e cornos uterinos exteriorizados, rompem-se manualmente o ligamento redondo e o mesométrio remanescente, cuidando para não lesionar os vasos uterinos. Procede-se então, à hemostasia dos vasos uterinos e corpo do útero pelo método convencional utilizando a técnica das três pinças e duas ligaduras transfixantes.

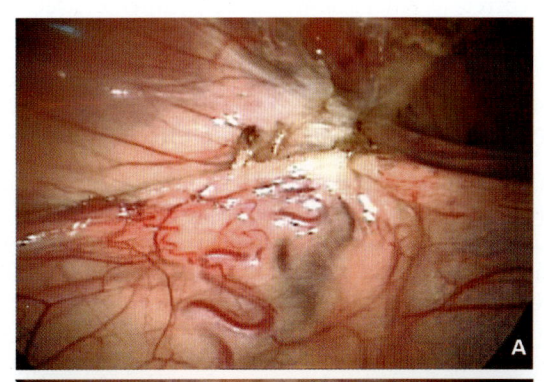
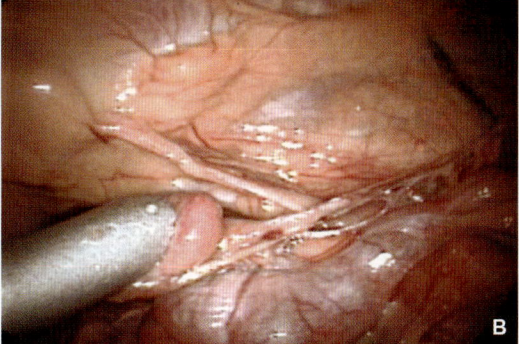

Figura 14.43 Após a verificação de adequada hemostasia dos vasos ovarianos (**A**), realiza-se tracionamento do ovário para o interior da cânula pré-púbica para a exteriorização do trato reprodutor (**B**). Nessa etapa, o mesométrio é rompido pelo tracionamento do corno uterino.

pela pinça e a segunda entre a primeira ligadura e a segunda pinça. Na sequência, remove-se a mucosa remanescente e a sutura do coto uterino é realizada naqueles animais nos quais o tecido uterino remanescente ficou exuberante ou pode-se fixar pequeno segmento de mesométrio sobre o coto do útero, tal como seria feito em caso de omentalização. As observações clínicas pós-operatórias e avaliações cirúrgicas de animais submetidos a diferentes modalidades de OVH videocirúrgicas (que necessitaram de outra intervenção laparoscópica por quaisquer motivos) demonstram que a omentalização não se torna obrigatória na ausência de doenças uterinas.

Durante a exteriorização do trato reprodutor, é comum que não se consiga expor ambos os ovários e cornos uterinos em animais com considerável deposição de tecido adiposo na mesossalpinge, em casos de dilatação uterina ou em pacientes de maior porte. Nessa ocasião, pode-se ampliar a ferida de acesso em alguns milímetros ou fazer a exteriorização parcial de um dos cornos uterinos, tornando possível o posicionamento das três pinças ou a aplicação das ligaduras junto à cérvice. Essa manobra inclusive pode ser associada à breve ampliação da ferida operatória, evitando-se a necessidade de estender demasiadamente o acesso cirúrgico. Após obtida a hemostasia, a vagina é reposicionada na cavidade e assim, torna-se disponível espaço suficiente para exteriorizar o outro corno uterino e o outro ovário.

Com o reposicionamento do coto uterino e colocação do dedo através da ferida operatória, realiza-se a insuflação da cavidade e verifica-se quanto a adequada hemostasia e adequado posicionamento do coto uterino, além da inexistência de protrusão de mesométrio através da ferida operatória (Figura 14.45). Se necessário, pode-se reposicionar o portal

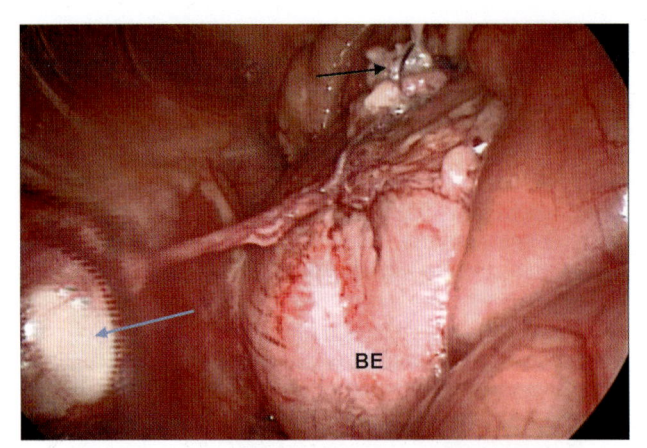

Figura 14.45 Avaliação final da cavidade peritoneal após extirpação do trato reprodutor a fim de se certificar quanto a ausência de hemorragia, correto posicionamento do coto uterino (seta preta) e ausência de tecido protruso através da ferida de acesso. A seta azul indica a ponta do dedo do cirurgião utilizada para manter o pneumoperitônio. BE = bexiga. Nota-se que este endoscópio de zero grau estava com a microcâmera rotacionada para a direita.

e manejar a situação que se apresenta. Por fim, as feridas de acesso de 5 mm e 10 mm são usualmente ocluídas em três planos (camada muscular, subcutâneo e pele). As feridas de 3 mm são ocluídas apenas ao nível da pele (Figura 14.46). Geralmente ocorre um desencontro entre a lesão cutânea e da parede muscular no acesso pré-púbico após a desinsuflação. Assim, em alguns casos é mais interessante passar o primeiro ponto com o abdome ainda insuflado (mesmo que sob baixa pressão de pneumoperitônio), certificando-se que a totalidade da camada muscular foi abrangida. Frequentemente se utiliza o primeiro ponto reparado para tracionar a camada muscular durante a aplicação das demais suturas.

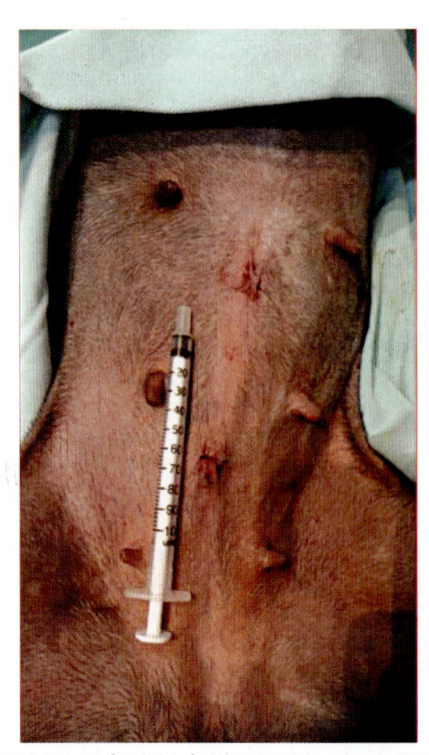

Figura 14.46 Aspecto final das feridas de acesso após OVH videoassistida com dois portais de 3 mm em cadela de pequeno porte.

Em casos de piometra, hidrometra, hemometra e mucometra, além daqueles que envolvem a presença de cistos ovarianos, tumores do ovário e síndrome do ovário remanescente (SOR), com ou sem a presença de piometra de coto de corno uterino, o autor prioriza o acesso videoassistido com dois portais, seguindo os princípios citados. Cabe ressaltar que em casos de dificuldade técnica, por vezes associada à própria apresentação da doença, pode-se posicionar um portal adicional de 5 mm na linha média ventral para dispor de instrumento adicional, tornando possível que o cirurgião utilize suas duas mãos simultaneamente.

Ovário-histerectomia por NOTES híbrida

A nomenclatura NOTES é originária das iniciais, em inglês, do termo *natural orifice transluminal endoscopic surgery*, criado para referenciar todos os procedimentos cirúrgicos endoscópicos realizados através de acessos naturais e que envolvem a passagem do(s) instrumento(s) através do lúmen de algum órgão. O acesso via NOTES pode ser realizado de forma pura ou associado à laparoscopia convencional, denominado NOTES híbrida (h-NOTES).

Na busca de procedimentos ainda menos invasivos para OVH videocirúrgica, o autor desenvolveu em 2007 uma técnica própria utilizando o acesso vaginal associado a único acesso na linha média ventral para o portal óptico (via NOTES híbrida), publicando seus resultados posteriormente. Como boa parte da operação segue os princípios trazidos no item OVH videoassistida com dois portais, a descrição seguinte será focada nas variações existentes entre essas duas técnicas.

Salienta-se que OVH transvaginal é uma técnica nova, ainda pouco realizada que carece de informações pormenorizadas dos resultados a longo prazo. Contudo, na rotina do autor, tem se demonstrado como procedimento seguro se executado de forma correta e em pacientes adequadamente selecionados, podendo ser utilizado como alternativa à OVH convencional, laparoscópica ou videoassistida.

Preparação e seleção dos pacientes

A OVH transvaginal por NOTES híbrida em cadelas é indicada para pacientes com conformação anatômica específica, nos quais torna-se possível a passagem de uma cânula sem que ocorra compressão da vagina ou esforço sobre o diafragma pélvico. Com instrumentação convencional de laparoscopia, a passagem de um portal vaginal de 5 mm torna possível a realização do procedimento em animais de portes pequeno a médio. Contudo, na etapa de exteriorização do ovário e cornos uterinos por meio desse acesso, provavelmente haverá certa dificuldade, motivo pelo qual é dada a preferência, sempre que possível, para utilização de cânulas de 10 a 12 mm. Cabe ressaltar que em animais longilíneos pode ser difícil conseguir completar a operação, pois os instrumentos precisarão alcançar o ovário sem esforço através da vagina. No pré-operatório é verificado se a ponta da pinça alcançará a região do ovário, certificando-se se o paciente poderá ser operado por esse método. Para facilitar o procedimento, indica-se o uso de instrumentos laparoscópicos disponíveis para humanos obesos.

Como haverá invasão do trato reprodutor e acesso à cavidade abdominal, contraindica-se a realização de NOTES transvaginal em animais com (ou com suspeita de) vaginite, piometra, tumor venéreo transmissível ou quaisquer outros neoplasmas vaginais. Animais com histórico de fraturas pélvicas não são vistos como candidatos para esse tipo de operação, já que possivelmente haverá dificuldades de mobilização do portal vaginal e dos instrumentos associados, condição que naturalmente já ocorre em animais sadios pelas limitações inerentes do próprio acesso.

A preparação do paciente envolve ampla tricotomia, assim como descrito no item anterior, associada à remoção de pelos das coxas, vagina, períneo e base da cauda. Antes do início da operação, indica-se aplicar sutura em bolsa de tabaco ao redor do ânus, além de adequado jejum para garantir esvaziamento intestinal. A preparação inicial da vagina requer a sua lavagem exaustiva. Têm sido utilizados pelo menos 10 mℓ/kg de solução de iodo polivinil-pirrolidona (PVP-I), em veículo aquoso a 0,1% no pré-operatório imediato. Como profilaxia antimicrobiana, pode-se empregar a associação de enrofloxacino e ampicilina sódica ainda no pré-operatório.

Realizam-se antissepsia da área tricotomizada e colocação dos campos operatórios deixando expostas vulva e vagina (Figura 14.47). O cirurgião paramentado realiza a sondagem vesical, geralmente com sonda nº 4 ou 6, seguindo-se com o esvaziamento contínuo via sistema fechado com equipo estéril, fixado parcialmente às pinças Backhaus que limitam a área operatória de região do períneo. A manutenção da bexiga totalmente vazia desde o pré-operatório é considerada condição essencial para possibilitar o correto posicionamento do portal vaginal, conforme descrito a seguir.

Na maior parte do tempo o cirurgião irá trabalhar junto à vulva da paciente e ao portal de trabalho (Figura 14.48). Assim, é indicado que o *rack* de videocirurgia e o aparelho de anestesia fiquem posicionados junto à cabeça da paciente. Também se indica que o animal fique posicionado junto ao canto da mesa (vide item anterior) e com a vagina além dos limites da mesa, para que a cânula vaginal possa ser adequadamente movimentada.

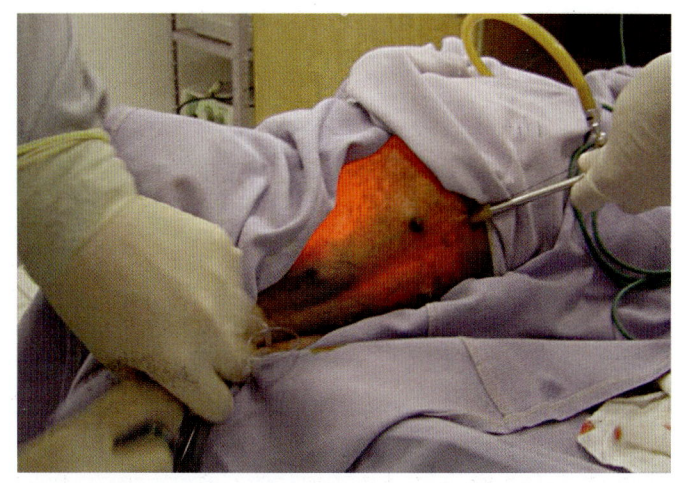

Figura 14.48 Considerando a posição do portal de trabalho através da vagina, o cirurgião se posicionará na maior parte da cirurgia junto aos membros posteriores do paciente.

▪ Posicionamento dos portais

O primeiro portal é introduzido pela técnica aberta na linha média ventral, na cicatriz umbilical, servindo para a passagem da óptica (Figura 14.49). Pode-se utilizar portais de 5 mm ou 3 mm, minimizando a lesão de acesso e tornando possível iluminação suficiente ao dispor de fonte de luz de xênon. Após o inventário da cavidade peritoneal, manipula-se a vagina com a cânula (sem o obturador) posicionada no seu interior, preferencialmente de maneira que a ponta desse instrumento alcance a cérvice. Durante essa manipulação guiada pelo endoscópio, procura-se empurrar a vagina com a cânula para que a ponta desse instrumento mantenha a região da cérvice posicionada cranialmente aos ligamentos laterais da bexiga (Figura 14.50). Com esta exposição, posteriormente ocorrerá a punção vaginal, evitando-se

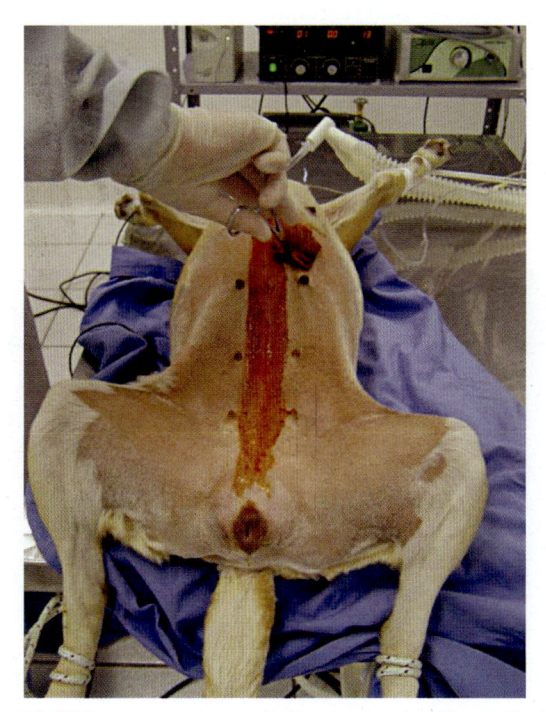

Figura 14.47 Preparo asséptico da área operatória da ampla área de tricotomia do paciente. A vulva ficará completamente exteriorizada e os campos fixados dorsalmente para possibilitar a aplicação das suturas transparietais. Antes do início da operação, é necessário esvaziamento vesical que será mantido durante toda a cirurgia com sonda uretral.

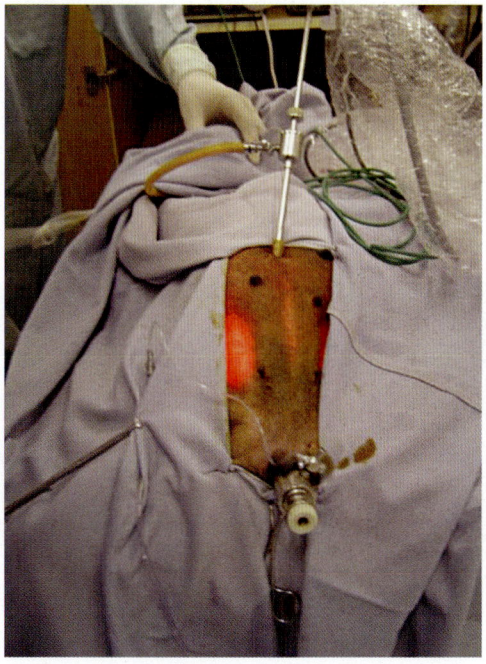

Figura 14.49 Localização dos portais abdominal e transvaginal para a realização de NOTES híbrida em cadela. O primeiro portal na linha média ventral, na cicatriz umbilical. Essa cânula é posicionada pela técnica aberta.

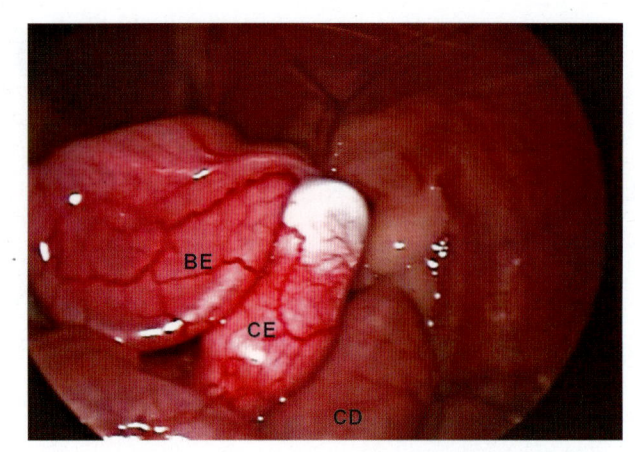

Figura 14.50 Posicionamento que a ponta da cânula assume na vagina, em região junto à cérvice, para desviar da bexiga e cólon descendente. Verifica-se que a cérvice fica temporariamente posicionada cranialmente ao ligamento redondo da bexiga. BE = bexiga; CE = cérvice; CD = cólon descendente.

lesões na bexiga ou intestino grosso. Cabe ressaltar que a escolha do local adequado para a punção vaginal é essencial para que o procedimento transcorra sem dificuldades e que se obtenha a oclusão da ferida vaginal após a extirpação do trato reprodutor.

O local mais apropriado para a punção vaginal envolve a região de 12 h – ao considerar a cúpula da vagina como um relógio, mantendo-se o paciente em decúbito dorsal –, o mais próximo possível da cérvice. Nessas intermediações, procura-se puncionar a região menos vascularizada para evitar os vasos vaginais e seus ramos. Mantendo-se a vagina empurrada com a ponta da cânula, introduz-se o obturador puncionando-a e possibilitando que a ponta da cânula adentre a cavidade peritoneal (Figura 14.51). Se a ponta da cânula ficar exposta através da parede vaginal, o procedimento será facilitado, pois a etapa de exteriorização do ovário será mais fácil se ele estiver no interior desse instrumento. Em alguns casos, graças à extensão da vagina, a cânula convencional pode não alcançar a região indicada. Para esses pacientes, a punção pode ser obtida com um pino de Steinmann calibroso. Nessas situações, espera-se que a operação seja dificultosa, uma vez que os instrumentos deverão alcançar a ferida vaginal que não se encontrará em continuidade direta com a cânula, além do que a exteriorização do trato reprodutor também tende a ser tarefa consideravelmente difícil. A cânula será temporariamente fixada à pele por uma sutura, evitando-se seu deslocamento.

Considerando um cirurgião destro, o animal será parcialmente rotacionado para possibilitar a exposição do ovário esquerdo. Para tanto, os membros anteriores serão amarrados juntos (em posição de "oração"), e o flanco rotacionado sem que os posteriores sejam desamarrados.

Utilizando-se uma pinça laparoscópica, o ligamento próprio do ovário será apreendido, tornando possível a aplicação da sutura transparietal (Figura 14.52), seguindo as premissas detalhadas no item anterior. A diferença que existe em relação à técnica videoassistida com dois portais é que na NOTES os instrumentos pela via transvaginal ficam posicionados em certo paralelismo aos cornos uterinos, tornando um pouco mais difíceis as manobras de diérese e hemostasia. É importante ressaltar o risco de lesões viscerais por ocasião da entrada e remoção dos instrumentos transvaginais, sendo sempre necessário o acompanhamento visual pelo endoscópio.

A hemostasia dos vasos ovarianos e do mesovário pode ser alcançada de maneira similar à descrita para a técnica videoassistida com dois portais, dando-se preferência ao uso de pinça bipolar munida de lâmina de corte (Figura 14.53). Ao se certificar quanto à ausência de hemorragia do mesovário, o ovário é fixado com a pinça através do seu ligamento suspensor e a sutura tansparietal removida sob visão. Posiciona-se o ovário na região abdominal ventral, próximo aos limites da linha alba, rotacionando-se o paciente para o outro lado e fixando-o na mesa operatória de maneira similar à previamente descrita. Repetem-se as manobras de hemostasia e secção dos vasos ovarianos e mesovário direitos de maneira similar à utilizada no lado esquerdo. Deve-se atentar para que a cânula não fique posicionada através das alças intestinais a alterar o posicionamento do animal.

O ovário direito é fixado pelo seu ligamento suspensor e tracionado até o interior do portal transvaginal. Geralmente, ao se empregar portal de 10 mm ou maior, é possível adentrar o órgão através da cânula (Figura 14.54), manobra que facilitará a exteriorização do trato reprodutor. Durante essa etapa, o mesovário acaba rompido de sua inserção na goteira lombar.

Remove-se a sutura de fixação do portal vaginal e o ovário direito é tracionado em conjunto com a cânula até a sua exteriorização, juntamente com parte do corno uterino. Essa manobra faz com que se produza temporariamente uma hérnia de corno e ovário, além da inversão (mesmo que parcial)

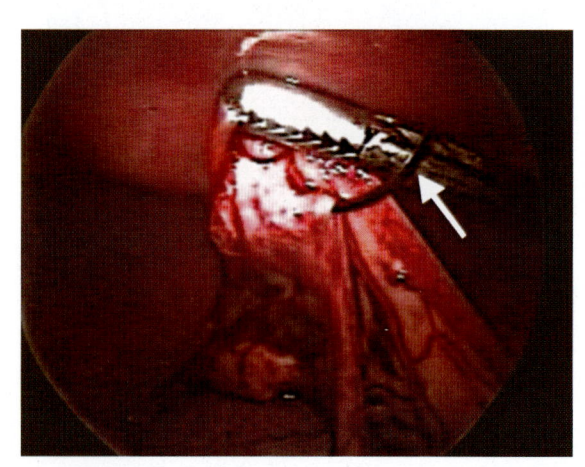

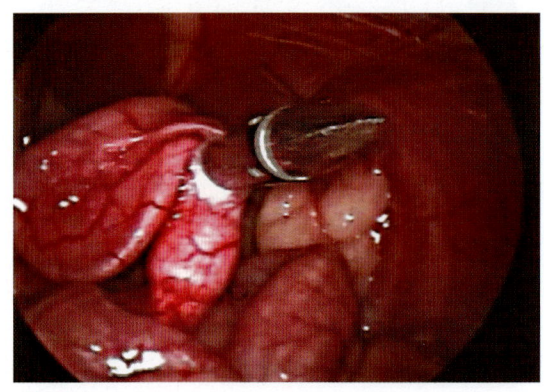

Figura 14.51 Punção vaginal pela passagem de um obturador através da cânula, mantida contra a parede da vagina em posição junto à cérvice, desviando-se dos vasos principais e seus ramos. Nota-se que a ponta cânula deve transpassar completamente a parede vaginal.

Figura 14.52 Aplicação da sutura trasparietal durante OVH por NOTES híbrida transvaginal em cadela. A seta sinaliza a ponta da agulha transpassando a parede abdominal e fixando o ovário temporariamente. Nota-se certo grau de paralelismo existente entre a pinça laparoscópica posicionada através da vagina e o corno uterino.

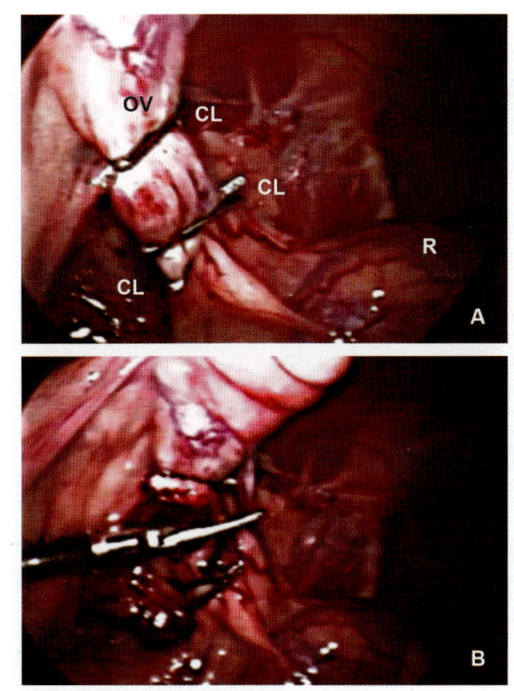

Figura 14.53 Hemostasia do mesovário e vasos ovarianos com clipes de titânio (**A**) e secção destas estruturas com tesoura de Metzenbaum (**B**) em cadela submetida à OVH por NOTES híbrida. OV = ovário; CL = clipe; R = rim.

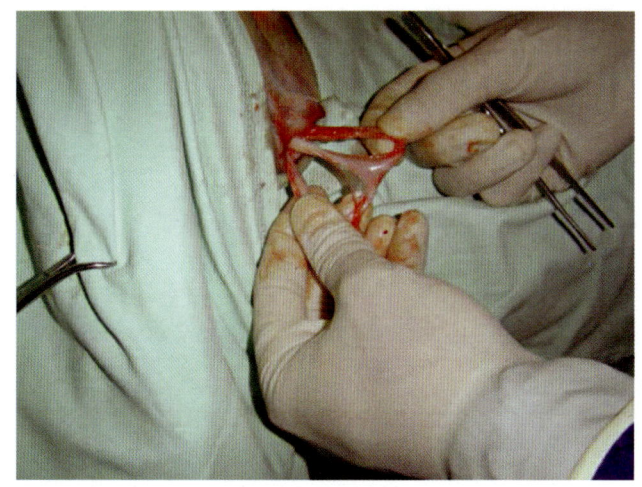

Figura 14.55 Exteriorização de ambos os ovários e cornos uterinos através da ferida vaginal, tal como se o paciente apresentasse uma hérnia vaginal.

da vagina. Pinça-se então com hemostasia convencional a região do ligamento próprio do ovário. Com o auxílio de uma pinça convencional (Debakey, Cushing sem dente ou Senkem, por exemplo), traciona-se o corno uterino contralateral até que o ovário esquerdo também possa ser exposto (Figura 14.55). Em alguns casos, não se consegue exteriorizar o segundo ovário sem que se realize breve ampliação da ferida vaginal. Nos casos de necessidade de ampliação, o autor utiliza uma tesoura de Metzenbaum reta convencional, inserindo uma das lâminas através da ferida e elevando a parede vaginal enquanto promove a incisão, procurando se afastar o tecido ovariano na medida em que se amplia o acesso.

Com a exteriorização do trato reprodutor, podem-se então aplicar as três pinças hemostáticas convencionais, procurando posicionar a primeira levemente caudal ao limite caudal da ferida vaginal de acesso (perceber que o limite caudal se refere ao posicionamento anatômico normal, desconsiderando a posição invertida que boa parte da vagina se apresenta neste momento). A segunda pinça é colocada acima da primeira, enquanto a terceira junto ao corpo do útero exteriorizado (Figura 14.56). Depois da secção da vagina entre a segunda e terceira pinças (Figura 14.57), realiza-se a aplicação de duas suturas transfixantes que abrangem o tecido e os vasos vaginais, ainda antes da origem das uterinas. Como o animal está cateterizado nessa etapa, não existe maior risco de lesão uretral.

Nesse contexto, durante a etapa experimental de desenvolvimento da técnica, verificou-se que a oclusão da ferida vaginal não era fundamental para o sucesso do procedimento, uma vez que nos animais nos quais não houve a oclusão não ocorreu peritonite constatável pelos exames hematológico e clínico. Contudo, em alguns pacientes foram verificadas aderências benignas entre o coto vaginal e omento, ou até mesmo deste coto com o colón descendente, além do potencial risco de san-

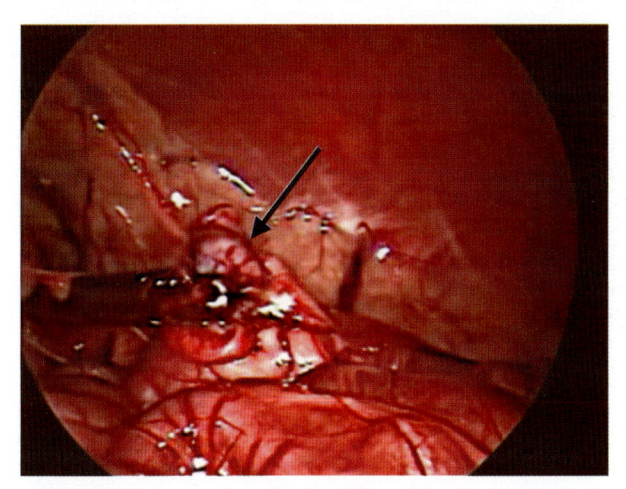

Figura 14.54 Tracionamento do ovário direito (seta) no interior da cânula vaginal, previamente a sua exteriorização da cavidade. Durante o tracionamento do ovário, ocorre a ruptura do mesométrio junto à goteira lombar.

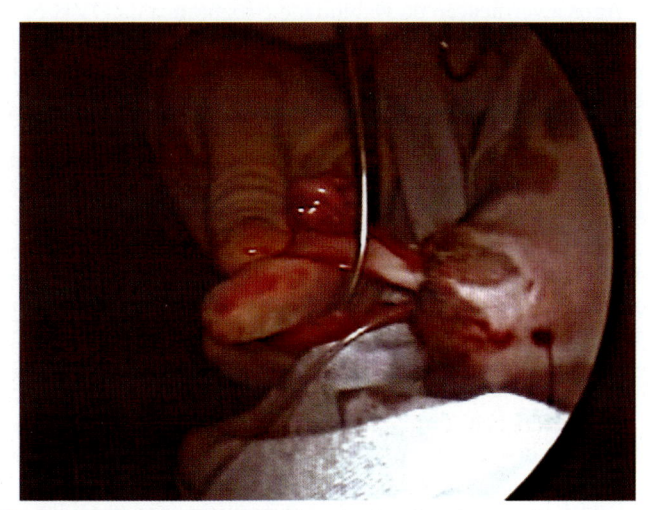

Figura 14.56 Posicionamento da primeira pinça hemostática convencional, a fim de se obter adequada hemostasia dos vasos ovarianos. Preferencialmente, procura-se pinçar caudalmente à ferida vaginal para a completa oclusão do acesso.

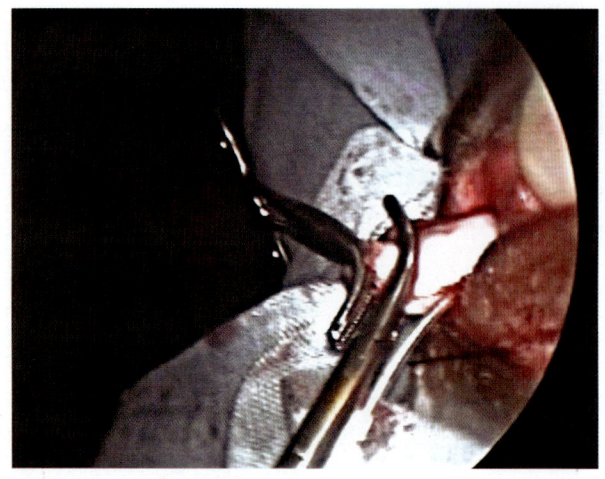

Figura 14.57 Exposição da vagina invertida após a extirpação dos cornos uterinos e ovários com o auxílio da técnica das três pinças. Na sequência, são aplicadas duas suturas transfixantes envolvendo os vasos vaginais.

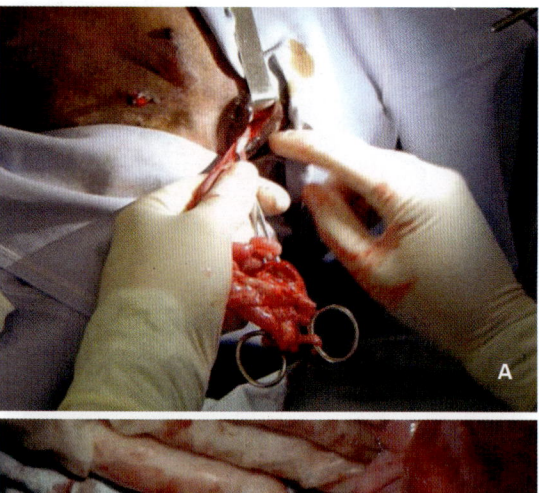

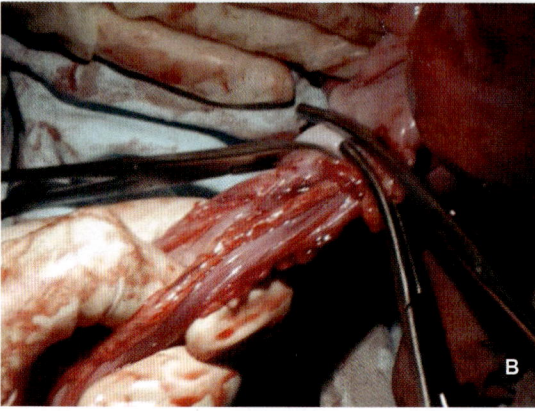

Figura 14.58 Aplicação da NOTES híbrida para OVH em cadela hígida (**A**) e em animal com hiperplasia vaginal (**B**). No segundo caso havia mais amplo espaço de acesso através do lúmen vaginal.

gramentos vaginais. Frente a estas observações, a oclusão da ferida de acesso tem sido preconizada pelo autor para evitar o risco de hemorragias vaginais pós-operatórios e para ocluir a "porta de entrada" de potenciais agentes infecciosos à cavidade peritoneal. Por fim, a extirpação do trato reprodutor na vagina próximo aos limites da cérvice não tem se apresentado como situação-problema em cães, de tal maneira que essa manobra tem sido rotineiramente utilizada pelo autor para a extirpação por cirurgia convencional de úteros caninos com piometra de colo aberto.

O coto vaginal é reposicionado com o dedo do cirurgião e a cavidade reinsuflada, verificando-se com a óptica o seu correto posicionamento e a ausência de hemorragia. A cavidade é desinsuflada e a ferida abdominal rotineiramente ocluída.

A NOTES híbrida também já foi utilizada pelo autor para OVH em animais com hiperplasia e laceração vaginais (Figura 14.58), aproveitando-se do amplo espaço de acesso disponível associado à própria doença de base.

▪ Ovário-histerectomia por NOTES total

Após a verificação da viabilidade e segurança da OVH pelo acesso transvaginal híbrido para cadelas, buscou-se desenvolver uma nova técnica totalmente por NOTES, com o objetivo de reduzir ainda mais a lesão tecidual de acesso. Seguindo os princípios estabelecidos pelo procedimento híbrido, Machado-Silva e Brun realizaram as primeiras OVH por NOTES pura em 2009, relatando seus resultados posteriormente. Por se tratar de técnica recente, carece de mais estudos para definir suas reais vantagens e desvantagens, incluindo seus resultados a longo prazo. Apesar de ter sido demonstrado que a OVH por NOTES total está associada a reduzido estímulo doloroso quando comparada a outras modalidades, o autor tem restringido sua utilização para animais bem selecionados em relação as suas condições anatômicas e clínicas. Outra característica dessa técnica é que a ausência de feridas abdominais possibilita que o animal receba alta hospitalar sem a necessidade de bandagens ou colar elizabetano.

Como boa parte do método segue os princípios trazidos no item sobre OVH por NOTES híbrida transvaginal, a descrição a seguir será mais focada nas variações existentes entre essas duas técnicas. Assim, para melhor entendimento, indica-se a

leitura completa do item anterior. Uma característica própria recai sobre a necessidade do uso de um endoscópio com canal de trabalho em seu interior, de tal maneira que toda a instrumentação utilizada adentrará o abdome pelo único acesso existente.

A NOTES total pura será iniciada pelo acesso transvaginal. Para tanto, prepara-se a paciente de maneira similar à anteriormente descrita, incluindo os detalhes quanto à posição na mesa operatória e colocação dos campos cirúrgicos (Figura 14.59). Utilizando-se um espéculo pediátrico ou nasal, promove-se exposição do lúmen vaginal para que seja possível adequada observação da cérvice. Com pinça hemostática Kelly ou Crile longa e curva, pinça-se firmemente a mucosa dorsalmente à cérvice (considerando a anatomia do paciente – nesse caso, como está em decúbito dorsal, o primeiro pinçamento será obtido logo abaixo dessa referência anatômica). Traciona-se o fundo da vagina, possibilitando a colocação de outras três pinças, estabilizando-se a área de incisão (Figura 14.60). Aplica-se uma sutura de arrimo duplamente passada através da mucosa e da submucosa, ventralmente às pinças, mantida com uma pinça Halsted. Ao final do procedimento, esse reparo tornará possível que se tracione a ferida para que se promova a oclusão do acesso, já que nessa técnica não é possível padronizar exatamente o ponto de entrada na cavidade peritoneal. Assim, a colocação das três pinças para a hemostasia dos vasos uterinos/vaginais nem sempre possibilitará a oclusão da ferida vaginal.

A incisão de acesso será promovida aproximadamente às 6 h da cúpula vaginal, considerando a vagina como um relógio com o paciente em decúbito dorsal (Figura 14.61). Um detalhe importante é que se incisa apenas a mucosa e a submucosa. As demais camadas teciduais serão gradualmente vencidas

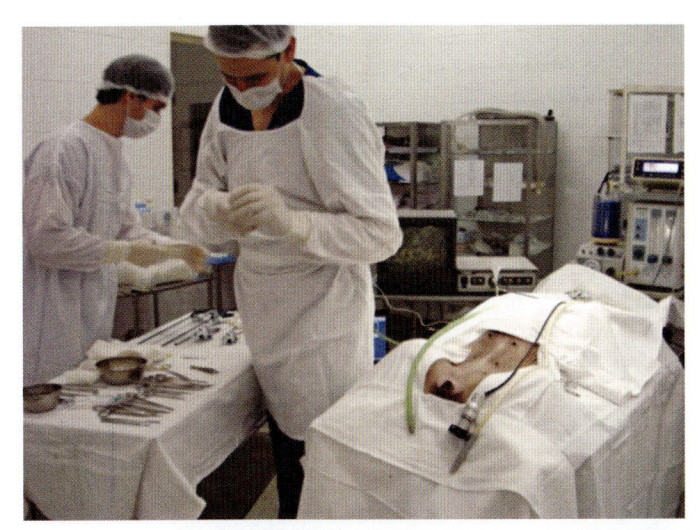

Figura 14.59 Posicionamento do paciente na mesa operatória, e dos campos cirúrgicos e distribuição dos equipamentos para a realização de OVH por NOTES pura. Apesar de não haver acessos adicionais para cânulas no abdome, é necessária ampla tricotomia para garantir condição asséptica durante a passagem das suturas transparietais.

com a ponta do obturador. Para tanto, indica-se o uso de um portal óptico de 12 mm, com cânula transparente, através do qual ficará posicionada a óptica com o canal de trabalho. Na disponibilidade de um portal óptico, é possível acompanhar visualmente a introdução e a certificação de que a cânula está na cavidade peritoneal ao observar a passagem através da gordura pélvica (Figura 14.62).

Durante toda a etapa de introdução da cânula, indica-se que o cirurgião promova o afastamento lateral do cólon descendente com as pontas dos dedos aplicadas sobre o músculo reto abdominal, enquanto a ponta do portal é introduzida na direção contralateral. Em casos de repleção do cólon com fezes, esse acesso é contraindicado por NOTES pelo risco de iatrogenia.

Uma vez colocado o portal na cavidade peritoneal, realiza-se a sua fixação na região perineal e se inicia a insuflação através da própria óptica. Sob visão direta, pode-se então posicionar uma agulha de Veress através da área hipocondríaca,

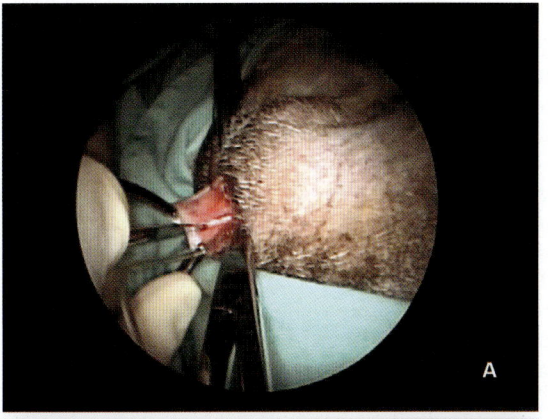

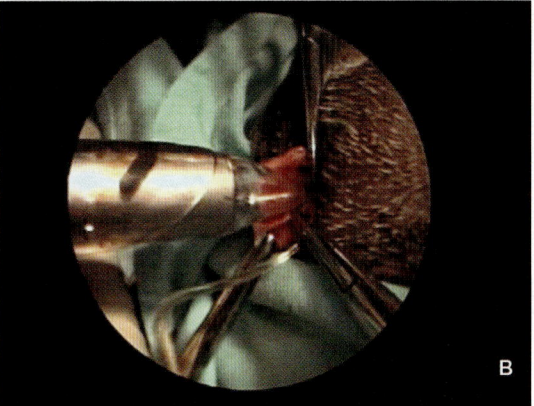

Figura 14.61 Incisão da mucosa e submucosa vaginais no ponto médio entre as pinças para a introdução do portal (**A**) e posicionamento da ponta do trocarte óptico através da ferida para a introdução da cânula transparente (**B**). Previamente à liberação das pinças, indica-se aplicar uma sutura de arrimo que será útil para a posterior oclusão da ferida de acesso.

utilizando-se deste instrumento para a manutenção do pneumoperitônio. O animal será rotacionado conforme descrito para a NOTES híbrida para a exposição do ovário direito.

A óptica permanecerá em certo paralelismo aos cornos uterinos, possibilitando a visualização do ligamento próprio do ovário, local que será utilizado na apreensão e elevação do

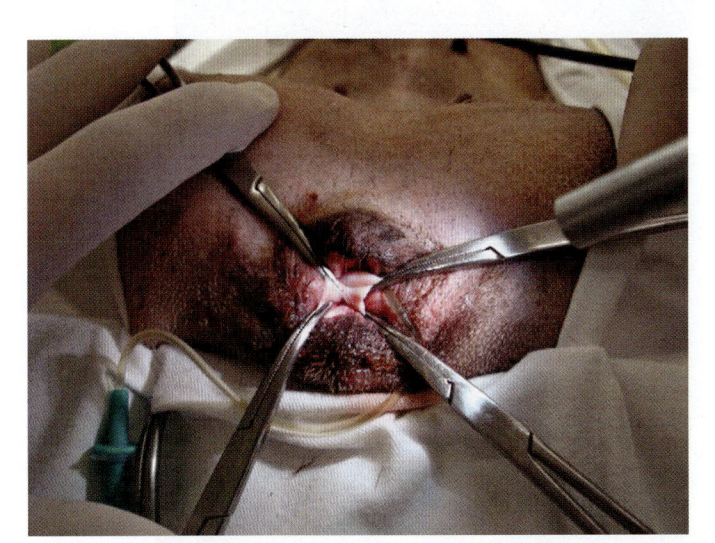

Figura 14.60 Exposição do fundo da vagina a partir da apreensão da mucosa vaginal com pinças Kelly ou Crile curvas e longas. Procura-se distribuir as pinças de tal forma que se estabilize a parede da vagina para se promover a incisão de acesso.

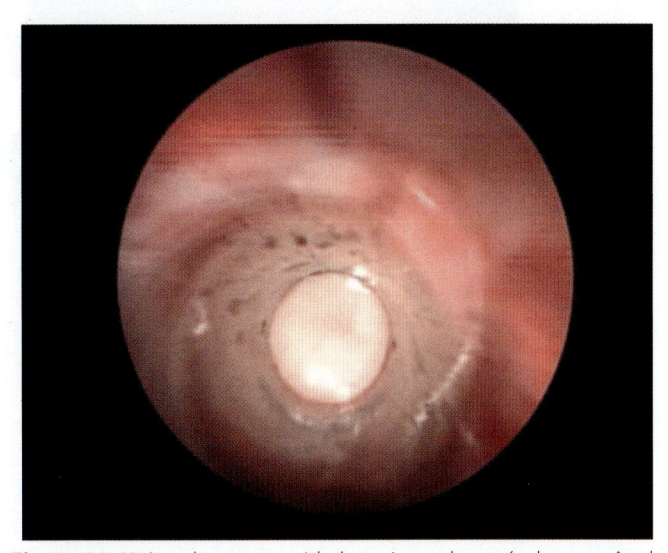

Figura 14.62 Ao adentrar a cavidade peritoneal através de uma cânula transparente, observa-se a gordura pélvica em contato com a cânula, sugerindo que o portal está adequadamente posicionado.

ovário para exposição dos vasos ovarianos (Figura 14.63). Para tanto, utiliza-se alguma pinça de apreensão (p. ex., a Babcock) passada através do canal de trabalho. Nessa etapa, frequentemente é necessário alterar o posicionamento da ocular da óptica para viabilizar a passagem da sutura transparietal. Geralmente essa sutura é aplicada nas imediações do referido ligamento.

A abordagem aos vasos ovarianos por esse acesso é facilitada ao produzir uma janela entre o mesovário e o mesométrio, em região pouco vascularizada que se encontra próximo à goteira lombar, respeitando-se os limites dorsais que envolvem a região do ureter. A partir desta janela promovem-se hemostasia e secção dos vasos ovarianos, mesovário e ligamento suspensor utilizando a pinça bipolar com lâmina de corte (Figura 14.64), conforme descrito no item OVH videoassistida com dois portais. Após a certificação da

apropriada hemostasia, a sutura transparietal é removida e o animal rotacionado para a repetição das manobras do lado esquerdo. Cabe salientar que durante a mudança de posicionamento do animal, é indicado manter a Veress posicionada paralelamente ao músculo reto abdominal para evitar lesões viscerais.

A exteriorização dos ovários e dos cornos uterinos segue a forma descrita para a NOTES híbrida. Nessa manobra é fundamental que o ovário permaneça firmemente fixado pela pinça e que o órgão esteja completamente posicionado no interior da cânula (Figura 14.65). A partir do tracionamento do corno uterino já exposto, o contralateral é alcançado e exteriorizado com o auxílio de pinça de trabalho convencional. Em alguns casos, será previamente necessário ligar e seccionar o corpo do útero, além de reposicioná-lo na cavidade, para liberar espaço através

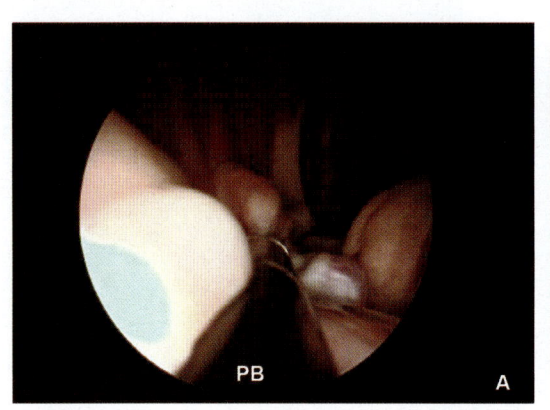
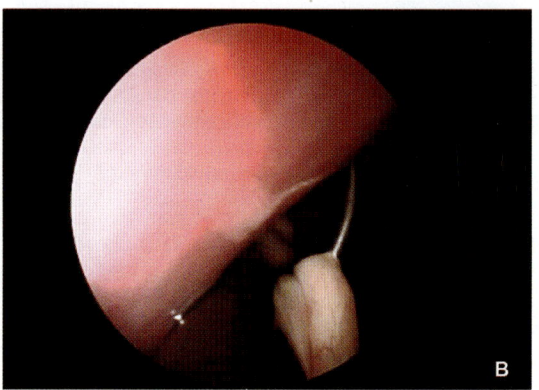

Figura 14.63 Localização do ovário e seu ligamento próprio do ovário, seguida de sua apreensão do ligamento próprio (**A**), tornando possível a aplicação da sutura transparietal (**B**). PB = pinça Babcock.

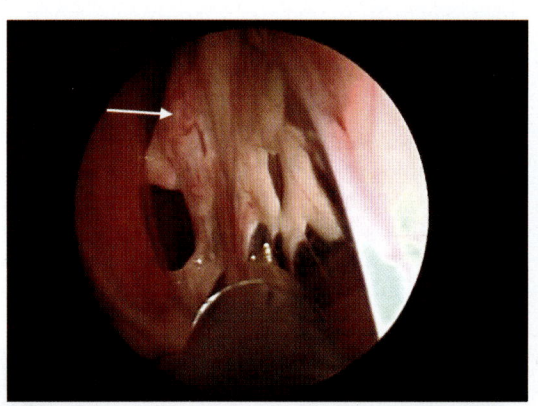
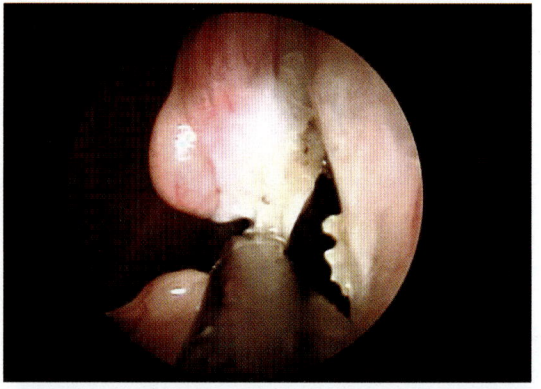

Figura 14.64 Hemostasia e secção dos vasos ovarianos e mesovário (seta) com pinça bipolar munida de lâmina de corte.

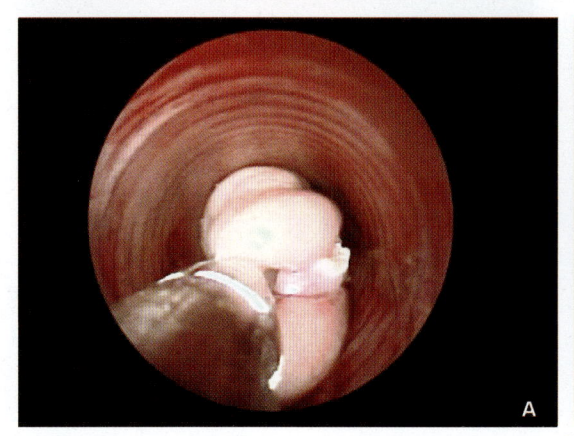
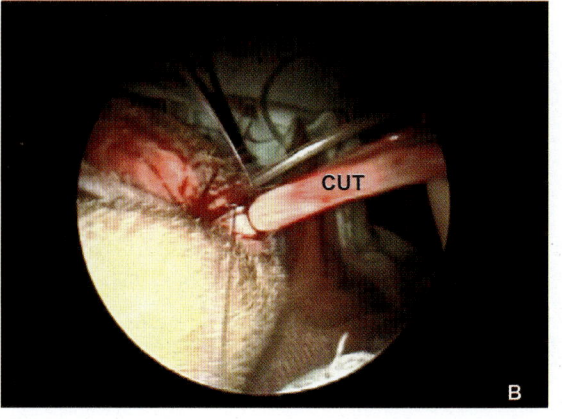

Figura 14.65 Apreensão do ovário e sua introdução através da cânula (**A**) para a exteriorização de ambos os cornos uterinos e ovários através da ferida vaginal em cadela submetida à OVH por NOTES total. Na sequência, realiza-se a aplicação de duas ligaduras transfixantes, com ou sem uso da técnica das três pinças (**B**). cut = corno uterino.

da ferida vaginal, tornando possível a exteriorização do ovário contralateral. Essa situação pode ocorrer com maior frequência em animais obesos ou naqueles em que se verifica considerável quantidade de tecido adiposo na mesossalpinge.

A etapa posterior envolve a realização da técnica das três pinças e hemostasia do coto uterino a partir de duas ligaduras transfixantes, com ou sem uso da técnica das três pinças, tal como descrito no item anterior. Após o coto uterino ter sido reposicionado na cavidade pélvica, utiliza-se a sutura de arrimo para tracionar a parede e expor a ferida de acesso, a qual é submetida à oclusão em padrão contínuo simples, com fio absorvível sintético monofilamentar.

Ovário-histerectomia por LESS

A nomenclatura LESS é originária das iniciais, em inglês, do termo *laparoendoscopic single-site surgery*, criado para referenciar todos os procedimentos videocirúrgicos realizados através de única ferida de acesso cutâneo com ou sem a utilização de portais específicos (dispositivos com múltiplos canais de trabalho). Tornou-se necessária a criação de um termo específico, já que vários autores referenciavam essa modalidade cirúrgica de maneira diferente ou utilizavam a mesma referência para procedimentos consideravelmente distintos. De maneira geral, existem três categorias para a realização de OVH por LESS em cadelas que serão abordadas na sequência. As descrições que seguem baseiam-se principalmente nas diferenças existentes com os métodos descritos na laparoscopia híbrida (videoassistida com dois portais) e nas NOTES híbrida ou total (NOTES pura), tornando indicada a leitura prévia dos subitens anteriores para melhor entendimento.

Via endoscópio com canal de trabalho

Na realização dessa modalidade cirúrgica, é necessário dispor de endoscópio rígido com canal de trabalho, tal como o descrito na NOTES pura. O acesso cutâneo é realizado na área pré-púbica, em posição correspondente à bifurcação dos cornos uterinos. Para tanto, procede-se a incisão levemente maior que 12 mm para a colocação de portal de diâmetro correspondente, a partir da técnica aberta.

Após a obtenção do pneumoperitônio, rotaciona-se o animal conforme descrito para as técnicas de NOTES, realizando-se toda a sequência de hemostasia e secção dos ligamentos e vasos uterinos e ovarianos. O segundo ovário liberado é fixado a partir do ligamento suspensor e tracionado até o interior da cânula. Coloca-se o animal em decúbito dorsal e exteriorizam-se ambos os ovários e cornos uterinos, seguindo-se com a etapa convencional do procedimento conforme descrito nos itens prévios (Figura 14.66).

Via dispositivos específicos

Existe no mercado considerável variação de dispositivos para a realização de LESS em humanos, sendo poucos empregados em cães, tanto no que se refere ao uso experimental como terapêutico. O tamanho da incisão necessária para posicionar esses portais específicos varia muito de acordo com o *design* do instrumento e material do qual é confeccionado. Em boa parte dos casos envolve a produção de uma ferida de 2,0 a 2,5 cm de comprimento ou maior. Como a OVH pode ser realizada por acesso(s) diminuto(s) – conforme estudado em subitens anteriores – talvez este seja um dos motivos pelos quais o uso de dispositivos ainda é pouco difundido para a realização de esterilização eletiva em pequenos animais. Por outro lado, essa

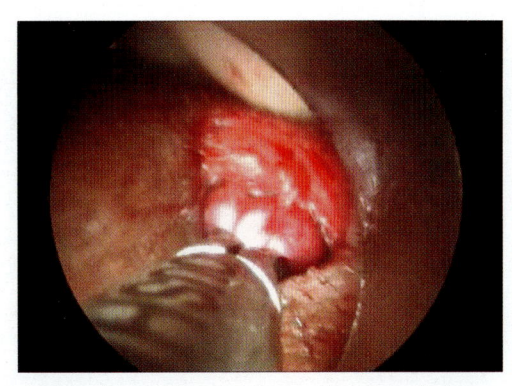

Figura 14.66 Final da OVH por LESS via endoscópio rígido com canal de trabalho em cadela. Realiza-se única incisão cutânea na área pré-púbica para a colocação de cânula pela técnica aberta. Após as manobras de hemostasia e secção dos vasos e ligamentos ovarianos, exterioriza-se o ovário pelo acesso único (preso pela pinça na foto), dando-se início à etapa por cirurgia convencional do procedimento. Nota-se à direita a borda da cânula de trabalho, através da qual o endoscópio e a pinça de trabalho estavam inseridos na cavidade.

é ainda é uma modalidade videocirúrgica recente até mesmo na medicina. Existem poucos estudos comparando a OVH via LESS com dispositivo a outros métodos laparoscópicos, videoassistidos ou convencionais, não possibilitando muitas definições quanto ao seu uso.

O autor vislumbra, como adequada indicação para o uso de dispositivos comercialmente disponíveis para LESS em pequenos animais, os casos nas quais é possível posicionar o portal escolhido através de defeitos parietais preexistentes (hérnias), aproveitando-se de um espaço já disponível ao mesmo tempo em que reduz a lesão de acesso. Nesta linha, tem utilizado com sucesso a LESS com dispositivos comerciais em animais portadores de hérnia umbilical, incluindo casos de piometra. Essa modalidade também tem seu nicho para OVH em pacientes hígidos bem selecionados, devendo ser mais estudada e explorada.

Portais de três canais de trabalho são bastante apropriados, tornando possível o emprego simultâneo do endoscópio e de dois instrumentos. A dificuldade de triangulação é uma constante nesse método, a qual tende a ser reduzida ao se dispor de instrumentos próprios, angulados e que possibilitam a obtenção de movimentos que não são alcançados com o armamentário laparoscópico convencional. Existem também endoscópios semirrígidos (com a extremidade flexível) que também melhoram o campo visual. Contudo, seu custo ainda pode ser um impeditivo para uso rotineiro. Outra constante é a interferência que os instrumentos tendem a apresentar uns com os outros, condição que também pode ser minimizada com material específico para LESS. Apesar da dificuldade técnica associada ao uso de instrumentos convencionais de laparoscopia nos dispositivos para LESS, também é possível realizar a OVH em cadelas de forma segura.

Ao se realizar o primeiro acesso em animais hígidos para OVH eletiva, procura-se procedê-lo na área pré-púbica, a partir de minilaparotomia de 2 cm de comprimento ou maior, de acordo com a natureza do dispositivo e considerando-se as especificações do fabricante. A melhor maneira de introduzir o portal pela miniceliotomia também varia dependendo do equipamento multiportal disponível, incluindo casos em que são empregados aplicadores específicos (Figura 14.67) ou a ponta de pinça hemostática curva e longa.

Uma vez posicionado o portal na cavidade peritoneal, inicia-se a insuflação do abdome pelo canal específico para esse fim. De forma similar aos procedimentos videoassistidos, via

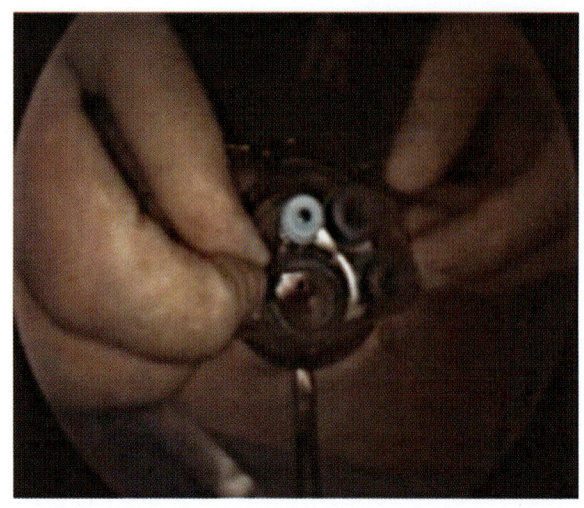

Figura 14.67 Posicionamento de dispositivo para a realização de LESS e partir de miniceliotomia realizada na linha média ventral de uma cadela submetida à OVH. Esse portal específico (Triport™) é transpassado através da ferida operatória a partir de um introdutor específico, que possibilita a liberação do anel interno do portal do dispositivo no interior do abdome.

NOTES híbrida e NOTES pura, o animal é lateralizado para a exposição do ovário, seus vasos e ligamentos. A sequência de manobras que culmina com a hemostasia e liberação do ovário também é similar à previamente descrita (vide itens OVH videoassistida com dois portais a Ovário-histerectomia por NOTES total). Para a exteriorização do trato reprodutor, um dos ovários é fixado pelo ligamento próprio e trazido até o dispositivo, sendo retirado do abdome em conjunto com o portal. Assim, a exposição do ovário é obtida sem dificuldades, haja vista o tamanho o maior da incisão de acesso.

Em casos de hérnia umbilical preexistente, realiza-se incisão de pele elíptica sobre o defeito, possibilitando a redução do conteúdo herniado ou a sua remoção, naquelas situações nas quais o ligamento falciforme se apresenta aderido ao subcutâneo. Uma vez expostas as bordas das hérnias, verifica-se a possibilidade de introduzir o dispositivo sem prévia ampliação, condição presente nos casos de defeitos volumosos. Na maioria das situações, é necessário aumentar a ferida caudalmente (para desviar da maior porção do falciforme intracavitário que se localiza cranialmente) em alguns milímetros, até o limite que permita a introdução do portal (Figura 14.68).

Após a insuflação da cavidade, será realizada a apreensão e fixação temporária do corno uterino com sutura transparietal, possibilitando a hemostasia dos vasos uterinos e corpo do útero, tal como descrito detalhadamente no item OVH videoassistida com dois portais. A hemostasia dos vasos ovarianos, mesovário e suspensor seguirá as indicações trazidas nos itens OVH videoassistida com dois portais a Ovário-histerectomia por NOTES total (Figura 14.69). Como a manutenção do paralelismo dos instrumentos é uma constante nesse tipo de cirurgia, frequentemente utiliza-se um instrumento de cada vez ou então armamentário disponível para LESS. Além disso, nosso método preferido de hemostasia recai sobre o uso de cautério bipolar com lâmina de corte. Nos acessos via hérnia, em especial, a lateralização do paciente para a exposição do ovário associada à aplicação de sutura transparietal pode facilitar muito a hemostasia dos ligamentos e vasos ovarianos. Por fim, o trato reprodutor extirpado é removido da cavidade em conjunto com o dispositivo, sendo a ferida ocluída de forma rotineira.

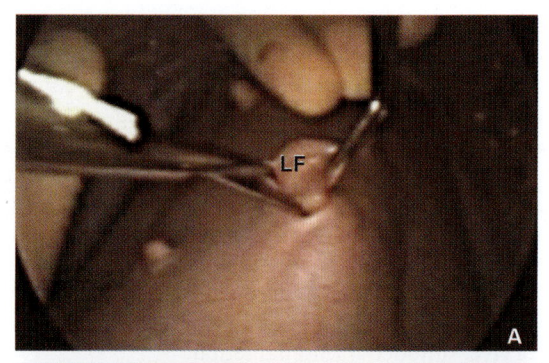
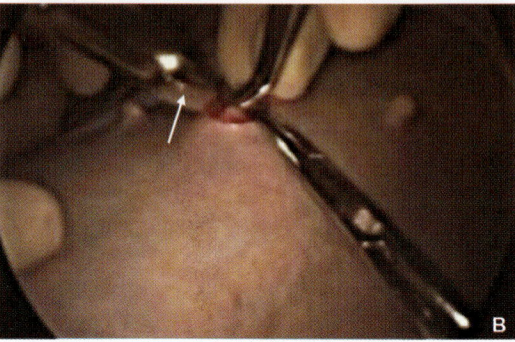

Figura 14.68 Sequência de acesso para posicionamento do dispositivo LESS em cadela submetida à OVH, portadora de hérnia umbilical irredutível. **A.** Realiza-se incisão elíptica sobre o defeito, expondo-se o conteúdo herniário. **B.** Após a remoção do falciforme aderido ao subcutâneo, amplia-se a ferida abdominal. Pela ferida produzida, posiciona-se o dispositivo e se insufla a cavidade. LF = ligamento falciforme. A seta aponta a lâmina de bisturi utilizada na ampliação da ferida.

Via incisão cutânea única com múltiplos acessos transparietais

Essa modalidade de LESS é a menos utilizada atualmente para a realização de OVH em cadelas. Por princípio, nessa técnica realiza-se incisão longitudinal na linha média, de aproximadamente 2,0 a 2,5 cm, por meio da qual é posicionado um portal convencional, junto ao vértice caudal da ferida. A colocação desse portal pode ser precedida da obtenção do pneumoperitônio com agulha de Veress, ou então, a partir da introdução, "às cegas", da primeira cânula com trocarte, lançando mão da manobra de proteção das vísceras abdominais descrita no Capítulo 9. Em relação ao outro vértice da ferida, porém em posição levemente lateral à linha média ventral, coloca-se o segundo portal, procurando-se obter alguma triangulação para facilitar a execução dos passos que seguem. Frequentemente a introdução dessa cânula não consegue ser completamente guiada pelo endoscópio, graças ao paralelismo que existe entre os portais. Nessa introdução parcialmente "às cegas", tem-se o cuidado de direcionar a ponta do trocarte paralelamente à parede, para um ponto em que poderá ser visualizado após vencer a camada muscular. A sequência de manobras para a OVH segue os princípios descritos para a operação videoassistida (item OVH videoassistida com dois portais). Ainda não é possível vislumbrar com clareza as possíveis indicações e vantagens dessa técnica. Contudo, com o advento de instrumentos cada vez menores e mais adaptados, é possível que o método se estabeleça futuramente como um complemento eficiente dentro das possibilidades videocirúrgicas para OVH. A Figura 14.70 ilustra a execução de LESS por único acesso cutâneo, com múltiplos acessos parietais, em suíno.

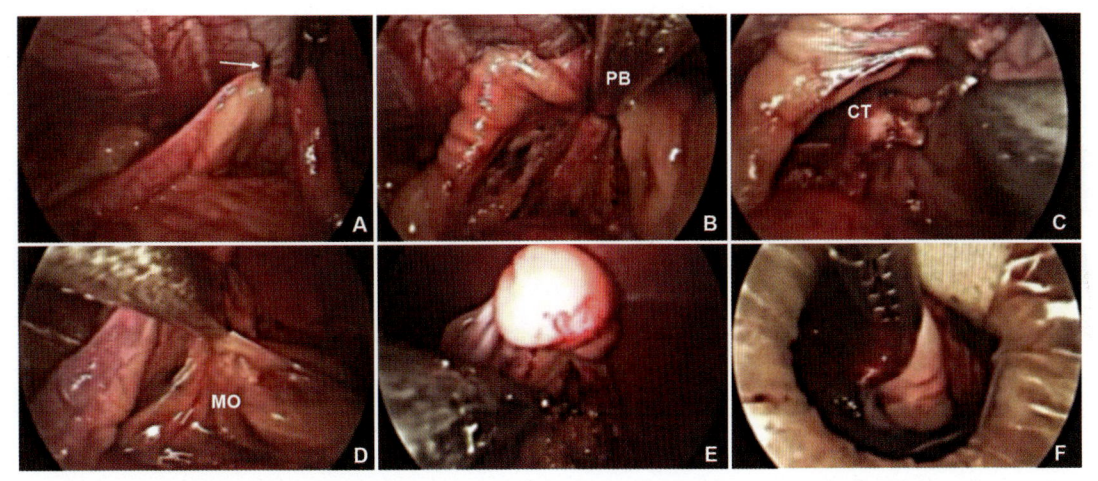

Figura 14.69 Sequência de procedimentos para a realização e OVH por LESS em cadela portadora de piometra de cérvice fechado. **A.** Posicionamento da sutura transparietal (seta) para exposição dos vasos uterinos. **B.** Hemostasia dos vasos uterinos e corpo do útero com pinça bipolar (PB). **C.** Secção do corpo do útero. CT = coto remanescente. **D.** Hemostasia do mesovário (MO) e vasos ovarianos. **E.** Secção do mesovário e vasos ovarianos. **F.** Posicionamento do ovário no interior do dispositivo, para a remoção do trato reprodutor em conjunto com o portal.

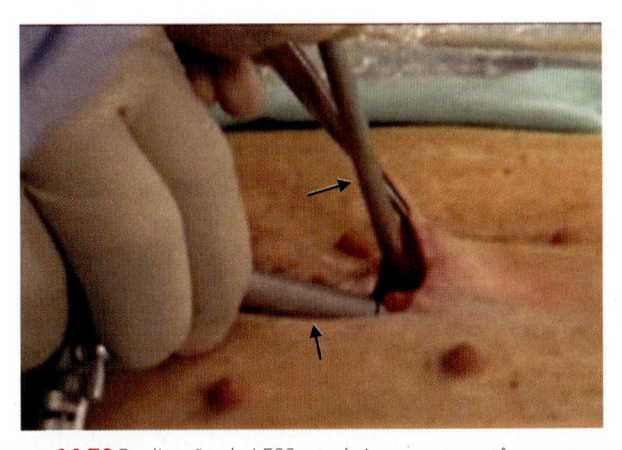

Figura 14.70 Realização de LESS por único acesso cutâneo, mas com dois acessos parietais (setas), em suíno para a ilustração da disposição dos portais para nefrectomia experimental. Observam-se um portal de 10 mm (óptico) e um de 5 mm (para instrumentação) transpassados no abdome a partir de única incisão cutânea.

► Bibliografia

AGUILAR, R.F.; MIKOTA, S.K.; SMITH, J. *et al.* Endoscopic ovariohysterectomy in two lions (*Panthera leo*). *J Zoo Wildl Med*, vol. 28, n.3, p. 290-297, 1997.

BRENNER, W.E.; EDELMAN, D.A. Early complications of sterilization in women not recently pregnant. *Surg Gynacol Obstet*, vol. 140, p. 69-74, 1975.

BRUN, M.V. *Ovário-histerectomia em Caninos por Cirurgia Laparoscópica*. Porto Alegre, 1999. 181p. Dissertação (Mestrado em Ciência Animal) – Faculdade de Medicina Veterinária, Universidade Federal do Rio Grande do Sul.

BRUN, M.V.; MARIANO, M.B.; BECK, C.A.C. *et al.* Tratamento de piometrite de corno uterino remanescente, pós histerectomia convencional em cão, por meio de cirurgia laparoscópica. *Cien Anim*, supl. 1, vol. 11, p. 163, 2001.

BRUN, M. V.; OLIVEIRA, R. P.; BARCELLOS, H. H. A. *et al.* Tratamento de diferentes apresentações de piometra em cães por cirurgia laparoscópica ou videoassistida. *Medvep*, vol. 4, p. 26-33, 2006.

BRUN, M.V.; PIPPI, N.L.; BECK, C.A.C. *et al.* Confecção de saco para a remoção de tecidos em cirurgia laparoscópica utilizando dedo de luva. *Rev Bras Cien Vet*, supl., vol. 9, n. 1, p. 175-177, 2002.

BRUN, M.V.; PIPPI, N.L.; RAPETI, J. Ovário-histerectomia laparoscópica em gata com cisto ovariano. *Cien Anim*, supl. 1, vol. 11, p. 164, 2001.

BRUN, M. V.; SILVA, M.A.M.; MARIANO, M.B. *et al.* Ovariohysterectomy in a dog by a hybrid NOTES technique – a case report. *Can Vet J*, vol. 52, p. 637-640, 2011.

BRUN, M.V.; SILVA FILHO, A.P.F.; BECK, C.A.C. *et al.* Ovário-histerectomia em caninos por cirurgia laparoscópica. *Braz J Vet Res Anim Sci*, vol. 37, n. 6, 2000. Disponível em: <http:/cgi_bin/wxis.exe/iach/scielo>. Acesso em: 5 jan. 2001.

BECK, C.A.C.; PIPPI, N.L.; RAISER, A.G. *et al.* Ovariectomia videolaparoscópica em uma cadela com ovários remanescentes: relato de caso. *Cien Anim Bras*, supl. 1, p. 181, 2000.

CHRISTENSEN, G.C. The urogenital system and mamary glands. In: MILLER, M.E.; CHRISTENSEN, G.C.; EVANS, H.E. *Anatomy of the Dog*. Philadelphia: W.B. Saunders, 1964. p. 779-798.

CORRÊA, R. K.; BRUN, M. V.; TORRES, V. N. *et al.* Ovariosalpingohisterectomia (OSH) via Natural Orifice Transluminal Endoscopic Surgery hibrida (h-NOTES) como tratamento de hiperplasia vaginal em cadela – relato de caso. *Medvep*, vol. 9, p. 484-487, 2011.

DIAS, C.; BRUN, M.V.; FERANI, J.P. *et al.* Ovariohisterectomia via cirurgia endoscópica por orifícios naturais (NOTES) em cadela com laceração vaginal – relato de caso. Medvep, vol. 8, p. 334-338, 2010.

JACKSON, E.K.M. Contraception in the dog and cat. *Brit Vet J*, vol. 140, n. 2, p. 132-137, 1984.

KELCH, G.; THIELE, S. Ovariectomía laparoscópica de la perra. In: BREE, H.V.; KELCH, G.; THIELE, S. *Cirugía de Mínima Invasión en Pequeños Animales*. Zargoza: Acriba,. p. 31-451996.

MACHADO-SILVA, M. A.; TONIOLLO, G. H.; CARDOSO, K. C. F *et al.* Pure-transvaginal NOTES ovariohysterectomy in bitches: a preliminary feasibility study. *Cien Rural*, vol. 42, p. 1237-1242, 2012.

MINAMI, S.; OKAMOTO, Y.; EUGCHI, H. *et al.* Sucessful laparoscopy assisted ovariohysterectomy in two dogs with pyometra. *J Vet Med Sci*, vol. 159, n. 9, p. 845-847, 1997.

POWER, F.H.; BARNES, A.C. Sterilization by means of peritoneoscopic tubal fulguration. *Am J Obstet Gynecol*, vol. 41, p. 1038-1043, 1941.

REICH, H.; DECAPRIO, J.; MCGLYNN, F. Laparoscopic hysterectomy. *J Gynecol Surg*, vol. 5, n. 2, p. 213-216, 1989.

SIEGL, V.H.; BÖHM, R.; FERGUSON, J. Laparoskopische ovariohysterektomie bei einem hund. *Wien Tierarztl Monatsschir*, vol. 81, p. 149-152, 1994.

STONE, E.A.; CANTRELL, C.G.; SHARP, N.J.H. Ovary and uterus. In: SLATTER, D. *Textbook of Small Animal Surgery*. 2. ed. Philadelphia: W.B. Saunders, p. 1303-1308, 1993.

WILDT D.E.; LAWLER, D.F. Laparoscopic sterilization of the bitch and queen by uterine horn oclusion. *Am J Vet Res.* v.46, n.4, p. 864-869, 1985.

WILDT, D.E.; LEVISON, C.J.; SEAGER, S.W.J. Laparoscopic exposure and sequential observation of the ovary of the cycling bitch. *Anat. Rec.*, vol. 189, p. 443-449, 1977b.

WILSON, G.P.; HAYES, H.M. Ovário-histerectomia em cadelas e gatas. In: BOJARAB, M.J. *Cirurgia dos Pequenos Animais*. 2. ed. São Paulo: Roca, p. 365-369, 1986.

15 Cirurgias do Aparelho Reprodutor de Felinos

▶ Introdução

Nos últimos anos, a relação entre seres humanos e gatos mudou significativamente. Hoje em dia o felino é uma das espécies mais importantes de animais de companhia, ultrapassando os cães em popularidade no Reino Unido. Uma das principais razões para isso é o fato de os gatos se adaptarem mais convenientemente ao estilo de vida humano moderno, de longas horas de trabalho e período de lazer reduzido, além da sua capacidade em viver, desde que atendidas as necessidades específicas, em espaços relativamente pequenos. Consequentemente, junto a esse aumento populacional vem a sua importância na rotina clínica, cirúrgica e cirúrgica laparoscópica.

A videolaparoscopia é considerada um dos grandes avanços da cirurgia, conquista mais espaço a cada dia e é a principal opção para numerosos procedimentos cirúrgicos na atualidade. Diferentes técnicas laparoscópicas têm sido descritas atualmente, entre elas *laparoendoscopic single site surgery, natural orifice translumenal endoscopic surgery, hand-assisted laparoscopic surgery* e cirurgia híbrida. A cirurgia híbrida é caracterizada pelo emprego combinado da cirurgia laparoscópica à cirurgia aberta e vem ganhando muitos adeptos, por possibilitar a otimização do tempo cirúrgico. Os avanços e conquistas na laparoscopia devem-se principalmente às suas vantagens: menor período de recuperação e desconforto, diminuição do uso de narcóticos, possibilidade de realizar a intervenção terapêutica durante o diagnóstico, menor volume de sangramento no transcurso cirúrgico, melhor preservação da função imunológica e pulmonar, menor resposta endocrinometabólica, menor risco de infecção e de eventração e melhor aspecto cosmético. Embora consagrada, a videocirurgia não substitui totalmente as cirurgias convencionais e o conhecimento da anatomia local, bem como o treinamento do laparoscopista e a experiência em dissecção, manipulação e hemostasia são fundamentais para realização dos procedimentos videocirúrgicos.

▶ Equipamento e instrumental videoendoscópico

Para a realização dos procedimentos cirúrgicos do aparelho reprodutor do felino, os equipamentos necessários são: insuflador eletrônico de CO_2, fonte de luz, cabo de luz de fibra óptica, microcâmera com processador de imagem, monitor de vídeo, placa de captura de imagem, endoscópio rígido de 5 mm ou 2,7 mm de diâmetro ($\varnothing$) e ângulo de visão de 0°. Com relação aos instrumentais básicos videolaparoscópicos são necessários: mangueira de gás com conectores nas pontas para o insuflador de CO_2, cabo para eletrocirurgia monopolar e bipolar, trocarte curto com rosca de 5 mm ou 3 mm de $\varnothing$ (3 unidades), uma pinça de Kelly, uma pinça de Reddick-Olsen, uma pinça de Maryland e uma tesoura de Metzenbaum, além do material para cirurgia aberta, que deve ser delicado e é utilizado especialmente na pele e em casos de conversão cirúrgica ou quando é necessário o uso de técnicas videoassistidas. Para promover hemostasia podem ser utilizados bisturi elétrico (mono ou bipolar), ultrassônico, *ligasure*, clipe de titânio (médio ou pequeno) com seu respectivo aplicador e fio de sutura. Utilizar, preferencialmente, em felinos instrumentais pediátrico ou neonatal (5 ou 3 mm de $\varnothing$).

▶ Pré-operatório e anestesia

O jejum alimentar sólido e hídrico não difere da cirurgia convencional, sendo de, respectivamente, 12 e 2 h. A tricotomia deve se estender ventralmente do apêndice xifoide ao púbis e aproximadamente 5 cm lateral às cadeias mamárias.

Recomenda-se a sondagem uretral das fêmeas com sonda flexível nº 4, sendo realizada assepsia, com auxílio de um espéculo nasal humano de uso pediátrico.

É indispensável o uso de colchonete térmico durante o transoperatório devido à perda de calor provocada pelo dióxido de carbono não aquecido.

Para o estabelecimento do pneumoperitônio em felinos, o método aberto é o mais indicado, pois a parede abdominal nesta espécie é extremamente delgada e a cavidade abdominal pequena, o que favorece a possibilidade de iatrogenia quando pela técnica fechada. O pneumoperitônio pode ser mantido com pressão de 10 milímetros de mercúrio (10 mmHg). Essa pressão produz espaço de trabalho adequado entre as vísceras e a parede abdominal, além de minimizar alterações respiratórias e os efeitos cardiovasculares decorrentes do aumento da pressão intra-abdominal. Como agente insuflante, o dióxido de carbono (CO_2) é o gás mais utilizado em laparoscopia por não produzir combustão, apresentar alta solubilidade sanguínea, rápida eliminação pulmonar, baixo custo e ser encontrado com facilidade. Alguns estudos afirmam que o CO_2 também apresenta ação antimicrobiana. Sorbello *et al.* induziram peritonite com cepa única de *E. coli* em ratos e o CO_2 proporcionou ação inibitória na evolução do problema.

De acordo com Campos e Roll, embora tenha havido uma "simplificação" dos procedimentos cirúrgicos videolaparoscópicos, o ato anestésico tornou-se mais complexo. O pneumoperitônio causa alterações que acarretam maior ou menor repercussão para o paciente, dependendo da pressão utilizada, da duração do procedimento, do estado funcional do paciente antes da cirurgia, de seu posicionamento durante o ato cirúrgico e do volume intravascular. As repercussões da insuflação abdominal são caracterizadas por diminuição do débito cardíaco e aumento na pressão arterial como resultado da resistência vascular sistêmica e pulmonar. A instalação do pneumoperitônio deve ser lenta, com baixo fluxo inicial e ir aumentando progressivamente; os cinco primeiros minutos de insuflação peritoneal são os mais delicados e é quando se registra o maior número de óbitos. Este período é chamado *golden first hour*. Devido a essas alterações hemodinâmicas e respiratórias, dentre os protocolos anestésicos indicam-se menos fármacos no intraoperatório e associam-se anestésicos de curta duração, obtendo-se maior estabilização hemodinâmica e respiratória, maior relaxamento muscular, despertar mais rápido e com o mínimo de desconforto ou efeitos colaterais no pós-operatório.

Como medicação pré-anestésica Oliveira relacionou o midazolam como boa opção, e o propofol pode ser utilizado como agente indutor ou em infusão contínua. O midazolam e o etomidato também podem ser usados para indução e os opioides devem ser indicados de acordo com a duração estimada da cirurgia e intensidade da dor. Quanto à manutenção anestésica, o mesmo autor descreveu que, entre os inalatórios, aqueles que têm uso preferencial são os que não sensibilizam o miocárdio às catecolaminas e determinam redução na resistência vascular sistêmica, como o isufluorano e o sevofluorano. Para escolha do protocolo anestésico deve-se levar em consideração os dados obtidos durante a avaliação pré-anestésica, além de proporcionar ao paciente diminuição da ansiedade, amnésia e analgesia.

De acordo com Pinto *et al.*, no período transanestésico deve-se monitorar a frequência e o traçado cardíaco, a frequência e amplitude respiratória, a pressão arterial, a gasometria e a saturação de oxigênio na hemoglobina. Nunes acrescenta que a ventilação controlada é essencial, bem como a análise do CO_2 expirado pela capnografia ($EtCO_2$).

Como antibioticoterapia profilática recomenda-se ampicilina sódica ou cefalotina administrada cerca de 30 min antes do início do procedimento.

Posicionamento

Em plano anestésico adequado, o felino deve ser posicionado na mesa cirúrgica em decúbito dorsal com os membros anteriores estendidos cranialmente e os posteriores estendidos caudalmente (Figura 15.1). Não há necessidade de posicionar em Trendelenburg reverso.

Com relação aos equipamentos e equipe cirúrgica, geralmente a torre videoendoscópica deve ser posicionada caudalmente aos membros posteriores do animal. A equipe cirúrgica, composta pelo cirurgião, assistente ou câmera, instrumentador e anestesista, posiciona-se da seguinte maneira: o cirurgião em situação cranial aos membros anteriores e à cabeça do animal, o câmera à esquerda do cirurgião, o instrumentador à sua direita e o anestesista entre o câmera e o cirurgião (Figura 15.2).

▶ Aparelho reprodutor feminino

A cirurgia laparoscópica reprodutiva em felinos geralmente é eletiva e com o objetivo de limitar a reprodução.

A anatomia do aparelho reprodutivo feminino inclui ovários, ovidutos, útero, vagina, vulva e glândulas mamárias. Os ovários dos felinos têm cerca de 1 cm de diâmetro e se localizam imediatamente caudais ao polo de cada rim. O ovário direito está situado mais cranialmente que o esquerdo. A superfície lateral do ovário é coberta por uma bolsa peritoneal que,

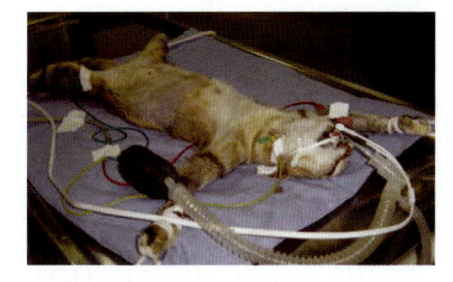

Figura 15.1 Posicionamento do felino na mesa cirúrgica.

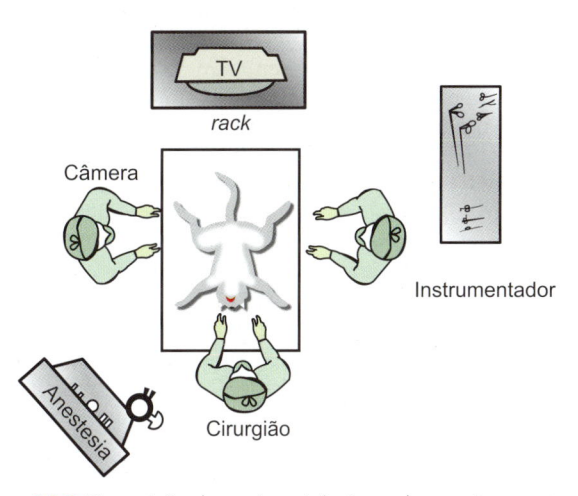

Figura 15.2 Disposição da equipe cirúrgica e dos equipamentos durante os procedimentos cirúrgicos.

ao contrário do que ocorre nas cadelas, não contém gordura. Cada ovário é preso pelo ligamento próprio ao corno uterino e pelo ligamento suspensório à fáscia transversa da última costela ou das duas últimas costelas. A artéria ovariana é ramo da aorta. A veia ovariana esquerda drena na veia renal esquerda e a veia ovariana direita drena na veia cava caudal. Os ovidutos conectam os cornos uterinos e os ovários. O útero das gatas mede aproximadamente 9 a 12 cm de comprimento e apresenta corpo pequeno e cornos estreitos e longos. A cérvice corresponde à parte caudal contraída do útero e é mais espessa que o corno uterino e a vagina. O útero se fixa à parede dorsolateral da cavidade abdominal e à parede lateral da cavidade pélvica por meio de dobras duplas pareadas de peritônio denominadas ligamento largo. O ligamento largo é dividido em regiões: mesovário, mesossalpinge e mesométrio. O ligamento redondo é a continuação caudal do ligamento próprio e estende-se caudal e ventralmente no ligamento largo, terminando entre a região inguinal e a vulva. As artérias ovarianas e uterinas irrigam o útero. O ramo uterino da artéria ovariana irriga a porção cranial dos cornos uterinos. A artéria uterina origina-se da artéria pudenda interna e irriga a parte caudal do útero, cérvice e partes da vagina. As veias uterinas correm em associação íntima com as artérias uterinas e terminam caudalmente nas veias ilíacas externas.

• Ovário-salpingo-histerectomia

A ovário-salpingo-histerectomia (OSH) eletiva é o procedimento cirúrgico laparoscópico realizado com frequência em felinos. A esterilização eletiva é sua indicação mais comum e é considerada o melhor método de controle populacional. A OSH também previne doenças reprodutivas como cistos ovarianos, piometrite, torção uterina, prolapso uterino, ruptura uterina e neoplasia mamária, bem como determinadas anomalias congênitas, endócrinas (diabetes, epilepsia) e dermatológicas.

Técnica operatória

Com um bisturi, realizar incisão de pele pré-umbilical de aproximadamente 0,3 a 0,5 cm de comprimento na linha média ventral (dependendo do material a ser utilizado) e cerca de 5 a 6 cm cranial à cicatriz umbilical, alcançando somente pele e tecido subcutâneo. O folheto externo da bainha do músculo reto abdominal deve ser fixado com o auxílio de duas pinças de dissecção dente de rato paralelamente às margens da linha alba. As pinças devem ser tracionadas simultaneamente para diminuir os riscos de lesões às vísceras abdominais, é feita uma pequena incisão na linha alba com o bisturi e, se necessário, ampliada com tesoura de Metzenbaum. Na sequência localizar, com auxílio de pinças de dissecção simples, e incisionar o peritônio parietal com uma tesoura de Metzenbaum. Através desta abertura, introduzir a cânula do primeiro trocarte de 3 ou 5 mm de ∅ (técnica aberta) e o pneumoperitônio é iniciado. Quando a insuflação alcançar a pressão previamente estabelecida (10 mmHg) introduzir, através da cânula do trocarte, um endoscópio rígido de zero grau e 2,7 ou 5 mm de ∅ acoplado à microcâmera e à fonte de luz e iniciar a inspeção de toda a cavidade abdominal, registrando as eventuais alterações nas diferentes estruturas anatômicas ou lesões iatrogênicas. Em seguida, colocar os outros trocartes (dois de 3 ou 5 mm de ∅), sendo o primeiro no lado direito e o segundo no lado esquerdo do abdome, posicionados 5 a 6 cm lateralmente e caudalmente ao trocarte inicial (Figura 15.3) com pequenas variações conforme a dimensão e a conformação individual de cada animal, mas obedecendo à distribuição triangular preconizada por Beck.

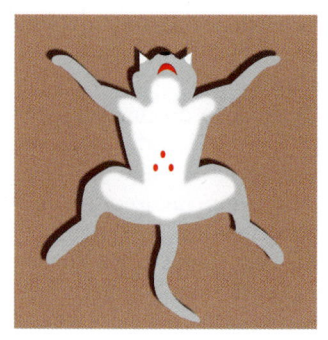

Figura 15.3 Localização dos três trocartes, destacando a distribuição triangular (∴).

Iniciar o procedimento cirúrgico localizando e apreendendo o corpo uterino com uma pinça Reddick-Olsen através da cânula do terceiro trocarte. Com auxílio de uma pinça Kelly realizar a dissecção de aproximadamente 2,5 cm do mesométrio cranialmente à cérvice e lateralmente aos vasos uterinos, dos lados esquerdo e direito (Figura 15.4A). Após a adequada dissecção dos vasos, a pinça de Kelly é substituída pela pinça do eletrocautério bipolar. Com os vasos uterinos e o corpo uterino mantidos adequadamente expostos e isolados de vísceras, a cauterização deve ser realizada cranialmente à cérvice, em três locais distantes aproximadamente 0,8 cm um do outro e a primeira cauterização caudal às subsequentes (Figura 15.4B). A intensidade do eletrocautério deve ser ajustada em 10 a 15 W. Em seguida é retirada a pinça do eletrocautério e introduzida a tesoura de Metzenbaum para secção completa do corpo uterino. Tal secção deve ser realizada no local entre a segunda e a terceira cauterização, permanecendo, para maior segurança, duas cauterizações no coto uterino. Logo após a secção o coto uterino deve ser observado para investigar a existência de hemorragia.

No acesso ao ovário esquerdo são utilizadas duas pinças: uma pinça Reddick-Olsen através do terceiro trocarte e uma pinça de Kelly por meio do segundo trocarte. Para expor o ovário realize inicialmente a apreensão do corno uterino e tracione-o progressivamente no sentido cranial até a exposição do ligamento próprio do ovário. Com a utilização da pinça Reddick-Olsen, faça a apreensão e o tracionamento caudoventral do corno uterino, próximo à junção do ovário, para a exposição adequada do complexo arteriovenoso-ovariano (CAVO). Na sequência, utilizando uma pinça de Kelly, realize a dissecção de aproximadamente 1,5 cm a 2 cm dos vasos ovarianos. Após a dissecção adequada (Figura 15.5A), a pinça de Kelly deve ser substituída pela pinça do eletrocautério bipolar, realizando a cauterização dos vasos ovarianos em três locais distantes cerca de 0,5 cm entre si. A primeira cauterização é cranial às subsequentes. Concluídas as três cauterizações (Figura 15.5B) é realizada a secção dos vasos entre o segundo e o terceiro local de cauterização, permanecendo dois destes pontos de cauterizações no pedículo ovariano remanescente.

Posteriormente à secção, o pedículo deve ser observado quanto à possível existência de hemorragia e cauterizados e seccionados o ligamento suspensório, o mesovário, o ligamento redondo e o mesométrio do lado esquerdo.

As etapas descritas para a realização das cauterizações e das secções correspondentes aos vasos e ligamentos do ovário direito e ligamentos do corno uterino direito devem ser similares às utilizadas para as mesmas estruturas do lado esquerdo.

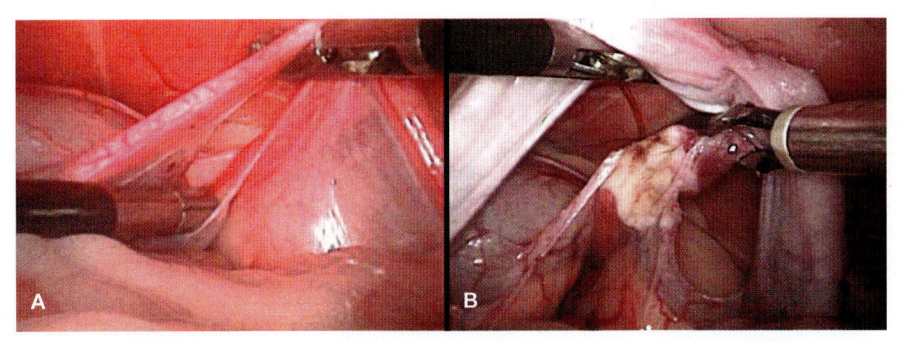

Figura 15.4 A. Dissecção do mesométrio. **B.** Cauterização do corpo uterino.

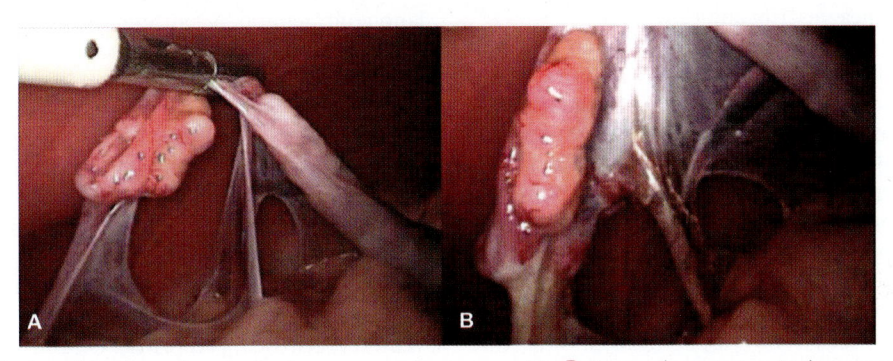

Figura 15.5 A. Visualização do ovário esquerdo e da abertura promovida no mesovário. **B.** Pontos de cauterização do mesovário e dos vasos ovarianos.

Após meticulosa inspeção de todos os vasos seccionados deve ser realizada a retirada em bloco do útero e dos ovários da cavidade abdominal. Para este procedimento utiliza-se a pinça Maryland e remove-se todo o conjunto dos ovários e útero na extremidade do segundo trocarte. O auxiliar deve cobrir a incisão do trocarte removido com o dedo polegar para manter o pneumoperitônio.

Ao final, a cavidade abdominal é novamente inspecionada e, na ausência de hemorragia, desinsuflada (remover o máximo possível do gás na cavidade através de compressão manual) e os trocartes removidos.

Para a realização da síntese da cavidade abdominal nas incisões de aproximadamente 0,5 cm utiliza-se fio absorvível (fio ácido poliglicólico 3-0 ou poliglactina 910), padrão Sultan e fio não absorvível (mononáilon 4-0) padrão isolado simples para síntese de pele. Nas incisões de aproximadamente 0,3 cm realizam-se somente síntese de pele com fio não absorvível (mononáilon 4-0), padrão isolado simples. Outra opção para a síntese cutânea é a utilização de cola cirúrgica (natural ou sintética).

Outro método de obliteração vascular é por meio do uso de clipe de titânio. Nesta técnica, a posição dos trocartes, a pressão abdominal e a dissecção dos vasos uterinos e ovarianos

são semelhantes às citadas anteriormente, e apenas o segundo trocarte é substituído por um de tamanho correspondente ao aplicador de clipe. Após a adequada dissecção do corpo uterino deve ser introduzido no segundo trocarte um aplicador de clipe montado com clipe de titânio. Os vasos e o corpo uterino são mantidos adequadamente expostos com a pinça Reddick-Olsen, e é realizada a oclusão dos vasos e corpo uterino, cranialmente à cérvice, por meio da aplicação de três clipes de titânio (7 mm) com uma distância aproximada de 0,7 cm entre eles. O primeiro clipe é aplicado em uma posição caudal em relação ao segundo e ao terceiro. O aplicador de clipes é retirado da cavidade, e a tesoura de Metzenbaum é introduzida para possibilitar a secção dos vasos e corpo uterino na distância média entre o segundo e o terceiro clipes (Figura 15.6A), permanecendo dois deles no coto uterino. Os vasos ocluídos devem ser observados quanto à ocorrência de hemorragia (Figura 15.6B).

Após a dissecção e adequada exposição dos vasos ovarianos, o aplicador de clipe devidamente montado é inserido na cavidade abdominal, através da cânula do segundo trocarte. Aplicam-se três clipes hemostáticos (5,9 mm) a uma distância de aproximadamente 0,5 cm entre eles. O primeiro clipe deve

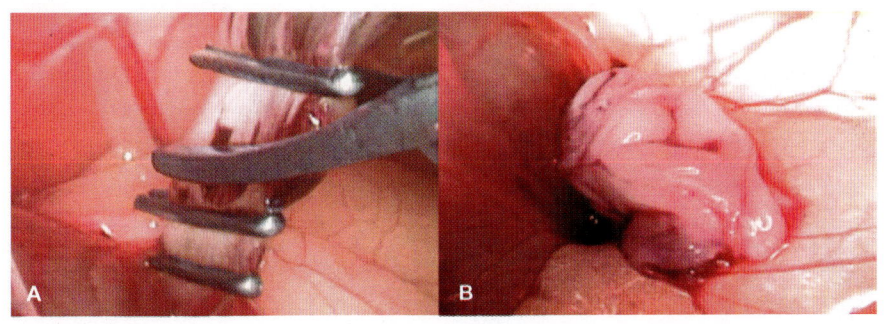

Figura 15.6 A. Secção do útero e vasos uterinos. **B.** Visualização do coto uterino após secção.

ser aplicado permanecendo cranial ao segundo e terceiro clipes. Após a colocação dos clipes, os vasos são seccionados no espaço entre o segundo e o terceiro clipes, e dois deles permanecem no pedículo ovariano (Figura 15.7). Após a secção dos vasos ovarianos, observa-se a existência ou não de hemorragia, sendo na sequência seccionados o ligamento suspensório, o mesovário, o ligamento redondo e o mesométrio do lado esquerdo.

As manobras de acesso, dissecção, ligadura e secção relacionadas com o ovário direito são realizadas de maneira idêntica às manobras utilizadas no lado esquerdo. A inspeção meticulosa de todos os vasos seccionados, a remoção dos ovários e útero da cavidade, a sutura das incisões e o curativo cutâneo são similares aos da técnica descrita anteriormente.

Além da técnica de eletrocauterização e aplicação de clipe, pode ser realizada a oclusão vascular com fio de sutura; nesta, a posição dos trocartes e a pressão abdominal são iguais às da técnica citada anteriormente, porém o corpo do útero deve ser apreendido e fixado à parede abdominal cerca de 2,5 a 3 cm à direita da linha alba, mediante a passagem de um ponto de reparo transcutâneo, com fio monofilamentar de náilon 2-0. O objetivo de suspender o útero é tornar possível a realização das ligaduras, em que é indispensável o uso de ambas as mãos do cirurgião. Após a fixação transcutânea do útero e a dissecção dos vasos uterinos esquerdo e direito em conjunto com o corpo uterino (Figura 15.8A), são realizadas duas ligaduras cranialmente à cérvice, com uma distância de aproximadamente 1,5 cm entre elas (Figura 15.8B). As ligaduras são realizadas com a utilização de um porta-agulhas endoscópico e um contraporta-agulhas, respectivamente no segundo e terceiro portais, utilizando-se um segmento de aproximadamente 10 cm de fio absorvível 3-0.

Na sequência secciona-se o corpo uterino com os seus respectivos vasos, em uma distância média entre as duas ligaduras. Logo após, isolar os vasos ovarianos do mesovário e do ligamento suspensório e realizar a fixação do ovário esquerdo por meio de um ponto de reparo transcutâneo entre o ligamento

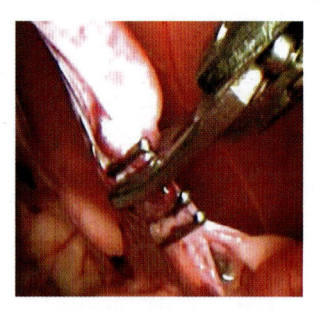

Figura 15.7 Visualização da secção do mesovário após a colocação dos clipes.

suspensório e os vasos ovarianos, utilizando-se fio não absorvível (fio monofilamento de náilon 2-0) (Figura 15.9A). Com o ovário fixado e o auxílio de um porta-agulhas no segundo trocarte e de um contraporta-agulhas no terceiro trocarte, realizam-se duas ligaduras cranialmente ao ovário, com uma distância de aproximadamente 1,5 cm entre elas. Utiliza-se um segmento de aproximadamente 10 cm de fio absorvível 3-0 para a confecção da ligadura. Posteriormente, com uma tesoura de Metzenbaum, os vasos do CAVO são seccionados a uma distância média entre as ligaduras (Figura 15.9B). Em seguida são seccionados o ligamento suspensório e as estruturas adjacentes presentes do lado esquerdo. O mesmo procedimento de fixação, ligadura e secção dos vasos ovarianos deve ser realizado no lado contralateral. Na ausência de hemorragia, removem-se os pontos de reparo transcutâneos e retiram-se o útero e os ovários da cavidade abdominal em bloco. A cavidade abdominal é desinsuflada e fechada como descrito anteriormente.

Outras técnicas podem ser utilizadas para oclusão dos vasos ovarianos e uterinos: energia ultrassônica, grampeador vascular e *ligasure*.

Aguiar realizou um estudo comparando a eletrocoagulação bipolar e monopolar na obliteração do complexo arteriovenoso ovariano e a viabilidade da técnica de OSH em felinos (16 animais) por meio do uso de dois portais lineares na linha média ventral (laparoscopia híbrida). O primeiro trocarte (5 mm de Ø) foi inserido 3 a 5 cm cranial à cicatriz umbilical e o segundo de 3 mm de Ø (grupo monopolar) e 5 mm de Ø (grupo bipolar) foi inserido ventralmente ao corpo uterino. O ovário esquerdo foi fixado à parede abdominal por meio de um ponto de reparo transparietal utilizando fio de náilon nº 3-0 com agulha curva. Na sequência, a autora cauterizava o mesovário com eletrocoagulação bipolar ou monopolar (ambos com carga padronizada em 30 W) de acordo com o grupo e após realizava a secção dos vasos. Era promovido o tracionamento de uma das extremidades dos cornos uterinos e seu respectivo ovário, sendo exteriorizados da cavidade através do segundo trocarte. A oclusão dos vasos uterinos era realizada extracorporeamente mediante ligadura em massa (corpo e vasos uterinos) com fio absorvível poliglactina 3-0 e logo após eram seccionados. A cavidade abdominal era fechada como de rotina. Neste trabalho foram avaliados e comparados o tempo cirúrgico, a eficácia dos métodos de eletrocoagulação, a temperatura corpórea pós-operatória, o débito urinário, a formação de enfisema subcutâneo e o volume de CO_2. Não houve diferença estatística significativa entre os grupos, embora clinicamente dois animais apresentassem lesões cutâneas após o uso da eletrocoagulação monopolar. A autora concluiu que a técnica de OSH laparoscópica híbrida e os dois métodos de hemostasia são viáveis, rápidos e efetivos em gatas, porém, a energia bipolar mostrou-se mais segura do que a energia monopolar.

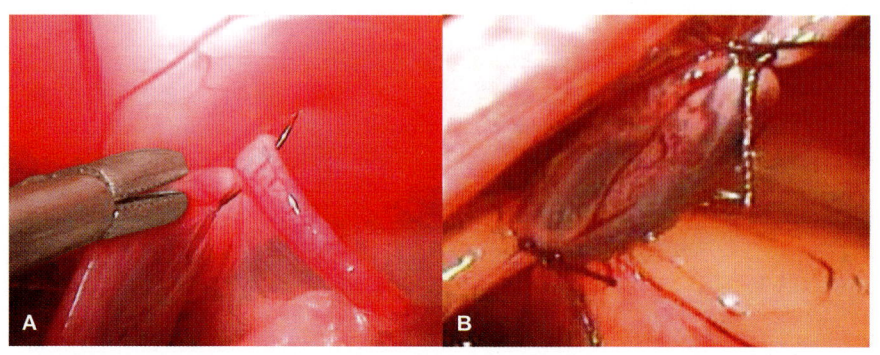

Figura 15.8 A. Passagem da agulha para fixação do corpo uterino. **B.** Vista laparoscópica das duas ligaduras uterinas.

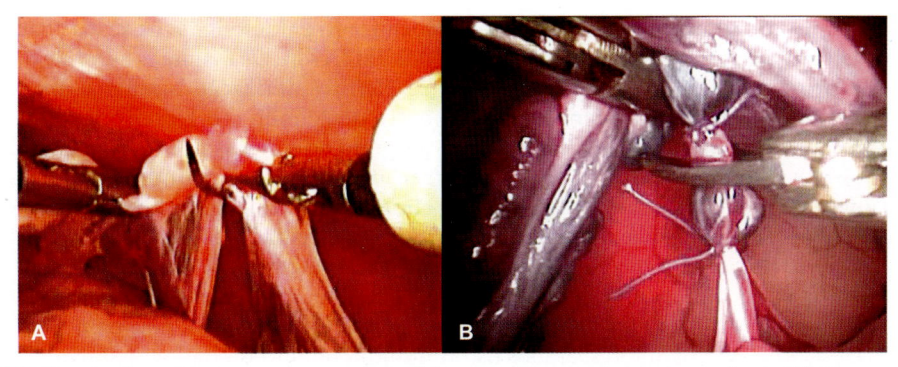

Figura 15.9 A. Fixação do ovário transcutaneamente. **B.** Imagem laparoscópica da secção do CAVO entre as ligaduras.

Em um estudo realizado por Schiochet foram avaliadas 24 gatas, hígidas, sem raça definida, com peso médio de 3,4 kg, distribuídas em três grupos de oito animais. Os autores compararam o uso do eletrocautério bipolar, de clipe de titânio e da ligadura com fio de sutura para a oclusão dos vasos ovarianos e uterinos em procedimento de OSH laparoscópica e concluíram que os três métodos são efetivos e viáveis, porém o eletrocautério bipolar destacou-se por proporcionar melhor hemostasia e ser de fácil execução.

Schiochet *et al.* avaliaram as principais complicações e possíveis dificuldades encontradas com o uso da eletrocoagulação bipolar no procedimento de OSH eletiva por acesso laparoscópico em 26 gatas. Os vasos uterinos, juntamente com o corpo uterino, foram obliterados com o auxílio de eletrocauterização bipolar, bem como os vasos do complexo arteriovenoso ovariano (CAVO) direito e esquerdo. O enfisema subcutâneo foi a principal complicação encontrada, sendo reabsorvido espontaneamente, e sem apresentar qualquer alteração clínica perceptível ao exame clínico. Eventualmente, durante a secção dos vasos uterinos ocorreu hemorragia não significativa e esta foi rapidamente solucionada com o auxílio de diametria bipolar que se mostrou efetiva e segura em todos os animais. Quatro animais tiveram a secção do corpo uterino próximo à bifurcação dos cornos uterinos, fato que pode ter ocorrido devido às pequenas dimensões do corpo uterino, bem como por sua localização no terço caudal do abdome. Realizou-se cauterização dos cotos dos cornos uterinos nesses animais, a fim de evitar complicações futuras. Embora o peso dos animais tenha sido igual ou inferior a 3,5 kg, a cavidade abdominal demonstrou espaço suficiente para a realização da técnica operatória, apresentando dificuldade apenas para as manobras relacionadas com manipulação do corpo uterino, mas não impedindo o procedimento. De acordo com os casos avaliados, Schiochet *et al.* (2008) concluíram que a OSH laparoscópica utilizando a eletrocoagulação bipolar para oclusão dos vasos ovarianos e uterinos é segura e efetiva em felinos.

Ferreira *et al.* descreveram uma técnica de OSH totalmente laparoscópica com o uso de somente dois portais (distribuídos de forma não linear). Neste estudo foram avaliadas 9 gatas, adultas, com peso variando de 1,3 kg a 3,8 kg. Utilizou-se um trocarte de 10 mmHg localizado 5 cm cranialmente à cicatriz umbilical para passagem do endoscópio. O segundo portal foi introduzido cerca de 3 cm lateral e 1 cm proximal ao primeiro portal, no lado direito do animal. O corpo do útero foi fixado à parede abdominal através de um ponto de reparo transcutâneo (Figura 15.10), sendo cauterizado (diametria bipolar) e seccionado próximo à cérvice. Os pedículos ovarianos foram fixados à parede abdominal lateral por meio de um ponto de reparo transcutâneo, sendo cauterizados e seccionados próximo ao ovário. O útero juntamente com os ovários foram removidos da cavidade abdominal através do portal de 5 mm. O tempo médio de cirurgia foi de 55 min e o somatório das duas incisões foi, em média, de 2,3 cm. Os autores concluíram que a técnica de ovário-salpingo-histerectomia utilizando unicamente o acesso videolaparoscópico com dois portais mostrou-se eficaz e segura, tornando-se uma alternativa pra a realização de OSH em felinos.

Pós-operatório

Não são necessários antibióticos no pós-operatório por se tratar de uma cirurgia eletiva. Recomenda-se anti-inflamatórios não esteroides por até 2 a 3 dias após a cirurgia e fármacos opioides, caso necessário.

▪ Ovariectomia

A ovariectomia laparoscópica é indicada para evitar estros e gestações indesejadas, bem como nos casos de ovário remanescente. O procedimento cirúrgico para ovariectomia laparoscópica eletiva é semelhante ao descrito pra OSH eletiva laparoscópica.

Kim *et al.* (2011) realizaram um estudo com 17 gatas que avaliou a viabilidade da realização de ovariectomia laparoscópica com único portal. O trocarte introduzido foi de 12 mm de Ø e cerca de 1 cm caudal à cicatriz umbilical. A pressão de insuflação intra-abdominal foi mantida com 4 mmHg. Realizou-se sutura transabdominal dos ovários e os vasos foram ocluídos com eletrocauterização bipolar multifuncional. De acordo com os autores, não houve necessidade de conversão em nenhum dos animais, a técnica mostrou-se simples e o tempo cirúrgico curto (em média 23 min), concluindo ser viável a utilização de um portal único para ovariectomia laparoscópica em gatas.

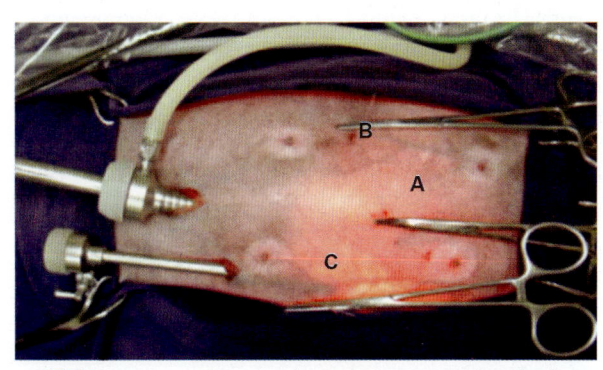

Figura 15.10 Posicionamento dos dois portais para a realização do procedimento cirúrgico. As pinças A, B e C correspondem aos reparos transcutâneos realizados para a fixação dos pedículos ovarianos e do corpo do útero.

Nimwegem & Kirpensteijn realizaram outro estudo em que compararam *laser* e eletrocoagulação bipolar em 14 gatas submetidas à ovariectomia laparoscópica. A cirurgia foi realizada com três portais e os animais ficaram posicionados em Trendelenburg (10°), com pressão de insuflação mantida em 4 mmHg. A oclusão dos vasos ovarianos foi aleatória, havendo a ressecção unilateral de um ovário por *laser* e eletrocoagulação bipolar do ovário contralateral. Foi registrada duração dos intervalos do procedimento cirúrgico, bem como a ocorrência de complicações trans e pós-operatórias. A duração da utilização do *laser* foi significativamente maior, comparada com a eletrocoagulação bipolar. De acordo com os autores, ambos os métodos foram bem-sucedidos e sem complicações.

Alves *et al.* (2006) realizaram um estudo em 30 gatas sem raça definida, saudáveis, púberes, pesando entre 1,2 e 3,9 kg, comparando atividades séricas de creatinina quinase e aspartato aminotransferase durante pós-operatório de ovariectomia videolaparoscópica e ovariectomia pela técnica convencional. Os autores concluíram que o trauma muscular na ovariectomia laparoscópica foi menor quando comparado ao da ovariectomia convencional.

Em um outro estudo de Alves *et al.* foi avaliada a intensidade da resposta inflamatória em gatas submetidas a ovariectomia videolaparoscópica e convencional, por meio da análise das concentrações de proteínas de fase aguda e contagem de leucócitos antes e até 144 h após o procedimento cirúrgico. As proteínas que apresentaram aumento significativo em 24 h após a cirurgia foram: ceruloplasmina, hemopexina, haptoglobina alfa-1, glicoproteína ácida, 69,8%, 103,5%, 117,3% e 199,0%, respectivamente, para ovariectomia convencional, e, 22,3%, 46,1%, 79,8% e 74,6%, respectivamente para ovariectomia por videocirurgia, evidenciando resposta inflamatória maior nas gatas submetidas a ovariectomia convencional.

Ovário remanescente

Entre as principais complicações decorrentes da OSH, destacam-se: hemorragia, estro recorrente, piometrite de coto uterino, ligadura acidental de ureter, incontinência urinária e ganho de peso corporal. O estro recorrente resulta de um tecido ovariano residual que é revascularizado tornando-se funcional e geralmente cístico. Gatas com a síndrome do ovário remanescente (SOR) apresentam comportamento proestral: vocalização, rolamento, lordose e atração por machos. Entretanto, como algumas gatas mesmo não castradas apresentam poucos sinais de cio, é provável que muitos casos não sejam diagnosticados. Alguns estudos referem que a SOR é mais comum após as OSH eletivas e ocorre mais frequentemente em gatas do que em cadelas. O tratamento é a remoção do tecido remanescente, pois este pode evoluir para um processo neoplásico. A laparoscopia proporciona uma melhor visualização e identificação dos órgãos abdominais quando comparada ao acesso convencional por laparotomia. Característica que está relacionada com vantagem de amplificação das imagens e melhor possibilidade de iluminação concernente a videocirurgia.

Técnica cirúrgica

Distribuição, tamanho, número, método de inserção dos trocartes, bem como o gás utilizado e a pressão estabelecida estão citados no início deste capítulo.

Para identificar o tecido ovariano remanescente esquerdo ou direito deve-se afastar o baço e as alças intestinais com o auxílio de uma pinça Babcock. Após o tecido ovariano ser localizado e tracionado, os vasos ovarianos devem ser ocluídos em três locais distantes cerca de 0,5 cm entre si, por meio de eletrocauterização bipolar e, na sequência, seccionados entre o segundo e o terceiro local de cauterização, permanecendo dois destes pontos no pedículo remanescente. Pode ser utilizado outro método de obliteração vascular como os clipes de titânio. Após liberação, o ovário deve ser removido da cavidade com o auxílio de uma pinça Maryland. Ao final, a cavidade é desinsuflada, as cânulas removidas e a parede abdominal suturada com fio ácido poliglicólico 3-0, padrão Sultan, e a pele com ponto isolado simples com monofilamento de náilon 4-0. No pós-operatório imediato, recomenda-se anti-inflamatório não esteroide por 2 a 3 dias consecutivos.

▶ Aparelho reprodutor masculino

A esterilização em felinos machos reduz a superpopulação por meio de inibição da fertilidade, diminui a agressividade, os comportamentos errantes e a micção indesejada. Outras indicações para castração incluem anormalidades congênitas, anormalidades testiculares ou epididimais, neoplasias escrotais, traumatismos ou abscessos, herniorrafia inguinal-escrotal, uretrostomia escrotal, controle de epilepsia e de anormalidades endócrinas.

Vasectomia

A vasectomia inibe a fertilidade masculina, enquanto mantém os padrões comportamentais masculinos. Os andrógenos continuam a ser produzidos, pois as células de Leydig não são alteradas significativamente. Raramente se recomenda esta técnica, devido ao comportamento errante, de agressão e de marcação com urina persistente. Após a vasectomia, os espermatozoides permanecem nas ejaculações dos felinos por 7 semanas. A vasectomia laparoscópica por si só não traz benefícios quando comparada a cirurgia convencional, porém ela vem sendo utilizada em trabalhos científicos e em treinamento de profissionais.

Técnica cirúrgica

Distribuição, tamanho, número, método de inserção dos trocartes, bem como o gás utilizado e a pressão estabelecida estão citados no início deste capítulo. Após localizar o ducto deferente esquerdo, o mesmo deve ser isolado por meio de dissecção com auxílio de uma pinça Kelly; na sequência, são realizadas duas cauterizações em uma distância de aproximadamente 2 cm entre elas, após secciona-se e remove-se cerca de 1 cm do ducto entre as cauterizações. O mesmo procedimento é feito no ducto deferente direito. O fechamento da parede é realizado com fio absorvível 3-0 (poliglactina 910) em padrão Sultan e pele com ponto isolado simples com fio não absorvível (monofilamento de náilon 4-0). Recomenda-se no pós-operatório imediato anti-inflamatório não esteroide por 2 a 3 dias consecutivos.

Criptorquidectomia

A não migração de um ou ambos os testículos até o escroto é denominada criptorquidismo, sendo esta a afecção testicular congênita mais comum nos animais domésticos. Em gatos o criptorquidismo é raro.

Normalmente os testículos dos cães e gatos descem até o escroto por volta de dez dias após o nascimento. Ambos os testículos devem estar no interior do escroto até 8 semanas de idade, contudo alguns autores sugerem que o diagnóstico não deva ser firmado antes dos 6 meses de idade. Entretanto, outros autores citam que, nos gatos, se ambos os testículos não se encontrarem no interior do escroto até 8 semanas de idade, justifica-se o diagnóstico de criptorquidismo, monorquidismo ou anorquidismo. O criptorquidismo pode ser uni ou bilateral, e a posição de um testículo ectópico pode ser pré-escrotal, inguinal ou abdominal. O criptorquidismo unilateral é mais comum e o testículo direito é retido cerca de 2,3 vezes mais frequentemente que o testículo esquerdo. O criptorquidismo unilateral não deve ser denominado monorquidismo unilateral, pois isto implica na aplasia de um dos testículos.

Não se sabe ao certo a etiologia do criptorquidismo, mas acredita-se que pode ser um distúrbio hereditário envolvendo um único gene autossômico recessivo. As células de Sertoli e intersticiais continuam ativas, a função endócrina é praticamente normal e as características secundárias se desenvolvem normalmente. Os testículos retidos são menores que o normal e de consistência macia, visto que a temperatura corporal inibe a espermatogênese e provoca a degeneração das células germinativas e de Leydig. Acredita-se que devido à temperatura corporal, os animais criptorquídicos têm um risco 13,6 vezes maior de sofrer de tumores testiculares em relação aos animais com testículos anatomicamente normais. Quanto ao diagnóstico, se o testículo ectópico for extra-abdominal ele poderá ser palpável. O exame ultrassonográfico da região inguinal ou abdominal pode revelar a existência de uma estrutura arredondada e de contornos bem definidos, compatíveis com a imagem do testículo. O diagnóstico definitivo de criptorquidismo, monorquidismo ou anorquidismo é obtido por meio da celiotomia exploratória e da laparoscopia exploratória.

Quanto ao tratamento na medicina veterinária, não se justifica a orquiopexia devido à natureza hereditária e ao risco elevado de neoplasia, sendo recomendado a remoção profilática dos testículos que não migraram.

A laparoscopia tem indicação tanto como finalidade diagnóstica quanto como alternativa cirúrgica terapêutica. Em alguns casos, pode-se realizar a terapêutica cirúrgica durante o procedimento originalmente diagnóstico.

Técnica operatória

Distribuição, tamanho, número, método de inserção dos trocartes, bem como o gás utilizado e a pressão estabelecida estão citados no início deste capítulo.

Realizar primeiramente a exploração da cavidade abdominal objetivando identificar possíveis alterações em diferentes estruturas desta cavidade e a seguir a visibilização da região pélvica direita. Com auxílio de uma pinça de apreensão, deve-se suspender o ducto deferente e cordão espermático direito ou esquerdo (dependendo do testículo incluso) para visualização adequada do testículo ectópico (Figura 15.11) e dissecar cuidadosamente essas estruturas com pinça Kelly. Após a dissecção por meio de um aplicador de clipe de titânio, deve ser realizado o grampeamento dos vasos testiculares em 3 pontos, o primeiro e o segundo proximal e o terceiro distal ao ponto de secção destes. A oclusão dos vasos testiculares também pode ser feita por meio da eletrocauterização bipolar em 3 pontos, seccionando entre eles. Na sequência, são seccionadas as estruturas relacionadas com o testículo, liberando-o e removendo-o da cavidade abdominal. Dependendo do tamanho, o testículo deve ser removido por meio de um saco para remoção de vísceras. Nesses

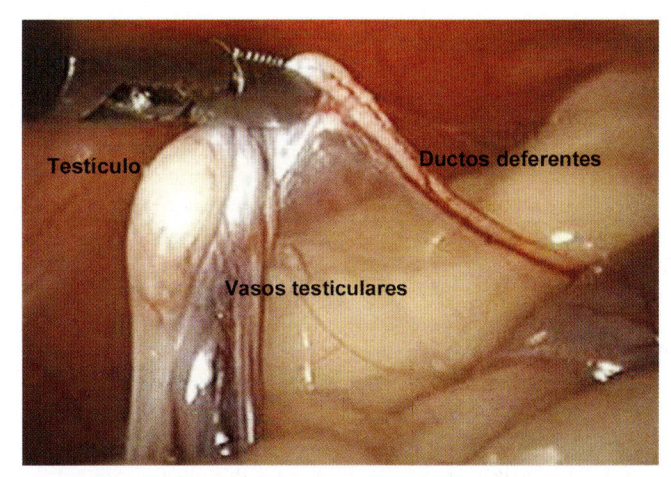

Figura 15.11 Visualização do testículo, dos vasos e do ducto deferente no interior da cavidade abdominal de um felino.

casos, o testículo é colocado no interior do saco (Figura 15.12) o qual é obliterado pela tração do fio em sua abertura e o mesmo é removido da cavidade abdominal, não havendo necessidade de ampliar a incisão. Para finalizar, o pneumoperitônio é gradualmente desfeito e os trocartes removidos. O fechamento da parede é realizado com fio absorvível 3-0 (poliglactina 910) em padrão Sultan e pele com ponto isolado simples com fio não absorvível (monofilamento de náilon 4-0). No pós-operatório imediato, recomenda-se anti-inflamatório não esteroide por 2 a 3 dias consecutivos.

O testículo removido deve ser encaminhado para exame histopatológico.

Complicações

Apesar da videocirurgia ser um método minimamente invasivo, não são descartadas as possibilidades de complicações trans e pós-operatórias. Entre estas complicações destacam-se as alterações sistêmicas relacionadas com o sistema respiratório que ocorrem devido ao aumento da pressão intra-abdominal (PIA), ao deslocamento cefálico do diafragma e, consequentemente, à redução dos volumes pulmonares desencadeando atelectasia, hipercapnia e hipoxia.

Com relação aos efeitos cardiovasculares, o pneumoperitônio reduz o retorno venoso, a pré-carga e o débito cardíaco aumentando a frequência cardíaca e a pressão arterial média, bem como a resistência vascular sistêmica e pulmonar.

Oligúria pode ocorrer devido a compressão mecânica do parênquima, das artérias e veias renais provocada pela PIA.

Berger *et al.* citam a embolia gasosa por CO_2 como complicação rara, mas importante devido aos seus efeitos. Os fatores que facilitam a sua ocorrência são: pneumoperitônio com alta pressão, ruptura de grandes vasos, insuflação rápida e tempo prolongado de pneumoperitônio.

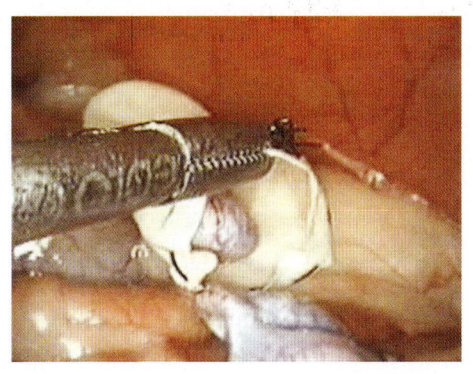

Figura 15.12 Introdução dos testículos no saco de remoção de vísceras.

A hipotermia é considerada um dos problemas cirúrgicos laparoscópicos mais frequentes, podendo levar a graves complicações, tais como arritmias, acréscimo do consumo de oxigênio, aumento do tempo de recuperação com aumento do período de ação dos fármacos, depressão respiratória, alterações na coagulação, balanço nitrogenado negativo no pós-operatório e aumento da incidência de infecções cirúrgicas. Alguns autores acreditam que a hipotermia em cirurgias laparoscópicas ocorra devido a queda abrupta de temperatura que o gás sofre quando sai do cilindro e se expande, podendo chegar ao paciente, na ausência de aquecimento, vários graus abaixo da temperatura ambiental. Uma maneira de minimizar esta alteração é a utilização de colchão térmico durante o trans e o pós-operatório imediato.

O enfisema subcutâneo é uma complicação secundária que deve ser considerada. Ocorre devido à perda de gás ao redor dos trocartes ou mau funcionamento ou utilização imprópria do insuflador. Geralmente não causa alterações clínicas importantes e não impede a continuação da laparoscopia, sendo reabsorvido em poucas horas sem tratamento.

O hematoma subcutâneo é uma complicação rara e geralmente autolimitante, ocorre quando os vasos da parede abdominal são lesados durante a inserção dos trocartes, provocando a saída de sangue pela incisão abdominal ou ao longo do trocarte, em sua parte intraperitoneal, formando progressivamente um hematoma na parede. Para evitar esta ocorrência, sugere-se realizar as punções abdominais fazendo a transluminação com a ponta da ótica, a fim de localizar e evitar os vasos de maior calibre.

Edema no local das punções operatórias, podendo estar relacionado ou não à deiscência de suturas de pele. Essas infecções são facilmente tratadas com remoção dos pontos e curativos locais.

Hemorragia proveniente dos vasos ovarianos e uterinos podem ocorrer, porém a magnificação das imagens aumenta a percepção de mínimos extravasamentos de sangue, bem como a verificação da eficiência do selamento. Esta complicação deve ser rapidamente solucionada com o selamento dos vasos sangrantes, por meio de eletrocauterização ou método de oclusão. Na ocorrência de hemorragias transoperatórias de difícil resolução pelos métodos laparoscópicos, deve-se realizar a conversão para a cirurgia aberta.

Outra complicação relatada são as lesões vesicais e ureterais que podem ocorrer durante a introdução da agulha de Veress, dos trocartes, pela ação dos instrumentos, pela existência de aderências e malformações congênitas. Uma maneira de prevenir a lesão vesical é realizar a sondagem vesical antes da cirurgia ou a cistocentese videoassistida.

Nos procedimentos de ovário-histerectomia pode ocorrer a secção do corpo uterino próximo à bifurcação dos cornos uterinos, devido às pequenas dimensões do corpo uterino e sua localização no terço caudal do abdome. Nesses casos, recomenda-se a cauterização do coto uterino remanescente para evitar complicações futuras.

▶ Bibliografia

AGUIAR, J. Eletrocoagulação bipolar e monopolar na ováriossalpingo-histerectomia videocirurgia híbrida utilizando dois portais em felinos hígidos. Porto Alegre, 2011. 59p. Dissertação (Mestrado em Ciências Veterinárias) – Faculdade de Veterinária da Universidade Federal do Rio Grande do Sul.

ALVES, A.E.; RIBEIRO, A.P.C.; FILIPPO, M.F. *et al.* Atividades séricas de creatinoquinase e aspartato aminotransferase durante pós-operatório em gatas submetidas à ovariectomia por videolaparoscopia e técnica convencional. *Arq. Bras. Vet. Zootec.* Belo Horizonte, v. 58, supl. 1, p. 1-4, 2006.

ALVES, A.E.; RIBEIRO, A.P.C.; FILIPPO, M.F. *et al.* Leucogram and serum acute phase protein concentrations in queens submitted to conventional or videolaparoscopic ovariectomy. *Arq. Bras. Vet. Zootec.* Belo Horizonte, v.62, supl. 1, p. 86-91, 2010.

BECK, C.A.C. Laparoscopia e toracoscopia nas hérnias diafragmáticas: estudo experimental em cães. Santa Maria, 2003, 104p. Tese (Doutorado) – Faculdade de Medicina Veterinária da Universidade Federal de Santa Maria.

BERBER, E. Intraoperative thermal regulation in patients undergoing laparoscopic vs open surgical procedures. *Surgical Endoscopy.* V.15, n.3, p. 281-285, 2001.

BERGER, T.; SILVA, R.V.; MARUI, A.S. *et al.* Embolia gasosa por dióxido de carbono durante cirurgia laparoscópica: relato de caso. *Rev. Bras. Anest.* Rio de Janeiro, V.55, n.1, p. 87-89, 2005.

BRUN, M.V.; SILVA FILHO, A.P.F.; BECK, C.A.C. *et al.* Ovário-histerectomia em caninos por cirurgia laparoscopia. *Braz. J. Res. Anim. Sci.* São Paulo, V.37, n.6, 2000.

CAMPOS, F.G.C.M. & ROLL, S. Complicações do acesso abdominal e do pneumoperitônio em cirurgia laparoscópica – Causas, prevenção e tratamento. *Rev. Bras. Videoc.* Rio de Janeiro, V.1, n.1, p. 21-28, 2003.

COHEN, R.V.; PINHEIRO, F.J.C.; SCHIAVON, C.A. *et al.* Alterações sistêmicas e metabólicas da cirurgia laparoscópica. *Rev. Bras. Videoc.* Rio de Janeiro V.1, n.2, p. 77-81, 2003.

FERRAZ, E.D.; LACOMBE, D. Estado atual da cirurgia híbrida colo-retal. *Revista Brasileira de Videocirurgia*, V.1, n.1, p. 29-37, 2003.

FERREIRA, M.P.; SCHIOCHET, F.; STEILE, R. *et al.* Ovário-salpingo-histerectomia videolaparoscópica em gatos domésticos: técnica com dois portais. *Acta Scientiae Veterinariae.* Porto Alegre V.39, n.4, 2011.

FREEMAN, L.J. & HENDRINKSON, D.A. Minimally invasive surgery of the reproductive system. In: FREEMAN, L.J. *Veterinary Endosurgery.* St.Louis, 1998. Cap. 11, p. 205-225.

FOSSUM, T.W. Cirurgia dos sistemas reprodutivos e genital. In: FOSSUM, T.W. *Cirurgia de Pequenos Animais.* São Paulo: Roca, 2005. Cap. 28, p. 610-672.

HEATH, S. Problemas comportamentais comuns em felinos. In: CHANDLER, E.A., GASKELL, C.J., GASKELL, R.M. *Clínica e Terapêutica em Felinos.* 3. ed. São Paulo: Roca, Capítulo 5, p. 41-55, 2006.

KIM, Y.K.; LEE, S.Y.; PARK, S.Y. Feasibility of single-portal acess laparoscopic ovariectomy in cats. *Veterinary Record*, V.169, n.7, p. 179, 2011.

KOSANCHENCO, B.G.; SCHIOCHET, F. & BECK, C.A.C. Cirurgia endoscópica transluminal por orifícios naturais: o que é? *Revista Veterinária em Foco*, V.7, n.2, p. 153-164, 2010.

JOHNSTON, S.D. Sistemas Reprodutivos. In: SLATTER, D. *Manual de Cirurgia de Pequenos Animais.* São Paulo: Manole, 1998. Capítulo 159, v. 2, p. 2566-2592.

MACEDO, L.P. & LOPES, M.D. Síndrome do ovário remanescente em cadelas e gatas – Revisão. *Clínica Veterinária.* São Paulo, n.44, p. 22-24, 2003.

NIMWEGEN, S.A & KIRPENSTEIJN, J. Laparoscopic ovariectomy in cats: comparison of *laser* and bipolar electrocoagulation. *Journal of Feline Medicine and Surgery*, V.9, p. 397-403, 2007.

NORMANDO, V.M.M.; BRITO, M.V.H.; ARAÚJO, F.A.J. *et al.* Repercussões respiratórias do pneumoperitônio induzido em suínos. *Acta Cir. Bras.*, São Paulo, v.19, n.6, p. 664-669, 2004.

NUNES, J. E. Anestesia em cirurgia videolaparoscópica. In: SILVA, R.S.; CARLI, L.A., *Videocirurgia.* Porto Alegre: Artmed, 2007. Capítulo 5, p. 60-64.

OLIVEIRA, C.R.D. Anestesia para cirurgia videolaparoscópica. *Rev. Bras. Videoc.*, São Paulo, V.3, n.1, p. 32-42, 2005.

OLIVEIRA JÚNIOR, L.C.; COSTA, V.A.; OLIVEIRA, F.M. *et al.* Modelo experimental de vasectomia laparoscópica em ratos. *Acta Cir. Bras.*, São Paulo, v.18, n.5, p. 485-488, 2003.

PINTO, V.M.; SCHIOCHET, F.; BECK, C.A.C. *et al.* Anestesia para videolaparoscopia. In: I CONGRESSO BRASILEIRO DE VIDEOCIRURGIA VETERINÁRIA, 2004. Porto Alegre, *Anais do I Congresso Brasileiro de Videocirurgia Veterinária.* 2004, p. 14.

ROSITO, R.S. & SILVA, R.S. Princípios em videocirurgia: equipamentos, instrumental e esterilização. In: SILVA, R.S., CARLI, L.A. *Videocirurgia.* Porto Alegre: Artmed, Cap. 3, p. 33-43, 2007.

SCHIOCHET, F. *Ovário-salpingo-histerectomia laparoscópica em felinos.* Porto Alegre,. Dissertação (Mestrado) – Faculdade de Medicina Veterinária da Universidade Federal do Rio Grande do Sul. p.91, 2006.

CHIOCHET, F.; BECK, C.A.C.; SCHERER, S. *et al.* Ovário-salpingo-histerectomia laparoscópica em felinos hígidos: análise de 26 casos. In: *35ºCongresso brasileiro de medicina veterinária*, 2008, Gramado. Anais do 35ºCongresso brasileiro de medicina veterinária, 2008.

SORBELLO, A.A.; DAMY, S.B.; OSAKA, J.T. *et al.* Análise comparativa da evolução da peritonite induzida por inoculo padronizado de *Escherichia coli* em ratos – Controles, laparotomia e pneumoperitônio com dióxido de carbono. Rio de Janeiro. *Rev. Bras. Videoc.*, V.1, n.1, p. 1-8, 2003.

STONE, E.A.; CANTRELL, C.G. & SHARP, N.J.H. Ovário e Útero. In: SLATTER, D. *Manual de cirurgia de pequenos animais.* São Paulo:Manole, 1998. Cap. 13, p. 1540-1558.

VANNOZZI, I. Laparoscopic cryptorchidectomy in a cat: Caso reports. *Jouranl of Feline Medicine & Surgery.* Vol. 4, p. 201-203, 2002.

ZORRÓN, R.; KANAAN, E.; CHALAR, M. *et al.* O conceito de cirurgia-solo e implicações da videocirurgia rabótica: experiência inicial e novos desafios. Rio de Janeiro. *Rev. Bras. Videoc.*, V.1, n.3, p. 103-108, 2003.

16 Cirurgias do Sistema Urinário

Maurício Veloso Brun, João Pedro Scussel Feranti e Fernando Wiecheteck de Souza

▶ Introdução

A cirurgia urológica está entre as especialidades médicas nas quais a videocirurgia apresenta grande desenvolvimento e excelentes resultados. Por envolver frequentemente procedimentos reconstrutivos, requer proficiência nas técnicas de sutura intracorpórea e considerável habilidade operatória.

Na urologia de pequenos animais, a videocirurgia apresenta amplo potencial de aplicação que ainda é muito pouco explorado. A gama de procedimentos factíveis por videocirurgia engloba desde laparoscopias diagnósticas de baixa complexidade até operações reconstrutivas de alto nível de dificuldade técnica, tais como a prostatectomia radical laparoscópica, operação detalhadamente descrita no Capítulo 13, motivo pelo qual não será abordada. No presente capítulo, inicia-se a abordagem do tema a partir da avaliação laparoscópica do aparelho urinário de caninos (considerando as características anatômicas da espécie), sendo abordada, na sequência, a videocirurgia intervencionista aplicada do rim à uretra pélvica.

▶ Anatomia videolaparoscópica do sistema urinário

O sistema urinário dos caninos pode ser amplamente explorado e manejado por videocirurgia, tornando necessários diferentes posicionamentos do paciente na mesa operatória, de acordo com o procedimento a ser executado.

O rim é um órgão retroperitoneal, de coloração castanho-escura, posicionando-se lateralmente à aorta e à veia cava caudal, sendo facilmente visível sem manipulação alguma, com o paciente em decúbito lateral ou em decúbito dorsal quando mantido com o seu flanco rotacionado pela lateralização dos membros torácicos (Figura 16.1). Seu polo cranial é coberto pelo peritônio em suas superfícies dorsal e ventral, ao passo que somente a superfície ventral do polo caudal apresenta tal condição. Tem uma cápsula fibrosa e é mantido em sua posição pelo tecido fibroareolar subperitoneal, denominado por alguns autores como fáscia renal. O órgão do lado esquerdo pode sofrer alterações em virtude do posicionamento do estômago, já que está mais frouxamente fixado que o contralateral, que é firmemente ligado ao fígado. Com o estômago vazio, o rim esquerdo normalmente corresponde aos corpos da segunda a quarta vértebras lombares, de tal modo que sua extremidade cranial se encontra oposta ao hilo renal direito.

A sua irrigação geralmente é providenciada por uma única artéria renal proveniente diretamente da aorta abdominal. Contudo, em alguns casos, podem existir dois a três vasos, geralmente localizados no rim esquerdo. Normalmente existe uma única veia em cada rim que drena para a cava caudal, sendo que, dependendo do sexo do paciente, a veia renal esquerda ainda recebe a drenagem da veia ovariana ou testicular. Junto ao polo cranial do rim e medialmente a este, pode-se observar a glândula adrenal, que apresenta coloração branco-amarelada.

O ureter inicia-se na pelve renal e penetra obliquamente na superfície dorsolateral caudal da bexiga, apresentando um trajeto intramural curto, para somente após emergir no trígono vesical, em um orifício denominado meato ureteral. Na cadela posicionada em decúbito lateral, o pinçamento do ligamento próprio do ovário, associado ao tracionamento desse órgão no sentido da parede muscular, torna possível a observação do ureter caudalmente ao trajeto dos vasos ovarianos naqueles animais que não têm quantidade exacerbada de tecido adiposo na região (Figura 16.2).

A vesícula urinária (comumente denominada bexiga) posiciona-se de diferentes formas de acordo com sua repleção. Tem os ligamentos laterais direito e esquerdo, nos quais se encontram os trajetos finais dos ureteres, os ligamentos redondos e o ligamento mediano que une a sua superfície ventral com a sínfise pélvica e com a linha média ventral. A região de mucosa lisa que abrange ambos os ureteres e o segmento do colo junto à abertura da uretra membranosa (em fêmeas) ou prostática (nos machos) é denominada trígono vesical. A bexiga recebe seu suprimento sanguíneo a partir das artérias vesicais cranial e caudal, que são ramos das artérias umbilical e urogenital, respectivamente.

A uretra dos caninos é bastante longa no macho e curta na fêmea (Figura 16.3). Nos primeiros, essa estrutura tem o músculo uretral bastante robusto, circundando a uretra caudalmente

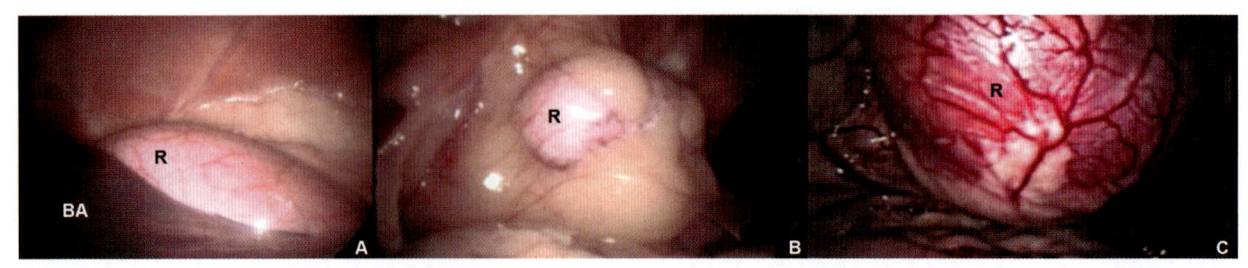

Figura 16.1 Visualização laparoscópica parcial de rins (R) de caninos posicionados em decúbito lateral, sem prévia manipulação intracavitária. **A.** Paciente sem alterações renais, posicionado em decúbito lateral para a realização de ovário-histerectomia (OVH) eletiva videoassistida com dois portais. **B.** Animal com atrofia renal devido à presença de cálculo coraliforme. **C.** Paciente com rim aumentado devido a parasitismo por *Dioctophyma renale*. Os casos ilustrados em **B** e **C** estão com o flanco contralateral ao rim exposto elevado, a partir da colocação de campo cirúrgico enrolado sob o paciente, melhorando a exposição renal. BA = baço.

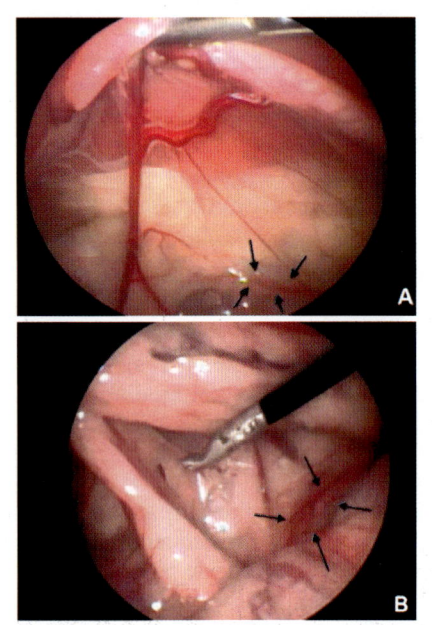

Figura 16.2 Observação do ureter (setas) após a elevação do ovário e corno uterino em uma gata (**A**) e uma cadela (**B**) submetidas à OVH videoassistida.

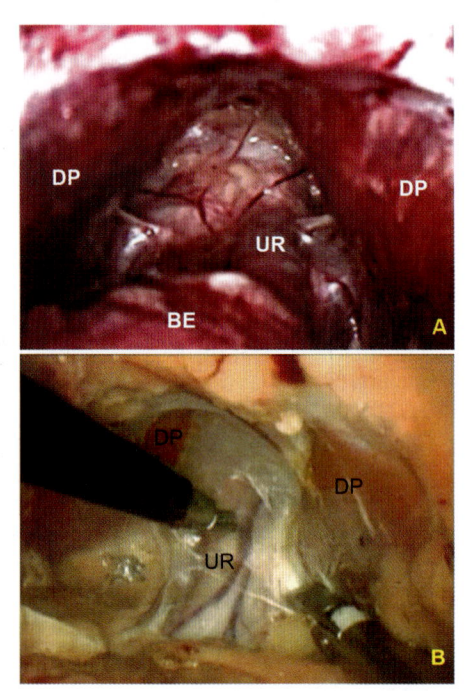

Figura 16.3 Observação da uretra pélvica (UR) em uma cadela (**A**) e em um cão (**B**) posicionados em decúbito dorsal após (**A**) e durante (**B**) a dissecção desta estrutura junto do diafragma pélvico (DP). BE = bexiga.

desde a próstata e apresentando uma rafe central. É disposta em três porções distintas: a prostática, a membranosa e a peniana. A uretra prostática é completamente circundada pela próstata e apresenta uma porção dilatada (colículo seminal), ao passo que a membranosa compreende a região situada desde o término da próstata até o início do pênis.

▶ Procedimentos videocirúrgicos

▪ Nefrectomia radical

Em medicina, ao longo da última década, o acesso laparoscópico para a nefrectomia radical consolidou-se como padrão-ouro principalmente no tratamento de tumores renais localizados, sendo empregada com segurança na maioria dos tumores renais não passíveis de conduta conservadora (nefrectomia parcial). Em medicina veterinária, comumente os rins são removidos por causa de infecções graves, traumatismos, tumorações ou hidronefrose.

Na nefrectomia laparoscópica podem ser utilizados os acessos transperitoneal e retroperitoneal. Ambas as técnicas são muito empregadas em humanos, porém, o acesso retroperito-

neal apresenta vantagens como a preservação da cavidade peritoneal íntegra, tornando desnecessária a manipulação intestinal e facilitando o manejo de eventuais coleções pós-operatórias, reduzindo a possibilidade de lesões viscerais ou a passagem de secreções para a cavidade peritoneal. A nefrectomia pela via transperitoneal apresenta como vantagens, em relação ao acesso retroperitoneal, maior espaço de trabalho e maior facilidade no reconhecimento dos referenciais anatômicos.

Em relação a esses acessos em animais, é possível realizar o retroperitoneal apenas em pacientes de maior porte de determinadas espécies, haja vista que se o peritônio for delgado, não será possível o seu isolamento ou a preservação de sua integridade após a insuflação. Assim, o acesso transperitoneal é o eleito pelos autores para pequenos animais.

Procedimento cirúrgico

Acesso retroperitoneal

Recomenda-se posicionar o animal em decúbito lateral esquerdo para acessar o rim direito ou decúbito lateral direito, para o acesso ao rim esquerdo. O posicionamento de campos cirúrgicos ou compressas enroladas sob o flanco tende a providenciar melhor exposição renal, além de melhor isolamento desse órgão em relação às vísceras abdominais.

A nefrectomia por cirurgia laparoscópica requer a utilização de três portais em triangulação e, em situações especiais, um quarto portal pode ser inserido para afastamento ou tração adicional. Pela técnica aberta é realizada incisão de dimensões da óptica a ser utilizada, paramediana e em região hipogástrica ou lateral, geralmente paralelamente à terceira mama em pequenos animais. Após acesso à região retroperitoneal o descolamento do peritônio pode ser obtido inicialmente com o dedo do cirurgião, e após por meio de balão dilatador ou sonda gástrica acoplada a um dedo de luva (Figura 16.4), sendo este repleto com solução fisiológica. Após adequada ampliação do espaço retroperitoneal com CO_2 (Figuras 16.5 e 16.6), em pressões que podem variar de 8 a 12 mmHg e velocidade em torno de 1,5 ℓ/min, são introduzidos os portais acessórios (Figura 16.6).

Junto à mão dominante do cirurgião, será posicionado o segundo portal (10 mm) para facilitar a colocação e a remoção de grampeadores, clipadores e/ou implantes agulhados para a sutura, além de ser posteriormente utilizado para a passagem do saco para a remoção de tecidos (também chamado de saco extrator); os terceiro (5 mm) e quarto (5 mm) trocartes são introduzidos nas paredes abdominal lateral direita ou esquerda, mantendo-se disposição triangular entre eles. Para hemostasia dos vasos renais, podem ser utilizados grampeadores/clipes/ligaduras tanto para a artéria como veia renal, iniciando-se preferencialmente a oclusão vascular da artéria. Rotineiramente temos utilizado clipes de titânio (dois a três clipes no segmento proximal da artéria e veia, além de um clipe no distal). Os clipes de polímero e/ou grampeador laparoscópico também podem ser utilizados, embora seu custo seja mais alto.

Após secção de artéria e veia renal, o rim é isolado da fáscia renal e da musculatura abdominal por dissecção romba. O ureter é ocluído utilizando-se para isso clipes/ligaduras, sendo sempre seccionado próximo à sua inserção na bexiga. O órgão é colocado em um saco para a remoção de tecidos e lacerado

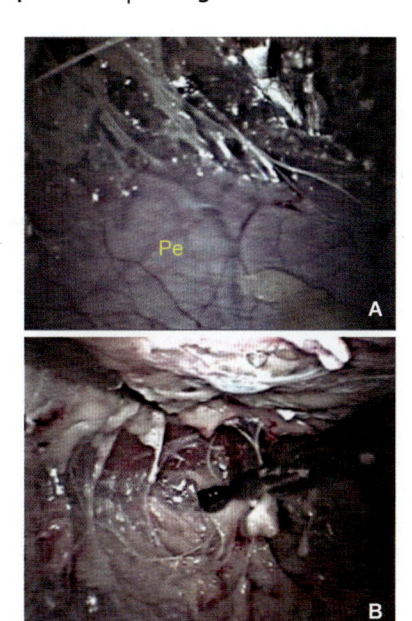

Figura 16.5 Obtenção do espaço de trabalho a partir do deslocamento do peritônio, com instrumental ou com a extremidade do endoscópio, no sentido dos órgãos abdominais. Nota-se em **A** o tecido adjacente fixando o peritônio (Pe) à parede muscular.

digitalmente a fim de ampliar o mínimo possível a ferida lateral de 10 mm. Por fim, a cavidade é desinsuflada e as incisões dos portais, suturadas. Frequentemente utilizam-se os padrões de colchoeiro em cruz ou colchoeiro horizontal para síntese da musculatura e tecido subcutâneo, e na pele padrões isolados simples.

Acesso transperitoneal

Recomenda-se posicionar o animal em decúbito lateral esquerdo para acessar o rim direito ou decúbito lateral direito para o acesso ao rim esquerdo. Indica-se colocar campos cirúrgicos ou compressas enroladas sob o flanco do animal.

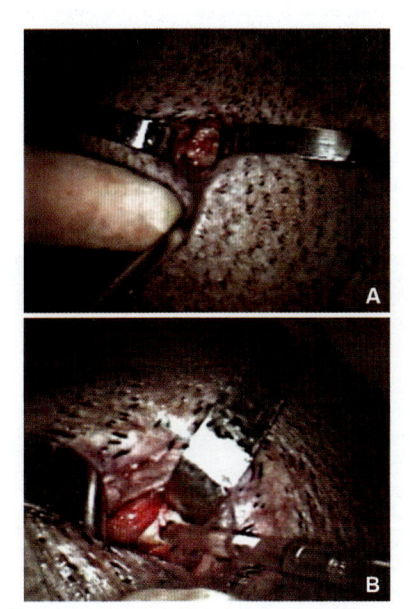

Figura 16.4 A. Acesso retroperitoneal pela técnica aberta em suíno para a obtenção do espaço de trabalho. **B.** Nota-se a passagem de uma sonda que possuía um dedo de luva fixado à sua extremidade, servindo como balão dilatador.

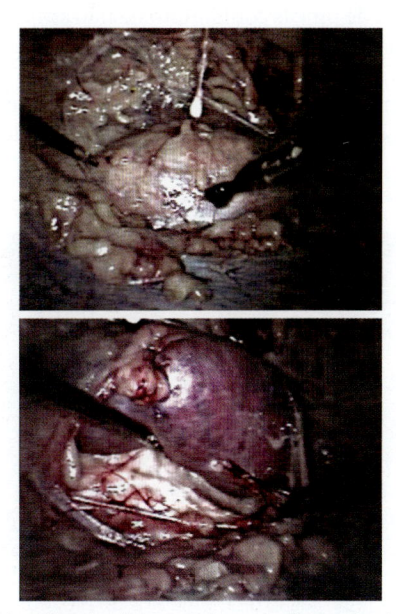

Figura 16.6 Visualização do rim após a sua dissecção da fáscia renal e dos tecidos adjacentes. Nota-se que o órgão tende a ficar caído sobre o peritônio.

A nefrectomia pelo acesso transperitoneal segue passos semelhantes ao acesso retroperitoneal. Requer a utilização de três portais em triangulação e, em situações especiais, pode dispor de quarto portal para ser inserido para afastamento ou tração adicional. Pela técnica aberta é realizada incisão de dimensões da óptica a ser utilizada, paramediana e em região hipogástrica ou lateral, geralmente paralelamente à terceira mama em pequenos animais. Após inserção do primeiro portal abdominal inicia-se a insuflação da cavidade com CO_2, em pressões que podem variar de 10 a 12 mmHg e velocidade em torno de 1,5 ℓ/min.

Após inventário da cavidade abdominal, são introduzidos os portais acessórios. Junto à mão dominante do cirurgião será posicionado o segundo portal (10 mm) para facilitar a colocação e remoção de cautérios, grampeadores, clipadores e/ou implantes agulhados para a sutura, além de ser posteriormente utilizado para a passagem do saco extrator, o terceiro (5 mm) e quarto (5 mm) trocartes são introduzidos nas paredes abdominal lateral direita ou esquerda, mantendo-se disposição triangular entre eles. O rim é localizado e fixado com pinça de apreensão, os vasos renais são dissecados utilizando-se pinça Maryland e/ou Kelly e tesoura Metzenbaum associada à eletrocirurgia monopolar para cauterização de pequenos vasos.

Para hemostasia dos vasos renais podem ser utilizados grampeadores/clipes/ligaduras tanto para a artéria como veia renal, iniciando-se preferencialmente a oclusão vascular na artéria (Figura 16.7). Temos utilizado clipes de titânio (dois a três clipes no segmento proximal da artéria e veia (Figura 16.8); além de um clipe no distal). Os clipes de polímero e/ou grampeador laparoscópico também podem ser utilizados, embora seu custo seja mais alto. Após secção de artéria e veia renal o rim é isolado da fáscia renal e da musculatura abdominal por dissecção romba ou auxiliada por eletrocauterização. O ureter é ocluído utilizando-se para isso clipes/ligaduras, sendo sempre seccionado próximo a sua inserção na bexiga.

Posteriormente, o órgão é colocado em um saco para remoção de tecidos (Figura 16.9) e retirado da cavidade através da ferida produzida pelo segundo portal (10 mm), sendo ampliada o mínimo necessário, o suficiente para exteriorizar as bordas do saco (Figura 16.10). O rim é macerado digitalmente ou com auxílio de pinças com intuito da não ampliação da lesão do portal. Por fim, a cavidade é desinsuflada e as incisões dos portais, suturadas. Frequentemente, utilizam-se os padrões de colchoeiro em cruz ou colchoeiro horizontal para síntese da musculatura e tecido subcutâneo, e na pele padrões isolados simples.

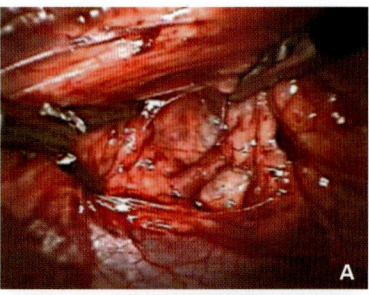
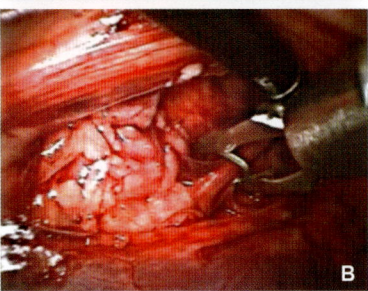

Figura 16.7 Nefrectomia radical em canino que apresentava-se parasitado por *Dioctophyma renale*. **A.** Dissecção e acesso aos vasos renais com auxílio de pinça Kelly e tesoura Metzenbaum. **B.** Aplicação de clipe de titânio na artéria renal.

▪ Nefrectomia parcial

Raramente a nefrectomia parcial é realizada em pequenos animais, e a sua indicação é mais frequente em casos de traumatismos ou neoplasmas localizados em posição distante do hilo. Em medicina provavelmente não existe urologista que considere a técnica de nefrectomia parcial mais simples que a nefrectomia total e, por isso, o desenvolvimento da cirurgia parcial por via laparoscópica tem ocorrido mais lentamente do que a nefrectomia total laparoscópica. Na rotina dos autores as nefrectomias radicais são os procedimentos renais mais realizados.

Em medicina veterinária as indicações para as nefrectomias parciais não são completamente estabelecidas. Já na medicina as indicações para a nefrectomia parcial são bem estabelecidas, sendo elas: absolutas nos casos de insuficiência renal, rim único, tumor bilateral e von Hippel-Lindau; seletivas no diabetes melito, hipertensão arterial, litíase recorrente e pielonefrite crônica; eletivas nos tumores benignos e tumores com menos de 4 cm.

Existem diversas maneiras e técnicas de nefrectomia parcial laparoscópica. É importante que o cirurgião disponha de material apropriado para evitar lesões iatrogênicas como

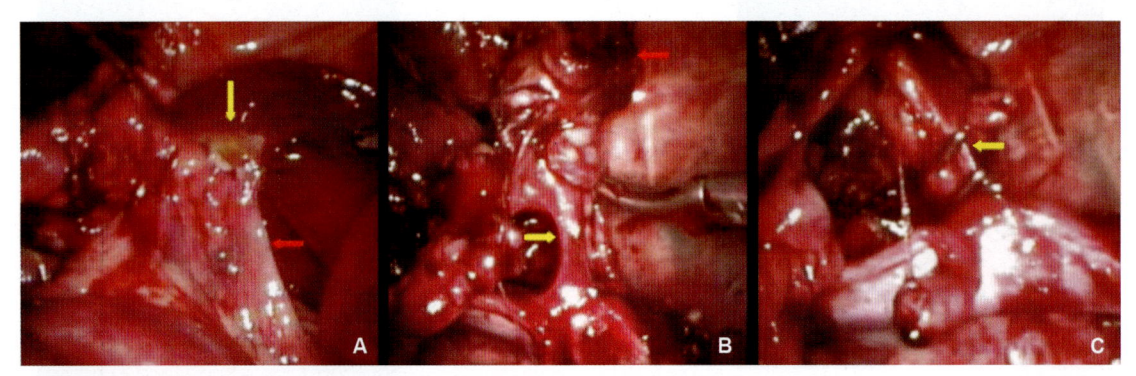

Figura 16.8 Representação de momentos do procedimento de nefrectomia videolaparoscópica em graxaim-do-campo (**A**, **B** e **C**) com displasia renal. **A.** Visualização do rim direito, de coloração alterada (seta amarela), aderido em lobo hepático lateral direito e em parte de omento (seta vermelha). **B.** Artéria e veia renais dissecadas (seta amarela) para posterior hemostasia, note o rim sendo elevado (seta vermelha). **C.** Vasos renais dissecados e ocluídos com a aplicação de três clipes de titânio (seta amarela), para posterior secção.

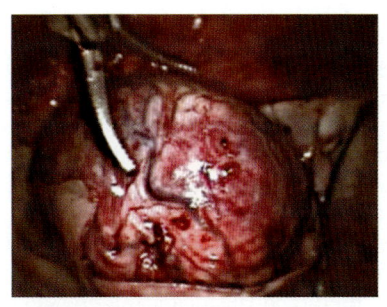

Figura 16.9 Rim parasitado colocado em saco cirúrgico para remoção de tecidos com auxílio de pinça de Kelly.

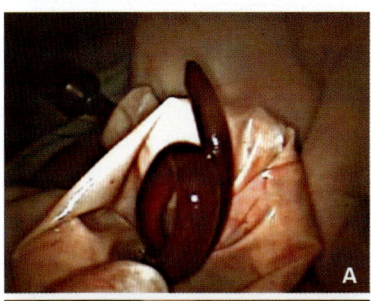
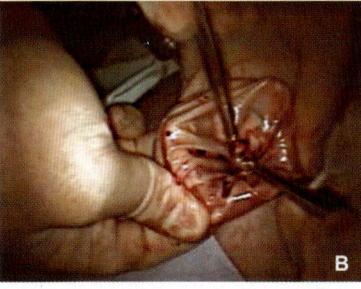

Figura 16.10 Visualização externamente ao paciente. **A.** Remoção do parasita (*Dioctophyma renale*) pelo saco para remoção de tecidos. **B.** Retirada de fragmentos macerados do rim do saco extrator.

as vasculares graves que possam impedir o procedimento. A maneira mais segura é reproduzir os mesmos princípios usados na cirurgia aberta. Novas tecnologias estão sendo testadas, principalmente na medicina, buscando como perspectivas futuras o uso mais rotineiro da técnica de nefrectomia parcial em pacientes selecionados.

Procedimento cirúrgico

O posicionamento para a nefrectomia parcial é o mesmo aconselhado para a nefrectomia radical, sendo recomendado posicionar o animal em decúbito lateral esquerdo para acessar o rim direito ou decúbito lateral direito para o acesso ao rim esquerdo. Indica-se colocar campos cirúrgicos ou compressas enroladas sob o flanco do paciente.

A nefrectomia parcial requer a utilização de três portais em triangulação, podendo, em situações especiais, dispor de quarto portal, que pode ser inserido para afastamento ou tração adicional. Pela técnica aberta é realizada incisão de dimensões da óptica a ser utilizada, paramediana e em região hipogástrica ou lateral, geralmente paralelamente à terceira mama em pequenos animais. Após inserção do primeiro portal abdominal, inicia-se a insuflação da cavidade com CO_2, em pressões que podem variar de 10 a 12 mmHg e velocidade em torno de 1,5 ℓ/min.

Após inventário da cavidade abdominal são introduzidos os portais acessórios. Junto à mão dominante do cirurgião será posicionado o segundo portal (10 mm) para facilitar a coloca-

ção e remoção de cautérios, clipadores ou implantes agulhados para a sutura, além de ser posteriormente utilizado para a passagem do saco para a remoção de tecidos, o terceiro (5 mm) e quarto (5 mm) trocartes são introduzidos nas paredes abdominal lateral direita ou esquerda, mantendo-se disposição triangular entre eles. O rim é localizado e fixado com pinça de apreensão, os vasos renais são dissecados utilizando-se pinça Maryland e/ou Kelly e tesoura Metzenbaum associada à eletrocirurgia monopolar para cauterização de pequenos vasos.

Disseca-se então o hilo renal, e promove-se o isolamento dos vasos renais. A artéria e a veia renal são ocluídas pelo clampeamento com o uso de clampes laparoscópicos (*bulldog*) ou como realizado na rotina dos autores por meio da aplicação de torniquete de Rumel (confeccionado com fita umbilical, mangueira de silicone e clipe – Figura 16.11). Sempre que se utiliza o clampeamento dos vasos renais, procura-se não ultrapassar o tempo máximo de 30 min de isquemia renal.

O neoplasma renal é extirpado com margem de segurança. Caso haja a invasão do sistema coletor, pode-se promover a sua oclusão isolada em padrão contínuo simples. Em determinados casos, a oclusão do sistema coletor pode ser obtida junto com a nefrorrafia em única camada transpassada desde a cápsula, conforme explicação adiante. Essa condição dependerá do formato que a lesão renal assumirá após a extirpação do neoplasma.

Para reduzir o tempo operatório pode-se colocar dois clipes presos por um nó robusto na extremidade do implante contrária à da agulha, isentando-se a confecção do nó inicial. A sutura contínua abrangerá todas as camadas do órgão a partir da cápsula renal, sendo encerrada no vértice oposto pela formação de uma laçada ou pela aplicação de clipes adicionais.

Posteriormente, removem-se os torniquetes (ou o clampe) e realiza-se uma avaliação da necessidade de pontos adicionais para reduzir a hemorragia. O tecido extirpado é colocado no saco extrator e retirado da cavidade em conjunto com o material utilizado no torniquete (ou o próprio clampe) através da ferida produzida pelo segundo portal (10 mm), com ou sem ampliação desta. O rim é macerado digitalmente ou com auxílio de pinças. Por fim, a cavidade é desinsuflada e as incisões dos portais, suturadas. Frequentemente, utilizam-se os padrões de colchoeiro em cruz ou colchoeiro horizontal para síntese da musculatura e tecido subcutâneo, e na pele padrões isolados simples.

▪ Nefrotomia

Há indicação para nefrotomia para remoção de concreções da pelve renal que não estejam causando dilatação dessa parte e do ureter proximal, além da superfície côncava do rim. Se houver cálculos nos dois rins e o cirurgião pretender realizar nefrotomias bilaterais, as duas operações devem ser espaçadas por um intervalo de algumas semanas, para que fique minimizada a possibilidade de insuficiência renal aguda pós-cirúrgica, uma vez que é sabido que a nefrotomia diminui temporariamente a função renal em cerca de 20 a 50%.

Dentre as numerosas vantagens da videocirurgia em relação à cirurgia aberta está o diminuto acesso. Principalmente na cirurgia renal, esta é uma das principais vantagens, uma vez que o melhor acesso ao rim na cirurgia aberta se faz por uma longa incisão abdominal na linha média ventral (estendendo-se desde o xifoide até alguns centímetros caudal ao umbigo).

Em medicina, nos poucos casos em que há indicação de remoção cirúrgica de litíases renais e os outros métodos de terapia minimamente invasiva tenham falhado, a cirurgia videolaparoscópica pode ser uma alternativa atraente em substituição à cirurgia convencional. Em medicina veterinária a literatura referente à nefrotomia videolaparoscópica é incipiente, sendo necessários mais estudos referente a esta técnica.

Procedimento cirúrgico

O posicionamento recomendado para as nefrotomias depende do rim afetado: para acessar o rim direito posiciona-se o animal em decúbito lateral esquerdo ou decúbito lateral direito para o acesso ao rim esquerdo. Indica-se colocar campos cirúrgicos ou compressas enroladas sob o flanco do paciente.

Realiza-se incisão na região abdominal lateral direita ou esquerda, por meio da qual é posicionado trocarte de tamanho desejado que serve de passagem para o endoscópio, sendo a cavidade insuflada com CO_2 medicinal em pressões de 10 a 12 mmHg. Posteriormente, outros dois trocartes (10 mm e 5 mm) são colocados na parede abdominal lateral direita/esquerda, em disposição triangular em relação ao primeiro; em situações especiais um quarto portal pode ser inserido para afastamento ou tração adicional.

Após o inventário da cavidade abdominal, identifica-se o rim afetado, que geralmente apresenta-se com formato alterado. Anteriormente à dissecção do hilo renal, o cólon é mobilizado medialmente para a exposição do ureter ou rim. Deve-se tomar cuidado com o duodeno durante a dissecção do lado direito. Com a utilização de tesoura Metzenbaum, disseca-se o hilo renal e isolam-se os vasos renais. A artéria e a veia renal são ocluídas pelo clampeamento com o uso de clampes laparoscópicos (*bulldog*) ou, como realizado na nossa rotina, através da aplicação de torniquete de Rumel (Figura 16.11). Sempre que se utiliza o clampeamento dos vasos renais, procura-se não ultrapassar o tempo máximo de 30 min de isquemia renal.

Na sequência, realiza-se a nefrotomia de preferência "a frio" (sem a utilização de fonte energética), com tesoura Metzenbaum, removendo possíveis litíases. Após a lavagem exaustiva do sistema coletor e certificação da inexistência de cálculos, realiza-se nefrorrafia com sutura intracorpórea contínua simples e fio absorvível. Através do segundo portal, introduz-se na cavidade um saco para remoção de tecidos ou um dedo de luva para remoção da(s) litíase(s), torniquete ou clampe.

Um dreno de sucção com seringa pode ser colocado transparietalmente sob visualização direta ao lado do rim, sendo indicada a sua omentalização. Os instrumentais são retirados, seguindo-se com desinsuflação do abdome e sutura da lesão de acesso dos portais. As camadas muscular e subcutânea são suturadas em padrão Sultan, e a pele em padrão isolado. A sequência de manobras para a realização de nefrotomia videolaparoscópica para a remoção de cálculo coraliforme em canino é apresentada na Figura 16.11.

▪ Ureterotomia/ureteroplastia

Ureterotomia é realizada para remoção de cálculos obstrutivos, sendo indicada quando a obstrução é identificada e concomitantemente aparecem sinais de hidrouréter e/ou hidronefrose. Dependendo do tamanho do animal, a remoção do cálculo pode ser realizada utilizando um ureteroscópio.

O procedimento deve ser realizado com cuidado, pois pode causar o extravasamento de urina no pós-operatório e formação de estenose ureteral. A magnificação do recurso videocirúrgico é importante para identificação exata do local de dilatação, abertura cirúrgica e posterior ureteroplastia.

Procedimento cirúrgico

Recomenda-se posicionar o animal em decúbito lateral esquerdo para acessar o ureter direito ou decúbito lateral direito para o acesso ao ureter esquerdo, mantendo-se campos enrolados sob o flanco para melhor exposição do ureter e afastamento das vísceras abdominais.

Pela técnica aberta é realizada incisão de 11 mm, paramediana e em região hipogástrica, e um portal de 10 mm é introduzido na cavidade abdominal. A cavidade abdominal é insuflada com CO_2 medicinal até alcançar a pressão de 12 mmHg e então sob visualização direta do endoscópio rígido, podendo-se utilizar o 10 mm e 0°, contudo, ópticas anguladas podem possibilitar melhor detalhamento durante a ureterorrafia.

Introduzem-se outros dois portais de 5 mm em triangulação ao primeiro portal. Localiza-se a região ureteral acometida pela dilatação e, se necessário, disseca-se ao redor do ponto de obstrução utilizando tesoura Metzenbaum ou pinça Maryland. A posição ideal para a abertura com o bisturi é escolhida e geralmente a incisão é feita caudalmente ao local de obstrução, sendo o cálculo ordenhado até a abertura da ureterotomia. Realiza-se incisão transversal ou longitudinal no ureter proximal dilatado para a remoção do cálculo (Figura 16.12). No entanto, nas ureterotomias transversais a tensão na linha de sutura é menor e a cicatrização pode ser mais rápida. É recomendada, após a remoção do cálculo, a passagem de um cateter flexível para a sondagem proximal e distal do ureter, seguida de lavagem com solução fisiológica de NaCl a 0,9% para certificar-se de que todos os cálculos foram removidos e que o ureter é patente. Para a oclusão do ureter utiliza-se padrão de sutura isolada simples e fio absorvível sintético monofilamentar 5-0 a 7-0.

Quando o ureter não estiver dilatado e, se houver probabilidade de formação de estenose, realiza-se incisão longitudinal ao longo dos cálculos para fechar a incisão de uma forma transversal. Isso reduz significativamente a chance de causar estenose. Caso o ureter seja danificado, recomenda-se realizar uma ressecção e anastomose utilizando padrão de sutura isolado simples e fio absorvível sintético monofilamentar 5-0 a 7-0.

▪ Ureterocistoplastia

A ureterocistoplastia é recomendada principalmente nos casos em que o fluxo retrógrado de urina, da bexiga para o trato urinário superior, é um evento anormal, conhecido como refluxo vesicoureteral (RVU). Este distúrbio é resultante de uma deficiência anatômica intrínseca da junção ureterovesical, ou da elevação anormal da pressão vesical, devido à obstrução vesicoureteral mecânica ou disfuncional. Em medicina veterinária o seu diagnóstico geralmente é alcançado por meio da ultrassonografia abdominal associada a sinais de hidronefrose e/ou hidrouréter localizado junto à junção vesicoureteral.

O diagnóstico do refluxo vesicoureteral ainda é controverso em animais, e na medicina humana ocorre em incidência elevada em crianças, que na grande maioria das vezes compensam o distúrbio já nos primeiros anos de vida sem a necessidade de intervenção cirúrgica. Com isso, ainda não se sabe até que ponto a intervenção cirúrgica é efetiva para todos os casos em animais.

Procedimento cirúrgico

As técnicas cirúrgicas de correção para o refluxo vesicoureteral têm o objetivo de criar ou alongar o túnel da submucosa ureteral. Recomenda-se posicionar o animal em decúbito dorsal para acessar ambas as junções vesicoureterais, esquerda e direita.

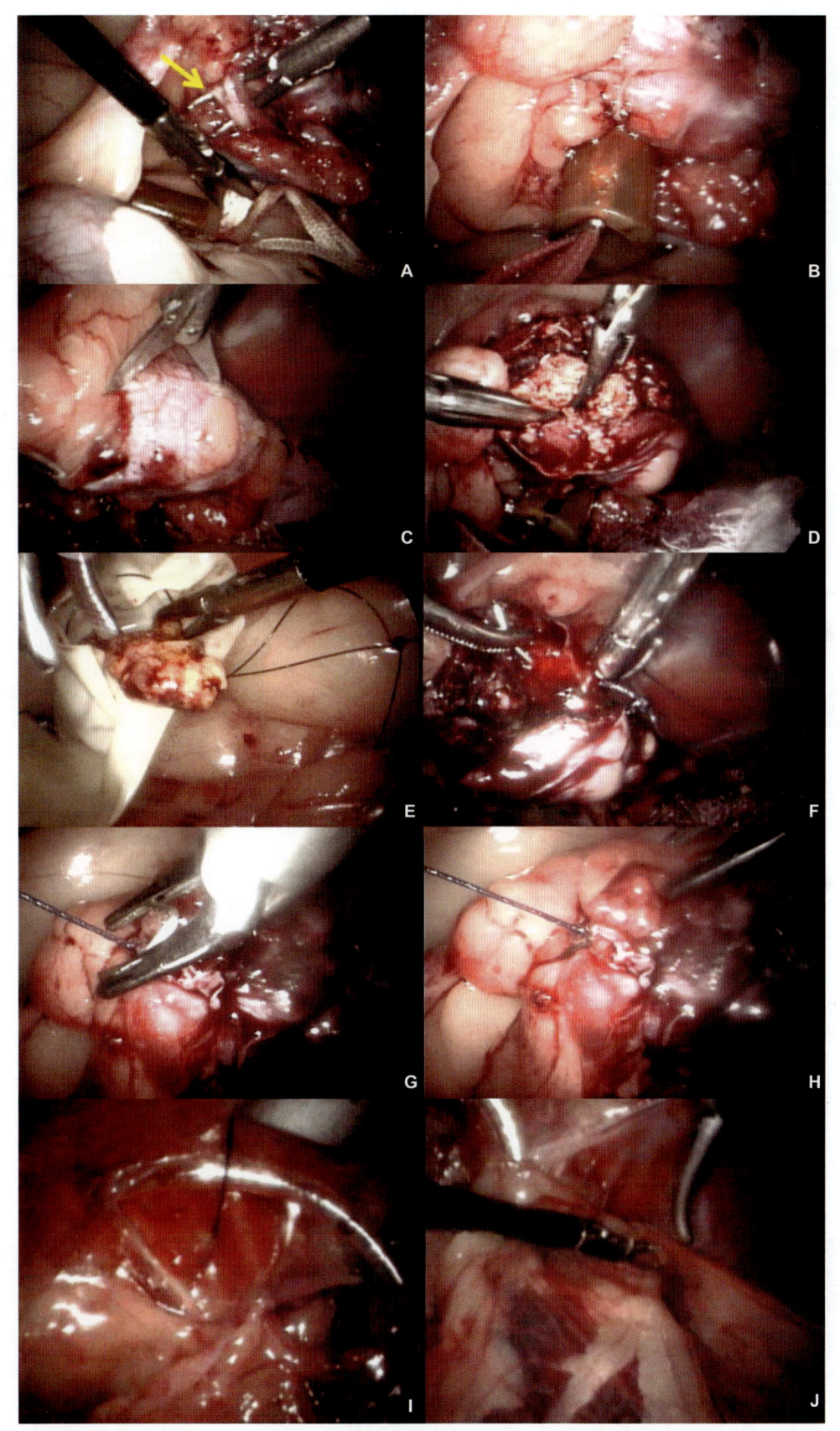

Figura 16.11 Representação dos principais momentos do procedimento de nefrotomia videolaparoscópica para remoção de cálculo coraliforme em cadela. **A.** Dissecção de artéria e veia renal (seta amarela) para posterior colocação de torniquete de Rumel. **B.** Torniquete de Rumel posicionado nos vasos renais. **C.** Início da nefrotomia realizada com tesoura Metzenbaum. **D.** Remoção do cálculo coraliforme com auxílio de pinças Kelly. **E.** Colocação do cálculo renal em saco para remoção de tecidos, confeccionado com dedo de luva e fio de náilon. **F.** Início da nefrorrafia com sutura intracorpórea com auxílio de porta-agulha e contraporta-agulha. **G** e **H.** Finalização da síntese do último ponto da nefrorrafia com a aplicação de clipe de titânio em vez de nós, com o objetivo de reduzir o tempo de isquemia renal. Procede-se na sequência à omentalização sobre a nefrorrafia. **I.** Visualização do dreno de sucção colocado de forma transparietal. **J.** Omentalização realizada sobre o dreno de sucção.

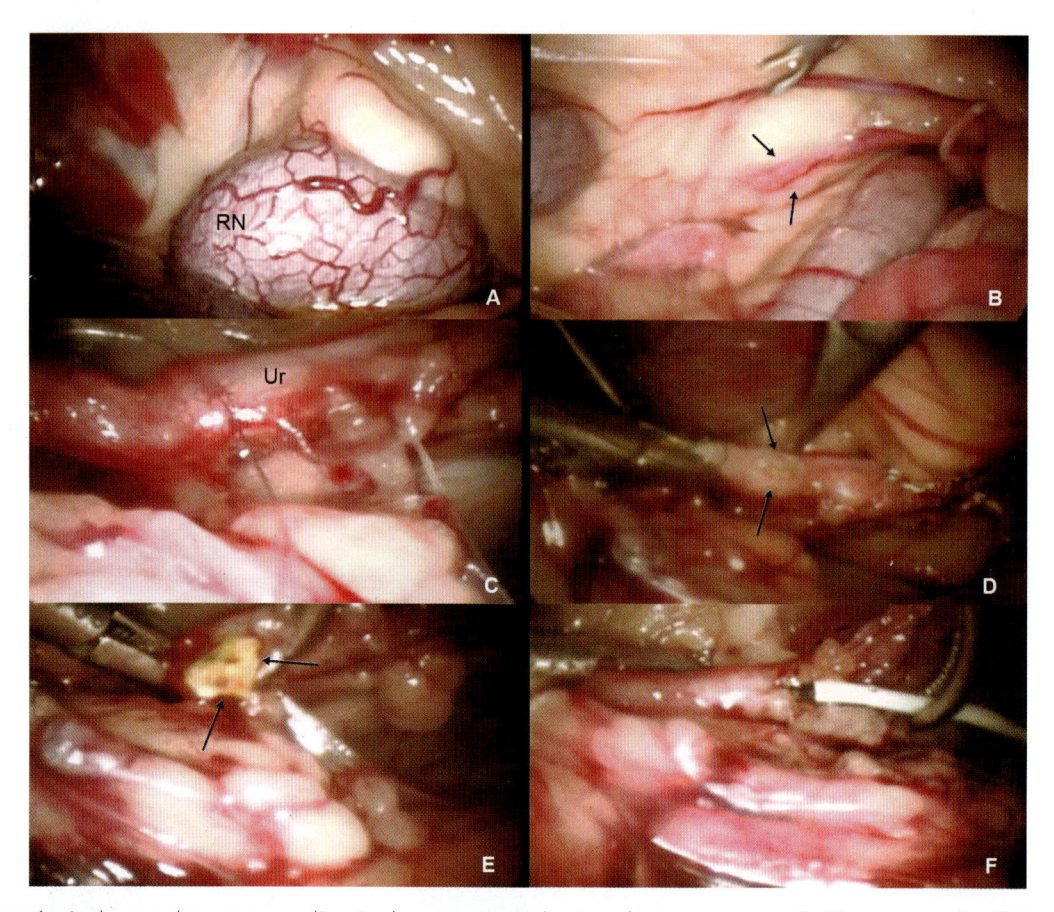

Figura 16.12 Sequência de manobras para a realização de ureterotomia/ureteroplastia em canino. **A.** Observa-se o rim (RN) com neovascularização, que se encontrava dilatado. **B.** Verifica-se a porção do ureter caudal ao local de obstrução, que não apresentava dilatação. **C.** Observa-se o local de obstrução pelo o cálculo no ureter (ur). **D.** Promoveu-se incisão longitudinal no ureter com lâmina de bisturi nº 11 (setas), em posição levemente caudal ao ponto de obstrução. **E.** Retirada do cálculo demarcado pelas setas. **F.** Após a retirada, promove-se a sondagem do ureter para posterior lavagem do seu lúmen.

Realiza-se incisão pré-umbilical de aproximadamente 11 mm por meio da qual é posicionado um portal de 10 mm pela técnica aberta, possibilitando a insuflação da cavidade com CO_2 medicinal até a pressão de 12 mmHg. Outros dois portais de 5 mm são posicionados em triangulação nas paredes abdominais laterais. A bexiga e a comunicação vesicoureteral dos lados direito e esquerdo são acessadas e verifica-se a região de dilatação ureteral. Nesses pacientes o ureter pode apresentar inserção em um ângulo de aproximadamente 90º com a bexiga. Para a correção cirúrgica, a inserção ureterotrigonal é preservada, e o ureter terminal é fixado por meio da criação de um túnel submucoso de aproximadamente 3 cm produzido

com tesoura Metzenbaum e pinça Maryland. Para a produção do túnel submucoso é realizada sutura padrão interrompido simples com fio absorvível sintético monofilamentar 3-0 a 5-0. Após a obtenção desse túnel, recomenda-se realizar a omentalização utilizando fio absorvível sintético monofilamentar 3-0 e pontos isolados simples (Figura 16.13).

Geralmente o refluxo vesicoureteral está relacionado com a presença de infecção do trato urinário e pielonefrite. Sua prevalência em pequenos animais ainda não foi relatada, somente estudos em cães foram executados visando ao aprimoramento e à comparação do método de sutura manual à técnica com uso de clipes de titânio para realização da ureterocistoplastia laparoscópica.

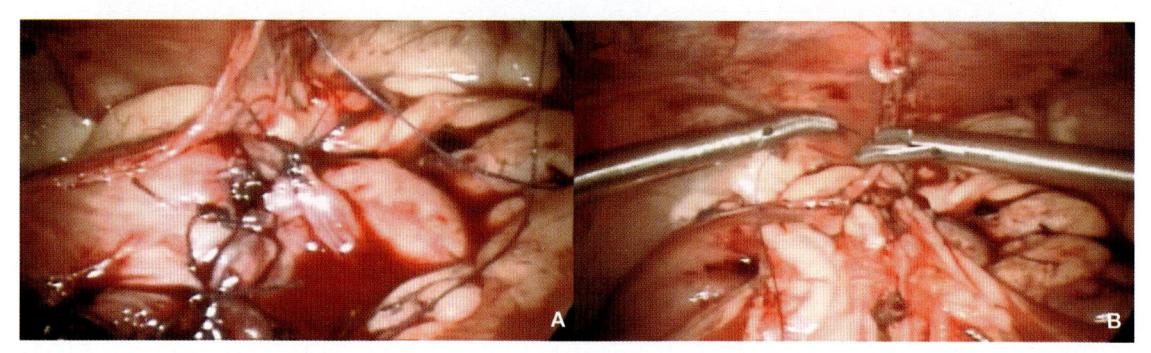

Figura 16.13 Canino, macho, 3 meses, apresentando refluxo vesicoureteral tratado cirurgicamente via abordagem laparoscópica. **A.** O ureter distal foi recoberto por meio da confecção de um túnel submucoso longo com pontos isolados simples utilizando fio de poliglactina 910 3-0. **B.** Etapa final de omentalização realizada sobre a linha de sutura na vesícula urinária, utilizando padrão isolado simples e fio de poliglactina 910 3-0.

Reimplante ureterovesical

As técnicas de reimplantes ureterovesicais podem ser realizadas de modo intravesical ou extravesical. A técnica de sutura extravesical apresenta melhores resultados quando comparada à técnica intravesical, sendo escolhida para pequenos animais. Recomenda-se a realização da técnica extravesical de reimplante ureterovesical nos casos de estenose ureteral, refluxo vesicoureteral, traumas ou neoplamas de ureter ou bexiga e ureteres ectópicos.

No local do reimplante ureterovesical pode haver extravasamento de urina no pós-operatório e formação de estenose ureteral, além de deiscência da sutura. É recomendado o acompanhamento pós-operatório com a realização de ultrassonografia abdominal, urografia excretora e exames bioquímicos de perfil renal (ureia e creatina) durante as primeiras semanas.

Procedimento cirúrgico

Para o posicionamento do animal indica-se colocá-lo em decúbito dorsal para acessar ambas as junções vesicoureterais, esquerda e direita.

Inicialmente, realiza-se um acesso de 11 mm, pela técnica aberta, sob a cicatriz umbilical, e estabelece-se o pneumoperitônio utilizando CO_2 medicinal até alcançar a pressão de 12 mmHg. Sob visualização direta do endoscópio de 10 mm de 0° são colocados mais dois portais de 5 mm em triangulação ao primeiro portal em direção à vesícula urinária.

O uso de duas suturas na fixação da parede vesical lateral ao músculo psoas, recomendado por alguns autores, aumenta as chances de mantê-la posicionada e pode facilitar o acesso à parede ventral para realização da incisão. Contudo, não se configura como manobra indispensável. Para realização da técnica de sutura extravesical, deve-se realizar uma incisão abrangendo as camadas muscular e submucosa no ápice da vesícula urinária para expor a mucosa. Espatula-se a extremidade distal do ureter, realizando uma incisão na mucosa vesical de comprimento igual ao da incisão espatulada do ureter. Aplicam-se duas suturas iniciais, padrão isolado simples utilizando fio absorvível sintético monofilamentar 6-0 a 8-0, entre o ureter proximal localizado na porção final da espatulação e a posição cranial da incisão da mucosa vesical, e outra entre a extremidade distal do ureter e caudal da incisão da mucosa da bexiga. Outras suturas, utilizando o mesmo tipo de fio e padrão, são dispostas ao redor de toda borda remanescente do ureter até que haja uma coaptação adequada. Utilizando fio absorvível sintético monofilamentar 5-0, a incisão seromuscular da bexiga é ocluída com pontos padrão isolado simples.

Cistopexia

A cistopexia pode ser realizada preventivamente para evitar casos de recidiva de hérnias perineais, quando o animal apresentar incontinência urinária, além de ajudar a evitar prolapsos e/ou hiperplasia vaginal.

Deve-se tomar o cuidado para fixar a vesícula urinária o mais próximo da posição anatômica, para que esta não fique incontinente ou haja dificuldade para que o ureter consiga drenar adequadamente a urina.

Procedimento cirúrgico

Para o posicionamento do animal, indica-se colocá-lo em decúbito dorsal para se ter acesso à porção ventral da vesícula urinária e para manter a referência anatômica do ligamento vesical mediano e dos ligamentos laterais da bexiga.

Realiza-se um acesso de 11 mm, pela técnica aberta, sob a cicatriz umbilical e estabelece-se o pneumoperitônio utilizando CO_2 medicinal até alcançar a pressão de 12 mmHg. Por meio da visualização direta do endoscópio de 10 mm e 0°, são posicionados mais dois portais de 5 mm em triangulação ao primeiro portal em direção à vesícula urinária.

Após ser localizada, a vesícula urinária pode ser fixada ao músculo oblíquo abdominal interno através de alguns pontos, em padrão isolado simples, dispostos nas suas porções ventrocranial e ventrolateral, utilizando-se um porta-agulhas e um contraporta-agulhas videocirúrgicos. Recomenda-se utilizar fio não absorvível monofilamentar 3-0 com agulha cilíndrica. Após dispor alguns pontos de fixação, é necessário verificar se ela permanece próxima a sua posição anatômica.

Existe a opção de se realizar a técnica de cistopexia de forma videoassistida utilizando um endoscópio com canal de trabalho ou com dois portais abdominais. Nesse último caso, o acesso é obtido na região abdominal caudal, linha média nas fêmeas ou lateral direita e/ou esquerda em machos. A vesícula urinária é localizada e apreendida utilizando uma pinça Babcock e fixada aos músculos oblíquos abdominais externo e interno por meio de suturas seromusculares isoladas simples e fio não absorvível monofilamentar 3-0 com agulha cilíndrica pela técnica convencional.

Cistolitectomia

Preparação pré-operatória

Como se trata de procedimento no qual será necessária a exposição do lúmen vesical no transoperatório, com consequente escape de urina (mesmo que em pequena quantidade), indicam-se alguns manejos pré-operatórios específicos visando reduzir o risco de peritonite. Além disso, é necessário dispor de estudos radiológicos em diferentes posições para a contagem dos cálculos, condição de suma importância durante a remoção dos urólitos da cavidade, já que frequentemente são fragmentados no interior do saco extrator. Quando fragmentados dessa maneira, impossibilita-se a contagem do número de litíases removidas após a exposição do saco extrator da cavidade. Assim, a certificação de que todos os cálculos foram retirados deve ser alcançada ainda durante o decorrer da etapa laparoscópica.

Rotineiramente os autores iniciam a antibioticoterapia três dias antes do procedimento, fundamentando a escolha do protocolo terapêutico, sempre que possível, nos resultados do antibiograma e da cultura bacteriana. Nos casos em que não se dispõe do isolamento do agente associado à infecção urinária, procura-se conduzir antibioticoterapia de amplo espectro com atuação em bactérias gram-positivas e gram-negativas. Dentre as associações farmacológicas possíveis, o emprego de ampicilina sódica e enrofloxacino tem demonstrado bons resultados. O uso dos antibióticos escolhidos deverá ser prolongado por cinco a sete dias do pós-operatório.

No dia da cirurgia, após a indução anestésica e posicionamento do animal em decúbito dorsal, realizam-se a cateterização uretral retrógrada e a lavagem exaustiva da vesícula urinária, até que o líquido drenado apresente-se macroscopicamente límpido, independentemente do volume necessário para se alcançar essa condição. Utiliza-se inicialmente a lavagem com solução de polivinilpirrolidona-iodo (PVP-I) a 0,1%, substituindo-se esse preparado por soluções hidreletrolíticas balanceadas como o Ringer lactato de sódio ou NaCl a 0,9%.

O emprego de solução hidreletrolítica pura visa, além de reduzir a contagem bacteriana e remover os debris e microcálculos, retirar ao máximo o PVP-I que poderá entrar em contato com o peritônio por ocasião da exposição da mucosa vesical. Não existem evidências científicas quanto à melhor solução a ser utilizada para este propósito.

Dentre as sondas disponíveis, prioriza-se o uso da Foley, a qual terá seu *cuff* preenchido com solução de NaCl 0,9% em quantidade condizente com o tamanho do cateter. Mantém-se o sistema de drenagem vesical fechado para minimizar o volume residual transoperatório. A sondagem vesical será mantida por três dias no pós-operatório, com o intuito de facilitar a micção e reduzir a tensão sobre as bordas da ferida suturadas.

Procedimento cirúrgico

A remoção de cálculos vesicais por cirurgia laparoscópica pura requer a utilização de três portais em triangulação, mantendo-se o animal em decúbito dorsal. O portal óptico será alocado na linha média ventral pós-umbilical ou na própria cicatriz umbilical, dependendo das dimensões do paciente. Junto à mão dominante do cirurgião, será posicionado portal de 10 mm para facilitar a colocação de remoção dos implantes agulhados para a sutura, além de ser posteriormente utilizado para a passagem do saco para a remoção de tecidos. De acordo com o tamanho do(s) urólito(s), pode ser necessário posicionar o paciente em Trendelenburg para facilitar as etapas de cistotomia e cistorrafia.

A vesícula urinária com litíase (assim como em casos de cistites crônicas de outras origens) tende a apresentar-se espessada e bastante irrigada (Figura 16.14). Inicialmente, realiza-se a secção do ligamento mediano da bexiga junto a sua inserção na linha média ventral, evitando-se que permaneça uma "cortina" de tecido que tende a dificultar a visão durante o procedimento. Escolhe-se uma região menos vascularizada na superfície ventral do órgão nas imediações do ligamento mediano, para posterior cistotomia (Figura 16.15). Cabe ressaltar que não é necessário abordar o lúmen vesical pela superfície dorsal da vesícula, e que a opção por esse acesso tornaria o procedimento mais difícil e demorado.

A cistotomia pode ser alcançada preferencialmente com tesoura Metzenbaum reta ou bisturi ultrassônico. Mesmo que a lesão colateral associada ao uso de bisturi ultrassônico seja reduzida (vide Capítulos 10 e 11), a incisão com tesoura sem

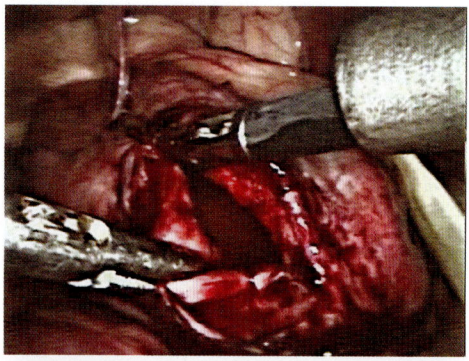
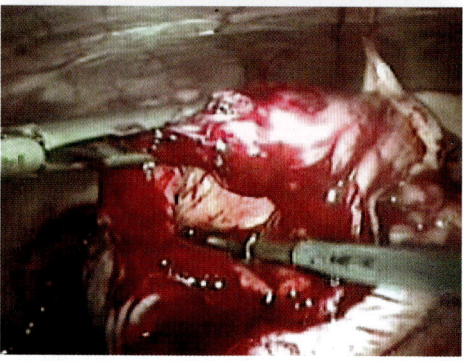

Figura 16.15 Cistotomia laparoscópica para o manejo de litíase vesical em dois diferentes cães utilizando tesoura Metzenbaum sem associação a nenhuma fonte de energia (incisão "a frio"). Durante o acesso vesical, verifica-se considerável espessamento das camadas teciduais do órgão e hemorragia em lençol proveniente das bordas da ferida.

associação a nenhuma fonte energética (incisão "a frio") é a opção que tende a ser menos lesiva às bordas da ferida. Por outro lado, o acesso com a Metzenbaum causa hemorragia em lençol transitória, que tende a ser clinicamente insignificativa e autolimitante. Quando a aplicação de algum método de hemostasia junto às bordas teciduais é necessária, indica-se utilizar compressão com torunda de gaze e evitar a aplicação de eletrocirurgia monopolar.

Assim que se obtém o acesso através da mucosa, podem-se intercalar as manobras de incisão com a de aspiração da cavidade vesical. Uma vez obtido o acesso, realiza-se abundante lavagem da vesícula urinária seguida da aspiração, preferencialmente sem maiores perdas de conteúdo para a superfície peritoneal.

Anteriormente à retirada dos cálculos, está indicada a colocação do saco para a remoção de tecidos através da ferida utilizada para o portal de trabalho de maior diâmetro. As manobras indicadas para a colocação e retirada deste dispositivo são detalhadamente descritas no Capítulo 10. Após o reposicionamento do portal, o saco é colocado ao lado da vesícula urinária com a sua abertura voltada para a óptica. Munido de duas pinças de trabalho, os cálculos são removidos um a um e diretamente colocados no interior do saco para se evitar perda de material na cavidade (Figura 16.16). Deve-se ter cuidado para não apertar demasiadamente a superfície do cálculo durante a sua apreensão para que não seja fragmentado, dificultando essa etapa e aumentando o risco de perda de material no abdome. Instrumentos com ponta curva geralmente se prestam melhor que os de extremidade reta para fixar as litíases. Como alternativa para casos de litíases não muito extensas, pode-se utilizar um dedo de luva como saco extrator. Consulte o Capítulo 10 para saber mais detalhes quanto ao uso desse dispositivo. Cabe ainda ressaltar que nos casos nos quais se

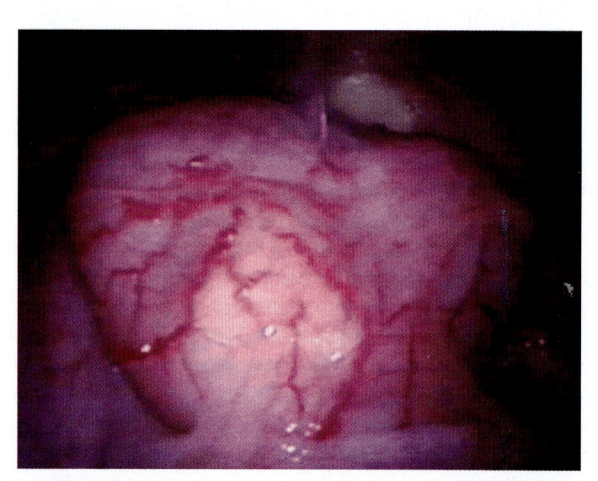

Figura 16.14 Visualização laparoscópica da vesícula urinária de cão com litíase vesical. Sem necessidade de manipulação do órgão, é possível observar abundante irrigação superficial da vesícula urinária associada à cistite.

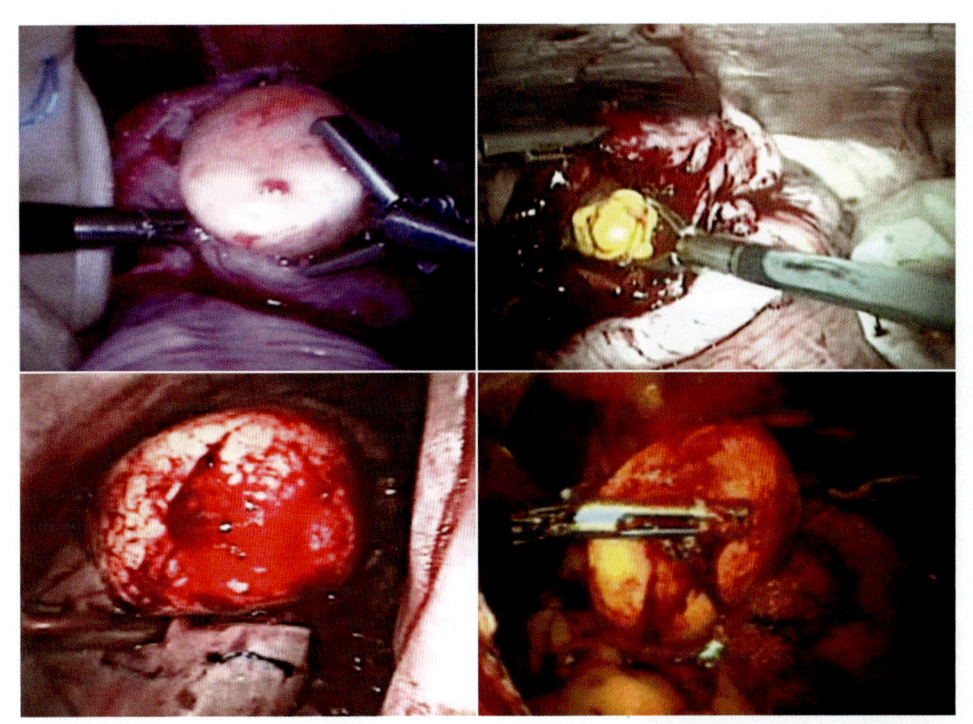

Figura 16.16 Diferentes apresentações de litíases vesicais em cães. Procura-se "ensacar" as litíases na medida em que vão sendo removidas do lúmen vesical.

espera mudança de posicionamento do paciente, na existência de numerosos cálculos ou de litíases pequenas, uma manobra interessante consiste em clipar o fio junto às bordas do saco para mantê-lo fechado e, consequentemente, evitar a perda de material no abdome durante o transoperatório.

A sonda uretral é exposta através da ferida de acesso, possibilitando maior exploração do lúmen do órgão por meio do endoscópio, que nesta etapa estará posicionado no interior da vesícula urinária. Inspeciona-se cuidadosamente a cavidade vesical até a abertura da uretra. Para tanto, é indicado se dispor de óptica de 30°. A sonda uretral é retraída até a mucosa membranosa, tornando possível a lavagem retrógrada com solução hidreletrolítica balanceada.

Após a certificação da inexistência de litíases ou fragmentos de cálculos no interior da vesícula, será iniciada a etapa de cistorrafia. Para tanto, os autores utilizam fio absorvível sintético 2-0 a 3-0 com agulha cilíndrica de tamanho compatível com o paciente operado. Dentre as opções, preferem utilizar a polidioxanona e, como segunda escolha, a poliglactina 910 com cobertura antimicrobiana. Independentemente da natureza do implante, indica-se que a sutura se estenda do peritônio até a submucosa, evitando-se adentrar a mucosa com o objetivo de reduzir o risco de recidiva da doença. O uso de fios não absorvíveis sintéticos e de agulhas triangulares ou triangulares reversas é contraindicado. Caso um implante não absorvível adentre a camada mucosa, haverá considerável risco de formação de cálculos.

Para a cistolitectomia convencional de cães, indica-se na literatura que o uso de sutura contínua simples abrangendo todas as camadas do órgão é segura para a cistorrafia. Na cistolitectomia laparoscópica, os autores preferem empregar dupla camada de sutura contínua, já que a distribuição dos pontos de entrada e saída do implante tende a não ser tão uniforme quanto a obtida pelo método convencional. Utiliza-se, rotineiramente, uma camada contínua simples, abrangendo da serosa à submucosa, sobreposta por uma Lembert con-

tínua, que envolve a serosa e a muscular. A sutura contínua simples se torna bastante apropriada por ser mais hermética que o padrão interrompido simples (prevenindo o deslocamento de líquido e ar), por ser de rápida execução e por possibilitar menor permanência de material implantado entre as camadas suturadas. Pode-se optar pelo padrão de Lembert contínuo em detrimento ao isolado de natureza similar, para reduzir o tempo operatório e a dificuldade técnica associada à confecção dos nós intracorpóreos. O padrão de Cushing também é opção interessante, contudo, costuma ser aplicado de maneira mais difícil que o Lembert contínuo, pois os instrumentos utilizados na sutura tendem a se apresentar lateralmente nas bordas da ferida de acesso vesical, facilitando o posicionamento transversal da agulha em relação à ferida. No padrão Cushing é necessário posicionar a agulha paralelemente à ferida de acesso, condição que tende a ocasionar maior manipulação e movimentação da vesícula. Os detalhes quanto à execução de suturas laparoscópicas encontram-se descritos no Capítulo 12.

Indica-se dispor de implante de aproximadamente de 2,5 a três vezes o tamanho do comprimento da ferida para cada camada de sutura. Uma forma fácil (e geralmente efetiva) de medir o comprimento necessário consiste em considerar o tamanho do redutor universal ou da própria cânula de trabalho, salvaguardados os casos de animais muito pequenos ou grandes. A agulha pode ser posicionada no abdome através do redutor ou da própria parede abdominal quando aplicada transparietalmente, sendo essa última condição geralmente reservada para os animais pequenos.

A primeira camada de sutura (contínua simples) é iniciada no ponto mais caudal da ferida para facilitar a exposição das bordas e o posicionamento da agulha no transcorrer da oclusão tecidual (Figura 16.17). No encerramento da contínua, testa-se a oclusão quanto a sua condição hermética, aplicando-se solução hidreletrolítica balanceada através da sonda. Em caso de extravasamento, realiza-se sutura interrompida simples no

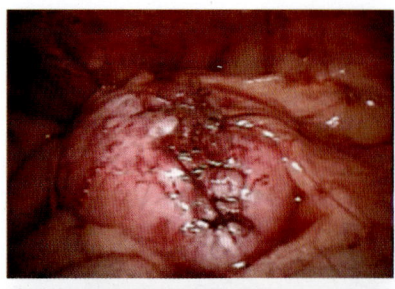

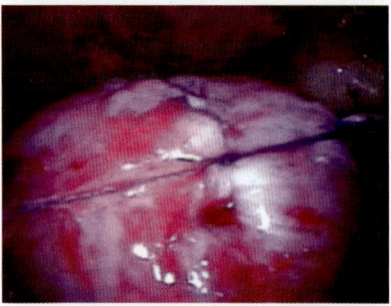

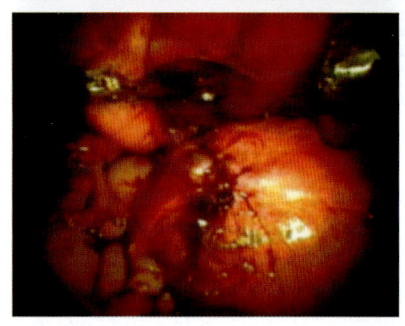

Figura 16.17 Aspecto da primeira camada de sutura na cistorrafia laparoscópica em três diferentes cães com litíases vesicais. Indica-se o padrão contínuo simples, buscando-se obter adequada condição hermética e redução das dificuldades técnicas associadas à aplicação de padrões interrompidos.

ponto de escape. Após o encerramento da primeira camada, inicia-se a segunda (seromuscular) também no ponto mais caudal da ferida, de tal maneira que, ao seu término, o implante utilizado na primeira etapa de oclusão não possa ser visualizado (Figura 16.18).

A cavidade é amplamente irrigada e aspirada até que a solução drenada apresente-se translúcida. Realiza-se então a omentopexia sobre toda a superfície vesical ventral, fixando o epíploon com alguns pontos interrompidos simples abrangendo as camadas serosa e muscular do órgão.

Na sequência, a borda do saco extrator é trazida até a ferida de maior diâmetro, preferencialmente a da linha média ventral. Externamente à cavidade os cálculos são fragmentados e removidos do abdome com extremo cuidado para não romper

o dispositivo. Por se tratar de material de alta resistência, ao empregar saco extrator comercialmente disponível para espécimes que serão fragmentados no interior da cavidade, pode-se utilizar alicate de ponta fina esterilizado com o intuito de poupar o instrumental convencional durante a fragmentação da litíase.

Pós-operatório

A antibioticoterapia é mantida por mais 5 a 7 dias. Indica-se manter a administração por 3 dias além do momento em que os resultados clínicos e de exames complementares demonstram o desaparecimento dos sinais de infecção.

Não está determinado qual o tempo ideal de manutenção da sonda urinária no pós-operatório da cistolitectomia laparoscópica. Os autores têm utilizado o cateter por 3 dias, em sistema fechado, para facilitar a drenagem da urina e de possíveis coágulos e debris, reduzindo a pressão sobre a área da cistorrafia. Assim como no pós-operatório da cistolitectomia convencional, é necessária análise qualitativa e quantitativa dos cálculos para a aplicação de manejo medicamentoso (quando necessário) e dietético, buscando-se o ajuste do pH urinário na tentativa de reduzir a recidiva da doença. A cistolitectomia como abordagem isolada está associada a considerável risco de formação de novos cálculos (Figura 16.19).

Cistolitectomia videoassistida

Para cistolitectomia videoassistida, realizam-se as manobras pré-operatórias descritas no item anterior, incluindo a antibioticoterapia, preferencialmente baseada nos resultados do isolamento bacteriano e antibiograma.

O primeiro portal (óptico) é posicionado similarmente à descrita para a cistolitectomia laparoscópica. O local para introdução do segundo portal na área pré-púbica é escolhido em ponto específico no qual seja possível expor a vesícula urinária da cavidade, com ou sem prévia ampliação da ferida de acesso de acordo com o tamanho do paciente. Nesse local utiliza-se cânula de 10 mm e pinça Babcock, que possibilitará a apreensão e exposição da vesícula. É indicado expor completamente a vesícula para que toda a sua superfície possa ser adequadamente avaliada e para que não permaneça nenhum cálculo residual ou fragmentos de cálculos. A estabilização da bexiga exposta do abdome é obtida como o auxílio de duas suturas de arrimo fixadas por pinças hemostáticas convencionais.

A partir de então, pode-se basicamente proceder à cistolitectomia de duas maneiras, conforme o detalhamento que segue:

- Para os casos em que se dispõe de endoscópio rígido com canal de trabalho e nos quais a(s) litíase(s) é(são) de pequena(s) dimensão(ões), procede-se à minicistotomia na superfície ventral do órgão menos irrigada, por meio da qual será posicionada uma cânula no interior da vesícula, possibilitando a

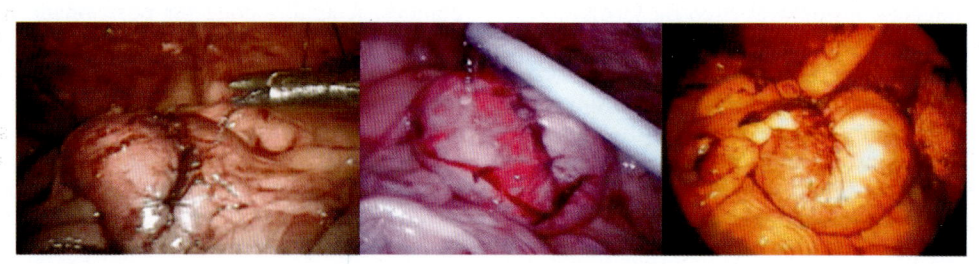

Figura 16.18 Segunda camada de sutura durante cistolitectomia laparoscópica nos mesmos animais da figura anterior. Após o término da oclusão, o(s) implante(s) utilizado(s) na primeira camada devem ficar sepultados sob a segunda.

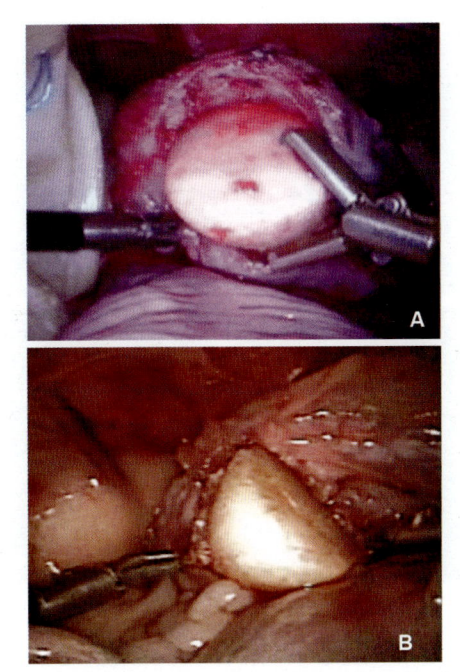

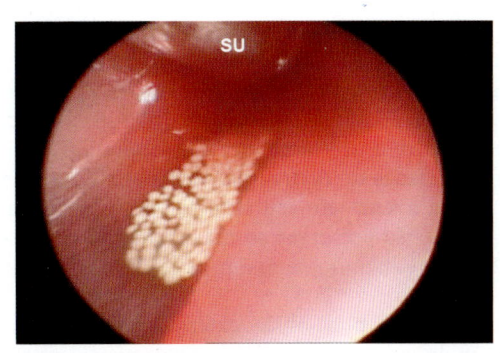

Figura 16.20 Visualização endoscópica de microcálculos no interior da vesícula urinária de cão através de portal óptico posicionado no interior do órgão. SU = sonda uretral.

Figura 16.19 Exemplo de um canino submetido à cistolitectomia laparoscópica havia 18 meses, cujos proprietários não seguiram as indicações de mudança de dieta. Como o animal voltou a apresentar a formação de urólitos, foi novamente submetido ao tratamento laparoscópico. Evidencia-se a semelhança entre os cálculos durante a primeira (**A**) e segunda (**B**) laparoscopias.

sua insuflação (Figura 16.20). A cânula é mantida na posição com a aplicação de sutura em bolsa de tabaco ao seu redor, sendo as pontas longas do fio fixadas à torneira de insuflação. Por sua vez, o endoscópio é colocado através da cânula, tornando possível minuciosa exploração da cavidade vesical. Uma pinça de apreensão posicionada no canal de trabalho da óptica será utilizada na remoção intermitente das litíases. Para manter a vesícula insuflada, o cateter vesical é mantido obstruído. Esse dispositivo também é utilizado na lavagem da bexiga e aspiração do líquido intraluminal, removendo assim pequenos cálculos. Após se certificar da inexistência de litíases, retira-se a cânula, irriga-se e aspira-se a cavidade vesical, procedendo por fim, à cistorrafia convencional em duas camadas conforme os preceitos trazidos no item anterior. A vesícula é reposicionada manualmente no interior da cavidade, sendo manipulada com cuidado para que não ocorram lesões adicionais na borda suturada. Ao se optar pela omentalização, se for necessário, pode-se reposicionar a vesícula no abdome (ainda com uma das suturas de arrimo em sua posição original) mantendo-se a ferida de acesso temporariamente ocluída com a mão não dominante do cirurgião. Insufla-se a cavidade abdominal através do portal óptico, possibilitando que a mão dominante apreenda a superfície do omento com pinça de trabalho convencional longa e atraumática, tal como uma DeBakey. O omento e a vesícula são exteriorizados pela ferida pré-púbica, possibilitando a omentalização pela técnica convencional. Por fim, as feridas abdominais são rotineiramente ocluídas

- Nos casos em que não se dispõe de óptica com canal de trabalho ou para litíases maiores que o diâmetro da cânula, pode-se realizar minicistotomia entre as suturas de arrimo, que são mantidas tracionadas pelo auxiliar. Utiliza-se então endoscópio de 5 mm (preferencialmente angulado) que é passado diretamente através da ferida, junto à borda cranial do acesso.

Sob visualização endoscópica, utiliza-se pinça de trabalho convencional para capturar as litíases. Promove-se irrigação seguida da aspiração do lúmen vesical através da ferida de acesso e da própria sonda posicionada na uretra. Após certificado quanto à inexistência de cálculos, promove-se a sequência de manobras descrita anteriormente.

▪ Uretrostomia pré-púbica videoassistida

Este procedimento de salvação foi inicialmente desenvolvido em coelhos para posterior aplicação em felinos, naqueles casos de obstrução uretral que não possibilitam resolução por meio de procedimentos menos radicais e que não envolvem o acesso abdominal. Apresenta-se assim, como alternativa segura e bastante efetiva à realização da uretrostomia pré-púbica convencional.

Essa cirurgia pode ser procedida em gatos utilizando portais de 3 mm e endoscópio rígido de 2,7 mm dispostos em triangulação, mantendo-se o animal em decúbito dorsal (Figura 16.21). Na ausência de uma óptica de 2,7 mm, pode-se utilizar portal óptico de 5 mm no mesmo posicionamento na linha média ventral. Pode ser necessário adotar a posição de Trendelenburg

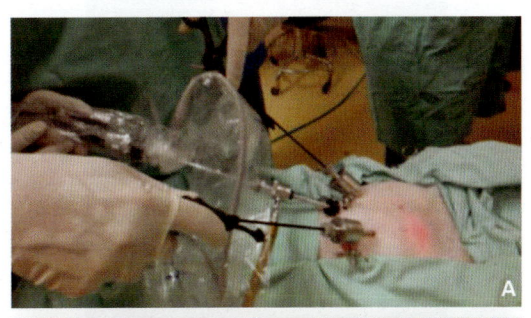

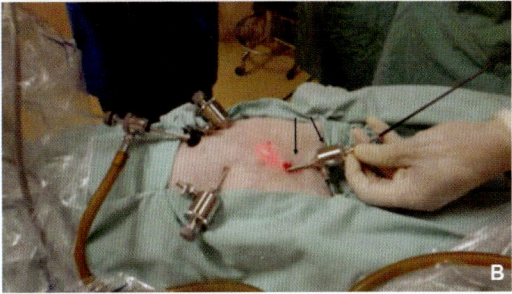

Figura 16.21 Posicionamento dos portais para a realização de uretrostomia pré-púbica em felinos (**A** e **B**). O quarto portal (setas) é introduzido somente após o isolamento da uretra pélvica (**B**).

para melhor exposição da uretra membranosa, principalmente em animais obesos. Munido de tesoura Metzenbaum e pinça Maryland, realiza-se a secção do ligamento mediano da bexiga junto a sua inserção nas imediações da linha alba. O tecido adiposo que envolve a uretra pélvica é delicadamente dissecado até as proximidades do diafragma pélvico, tendo o cuidado de expor a uretra apenas em seu aspecto ventral (Figura 16.22). Essa manobra visa preservar ao máximo a inervação e a irrigação uretral, reduzindo-se assim os riscos de incontinência urinária.

Palpa-se a área pré-púbica externamente à cavidade na busca do melhor local para posicionar o quarto portal (também de 3 mm), através do qual será alocada uma pinça atraumática que possibilitará a exposição da uretra pela ferida abdominal pré-púbica (Figura 16.23). Uma vez apreendida a uretra, promove-se a ampliação da ferida abdominal de acesso com lâmina de bisturi 11 ou 15, apoiando-se a lâmina sobre a cânula, agora posicionada paralelamente à linha média ventral. Cabe ressaltar que a extensão da lesão abdominal (assim como a da uretra) deverá ter o dobro ou 2,5 vezes o tamanho em que se pretende manter para a uretrostomia ao término do processo cicatricial. A extensão da ferida abdominal é levemente maior que a uretral.

A uretra é exposta pela ferida ampliada (Figura 16.24). Aplicam-se duas suturas de arrimo, cranialmente e caudalmente ao local no qual será realizada a uretrotomia longitudinal. Com instrumento convencional delicado, promove-se a incisão na linha média ventral uretral em todas as suas camadas, expondo a mucosa. Como variação da técnica original previamente proposta por T. M. Pinto em 2011, os autores deste capítulo não promovem a secção transversal da uretra.

A uretrostomia é iniciada com a aplicação de suturas que envolvem a parede uretral a partir da borda de acesso da uretra (incluindo a sua musculatura sem a mucosa) e o tecido subcutâ-

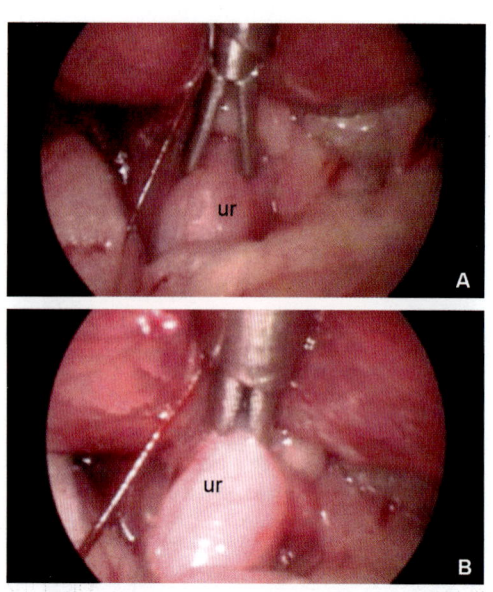

Figura 16.23 Apreensão da uretra pélvica com pinça laparoscópica de 3 mm a partir do portal pré-púbico, posicionado no local escolhido para a uretrostomia (**A** e **B**). Na sequência, procede-se a ampliação do acesso e exposição da uretra, dando-se início à etapa convencional do procedimento.

neo, em padrão interrompido simples ou contínuo simples com fio absorvível sintético 4-0 ou 5-0. Essa manobra visa reduzir a tensão sobre a próxima camada de sutura a ser aplicada, que envolverá a mucosa e a pele, buscando-se reduzir o risco de estenose pós-operatória.

Na sequência, a mucosa da uretra é suturada com a pele em pontos interrompidos simples, inicialmente realizados nos vértices da ferida uretral, utilizando-se fio não absorvível sintético monofilamentar 5-0 com agulha cilíndrica (Figura 16.25), tal como o polipropileno. É importante não

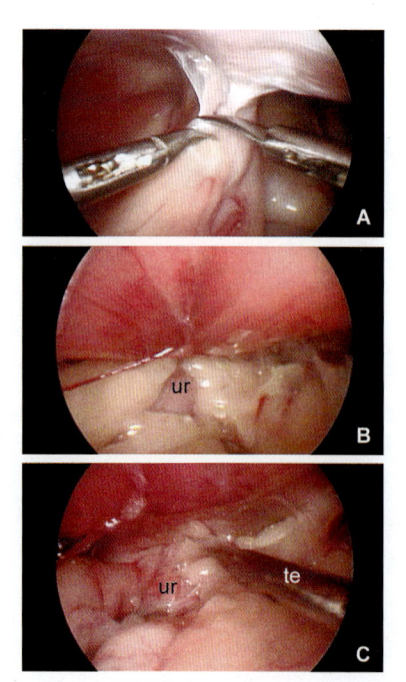

Figura 16.22 Secção do ligamento mediano da bexiga junto a sua inserção na parede abdominal ventral para melhor exposição da uretra pélvica (**A**). O tecido adiposo que circunda a uretra pélvica (ur) é dissecado junto à superfície ventral dessa estrutura, a fim de preservar ao máximo a sua irrigação e inervação (**B** e **C**). te = tesoura.

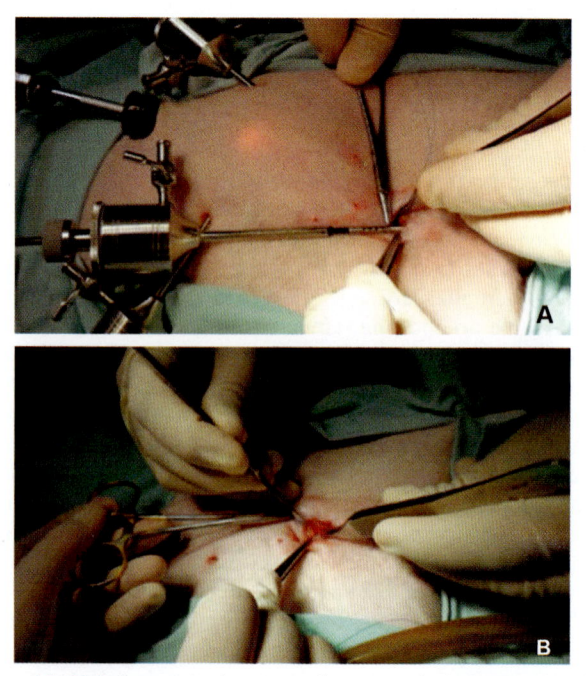

Figura 16.24 A. Exposição da uretra pélvica através da ferida pré-púbica ampliada. **B.** Aplicam-se duas suturas de arrimo, cranial e caudalmente a essa estrutura, respeitando-se os limites impostos para a ferida uretral que será promovida com lâmina de bisturi delicada.

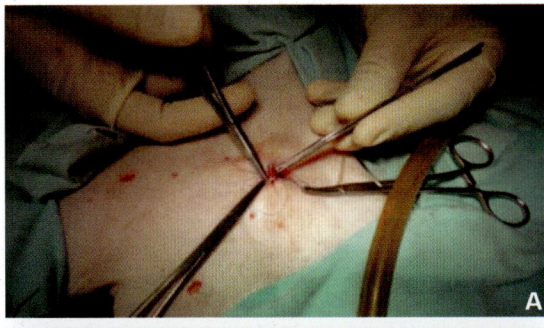

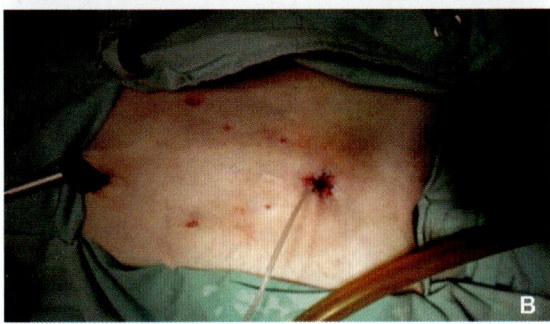

Figura 16.25 Etapa da uretrostomia pré-púbica realizada pelo método convencional. A primeira camada de sutura abrange a musculatura uretral e o tecido subcutâneo (**A**), reduzindo a tensão sobre a mucosa e pele. Essas camadas são posicionadas em padrão interrompido simples com fio não absorvível 5-0 munido de agulha cilíndrica, nesse caso, um implante de polipropileno (**B**).

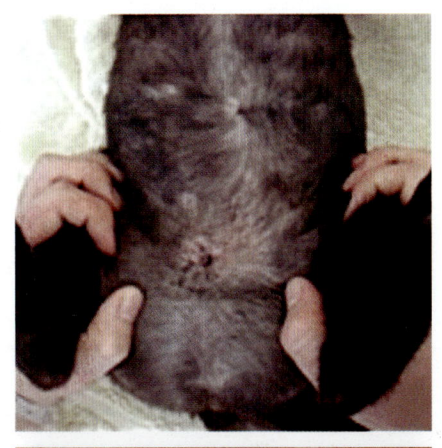

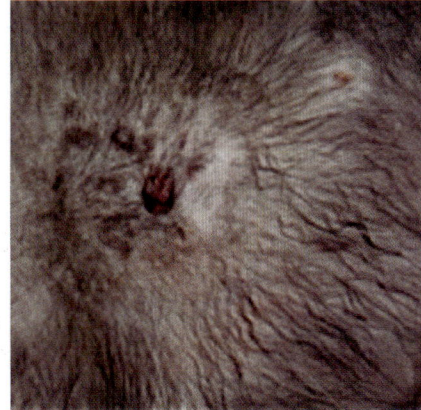

Figura 16.26 Aspecto macroscópico da uretrostomia pré-púbica em felino macho de 5 anos, que foi submetido ao procedimento laparoscópico videoassistido aos 30 dias decorridos da operação. Observa-se adequada cicatrização e manutenção da uretrostomia em tamanho apropriado. O animal encontrava-se continente e sem sinais clínicos de cistite.

utilizar agulha triangular ou triangular reversa para evitar lesões adicionais à delicada mucosa uretral para reduzir a deposição de tecido cicatricial.

No pós-operatório a antibioticoterapia de amplo espectro e a analgesia indicada para procedimentos com invasão peritoneal são mantidas. A sonda uretral é conservada pelo menor tempo possível a fim de reduzir os riscos de estenose e cistite ascendente. Rotineiramente a sonda é mantida no máximo por 24 h, sendo frequentemente removida em período menor, assim que o animal retoma a micção espontânea. Ao se manter uretrostomia de adequada extensão e com o mínimo de lesão à inervação uretral (Figura 16.26), espera-se que o animal conserve a continência no pós-operatório.

▶ Leitura sugerida

ABREU, S. C.; REGADAS, R. P.; CERQUEIRA, J. B. G. Nefrectomia radical laparoscópica – via transperitoneal: técnica. In: MARIANO, M. B; ABREU, S. C.; FONSECA, G. N. *et al. Videocirurgia em Urologia: Técnicas e Resultados.* São Paulo: ROCA, 2007. Capítulo 32, p. 263-268.

ADAMS, D. R. Hembra. In: _____. *Anatomía Canina: estudio sistémico.* Zaragoza: Acribia, 1988. p. 255-268.

ARAP, S. The extravesical antireflux plasty: statistical analysis. *Urol Inter*, 1971; 26, p. 241-251.

BERENT, A. C. Ureteral obstructions in dogs and cats: a review of traditional and new interventional diagnostic and therapeutic options. *J of Vet Emerg and Crit Care*, vol. 21, p. 86-103, 2011.

CARVALHAL, E. F.; RUBISTEIN, M. Nefrectomia radical laparoscópica – via retroperitoneal: técnica. In: MARIANO, M. B; ABREU, S. C.; FONSECA, G. N. *et al. Videocirurgia em Urologia: Técnicas e Resultados.* São Paulo: ROCA, 2007. Capítulo 33, p. 269-274.

CENDRON, M.; SANT, G. R.; KLAUBER, G. T. Ureteral Pathophysiology. In: SANT, G. R. *Pathophysiology Principles of Urology*, Blackwell Scientific Publications, 1994. Capítulo 3, p. 61-92.

CHRISTENSEN, G. C. The urogenital system and mamary glands. In: MILLER, M. E.; CHRISTENSEN, G. C.; EVANS, H. E. *Anatomy of the Dog.* Philadelphia: W.B. Saunders, 1964. p. 779-798.

CHRISTIE, B. A. Anatomy of the urinary tract. In: SLATTER, D. *Textbook of Small Animal Surgery.* 2. ed. Philadelphia: W.B. Saunders, 1993. p. 1368-1383.

CHRISTIE, B. A.; BJORLING, D. E. Kidneys. *Textbook of Small Animal Surgery.* 2. ed. Philadelphia: W.B. Saunders, 1993. p. 1428-1441.

DÉNES, F. T., ARAP, S. Refluxo vesicoureteral em crianças. *Jornal de Pediatria*, 1995. Capítulo 71, p. 183-218.

DUARTE, R. J.; MITRE, A. I. Nefrectomia laparoscópica: técnicas e resultados. In: MARIANO, M. B; ABREU, S. C.; FONSECA, G. N. *et al. Videocirurgia em Urologia: Técnicas e Resultados.* São Paulo: ROCA, 2007. Capítulo 14, p. 111-118.

DYCE, K. M.; SACK, W. O.; WENSING, C. J. G. O aparelho urogenital. In: _____. *Tratado de Anatomia Veterinária.* 2. ed. Rio de Janeiro: Guanabara Koogan, 1997. p. 133-164.

ELLENPORT, C. R. Aparelho urogenital do carnívoro. In: GETTY, R. *Sisson/Grossman: anatomia dos animais domésticos.* 5. ed. Rio de Janeiro: Guanabara Koogan, 1986. p. 1481-1493.

EVANS, H. E.; LAHUNTA, A. Abdome, pelve e membro pélvico. In: _____. *Miller: guia para dissecção do cão.* 3. ed. Rio de Janeiro: Guanabara Koogan, 1994. p. 100-151.

FOSSUM, T. H. Cirurgia da bexiga e da uretra. In: _____. *Cirurgia de Pequenos Animais.* São Paulo: Roca, 2002. p. 533-570.

FOSSUM, T. H. Cirurgia do sistema endócrino. In: _____. *Cirurgia de Pequenos Animais.* São Paulo: Roca, 2002. p. 444-490.

FOSSUM, T. H. Cirurgia dos rins e ureteres. In: _____. *Cirurgia de Pequenos Animais.* São Paulo: Roca, 2002. p. 510-532.

FOSSUM, T. H. Cirurgia dos sistemas reprodutivo e genital. In: _____. *Cirurgia de Pequenos Animais.* São Paulo: Roca, 2002. p. 571-637.

FREEMAN, L. J. *Veterinary Endosurgery.* St. Louis: Mosby, 1998. 276 p.

FREEMAN, L. J. Minimally invasive surgery of the urinary system. *Veterinary Endosurgery*, 1 ed. Mosby Inc, p. 227-233,1999.

GRAND, J.G., BUREAU, S., MONNET, E. Effects of urinary bladder retroflexion and surgical technique on postoperative complication rates and long-term outcome in dogs with perineal hernia: 41 cases (2002–2009). *J of the Am Vet Med Assoc*, v. 243, p. 1442-1447, 2013.

HABEL, R. E. *Anatomia Veterinaria Aplicada*. Zaragoza: Acribia, 1996. 315 p.

KRAHMER, R.; SCHRÖDER, L. *Atlas de Anatomía de los Animales Domésticos*. Zaragoza: Acribia, 1988. 427 p.

MACPHAIL, C. M. Surgery of the Kidney and Ureter. In: FOSSUM, T. W. *Small Animal Surgery*. 4. ed. Elsevier, 2013. Capítulo 25, p. 705-734.

MEHL, M. L., KYLES, A. E., POLLARD, R. *et al*. Comparison of 3 techniques for ureteroneocystostomy in cats. *Vet Surg*, v. 34, p. 114, 2005.

PETERS, J. M. C.; GARAY, C. R.; ARAVENA, N. Z. Nefroureterectomia radical por videocirurgia: técnica e resultados. In: MARIANO, M. B; ABREU, S. C.; FONSECA, G. N. *et al*. *Videocirurgia em Urologia: Técnicas e Resultados*. São Paulo: ROCA, 2007. Capítulo 39, p. 313-320.

PINTO, T. M. *Uretrostomia pré-púbica por laparoscopia videoassistida: Modelo experimental em coelhos*. Porto Alegre, 2011. Dissertação (Mestrado em Ciências Veterinárias) – Programa de Pós-graduação em Ciências Veterinárias, Universidade Federal do Rio Grande do Sul.

RAWLINGS, C. A; BJORLING, D. E; CHRISTIE, B. A. Princípios da Cirurgia do Trato Urinário. In: SLATTER, D. *Manual de Cirurgia de Pequenos Animais*. Barueri, SP: Manole, 2007. Capítulo 108, p. 1594-1619.

RAWLINGS, C. A., HOWERTH, E. W., MAHAFFEY, M. B. *et al*. Laparoscopic-assisted cystopexy in dogs. *Am J of Vet Res*, v. 13, p. 226-1231, 2002.

RIBEIRO, C. A. Nefrectomia parcial laparoscópica – técnicas. In: MARIANO, M. B; ABREU, S. C.; FONSECA, G. N. *et al*. *Videocirurgia em Urologia: Técnicas e Resultados*. São Paulo: ROCA, 2007. Capítulo 35, p. 279-286.

RUDD, R. G.; HENDRICKSON, D. A. Minimally invasive surgery of the urinary system. In: FREEMAN, L.J. *Veterinary Endosurgery*. St. Louis: Mosby, 1998. p. 226-235.

SCHALLER, O. *Nomenclatura Anatómica Veterinária Ilustrada*. Zaragoza: Acribia, 1996. 614 p.

THIEMAN, K. M., POZZI, A. Torsion of the urinary bladder after pelvic trauma and surgical fixation. *Vet and Compar Orthop and Traumat (VCOT)*, v. 4, p. 259-261, 2010.

TUCCI-JR, S. Implante uretero-vesical em ratos. *Acta Cirúrgica Brasileira*, v.15, 2000. Disponível em http://www.scielo.br/scielo.php?script=sci arttext&pid=S0102. Acesso em: 10/jan/2014.

WILDT, D. E.; KINNEY, G. M.; SEAGER, S. W. J. Laparoscopy for direct observation of internal organs of the domestic cat and dog. *American Journal of Veterinary Research*, vol. 38, n. 9, p. 1429-1432, 1977.

17 Cirurgias no Aparelho Digestório

Maurício Veloso Brun

▶ Introdução

A videolaparoscopia do sistema digestório ainda é pouco explorada na medicina veterinária, e boa parte das publicações envolve apenas o seu uso diagnóstico ou seu emprego experimental no estudo de diferentes procedimentos para uso em medicina. Com o avanço da tecnologia, a melhoria do treinamento da equipe cirúrgica e a evolução dos equipamentos e instrumentais, muitas são as possibilidades atuais do uso da cirurgia minimamente invasiva, associada ou não ao acesso por celiotomia convencional, no tratamento de diferentes doenças em pequenos animais. Este capítulo aborda conceitos básicos para a realização da avaliação laparoscópica desse sistema e de alguns dos procedimentos cirúrgicos disponíveis. Cabe ressaltar que, em operações videocirúrgicas que envolvem o aparelho digestório, sugere-se que o cirurgião esteja capacitado para a aplicação efetiva de suturas mecânicas e intracorpóreas, que podem ser imprescindíveis na execução de determinados procedimentos.

Ao mesmo tempo que as fronteiras da utilização da videocirurgia em operações dessa natureza estão longe de ser estabelecidas, tornando necessários estudos definindo suas reais vantagens, tal modalidade se apresenta como alternativa promissora.

▶ Posicionamento dos pacientes

O decúbito dorsal, com ou sem cefalodeclive (posição de Trendelenburg) ou cefaloaclive (posição de Trendelenburg reversa), possibilita ampla exposição do sistema digestório de caninos e felinos. Se o interesse do cirurgião for acessar os quadrantes abdominais craniais (porção final do esôfago, estômago, duodeno e parte do jejuno/íleo), a cabeça do animal será direcionada ao *rack* que contém os equipamentos de videocirurgia. De outra maneira, se a abordagem cirúrgica residir nos quadrantes craniais caudais (porção final do intestino delgado, ceco, intestino grosso e reto), os membros pélvicos do paciente serão posicionados em direção ao *rack*.

Ao inclinar o paciente, a exposição visceral pode ser facilitada. A posição de Trendelenburg possibilita boa exposição do cólon descendente e do reto, que pode ser muito útil em procedimentos nos quais são indicadas suturas intracorpóreas envolvendo essas estruturas. Porém, é necessário considerar as vantagens do posicionamento *versus* as consequências hemodinâmicas associadas ao cefalodeclive, tais como a compressão diafragmática, a diminuição do retorno venoso e do débito cardíaco, entre outras. Por isso, o autor rotineiramente inicia o procedimento cirúrgico sem inclinação do paciente, utilizando a posição de Trendelenburg somente quando estritamente necessário e, ainda assim, procurando utilizar inclinações inferiores a 45°.

▶ Estabelecimento e manutenção do pneumoperitônio

A obtenção do pneumoperitônio pela técnica fechada a partir do emprego de agulha de Veress é amplamente utilizada em cirurgia digestiva na medicina. Contudo, considerando a diminuta espessura da parede abdominal, as dimensões do referido instrumento e a possibilidade de esplenomegalia associada a pré-medicação, indução e manutenção anestésicas, além do risco de punções inadvertidas pelo trocarte, o autor considera muito mais segura a técnica aberta para o posicionamento do primeiro portal, adotando-a como padrão em cirurgias laparoscópicas de pequenos animais.

A escolha do local para a manutenção do primeiro trocarte está diretamente relacionada com o órgão que se pretende trabalhar e as condições anatômicas do animal operado. Independentemente do ponto de punção, estão indicadas a sondagem vesical e a manutenção da drenagem urinária por toda a cirurgia, haja vista o risco de lesão vesical durante o acesso e a facilidade cirúrgica associada à exposição do campo operatório, principalmente ao se trabalhar com cólon descendente e com o reto.

Se a opção for associada ao sistema digestório nos quadrantes abdominais caudais, o primeiro portal pode ser posicionado na cicatriz umbilical ou na linha média ventral pré-umbilical. Se o animal for pequeno ou a localização do tecido-alvo não for bem definida, a aplicação da cânula pré-umbilical, próximo ao apêndice xifoide, possibilita ganho de espaço. Porém, o ligamento falciforme pode-se constituir em uma barreira para a observação cavitária. Se esta estrutura for limitante para a execução do procedimento após o posicionamento dos demais portais, pode-se seccioná-la junto à linha média ventral com o auxílio de eletrocirurgia monopolar, bipolar ou de energia ultrassônica. Também é possível tracioná-lo contra a parede abdominal ventral ou lateral, a partir da aplicação de uma sutura transparietal fixada à borda livre do ligamento, e mantida fixada externamente à cavidade com o auxílio de pinça hemostática. Quando se pretende acessar o sistema digestório nos quadrantes abdominais craniais, a primeira punção será realizada no ponto médio entre a cicatriz umbilical e a região pré-púbica ou então nas imediações da referida região. Nesses casos, o falciforme comumente tende a limitar o campo de visão.

Uma vez eleito o ponto de posicionamento da primeira cânula, realiza-se a introdução do primeiro portal pela técnica aberta. A certificação do posicionamento da cânula na cavidade peritoneal é obtida a partir da visualização direta do endoscópio posicionado em seu interior, podendo-se observar a presença de tecido adiposo, ou de superfície visceral serosa, com fácil mobilidade junto à abertura da cânula, ou até mesmo adentrando o instrumento.

A próxima etapa consiste na insuflação lenta e gradual do abdome com CO_2 por meio da conexão da mangueira com a válvula do primeiro trocarte. Costuma-se utilizar velocidades que variam de 0,5 a 2 ℓ/min com o intuito de reduzir os riscos de instabilidades hemodinâmicas e cardiorrespiratórias. A pressão intra-abdominal escolhida pode variar conforme o tamanho do animal, as dimensões dos órgãos, a resistência da parede abdominal, as condições do paciente e o procedimento a ser executado. Geralmente aplicam-se pressões de 10 a 12 mmHg.

▶ Introdução e posicionamento dos portais de trabalho

Devido às grandes variações raciais, anatômicas e de tamanho existentes em pequenos animais, não é possível estabelecer limites rígidos quanto à posição dos trocartes de trabalho. Contudo, procura-se manter uma triangulação em torno de 45° a 60° entre os portais, o que facilita a movimentação dos instrumentos e a realização das manobras de diérese, hemostasia e síntese.

A eleição do ponto de introdução do segundo trocarte deve considerar também a irrigação e drenagem parietais, que envolvem os vasos epigástrico, lombares e seus ramos. Para isso, existe a manobra de transiluminação, na qual a extremidade do endoscópio é direcionada ao possível local de introdução enquanto o cirurgião realiza compressão digital da parede muscular. Geralmente a incisão cutânea é realizada lateralmente à cadeia mamária, e seu comprimento será levemente maior que o diâmetro da cânula.

Para cirurgiões destros, ao se trabalhar com o abdome caudal, rotineiramente a segunda punção será realizada à direita do paciente em decúbito dorsal. Quando se busca o acesso ao abdome cranial, a ferida cutânea para o segundo portal será promovida do lado esquerdo do paciente. Nesse local, geralmente são utilizadas cânulas de 10 ou 12 mm, de tal forma que se facilite a utilização de instrumentos maiores, a colocação e retirada de gazes cirúrgicas enroladas para a secagem do campo e de fios agulhados, a introdução de sacos para a remoção de tecidos ou a retirada de espécimes extirpados. A aplicação de clipes hemostáticos de titânio médios ou de poliamida, assim como o uso de grampeadores lineares, preconiza o uso de portal de 10 mm ou maior.

O terceiro portal geralmente fica posicionado contralateralmente ao segundo, sendo muitas vezes utilizadas cânulas de 5 mm. Caso sejam necessários mais de três portais, cada cânula apresentará triangulação com as demais. A introdução de qualquer um dos portais acessórios será totalmente acompanhada por visualização direta com o endoscópio.

▶ Avaliação do aparelho digestório

A cirurgia laparoscópica possibilita ampla avaliação do aparelho digestório de pequenos animais, alcançando ângulos de observação comumente pouco acessíveis pela cirurgia convencional. A ampliação da imagem, a possibilidade de registros digitais para estudos posteriores e a facilidade de obtenção de biopsias orgânicas, associadas à pouca invasão do método, tornam a videocirurgia uma excelente ferramenta diagnóstica em diferentes distúrbios gastrintestinais.

O esôfago abdominal pode ser explorado a partir do deslocamento ventrocranial (ao se considerar o paciente em decúbito dorsal) dos lóbulos hepáticos, associado ao tracionamento esofágico caudal com pinça Babcock, pinça vascular ou outro instrumento atraumático. Com essa manobra alcançam-se os vasos gástricos direito e esquerdo, os vasos gástricos curtos e o omento menor. Essa região é acessada durante o tratamento de hérnia de hiato esofágico, operação na qual comumente se aplica dreno de Penrose ou fita cardíaca na região da cárdia ao redor do esôfago, tracionando o órgão no sentido caudal com uma pinça para ampliar o espaço de trabalho.

O corpo do estômago e a totalidade da curvatura maior são visualizados sem muitas dificuldades, e pode ser necessário deslocar o baço ou o fígado para maior exposição (Figura 17.1). Os vasos gastroepiploicos direito e esquerdo e seus ramos também são facilmente acessíveis, condição útil ao se trabalhar com retalho omental em cirurgias reconstrutivas. Diferentemente da superfície gástrica ventral, a dorsal é de acesso limitado e, para a exploração desta área, talvez seja necessária a invasão das camadas omentais e a elevação do órgão com pinça atraumática.

O pâncreas e a superfície mesentérica do duodeno geralmente não demonstram dificuldades quanto à avaliação. O intestino delgado pode ser explorado quase completamente a partir do uso de pinças atraumáticas, dentre as quais a Babcock se destaca. São realizados movimentos de "correr" alças intestinais no sentido de oral para aboral, iniciando a partir do duodeno, sendo a exposição desse órgão limitada pela flexura duodenal caudal. Após a observação da porção inicial do delgado, pode-se "correr" as demais alças intestinais no sentido de aboral para oral, partindo do íleo em direção à flexura duodenal cranial. Para isso, localiza-se o ceco e procede-se ao exame a partir do íleo terminal, porção do intestino delgado reconhecida pela

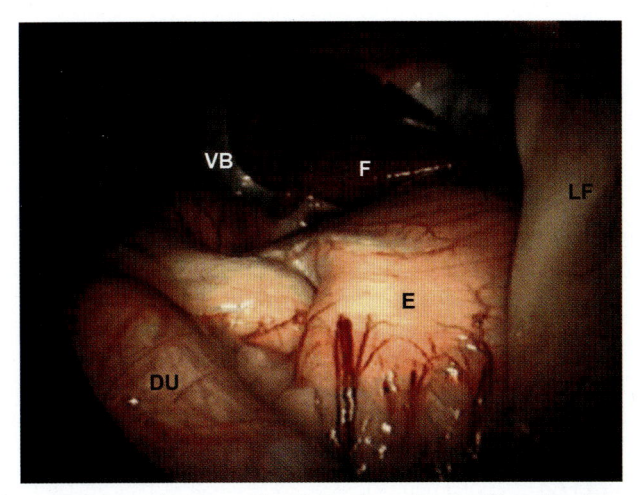

Figura 17.1 Visualização endoscópica do estômago (E) canino durante movimento peristáltico. Os ramos dos vasos gastroepiploicos são facilmente constatados junto à curvatura maior do órgão. LF = ligamento falciforme; F = fígado; VB = vesícula biliar; DU = duodeno.

junção com o ceco e pela presença de irrigação na superfície antimesentérica, junto à prega ileocecal. O intestino delgado é diferenciado do grosso pelo seu menor diâmetro e disposição dos vasos mesentéricos (distribuídos transversalmente ao órgão), pela sua coloração que tende ao "vermelho-vivo" e pela presença de vasos arqueados junto à borda mesentérica (Figura 17.2A).

O intestino grosso é reconhecido pelo seu maior diâmetro em relação ao delgado, pela presença de meso (mesocólon) mais curto, e pela sua vascularização principal, que corre paralelamente ao cólon, apresentando ramos curtos e perpendiculares junto à superfície mesentérica do órgão (Figura 17.2B). Sob visão laparoscópica, aparenta coloração rosada e pode estar repleto de fezes. O cólon descendente é amplamente acessado, e o reto é mais bem exposto a partir da elevação da vesícula urinária no sentido do abdome ventral, associada ao posicionamento do paciente em Trendelenburg.

► Procedimentos cirúrgicos específicos

▪ Gastropexia videoassistida

Para acesso ao estômago, o primeiro portal é posicionado na linha média ventral, podendo utilizar como referência o ponto médio entre a cicatriz umbilical e a borda do

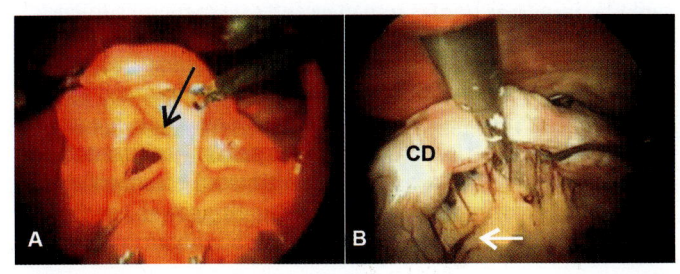

Figura 17.2 Visualização laparoscópica dos intestinos delgado (**A**) e grosso (**B**) de cães. Além das diferenças de formato e coloração (considerar que equipamentos diferentes providenciam imagens diferentes), essas porções intestinais são diferenciadas pela distribuição de seus vasos principais. No delgado, tais vasos são transversais à superfície mesentérica, enquanto no grosso, são paralelos (setas). CD = cólon descendente.

púbis. Como se trata de uma técnica relativamente rápida, geralmente não é necessário remover o ligamento falciforme.

Posteriormente à avaliação do órgão, elege-se o local de introdução do segundo portal junto à parede abdominal lateral direita, em posição que torne possível o acesso à região pilórica, sem alterar demasiadamente a ortotopia gástrica após a fixação. O melhor local de introdução da cânula é escolhido por palpação externa associada à visualização endoscópica. Como a gastropexia será obtida na mesma ferida de acesso para a segunda cânula, geralmente são empregados trocartes de 10 ou 12 mm.

Utiliza-se pinça Babcock ou clampe intestinal para fixar o estômago na região pilórica. Promove-se a retirada da cânula em conjunto com a pinça, exteriorizando a parede estomacal. Como se pretende obter área de fixação parietal permanente, a ferida do segundo acesso pode ser ampliada posicionando a cânula contra a parede muscular para apoiar as incisões (com o bisturi) cutânea, subcutânea e muscular. Alternativamente, pode-se ampliar a extensão completa da ferida cirúrgica colocando-se uma das extremidades do afastador de Farabeuf no interior da cavidade, enquanto se eleva a ferida muscular. Na sequência, a musculatura é incisada com bisturi apoiado sobre o Farabeuf, que servirá de "escudo" na proteção do estômago. A ampliação da ferida de acesso em 1 a 2 cm possibilitará ampla fixação estomacal.

Com a cavidade desinsuflada, porém mantendo-se o primeiro portal em sua posição, a parede do estômago exposta pela ferida de acesso da segunda cânula ampliada é submetida à incisão seromuscular com instrumental cirúrgico convencional, obtendo-se ferida estomacal de dimensões similares à lesão da parede muscular. Cada uma das bordas da ferida do estômago é suturada à borda correspondente do músculo transverso abdominal em padrão contínuo simples com fio absorvível sintético ou não absorvível com agulha cilíndrica, tendo-se o cuidado de não penetrar na mucosa. No período de cicatrização, o espaço existente entre as bordas do músculo transverso e da musculatura gástrica será preenchido por tecido conjuntivo, obtendo-se a gastropexia permanente (Figura 17.3). As feridas musculares, hipodérmica e dérmica serão ocluídas. Encerrada a etapa por cirurgia aberta, a cavidade é novamente insuflada a fim de se verificar quanto a qualidade da gastropexia e ausência de hemorragias.

Se houver um endoscópio com canal de trabalho disponível, a gastropexia videoassistida pode ser obtida a partir de cirurgia por único portal, dentro da classificação dos procedimentos por LESS (sigla originária do termo em inglês *laparoendoscopic single-site surgery*). Para isso, realiza-se a introdução do primeiro portal de 12 mm pela técnica aberta na região hipogástrica direita, em posição apropriada, buscando-se manter ao máximo a ortotopia do antro pilórico do estômago. Após a insuflação da cavidade, introduz-se pinça Babcock de 5 mm pelo canal de trabalho do endoscópio, instrumento que apreenderá o estômago no local eleito para gastropexia. Realizam-se então a exposição do estômago e posterior gastropexia pela técnica convencional, seguindo os mesmos passos descritos para a técnica de dois portais.

▪ Gastropexia incisional laparoscópica com sutura intracorpórea

Para obtenção de gastropexia completa pelo acesso laparoscópico são utilizados de três a quatro portais. O primeiro, o segundo (10 mm) e o terceiro (5 mm) portais

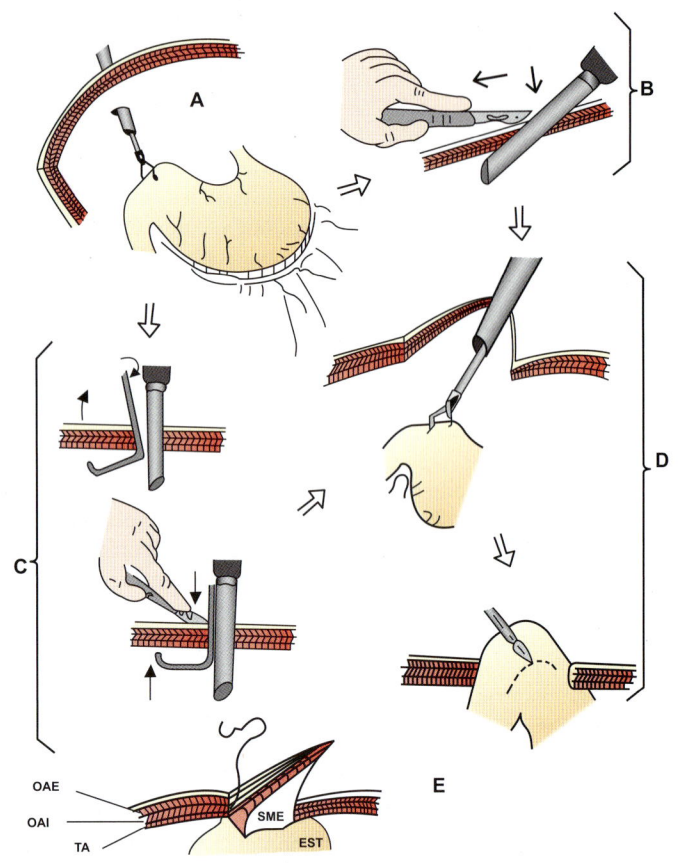

Figura 17.3 Sequência operatória para a obtenção de gastropexia permanente pela técnica videoassistida com dois portais. **A.** A região pilórica é apreendida com pinça atraumática posicionada na parede abdominal lateral direita. **B.** A ferida de acesso para o segundo portal pode ser ampliada apoiando-se os tecidos cutâneo, subcutâneo e muscular sobre a extremidade da cânula que se encontra na cavidade, posicionando-a paralelamente à musculatura. **C.** Alternativamente, pode-se colocar a extremidade de um afastador de Farabeuf, que elevará a parede muscular, protegendo o estômago durante a incisão. **D.** Com a ampliação da ferida de acesso, o estômago é exposto. Cada uma das bordas da ferida seromuscular promovida no estômago será suturada à borda correspondente da ferida obtida na musculatura esquelética (**E**). EST = estômago, SME = submucosa e mucosa do estômago; OAE = oblíquo abdominal externo; OAI = oblíquo abdominal interno; TA = transverso abdominal.

são posicionados conforme descrito no item "Introdução e posicionamento dos portais de trabalho", sendo que a primeira cânula pode ficar localizada mais próxima à borda púbica em pacientes de menor porte. O quarto trocarte será localizado na região abdominal lateral ou até mesmo na região hipocondríaca (na dependência da anatomia do paciente) correspondente à mão dominante do cirurgião (Figura 17.4).

O uso de um quarto acesso facilita a aplicação das suturas intracorpóreas, pois possibilita a apreensão do órgão próximo ao ponto de aplicação da sutura e sua aproximação (ou distanciamento) da parede muscular, na medida em que os pontos são aplicados. Sem o apoio do estômago por pinça através desse portal acessório, poderá ocorrer tensão demasiada da sutura sobre as bordas da ferida. Cabe ressaltar que esse procedimento é tecnicamente mais difícil que o descrito no item anterior, por isso não tem sido o método de primeira escolha. Contudo, pode ser apropriado quando associado a outra intervenção laparoscópica.

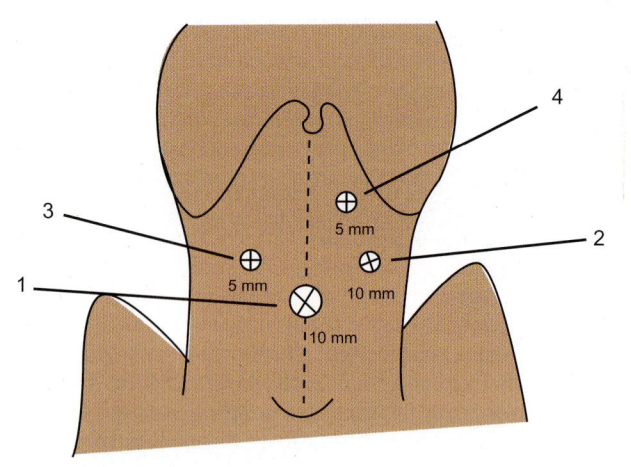

Figura 17.4 Posicionamento dos portais de trabalho (para um cirurgião destro) na execução de gastropexia incisional laparoscópica em cães. A numeração corresponde à ordem de introdução das cânulas.

Após a colocação dos portais, realiza-se incisão seromuscular sem uso de eletrocirurgia ("a frio") da parede do estômago na região do antro pilórico, entre as curvaturas maior e menor. Nessa manobra emprega-se a tesoura de Metzenbaum junto à mão dominante do cirurgião. A ferida produzida estará associada a pequena hemorragia de acesso, que, se necessário, pode ser manejada por compressão indireta com torundas. Evita-se o emprego de energia elétrica mono ou bipolar, devido ao risco de lesões térmicas colaterais que podem ocasionar até mesmo o extravasamento de conteúdo luminal no pós-operatório. O comprimento da incisão apresentará dependência direta das dimensões do estômago, porém, feridas de aproximadamente 3 cm são suficientemente grandes para obter fixação adequada. Na presença de violação da camada mucosa, indica-se a aplicação de sutura de aposição com fio absorvível de pequeno calibre (4-0 ou 5-0) estampado em agulha cilíndrica curta.

Promove-se incisão transversal do músculo transverso do abdome, transeccionando-o completamente por uma extensão similar à obtida na ferida gástrica. A profundidade adequada de secção das fibras do transverso pode ser comprovada ao se alcançar o tecido adiposo existente entre este músculo e o oblíquo abdominal interno. Sequencialmente, inicia-se a gastropexia com a aplicação de sutura contínua simples, unindo a borda lateral da ferida do músculo transverso abdominal com a borda da ferida gástrica que se encontra mais próxima à curvatura menor. A sutura abrangerá toda a extensão do transverso, e será aplicada na distância de 0,5 a 1 cm da borda da parede gástrica, sendo utilizado fio não absorvível monofilamentar ou absorvível sintético 2-0 a 3-0. Encerrada a primeira sutura, promove-se a segunda camada unindo as bordas remanescentes de maneira similar.

Caso se opte pelo uso de três portais, o estômago pode ser mantido temporariamente fixado à parede muscular com suturas transparietais, unidas externamente com pinça hemostática convencional. Para tanto, serão aplicadas tantas suturas quanto necessárias para estabilizar a parede estomacal (vide próximo item). Obtida a gastropexia, as transparietais serão removidas e o estômago inspecionado quanto sua fixação na parede muscular.

▪ Gastrotomia e gastrectomia parciais

A gastrectomia parcial laparoscópica pode ser bastante útil na obtenção de biopsias que envolvem todas as camadas do estômago ou na remoção de neoformações gástricas. A preparação do estômago para um acesso pode seguir as indicações da gastroduodenoscopia; em que se preconiza para os animais adultos jejum alimentar de 24 h e restrição de sólidos por 36 h, associados à reposição calórico-proteica pela via parenteral.

O acesso ao lúmen do órgão com a cavidade abdominal fechada pode dificultar o controle quanto à drenagem de suco gástrico para a cavidade peritoneal. Como não são utilizadas compressas úmidas na proteção visceral em relação ao contato com os contaminantes luminais, uma manobra muito apropriada anteriormente à gastrotomia/gastrectomia é a aplicação temporária de suturas transparietais, fixadas externamente à parede muscular, conforme descrito a seguir.

O posicionamento dos trocartes segue basicamente a indicação do item "Introdução e posicionamento dos portais de trabalho", sendo necessários três portais. Dependendo do tamanho do falciforme, este será removido ou desviado do campo de visão. O estômago será mantido fixado a partir das suturas transparietais. Para tanto, podem ser aplicadas três a quatro suturas com agulhas cilíndricas longas, que serão retificadas externamente à cavidade pra facilitar a passagem pela parede muscular.

As duas primeiras suturas transparietais serão aplicadas mais próximas à curvatura menor, de tal maneira que a superfície gástrica visceral fique tracionada até a proximidade da parede abdominal ventral. Procura-se manter o estômago levemente esticado, de maneira que os fios penetrem na cavidade em posição cranial e lateral em relação aos portais, para não interferirem no manuseio do instrumental cirúrgico durante a incisão e a reconstrução da parede gástrica. A terceira sutura transparietal será colocada caudal e lateralmente ao terceiro portal, mais próxima da curvatura maior, procurando-se mantê-la mais longa que as duas anteriores. Assim, a superfície ventral do estômago será apresentada de frente ao cirurgião, facilitando a incisão e posterior gastrorrafia (Figura 17.5). Se necessário, pode-se aplicar outra fixação em posição contralateral à terceira.

As suturas transparietais podem ou não ser amarradas ao estômago. Geralmente, são passadas da pele ao peritônio sob visualização endoscópica, recolhidas na cavidade com ao auxílio de porta-agulhas, e então passadas uma única vez no estômago abrangendo considerável quantidade de tecido, sem perfurar a mucosa. Na sequência, retornam para fora da

cavidade com o auxílio de porta-agulhas laparoscópico, sendo fixadas externamente com pinças hemostáticas convencionais. Alternativamente, após a passagem da agulha no estômago, pode-se utilizar o porta-agulhas e o contraporta-agulhas para executar um nó quadrado, isentando a necessidade de retorno da agulha através da parede muscular.

Para uma gastrectomia que tem como objetivo coletar material para biopsia, realiza-se incisão elíptica que facilitará a aposição das bordas durante a gastrorrafia. A incisão é procedida com tesoura de Metzenbaum sem o auxílio de corrente elétrica, com o intuito de minimizar as lesões térmicas junto às bordas da ferida. Caso seja necessária a avaliação da mucosa gástrica, pode-se abrir a ferida com duas pinças enquanto o endoscópio é avançado até o interior do estômago.

O tecido extirpado é retirado da cavidade através do redutor, evitando-se o contato com a superfície peritoneal. O sangue derramado durante a secção da parede gástrica pode ser secado com torundas de gaze ou então aspirado. O excedente de mucosa gástrica pode ser extirpado com o auxílio da tesoura e removido através do redutor.

A gastrorrafia segue os padrões indicados na cirurgia convencional. Pode ser utilizada única sutura de aposição que envolve todas as camadas do órgão; emprega-se também um padrão de aposição que abrange todas as camadas do órgão, seguido de um padrão inversor envolvendo a serosa e a muscular; pode-se utilizar duplo padrão inversor, sendo o primeiro composto de serosa até a submucosa e o segundo de muscular e serosa; ou ainda é possível suturar a mucosa e a submucosa em padrão de aposição, enquanto a serosa e a muscular são aproximadas em padrão de inversão. Por questão de facilidade técnica, o autor prefere o emprego de sutura contínua simples abordando todas as camadas do estômago, associada ou não a uma camada inversora seromuscular, tal como a Lembert contínua. Em uma gastrectomia para a obtenção de biopsia geralmente não há maior tensão nas bordas da ferida, e por isso não é necessário o uso de padrões interrompidos. Utiliza-se fio de sutura absorvível ou não absorvível sintéticos com agulha cilíndrica 3-0 ou 4-0.

A cavidade peritoneal é lavada com solução aquecida que é posteriormente aspirada. Removem-se as suturas transparietais, encerrando-se o procedimento laparoscópico com a omentopexia sobre a ferida gástrica. O omento pode ser fixado ao estômago com uma ou duas suturas intracorpóreas interrompidas simples envolvendo-o em conjunto com as camadas serosa e muscular do órgão.

• Gastrostomia com aplicação de tubo

A aplicação de tubo gástrico pode ser obtida com a utilização de uma técnica similar à descrita no item "Gastropexia videoassistida", expondo-se a parede gástrica por meio da ampliação do segundo portal. Uma vez exteriorizado o estômago, aplicam-se uma a duas camadas de sutura em bolsa de tabaco ao redor do ponto eleito para a incisão gástrica. As suturas são mantidas temporariamente abertas, enquanto se promove a gastrotomia com bisturi convencional. Após a aplicação da sonda (comumente é utilizada a sonda Foley de 18 Fr ou maior), o preenchimento do seu *cuff* com solução salina, e o fechamento da(s) sutura(s) em bolsa de tabaco, pode-se reforçar a fixação do estômago à parede muscular com suturas interrompidas envolvendo a seromuscular do estômago e o transverso abdominal. Realizada a aproximação da camada muscular em padrão de tensão, procedem-se às suturas do tecido subcutâneo e da pele. Por fim, fixa-se a sonda com sutura em manga chinesa.

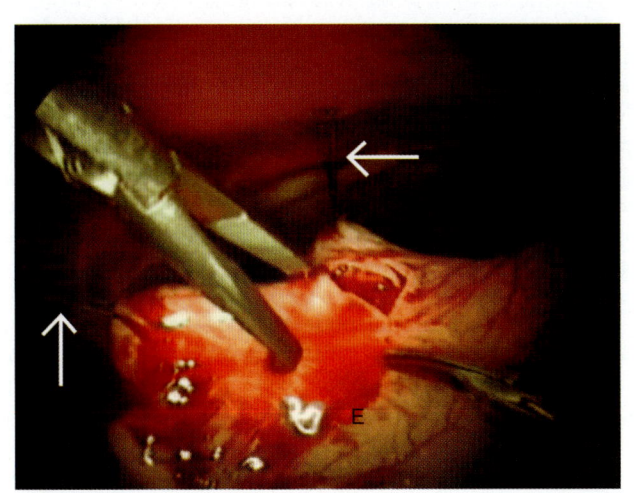

Figura 17.5 Gastrotomia laparoscópica em canino. O estômago (E) é mantido elevado no interior da cavidade a partir da aplicação de suturas transparietais (setas). Essa manobra minimiza o risco de drenagem do conteúdo luminal.

Experimentalmente o autor utilizou uma gastrostomia com a aplicação de tubo via único portal associado ao acesso transgástrico, procedimento que possibilita ampla visualização luminal com o endoscópio rígido. Para a aplicação clínica dessa técnica, recomendam-se mais estudos sobre a sua segurança, efetividade e possíveis indicações. É importante reforçar que esse procedimento aparentemente não apresenta vantagens em relação à aplicação de sonda de gastrostomia via endoscopia flexível, e pode ser uma alternativa potencial para centros que disponham apenas de endoscopia rígida.

Inicialmente o paciente é colocado em decúbito lateral direito, sendo aplicada sonda gástrica 20 Fr por meio da cavidade oral, que possibilita a insuflação do estômago até a pressão de 15 mmHg. Com a dilatação estomacal pelo CO_2, é possível escolher a região de acesso na parede abdominal lateral esquerda, obtida via miniceliotomia. Realiza-se incisão de aproximadamente 2 cm, que torna possível a exposição do estômago insuflado, sendo aplicadas duas suturas de sustentação e uma sutura em bolsa de tabaco no órgão.

Apoiando-se o estômago ainda insuflado com as suturas de sustentação, é realizada a introdução do conjunto trocarte-cânula de 5 mm (Figura 17.6). Por meio desse portal é possível avaliar a mucosa gástrica com o endoscópio rígido. Encerrado o exame, a válvula da cânula pode ser removida, possibilitando a passagem de uma sonda Foley 12 Fr ou 14 Fr através do portal até a cavidade gástrica. A sutura em bolsa de tabaco é fechada ao redor da sonda, e o seu *cuff* da Foley preenchido com solução fisiológica. O estômago será desinsuflado somente após o fechamento da sutura em bolsa de tabaco e o preenchimento do *cuff*, a fim de se evitar o desalojamento da sonda. A parede muscular é suturada em padrão de tensão, enquanto a pele e o tecido subcutâneo são ocluídos. Aplica-se também uma sutura em manga chinesa ao redor da sonda.

▪ Biopsia intestinal

A preparação intestinal para o acesso ao lúmen do delgado a partir de cirurgia laparoscópica é ainda pouco estudada em pequenos com animais. Assim, alguns protocolos indicados em cirurgias convencionais são reproduzidos para o acesso laparoscópico. Preparações intestinais mais elaboradas para videocirurgia em pequenos animais deverão surgir, sendo úteis para casos em que poderá ocorrer (ou nos quais sabidamente ocorrerá) exposição da mucosa intestinal na cavidade abdominal fechada.

Pode-se instituir para os animais adultos estabilizados jejum alimentar de 12 a 18 h, associado ao emprego pré-operatório de dietas de baixo resíduo. Também é indicada a aplicação de antibióticos ainda no pré-operatório, tais como cefalosporinas de primeira geração (para intestino delgado superior e médio) e de segunda geração (delgado inferior e grosso). Além disso, dependendo do caso clínico, pode ser interessante realizar esvaziamento intestinal pela aplicação de solução de lavagem oral com agente osmótico, tal como manitol, polietilenoglicol ou solução fosfatada monobásica e dibásica de sódio (NaP).

Para biopsia intestinal podem ser utilizados três portais, sendo a segunda cânula de 10 mm para abrigar o redutor, que servirá de passagem ao material de sutura e para facilitar o recolhimento do(s) espécime(s) coletado(s). Localizando-se a região de biopsia, promove-se a ordenha do conteúdo intestinal, nos sentidos oral e aboral, com duas pinças atraumáticas. Uma maneira bastante efetiva é fixar o intestino com uma pinça, enquanto na outra mão se utiliza uma Babcock de 10 mm que apreenderá levemente o intestino, sem apertá-lo demasiadamente. A Babcock é direcionada no sentido contrário da pinça fixa, empurrando o conteúdo. Se houver a suspeita de esvaziamento inadequado, poderá ser empregada a oclusão temporária com torniquetes de Rumel, conforme segue no item "Ressecção e anastomose de intestino delgado por via laparoscópica com sutura intracorpórea".

Se for possível escolher o local de coleta, a porção antimesentérica fornecerá amostra completa da parede intestinal (de mucosa a serosa), com pouca hemorragia. Para coleta, pode-se utilizar pinça de biopsia de 5 mm ou tesoura de Metzenbaum em conjunto com uma pinça de trabalho. O autor prefere a tesoura, realizando uma incisão elíptica pequena que abrangerá toda a extensão do órgão. A produção de uma ferida elíptica facilitará a aposição das bordas durante a aplicação da sutura intracorpórea.

Se a ferida for pequena, as bordas intestinais serão aposicionadas no sentido transversal do eixo da incisão. Caso a ferida se apresente extensa, pode-se suturá-la no sentido contrário ao eixo do órgão, a fim de ampliar o lúmen intestinal. Em ambos os casos, empregam-se suturas interrompidas simples abrangendo todas as camadas intestinais, com fios monofilamentares absorvíveis (polidioxanona) ou não absorvíveis sintéticos 3-0 a 5-0, optando sempre por agulhas cilíndricas de pequeno diâmetro. A poliglactina 910 também pode ser utilizada e facilita a confecção dos nós, contudo, devido ao seu maior arrasto tecidual e higroscopia, o autor prefere fio monofilamentar. Considerando a pouca segurança dos nós, o uso de ácido poliglicólico não é indicado.

A cavidade abdominal pode ser irrigada com solução de iodo polivinil-pirrolidona (PVP-I) a 0,1%, seguindo-se com a aspiração do líquido e aplicação de NaCl a 0,9% ou Ringer lactato para remover o excesso de iodo. Após nova aspiração, realiza-se omentopexia sob a área operada. Se necessário, são realizadas outras biopsias seguindo a mesma técnica. Cabe ressaltar que a efetividade e segurança do uso de PVP-I, mesmo em diminutas concentrações, ainda é tema controverso, e o autor prefere irrigar somente com solução hidreletrolítica balanceada.

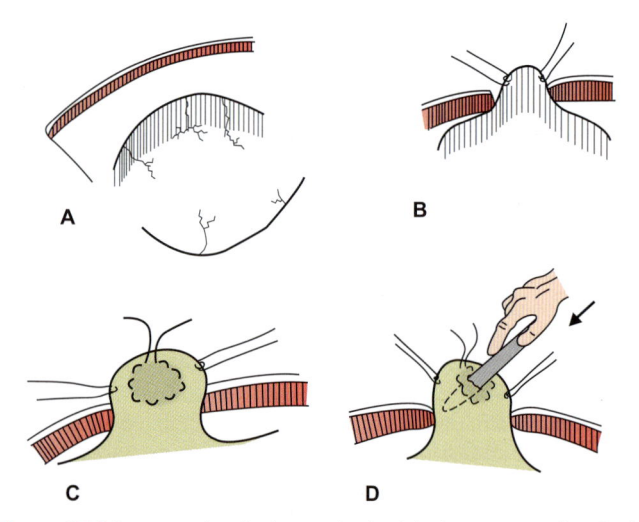

Figura 17.6 Esquematização da sequência cirúrgica para a realização de acesso transgástrico seguido de gastrostomia com aplicação de tubo. **A.** O estômago é insuflado com CO_2 via sonda gástrica até distender a parede muscular. **B.** A partir de miniceliotomia, expõe-se a parede do estômago procurando evitar as proximidades da curvatura maior. São aplicadas duas suturas de sustentação para fixar o estômago. **C.** Aplica-se então uma sutura em bolsa de tabaco ao redor do local de introdução da cânula. **D.** O trocarte puncionará o estômago, alcançando a cavidade gástrica, mantendo-se as suturas de sustentação tracionadas.

A biopsia intestinal pode ser realizada de maneira video-assistida via miniceliotomia a partir da ampliação do acesso óptico da linha média ventral, seguindo os princípios descritos no item "Enterotomia/ressecção e anastomose de intestino delgado videoassistidas".

Ressecção e anastomose de intestino delgado por via laparoscópica com sutura intracorpórea

A reconstrução do trânsito intestinal completamente por via laparoscópica é procedimento de considerável dificuldade técnica, principalmente se a etapa de enterorrafia incluir suturas intracorpóreas. Como o lúmen intestinal será exposto na cavidade peritoneal durante longo período, é muito importante realizar jejum alimentar prolongado associado a preparação intestinal e antibioticoterapia iniciada no pré-operatório, conforme sugerido no item anterior.

Apesar da viabilidade da ressecção e anastomose intestinais em cães sem o uso de grampeadores, a técnica na qual se utiliza torniquete de Rumel ainda é considerada experimental pelo autor, necessitando de maiores estudos previamente à sua aplicação clínica.

Ao se optar pelo uso desses torniquetes para evitar o extravasamento do conteúdo luminal, a ressecção e anastomose intestinal podem ser completadas com o uso de três portais, indicando-se uma cânula de 10 a 12 mm junto à mão dominante do cirurgião. Esse portal servirá de passagem ao material necessário à obstrução do fluxo intestinal quando não se dispõe de clampes intestinais laparoscópicos. Na opção do uso desses instrumentos, geralmente são necessários outros dois portais para acomodá-los, excetuando-se casos em que se empregam os que podem ser desarticulados de sua haste.

Isolado o segmento intestinal a ser ressecado, procura-se ordenar o seu conteúdo. Realiza-se, então, breve dissecção do mesentério, tanto no sentido aboral como oral da área a ser extirpada. Utilizando-se um redutor, são introduzidos na cavidade dois segmentos de fita umbilical umedecida (de aproximadamente 10 cm cada) e dois pequenos segmentos de tubo de látex com diâmetro interno próximo aos 5 mm, contudo que possibilitem a passagem de instrumentos laparoscópicos de 5 mm pelo seu interior. A fita é passada através da ferida mesentérica, mantendo-se suas extremidades unidas com uma pinça na mão não dominante. Outra pinça de apreensão será posicionada na mão dominante, colocada através do látex e utilizada na apreensão conjunta das duas extremidades da fita. A oclusão temporária do trânsito intestinal é obtida com um clipador de 10 mm, que empurrará o látex contra a superfície antimesentérica e aplicará um clipe unindo as pontas da fita. O clipe deve ser colocado de maneira que fique adequadamente apoiado sobre o látex; em alguns casos pode ser necessário utilizar mais de um clipe (Figura 17.7).

As duas extremidades do segmento a ser ressecado são ocluídas com uma ligadura circular aplicada intra ou extracorporeamente. Disseca-se o mesentério para isolar a artéria e veia mesentéricas associadas à porção intestinal alterada. A hemostasia é obtida com a aplicação de clipes ou com o uso de eletrocirurgia bipolar ou de energia ultrassônica. A artéria e a veia são seccionadas, e os vasos arqueados são clipados junto à superfície intestinal mesentérica em cada extremidade do segmento. Nessa manobra deve-se cuidar para que a oclusão não abranja a parede intestinal. Haja vista a proximidade do intestino em relação aos ramos arqueados, é contraindicado o uso de eletrocirurgia monopolar para a hemostasia.

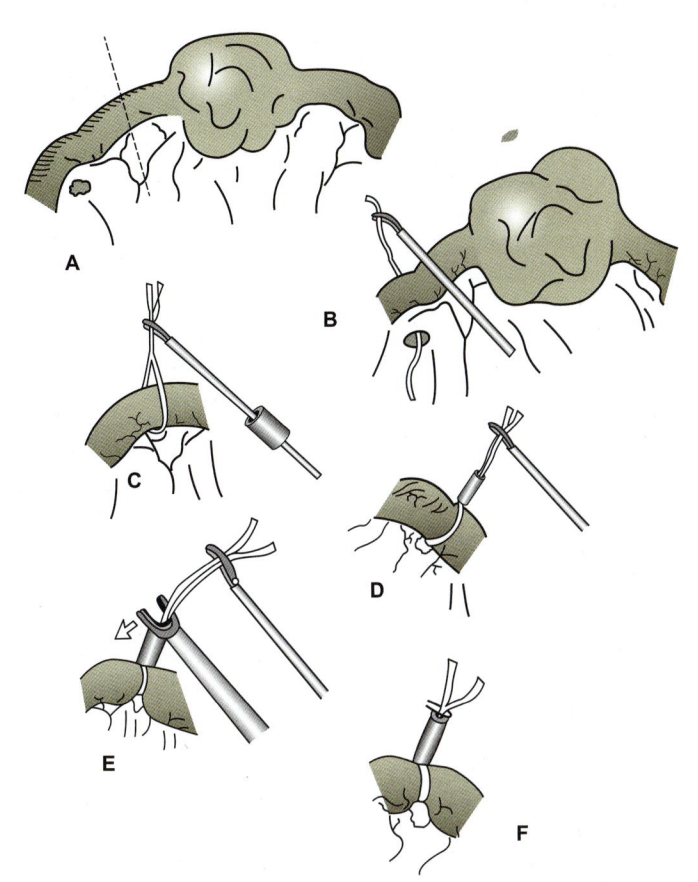

Figura 17.7 Obstrução temporária do fluxo intestinal a partir do uso de torniquete de Rumel com fita umbilical e tubo de látex. **A.** Promove-se pequena dissecção em área avascular do mesentério. **B.** Através dessa ferida é passado um segmento de fita umbilical. **C.** As duas extremidades das fitas são seguradas com uma pinça, anteriormente colocada pelo interior de pequeno tubo de látex. **D.** Ao deslizar o tubo de látex sobre a pinça, a fita umbilical passará através do tubo. **E.** A ponta do clipador armada com clipe é utilizada para empurrar o látex contra a superfície antimesentérica do intestino, de maneira que o clipe abranja as duas extremidades da fita e possa ficar apoiado sobre a borda do tubo de látex. **F.** A aplicação do clipe manterá ocluído o lúmen intestinal. A linha pontilhada em **A** simboliza o local de ressecção intestinal.

Utiliza-se o acesso abdominal do segundo portal para a passagem de um saco para remoção de tecidos (impermeável e resistente) próprio para videocirurgia, que será mantido na cavidade até a completa anastomose intestinal. É importante que o saco seja colocado na cavidade antes da ressecção intestinal, pois o espécime após extirpado é diretamente introduzido no seu interior, mantendo as bordas do dispositivo obliteradas durante a etapa reconstrutiva, a fim de minimizar o risco de contaminação peritoneal.

Remove-se o segmento alterado com tesoura de Metzenbaum, e as lâminas do instrumento são aplicadas entre a ligadura circular e o torniquete de Rumel. Um detalhe importante anterior à secção é a certificação de que existe espaço suficiente entre a ligadura e o torniquete, a fim de facilitar a anastomose entre as extremidades intestinais sem a necessidade de deslocamento da fita umbilical. A mucosa excedente é removida com a tesoura e colocada no interior do saco junto com o segmento ressecado.

A enterorrafia é obtida com a aplicação de suturas intracorpóreas iniciando pela extremidade mesentérica do órgão. É utilizado, preferencialmente, fio monofilamentar absorvível sintético ou não absorvível 3-0 a 5-0, com agulha cilíndrica de pequeno diâmetro, em padrão interrompido simples. Procura-se aplicar cada sutura a uma distância aproximada de 0,3 cm da borda intestinal e do local de entrada da agulha do ponto anterior, optando-se que as suturas abranjam da serosa à mucosa. Outro detalhe consiste em tentar manter a entrada da ponta da agulha na serosa mais distal que o ponto da saída na mucosa, condição que facilita a aposição dos segmentos intestinais. A mobilidade do intestino dificultará a aplicação precisa das suturas, e, se for necessário, poderá ser utilizado outro portal para posicionar uma pinça atraumática que auxiliará na fixação do intestino. A avaliação da oclusão intestinal adequada pode ser obtida a partir da introdução transparietal de uma agulha longa e fina (tal como uma agulha espinal) que alcançará o lúmen intestinal, procurando-se obter o ponto de punção na serosa em local diferente da introdução pela mucosa. Uma solução de NaCl a 0,9% é injetada através da agulha, certificando-se de que não ocorra vazamento pelas suturas. Se houver de drenagem de líquido através da anastomose, procura-se aplicar tantos pontos interrompidos simples quanto necessário para completa oclusão.

Os torniquetes são dispensados e colocados no interior do saco para a remoção de tecidos. A ferida mesentérica será ocluída em padrão contínuo simples, com o cuidado de não lesionar os vasos mesentéricos adjacentes durante a passagem da agulha. Por fim, realiza-se a omentopexia sobre toda a área operada, podendo-se fixar o omento com pontos que envolvem as camadas serosa e muscular da superfície antimesentérica.

A cavidade peritoneal pode ser irrigada abundantemente com solução aquosa hidreletrolítica balanceada, e o líquido da lavagem é aspirado. De outra forma, pode-se utilizar a irrigação com solução aquosa de PVP-I diluída em NaCl a 0,9% a 0,1%. Nessa condição, o líquido de lavagem é aspirado e uma nova irrigação com salina ou Ringer lactato de sódio é procedida para remover o PVP-I residual. Encerrada a aspiração, o saco é exteriorizado através da ferida lateral de 10 mm, sendo necessário ampliar a ferida abdominal de acesso em alguns milímetros para a remoção do material sem contaminação da parede muscular ou da cavidade peritoneal.

▪ Ressecção e anastomose de intestino delgado por via laparoscópica com sutura mecânica

O emprego de grampeadores lineares laparoscópicos facilita muito a realização da enterectomia e da enterorrafia por possibilitar a aplicação de duas a três camadas intercaladas de grampos de titânio em cada lado do ponto a ser seccionado. Esses pequenos implantes são projetados para apresentar um formato de "B" ao serem fechados, tornando possível a oclusão hermética e o crescimento da microvascularização junto aos grampos. A cada disparo, o instrumento expõe uma lâmina que secciona o tecido existente no ponto médio entre as fileiras de grampos, evitando a drenagem de conteúdo luminal. O comprimento da fileira de grampos escolhida será diretamente relacionado com o diâmetro da alça intestinal, de maneira que após o disparo do equipamento restem poucos grampos soltos na cavidade.

Para esse procedimento são necessários de três a quatro portais, sendo utilizado pelo menos um de 12 mm junto à mão dominante do cirurgião, tornando possível a movimentação do grampeador que geralmente apresenta dimensões superiores a 10 mm. Ainda assim, previamente à introdução da cânula, é importante se certificar de que a livre movimentação desse instrumento é possível.

Verificando-se as áreas viáveis de intestino que serão mantidas após a ressecção, são aplicados dois disparos do grampeador, um no sentido aboral e outro no sentido oral em relação do tecido alterado. Alternativamente, e dependendo do diâmetro intestinal, é possível poupar um disparo, colocando os segmentos intestinais paralelamente um ao outro, porém sem sobreposição entre eles. Para realizar a ressecção com único disparo, e necessário dissecar o mesentério abaixo dos vasos arqueados de cada porção intestinal a ser ocluída e introduzir toda a extensão da área de grampeamento do instrumento através da ferida. O disparo obstruirá o intestino, mantendo a porção alterada fixada temporariamente pelo mesentério e seus vasos (Figura 17.8).

A ressecção é facilitada quando se utilizam dois disparos do grampeador linear. Para tanto, ordenha-se o conteúdo luminal e posiciona-se o intestino entre as mandíbulas do grampeador, sendo a superfície antimesentérica do órgão direcionada no sentido da haste do instrumento. É necessário respeitar a marcação externa do grampeador quanto ao início da linha de grampeamento, sinalizada por meio de marcas em formato de barra. Assim, toda a largura do segmento intestinal será adequadamente ocluída, procurando-se abranger, inclusive, os vasos arqueados. A manobra é repetida na outra extremidade de intestino saudável. Na sequência, os vasos mesentérios serão

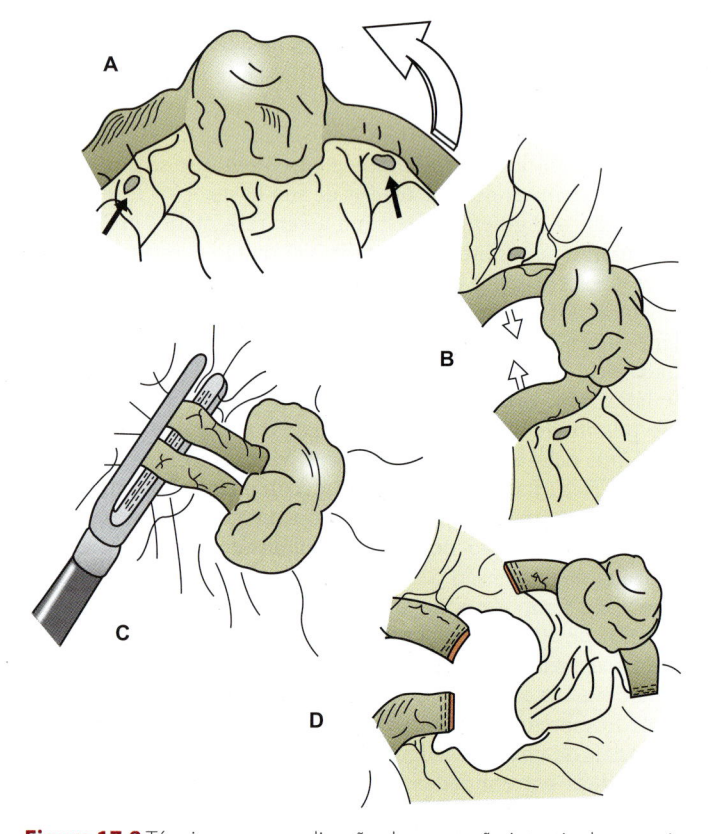

Figura 17.8 Técnica para a realização de ressecção intestinal por meio de único disparo do grampeador linear. **A.** Promovem-se duas pequenas lesões em superfície avascular do mesentério (setas), abaixo dos vasos arqueados. **B.** As superfícies antimesentéricas dos segmentos oral e aboral da área a ser ressectada são colocadas em aposição. **C.** A mandíbula com cartucho do grampeador é passada através das duas feridas mesentéricas, certificando-se de que toda a superfície de ambos os segmentos intestinais será incluída na sutura mecânica. Detalhe: é mantido afastamento entre as superfícies antimesentéricas para que o grampeamento de cada segmento fique independente. **D.** O disparo do grampeador promoverá ressecção intestinal em tempo único.

ligados com clipes de titânio, ligadura circular, eletrocirurgia bipolar ou energia ultrassônica. O segmento removido será acondicionado no saco para remoção de tecidos, conforme previamente descrito (Figura 17.9).

A reconstrução do trânsito intestinal será iniciada pela aplicação de uma ou duas suturas absorvíveis seromusculares nas superfícies antimesentéricas de ambos os segmentos intestinais, de tal maneira que as suas bordas grampeadas fiquem na mesma "altura". Com tesoura de Metzenbaum, remove-se pequeno segmento de cada superfície antimesentérica incluindo parte da faixa inicial do grampeamento. A extensão de cada uma das feridas deverá possibilitar a entrada da mandíbula do instrumento montada com o cartucho através do lúmen, mantendo-a em contato com a mucosa. Quando o cabo do grampeador for fechado, as suas mandíbulas colocarão em aposição as superfícies antimesentéricas de cada segmento. O disparo do grampeador promoverá a comunicação laterolateral entre as alças intestinais (Figura 17.10). É necessário muito cuidado durante a introdução e o posicionamento do grampeador no lúmen intestinal, pois a parede do órgão é delgada e tende a lacerar-se. Outro detalhe importante é se assegurar quanto ao adequado comprimento da anastomose a ser obtida.

O término da anastomose laterolateral é obtido com a oclusão das feridas promovidas junto à superfície antimesentérica grampeadas. Para tanto, pode-se utilizar sutura contínua ou interrompida simples intracorpórea, que abrange todas as camadas do órgão, com material de implante similar ao descrito no item anterior. Pode-se aplicar mais facilmente outro disparo do grampeador logo abaixo das feridas de acesso luminal e das primeiras fileiras de grampos disparadas ao início da ressecção. A escolha pela aplicação de sutura mecânica no encerramento da anastomose dependerá diretamente da avaliação do comprimento final da enteroenterostomia, já que será descartada uma porção do órgão que abrange a ferida de acesso luminal (Figura 17.11). A porção descartada será colocada no interior do saco para a remoção de tecidos, e posterior retirada da cavidade com o restante do material, através de pequena ampliação de uma das feridas de acesso de maior diâmetro. É necessário revisar quanto à adequada oclusão das extremidades antimesentéricas grampeadas junto aos vértices da enteroanastomose, pois esses são locais de potencial risco de drenagem de conteúdo luminal. Para tanto, pode-se utilizar a aplicação intraluminal de solução hidreletrolítica balanceada tal como

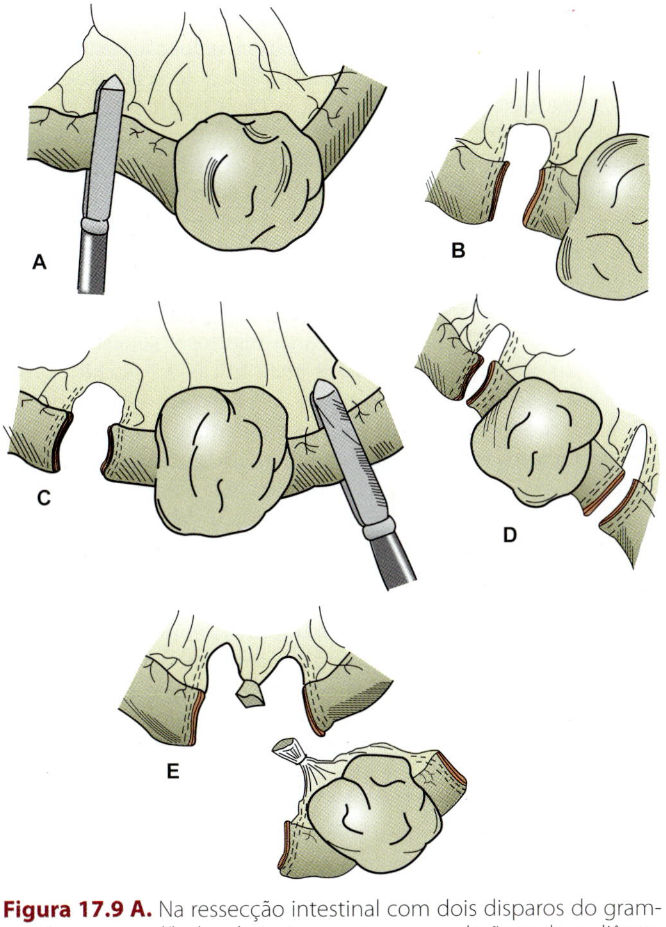

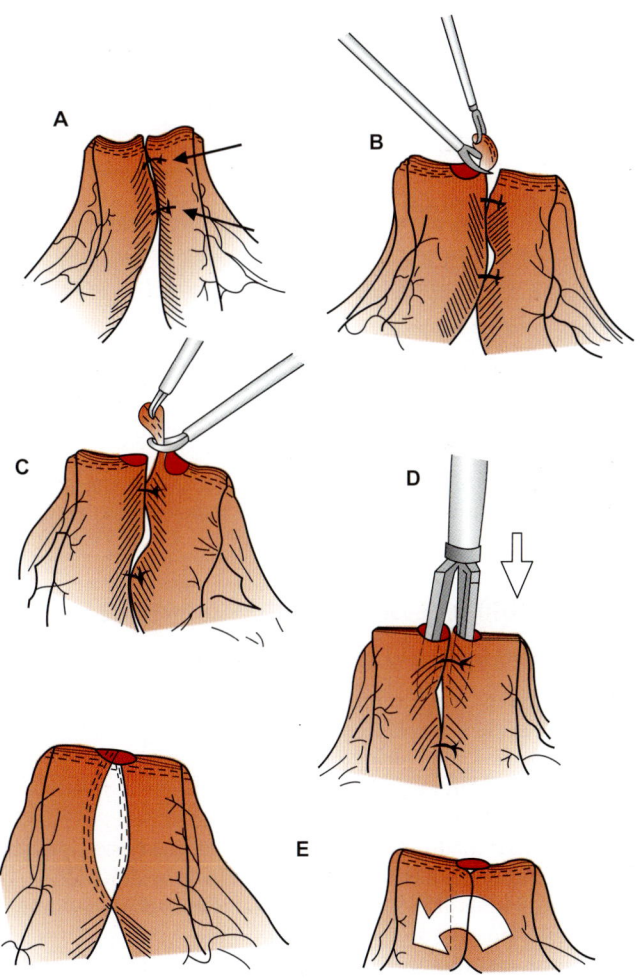

Figura 17.10 Sequência para a obtenção de anastomose intestinal laterolateral com sutura mecânica. **A.** As superfícies antimesentéricas dos segmentos intestinais são aproximadas e mantidas em "altura" similar com a aplicação de uma ou duas suturas antimesentéricas (setas). **B** e **C.** Remove-se pequeno segmento de cada superfície antimesentérica grampeada para possibilitar a passagem das mandíbulas do grampeador. **D.** Após a introdução luminal do grampeador, o fechamento das suas mandíbulas promoverá a aposição das superfícies antimesentéricas de cada segmento intestinal. **E.** O disparo do instrumento possibilitará a anastomose laterolateral entre os segmentos. A seta representa o fluxo do que conteúdo intestinal irá seguir, de oral para aboral.

Figura 17.9 A. Na ressecção intestinal com dois disparos do grampeador, as mandíbulas do instrumento apreenderão todo o diâmetro da alça intestinal sadia a partir de sua superfície antimesentérica. **B.** Procura-se abranger os vasos arqueados durante o disparo. **C** e **D.** Repete-se a manobra na outra extremidade do intestino saudável. **E.** Os vasos mesentéricos e o mesentério associados à porção intestinal ressectada são submetidos à hemostasia, representada, nesta figura, pela aplicação de uma ligadura circular.

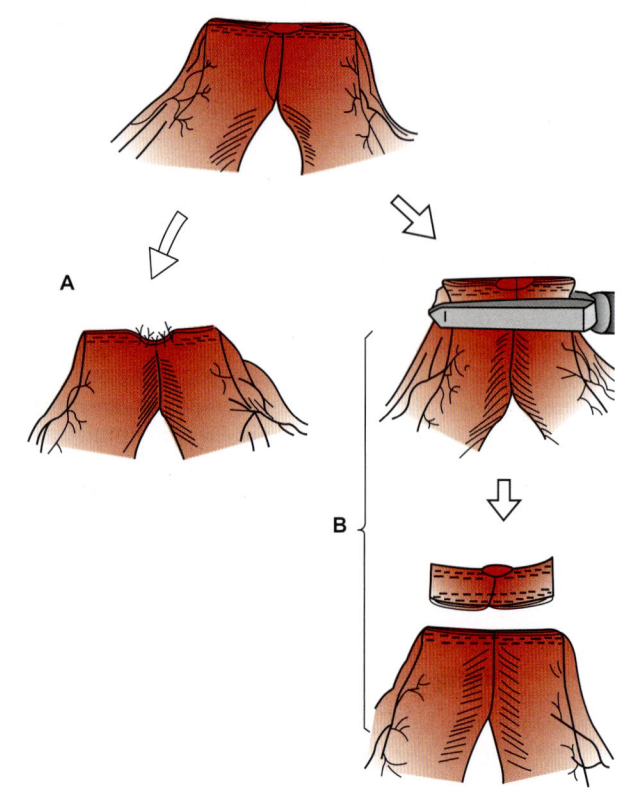

Figura 17.11 Encerramento da enteroanastomose com a aplicação de sutura manual (**A**) ou mecânica (**B**). Ao se optar pelo uso de grampeador linear, é importante que o último disparo seja realizado abaixo da ferida de acesso luminal, cuidando para que a extensão da enteroanastomose fique adequada.

descrito no item anterior. Em caso de necessidade, serão aplicados tantos pontos quanto for preciso para assegurar condição hermética da anastomose.

Por fim, promove-se a irrigação e drenagem da cavidade peritoneal seguida da omentopexia de toda a região intestinal operada.

Enterotomia/ressecção e anastomose de intestino delgado videoassistidas

Os objetivos desses procedimentos são localizar a lesão intestinal, avaliar amplamente a cavidade abdominal e eleger um local para a realização da miniceliotomia, a fim de completar a cirurgia intestinal com maior facilidade e menor lesão tecidual de acesso ao se comparar a uma celiotomia exploratória. Em determinados casos, a opção por realizar essa operação poderá ser apoiada nas condições teciduais e na dificuldade, ou até mesmo impossibilidade, de completar todo o procedimento pelo acesso laparoscópico.

O autor costuma utiliza três portais, sendo na linha média empregada uma cânula de 10 mm para obtenção de imagens claras a partir de uso de endoscópio de diâmetro compatível. Junto à mão dominante do cirurgião, pode-se utilizar trocarte de 10 mm na necessidade do uso de uma Babcock grande ou para possibilitar a troca de posicionamento do endoscópio durante as diferentes etapas cirúrgicas.

Uma vez localizada a lesão e a área de ressecção intestinal ou de enterotomia a partir do uso de pinças atraumáticas, a região para miniceliotomia será escolhida. Seguindo os preceitos da cirurgia convencional, prefere-se realizar a miniceliotomia na linha média

ventral. Se o tecido puder ser mobilizado até próximo à região de acesso do primeiro portal, a celiotomia preferencialmente irá abranger a ferida de acesso da primeira cânula. Se não for possível remover pela ampliação da ferida na linha média ventral, o acesso do segundo portal pode ser ampliado para a passagem das alças intestinais ou, ainda, pode-se promover uma miniceliotomia mediana.

A cavidade é temporariamente desinsuflada e a enterotomia (ou a ressecção e anastomose intestinal) é completada por cirurgia convencional. Após a omentopexia sobre a área de reconstrução do trânsito intestinal, o abdome é irrigado com solução de Ringer lactato ou de NaCl a 0,9%. Oclui-se a ferida muscular de acesso e promove-se a reinsuflação da cavidade. Avalia-se a cavidade peritoneal por videolaparoscopia quanto a ausência de hemorragias e condição do intestino operado. Em seguida, procede-se à sutura das feridas de acesso para os portais e da lesão de celiotomia de forma rotineira.

Colopexia videoassistida

Nessa técnica são seguidos alguns preceitos expostos no item "Gastropexia videoassistida", buscando-se minimizar a lesão de acesso e facilitar a etapa de fixação intestinal à parede muscular. São necessários somente dois portais, um na linha média ventral, posicionado junto ou próximo à cicatriz umbilical, e outro paramediano. Por se tratar de procedimento rápido, efetivo e de fácil execução, tem sido a primeira escolha do autor para colopexias em pequenos animais.

Após a avaliação da cavidade, por palpação externa do abdome, elege-se o local para a introdução do segundo portal, posição na qual o intestino ficará permanentemente fixado. É necessário evitar a proximidade do anel inguinal interno por ser uma região de maior vascularização, e escolher um local em que o cólon descendente não sofra deflexão em relação ao seu eixo principal. O animal em decúbito dorsal com a cavidade insuflada tende a apresentar o cólon repousando na goteira paralombar esquerda, distante de sua posição fisiológica quando em estação. Assim, a escolha da introdução do portal em uma posição craniomedial em relação ao anel inguinal esquerdo parece reproduzir melhor as condições anatômicas. O portal caudal pode ser de 5 mm ou 10 mm de acordo com o tamanho do paciente, sendo geralmente necessária pequena ampliação dos acessos cutâneo e muscular para adequada exposição do cólon e aplicação das suturas de fixação pela técnica aberta.

O cólon descendente será apreendido em sua superfície antimensentérica, em um ponto caudal em relação à ferida do segundo portal, sendo tracionado cranialmente, enquanto um auxiliar não paramentado empurra digitalmente o reto no sentido da cavidade. Ambas as manobras auxiliam na redução do prolapso. O cirurgião deverá se certificar que o tracionamento do cólon não esteja exagerado, mas que impossibilite a manutenção do prolapso. A superfície antimesentérica é exposta através da ferida e submetida à incisão seromuscular por cirurgia convencional, tomando o cuidado de não perfurar a mucosa. A borda lateral da ferida do cólon é suturada à borda lateral da ferida muscular em padrão contínuo simples com fio absorvível sintético 3-0 ou 4-0, estampado em agulha cilíndrica. Esta manobra é repetida com as bordas mediais das feridas intestinal e muscular. A camada de sutura muscular geralmente envolve o músculo transverso abdominal, contudo, pode envolver o reto abdominal em seu aspecto lateral.

Após a avaliação laparoscópica da cavidade peritoneal, promovem-se desinsuflação e oclusão das feridas cirúrgicas rotineiramente. Procura-se suturar a camada muscular sobre o ponto de colopexia anteriormente à oclusão do tecido subcutâneo e da pele.

• Colopexia incisional

A colopexia incisional segue os princípios descritos no item "Gastropexia incisional laparoscópica com sutura intracorpórea". Para esta cirurgia são utilizados quatro portais: um para o endoscópio rígido, dois para a aplicação da sutura intracorpórea e um para a colocação de uma pinça atraumática que posicionará o cólon proximamente à ferida muscular, mantendo-o levemente tracionado (Figura 17.12). O uso desse instrumental evita a tensão excessiva durante a realização da primeira camada de sutura, pois, por vezes, a ferida muscular poderá ser produzida cranialmente à realizada na superfície intestinal a fim de manter a redução do prolapso após a liberação da pinça. Além disso, sem o auxílio desse instrumental, existiria tensão na superfície proporcionada pelo deslocamento do intestino grosso pela força da gravidade.

O cólon descendente é apreendido, geralmente com clampe intestinal ou Babcock, nas imediações da cavidade pélvica, tracionando-o no sentido cranial para reduzir o prolapso. Um auxiliar não paramentado certifica se a redução do tecido prolapsado foi completa, e pode auxiliar nesse aspecto com compressão digital do reto através do ânus. Nessa etapa, o cirurgião define a região das incisões no cólon e na parede muscular.

A ferida no cólon será produzida na superfície antimesentérica em uma extensão de 2 cm ou mais, tomando o cuidado de aprofundá-la até a camada de musculatura lisa circular e, no máximo, até a submucosa. É preciso ter muito cuidado nesta manobra para que a mucosa não seja invadida, pois tende a se projetar pela ferida intestinal. O uso simultâneo de torunda de gaze facilita a observação da profundidade de incisão, uma vez que o ferimento produzido é cruento. Caso ocorra a perfuração de mucosa, o intestino é mantido elevado evitando o escape de fezes, enquanto se aplica sutura intracorpórea de aposição, preferencialmente com fio absorvível sintético monofilamentar 4-0 ou 5-0 estampado em agulha cilíndrica. A violação da mucosa pode predispor à formação de fístula enterocutânea junto à região de colopexia. Contudo, se essa condição for pronta e adequadamente manejada, a mucosa tende a cicatrizar sem aparente extravasamento luminal.

Promove-se incisão transversal em relação às fibras do músculo transverso do abdome, de comprimento similar à ferida do cólon, sendo localizada craniomedialmente em relação ao anel inguinal interno (ver item "Colopexia videoassis-

tida"). A escolha do local exato da incisão muscular é facilitada aproximando-se a ferida intestinal da parede abdominal. É preciso se certificar de que a incisão abrangeu toda a espessura do transverso ao se observar ao tecido adiposo existente entre este e o oblíquo abdominal interno. A pinça de fixação intestinal facilita a aproximação ou o afastamento do intestino grosso em relação ao transverso durante a aplicação das suturas.

Inicia-se a aposição entre a borda lateral da ferida intestinal com a borda dorsal da lesão no transverso, a partir do vértice caudal da lesão no cólon. Se a sutura for iniciada pelas outras margens, o intestino acabará cobrindo a ferida, impossibilitando a aplicação da segunda camada de sutura. Previamente ao fechamento do primeiro nó, é importante que a pinça intestinal mantenha o intestino na posição desejada.

Indica-se o padrão contínuo simples envolvendo toda a espessura do músculo transverso, a serosa, a muscular, e, se possível, a submucosa do cólon, podendo ser utilizado fio absorvível ou absorvível sintético 3-0, estampado em agulha cilíndrica curta. A sutura deve abranger quantidade suficiente de tecido bilateralmente (aproximadamente 0,5 cm ou mais a partir das margens) para suportar os movimentos peristálticos pós-operatórios e o próprio peso do órgão durante o transoperatório. A segunda sutura entre as bordas será realizada similarmente à primeira (Figura 17.13).

• Colopexia laparoscópica com retalho de material prostético

Essa cirurgia foi desenvolvida com o objetivo de minimizar as dificuldades técnicas associadas à necessidade de sutura intracorpórea e isentar a aplicação do quarto portal durante a operação incisional descrita anteriormente. Cabe ressaltar que a sua indicação em casos clínicos deve ser muito bem avaliada, pois inexistem dados dos resultados dessa técnica a longo prazo e da sua segurança para animais com prolapso recidivante. Achados experimentais demonstram se tratar de uma técnica aparentemente segura, porém, se for empregada em pacientes em fase de crescimento, poderá correr-se o risco de obstrução intestinal pela prótese, caso o comprimento do implante e a manutenção do espaço entre o cólon e a parede muscular após a fixação da tela sejam insuficientes.

São utilizados três portais, optando-se por um de 10 mm junto à mão dominante do cirurgião. Por esse acesso, será introduzido o implante e o clipador de diâmetro compatível ao da cânula. Após a escolha do ponto de fixação do cólon (seguindo as indicações dos itens anteriores), são realizadas duas incisões transversais no músculo transverso abdominal esquerdo, paralelas entre si, e distando aproximadamente o comprimento similar ao diâmetro do cólon descendente repleto. A primeira ferida será realizada craniomedialmente ao anel inguinal, e a extensão de ambas as feridas será de aproximadamente 2 cm. Disseca-se o tecido entre o transverso e o oblíquo abdominal interno, de maneira que se confeccione um flape muscular bipedicular.

Em seguida, promove-se a dissecção do mesocólon entre os vasos cólicos e a superfície mesentérica do órgão, respeitando os limites impostos pelos ramos vasculares que penetram transversalmente no órgão. Um retalho de tela de polipropileno de aproximadamente $12 \times 1,5$ cm é introduzido na cavidade por meio do redutor, sendo posteriormente passado pela ferida no mesocólon e sob o flape muscular. As extremidades do retalho são fixadas em conjunto com uma pinça de apreensão posicionada na mão não dominante, aproximando o intestino grosso da parede

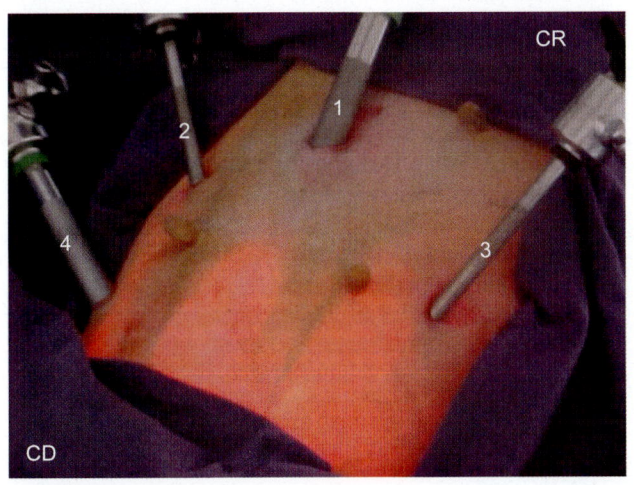

Figura 17.12 Disposição dos portais de trabalho para a realização de colopexia incisional em caninos. A numeração corresponde à sequência de aplicação dos portais. CR = cranial; CD = caudal.

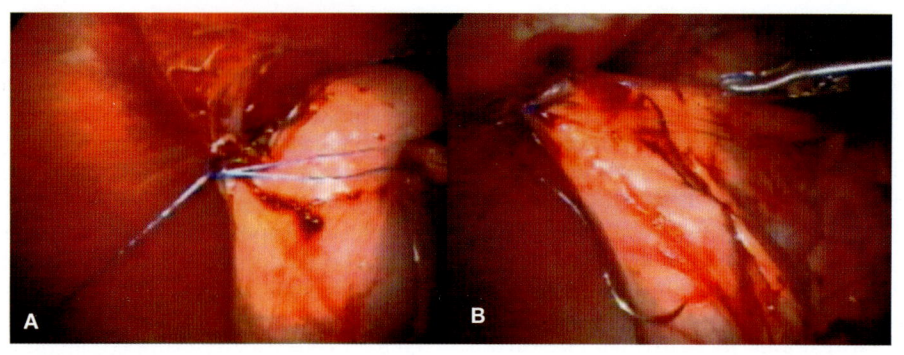

Figura 17.13 Colopexia incisional laparoscópica em cães. **A.** A primeira camada de sutura é realizada abrangendo a borda lateral da ferida no cólon e a borda dorsal da ferida no músculo transverso abdominal. **B.** Aspecto final da colopexia seguida à aposição entre as bordas muscular e intestinal remanescentes.

abdominal. O comprimento do implante entre a musculatura e a superfície antimesentérica do órgão deverá possibilitar a passagem folgada da extremidade de uma pinça 5 mm quando o cólon estiver repleto de fezes. A manutenção de um espaço vazio entre o cólon e a parede abdominal busca evitar possíveis estenoses pós-operatórias e/ou transtornos na defecação.

As extremidades do retalho são unidas a partir da aplicação de dois clipes de titânio (Figura 17.14), e, para maior segurança da manutenção do intestino no local desejado, indica-se aplicar uma sutura intracorpórea abrangendo a camada seromuscular e a tela entre as superfícies mesentérica e antimesentérica. Essa manobra deve assegurar a fixação da tela no órgão na posição desejada. O excedente de tela sobre o clipe é removido, e o

curto segmento do implante remanescente acima dos clipes é posicionado pela ferida muscular. Por fim, o omento é colocado sobre a ferida, que deverá aderir naturalmente à região do implante mesmo sem a aplicação de suturas, conforme verificado experimentalmente.

▶ Leitura sugerida

ARONSOHN, M. Large intestine. In: SLATTER D. *Textbook of Small Animal Surgery*. Philadelphia: WB Saunders, 1993. p. 613-627.

BASSO P.C.; BRUN, M.V.; SCHIMIDT, C. *et al.* Cirurgia laparoscópica no diagnóstico e tratamento de gastrite atrófica seguida de tratamento clínico em cadela: relato de caso. *Arq Bras Med Vet Zootec*, v. 59, p. 1205-1210, 2007.

BOCCASANTA, P.; ROSATI, R.; VENTURI, M,. *et al.* Comparison of laparoscopic rectopexy with open technique in the treatment of complete rectal prolapse: clinical and functional results. *Surg Laparosc Endosc*, v. 8, n. 6, p. 460-465, 1998.

BÖHM, B.; MILSON, J.W.; FAZIO, V.M. Postoperative intestinal motility following conventional and laparoscopic intestinal surgery. *Arch Surg*, v. 130, p. 415-419, 1995.

BRUN, M.V.; GUIMARÃES, L.D.; BARCELLOS, H.H.A. *et al.* Colopexia laparoscópica com retalho de tela de polipropileno em cães. *Arq Bras Med Vet Zootec*, v. 59, p. 119-126, 2007.

BRUN, M.V.; GUIMARÃES, L.D.; BARCELLOS, H.H.A. *et al.* Comparação entre a colopexia laparoscópica com pericárdio bovino conservado em glicerina em cães com a técnica incisional por celiotomia. *Braz J Vet Res Anim Sci*, v. 59, p. 1211-1218, 2007.

BRUN, M.V.; PIPPI, N.L.; BECK, C.A.C. *et al.* Avaliação de dois diferentes fios de sutura para colopexia incisional laparoscópica em cães. Estudo experimental. *Braz J Vet Res Anim Sci*, v. 41, n. 3, p. 154-160, 2004.

BRUN, M.V.; PIPPI, N.L.; BECK, C.A.C. *et al.* Colopexia incisional por celiotomia ou transparietal auxiliada por laparoscopia em cães. *Ciênc Rural*, v. 34, n. 3, p. 829-837. 2004.

BURROWS, C.F.; ELLISON, G.V. Moléstias anorretais. In: ETTINGER SJ. *Tratado de Medicina Interna Veterinária*. 3. ed. São Paulo: Manole, 1992. p. 1632-1648.

DAVIES, W.; KOLLMORGEN, C.F.; TU, Q.T. *et al.* Laparoscopic colectomy shortens postoperative ileus in a canine model. *Surg*, v. 121, n. 5, p. 550-555, 1997.

HARDIE, R.J.; FLANDERS, J.A.; SCHMIDT, P. *et al.* Biomechanical and histological evaluation of a laparoscopic-stapled gastropexy technique in dogs. *Vet Surg*, v. 25, n. 2, p. 127-133, 1996.

HOTOKEZAKA, M.; COMBS, M.J.; SCHIRMER, B.D. Recovery of gastrointestinal motility following open *versus* laparoscopic colon resection in dogs. *Dig Dis Sci*, v. 41, n. 4, p. 705-710, 1996.

RAWLINGS, C.A. Laparoscopic-assited gastropexy. *J Am Anim Hosp Assoc*, v. 38, p. 15-19, 2002.

RAWLINGS, C.A.; FOUTZ, T.L.; MAHAFFEY, M.B. *et al.* A rapid and strong laparoscopic-assisted gastropexy in dogs. *Am J Vet Res*, v. 62, n. 6, p. 871-875, 2001.

REMEDIUS, A.M.; FERGUSON, J. Minimal invasive surgery: laparoscopic and toracoscopic in the small animals. *Comp Cont Educ Pract Vet*, v. 18, n. 11, p. 1191-1199, 1996.

WILSON, E.R.; HENDERSON, R.A.; MONTGOMERY, R.D. A comparison of laparoscopic and belt-loop gastropexy in dogs. *Vet Surg*, v. 25, p. 221-227, 1996.

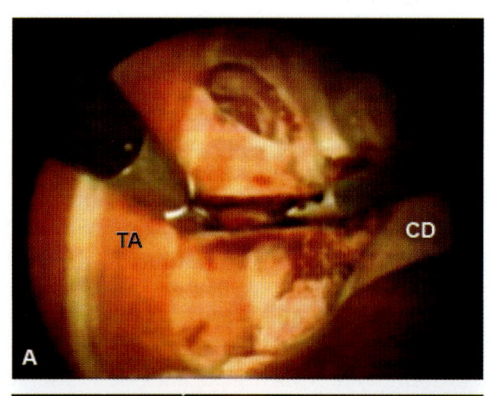

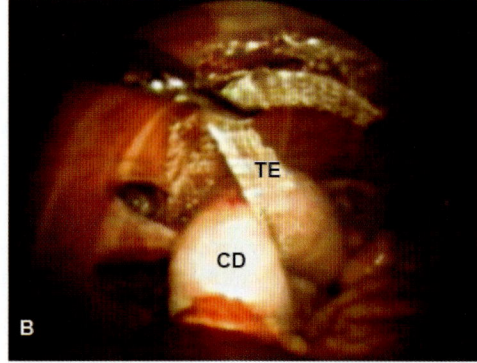

Figura 17.14 Colopexia laparoscópica com retalho de tela de polipropileno em cães. **A.** São produzidas duas incisões transversais e paralelas no músculo transverso abdominal esquerdo. As feridas cirúrgicas são comunicadas criando um flape muscular bipedicular. **B.** O retalho de polipropileno é passado junto à borda mesentérica e sob o flape de músculo transverso abdominal (TA) esquerdo. A união das duas extremidades do retalho promoverá a colopexia. CD = cólon descendente; TE = tela de polipropileno.

18 Cirurgias Glandulares | Fígado e Baço

Rafael Stedile

▼

Seção A | Fígado e Sistema Biliar

O fígado está localizado na porção cranial do abdome, entre o diafragma e o estômago, quase completamente coberto pelas costelas. No cão, é dividido em seis lobos: lateral direito, medial direito, quadrado, medial esquerdo, lateral esquerdo e caudato. O lobo caudato é subdividido em processo caudato e papilar. O fígado do felino é semelhante ao do cão, e alguns gatos podem apresentar o lobo lateral direito fusionado com o quadrado.

O fígado exerce diversas funções, entre elas: ativação, síntese e estocagem de diversas substâncias (hormônios, fatores de coagulação e anticoagulação, vitaminas etc.), digestão (relacionada com a emulsificação de gorduras), destoxificação e excreção de substâncias endógenas e exógenas, além de funções imunológicas e hematológicas. Devido a sua grande capacidade de reserva, pequenas lesões não afetam seu funcionamento. Os sinais clínicos geralmente só aparecem após perda de aproximadamente 70% da massa hepática funcional. O fígado também apresenta enorme capacidade de regeneração, que possibilita a reversão do quadro de insuficiência hepática na maioria dos pacientes.

A vesícula biliar está posicionada entre o lobo quadrado e o lateral direito, e sua função é armazenar, concentrar e liberar a bile. O ducto cístico sai da vesícula biliar e se junta com os ductos hepáticos para formar o ducto biliar comum, que se abre no duodeno próximo ao ducto pancreático. No gato as aberturas do ducto biliar comum e do ducto pancreático se unem antes de desembocar no duodeno. Em alguns gatos a vesícula pode apresentar duplicação parcial ou completa.

A maioria dos sinais de doença hepática é não específica, tais como apatia, anorexia, vômito, diarreia, polidipsia/poliúria e perda de peso. Por outro lado, icterícia, ascite e alteração do tamanho hepático são sinais mais sugestivos, mas não exclusivos. Secundariamente a hepatopatia podemos, também, encontrar encefalopatia e alterações na hemostasia.

A biopsia hepática é um dos procedimentos mais frequentemente realizados por videocirurgia em pequenos animais. Apesar de a maioria das afecções do fígado não ter indicação cirúrgica para seu tratamento, a coleta de material para histopatologia, quer por técnicas invasivas ou não, é fundamental para o diagnóstico mais preciso e a terapia clínica direcionada.

A obtenção de amostras hepáticas por laparoscopia tem algumas vantagens em relação à laparotomia por proporcionar menor trauma cirúrgico, maior rapidez e melhor visualização do fígado. A visualização é melhor tanto em quantidade, pois mais de 85% da superfície pode ser avaliada, como em qualidade, devido à magnificação da imagem. Há vantagens sobre a técnica percutânea, pois possibilita a visualização direta da superfície do fígado e de outras estruturas, diminuindo o risco de lesões iatrogênicas e facilitando a determinação do melhor ponto para biopsia, assim como o monitoramento do sangramento. As amostras obtidas por laparoscopia são histopatologicamente superiores às obtidas com as técnicas percutâneas. Volumes maiores de tecido, como os requeridos para dosagem de cobre, nem sempre são alcançados por via percutânea.

Neste capítulo são abordados os procedimentos laparoscópicos relacionados com o sistema hepatobiliar tanto para diagnóstico como terapêuticos. A esplenoportografia e a mensuração da pressão da polpa esplênica estão incluídas neste capítulo por apresentarem maior relação com as doenças hepatobiliares do que com afecções esplênicas.

► Considerações pré-cirúrgicas

Apesar de o exame histopatológico ser a melhor maneira de se chegar ao diagnóstico definitivo, os riscos e benefícios devem ser avaliados em cada caso. Convém lembrar que geralmente a hepatopatia se manifesta clinicamente apenas em estado avançado, quando já existe grande comprometimento das funções hepáticas citadas anteriormente. Em doenças biliares extra-hepáticas, que necessitam de colecistectomia, recomenda-se a intervenção cirúrgica o mais precoce possível, sem esperar o agravamento dos sinais sistêmicos.[1]

Exames de coagulação devem ser requeridos no pré-operatório, pois o fígado é responsável pela produção da maioria dos fatores de coagulação. A absorção intestinal de vitaminas lipossolúveis é reduzida em cães e gatos com obstrução completa e prolongada do fluxo biliar. Isto inclui a vitamina K, prejudicando a ativação dos fatores K_1-dependentes, contribuindo com o distúrbio da hemostasia. O perfil consiste em tempo de protrombina, tempo de tromboplastina parcial ativada, contagem de plaquetas e fibrinogênio. O tempo de sangramento da mucosa bucal também pode ser incluído. Alterações da hemostasia não são, necessariamente, contraindicações para laparoscopia, mas o clínico, se possível, deveria corrigir com plasma fresco congelado, repondo fatores de coagulação ou com a administração de vitamina K_1. A retenção de bile, decorrente da obstrução do trato hepático extra-hepático, inibe o sistema reticuloendotelial.

Devido à proximidade do fígado com o estômago, deve ser feito jejum sólido de 12 h tornando possível melhor acesso ao fígado e reduzindo a possibilidade de lesões iatrogênicas. O esvaziamento da bexiga urinária, semelhante aos demais procedimentos laparoscópicos, diminui o risco de trauma vesical durante a introdução dos trocartes.

A anestesia geral é a mais utilizada para realização de laparoscopias que envolvem o sistema hepatobiliar, contudo, pacientes com maior risco anestésico podem ser submetidos a procedimentos pouco complexos, como biopsia hepática, apenas com sedação e anestesia local. Porém, nesta última, o paciente deve ser seguramente contido, pois a movimentação aumenta o risco de lesão. Tanto para anestesia geral como para sedação deve-se optar por fármacos que tenham mínimo metabolismo hepático.

Nos pacientes com ascite considerável, a drenagem prévia ao procedimento é importante. Primeiramente porque reduz o risco de perfuração de alças intestinais, principalmente aquelas com conteúdo gasoso, que flutuam próximo da parede abdominal durante a colocação da agulha de Veress ou do trocarte. Segundo, diminui a formação de bolhas que atrapalham a visualização durante a insuflação.

Para inspeção do fígado, posiciona-se o monitor de vídeo cranial ao animal. O cirurgião e o câmera/auxiliar ficam distribuídos caudalmente, e variam pouco seus posicionamentos conforme a escolha do acesso. A presença do câmera não é obrigatória para procedimentos simples, como, por exemplo, na biopsia hepática com dois portais. Neste caso, o cirurgião poderá executar tal função segurando a microcâmera com a mão não dominante e trabalhando com a pinça de biopsia na mão dominante.

O diâmetro da óptica deve ser o menor possível para o porte do animal. Para a maioria dos pacientes, ópticas de 5 mm possibilitam adequada avaliação e coleta de amostras. São utilizadas, frequentemente, ópticas com 0º ou 30º; apesar de esta última proporcionar maior campo de visão, pode ser de difícil manipulação para cirurgiões inexperientes.

▶ Procedimentos

▪ Avaliação e biopsia hepática

A biopsia hepática laparoscópica é considerada segura, com baixas morbidade e mortalidade.[2] O decúbito e o local de acesso podem variar de acordo com os lobos hepáticos que se deseja avaliar e com a necessidade de inspeção de outros órgãos, como baço ou pâncreas. Rotineiramente, o acesso médio-abdominal direito, com decúbito lateral esquerdo, é o escolhido, pois possibilita a visualização de área hepática significativamente maior que a produzida pelos acessos ventral e esquerdo.

No acesso pela parede abdominal direita (Figura 18.1), o primeiro portal é inserido no terço médio da região mesogástrica (fossa paralombar). O segundo portal é introduzido medial e cranialmente ao primeiro. Ambos os portais são deslocados cranial ou caudalmente de acordo com o porte do animal e o tamanho do fígado. Por exemplo, em cães pequenos ou gatos com hepatomegalia prefere-se a introdução dos portais mais caudalmente para obter imagem panorâmica. Por outro lado, em cães de grande porte com micro-hepatia, o deslocamento cranial dos portais facilita o alcance do fígado pelo instrumental e visualização mais próxima. Este acesso também proporciona boa visualização do duodeno e do lobo esquerdo do pâncreas. Portal com canais de trabalho torna possível a realização da biopsia com única incisão.

No acesso ventral, a óptica entra próximo à cicatriz umbilical e um ou dois portais são distribuídos cranialmente em arco. Este posicionamento possibilita a inspeção da superfície ventral do fígado, porém a visualização pode ser prejudicada pela presença do falciforme, principalmente em cães obesos. O posicionamento dos portais para o acesso abdominal esquerdo segue o mesmo padrão descrito para o acesso abdominal direito. O acesso esquerdo só é utilizado quando se deseja concentrar a inspeção nos lobos medial e lateral esquerdos e no baço. Neste caso, existe maior possibilidade de lesão esplênica pois os trocartes e instrumentais são introduzidos próximo ao baço.

Durante a colocação dos trocartes, a pressão intra-abdominal de CO_2 deve ser mantida entre 12 e 15 mmHg, criando maior espaço de trabalho e diminuindo o risco de lesão. Após o posicionamento dos portais, a pressão é reduzida para a mínima possível para adequada avaliação e coleta de material. Geralmente, o autor estabelece a pressão em 8 mmHg, o que possibilita a realização do procedimento com mínimos efeitos sistêmicos.

O fígado e estruturas adjacentes devem ser sistematicamente avaliados, incluindo as superfícies sobrepostas dos lobos hepáticos (Quadro 18.1). Uma sonda de palpação (ou uma pinça

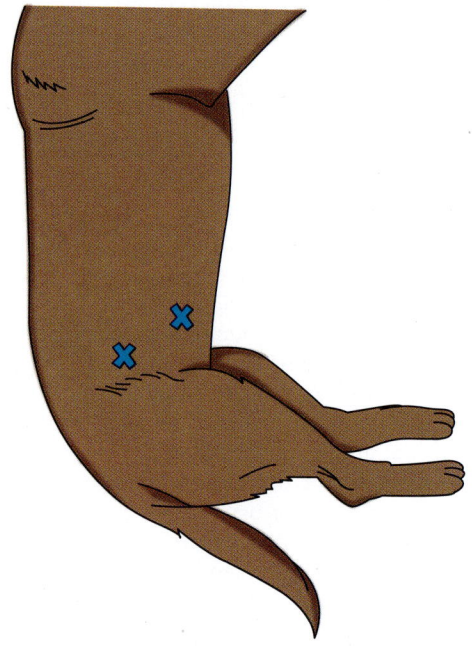

Figura 18.1 Posicionamento dos portais para biopsia hepática via acesso lateral direito.

romba fechada) é delicadamente utilizada para elevar os lobos hepáticos e avaliar sua consistência. A vesícula biliar (ver em avaliação da vesícula biliar) e as estruturas adjacentes devem ser avaliadas antes de se efetuar a biopsia.

Indica-se a coleta de material de três a seis diferentes áreas. Regiões aparentemente normais devem ser incluídas com o objetivo de avaliar a extensão da afecção. O tamanho das amostras deve permitir análise de 6 a 8 tríades portais. Os locais escolhidos para coleta também devem ser avaliados por inspeção magnificada e palpação indireta por meio de instrumental antes da biopsia.

Diversas formas têm sido utilizadas para obtenção das amostras. Contudo, a maioria dos cirurgiões prefere a utilização da pinça de biopsia de 5 mm, pela sua praticidade e por fornecer quantidade adequada de material para histopatologia. As mandíbulas da pinça são abertas, encostadas no local da coleta e fechadas lentamente, aplicando-se leve pressão. A pinça

deve permanecer comprimindo o local levemente, entre 15 e 30 segundos, para auxiliar na hemostasia, e então ser removida com movimento rotatório. Devido à resistência da cápsula hepática, algumas vezes é necessária certa tração para se remover a pinça. Quando as lesões estão localizadas na superfície do fígado, a pinça deve ser direcionada perpendicularmente a ela. A apreensão de amostras da borda é mais fácil, pois elas entram naturalmente entre as mandíbulas do instrumento.

Quando a pinça de biopsia não está disponível, pode-se utilizar pinça de apreensão e tesoura (Figura 18.2). Enquanto a pinça segura delicadamente o segmento a ser retirado, sem esmagar a amostra, a tesoura secciona o tecido em formato de cunha. Esta técnica é mais fácil de ser aplicada nas bordas que na superfície hepática. Apresenta como desvantagem a necessidade de um terceiro portal e o risco da perda do segmento na cavidade durante a remoção. Para evitar o extravio, o segmento deve ser removido protegido pelo redutor ou ensacado.

Quando se opta pela utilização de empurradores de nós (*endoloop*), um terceiro portal é colocado para sua passagem. Após a introdução do *endoloop* na cavidade, uma pinça de apreensão é passada através do laço e, em seguida, direcionada ao ponto de coleta. A pinça segura o tecido enquanto o laço corre sobre ela. Quando a área desejada estiver envolvida pela laçada, empurra-se o nó, esmagando o tecido e delineando o local da biopsia. Após o completo fechamento da laçada, as pontas do nó são cortadas. O tecido deve ser seccionado a

Quadro 18.1 • Características das diversas condições hepatobiliares.	
Condição hepatobiliar	**Características***
Normal	Fígado: estende-se caudalmente até o nível do arco costal; cor vermelho-escura; superfície lisa e bordas agudas; em visão magnificada é possível observar as áreas portais e uma configuração sinusoidal uniforme. Durante a palpação delicada observa-se formação de leve depressão e clareamento temporário. Não deve ser friável ou sangrar facilmente quando palpado suavemente Vesícula: deve apresentar parede fina. Quando palpada, deveria ser macia, flutuante e facilmente comprimida. Os ductos não devem estar dilatados
Cirrose	Fígado pequeno; firme à palpação; superfície irregular, podendo conter nódulos regenerativos de tamanhos variados. Estes padrões podem ser descritos como micronodular (nódulos e septos uniformes; nódulos < 3 mm), macronodular (nódulos e septos de tamanho variado, que podem chegar a vários centímetros) e misto. A cápsula do fígado fica espessada e deixa a aparência esbranquiçada. Múltiplos plexos venosos podem indicar a existência de desvio portossistêmico adquirido
Neoplasia	Os nódulos tumorais se sobressaem na superfície, sendo geralmente descoloridos e apresentando, frequentemente, cavitações ou depressões em seu centro
Lipidose	Fígado de cor mostarda-clara; friável; a tríade portal frequentemente é de fácil visualização quando extensamente comprometida
Hepatopatia por esteroide ou sobrecarga de glicogênio	Semelhante à lipidose, porém a coloração fica um pouco mais rosada
Congestão	Fígado aumentado de tamanho; escurecido (vermelho-escuro); bordas arredondadas. Na inspeção magnificada, os sinusoides hepáticos estão visivelmente distendidos Nos casos de congestão crônica o fígado apresenta aspecto de noz-moscada
Hiperplasia nodular	Comum em cães idosos; frequentemente múltiplos nódulos amarelados de tamanhos variados
Afecção biliar	Nos casos de obstrução biliar extra-hepática, o fígado inteiro assume uma coloração esverdeado-escura decorrente do acúmulo biliar e os ductos extra-hepáticos estão dilatados e túrgidos à palpação. A vesícula se encontra cheia e firme

* Adaptado de TWEDT, D. C. Laparoscopy of the liver and pancreas, p. 409-419. In: TAMS, T. R. *Small Animal Endoscopy*. St. Louis, Mosby, 1998.

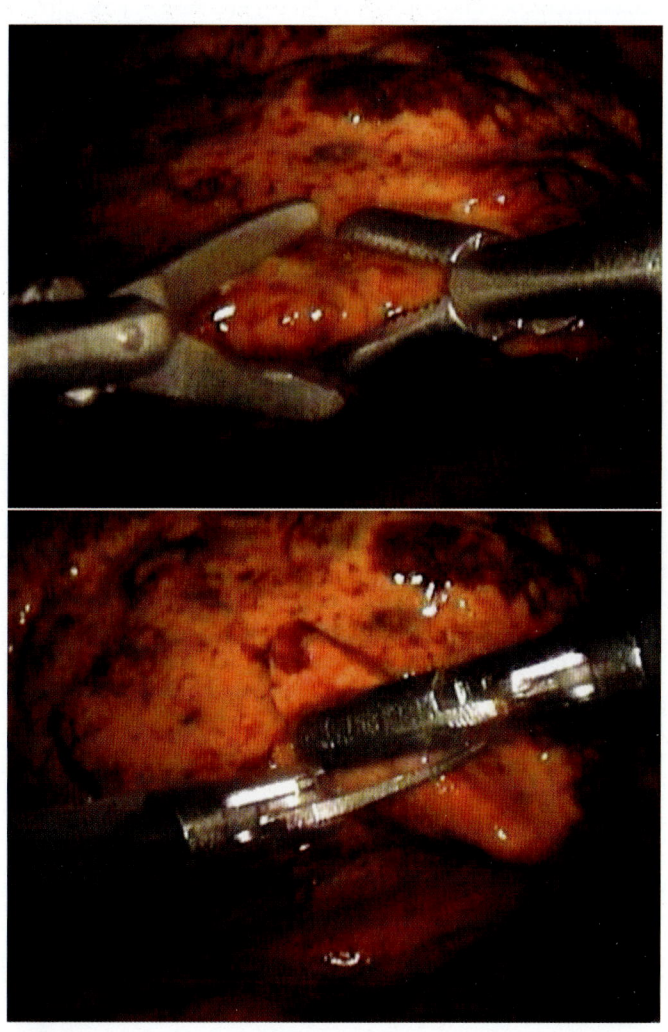

Figura 18.2 Biopsia hepática em cães utilizando tesoura e pinça.

aproximadamente 5 mm distal ao nó para prevenir o deslocamento da ligadura. A laçada é mais facilmente aplicada às bordas do fígado do que à superfície.

As agulhas de biopsia (tipo Tru-Cut, Vin-Silverman ou Menghini) também podem ser utilizadas. A coleta pode ser realizada com único portal, para óptica. As agulhas são introduzidas por via percutânea sob visualização direta na parede abdominal próximo ao ponto de biopsia. Durante a passagem da agulha pela parede abdominal a ventilação é suspensa para minimizar o risco de lesão diafragmática. Deve-se ter atenção na penetração do fígado para que ele não seja transpassado ou as estruturas adjacentes lesionadas.

Uma técnica alternativa para biopsia hepática, classificada como laparoscópica modificada, foi descrita em pequenos animais. Esta técnica utiliza otoscópio inserido em uma minilaparotomia, entre a cartilagem xifoide e o arco costal esquerdo, para visualização e passagem da agulha de biopsia. Apesar de o custo ser baixo, este acesso tem alguns inconvenientes, tais como dificuldade de se manter a esterilidade do procedimento, menor visualização do fígado e demais órgãos, acesso restrito para coleta de fragmentos maiores e para controle de hemorragia ocasional. Apesar de factível, este acesso não apresenta muitas vantagens sobre a biopsia guiada por ultrassonografia.

Em lesões focais intraparenquimatosas, o uso da ultrassonografia laparoscópica aumenta a precisão da coleta e diminui o risco de lesões iatrogênicas. Esta técnica possibilita a identificação de alterações que podem não ter sido visualizadas na ultrassonografia convencional e providencia comparação simultânea entre os achados profundos e superficiais. Em pequenos animais recomenda-se a utilização de transdutores com frequência igual ou maior que 7,5 mHz para melhor visualização, quando usados diretamente na superfície do órgão. Portais de 11 mm são utilizados para passagem destes transdutores.

Pequeno fragmento da borda do fígado pode ser coletado para avaliar o potencial de sangramento antes da remoção de fragmentos maiores. Geralmente, o sangramento dos pontos de biopsia é pouco intenso, e cessa espontaneamente em dois ou três minutos, sem necessidade de intervenção. Caso o sangramento persista, a aplicação de compressão com gaze laparoscópica, o uso de agentes hemostáticos tópicos ou de eletrocoagulação é indicado. É comum iniciantes em videocirurgia supervalorizarem o sangramento destes pontos devido à magnificação das imagens, considerando a hemorragia significativa, o que na realidade não passa de 2 a 3 mℓ de sangue. Todavia, qualquer sangramento deve ser estancado antes do fechamento da cavidade.

Na maioria das vezes, a biopsia hepática laparoscópica é realizada em menos de 30 min. Petre *et al.* relataram conversão para laparotomia em 4% dos casos, devido ao tamanho da amostra a ser removida. Também foi descrita a necessidade de transfusão de sangue em 4% dos animais submetidos à biopsia hepática laparoscópica.[2] As incisões da cavidade podem ser suturadas de forma convencional.

• Avaliação e punção biliar

O sistema biliar e o fígado devem sempre ser avaliados conjuntamente. O acesso lateral direito, mais usado que o acesso ventral, fornece excelente visualização do sistema biliar e do fígado. O acesso ventral deve ser realizado quando se prevê a possibilidade de remoção da vesícula imediatamente seguinte à avaliação, aproveitando os mesmos portais. Eleva-se o lobo lateral direito do fígado com auxílio de sonda de palpação, possibilitando completa avaliação da vesícula biliar e do trajeto da árvore biliar até o duodeno. A palpação delicada da vesícula possibilita a avaliação da patência do trato biliar.

A punção biliar (colecistocentese) é indicada nos casos de suspeita de doença inflamatória/infecciosa. Nestes casos, a bile deve ser enviada para avaliação citológica, cultura aeróbia e anaeróbia e teste de sensibilidade a antimicrobianos. Vesículas biliares dilatadas decorrentes de obstrução requerem maior cuidado para puncionar, pois apresentam maior risco de extravasamento ou ruptura.

Na colecistocentese utiliza-se agulha vertebral 20G de 10 cm. A ponta da agulha deve ser inserida na vesícula sob visualização direta e o seu conteúdo lentamente aspirado com seringa. O conjunto de extensor de equipo e torneira de três vias deve ser acoplado à seringa para facilitar a troca, principalmente se o estudo radiográfico estiver planejado. A consistência viscosa pode, em alguns casos, dificultar a obtenção de grande volume de bile. O acesso à vesícula por via trans-hepática deve ser evitado, pois dificulta o acompanhamento do local da punção sem diminuir o risco de extravasamento.

A colecistocolangiografia (estudo contrastado) pode ser realizada aproveitando-se a agulha inserida para punção. O volume de contraste deve ser o suficiente para distender a vesícula. Geralmente, 5 a 10 mℓ de contraste iodado estéril possibilitam delineamento adequado das vias biliares. Evita-se a distensão excessiva da vesícula, pois aumenta o risco de extravasamento. Nestes casos, realiza-se esvaziamento parcial antes da injeção de contraste. O monitoramento da passagem do contraste para o duodeno pode ser realizado com fluoroscopia ou radiografias convencionais. A colecistocolangiografia raramente é usada em pequenos animais.

• Colecistectomia

A colecistectomia foi o primeiro procedimento videolaparoscópico a se difundir em medicina, sendo considerado atualmente o "padrão-ouro" para remoção da vesícula biliar em humanos. Este acesso também tem sido utilizado com sucesso em cães e gatos com afecções biliares, porém com menor abrangência. Já foi demonstrado em cães que a colecistectomia laparoscópica, quando comparada ao acesso convencional, resulta em menor supressão imune, reação inflamatória menos acentuada e menor formação de aderências intra-abdominais.

Dentre as indicações para colecistectomia em pequenos animais são encontradas: colelitíase, colecistite crônica, neoplasias e mucocele da vesícula biliar. Se extrapolarmos dados de humanos, animais com trauma biliar e extravasamento de bile na cavidade, teoricamente, também poderiam se beneficiar da laparoscopia. Em humanos, a lavagem/drenagem laparoscópica nestes casos tem demonstrado bons resultados.

Com o paciente em decúbito dorsal, o primeiro trocarte é introduzido 1 a 2 cm caudal à cicatriz umbilical. A pressão intra-abdominal de CO_2 deve ser iniciada 10 e 15 mmHg e outros três trocartes são inseridos sob visualização direta. Os portais são distribuídos em formato de arco (Figura 18.3), sendo dois à direita e um à esquerda da linha média ventral. Os portais da direita são utilizados para exposição e retração da vesícula. O portal esquerdo é utilizado para as manobras de dissecção, aplicação de clipes e ligadura. O ligamento falciforme deve ser removido se estiver prejudicando a visualização da vesícula e a execução das manobras.

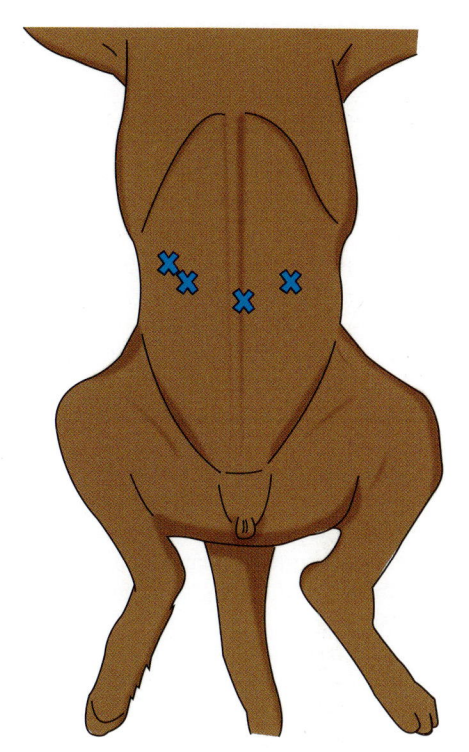

Figura 18.3 Posicionamento dos portais para colecistectomia via acesso ventral.

Pinças de apreensão atraumáticas devem tracionar delicadamente a base e o ápice da vesícula cranioventralmente para possibilitar a visualização do ducto e artéria císticos. Pinças de dissecção curvas são usadas para isolar o ducto e a artéria císticos, dissecando-os ao redor. Dois clipes proximais e um distal devem ser aplicados no ducto e na artéria, e então são transeccionados. Ligaduras intracorpóreas também podem ser utilizadas da mesma maneira que os clipes. Pode-se recomendar a associação de ligaduras intra ou extracorpóreas quando se utilizam clipes, pois estes, isolados, não podem providenciar segurança adequada na oclusão. Deslocamentos do clipe com extravasamento biliar podem ocorrer principalmente durante a manipulação para dissecção da vesícula.

É possível que a porção do ducto junto à vesícula ou às pontas dos fios da ligadura distal seja usada para manipulação da vesícula durante a liberação desta do leito hepático. A dissecção ocorre do ducto em direção ao ápice. O uso do gancho de diatermia ou bisturi ultrassônico para a dissecção diminui o sangramento. Quando estes não estiverem disponíveis, uma pinça de dissecção ou tesoura curva é usada. Estas últimas podem ser acopladas à eletrocoagulação monopolar. Para maior segurança, a ponta da tesoura deve estar voltada em direção ao fígado, para evitar punção iatrogênica da vesícula. Durante a dissecção, a vesícula é mantida suficientemente tracionada para criar um plano de tensão no leito hepático. Vesícula espessada, friável e aderida ao leito hepático é frequentemente observada em afecções crônicas.

Após sua completa liberação, a vesícula é colocada em saco para ser retirada da cavidade. As bordas do saco são, então, exteriorizadas através da incisão do portal de maior diâmetro. A aspiração da bile esvazia a vesícula e facilita sua remoção. Apesar do maior risco de extravasamento, a vesícula pode ser diretamente removida, sem ensacamento. Nestes casos, a vesícula é retirada em conjunto com a cânula ou através da ampliação da incisão de um dos portais. A bile deve ser enviada para cultura aeróbia e anaeróbia e a vesícula, para avaliação histopatológica.

A pressão intra-abdominal é restabelecida em 5 mmHg e o leito hepático, o ducto e a artéria cística são reavaliados para hemorragia e perda de bile antes do fechamento da cavidade. Hemorragias também podem ser oriundas de lesões iatrogênicas do parênquima hepático. Sistemas de eletrocoagulação são usados se o sangramento for considerado excessivo. Recomendam-se irrigação/drenagem local quando se suspeita de bile livre. O pneumoperitônio é desfeito e a cavidade é ocluída de forma rotineira.

Correção de desvio portossistêmico

O desvio ou *shunt* portossistêmico (DPS) é caracterizado pela presença de vaso anômalo, congênito ou adquirido, comunicando a circulação portal e sistêmica. Este desvio diminui o fluxo de sangue drenado do sistema gastrintestinal para o fígado, diminuindo o aporte de fatores hepatotróficos e possibilitando a passagem de toxinas para circulação sistêmica. Como consequência, geralmente, os animais desenvolvem encefalopatia hepática ou insuficiência hepática. A localização dos desvios varia (Quadro 18.2), mas os mais comuns são os que fazem a comunicação porto-cava e veia gástrica esquerda-cava.

O tratamento do DPS consiste na oclusão gradativa do vaso anômalo, podendo ser utilizado constritor ameroide ou bandas de celofane. A cirurgia está indicada em DPS congênitos. Miller e Foller descreveram correção laparoscópica do desvio portossistêmico extra-hepático.[3]

O paciente é posicionado em decúbito dorsal e o primeiro trocarte é introduzido 1 cm caudal à cicatriz umbilical. A pressão intra-abdominal deve ser iniciada entre 12 e 15 mmHg e a cavidade inspecionada. Durante a correção do desvio, tem sido utilizada óptica de 5 mm de diâmetro e ângulo de visão de 30°. Dois outros trocartes são inseridos sob visualização direta cranialmente ao primeiro portal. Estes devem ser distribuídos em arco, equidistantes da cicatriz umbilical e do arco costal, nas paredes abdominais direita e esquerda. O quarto portal é inserido na parede abdominal direita, equidistante da cicatriz umbilical e do osso púbico. O duodeno é tracionado medialmente com o auxílio de pinça Babcock, passada através do portal da parede abdominal esquerda. Com isso, a veia cava caudal é exposta na região do forame epiploico, onde está situada a maioria dos desvios portossistêmicos. Os portais da parede abdominal direita são utilizados para dissecção e colocação da banda de celofane ao redor do vaso aberrante. Uma pinça de dissecção de ângulo reto ou Maryland pode ser usada para isolar o vaso.

Após a identificação e o isolamento do vaso, a banda de celofane, de 4 a 5 mm de largura e de 6 a 10 cm de comprimento é inserida na cavidade. A banda de celofane deve circundar o vaso aberrante. A tração das pontas da banda promove obstrução temporária e, consequentemente, hiper-

---

Quadro 18.2 ▪ Locais de ocorrência de desvio portossistêmico (DPS).

Vasos envolvidos no DPS

- Veia porta-cava (mais frequente)
- Veia gástrica esquerda-cava (mais frequente)
- Veia esplênica-cava
- Veia mesentérica-cava
- Veia gastroduodenal-cava
- Veia porta-ázigo (menos comum)
- Veias intra-hepáticas (menos comum)

tensão portal. Mudança de coloração do pâncreas e do intestino e/ou hipermotilidade intestinal são indicativas da hipertensão portal. Estas alterações confirmam a identificação correta do desvio. A tração deve ser liberada e as pontas da banda são fixadas uma à outra com clipes de titânio de forma que o diâmetro interno fique entre 2 e 3 mm. A cavidade deve ser avaliada por cinco minutos para confirmar a ausência de sinais de hipertensão portal. Caso sejam observados sinais de hipertensão, o diâmetro interno da banda deve ser aumentado.

Ao término da atenuação do desvio, pode ser realizada portografia jejunal para confirmar o posicionamento da banda (visualizando os clipes) junto ao desvio. Para isso, a pinça Babcock apreende uma alça do jejuno e a expõe através da incisão do portal umbilical. A incisão é ampliada aproximadamente dois centímetros para possibilitar a passagem da alça intestinal. Insere-se cateter de 20 ou 22G em uma veia da alça jejunal, sendo fixado com suturas pré-colocadas. Extensor de equipo acoplado à torneira de três vias, preenchido com solução de heparina, é conectado ao cateter. Os trocartes remanescentes são retirados e o pneumoperitônio é desfeito. Após completa preparação para a radiografia, injeta-se o contraste solúvel em água (2 mℓ·kg^{-1}) em forma de *bolus*. A exposição radiográfica é realizada quando estiver restando aproximadamente 1 mℓ de contraste para ser injetado. Este cateter também pode ser utilizado para mensurar a pressão. Após as avaliações, o cateter é removido e o vaso, ligado. A pressão portal em cães normais é 7 a 8 cm H$_2$O mais alta que a pressão venosa sistêmica. Cães com DPS apresentam esta diferença diminuída, com os valores de ambas as pressões semelhantes. A circulação portal também pode ser avaliada utilizando-se a esplenoportografia laparoscópica. Esta técnica é descrita a seguir, juntamente com a mensuração da pressão da polpa esplênica. As incisões da cavidade abdominal são fechadas da maneira habitual.

• Esplenoportografia e mensuração da pressão da polpa esplênica

Tanto a esplenoportografia como a mensuração da pressão da polpa esplênica (MPPE) são procedimentos auxiliares no diagnóstico de doenças hepáticas. A esplenoportografia é utilizada para a avaliação do fluxo portal e identificação de desvios portossistêmicos, enquanto a MPPE fornece informações sobre a pressão portal (Quadro 18.3).

O paciente é posicionado em decúbito lateral direito e o acesso realizado semelhante ao descrito para biopsia hepática pelo abdome esquerdo. A introdução do trocarte deve ser cuidadosa, pois o baço geralmente está aumentado de volume e abaixo do local de inserção do trocarte. Introduz-se agulha vertebral de 18 ou 20G de 10 cm de comprimento 1 a 3 cm no centro do parênquima esplênico, por via percutânea sob visualização direta. O pneumoperitônio é desfeito, mantendo a agulha firmemente fixada. A movimentação pode resultar em laceração esplênica. O manômetro é conectado à agulha utilizando extensor de equipo com solução de heparina. O ponto zero do manômetro deve ser posicionado na altura do átrio direito do

Quadro 18.3 • Valores de referência.

Pressão portal	Pressão venosa sistêmica	Pressão da polpa esplênica
8 a 13 cmH$_2$O (6 a 10 mmHg)	0 a 6 cmH$_2$O (0 a 4 mmHg)	10 a 15 cmH$_2$O

coração. Cães com hipertensão portal geralmente apresentam pressão portal da polpa esplênica entre 20 e 40 cmH$_2$O. Deve-se optar por agentes anestésicos que causem menor alteração do volume esplênico. A MPPE deve ser realizada após a inspeção e biopsia hepática e antes da esplenoportografia.

A agulha posicionada no baço para MPPE pode ser utilizada para esplenoportografia. Contraste iodado solúvel em água (1 a 2 mℓ·kg^{-1}) é injetado na polpa esplênica em *bolus*. Duas radiografias são obtidas, a primeira quando metade do volume do contraste for administrado e a segunda, 5 a 10 segundos após término da aplicação.

Obtidas as radiografias, a agulha é retirada e o pneumoperitônio é refeito. O local da punção deve ser avaliado antes do fechamento definitivo da cavidade. Pequenos sangramentos geralmente são resolvidos espontaneamente, mas, nos casos de sangramento acentuado, podem ser utilizadas substâncias hemostáticas ou sistemas de coagulação por energia.

▶ Considerações finais

Complicações relacionadas com a laparoscopia do sistema hepatobiliar incluem perfuração iatrogênica: do diafragma, levando ao pneumotórax; da vesícula biliar, com consequente peritonite biliar; e do baço ou grandes vasos, que resulta em hemorragias. Os sangramentos podem ser decorrentes de lesão do parênquima hepático e/ou deslocamento de ligaduras, principalmente de clipes utilizados na hemostasia das artérias císticas. Deve ser realizado acompanhamento com testes de coagulação em animais que apresentarem petéquias ou sangramento contínuo. No pós-operatório, para reconhecimento precocemente, devem ser monitorados: dor abdominal, hemoabdome, anemia e deterioração das condições hemodinâmicas. Os quadros de sangramento transoperatório e anemias pós-operatórias podem necessitar de transfusão sanguínea.

Sondas de gastrostomia são indicadas para alimentação suplementar de pacientes debilitados. Animais submetidos à atenuação do desvio portossistêmico devem ser monitorados intensivamente para sinais de hipertensão portal, os quais podem incluir abdome agudo, diarreia hemorrágica e choque endotóxico.

Procedimentos mais complexos que envolvem o fígado e a vesícula bilar, tais como lobectomia hepática e colecistoentorostomia, têm sido empregados apenas experimentalmente. Nos últimos anos, técnicas por NOTES aplicadas ao sistema hepatobiliar têm sido desenvolvidas em busca de padronização.

Seção B | Baço

O baço é um órgão parenquimatoso, altamente vascularizado, com formato ligeiramente semelhante a um haltere, ou semelhante a um chinelo. É considerado o maior órgão linfático e possui relação direta com o sistema circulatório. Está localizado no quadrante cranial esquerdo, junto ao fundo gástrico. A extremidade dorsal alcança o pilar esquerdo do músculo diafragma. A extremidade ventral do baço varia muito de posição, pois se desloca caudal e ventralmente de acordo com a distensão gástrica e seu próprio ingurgitamento. O baço une-se ao estômago por meio do ligamento gastresplênico, das artérias e veias gástricas curtas e da artéria e veias gastroepiploicas esquerdas.

O baço é irrigado pela artéria esplênica, ramo da artéria celíaca. A artéria esplênica em seu percurso em direção ao baço emite ramos para o lobo esquerdo do pâncreas (ramo pancreático) e para o estômago (artéria gastroepiploica esquerda e artérias gástricas curtas). Próximo à superfície do baço, a artéria esplênica emite série de ramos que o penetram. O conhecimento da vascularização da região é importante, principalmente para evitar a ligadura do ramo pancreático. A lesão deste ramo provoca a isquemia do lobo pancreático esquerdo (Figura 18.4).

O baço foi por muito tempo considerado um contrapeso do fígado ou apenas um reservatório de sangue. Atualmente se sabe que o baço possui funções variadas. Dentre elas:

- Reservatório de sangue e de plaquetas: este papel é especialmente importante em cães, pois contém até 30% da massa eritrocitária e, quando contraído, eleva de 10 a 20% o hematócrito. O gato não tem contração esplênica eficiente
- Filtração e fagocitose
- Imunológica e no metabolismo do ferro
- Hematopoese: esta função é mais ativa durante o desenvolvimento fetal, porém, sob demanda, a polpa vermelha do baço pode retomar a capacidade hematopoética
- Regulação da enzima conversora de angiotensina
- Modulação dos níveis plasmáticos de norepinefrina e da atividade renal da prostaglandina E_2
- Estocagem e liberação do fator VIII da coagulação.

Devido às suas características anatômicas e funcionais, o baço está propenso a sofrer afecções neoplásicas ou não neoplásicas. O hemangiossarcoma é a neoplasia mais frequente, com prevalência similar às demais neoplasias esplênicas combinadas. No gato, o mastocitoma e o linfossarcoma são predominantes. Outras

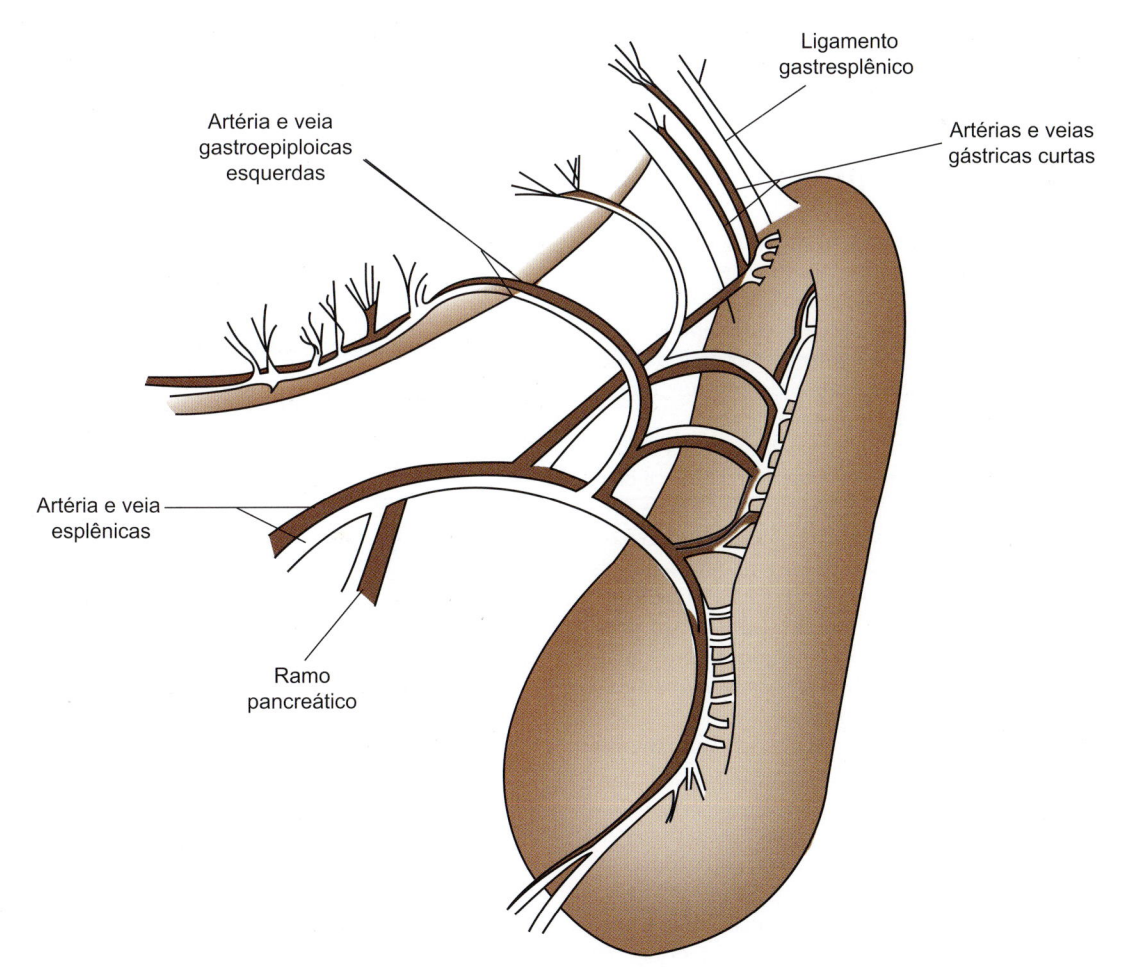

Figura 18.4 Anatomia vascular do baço.

anormalidades não malignas, como hiperplasia nodular, ruptura da cápsula, cicatriz, hematoma e hemangioma são frequentes. A torção esplênica ocorre geralmente associada à síndrome dilatação-torção gástrica, sendo incomum a sua ocorrência isolada.

Os sinais de doença esplênica geralmente são inespecíficos, e incluem anemia, esplenomegalia, anorexia, letargia, abdome agudo, hemoperitônio e choque. Mucosas pálidas são encontradas em pacientes que tiveram perda de sangue associada à ruptura do baço. As rupturas são traumáticas ou decorrentes de hematomas, hemangioma ou hemangiossarcoma. Coagulação intravascular disseminada, doenças imunomediadas, infecção crônica e outras doenças subjacentes também podem causar anemia e palidez de mucosas.

A laparoscopia é utilizada nos seguintes procedimentos no baço:

- Biopsia (apenas para diagnóstico)
- Esplenectomia parcial: utilizada em lesões focais; tem como principal vantagem a preservação da função esplênica
- Esplenectomia total: é o procedimento mais frequente realizado no baço, principalmente relacionado com neoplasias, hematomas, torção e trauma grave. Também é indicada nos casos de anemia hemolítica imunomediada com resposta insuficiente à terapia médica convencional.

Experimentalmente, a esplenectomia laparoscópica tem apresentado vantagens quando comparada ao acesso convencional em relação à perda de sangue, ao estresse cirúrgico, às infecções das feridas cirúrgicas e às adesões intra-abdominais pós-operatórias.[1] Uma desvantagem apresentada se refere ao tempo cirúrgico, porém é minimizada com o aprendizado do cirurgião. A esplenectomia total, apesar de ser um pouco mais complexa, pode ser executada com instrumental básico de laparoscopia que inclua sistema de eletrocoagulação bipolar.

▶ Considerações pré-cirúrgicas

O conhecimento da anatomia vascular do baço, o treinamento e a experiência em dissecção, manipulação e hemostasia são essenciais para a realização deste procedimento. Além disso, o cirurgião deve dispor de, pelo menos, duas opções para controle da hemostasia, tais como coagulação por energia (elétrica, ultrassônica, *laser*), clipador, empurrador de nós (*endoloop*) e/ou habilidade para ligadura intracorpórea.

Alguns fatores são considerados contraindicações relativas, tais como: obesidade, que dificulta a identificação e a coagulação dos vasos do hilo esplênico; cirurgias abdominais prévias, devido a adesões intra-abdominais; e aumento massivo do baço, principalmente se decorrentes de doença neoplásica, pois a ruptura com extravasamento poderia acarretar a disseminação neoplásica para a cavidade. Estas questões devem ser ponderadas na escolha pelo acesso laparoscópico, mas não constituem impedimento absoluto. A decisão deve ser de acordo com o paciente e com a experiência do cirurgião.

Em muitos animais com doença esplênica ocorrem anemia e/ou desequilíbrio hidreletrolítico, sendo necessárias adequadas fluidoterapia e transfusões de sangue. As esplenopatias podem cursar com arritmias cardíacas, como nos casos de hemangiossarcoma ou de torção esplênica, portanto, indica-se o monitoramento eletrocardiográfico pré e transoperatório.

Na escolha do protocolo anestésico a minimização do tamanho esplênico também deve ser objetivada. Baços menores são mais fáceis de serem manipulados. Wilson *et al.*[2] observaram que a utilização de acepromazina e propofol proporcionou menor volume esplênico quando comparado a outros três protocolos: acepromazina e tiopental, medetomidina e tiopental, e a associação de medetomidina, quetamina e diazepam. A combinação acepromazina e propofol não evita a esplenomegalia, apenas causa menor aumento em relação aos outros protocolos citados.

Como nos demais procedimentos videocirúrgicos, o planejamento da distribuição dos equipamentos, instrumental e equipe é importante. O equipamento de videocirurgia deve ser posicionado na lateral esquerda do paciente, enquanto a equipe deve estar distribuída da seguinte maneira: o cirurgião no lado direito do cão (de frente ao monitor), o auxiliar/câmera ao lado esquerdo do cirurgião, o instrumentador posicionado caudalmente ao animal (à direita do cirurgião) e o anestesista posicionado cranialmente ao animal (Figura 18.5).

É necessária ampla tricotomia da região ventral, estendendo-se dorsalmente até a região média do abdome bilateral. Como a esplenectomia é um procedimento complexo existe, eventualmente, a necessidade de adição de novos portais auxiliares ou a conversão para cirurgia aberta, justificando a tricotomia.

▶ Procedimentos

▪ Esplenectomia total

Na esplenectomia laparoscópica convencional geralmente são utilizados três ou quatro portais de acesso. Apesar da variação no posicionamento dos portais na literatura, a distribuição destes em arco (Figura 18.6) facilita as manobras intra-abdominais, evitando o cruzamento entre os instrumentais.

Outra opção é a cirurgia laparoscópica com incisão única (*single-port* ou *single incision laparoscopic surgery* – SILS). Apesar de os resultados preliminares demonstrarem ser segura e relativamente rápida para esplenectomia em cães,[3] ainda são necessários estudos sobre a exequibilidade da etapa de ensacamento.

Esplenectomias utilizando cirurgia endoscópica transluminal por orifícios naturais (NOTES – *natural orifice translumenal endoscopic surgery*) híbrida estão sendo desenvolvidas.[4] É possível realizar a ligadura vascular e a remoção do baço por via transgástrica. Contudo, ainda são necessários mais estudos para indicação clínica desta técnica.

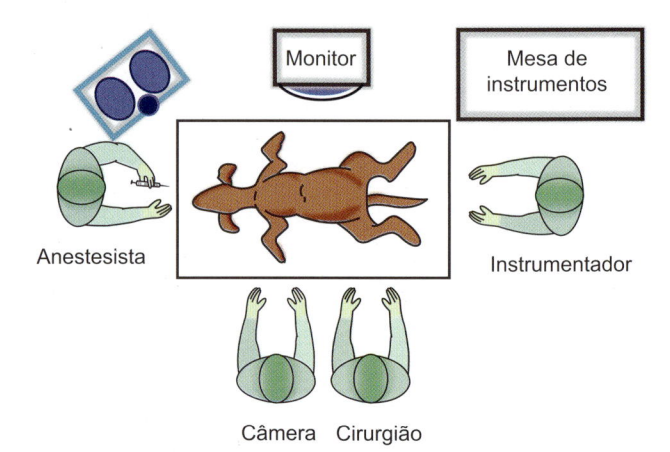

Figura 18.5 Disposição esquemática da equipe cirúrgica e dos equipamentos durante a esplenectomia laparoscópica em cães.

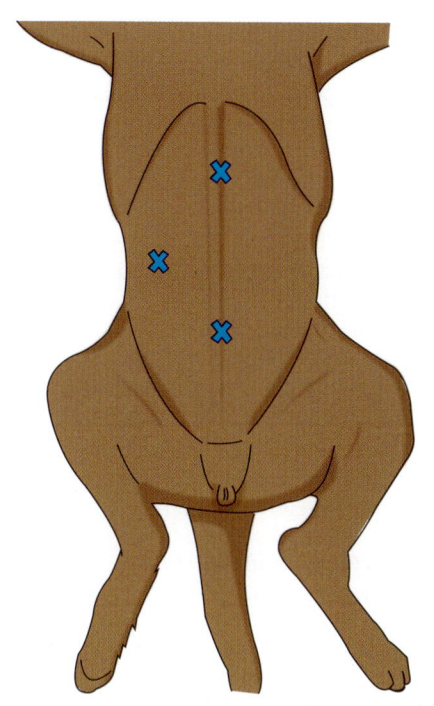

Figura 18.6 Disposição dos acessos para esplenectomia laparoscópica com três portais.

Cirurgia laparoscópica convencional (três portais)

Depois de anestesiado, o animal é posicionado em decúbito dorsal. A inclinação de até 45° para a direita auxiliará na exposição do órgão durante a fase de selamento vascular e secção. Apesar de existir citação do posicionamento lateral, este não parece ser o escolhido para cães e gatos.

O primeiro trocarte de 10/11 mm é introduzido na linha média ventral no terço médio entre a cicatriz umbilical e o processo xifoide. O método aberto para inserção do primeiro trocarte é considerado mais seguro se comparado ao método fechado, principalmente quando se espera esplenomegalia acentuada. Por meio deste portal, a óptica é introduzida para confirmação do posicionamento e inspeção da cavidade. A colocação da óptica deve ser cuidadosa, evitando punção do baço. O estabelecimento da pressão intra-abdominal em 12 mmHg possibilita a adequada exposição e manipulação da estruturas.

Sob visualização direta, o segundo trocarte é posicionado na parede abdominal direita, lateral à cadeia mamária, e aproximadamente na mesma altura da cicatriz umbilical. O tamanho da cânula deve ser compatível com o diâmetro da óptica utilizada. O terceiro portal, de 5 mm, é inserido na linha média ventral, caudal à cicatriz umbilical, com distância em relação à cicatriz semelhante ao portal cranial (Figura 18.6). De acordo com o deslocamento caudal do baço, o segundo e o terceiro portais podem ser inseridos mais caudalmente. Após a confecção dos três portais, a óptica é transferida ao segundo portal (parede abdominal direita). Se necessário, o ligamento falciforme é removido para melhor visualização do baço. Com o auxílio de uma pinça e um afastador, ou de duas pinças atraumáticas, inicia-se a manipulação cuidadosa, expondo o hilo esplênico. Uma pinça Babcock é útil nesta manobra, usada tanto para apreensão como em posição aberta, simulando o afastador. Se o cirurgião for destro, a mão esquerda é utilizada para a exposição do hilo, liberando a mão direita para a hemostasia e secção. Suturas temporárias, usando náilon 0 passado de forma transparietal via agulha 40×12, podem auxiliar na exposição do hilo.

O ideal é que a hemostasia seja realizada o mais próximo possível do baço, preservando os ramos gastroepiploico e gástricos curtos. Alternativamente, a artéria esplênica pode ser ligada distalmente ao ramo pancreático (este deve ser sempre preservado). Apesar de em cães saudáveis a oclusão dos ramos para o estômago não causar lesão, isto pode não ser válido para animais enfermos, em que a necrose de estômago já foi citada como complicação pós-operatória.

A hemostasia pode ser obtida por eletrocoagulação, clipe de titânio ou grampeador vascular linear. Não se aconselha a ligadura laparoscópica como método único, devido a sua complexidade e a quantidade necessária (geralmente ultrapassando 30 ligaduras). Em parte, isso também se aplica ao clipador, apesar de ser mais rápida que a ligadura, também necessita de número elevado de clipes, aumentando o custo da cirurgia. Em relação à eletrocoagulação, pinças bipolares com lâmina cortante são úteis, pois agilizam a remoção, evitando a constante troca de instrumental ou a adição de portal extra para a tesoura. Quando a pinça de eletrocoagulação bipolar simples é utilizada, a cauterização deve ser feita em três pontos distintos. A secção é realizada entre esses pontos (Figura 18.7).

A liberação do baço é realizada da extremidade ventral em direção a dorsal. O afastador (ou a pinça Babcock) necessita de frequente reposição em direção dorsal, acompanhando a cauterização. A porção que envolve o ligamento gastresplênico e os vasos gástricos curtos (próxima à extremidade dorsal) é a mais difícil de acessar. A inclinação do animal em 45° para a direita facilita esta exposição.

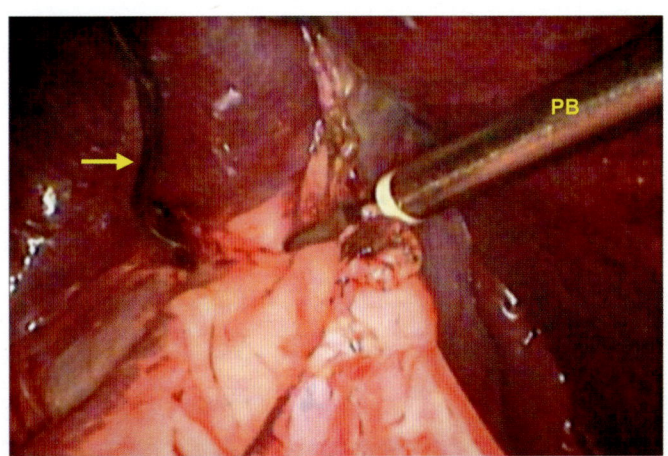

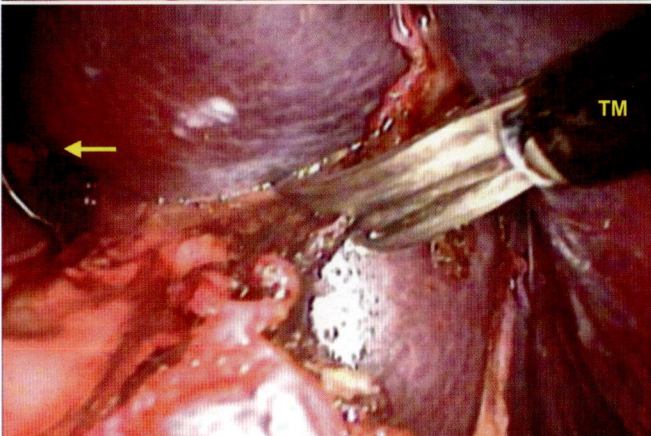

Figura 18.7 Eletrocoagulação com pinça bipolar (PB) e secção com tesoura de Metzenbaum (TM) do hilo esplênico pelo acesso laparoscópico em cães. A seta indica a pinça Babcock, exercendo a função de afastador.

Outra técnica descreve a esplenectomia com deslocamento lateral do baço. Primeiramente, os vasos gástricos curtos são eletrocoagulados e transeccionados. O baço deve, então, ser passado por dentro do laço do *endoloop* a fim de realizar a ligadura dos vasos esplênicos. Para maior segurança, a ligadura deve ser dupla.[5]

Após a completa liberação do baço, o saco de remoção de tecidos deve ser introduzido na cavidade (Figura 18.8). O ensacamento é importante, principalmente em casos de neoplasia, abscessos ou quando a esplenose, autotransplante de tecido esplênico, é indesejável. O saco pode ser inserido através da cânula de 10/11 mm ou diretamente pela incisão do portal. É necessária a remoção temporária da borracha de vedação da cânula para a passagem do saco. Este deve ser enrolado em torno de uma pinça romba para sua introdução e desenrolado após a entrada completa do saco.

Estão disponíveis sacos específicos para laparoscopia de diferentes tamanhos, com boa resistência e capacidade de manipulação. Contudo, quando estes não estão disponíveis, podem-se utilizar bolsas herméticas, tipo Ziploc®. Antes do uso, estes sacos adaptados devem ter sua resistência testada.

Uma pinça de apreensão simples mantém a borda superior da abertura do saco fixa enquanto se realiza a introdução do baço. A pinça Babcock é útil na manipulação do órgão, contudo, a compressão excessiva deve ser evitada para que a cápsula esplênica não se rompa. Após o baço estar completamente ensacado, as duas bordas do saco são apreendidas juntas (ou pelo cordão) e cuidadosamente tracionadas em direção ao portal cranial. A cânula do portal é removida, facilitando a exposição das extremidades.

O baço pode ser macerado digitalmente ou com o auxílio de pinça. É preciso ter cuidado quando se utiliza pinça para que o saco não seja rompido. Coletam-se fragmentos para análise histopatológica. A maceração continua até que o saco possa ser removido. O uso de aspirador acelera o esvaziamento, pois grande parte do peso do baço consiste em sangue, que é facil-

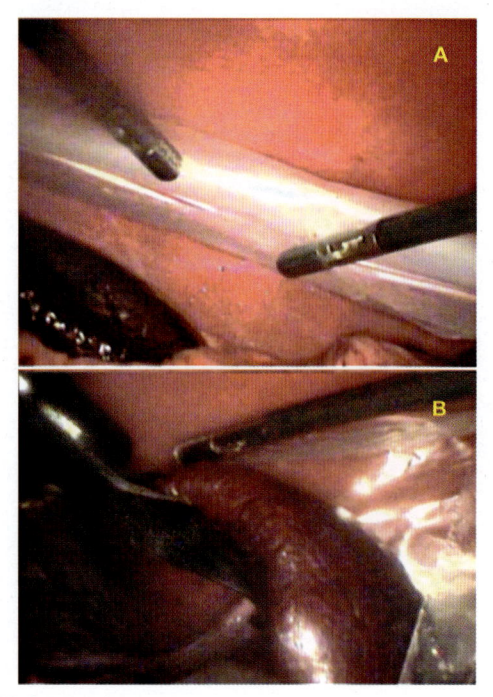

Figura 18.8 Ensacamento do baço por laparoscopia em cães. **A.** Colocação do saco de remoção de tecidos. **B.** Início do ensacamento do órgão.

mente aspirado. Algumas vezes pode ser necessária pequena ampliação da incisão abdominal para mais rápida remoção do saco. Quando se suspeita de processos neoplásicos ou infecciosos, recomenda-se a troca de luvas cirúrgicas, pois o contato das luvas com o material extraído é frequente.

A cavidade é inspecionada sob pressão intra-abdominal não superior a 5 mmHg, verificando a ausência de sangramento, principalmente no leito vascular. Caso seja necessário, aspiradores ou gazes laparoscópicas são utilizados. Finalmente, remove-se o CO_2 residual. Realiza-se o fechamento da cavidade semelhante às demais técnicas.

Óptica de pequeno diâmetro em animais de médio e grande porte pode ser inadequada devido à necessidade de visão mais panorâmica com boa iluminação em algumas etapas do procedimento. Cuidado na utilização de instrumental com superfície da ponta ativa muito estreita ou pontiaguda, pois a cápsula esplênica é rompida quando submetida a pressões pontuais.

Cirurgia laparoscópica de incisão única

Khalaj *et al.*[3] recentemente descreveram a técnica de esplenectomia laparoscópica com acesso único. O campo cirúrgico é preparado assepticamente do xifoide ao púbis e o animal é posicionado em decúbito dorsal, cefalodeclive e inclinação lateral de 30° para a direita. Realiza-se a minilaparotomia na linha média ventral na cicatriz umbilical estendendo-se aproximadamente 3 cm em direção caudal. Utilizando o método aberto, insere-se um trocarte de três acessos (5 mm Tri Port). O pneumoperitônio é iniciado entre 12 e 15 mmHg. Uma pinça Maryland de 5 mm com ponta flexível é inserida no portal cranial e o equipamento de selamento vascular, no portal caudal. Pinças de selamento vascular com lâmina de corte facilitam o procedimento, evitando a constante troca de instrumental. Durante a liberação do baço, a troca de posicionamento entre a óptica e a pinça Maryland podem proporcionar melhor visualização e manipulação. O ponto de início do selamento vascular do hilo esplênico depende do tamanho do baço e sua orientação na cavidade. Após a total liberação do baço, o leito vascular é inspecionado sob pressão não superior a 5 mmHg. Para a remoção do órgão, amplia-se a incisão suficiente para a sua passagem. O baço deve ser cuidadosamente manipulado e tracionado para evitar rupturas. O fechamento da cavidade pode ser feito de maneira convencional.

▪ Esplenectomia parcial

O animal é preparado e posicionado de forma semelhante à esplenectomia total laparoscópica com três portais. Os vasos do hilo esplênico da porção a ser removida são selados e seccionados conforme descrito anteriormente. Com isso, a área isquêmica, aquela a ser removida, fica claramente delineada. Com o auxilio de pinça atraumática, a cápsula esplênica é delicadamente comprimida na transição entre as áreas isquêmica e normal. Esta pressão deve ser exercida muito lentamente para que não ocorra lesão da cápsula. Uma linha mais branca será formada quando as superfícies da cápsula estiverem próximas.

Para a divisão do baço usa-se grampeador linear cortante, que é passado através do portal cranial. A sua utilização requer a colocação de cânula de 12 mm ou maior, de acordo com o diâmetro do grampeador. O segmento livre é ensacado e removido pela incisão do portal cranial de maneira semelhante à descrita na esplenectomia total. A amostra deve ser enviada para análise histopatológica.

Os vasos hilares e a fileira de grampos da porção remanescente são inspecionados utilizando pressão intra-abdominal de 5 mmHg ou inferior. Se for observado sangramento na área de secção do baço, a eletrocoagulação ou o grampeamento podem ser utilizados para controlar a hemorragia.

▪ Biopsia

Geralmente é obtida durante laparoscopia exploratória quando a alteração esplênica é um achado ou quando se observa esplenomegalia generalizada. Nas alterações focais, pode-se optar por esplenectomia parcial.

Quando a opção é por biopsia, utiliza-se a técnica da agulha fina para obtenção de material para citologia ou agulhas de biopsia (agulhas tipo Tru-Cut ou similares) para histopatologia. As agulhas são inseridas por via percutânea, sob visão laparoscópica, e direcionadas ao ponto de coleta.

A técnica com agulha fina pode ser realizada com aspiração (biopsia aspirativa com agulha fina) ou sem aspiração, em que a agulha apenas penetra no tecido e é retirada (biopsia não aspirativa). Esta última apresenta resultados superiores à técnica aspirativa na obtenção de material para citologia esplênica.

▶ Considerações finais

Perfurações iatrogênicas da cápsula esplênica podem ocorrer durante o procedimento, principalmente na presença de esplenomegalia acentuada. A introdução da agulha de Veress e do primeiro trocarte, a manipulação do baço para a exposição do hilo e o ensacamento são os pontos de risco para lesão da cápsula. Pequenas hemorragias são resolvidas espontaneamente. O tempo de sangramento do baço é inversamente proporcional à pressão intra-abdominal. Em hemorragias mais intensas, podem ser utilizados compressão com gaze laparoscópica, agentes hemostáticos ou controle com sistemas de coagulação por energia.

Durante a inspeção da cavidade não é raro nos defrontarmos com algumas alterações esplênicas sem significado clínico, tais como hiperplasia nodular, placas sideróticas e esplenose. Placas sideróticas são depósitos de cálcio e ferro observados na superfície esplênica com coloração de ferrugem, marrons ou esbranquiçados. As esplenoses são enxertos autólogos de tecido esplênico difusos na cavidade, decorrentes, geralmente, de trauma esplênico.

O baço apresenta capacidade de regeneração a partir de fragmentos esplênicos e qualquer perda de tecido pode proporcionar esplenose (Figura 18.9) ou, em casos de tumores, a implantação neoplásica. O risco de disseminação tumoral iatrogênica diminui com a experiência do cirurgião. A parede abdominal junto ao portal cranial é ponto de maior ocorrência de implantação tumoral, decorrente de contaminação durante o processo de maceração e remoção do baço.

As complicações pós-operatórias mais comuns em cães que sofrem esplenectomia são hemorragias e pancreatite isquêmica, e pode ocorrer exacerbação dos sinais clínicos de babesiose e outras hemoparasitoses, que antes se encontravam subclínicas. A pancreatite isquêmica sucede a ligadura do ramo originado da artéria esplênica que irriga o lobo esquerdo do pâncreas. Segundo o autor, a conversão pode ser necessária em casos de baços volumosos, principalmente em grandes neoplasias. Contudo, a taxa de conversão em cães e gatos ainda não está descrita na literatura.

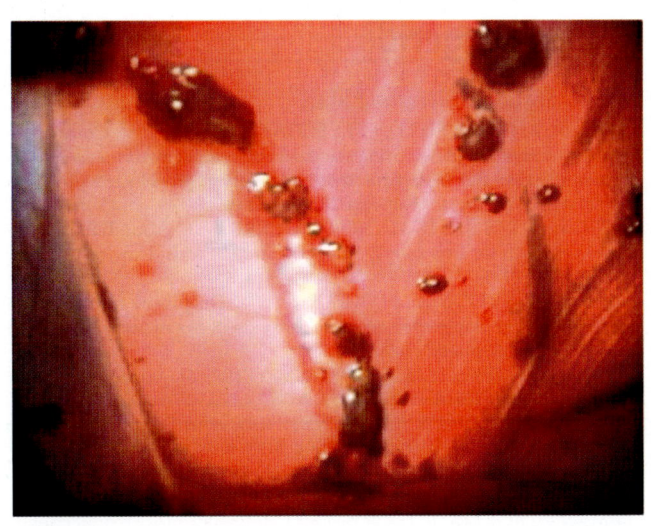

Figura 18.9 Aspecto laparoscópico da disseminação esplênica (esplenose) sobre o diafragma em cão.

Os animais devem ser monitorados 24 h após a cirurgia para existência de hemorragia e/ou coagulação intravascular disseminada. Nos casos suspeitos de sangramento, a punção abdominal e a ultrassonografia auxiliam no diagnóstico.

A esplenectomia total aumenta o risco de complicações sépticas, principalmente em animais imunossuprimidos antes da cirurgia. É possível que estes pacientes apresentem redução à tolerância ao choque e ao exercício forçado durante a sua vida.

Cães submetidos à esplenectomia total apresentam maior risco de desenvolver síndrome dilatação-torção gástrica. Assim, a gastropexia profilática deve ser considerada nos animais que apresentem outros fatores de risco.

A esplenoportografia e a mensuração da pressão da polpa esplênica estão incluídas na Seção A | Fígado e Sistema Biliar, por apresentarem maior relação com as doenças hepatobiliares do que com afecções esplênicas.

▶ Referências

Seção A | Fígado e Sistema Biliar

1. MEHLER, S. J. Complications of the extrahepatic biliary surgery in companion animals. *Vet Clin North Am Small Anim Pract*, v. 41, n. 5, p. 949-967, 2011.
2. PETRE, S. L.; MCCLARAN, J. K.; BERGMAN, P. J. *et al.* Safety and efficacy of laparoscopic hepatic biopsy in dogs: 80 cases (2004-2009). *J Am Vet Med Assoc,* v. 240, n. 2, p. 181-185, 2012.
3. MILLER, J. M; FOWLER, J. D. Laparoscopic portosystemic *shunt* attenuation in two dogs. *J Am Anim Hosp Assoc*, v. 42, n. 2, p. 160-164, 2006.

Seção B | Baço

1. STEDILE R.; BECK C. A. C.; SCHIOCHET F. *et al.* Laparoscopic *versus* open splenectomy in dogs. *Pesq Vet Bras*, v. 29, n. 8, p. 653-660, 2009.
2. WILSON, D. V.; EVANS, A. T.; CARPENTER, R. A. *et al.* The effect of four anesthetic protocols on splenic size in dogs. *Vet Anaesth Analg*, v. 31, n. 1, 102 a 108, 2004.
3. KHALAJ, A.; BAKHTIARI, J.; NIASARI-NASLAJI, A. Comparison between single and three portal laparoscopic splenectomy in dogs. *BMC Vet Res*, v. 8, p. 161, 2012.
4. TAGAYA, N.; KUBOTA, K. NOTES: approach to the liver and spleen. *J Hepatobiliary Pancreat Surg*, v. 16, p. 283-287, 2009.
5. ZORRÓN, R.; QUEIROZ, M. R.; OLIVEIRA, A. L. A. el al. Esplenectomia video-laparoscópica com três trocartes: aspectos técnicos. In: Congresso de Videocirurgia Veterinária, 1, 2004, Porto Alegre. *Anais I Congresso de Videocirurgia Veterinária*, Porto Alegre: Serviço de Videocirurgia Veterinário, 2004. p. 34.

▶ Leitura sugerida

Seção A | Fígado e Sistema Biliar

BARNES, R. F.; GREENFIELD, C. L.; SCHAEFFER, D. J. *et al.* Comparison of biopsy samples obtained using standard endoscopic instruments and the harmonic scalpel during laparoscopic and laparoscopic-assisted surgery in normal dogs. *Vet Surg*, v. 35, n. 3, p. 243-251, 2006.

BUNCH, S. E.; POLAK, D. M.; HORNBUCKLE W. E. A modified laparoscopic approach for liver biopsy in dogs. *J Am Vet Med Assoc*, v. 187, n.10, p. 1032-1035, 1985.

COLE, T. L.; CENTER, S. A.; FLOOD, S. N. *et al.* Diagnostic comparison of needle and wedge biopsy specimens of the liver in dogs and cats *J Am Vet Med Assoc*, v. 220, n.10, p. 1483-1490, 2002.

COSTA, P. R. S.; LOPES, M. A. F.; COSTA, M. C. *et al.* Biopsia hepática videolaparoscópica em cães. *Rev Ceres*, v. 53, n. 303, p. 763-770, 2005.

FANTINATTI, A. P.; DALECK, C. R.; NUNES, N. *et al.* Laparoscopy hepatic biopsy through cauterization. *Cienc Rural*, v. 33, n. 4, p. 703-707, 2003.

FOSSUM, T. W *Small Animal Surgery Textbook*. St. Louis, Mosby, 2nd ed., p. 1400, 2002.

FREEMAN, L.; KOLATA, R. J.; TROSTLE, S. Minimally invasive surgery of the gastrointestinal system. In: FREEMAN, L. J. *Veterinary Endosurgery*. St Louis: Mosby, Ch 8, p. 115-168, 1998.

JOHNSON, G. F. Laparoscopy in Small Animals, p. 78-85. In: ANDERSON, N. V. *Veterinary Gastroenterology*. Philadelphia: Lea & Febiger. 2nd ed., p. 1000, 1992.

LHERMETTE, P.; SOBEL, D. *BSAVA Manual of Canine and Feline Endoscopy and Endosurgery*. Quedgeley: BSAVA Publications, 1st ed., Ch 11, p. 234, 2008.

MAYHEW, P. Techniques for laparoscopic and laparoscopic-assisted biopsy of abdominal organs. *Comp Cont Educ Pract*, v. 31, n. 4, p. 170-177, 2009.

MAYHEW, P. D.; MEHLER, S. J; RADHAKRISHNAN, A. Laparoscopic cholecystectomy for management of uncomplicated gallbladder mucocele in six dogs. *Vet Surg*, v. 37, n. 7, p. 625-630, 2008.

MELLO, F. P. S; STEDILE, R.; SCHIOCHET, F. *et al.* Utilização da laparoscopia para biópsia hepática em cães hepatopatas. In: Congresso Brasileiro da ANCLIVEPA, 27, 2006, Vitória. *Anais do XXVII Congresso Brasileiro da ANCLIVEPA*, Vitória: ANCLIVEPA-ES, p. 43, 2006.

MILLER, J. M.; FOWLER, J. D. Laparoscopic portosystemic shunt attenuation in two dogs. *J Am Anim Hosp Assoc*, v. 42, n.2, p. 160-164, 2006.

ROTHUIZEN, J.; TWEDT, D.C. Liver biopsy techniques. *Vet Clin North Am Small Anim Pract*, v. 39, n. 3, p 469-480, 2009.

SPINELLA, G.; VALENTINI, S.; SPADARI, A. *et al.* Laparoscopic ultrasonography in six dogs. *Vet Radiol Ultrasound*, v. 47, n. 3, p. 283-286, 2006.

STEDILE, R.; PÖPPL, A.; BECK, C. A. C. *et al.* Colecistectomia laparoscópica em felino com colelitíase – relato de caso. In: Congresso Brasileiro da ANCLIVEPA, 27, 2006, Vitória. *Anais do XXVII Congresso Brasileiro da ANCLIVEPA*, Vitória: ANCLIVEPA-ES, p. 42, 2006.

SZABÓ, G.; MIKÓ, I.; NAGY, P. *et al.* Adhesion formation with open *versus* laparoscopic cholecystectomy: an immunologic and histologic study. *Surg Endosc*, v. 21, n. 2, p. 253-257, 2007.

TAMS, T.R. Endoscopy and laparoscopy in veterinary gastroenterology, p 97-117. In: TAMS, T.R. Handbook of small animal gastroenterology. Saint Louis: Elsevier 2 nd ed, Ch 3, p. 486, 2003.

TWEDT, D.C. Laparoscopy of the liver and pancreas, p. 409-419. In: TAMS, T. R. *Small Animal Endoscopy*. St. Louis, Mosby, p. 510, 1998.

VASANJEE, S.C.; BUBENIK, L.J.; HOSGOOD, G. *et al.* Evaluation of hemorrhage, sample size, and collateral damage for five hepatic biopsy methods in dogs. *Vet Surg*, v. 35, n. 1, p. 86-93, 2006.

Seção B | Baço

DAY, M. J.; LUCKE, V. M.; PEARSON, H. A review of pathological diagnoses made from 87 canine splenic biopsies. *J Small Anim Pract*, v. 36, n. 10, p. 426-433, 1995.

FELDMAN, B. F.; HANDAGAMA, P.; LUBBERINK, A. A. M. E. Splenectomy as adjunctive therapy for immune-mediated thrombocytopenia and hemolytic anemia in the dog. *J Am Vet Med Assoc*, v. 187, p. 617-619, 1985.

FREEMAN, L. J.; POTTER, L. Minimally invasive surgery of the hemolymphatic system. In: FREEMAN, L. J. *Veterinary Endosurgery*. St. Louis: Mosby, Ch. 10, p. 192-204, 1998.

HARARI, J. Baço. In: HARARI, J. *Cirurgia de Pequenos Animais*. Porto Alegre: Artes Médicas Sul, Cap. 15, p. 244-248,1999.Capítulo p.

HORGAN, J. E.; ROBERTS, B. K.; SCHERMERHORN, T. Splenectomy as an adjunctive treatment for dogs with immune-mediated hemolytic anemia: ten cases (2003-2006). *J Vet Emerg Crit Care*, v. 19, n. 3, p. 254–261, 2009.

HOSGOOD, G.; BONE, D. L.; VORHEES III, W. D. *et al.* Splenectomy in the dog by ligation of the splenic and short gastric arteries. *Vet Surg*, v. 18, n. 2, p. 110-113, 1989.

LEBLANC, C. J.; HEAD, L. L.; FRY, M. M. Comparison of aspiration and non-aspiration techniques for obtaining cytologic samples from the canine and feline spleen. *Vet Clin Pathol*, v. 38, p. 242-246, 2009.

O'DONNELL, E.; MAYHEW, P.; CULP, W. *et al.* Laparoscopic splenectomy: operative technique and outcome in three cats. *J Feline Med Surg*, v. 15, p. 48-52, 2013.

OLIVEIRA, M. T.; BRUN, M. V.; SOUZA, F. W. *et al.* Esplenectomia videolaparoscópica sem ligadura hilar em cão com massa esplênica relato de caso. In: Congresso Brasileiro de Cirurgia e Anestesiologia Veterinária, 10, 2012, Florianópolis. *J Bras Ci Anim*, Campos dos Goytacazes: JBCA, v. 5. p. 147, 2012.

PAPP, A.; VERECZKEI; LANTOS, J. *et al.* The effects of different levels of peritoneal CO_2 pressure on the bleeding time of spleen capsule injury. *Surg Endosc*, v. 17, p. 1125-1128, 2003.

STEDILE, R.; BECK, C. A. C.; SCHIOCHET, F. *et al.* Esplenectomia laparoscópica em cão – relato de caso. In: Congresso de Videocirurgia Veterinária, 1, 2004, Porto Alegre. *Anais I Congresso de Videocirurgia Veterinária*, Porto Alegre: Serviço de Videocirurgia Veterinário, p. 32, 2004.

URANUES, S.; GROSSMAN, D., LUDWIG, L.; BERGAMASCHI, R. Laparoscopic partial splenectomy. *Surg Endosc*, v. 21, n. 1, p. 57-60, 2007.

ZORRÓN, R.; OLIVEIRA, A.L.A.; QUEIROZ, M.R.; ANTUNES, F.; JAMEL, N. Esplenectomia -laparoscópica: acesso posterior sem ligadura hilar – estudo experimental. In: Congresso de Videocirurgia Veterinária, 1, 2004, Porto Alegre. *Anais I Congresso de Videocirurgia Veterinária*, Porto Alegre: Serviço de Videocirurgia Veterinário, p. 33, 2004.

ZORRÓN, R.; QUEIROZ, M. R.; OLIVEIRA, A. L. A. el al. Esplenectomia vídeo-laparoscópica com três trocartes: aspectos técnicos. In: Congresso de Videocirurgia Veterinária, 1, 2004, Porto Alegre. *Anais I Congresso de Videocirurgia Veterinária*, Porto Alegre: Serviço de Videocirurgia Veterinário, p. 34, 2004.

19 Herniorrafias

João Pedro Scussel Feranti, Fernando Wiecheteck de Souza e Maurício Veloso Brun

▶ Introdução

As hérnias podem ser definidas como protrusão de um órgão de sua cavidade natural para o subcutâneo ou para uma cavidade anatômica, através de uma abertura natural, defeito congênito ou adquirido. Podem ser classificadas conforme a sua anatomia, estrutura, alteração funcional ou conteúdo. Em relação à anatomia, classificam-se em umbilical, inguinal, abdominal, inguino-escrotal, perineal, peritônio-pericárdica, incisional e diafragmática.[1,2]

Quanto à estrutura, podem ser hérnias verdadeiras ou falsas, e estas são comumente confundidas com as eventrações, eviscerações e prolapsos. Em relação à alteração funcional, podem ser redutíveis ou irredutíveis, sendo a última classificada em encarcerada, inflamada ou estrangulada. Podem, ainda, ser caracterizadas pelo número de estruturas presentes no interior do saco herniário, em simples ou múltiplas.[3]

A fisiopatologia herniária está diretamente relacionada com a função alterada das cavidades do corpo e do conteúdo herniário. Dependendo da localização, da causa e do conteúdo, a função pode variar de pouco significante a letalidade. Geralmente as lesões são atribuídas ao efeito da ocupação de espaço, ao encarceramento ou estrangulamento da víscera.[1]

Em relação aos principais sinais clínicos observados pode-se citar a presença de tumefação, redutibilidade, volume e elementos de formação, marcada pela existência de solução de continuidade da parede abdominal e de conteúdo no saco herniário.[3]

O diagnóstico inicial é realizado na anamnese com a identificação dos elementos de formação da hérnia e do estabelecimento de sua origem congênita, adquirida ou hereditária. A auscultação e o exame radiológico auxiliam quanto à verificação da existência de gás ou líquidos e o exame ultrassonográfico contribui para a determinação do diagnóstico definitivo.[1,2]

O tratamento é fundamentado em dois princípios essenciais, na redução do conteúdo herniário e reconstituição do defeito na parede abdominal.[1,2,3]

▶ Materiais para implantação

▪ Escolha e principais características dos diferentes tipos de telas cirúrgicas usadas no reparo das hérnias

O estudo das hérnias é antigo, e as primeiras referências sobre o assunto estão documentadas no Papiro de Ebers (1536 a.C.), referentes à civilização egípcia.[4] Galeno (129 a 201 d.C.) relatou a observação e correlação entre o surgimento de uma hérnia e a fraqueza muscular da parede abdominal.[5] A evolução para o tratamento cirúrgico das hérnias surgiu com Liechtenstein no início da década de 1970, que desenvolveu o princípio da cirurgia sem tensão por meio do uso de telas de polipropileno. A partir daí houve o início do desenvolvimento tecnológico e o emprego de novas próteses cirúrgicas com o objetivo de reforçar a parede abdominal e o uso das telas difundiu-se de muito rapidamente.[4,5]

O uso de telas cirúrgicas para a correção de defeitos herniários contribuiu para redução significativa dos índices de recidiva das hérnias. É importante que o cirurgião conheça o material, o diâmetro dos poros, a estrutura tridimensional e o peso molecular das telas cirúrgicas disponíveis para que a escolha seja correta, evitando-se a formação de aderências e recidiva da hérnia.[6,7]

As indicações são restritas para o uso das telas cirúrgicas, pois o seu uso intraperitoneal pode provocar diversas complicações e cursar com a formação de aderências, fístulas e seios[8,9] e até mesmo obstrução intestinal,[1,10] sendo esta última, a complicação mais importante em relação à formação de aderências.[2,11] Em função disso, atualmente há a busca pelo desenvolvimento de novos materiais que compõem as telas e apresentem as vantagens das que já existem, mantendo a resistência e força tênsil dos tecidos, porém que possam reduzir as diversas complicações citadas.[12]

Recentemente as telas de dupla composição ganharam um espaço importante, pois introduziram as chamadas barreiras antiaderência, fato responsável pela solução de grande parte das complicações, isto é, procura proporcionar adequada força tênsil aos tecidos sem, contudo, provocar a formação de aderências e seus efeitos deletérios.[13]

A formação de aderências faz parte do processo natural de reparação tecidual e ocorre em 100% dos procedimentos cirúrgicos.[8] O trauma cirúrgico provoca a formação do exsudato de fibrina, que promoverá a formação de aderências temporárias até que o sistema fibrinolítico as absorva com a ajuda do sistema ativador de plasminogênio. Esta absorção é diminuída ou inibida na existência de isquemia, inflamação ou corpo estranho. Estes fatores causam redução na fibrinólise, aumentando a deposição de fibrina. A matriz de fibrina é invadida por fibroblastos, macrófagos e vasos sanguíneos, e transformada, em poucos dias, em aderências tissulares.[9]

O material que compõe a tela é importante já que pode provocar reação inflamatória e, posteriormente, fibrose local. Os materiais absorvíveis de origem animal como xenoenxertos ou enxertos autólogos são melhores do que os materiais sintéticos porque induzem a reparação tecidual pela transformação da matriz celular em vez de causar reação de corpo estranho, observado no uso das próteses sintéticas, o que diminui o risco de infecção.[9] Este fato é importante, pois quando o tipo de material é de origem animal, não tem o objetivo de propiciar resistência tênsil, pois sofre dissolução do tecido devido à resposta do hospedeiro,[1] porém serve para reduzir a formação de aderência, por isso algumas telas de dupla composição têm colágeno bovino ou suíno no local em que ocorrerá o contato com as vísceras.[9]

A composição do material também é importante porque a tela deve ser resistente à fadiga e capaz de suportar a pressão da parede abdominal. As telas sintéticas absorvíveis são úteis para o tratamento das hérnias por curto período, porque induzem pouca reação inflamatória antes de sua hidrólise e é possível que sejam usadas em locais propícios à formação de seroma e infecção. As telas sintéticas não absorvíveis à base de polímeros como o polipropileno induzem o aporte de células inflamatórias e fibrose, sendo usadas na manutenção da resistência tênsil do tecido, porém com risco de formação de aderências quando em contato com as vísceras.[14]

Quanto à porosidade do material, importante na integração dos tecidos, elas são classificadas principalmente em próteses de microporosidade ou macroporosidade. As telas microporosas levam a colonização celular pequena, e causam baixa reação inflamatória e formação de aderências.[15,16] Os microporos destas telas, menores que 10 μm,[13] induzem pequeno aporte de tecido fibrocolagenoso e menor depósito de colágeno.[7,17] Por esta razão, estes materiais tendem a não infiltrar os tecidos[18] e devem ser posicionados em contato com as vísceras. As próteses macroporosas, com poros maiores que 75 μm, devem ficar em contato com a musculatura, pois atuam com o objetivo de manter a resistência e força tênsil da parede; isto ocorre porque a colonização celular e a reação inflamatória são maiores e estão diretamente relacionadas com a porosidade do material.[11,12]

Em relação à estrutura tridimensional das telas, observou-se em alguns estudos utilizando microscopia eletrônica que as telas microporosas têm estrutura mais laminar, tornando possível o depósito mais regular e organizado das células mesoteliais, possibilitando a formação de uma camada mais uniforme de tecido sobre a tela e diminuindo a formação de aderências.[3,5,11] Nesse tipo de prótese ocorre mesotelização assimetricamente e regular, ao passo que as telas macroporosas apresentam estrutura reticular com o depósito do mesotélio irregular e desorganizado, propiciando formação de aderências.[3,11] Portanto, a face laminar da tela deve ficar disposta para o interior da cavidade, e a face reticular em contato com a musculatura.[11]

O peso molecular ou gramatura de uma tela cirúrgica é calculado por meio do seu peso, em gramas, dividido pela sua superfície, em metros quadrados, (g/m²).[19] Isto é importante porque as telas de baixo peso molecular, menor de 40 g/m², apresentam melhor biocompatibilidade e isto reduz a dor e o desconforto no pós-operatório. Isto é explicado também pela menor reação de corpo estranho das telas de baixo peso molecular.[20,21] As principais telas de baixa gramatura são as de macroporosidade e há aumento no índice de recidiva das hérnias corrigidas com este tipo de tela,[10] porém, já foi verificado que a composição e o diâmetro dos poros da tela são mais importantes do que a sua gramatura.[20]

▶ Herniorrafia inguinal

• Anatomia videoendoscópica das hérnias inguinais e escrotais

As hérnias inguinais e escrotais ocorrem devido a um defeito no anel inguinal por meio do qual os conteúdos abdominais protraem. Com o paciente em decúbito dorsal, a introdução de única cânula na linha média ventral possibilita a observação de ambos os anéis inguinais internos em animais sadios, e do conteúdo abdominal projetando-se por meio da cavidade do processo vaginal [hérnia indireta na fêmea (Figura 19.1) ou escrotal no macho] ou adjacente a esta estrutura (direta em ambos os sexos). Pode-se confundir a protrusão do conteúdo abdominal através do canal femoral (hérnias femorais, encontradas mais raramente) com a doença previamente descrita.

Durante a laparoscopia, hérnias indiretas podem ser observadas lateralmente aos vasos epigástricos e as diretas medialmente a essas estruturas (Figura 19.2), contudo, em alguns casos a classificação da herniação será obtida somente após a manipulação do conteúdo com pinças atraumáticas. Pode envolver os seguintes órgãos e tecidos: omento, tecido adiposo, intestino delgado (Figura 19.3), cólon, um ou ambos cornos uterinos, ligamentos largos, útero gravídico, bexiga e até mesmo o baço.

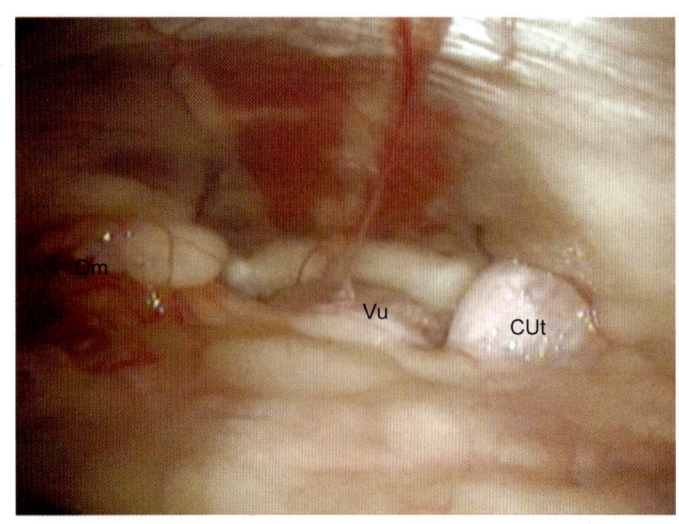

Figura 19.1 Visualização do conteúdo herniário através de ambos os anéis inguinais em um caso de hérnia inguinal bilateral. Nesse caso, tratava-se de corno uterino (CUt) e ligamento largo no lado direito e omento (Om) no lado esquerdo. Vu = vesícula urinária.

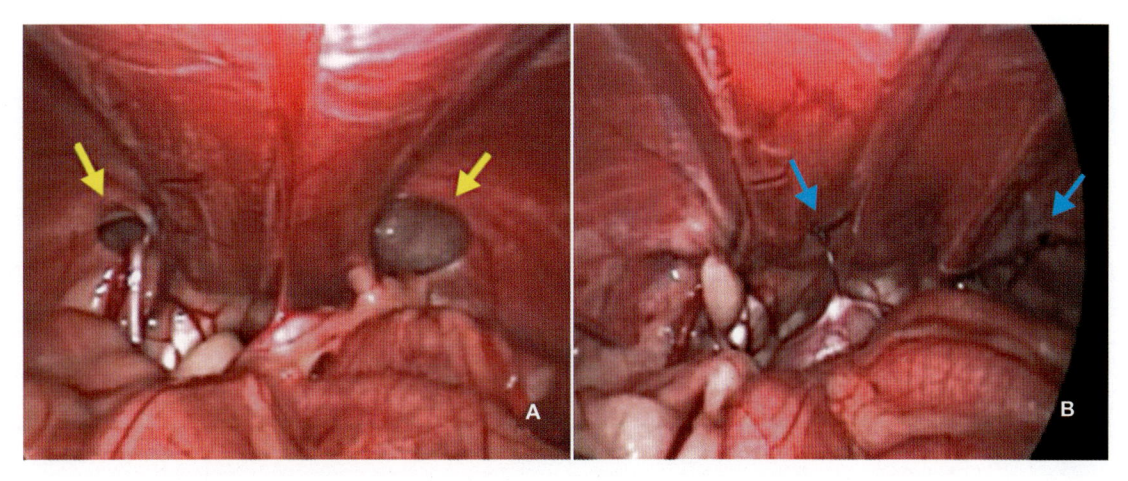

Figura 19.2 Anatomia regional relacionada com o anel inguinal interno e os limites em que serão aplicadas as suturas intracorpóreas em um canino macho com hérnia inguinal bilateral. A proximidade de vasos relativamente calibrosos advoga pela necessidade de manobras cuidadosas em relação à aplicação dos pontos. **A.** Observam-se ambos anéis inguinais (setas amarelas) e as estruturas próximas a eles. **B.** Visualização de ambos anéis inguinais após a herniorrafia (setas azuis) realizada através de sutura intracorpórea com pontos interrompidos de colchoeiro horizontal com fio náilon monofilamentar 2-0.

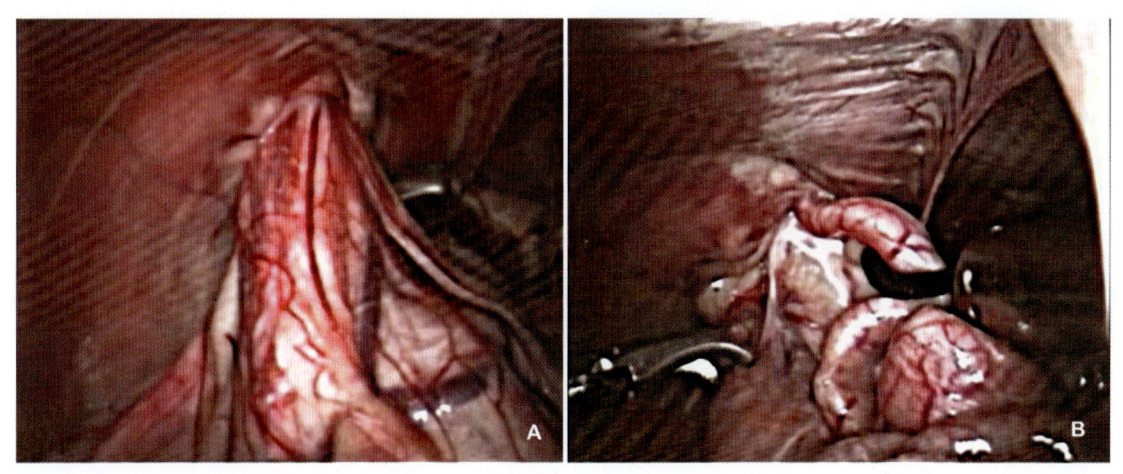

Figura 19.3 Visualização do conteúdo herniário através do anel inguinal interno esquerdo de um canino fêmea em um caso de hérnia inguinal unilateral esquerda. **A.** Conteúdo herniado através do anel inguinal esquerdo (omento, jejuno, corno uterino, mesométrio). **B.** A redução do conteúdo herniário foi obtida com o auxílio de pinças Babcock e Maryland.

O profundo conhecimento da anatomia regional pode ser fundamental para o sucesso da herniorrafia, uma vez que os materiais de fixação devem ser apropriadamente ancorados nas estruturas resistentes. Os tecidos relacionados com o anel inguinal interno incluem o processo vaginal, os vasos espermáticos nos machos e o ligamento redondo na fêmea, além do ramo genital do nervo genitofemoral, artéria e veia testicular, e os vasos pudendos externos, sendo tais estruturas posicionadas no aspecto caudomedial do canal inguinal (fenda sagital entre os músculos que conectam os anéis inguinais externo e interno). O anel interno apresenta como limite medial o músculo reto abdominal, cranialmente é delimitado pela margem caudal do oblíquo abdominal interno e caudalmente e lateralmente, pelo ligamento inguinal.

Alternativamente, pode-se visualizar a cavidade peritoneal a partir do anel inguinal dilatado, realizando-se a introdução do endoscópio rígido através do anel herniário após a recolocação dos tecidos protusos na parede abdominal (Figura 19.4). Beck *et al.*[22] demonstraram, em um estudo realizado com coelhos que apresentavam criptorquidismo induzido cirurgicamente, que esse acesso possibilita ampla exploração do abdome. Tal acesso pode ser bastante útil ao se realizar herniorrafia conven-

cional por incisão direta junto ao tecido herniado, nos casos em que a avaliação do(s) órgão(s) reposicionado(s) na cavidade está indicada (seja pela sua natureza ou condição), uma vez que normalmente a visualização direta do abdome é extremamente limitada pelo reduzido espaço do anel herniário.

Durante a insuflação do abdome para a herniorrafia endoscópica ocorre o preenchimento do saco herniário com o gás insuflante (Figura 19.5), geralmente após a etapa de reposicionamento do conteúdo abdominal, situação que pode ser apropriadamente manejada por compressão externa da parede dilatada pela mão do auxiliar. A aproximação da pele da parede muscular obtida por essa manobra é indicada por ocasião do término da oclusão do defeito muscular. Assim, é necessária a realização de ampla tosquia e antissepsia da área operatória, que também incluirá as superfícies internas das coxas.

• Técnicas operatórias

Frequentemente são utilizados três portais para possibilitar a manipulação do conteúdo herniário e seu reposicionamento no abdome. O emprego simultâneo de duas pinças Babcock,

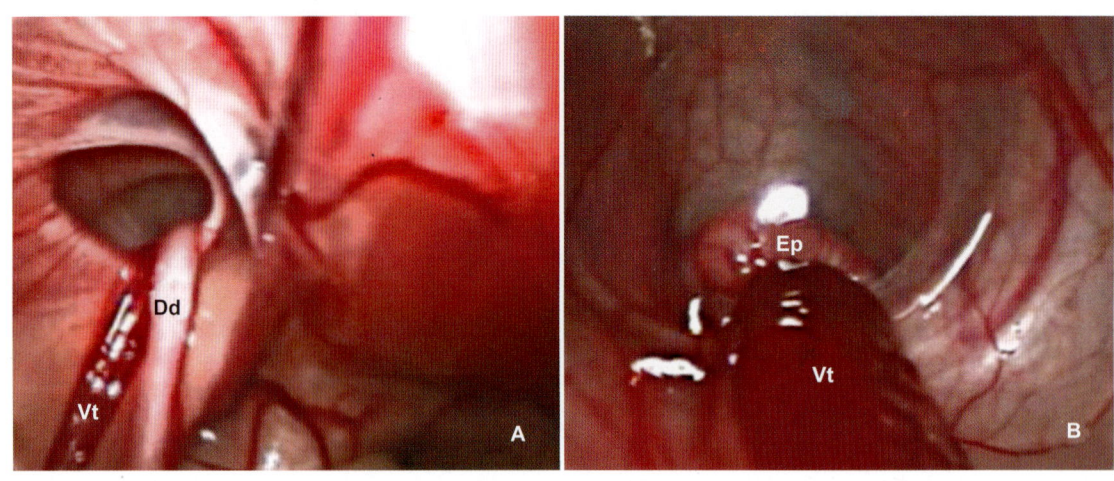

Figura 19.4 Visualização da dilatação do anel inguinal interno de um canino macho em um caso de hérnia inguinal indireta. Componentes do cordão espermático passando pelos canais inguinais esquerdo (**A**) e direito (**B**). Dd = Ducto deferente; Vt = Vasos testiculares. Ep = Epidídimo; Ce = Cordão espermático.

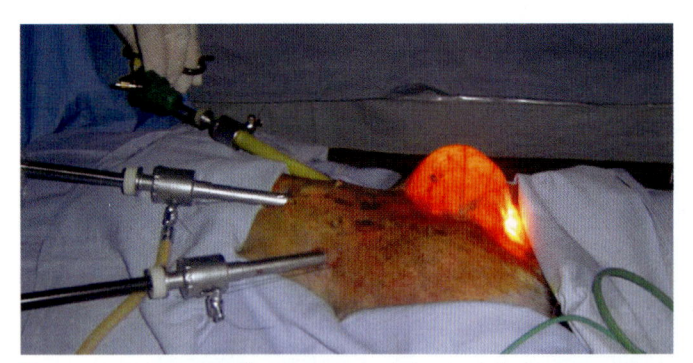

Figura 19.5 Ao se insuflar a cavidade abdominal de cães com hérnia inguinal, observa-se pela transiluminação o preenchimento do saco herniário com o gás insuflante, ocasião que normalmente ocorre pelo reposicionamento do conteúdo protruso na cavidade abdominal. Na imagem observa-se também a triangulação dos portais.

associado à compressão extracavitária do saco herniário com a mão do auxiliar, normalmente é eficaz na redução da hérnia. Em casos em que o conteúdo está aderido à borda do anel, torna-se necessária a dissecção romba delicada com pinças Kelly ou Maryland e tesoura Metzenbaum. A perda da capacitância, situação na qual a parede muscular adapta-se ao menor volume de vísceras, dificultando a recolocação dos tecidos, pode ser contornada pela dilatação obtida por meio do pneumoperitônio que possibilita um generoso afastamento da musculatura em relação aos órgãos intra-abdominais. A aplicação de suturas, clipes ou materiais prostéticos somente será executada após inspeção detalhada da anatomia regional com localização precisa dos pontos de ancoragem que irão permitir a reconstrução funcional do anel inguinal de maneira resistente e, preferencialmente, com diminuta pressão nas bordas do anel.

Para a herniorrafia comumente indica-se o posicionamento do paciente em Trendelenburg após a disposição dos portais de formato triangular, respeitando-se a angulação padrão entre as cânulas. Haja vista que a vesícula urinária possa estar envolvida na hérnia, e que esse órgão está localizado muito próximo da área de reconstrução, indica-se a colocação de cateter urinário em todos os pacientes.

Naquelas situações em que a recolocação visceral apresenta grandes dificuldades, pode-se promover uma incisão cranial na extremidade do anel inguinal ampliando-se o espaço para o tracionamento visceral. A compressão externa do tecido envolvido pelo auxiliar paramentado facilita a sua introdução no abdome.

Em casos de herniação unilateral, indica-se cuidadosa avaliação do anel inguinal contralateral, uma vez que eventualmente existem lacunas pouco evidenciáveis pelo exame clínico que futuramente permitirão protrusão dos tecidos intracavitários. Na manobra de inspeção pode ser muito útil dissecar o tecido adiposo regional, que por vezes mascara a existência do defeito muscular. Associa-se sempre a palpação digital externa com a visualização direta.

Reconstrução de hérnias a partir de suturas intracorpóreas

Nesse método o saco da hérnia não será seccionado, e o seu anel aposicionado a partir de aplicações de tantos pontos quanto forem necessários, apoiados sobre a(s) fáscia(s) muscular(res) e/ou no ligamento inguinal. É preciso muito cautela para que as suturas abranjam extensão adequada de tecido em relação às bordas do anel (Figura 19.6). Se reportarmos quanto à distância segura da aplicação dos pontos em relação às bordas, indicada em celiorrafias convencionais abdominais na linha média ventral, procura-se envolver pelo menos de 0,5 a 1 cm de cada lado da margem.

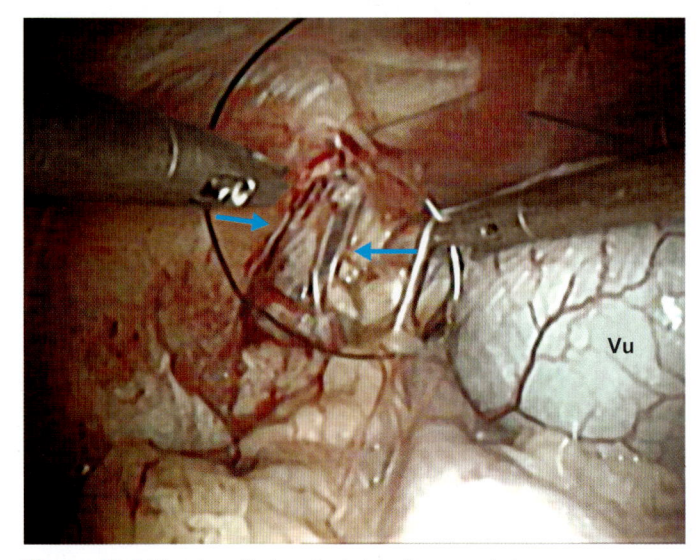

Figura 19.6 Herniorrafia inguinal videolaparoscópica em um canino fêmea em um caso de hérnia inguinal direta unilateral. Início da sutura intracorpórea de aposição das bordas do defeito inguinal (setas) utilizando-se náilon monofilamentar 0. Vu = vesícula urinária.

Geralmente, as suturas serão iniciadas de caudal para cranial por uma questão de facilitação da exposição tecidual e confecção dos nós intracorpóreos com porta-agulhas e contra-porta-agulhas. Indica-se o emprego de um padrão de tensão, sendo as suturas de Sultan e Wolff ótimas opções. Outro detalhe importante é a opção pelo nó de cirurgião triplo, mais resistente e apropriado para aproximar as bordas teciduais sob tensão. Na rotina cirúrgica dos autores, opta-se pelo uso de náilon monofilamentar de tamanho variando entre 2-0 e 1, de acordo com as dimensões dos pacientes. Preferem-se as agulhas cortantes triangulares, reversas ou não, pela facilidade em transpor o tecido conjuntivo (fáscia muscular ou ligamento inguinal) que servirá para o ancoramento dos pontos. Uma manobra que facilita a aplicação do primeiro meio-nó sob tensão consiste em reduzir o pneumoperitônio para 4 mmHg; na sequência, aplica-se o segundo meio-nó. Após a adequada oclusão do primeiro nó, os demais podem ser aplicados mantendo-se o pneumoperitônio em 12 mmHg.

Durante a aplicação das suturas deve-se ter muito cuidado para evitar lesão iatrogênica aos grandes vasos regionais (femorais e epigástricos) que estão muito próximos aos locais de passagem da agulha. Anteriormente ao fechamento do último ponto, o auxiliar irá manter a compressão da pele e saco herniário para minimizar a permanência de gás no interior da referida estrutura. Ao término do procedimento, os autores eventualmente têm aplicado uma sonda de sucção fechada contínua confeccionada a partir de cateter uretral nº 4 ou 6 acoplado a uma seringa de 10 mℓ, mantida com vácuo a partir do tracionamento e fixação de seu êmbolo.

Conforme descrito previamente, a dissecção e excisão do saco herniário não parece ser uma condição essencial para o sucesso da reconstrução. Contudo, tal manobra pode facilitar a localização das margens teciduais a serem abrangidas na sutura, e será realizada sempre que a visualização direta não contemplar uma segura localização dos pontos.

A técnica de sutura intracorpórea, na concepção em que está descrita, tem-se mostrado útil e é utilizada rotineiramente pelos autores, inclusive em casos de doenças bilaterais, em animais de massa corporal relativamente desenvolvida. Como vantagens apresenta a ausência da necessidade de aplicação de materiais prostéticos e grampos de hérnias, o que torna os procedimentos mais onerosos. Contudo, a aplicação de suturas intracorpóreas necessita de maior tempo operatório e considerável habilidade em pacientes de pequeno porte.

Aplicação de grampos de hérnia para a sustentação das suturas

Thompson e Hendrickson[23] descrevem um método que pode facilitar o procedimento de aproximação das bordas do anel herniário pela isenção da necessidade de aplicação de nós intracorpóreos. A possível desvantagem em relação à técnica anterior é associada ao maior custo da operação pela necessidade do emprego de grampos de hérnia. Tais autores também utilizam a técnica de ligadura da base do saco herniário, após a sua inversão para a cavidade abdominal, abertura e secção do excedente dessa estrutura. Considerando que os tecidos junto ao anel herniário providenciarão maior resistência para a sutura em relação ao saco, os autores deste capítulo, sempre que possível, preferem ancorar os pontos na primeira estrutura e não remover o saco herniário.

A técnica descrita por Thompson e Hendrickson[23] prevê a utilização simultânea de uma ligadura em formato de laçada com o nó previamente confeccionado (pode-se utilizar o *endo-loop* ou um empurrador de nó) e de um grampeador de hérnia. A laçada será posicionada acima do anel inguinal e fixada à fáscia transversa e à musculatura adjacente com a aplicação do grampo. O tracionamento externo à cavidade do fio através do *endoloop* ou empurrador de nó possibilitará a aproximação das bordas do defeito graças ao fechamento da laçada. São necessários de três a seis pontos para ocluir o defeito, tendo-se o cuidado de distar aproximadamente 5 mm dos vasos espermáticos.

▪ Aplicação de materiais prostéticos com grampos de hérnia ou sutura intracorpórea

O emprego de próteses encontra indicações para os casos em que existe a impossibilidade de dissecção do peritônio dos tecidos adjacentes ao defeito herniário e para hérnias extensas nas quais a aplicação de suturas é inadequada.[23] Para tanto, utilizam-se telas de polipropileno e retalhos de politetrafluoretileno, assim como barreiras para minimizar os riscos de aderências dos tecidos intracavitários com esses materiais, tais como celulose e polomaxer 407 ou até mesmo o omento maior.[23]

Para o emprego de segmento de tela são necessárias cuidadosa inspeção do defeito e localização dos principais vasos regionais, demais estruturas envolvidas, e as que servirão de ancoragem do material prostético, incluindo os vasos ilíacos externos, epigástricos, ligamento inguinal e ligamento de Cooper (cobertura de periósteo do púbis). O comprimento necessário do retalho de tela que será utilizado pode ser mensurado a partir da extremidade de algum dos instrumentos. Deve-se confeccionar o retalho de tela considerando o comprimento total do defeito e a manutenção de uma borda excedente do material, que possibilite a aplicação dos grampos ou suturas na musculatura adjacente sem que fique demasiadamente tracionado. A introdução do implante será realizada por meio de um redutor, sendo enrolado externamente à cavidade e apreendido com uma pinça apropriada. Durante sua colocação no abdome, a tela será completamente envolvida pelo redutor, caso contrário a válvula do trocarte poderá prendê-la, com consequente vazamento de gás. Uma vez colocado na cavidade, o implante será desenrolado e posicionado sobre o defeito e tecidos de sustentação. A aplicação de suturas ou de grampos será realizada sobre o ligamento inguinal, músculo reto abdominal, oblíquo abdominal interno e, em alguns casos, no transverso abdominal. Caso o cirurgião disponha de grampos em formato de espiral, poderá promover a fixação do implante também sobre o ligamento de Cooper. Caso se opte pelo uso de sutura intracorpórea, o padrão contínuo simples poderá ser o de eleição haja, vista sua facilidade de execução. Deve-se evitar a aplicação de grampos entre os vasos espermáticos e ducto deferente.

Colocação de tela junto ao espaço pré-peritoneal ou a partir do acesso extraperitoneal

Ambos os métodos não têm sido utilizados rotineiramente em cães, uma vez que o peritônio é bastante delgado, dificultando a dissecção no plano desejado. Ainda assim, alguns estudos em suínos comparando a colocação da tela abaixo do peritônio a partir do acesso transabdominal retroperitoneal demonstraram a menor possibilidade de formação de aderências ao implante quando comparado com a fixação da tela transperitoneal.[23]

No acesso pré-peritoneal, anteriormente à aplicação da tela, realiza-se a incisão peritoneal, acima do anel inguinal, iniciando-se da tuberosidade do púbis, estendendo-se cranialmente através da parede abdominal. Descola-se o peritônio por dissecção romba ventral e dorsalmente à ferida produzida. A tela é então fixada aos tecidos musculares e ao ligamento inguinal conforme descrito no item anterior. O peritônio é reposicionado sobre o implante e ocluído com sutura interrompida simples ou grampos de hérnias.

O método extraperitoneal de colocação do implante já foi testado experimentalmente, com sucesso, em cães e com a ausência de aderências ao material prostético, contudo, possivelmente pela sua maior dificuldade e a ausência de dados que comprovem vantagens em relação ao acesso intraperitoneal, não tem sido realizada em casos clínicos.

Conforme Thompson e Hendrickson,[23] os animais que apresentam peritônio espesso e gordura pré-peritoneal suficiente para facilitar o afastamento desse tecido da parede muscular são candidatos a esse método. Tal operação preconiza a obtenção do acesso ao plano de trabalho a partir do método aberto. Uma vez que a incisão paramediana de pele é promovida no abdome ventral, do lado em que se localiza a hérnia, realiza-se a dissecção do tecido subcutâneo, do folheto externo do músculo reto abdominal e separação das fibras dessas estruturas. O folheto interno é mantido íntegro e a dissecção para a criação do espaço de trabalho será promovida entre a superfície muscular interna e próprio folheto. Nessa etapa, a obtenção do espaço necessário pode ser executada de três maneiras:

- Com a aplicação de um balão dissector próprio para essa manobra, que é introduzido entre o músculo e o folheto e preenchido com ar ou solução salina

- Com a extremidade do endoscópio rígido, após a introdução do portal de acesso conectado ao insuflador. Nessa técnica, sob visualização direta a ponta do endoscópio é movimentada bilateralmente, dissecando o músculo do folheto, até que seja possível colocar os demais portais necessários para a execução do procedimento

- Com a introdução do dedo do cirurgião através da ferida de acesso, que a partir dos movimentos bilaterais possibilitará a criação do plano de dissecção, tornando possível a introdução do balão ou da cânula com o endoscópio conforme citado.

A cavidade criada entre a parede e o folheto será insuflada com CO_2, o que possibilitará a introdução de outros dois portais, um de 5 mm e outro de 10 mm, de tal maneira que, por meio do segundo, a tela será posteriormente colocada na cavidade criada. A dissecção das estruturas adjacentes à hérnia tornará possível a observação de seus limites, contudo, o pouco convívio com a anatomia regional durante os primeiros procedimentos pode dificultar a delimitação dos pontos de ancoragem dos clipes. Busca-se fixar a tela no ligamento de Cooper, na fáscia transversa e no músculo oblíquo abdominal interno.

Reconstrução de hérnias umbilicais, paracostais, incisionais e traumáticas

Os princípios descritos na herniorrafia inguinal podem ser utilizados no manejo dos demais defeitos musculares encontrados em outras regiões abdominais.

O posicionamento do paciente dependerá da localização do tecido protruso, variando entre dorsal, oblíquo (Figura 19.7) e lateral. Comumente, empregam-se três portais dispostos de

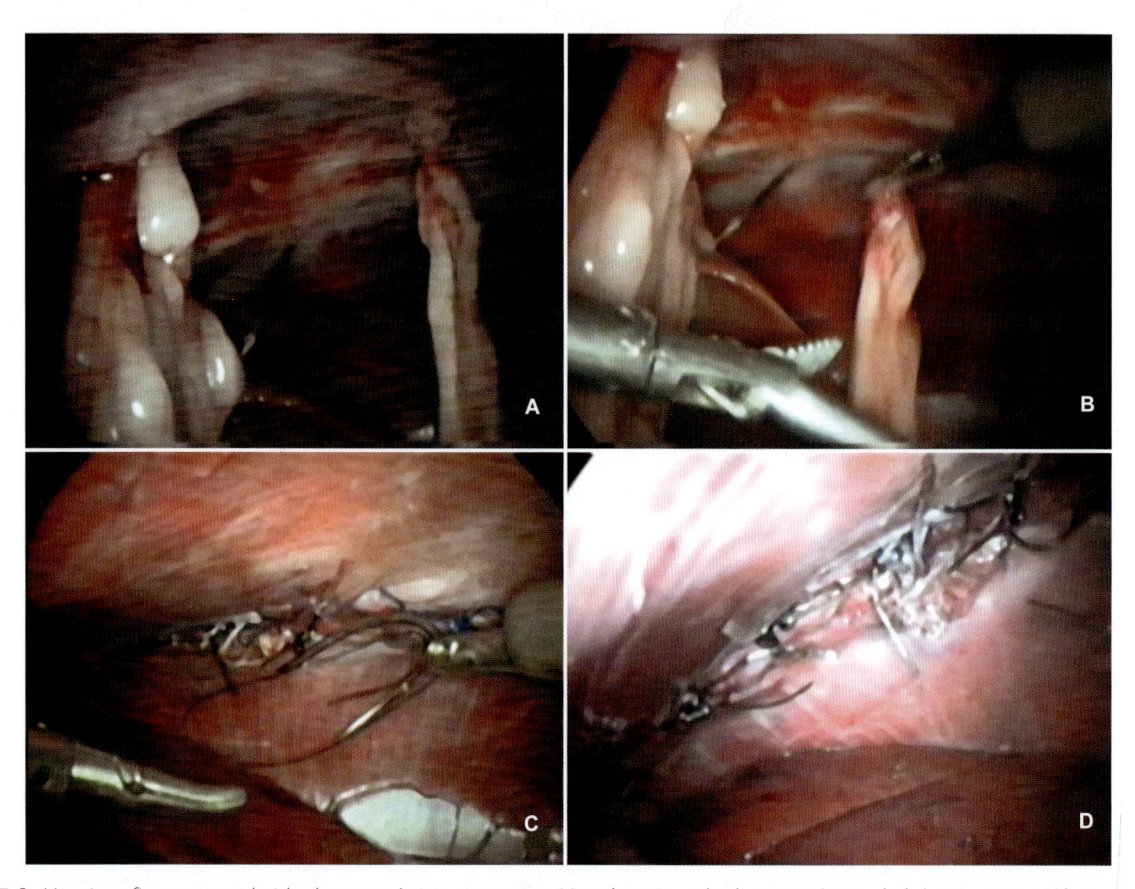

Figura 19.7 A. Herniorrafia paracostal videolaparoscópica em canino. Visualização videolaparoscópica da hérnia paracostal com aderência de omento. **B.** Observa-se a adesiólise sendo realizada com auxílio de pinça Maryland e de apreensão. **C.** Aplicação de sutura intracorpórea em padrão colchoeiro em cruz com auxílio de porta-agulha e contraporta-agulha para aproximação das bordas da hérnia com fio náilon monofilamantar 0. **D.** Aspecto final da herniorrafia, utilizando pontos interrompidos simples e em colchoeiro em cruz.

forma triangular. A reconstrução também pode ser obtida a partir de suturas intracorpóreas ou pela aplicação de próteses, dependendo das dimensões da lacuna muscular. Para os casos em que o defeito encontra-se na linha média ventral (Figura 19.8), o decúbito oblíquo pode ser vantajoso se a opção for a aplicação de sutura intracorpórea diretamente no tecido muscular ou sobre a tela. Caso se utilize o grampeador de hérnias, essa condição não é essencial, uma vez que a ponta do instrumento pode angular-se em 90° durante a fixação da tela.

A literatura veterinária ainda necessita de estudos clínicos ou experimentais na reconstrução destes tipos de hérnias por cirurgia laparoscópica em pequenos animais, o que dificulta o esclarecimento de quão realmente possa ser vantajosa a opção desse acesso em detrimento ao convencional.

▶ Herniorrafia diafragmática

▪ Hérnia diafragmática

A hérnia diafragmática é caracterizada pela passagem das vísceras abdominais para a cavidade torácica, após a ruptura do diafragma, músculo responsável pela separação das duas cavidades. Pode ser de origem congênita, quando há desenvolvimento incompleto e defeituoso, ou adquirida, nos casos de traumatismos diretos e indiretos sobre o diafragma. O tratamento indicado é a correção cirúrgica da ruptura, principalmente pelo fato de a alteração presente nessa patologia ser de natureza anatômica.

Quando houver ausência de tecido ou em casos de herniação com evolução crônica, recomenda-se a utilização de implantes biológicos ou sintéticos, pois a aproximação por primeira intenção pode ocasionar tensão na linha de sutura e consequente deiscência da ferida.

▪ Anatomia videoendoscópica regional

Por meio do defeito diafragmático a laparoscopia possibilita a exploração de ambas as cavidades, sendo essa uma potencial vantagem do acesso videocirúrgico sobre a laparotomia mediana.

Com a introdução do endoscópio na linha média ventral, mantendo-se o paciente em decúbito dorsal com a cabeça direcionada para o monitor de vídeo, é possível observar diretamente o diafragma. Tal estrutura apresenta uma extensa periferia muscular e um pequeno centro tendíneo, denominado por alguns autores como centro frênico, em formato de "V". As partes lombar, costal e esternal podem ser amplamente exploradas, e, em determinados casos, é necessário o afastamento dos lóbulos hepáticos. É possível observar a interdigitação entre a parte costal e o músculo transverso do abdome. É possível visualizar a veia cava caudal cranialmente aos lóbulos hepáticos cranial direito e esquerdo sem muito esforço. A visualização do esôfago junto aos pilares diafragmáticos da parte lombar e troncos vagais pode ser feita pela elevação dos lóbulos hepáticos no sentido ventral do abdome, simultaneamente ao tracionamento caudal do corpo do estômago com pinça Babcock. A Figura 19.9 demonstra a visualização direta do diafragma a partir do endoscópio posicionado na linha média ventral.

▪ Técnica operatória

O tratamento de hérnias diafragmáticas por cirurgia minimamente invasiva demonstrou ser viável em modelos experimentais submetidos a lesões iatrogênicas desse tecido, tanto pelo acesso toracoscópico quanto laparoscópico. Nesse item, será trabalhada a segunda condição, e, para mais detalhes quanto à herniorrafia diafragmática laparoscópica e toracoscópica ver o Capítulo 22.

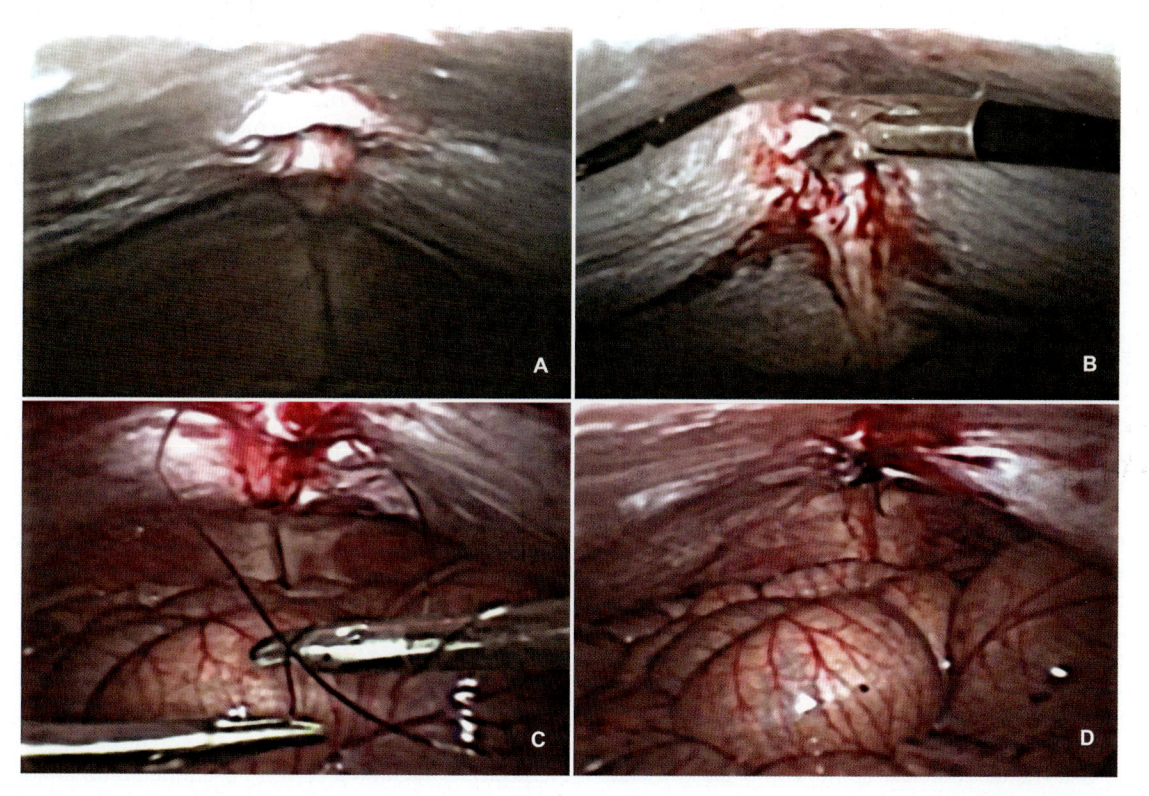

Figura 19.8 A. Herniorrafia umbilical videolaparoscópica em suíno. Visualização videolaparoscópica da hérnia umbilical. **B.** Observa-se a dissecção do saco herniário com tesoura de Metzenbaum. **C.** Aplicação de sutura intracorpórea com auxílio de porta-agulha e contraporta-agulha para aproximação das bordas da hérnia com fio náilon monofilamentar 2-0. **D.** Aspecto final da herniorrafia, utilizando três pontos interrompidos simples.

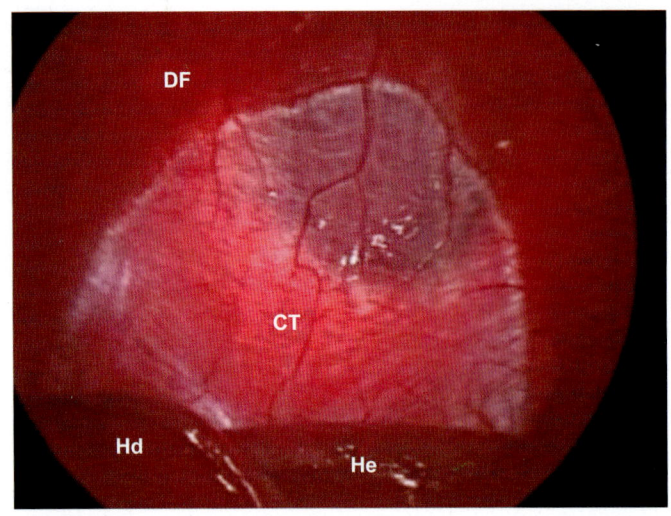

Figura 19.9 Visualização endoscópica do diafragma de um canino. Pode-se observar diretamente as partes esternal e costal do diafragma (DF), além de seu centro tendíneo (CT). Abaixo observam-se os lobos hepáticos medial direito (Hd) e medial esquerdo (He).

Alguns autores contraindicam pneumoperitônio quando se opta pela cirurgia laparoscópica, haja vista que existe comunicação entre as cavidades torácica e abdominal, o que leva à formação de pneumotórax hipertensivo. Em contrapartida, indicam o uso da técnica *gasless*.[23] Estudos recentes demonstram que na presença de ventilação mecânica associada ao uso de pneumoperitônio em pressões relativamente baixas (8 mmHg) são seguros em animais experimentais nos quais tal doença foi provocada.

O paciente será posicionado na mesa operatória com a cabeça voltada para o monitor de vídeo, e o acesso será obtido de caudal para cranial. O primeiro portal que abrigará o endoscópio será posicionado na linha média ventral, na metade da distância entre a cicatriz umbilical e a borda do púbis (Figura 19.10). Considerando a proximidade da vesícula urinária, e possivelmente do baço que pode estar aumentado de volume, dependendo dos fármacos utilizados na pré-medicação e indução anestésica, a técnica aberta é vantajosa. Uma vez insuflada a cavidade peritoneal, serão eleitos os outros dois pontos de punção, localizados nas paredes abdominais laterais direita e esquerda. O ligamento falciforme estará localizado bem à frente do endoscópio rígido, e, em caso de necessidade, será extirpado após a utilização de energia elétrica ou ultrassônica. É importante ter cuidado para seccionar tal estrutura proximalmente à linha média ventral, a fim de que o resquício do ligamento não dificulte a visualização. O tecido extirpado será colocado em um ponto de fácil localização (sobre a vesícula urinária é uma boa opção, pois o abdome caudal e a cavidade pélvica não estarão envolvidos no procedimento) para sua posterior remoção da cavidade por ocasião da etapa final do procedimento. Geralmente utiliza-se um portal de 10 mm para a mão dominante do cirurgião, pois por ocasião da sutura intracorpórea, a agulha será introduzida na cavidade através de um redutor localizado nesse portal. Se houver necessidade, para os casos de difícil reposicionamento dos tecidos intra-abdominais, um quarto trocarte também poderá ser posicionado cranial e medialmente ao localizado para a mão não dominante.

Comumente, alguns lóbulos hepáticos encontram-se deslocados para a cavidade torácica, assim como alças intestinais, omento, baço e até mesmo o estômago. Em casos menos comuns, o útero gravídico poderá estar alojado no tórax. Quanto mais ventral estiver a lesão diafragmática, possivelmente será

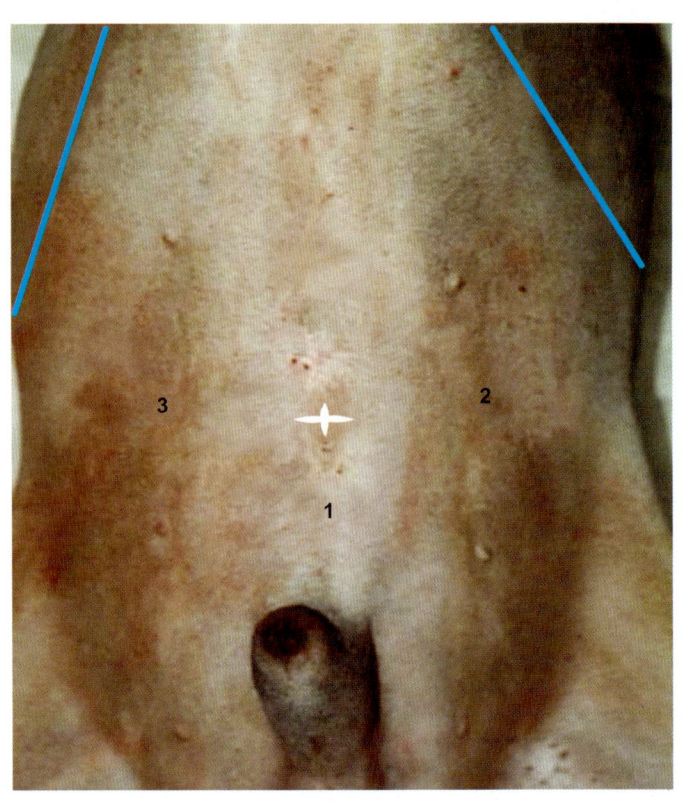

Figura 19.10 Posicionamento dos portais para herniorrafia diafragmática videolaparoscópica. Para o cirurgião destro, um portal de trabalho de 10 mm (2) será posicionado na parede abdominal lateral esquerda. A óptica será localizada na linha média ventral (1), caudal à cicatriz umbilical (estrela) e o trocarte acessório no abdome lateral direito (3). Se necessário, um quarto portal será posicionado cranial e medialmente ao terceiro. Observa-se traçado azul demarcando parte do rebordo costal.

mais difícil reposicionar o(s) lóbulo(s) hepático(s) herniado(s), pois ficará(ão) voltado(os) sobre a borda do defeito, e como o fígado é extremamente friável em cães, a excessiva manipulação poderá predispor a hemorragias graves e lesões de difícil manejo. A manutenção do paciente em Trendelenberg reverso poderá facilitar o reposicionamento dos órgãos. Antes de qualquer tentativa de recolocação tecidual, é necessário se certificar quanto à presença de aderências às bordas musculares. Em casos poucos crônicos, a dissecção romba parece ser suficiente para desfazer as aderências hepáticas. Os lóbulos do fígado serão reposicionados a partir do tracionamento da vesícula biliar, apreendida preferencialmente com uma pinça Babcock (Figura 19.11). O instrumental contralateral será utilizado apenas como uma alavanca ou como apoio para o fígado, uma vez que se o órgão for pinçado, até mesmo com a Babcock, possivelmente sofrerá laceração. Nas situações em que as bordas da ferida sofreram contração demasiada, nas quais a recolocação hepática será dificultosa, indica-se a incisão no vértice da ferida que está oposto ao centro tendíneo, buscando-se afastar da cava caudal e aorta abdominal. A ampliação iatrogênica da ferida facilitará a colocação do órgão no abdome e possivelmente necessitará de pouco tempo adicional para a sutura, que nessa região poderá ser promovida com o padrão contínuo simples, uma vez que não existirá tensão excessiva. A recolocação do intestino delgado e do omento é menos trabalhosa, e pode ser facilitada com o posicionamento citado. A reintrodução do baço seguirá os princípios descritos para o fígado, de tal maneira que os instrumentos apenas apoiarão o tecido, sem ocasionar demasiada tensão em sua cápsula.

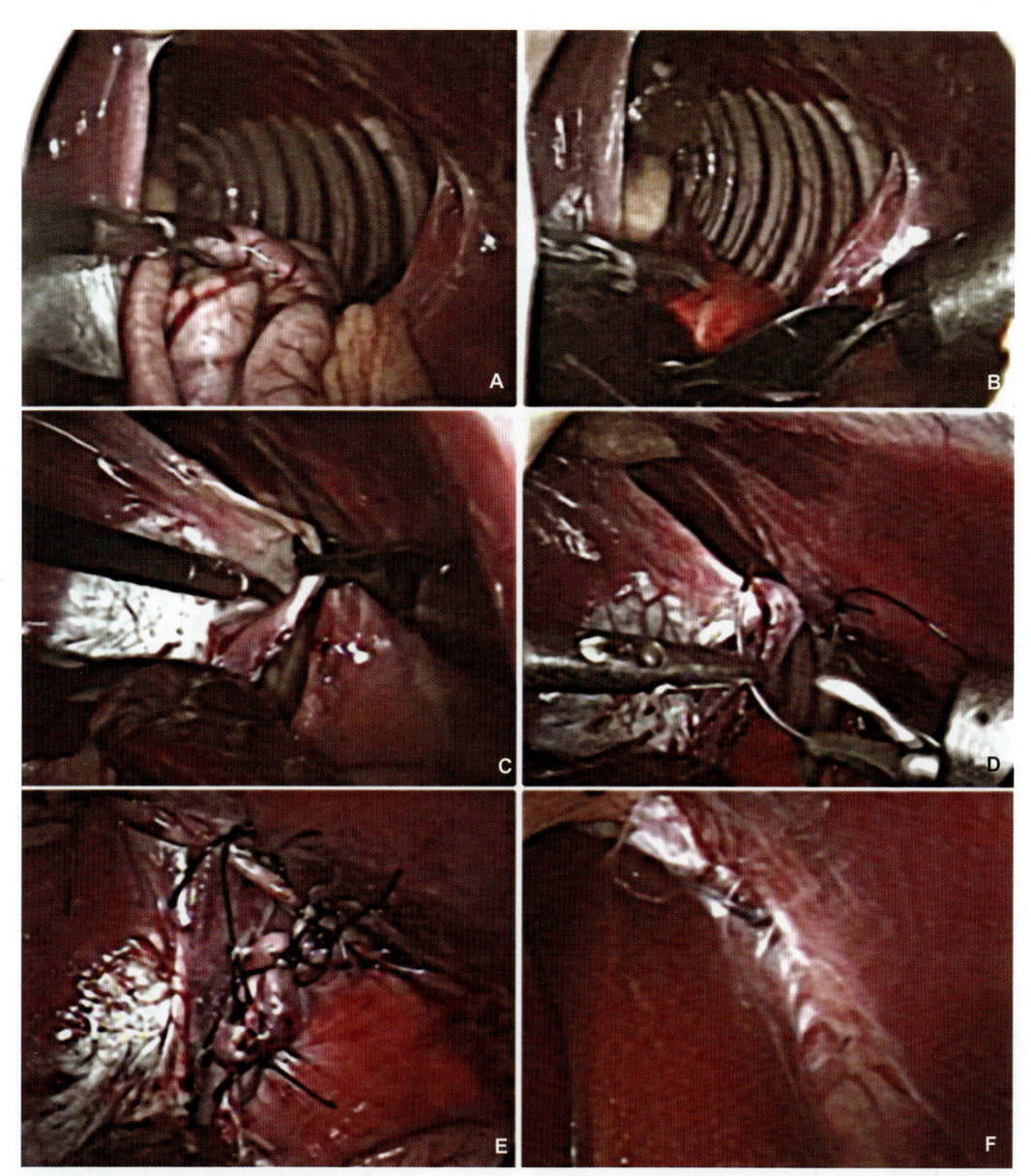

Figura 19.11 Visualização intracavitária de uma herniorrafia diafragmática com sutura intracorpórea executada a partir da aplicação do padrão interrompido de tensão com náilon monofilamentar 0 em uma cadela. **A.** Visualização laparoscópica de grande defeito diafragmático; note a presença de diferentes órgãos abdominais herniados no tórax. **B.** A redução do conteúdo herniário foi obtida com o auxílio de pinça Babcock, sendo verificada a presença de aderências entre o fígado e pulmão. **C.** Aproximação das bordas da ferida diafragmática próxima ao ponto médio do defeito, demonstrando que existiria a possibilidade de oclusão primária. **D.** A confecção da sutura intracorpórea no ponto médio do defeito possibilitou a aproximação entre as bordas e viabilizou a aplicação dos demais pontos, todos isolados simples. **E.** Aspecto final da reconstrução diafragmática videolaparoscópica com a aplicação de suturas intracorpóreas. **F.** Visualização videolaparoscópica da superfície diafragmática cicatrizada após 72 dias da herniorrafia, ocasião na qual a paciente foi submetida à OVH videoassistida com dois portais.

Na existência de hérnia envolvendo o fígado, comumente observa-se efusão pleural. Por ocasião da recolocação intracavitária, promove-se a aspiração deste líquido e posterior envio para análise laboratorial. O endoscópio é introduzido por meio do diafragma para a avaliação da cavidade torácica e da condição pulmonar. De acordo com as características e dimensões do defeito, será eleito o padrão de sutura mais apropriado para a aposição das bordas musculares. Em cirurgia aberta, alguns autores defendem a necessidade de escarificação das margens musculares a fim de facilitar a formação de cicatriz resistente, contudo, tal manobra parece ser dispensável. De qualquer maneira, caso se opte pela escarificação, pode ser obtida com o uso de tesoura de Metzenbaum ou de lâmina de bisturi, montada em cabo próprio para isto ou em porta-agulhas.

Para hérnias induzidas, com evolução de 14 dias, a sutura intracorpórea contínua simples demonstrou ser adequada, com cicatrização das bordas teciduais em todos os animais testados.[24] Para casos crônicos, talvez um padrão de tensão possa ser apropriado, os autores deste capítulo sugerem o emprego do Sultan. A sutura entrelaçada de Ford é uma ótima alternativa por unir as vantagens de um padrão contínuo, principalmente as relacionadas com a menor necessidade de nós intracorpóreos e de colocação e remoção de segmentos de fios agulhados na cavidade, com considerável resistência à tensão. Anteriormente ao fechamento do último ponto (em padrões interrompidos) ou nó cirúrgico (na sutura contínua) indica-se que o anestesista promova hiperextensão pulmonar a fim de drenar o gás da cavidade torácica para a abdominal. Ainda assim, indica-se a remoção do pneumotórax residual ao término do procedimento com agulha, seringa e cânula, do sexto ao oitavo espaço intercostal, conforme indica a literatura especializada.

Em determinados casos crônicos, naqueles em que se tenha a perda da capacitância para lesões muito extensas, ou naqueles em que os riscos anestésicos são maiores, a escolha primária ainda pode recair nos procedimentos convencionais de toracotomia ou celiotomia, uma vez que são mais rápidos. A literatura também carece na definição de qual(is) situação(ões) em que a cirurgia de invasão mínima realmente é vantajosa.

Uso de pericárdio bovino conservado na reconstrução de hérnias diafragmáticas

Quando houver ausência de tecido ou em casos de herniação com evolução crônica, recomenda-se a utilização de implantes biológicos ou sintéticos, pois a aproximação por primeira intenção pode ocasionar tensão na linha de sutura e consequente deiscência da ferida.

Diversos trabalhos relatam técnicas de herniorrafia diafragmática videolaparoscópica, tanto em humanos quanto em pequenos ou grandes animais, clinicamente ou experimentalmente, porém o uso de implantes, como o pericárdio bovino, nestes procedimentos pelo acesso laparoscópico ainda é incipiente.

Devido à escassez de trabalhos referentes a procedimento de herniorrafia videolaparoscópica com pericárdio bovino, são necessários mais estudos com o emprego desta técnica. Em um determinado caso dos autores (Figura 19.12), aplicou-se pericárdio bovino conservado em formaldeído a 4% e técnica de fixação à musculatura com sutura intracorpórea (náilon 0, duas camadas de suturas), a qual mostrou-se como uma proposta viável para cães. Contudo, tal proposição ainda

necessita de aplicação clínica e acompanhamento dos pacientes a longo prazo, para que possa vir a ser incorporada futuramente ao rol de procedimentos disponíveis para herniorrafia diafragmática em cães.

Coleta de flape de omento para reconstrução de defeitos a distância

O epíploon, também denominado omento maior, é um tecido muito versátil em cirurgia reconstrutiva, pois possibilita a melhoria da irrigação e drenagem linfática do órgão ou estrutura por ele recoberto, além de facilitar a cicatrização, uma vez que também é uma importante fonte de células mesoteliais, "células tronco" e de macrófagos. Constitui proteção contra a formação de aderências indesejadas às superfícies mesoteliais lesionadas, pois ao ser fixado em órgãos com essa condição, evita a formação de aderências restritivas ou até mesmo constritivas. Pode servir como tecido de preenchimento em feridas extensas, tais como as observadas em humanos envolvidos em ataques de tubarões ou mulheres submetidas a mastectomias radicais. Entre outras possíveis aplicações em cães, existe a sua indicação como leito para transplante de pele, para reconstrução de parede torácica e de lesões traqueais, com o objetivo de melhorar a condição circulatória do implante. Cabe salientar a sua importância no tratamento de ferimentos não cicatrizantes crônicos.

Haja vista todas essas possíveis utilizações de retalhos de omento a distância, a coleta desse tecido tem sido realizada em humanos e experimentalmente em animais por cirurgia laparoscópica. A irrigação e a drenagem do segmento omental podem ser baseadas nos vasos gastroepiploicos direitos ou esquerdos, de acordo com o lado acometido pela lesão, ou até mesmo ser providenciadas por ambos. Existe a técnica de alon-

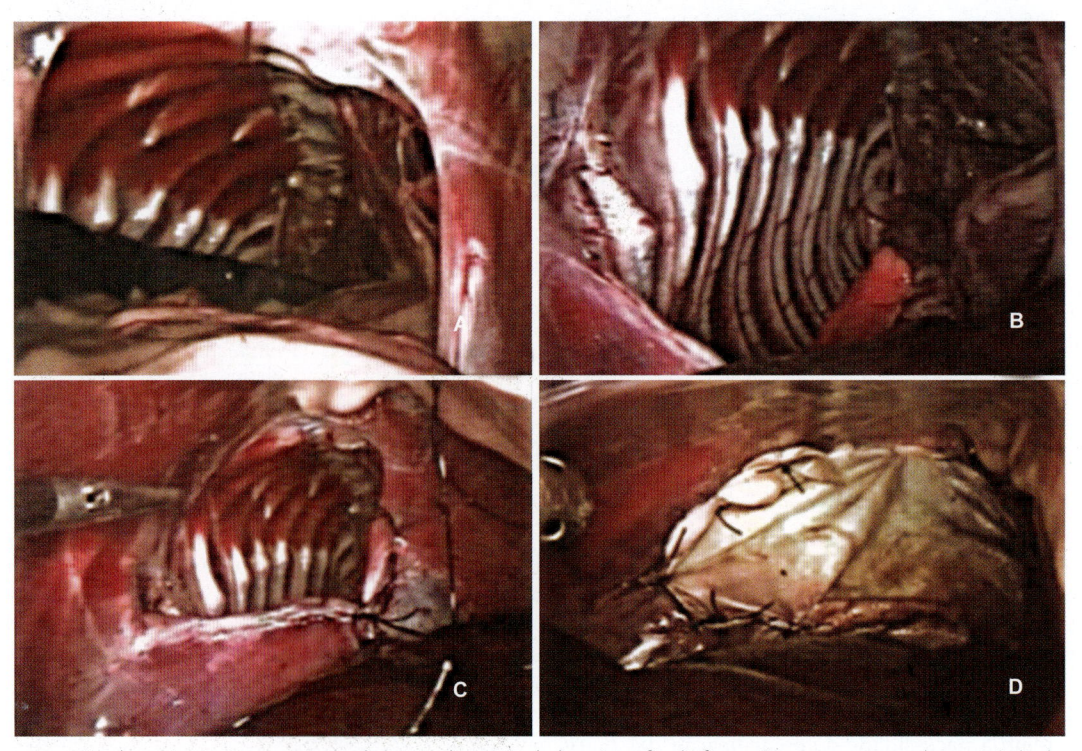

Figura 19.12 Representação dos principais momentos do procedimento de herniorrafia diafragmática com o uso de pericárdio bovino conservado (**A**, **B**, **C** e **D**), em canino, fêmea, Daschund, adulta. **A.** Grande defeito diafragmático, que apresentava diferentes estruturas herniadas (baço, intestino, omento, fígado, vesícula biliar). **B.** Hérnia diafragmática após a remoção do conteúdo herniado. **C.** Herniorrafia diafragmática da porção dorsal da musculatura com náilon 0 em padrão colchoeiro horizontal interrompido. **D.** Herniorrafia diafragmática com o uso de pericárdio bovino conservado em formaldeído a 4%, ancorado à musculatura com náilon 0 em duas camadas, constituindo-se a primeira em padrão contínuo simples e a segunda em pontos isolados simples.

gamento do omento, a partir de sua liberação do pâncreas e baço, e de sua camada dorsal em relação ao estômago, uma vez que se constitui de estrutura de dupla camada. Uma incisão em "L" invertido amplia ainda mais sua possibilidade de alongamento. A execução de tais técnicas por cirurgia laparoscópica parece ser viável em cães, contudo, ainda são consideradas experimentais e devem ser mais profundamente estudadas.

Coleta do omento sem desdobramento de suas camadas

Cabe salientar que se for possível optar por essa técnica em relação à que preconiza o desdobramento da camada dorsal do omento, o procedimento terá menores dificuldades técnicas, já que o acesso aos vasos gástricos curtos (dorsais e ventrais) será prontamente obtido sem a necessidade de manipulações do estômago ou deslocamento do epíploon.

Inicialmente elege-se qual dos vasos (artéria e veia gastroepiploica direita ou esquerda) será mantido como base para o flape. Caso se opte pelos do lado esquerdo do cirurgião, serão realizadas ligadura e divisão dos ramos relacionados com o pâncreas, e se a opção for em relação às estruturas do lado direito, tais manobras serão executadas em relação aos vasos esplênicos. Um portal de 10 mm será posicionado na parede abdominal correspondente à localização da base vascular, uma vez que a ferida de acesso de introdução da cânula posteriormente servirá para a passagem do omento. Na parede contralateral, basta a utilização de cânula de 5 mm, que abrigará o instrumental auxiliar. O portal para o endoscópio rígido será posicionado na linha média ventral, caudalmente ao ligamento falciforme, conforme descrito no item anterior.

A liberação das duas camadas do omento junto a um dos lados do estômago será inicialmente obtida a partir da oclusão e secção dos ramos dos vasos que nutrem/drenam o omento. Uma vez baseado o retalho nos vasos gastroepiploicos direitos ou esquerdos, pode-se ampliar o comprimento do flape omental a partir da realização de incisão em "L" invertido, mesmo sem simultâneo desdobramento das camadas do omento. A incisão poderá ser estendida por 2/3 da largura do omento, de forma paralela à curvatura maior do estômago e posteriormente será direcionada no sentido caudal, abrangendo 2/3 do comprimento do retalho. A extremidade do flape na qual se originou a incisão será apreendida com pinça Babcock e direcionada até o interior da cânula lateral de 10 mm. Na sequência, realiza-se a ampliação da ferida muscular, em extensão total de 2 a 3 cm para que o flape seja exteriorizado sem sofrer rotação, e de tal modo que não fique demasiadamente comprido contra a parede muscular. O enxerto será direcionado à área que necessita reconstrução.

▶ Referências

1. SHER, W., POLLACK, D., PAULIDES, C. A. *et al.* Repair of abdominal wall defects: gore-tex vs. marlex graft. *Am Surg*, 46, v.11, p. 618-623, 1980.
2. DeCEHRNEY, A. H., DiZEREGA, G. S. Clinical problem of intraperitoneal postsurgical adhesion formation following general surgery and the use of adhesion prevention barriers. *Surg Clin North Am*, 77, v.3, p. 671-688, 1997.
3. BURGER, J. W. A., HALM, J. A., WIJSMULLER, A. R. *et al.* Evaluation of new prosthetic meshes for ventral hernia repair. *Surg Endosc*, 20, v.8, p. 1320-1325, 2006.
4. NYHUS, L. M.; BOMBECK, T. Hérnias. In: SABISTON Jr, D. C. *Textbook of Surgery – The Biological Basis of Modern Surgical Practice*. Igaku-Shoin/Saunders, 13th ed., Philadelphia, PA, p. 1231-1232, 1986.
5. RESTREPO, J. F. P. Hérnias abdominais. In: COELHO, J. C. U. *Aparelho Digestivo – Clínica e Cirurgia*. Medsi, 2ª edição, Rio de Janeiro, RJ, p. 1569-1570, 1996.
6. DANINO, A. M., MALKA, G., REVOL, M. *et al.* A scanning electron microscopical study of the two sides of polypropylene mesh (Marlex) and PTFE (Gore Tex) mesh 2 years after complete abdominal wall reconstruction. A study of 15 cases. *Br J Plast Surg*, 58, v.3, p. 384-388, 2005.
7. DEYSINE, M. Hernia repair with expanded polytetrafluoroethylene. *Am J Surg*, 163, v.4, p. 422-424, 1992.
8. GONZALEZ, R., RODEHEAVER, G.T., MOODY, D. L. *et al.* Resistance to adhesion formation: A comparative study of treated and untreated mesh products placed in the abdominal cavity. *Hernia*, 8, p. 213-19, 2004.
9. KAPAN, S., KAPAN, M., GOKSOY, E. *et al.* Comparison of PTFE, pericardium bovine and fascia lata for repair of incisional hernia in rat model, experimental study. *Hernia*, 7, p. 39-43, 2003.
10. DEMIR, U., MIHMANLI, M., COSKUN, H. *et al.* Comparison of prosthetic materials in incisional hernia repair. *Surg Today*, 35, p. 223-227, 2005.
11. RAY, N. F., LARSEN Jr, J. W., STLLMAN, R. J. *et al.* Economic impact of hospitalizations for lower abdominal adhesiolysis in the Unites States in 1988. *Surg Gynecol Obst*, 176, p. 271-276, 1993.
12. BELLÓN, J. M., SERRANO, N., RODRÍGUEZ, M. *et al.* Prótesis compuestas en las reparaciones de defectos de pared abdominal. Estúdio comparativo del empleo de barreras físicas y/o químicas. *Cir Esp*, 77, v.6, p. 351-356, 2005.
13. CONZE, J., ROSCH, R., KLINGE, U. *et al.* Polypropylene in the intra-abdominal position: influence of pore size and surface area. *Hernia*, 8, v.4, p. 365-372, 2004.
14. KLOSTERHALFEN, B., JUNGE, K., KLINGE, U. The lightweight and large porous mesh concept for hernia repair. *Expert Rev Med Device*, 2, v.1, p. 103-117, 2005.
15. VAVRÍK, J., FOLTÝNOVÁ, V., VÍTKOVÁ, I. *et al.* Changes in abdominal wall after mesh implantation in rats. *Med Sci Monit*, 6, v.3, p. 476-479, 2000.
16. ZIEREN, J., PAUL, M., OSEI-AGYEMANO, T. *et al.* Polyurethane-covered dacron mesh versus polytetrafluoroethylene dualmesh for intraperitoneal hernia repair in rats. *Surg Today*, 32, p. 884-886, 2002.
17. SIMMERMACHER, R. K. J. SCHAKENRAAD, J. M., BLEICHRODT, R. P. Reherniation after repair of the abdominal wall with expanded polytetrafluoroethylene. *J Am Coll Surg*, 178, v.6, p. 613-616, 1994.
18. CONZE, J., ROSCH, R., KLINGE, U. *et al.* Polypropylene in the intra-abdominal position: influence of pore size and surface area. *Hernia*, 8, v.4, p. 365-372, 2004.
19. WEYHE, D. SCHMITZ, I., BELYAEV, O. *et al.* Experimental comparison of monofile light and heavy polypropylene meshes: less weight does not mean less biological response. *World J Surg*, 30, p. 1586-1591, 2006.
20. VAN'T RIET, M. VOS VAN STEENWIJK, P. J., BONTHUIS, F. *et al.* Prevention of adhesion to prosthetic mesh: comparison of different barriers using an incisional hernia model. *Ann Surg*, 237, v.1, p. 123-128, 2003.
21. LAMB, J. P., VITALE, T., KAMINSKI, D. L. Comparative evaluation of synthetic meshes used for abdominal wall replacement. *Surgery*, 176, p. 271-76, 1983.
22. BECK, C. A. C., PIPPI, N. L., BRUN, M. V. *et al.* Criptorquidectomia em coelhos: modelo experimental para treinamento laparoscópico. *Ciência Rural*, Santa Maria, 33, v.2, p. 331-337, 2003.
23. THOMPSON, S.E.; HENDRICKSON, D.A. Hernia repair. In: FREEMAN, L.J. *Veterinary endosurgery*. St. Louis: Mosby, p. 105-112, 1998.
24. BECK, C.A.C., PIPPI, N. L., BRUN, M. V. *et al.* Laparoscopia nas hérnias diafragmáticas: estudo experimental em cães. *Ciência Rural*, vol. 34, n.6, p. 1849-1855, 2004.

▶ Leitura sugerida

BOJRAB, M.J. *Técnicas atuais em cirurgia de pequenos animais*. 3.ed. São Paulo: Roca, p. 896, 2005.

EVANS, H. E.; de LAHUNTA, A. *Guia para dissecção do cão*. 3. ed. Rio de Janeiro: Guanabara Koogan, p. 348, 1994.

FOSSUM, T.W. *Small animal surgery*. 3. ed. St. Louis: Mosby, p. 1195, 2008.

FOSSUM, T.W.; HEDLUND, C.S.; HULSE, D.A. *et al.* Cirurgia do sistema respiratório inferior: cavidade pleural e diafragma. In: _____. *Cirurgia de pequenos animais*. São Paulo: Roca, p. 752-785, 2002.

HUNT, G. B. Hérnia diafragmática, pericárdica, hiatal. In: SLATTER, D. *Manual de cirurgia de pequenos animais*, v.1, Capítulo 33, 3 ed. Manole: São Paulo, p. 471-487, 2007.

JOHNSON, K.A. *Diaphragmatic, pericardial, and hiatal hernia*. In SLATTER, D. Textbook of small animal surgery. 2.ed. Philadelphia: Saunders, v.1. p. 455-470, 1993.

KEALY, J. K.; McALLISTER, M. *Radiologia e ultrassonografia do cão e do gato*. 3 ed. Manole: São Paulo, p. 187-188, 2005.

KROHN, J., BOHM, J, ENNEM, S. *et al.* Erfolgreiche chirurgische Therapie einer angeborenen Zwerchfellhernie bei einem vier Tage alten Trakehner-Fohlen. *Pferdeheilkunde*, v.2, p. 167-170, 2012.

RAISER, A.G. *Hérnias. Patologia clínica cirúrgica*. Santa Maria: Universidade Federal de Santa Maria, p. 167, 1992.

ROCKEN, M., MOSEL, G., BARSKE, K. *et al.* Thoracoscopic diaphragmatic hernia repair in a warmblood mare. *Vet. Surg.* v.42, 2013.

SANDESCH, V.P., SANJAY, N.O., JIWAN, L.P. *et al.* Traumatic diaphragmatic hernia: Management by video assisted thoracoscopic repair. *Journal Indian Assoc Ped Surg*. v.17, n.4, p. 180-183, 2012.

PARTE 2

Cirurgia Toracoscópica e Videoassistida

20   Instrumentais e Equipamentos Específicos para Toracoscopia, 276

21   Acessos Toracoscópicos, 289

22   Herniorrafia Diafragmática, 296

20 Instrumentais e Equipamentos Específicos para Toracoscopia

Pedro Paulo Maia Teixeira, Leandro Nassar Coutinho e Marco Augusto Machado Silva

▶ Introdução

A videocirurgia é um recurso amplamente utilizado na medicina humana e, cada vez mais, está sendo utilizada como recurso da medicina veterinária. Cirurgias torácicas, além de consideravelmente cruentas, apresentam acessos restritos e com difícil campo visual em diversos procedimentos. O acesso videocirúrgico para procedimentos torácicos, denominado toracoscopia, é um recurso que traz grandes benefícios ao paciente, por minimizar o trauma cirúrgico, proporcionar melhor campo visual e acesso em diversos procedimentos, útil em para fins diagnósticos e cirúrgicos terapêuticos.

Para utilizar a toracoscopia são necessários equipamentos e instrumentais especializados, sendo um campo em amplo desenvolvimento, apresentando novas tecnologias que trazem cada vez mais melhorias ao equipamento. Assim, instrumentais e equipamentos específicos para toracoscopia serão descritos no presente capítulo.

▶ Equipamentos

Os equipamentos são organizados em armários próprios e/ou *carts* de transporte (*trolleys*) para facilitar a dinâmica espacial da sala de cirurgia, denominados torres videocirúrgicas. A torre serve para facilitar a disposição funcional, segura e ergonômica dos equipamentos em relação ao ambiente cirúrgico, assim um armário robusto e de fácil movimentação, com rodas e prateleiras móveis, tem sido o padrão utilizado na maior parte dos centros videocirúrgicos.

Para realização da toracoscopia são utilizadas torres em outros procedimentos videocirúrgicos, como na laparoscopia, empregando-se sistemas de monitores, câmeras e fonte de luz. Na maioria dos casos, não é necessário emprego do insuflador de CO_2, e a toracoscopia é realizada mediante criação e manutenção de pneumotórax espontâneo. Todavia, em um grupo de casos seletos em que são necessárias melhores visualização e ampliação do espaço de trabalho da cavidade torácica, pode-se lançar mão do emprego de pneumotórax positivo com CO_2, entre 3 e 6 mmHg. É importante ressaltar que nesses casos a intubação pulmonar seletiva é mais indicada e repercute minimamente na hemodinâmica do paciente em comparação ao pneumotórax positivo.

Também são de grande utilidade equipamentos de captura de imagem, como placas de captura, gravadores de DVD e VHS ou impressoras de imagem. Outros recursos amplamente utilizados nos procedimentos de tórax são equipamentos de eletrocirurgia ou outras fontes de energia para hemostasia e corte (energia ultrassônica, *lasers* etc.).

▶ Monitores para videocirurgia

Os monitores apresentam a função de transmitir as imagens captadas dentro da cavidade torácica ou outra porção do campo visual das cirurgias torácicas. Diversos tipos de monitores podem ser empregados, televisores que aceitem a imagem vinda do sistema de câmera, ou monitores especializados para videocirurgia, sendo que a qualidade da imagem varia com o equipamento. Esta qualidade é considerada um recurso diferencial para facilitar o procedimento, não se descartando a variável preço quando escolher o equipamento.

Os sistemas mais comuns de câmeras videocirúrgicas são NTSC, S-VHS ou RGB. Uma TV monitor deve ser preferencialmente de tela plana. A qualidade de imagem é menor que os monitores próprios, no entanto, apresentam um custo significativamente inferior. Existem monitores de alta resolução (*full HD*), e um recurso moderno são os óculos-monitores.

O monitor deve ser posicionado na altura mais cômoda para o cirurgião, em geral na altura dos seus olhos, ficando na porção superior da torre, ou em suportes fixos no teto do centro cirúrgico. Os monitores necessitam de manutenção regular, e devem ser regularmente limpos com um pano limpo e seco. As cores no monitor são ajustadas de acordo com a preferência do cirurgião. As conexões do sistema podem ser feitas por tipos diferentes de conectores.

Sistema de câmera

O sistema de câmera é o conjunto formado pela microcâmera, composta pelo cabeçote e pelo cabo, somado à unidade de controle (processador de imagem). O cabeçote da microcâmera é a porção distal do sistema na qual é acoplada a óptica, com o cabo fazendo a conexão para o processador de imagem, onde ocorre a transformação da imagem óptica em um sinal eletrônico. Esse processamento da imagem é realizado no circuito integrado (*chip* ou CCD) responsável pela transformação da imagem captada pela óptica em um sinal eletrônico que será processado pela unidade de controle.

A qualidade da imagem varia de acordo com o número de CCD, e pode variar de um a três *chips*. O *chip* é formado por uma matriz de milhares de fotocélulas (pixels), em que cada uma destas é responsável por uma fração da imagem. Nas câmeras de três CCD existe uma divisão da imagem nas cores fundamentais (vermelho, verde e azul), sendo que cada um dos três CCD será responsável por uma cor, dando uma qualidade de imagem com uma resolução mais alta que as de um *chip*, além de produzirem cores muito mais fiéis à realidade. Superando a resolução e qualidade de imagem das câmeras de três CCD, já são encontradas câmeras de imagem HD no mercado.

O cabeçote da câmera que o auxiliar apoia e segura o conjunto da óptica durante o procedimento tem seu cabo conectado no painel frontal da unidade de controle.

Diversos cuidados devem ser tomados ao utilizar o sistema de câmera; deve-se evitar movimentação constante do equipamento, assim o processador deve ser mantido na torre. O cabeçote deve ser higienizado e esterilizado de acordo com as recomendações do fabricante, sendo alguns autocláveis ou imersíveis em soluções para este fim. Deve-se tomar cuidado com o cabo para não danificá-lo com instrumentos cortantes, e o conector do cabo deve ser protegido com a tampa fornecida pelo fabricante para evitar corrosão e danos aos contatos elétricos. Mesmo com algumas câmeras apresentando esta especificação, deve-se evitar a colocação de equipamentos em autoclave ou em glutaraldeído para que sua vida útil seja ampliada, sendo uma opção a utilização de uma luva tubular estéril descartável ou autoclavável durante a cirurgia.

Fonte de luz

A fonte de luz é o equipamento responsável por fornecer luz à cavidade durante o procedimento cirúrgico. A luz produzida por este equipamento é transmitida por um cabo até a óptica, e pela óptica até a cavidade. Atualmente existem quatro tipos de fonte de luz, de acordo com a tecnologia da lâmpada utilizada: halógena, arco de metal (HTI), xênon e diodo emissor de luz (LED, do inglês *light-emitting diode*).

As fontes halógenas foram as primeiras fontes de luz utilizadas nas videocirurgias. Estas lâmpadas fornecem uma luz levemente amarelada em relação às lâmpadas de HTI, de xênon e de LED. A durabilidade das lâmpadas halógenas é de aproximadamente 100 h, apresentando um custo inferior aos das lâmpadas de arco de metal e de xênon.

As fontes de arco de metal (HTI) surgiram após as fontes halógenas, fornecendo uma luz muito mais branca, chegando a ser parecidas com as lâmpadas de xênon. As fontes de arco de metal precisam de um tempo de aquecimento de aproximadamente alguns segundos para fornecer o seu brilho máximo. Ao desligar este tipo de fonte deve-se aguardar de 3 a 5 min para tornar a ligá-la, medida que contribui para prolongar a vida útil da lâmpada que é em média de 250 h.

As fontes de xênon fornecem a luz mais branca e respondem imediatamente com o brilho máximo ao ligar a fonte de luz, sem precisar do tempo de aquecimento. A vida útil das lâmpadas de xênon é de no mínimo 500 h até um máximo de 1000 h.

As fontes de LED são as tecnologias mais modernas utilizadas na videocirurgia, ainda em evolução de qualidade, mas apresentam durabilidade bem superior e produzem calor dissipado inferior às anteriores.

Para diminuir as variações de cor provocadas pela fonte de luz existe um recurso do sistema de câmera, o ajuste de branco das câmeras, projetado para diminuir ou eliminar as diferenças entre os distintos tipos de lâmpadas.

Sistemas de captura de imagem

Tão importante quanto a realização de um procedimento toracoscópico e a obtenção de seus benefícios é a captura das imagens dos procedimentos cirúrgicos. Alguns benefícios da captura e registro de vídeos e imagens são:

- Possibilidade de emissão de laudos detalhados contendo imagens, fornecendo subsídios importantes ao médico-veterinário patologista
- Possiblidade de melhorar o aprendizado do cirurgião diante de cada procedimento cirúrgico, podendo-se assistir o procedimento registrado diversas vezes e realizar uma autocrítica das manobras cirúrgicas e tomadas de decisão no período intraoperatório
- Auxílio no ensino e aprendizado de outros profissionais, mediante compartilhamento das experiências e apresentação de casos clínicos específicos em congressos científicos ou cursos.

Existe uma gama extremamente variada de *hardwares* de captura de vídeo no mercado, dotados de entradas do tipo RCA, S-vídeo, videocomposto e equipamentos mais modernos com saída HDMI, que possibilitam o registro de imagens em *full HD*, e saída USB, tornando possível o registro das imagens diretamente no disco rígido em um *notebook*/*laptop* ou outras mídias digitais. Como alternativa, existem equipamentos gravadores de DVD ou *blu-ray*. Todavia, em decorrência da versatilidade, preferem-se os sistemas de gravação diretamente acoplados a microcomputadores, as denominadas placas de capturas de vídeo. Esses *hardwares* podem ser encontrados nos modelos externo (USB) ou interno ou *on-board* (instalados diretamente na placa-mãe, no gabinete, de microcomputadores de mesa, ou *desktops*).

Alternativamente às placas de captura, há microcâmeras digitais portáteis de mão (*handcams*), dotadas de dispositivo de memória removível (cartões SD) com capacidades variáveis e entrada de vídeo em diversas configurações, e que possibilitam acoplar um cabo de vídeo, conectado, por sua vez, à saída do monitor de vídeo ou da microcâmera de videocirurgia, tornando possível a captura das imagens em diversos formatos com boa resolução, sem a necessidade de microcomputadores ou *softwares* específicos. Outra vantagem dessas microcâmeras portáteis é a disponibilidade no mercado de eletrônicos e eletrodomésticos, tendo-se várias marcas, modelos, resoluções, fazendo-se uma boa opção, com bom custo/benefício.

Equipamentos de eletrocirurgia e outras fontes de energia em toracoscopia

Apesar de raramente empregada na cavidade torácica, as diatermias monopolar e bipolar têm aplicação em algumas manobras específicas em procedimentos cirúrgicos toracoscópicos, dentre eles.[1,2,3]

- Coagulação de pequenos vasos mediastinais durante a ressecção do mediastino, sobretudo durante a toracoscopia diagnóstica pela abordagem paraxifoide
- Coagulação de ramos venosos e arteriais do pericárdio durante a pericardiectomia subtotal, especialmente em pacientes submetidos a repetidas pericardiocenteses, portadores de quilotórax crônico ou de neoplasias na base cardíaca, tais como hemangiossarcoma e linfossarcoma, nos quais o pericárdio encontra-se com esclerose e intensa neovascularização colateral
- Hemostasia de pequenos vasos da pleura parietal, durante a dissecção do ducto arterioso em pacientes com quilotórax
- Coagulação de pequenos vasos na cápsula do timo, em animais portadores de timoma.

Diatermia monopolar

A eletrocirurgia monopolar pode ser empregada moderadamente no interior da cavidade torácica. Tem a versatilidade de associar em um único instrumento as funções de corte e coagulação. Porém, seu emprego indiscriminado pode oferecer risco à vida do paciente. Deve-se ter em mente que a cavidade torácica é dotada de ramos nervosos importantes, tais como os intercostais, cadeia simpática e nervos frênico e vago, e é necessário evitar o emprego de eletrocirurgia próximo a essas estruturas, sob o risco de obtenção de eletroestimulação e resultados desastrosos. Além disso, o emprego inadvertido da eletrocirurgia nas proximidades no miocárdio incorre no risco eminente de eletroestimulação cardíaca e, consequentemente, de fibrilação ventricular. Dessa maneira, para a hemostasia de pequenos vasos pericárdicos, por exemplo, recomenda-se a utilização de diatermia bipolar, pois nessa modalidade o eletrodo ativo e o neutro são as duas partes que constituem a mandíbula da pinça, havendo mínima dissipação de energia colateralmente.

Raramente são necessários geradores de eletrocirurgia com potência superior a 100 watts para a função corte e 60 para a função coagulação, tanto para procedimentos cirúrgicos torácicos quanto para abdominais, em animais de até 60 kg de massa corporal. No mercado nacional há alguns modelos com essa configuração e que apresentam boa qualidade de geração de eletrocirurgia monopolar, nas funções corte e coagulação puras ou corte associado a porcentagens variadas de coagulação, denominadas função *Blend* 1 (75% corte e 25% coagulação), 2 (50% corte e 50% coagulação) e 3 (25% corte e 75% coagulação) (HF-120® – WEM Equipamentos Eletrônicos Ltda. Ribeirão Preto – São Paulo). Além disso, esses geradores fornecem, concomitantemente, as funções de eletrocirurgia monopolar e bipolar (Figura 20.1).

A potência a ser aplicada na função monopolar varia de acordo com o porte do paciente; ou seja, quanto maior o porte ou massa corpórea, maior a potência a ser aplicada, e com o

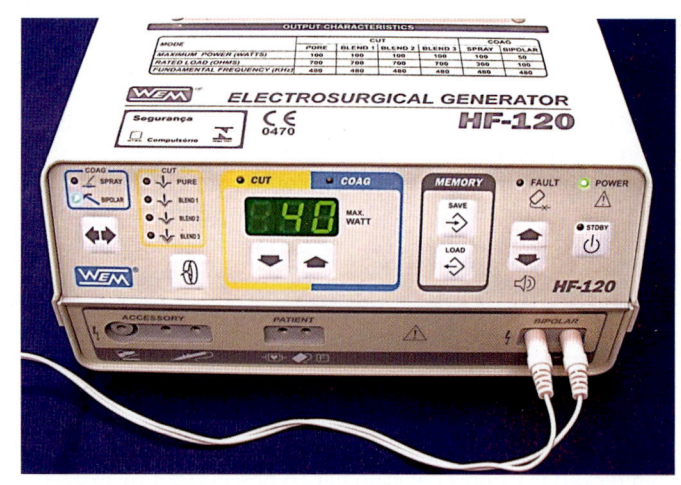

Figura 20.1 Unidade geradora de eletrocirurgia microprocessada, modelo HF-120® (WEM Equipamentos Eletrônicos Ltda.) com as funções corte e coagulação monopolares e coagulação bipolar. Dificilmente há a necessidade de gerador de eletrocirurgia com potência maior que 100 watts, por isso este modelo apresenta bom custo/benefício. Nota-se no painel a configuração de 40 watts de potência no modo coagulação bipolar.

instrumento cirúrgico. Instrumentos mais pontiagudos, como dissectores em formato de "L", gancho (*hook*) ou agulha, requerem menor potência em comparação com pinças de preensão de Maryland e tesouras de Metzenbaum. É importante salientar que para reduzir riscos de desvio de corrente e, consequentemente, de lesões térmicas iatrogênicas, deve-se atentar para alguns fatos:

- A superfície cutânea que entrará em contato com a placa de retorno elétrico (eletrodo neutro) deve ser amplamente tricotomizada, ou alternativamente, deve-se empregar gel eletrolítico (recomenda-se gel para realização de exames de eletrocardiograma) entre a placa e a pele do paciente. A primeira alternativa é melhor e menos arriscada
- Deve-se evitar empregar a placa em contato direto com grandes protuberâncias ósseas, como por exemplo, a crista ilíaca
- Quanto maior o porte do paciente, maior deve ser a placa e vice-versa. O emprego de placas pequenas em pacientes grandes implica retorno mais lento da corrente elétrica ao gerador de eletrocirurgia, provocando risco de desvio da corrente
- Deve-se evitar o emprego de trocartes mistos, ou seja, aqueles constituídos de peças plásticas e metálicas, pois estes tendem a reter elétrons em suas partes metálicas (fenômeno denominado capacitância), que normalmente ficam alojadas no interior do trocarte e não entram em contato íntimo com a parede torácica, e que podem ser transferidos para a parte metálica das pinças no momento da passagem pelo interior do portal. Além do risco de desvio de corrente, cita-se como desvantagem da eletrocirurgia monopolar a grande dissipação colateral de calor, podendo-se causar lesão térmica a estruturas cerca de 12 a 20 mm adjacentes ao foco da coagulação.

Diatermia bipolar

A eletrocirurgia bipolar é mais segura e promove menor lesão térmica colateral em comparação à diatermia monopolar, pois os eletrodos ativo e neutro são os próprios ramos mandibulares (na extremidade distal) da pinça. A potência a ser aplicada na função bipolar depende basicamente da pinça e da massa de tecido a ser coagulado. Quanto maior a quantidade de tecido preso pela pinça de coagulação bipolar, maior a potência necessária para obter o efeito desejado. Com relação às pinças bipolares, há diferenças entre os modelos permanentes (auto-claváveis) e os descartáveis. Pinças permanentes normalmente requerem cerca de 15 watts, no máximo 30 watts de potência para se obter coagulação e selamento seguros de pequenos vasos sanguíneos, enquanto pinças descartáveis com corte e coagulação simultâneos (modelo Lina Tripol Powerblade® – Lina Medical Inc., Dinamarca; distribuída por WEM Equipamentos Eletrônicos Ltda. – Ribeirão Preto, São Paulo) requerem 40 a 50 watts, segundo especificação do fabricante.

Eletrocirurgia bipolar controlada por feedback tecidual

Encontram-se disponíveis no mercado equipamentos geradores de energia bipolar controlada pelo mecanismo de *feedback* (retroalimentação) da impedância dos tecidos. O equipamento, empregado em conjunto com pinças específicas, que variam de 5 a 10 mm diâmetro e entre 30 e 43 cm de comprimento, é capaz de realizar, com um único instrumento, manobras de coagulação e corte sem troca de instrumental, conferindo dinâmica ao procedimento e reduzindo tempo cirúrgico. A unidade geradora de eletrocirurgia mensura a impedância tecidual, envia para os tecidos a quantidade de energia suficiente para o selamento dos vasos e emite um sinal sonoro que confirma que o selamento foi completo. Isso também previne que o tecido seja superaquecido e a carbonização inadvertida dos tecidos e consequente resposta inflamatória exacerbada. Como resultado, tem-se vasos sanguíneos com calibre de até 7 mm seguramente selados, com grande precisão e mínimas dissipação térmica colateral e lesão aos tecidos circunjacentes. Atualmente os modelos mais conhecidos no mercado são o LigaSure® (Valleylab) e o Enseal® (Ethicon). Em toracoscopia, as principais aplicações desse sistema descritas no âmbito da medicina veterinária são:[1,2,3]

- Ligadura de ducto torácico
- Hemostasia profilática de pequenos vasos dos lobos pulmonares
- Dissecção dos vasos mediastinais
- Ressecção de timomas
- Lobectomia parcial em margens pulmonares, para obtenção de pequenos fragmentos de biopsia.

Energia ultrassônica

Diferentemente da eletrocirurgia, essa modalidade emprega um transdutor ultrassônico acoplado à manopla da pinça, que transmite vibrações ao longo da haste até a ponta da pinça. Essas "microvibrações" ultrassônicas provocam calor suficiente para coagular vasos de uma maneira similar à eletrocirurgia, todavia sem os riscos atribuídos à eletrocirurgia, tais como superaquecimento de tecidos circunjacentes e desvio de corrente elétrica por capacitância ou impedância. Exemplos de aparelhos conhecidos no mercado são o Harmonic ACE® e Ultracision® (Ethicon), Autosonix® (Convidien), Sonosurg® (Olympus). Bisturis ultrassônicos são eficazes em coagular vasos de 3 a 5 mm de diâmetro, produzindo menos calor que as diatermias monopolar e bipolar, com mínima propagação colateral de calor, sendo particularmente útil na dissecção de tecidos circundados por estruturas anatômicas delicadas.

A desvantagem tanto da eletrocirurgia bipolar controlada por impedância quanto do bisturi harmônico/ultrassônico diz respeito ao custo dos respectivos geradores, que são diferentes dos geradores de eletrocirurgia comumente empregados em eletrocirurgia, e das pinças que são descartáveis e geralmente custam de três a quatro vezes mais que pinças bipolares perma-nentes ou descartáveis com corte e coagulação simultâneas (à exceção do sistema Sonosurg®, da Olympus, que é reutilizável/autoclavável). Ademais, quando considerada a possibilidade de reutilizar esse material descartável, são difíceis de serem higienizadas e desinfetadas de maneira segura, além de apresentarem baixa resistência a processos de desinfecção e esterilização por imersão em soluções sanitizantes e gás de óxido de etileno. A relação custo/benefício ainda é um fator a ser considerado na obtenção desses equipamentos. Acredita-se, contudo, que futuramente tais recursos serão encontrados com melhor custo/benefício, na medida em que a videocirurgia se torna popular no âmbito da medicina veterinária.

Aspiradores cirúrgicos e cânulas de sucção/irrigação

Uma gama extremamente variada de sistemas de aspiração cirúrgica é encontrada no mercado, dos mais simples aos mais complexos, com uma ampla gama de variação de valores de mercado. São constituídos de um sistema de formação de vácuo, com um microcompressor, válvula de vácuo para acoplamento de mangueira de sucção de silicone (que deve ser autoclavada antes da utilização no paciente) e um ou mais recipientes para estocar o líquido aspirado (Figura 20.2). Esses frascos/recipientes geralmente são fabricados em PVC (não autoclavável) ou vidro (autoclavável). Modelos mais completos de aspiradores cirúrgicos têm um filtro bactericida que possibilita a coleta e manutenção estéril do líquido aspirado, e a secreção pode ser coletada e enviada para exame microbiológico, citológico e/ou bioquímico. Alguns modelos podem ser acionados por pedal, eliminando a necessidade de um auxiliar para ligar e desligar o aparelho. Em geral, aspiradores cirúrgicos mais simples custam cerca de 5 a 10 vezes menos que os sistemas de aspiração complexos que têm controle de pressão e volume de aspiração.

Para aspiração de efusões pleurais e sangue não é necessário emprego de modelos de aspiradores mais complexos com controle de pressão de vácuo. Os modelos de melhor custo/benefício são versáteis e podem ser usados com segurança, mediante algumas precauções:

- A pressão de vácuo desses aparelhos geralmente é predeterminada e oscila entre 15 e 20 polegadas de Hg (que equivale aproximadamente a 380 a 500 mmHg), pressão suficiente para causar traumatismos ao parênquima pulmonar. Assim sendo, deve-se acionar a aspiração apenas quando a extremidade da cânula de irrigação/sucção não estiver em contato direto com lobos pulmonares, sob o risco de causar lesão ao parênquima pulmonar e, eventualmente, perfuração do órgão.
- Quando se faz uso de trocartes com regulação de entrada e saída de ar (característica típica do trocartes de laparoscopia), deve-se tomar o cuidado de manter as suas válvulas abertas para que a pressão intratorácica permaneça igual à pressão atmosférica, como na cirurgia torácica aberta (ou seja, cerca de 1 atm). Essa medida visa evitar a criação súbita de pressão negativa intratorácica, o que levaria à rápida expansão pulmonar com consequente risco de barotrauma e redução drástica do espaço intratorácico atrapalhando subitamente a visibilidade. Alternativamente, sobretudo em procedimentos toracoscópicos em que se faz necessário o emprego de pneumotórax positivo com CO_2, deve-se acionar a sucção apenas quando a extremidade da cânula estiver submersa no líquido ou efusão torácica, aspirando-se apenas o líquido.

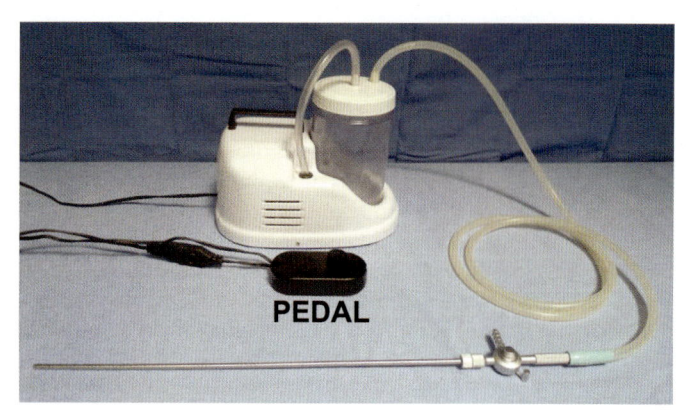

Figura 20.2 Sistema de aspiração cirúrgica para toracoscopia, consistindo em um compressor gerador de vácuo, acoplado a um recipiente/reservatório cilíndrico de PVC ou vidro. A cânula de sucção/irrigação é conectada ao recipiente por uma mangueira de silicone autoclavada. O compressor pode ser acionado via pedal pelo próprio cirurgião, enquanto manipula a cânula.

▪ Instrumental cirúrgico para toracoscopia

Instrumental de acesso cirúrgico

Os trocartes são peças dispensáveis em toracoscopia. Em cirurgias torácicas videoassistidas (VATS, do inglês *video-assisted thoracoscopic surgery*) incisões intercostais de amplitude maior que a necessária para acomodar um trocarte (cerca de 2 a 5 cm de extensão) são realizadas para assegurar a introdução de instrumentos cirúrgicos convencionais (empregados em cirurgia aberta), incluindo afastadores autoestáticos, de instrumentos cirúrgicos especiais para laparoscopia e toracoscopia, ou mesmo para exteriorização de lobos pulmonares. Porém, as desvantagens desse acesso cirúrgico sem trocarte são a turvação da lente do telescópio com sangue/secreções em cada inserção/retirada da cavidade torácica e a lesão tecidual intercostal em cada inserção/retirada de instrumentos cirúrgicos.

Há trocartes específicos para toracoscopia disponíveis no mercado. São flexíveis, rosqueáveis, têm cânula curta (5 a 7 cm) e geralmente são confeccionados em borracha sintética isenta de látex. Por apresentarem essas características, produzem menor lesão vascular e menor compressão dos nervos intercostais, e podem provocar menos dor no pós-operatório que trocartes de laparoscopia com cânula rígida (observação dos autores, dados não confirmados cientificamente). Os calibres são variáveis, mas geralmente são os mesmos convencionalmente disponíveis para os trocartes de laparoscopia, ou seja, de 5 a 15 mm.

Os trocartes/portais permanentes (Figura 20.3) ou descartáveis normalmente empregados em laparoscopia também podem ser utilizados em toracoscopia. Todavia, preferem-se modelos com a cânula mais curta, com 5 a 7 cm de comprimento. Quanto ao calibre, para a maioria dos pacientes, trocartes de 5 a 6 mm de diâmetro são úteis e suficientes. Quando necessário emprego de clipes hemostáticos se faz necessário uso de trocartes de 10 a 12 mm. Porém, seu emprego fica restrito a pacientes com espaço intercostal maior. Cães pesando acima de 13 a 15 kg são bons candidatos. Todavia, é importante ressaltar que no mercado há aplicadores de clipes hemostáticos de titânio ou poliamida (Hem-o-lok®) de 5 mm de diâmetro, possibilitando seu uso em pacientes tão pequenos quanto caninos e felinos de 3 a 5 kg, com portais de 5,5 a 6,0 mm.

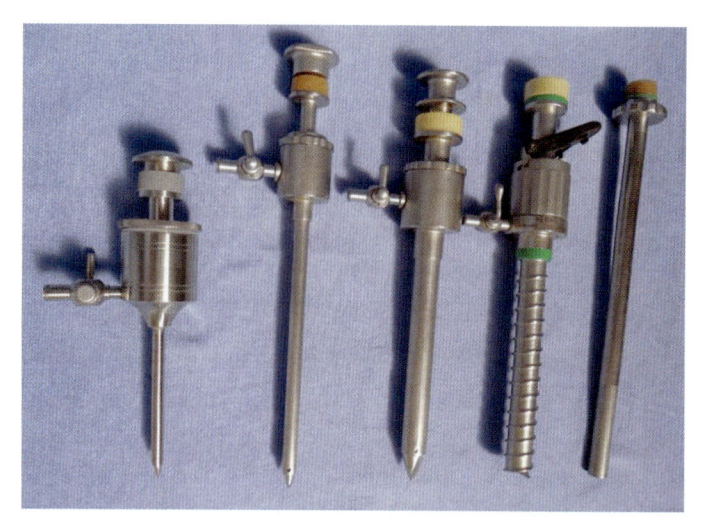

Figura 20.3 Trocartes convencionais de laparoscopia que podem ser empregados para toracoscopia. Da esquerda para a direita: trocarte de 3 mm de diâmetro e 5 cm de comprimento, recomendável especialmente para pacientes com menos de 10 kg de massa corporal; trocarte de 5 mm, com 10 cm de comprimento; trocarte de 10 mm, com 10 cm de comprimento; trocarte óptico rosqueável de 11 mm de diâmetro e 12 cm de comprimento, modelo *Ternamian Endotip*® (Karl Storz). Esse trocarte é inserido mediante visualização endoscópica. É posicionado no tecido subcutâneo após incisão de pele, insere-se a óptica e progressivamente rosqueia-se o trocarte, dissecando as camadas musculares e a pleura parietal; por último, cânula redutora de 10 para 5 mm, para inserção de instrumentos cirúrgicos de 5 mm em trocartes de 10 mm. Essa cânula possibilita a passagem de fios de sutura agulhados e torundas de gazes na cavidade torácica.

Os obturadores empregados com as cânulas de laparoscopia mais úteis para toracoscopia são aqueles não automáticos, com ponta romba ou levemente aguda, em forma piramidal ou cônica, pois possibilitam acesso intercostal por dissecção romba, evitando-se a secção do plexo neurovascular intercostal.

Alternativamente, há no mercado um trocarte dissecante em espiral (Ternamian EdoTip Cannula®, da Storz) ou o trocartes cujo obturador é oco, que tem extremidade plástica, pontiaguda e transparente (Excell Optical Trocar®, da Ethicon, e Autosuture Versaport Optical Trocar®, da Convidien), com calibre variável de 5 a 10 mm. Esses obturadores tornam possível a inserção de telescópio rígido de 5 mm ou 10 mm (Figura 20.4), respectivamente, e possibilitam a realização de acesso cirúrgico controlando a cavidade torácica, mediante visualização da passagem de todos os planos e camadas teciduais intercostais, a partir do tecido subcutâneo. Uma vez constatada a entrada na cavidade torácica mediante visualização dos pulmões, o obturador é removido do interior da cânula, a óptica é retirada do interior do obturador e, em seguida, introduzida pela cânula/camisa para certificação da entrada completa e sem lesão a tecidos adjacentes (Figura 20.5). Deve-se evitar o emprego de obturadores automáticos com dispositivos de mola e com estiletes cortantes, não pela possibilidade de perfuração de vísceras, pois apresentam dispositivo de segurança que retrai automaticamente a lâmina quando a pleura é perfurada, mas pela possibilidade eminente de secção dos vasos intercostais e consequente hemorragia de difícil controle. É importante observar que tais hemorragias apresentam grande risco ao paciente e requerem conversão para toracotomia para controle.

Quando indicada realização de toracoscopia sob pressão intratorácica positiva com insuflação CO_2 da ordem de 3 a 6 mmHg, se faz necessário o emprego de trocartes com vedantes e válvulas que regulam a entrada e saída de gás, os mesmos empregados para laparoscopia (Figura 20.3). Todavia, quando se opta pela realização do procedimento com pneumotórax aberto (pressão de cerca de 1 atm), a utilização de trocartes não é necessária. Porém, quando empregados, sobretudo os trocartes de laparoscopia, deve-se tomar o cuidado de manter as válvulas de insuflação abertas para evitar a formação de pneumotórax hipertensivo.

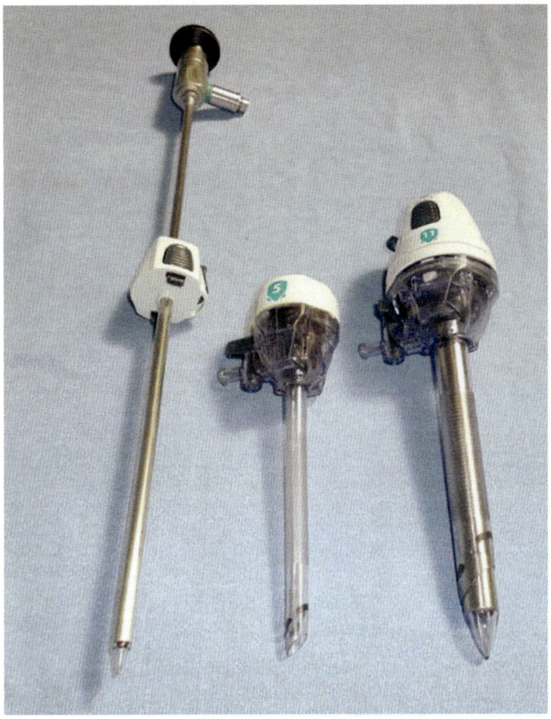

Ópticas

As ópticas, também conhecidas como endoscópios rígidos e telescópios, constituem peças fundamentais em procedimentos toracoscópicos. Apesar de existir uma ampla gama de diferentes endoscópios rígidos para toracoscopia no mercado, aqueles que apresentam maior versatilidade são os de 5 mm de diâmetro, 30 cm de comprimento e 30° de ângulo de visão, normalmente utilizado também para laparoscopia em pequenos animais. Apesar de ópticas com essa configuração causarem certo desconforto à equipe cirúrgica, sobretudo devido à falta de prática na manipulação de telescópios angulados, a familiarização com esse equipamento é facilmente adquirida com alguns minutos ou horas de treinamento em simuladores. Girando-se o endoscópio em torno do próprio eixo é possível realizar inspeção de uma área maior com mínimo movimento lateral ou horizontal/vertical do instrumento. Essa visão angulada possibilita inspecionar satisfatoriamente ao redor de determinada estrutura anatômica, bem como auxiliar na introdução videoassistida de portais secundários, manobra particularmente difícil quando se emprega telescópios de zero grau. Dessa maneira, evita-se alavancar o endoscópio contra as costelas do paciente, reduzindo as chances de provocar lesões e danificar o instrumento. A angulação também possibilita posicionamento horizontal mais ergonômico do endoscópio, proporcionando mais conforto ao cirurgião durante a realização dos procedimentos.

É possível que em pacientes de pequeno porte o comprimento e diâmetro desses telescópios limitem o uso de instrumentos e possibilitem o choque entre instrumentos e o próprio telescópio, situação frequentemente definida na literatura internacional como "luta de espadas" (do inglês *swording* ou *sword fighting*). Uma possibilidade para evitar essa situação é o emprego de ópticas de artroscopia de 2,7 ou 4 mm de diâmetro, com 30° de angulação e 18 cm de comprimento, que têm qualidade de visualização e de iluminação satisfatórias em comparação aos endoscópios rígidos de 5 mm. Os artroscópios de 4 mm são mais robustos que os de 2,7 mm. Dessa maneira, para se empregarem telescópios de 2,7 mm (também conhecidos como telescópios veterinários de múltipla função, devido a sua versatilidade na realização de procedimentos como rinoscopia, otoscopia, vaginoscopia, cistoscopia, artroscopia e laparoscopia em animais com menos de 10 kg de massa corpórea), recomenda-se veementemente empregar camisa de proteção, que consiste em uma cânula metálica de 3 mm que envolve toda a extensão útil do telescópio e possui uma válvula de insuflação/irrigação. Existem ainda modelos de camisa, tais quais as camisas de cistoscopia de 4,5 mm de diâmetro, que têm canal de trabalho para pinças de preensão ou de biopsia semirrígidas de 5 a 7 Fr (cerca de 1,7 a 2,3 mm) de diâmetro, possibilitando a proteção da óptica quanto a danos e a realização de biopsias com um único portal. É importante ter em mente que a iluminação de um telescópio de 2,7 mm pode ser cerca de 20 a 30% inferior àquela obtida com um de 5 mm, mesmo empregando-se fontes de luz de xênon potentes (250 a 300 W).

Ópticas de 0° podem ser úteis para toracoscopias realizadas pelo acesso paraxifoide, especialmente quando empregadas juntamente com os portais ópticos (mencionados anteriormente), que possibilita a inserção do telescópio pelo interior do

Figura 20.4 Trocarte óptico muito empregado em toracoscopia para acesso seguro à cavidade torácica pelo acesso intercostal ou paraxifoide, consistindo em camisa e obturador com extremidade plástica, pontiaguda e transparente. Da esquerda para a direita, observa-se: uma óptica de 5 mm inserida no obturador de 5 mm; camisa do trocarte de 5 mm; trocarte de 11 mm, consistindo em obturador inserido pela camisa.

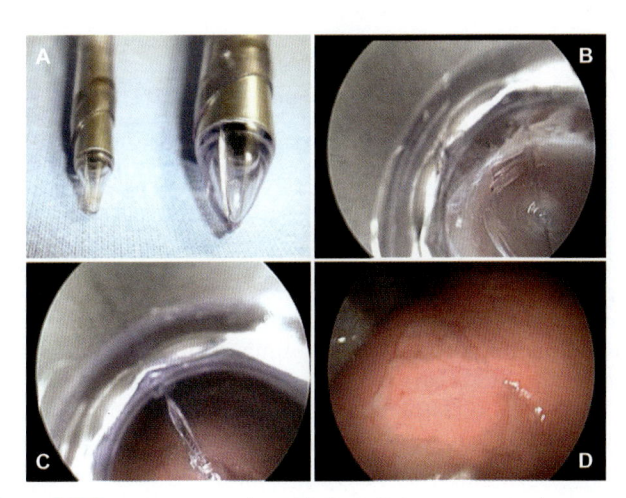

Figura 20.5 Acesso seguro à cavidade torácica empregando-se o trocarte óptico com obturador de extremidade plástica e transparente. **A.** Da esquerda para a direita: modelo de 5 mm e 10 mm. **B.** Visão endoscópica do tecido subcutâneo intercostal, previamente à dissecção. Visão do interior do obturador. Foi empregada uma óptica de 10 mm e 30° nesse caso. **C.** Progressão da dissecção intercostal. A dissecção foi realizada com movimentos de giros alternados em torno do próprio trocarte, no sentido horário e anti-horário. Ao centro da imagem, observa-se acesso completo à cavidade torácica mediante visualização de um lobo pulmonar. **D.** A confirmação da entrada à cavidade torácica é conferida mediante remoção do obturador e inserção da óptica pela camisa do trocarte.

obturador e a visualização da dissecção dos tecidos na medida em que o trocarte é avançado pelo espaço subcutâneo até penetrar a cavidade torácica.

Instrumental de manipulação

A montagem de uma mesa cirúrgica contendo instrumental cirúrgico convencional para toracotomia (tal como afastadores autoestáticos, ponteiras de aspiradores cirúrgicos, tesouras, pinças hemostáticas etc.) é importante devido à possibilidade de necessidade de conversão da toracoscopia para toracotomia. A autoconfiança na realização de um procedimento cirúrgico totalmente por abordagem toracoscópica e a negligência da possibilidade de conversão podem levar a resultados catastróficos e letais, além de provocarem desconfiança e descrédito nesses procedimentos cirúrgicos. Na nossa experiência, uma mesa de Mayo é suficiente para se montar uma mesa cirúrgica com instrumentos convencionais básicos para realização de uma toracotomia, caso necessário.

Instrumentos de alcance mais curto, de 20 cm de comprimento, muito empregados em cirurgias pediátricas, são mais ergonômicos em comparação aos instrumentos de 30 a 36 cm de comprimento tradicionalmente utilizados em cirurgias laparoscópicas. Instrumentos de 30 cm raramente são necessários, mesmo em animais de raças grandes. Em animais de porte médio, filhotes caninos e felinos, e para a realização de dissecção delicada, tal como em casos de quilotórax e anomalias de anel vascular, instrumentos pediátricos de 3 mm são ideais e bastante ergonômicos (Figura 20.6A). Uma ampla gama de tipos de ponta está disponível no mercado, tanto para pinças de 5 mm quanto para 3 mm.

Quanto às pinças laparoscópicas, podem ser utilizadas para manipulação de lobos pulmonares, dá-se preferência por modelos com mandíbula comprida (> 20 mm), com fenestra e sem dentes ou serrilhas. A pinça de Babcock é muito útil tanto em cirurgias laparoscópicas quanto para manipulação pulmonar, além de apresentar as características anteriormente descritas (Figura 20.6B). Para dissecção de estruturas vasculares delicadas e do ducto torácico (em pacientes com quilotórax), a pinça de Maryland é bastante versátil, além da tesoura de Metzenbaum curva e da pinça de Mixter de ângulo reto (Figura 20.6C).

Existem pinças especialmente desenvolvidas para cirurgias torácicas videoassistidas (VATS), que não requerem trocarte ou para serem empregadas em conjunto com trocartes flexíveis de toracoscopia. Esses instrumentos variam de 5 a 10 mm de calibre e têm cerca de 20 cm de comprimento. A manopla apresenta o mesmo princípio de funcionamento e aparência de pinças hemostáticas com cremalheira, podendo ter mandíbulas de ação simples (uma parte móvel e outra fixa) ou dupla (os dois ramos da mandíbula são móveis). Geralmente não são desmontáveis, são de fácil higienização e podem ser autoclavadas em bloco. Alguns modelos conhecidos são os clampes toracoscópicos de Satinsky, muito úteis para a realização de hemostasia e clampeamento brônquico durante a lobectomia pulmonar. Outros modelos incluem as pinças de manipulação pulmonar (extremidade oval e fenestrada, sem serrilha) e a pinça de Babcock. Uma desvantagem desse instrumental específico é justamente o fato de não poder sem empregado em outros procedimentos que não os toracoscópicos, conferindo pouca versatilidade, e com isso, alto custo/benefício.

Para afastar lobos pulmonares e expor o hilo pulmonar em alguns procedimentos, tais como na lobectomia pulmonar, é necessária a utilização de afastadores. Os modelos mais versá-

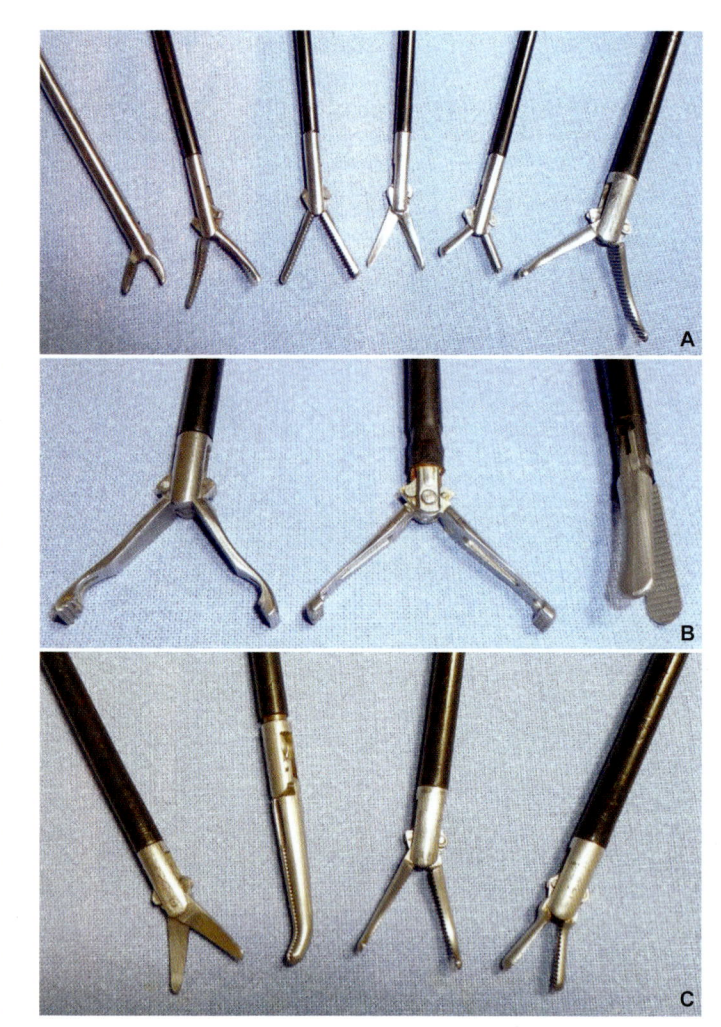

Figura 20.6 Instrumentos laparoscópicos de dissecção e preensão com utilidade em cirurgias toracoscópicas. **A.** Instrumentos de 3 mm de diâmetro. Observa-se a diferença de calibre em comparação à pinça de Maryland de 5 mm (à direita). Da esquerda para a direita: porta-agulhas; pinça de Maryland; pinça de preensão tipo Grasper; tesoura de Metzenbaum; pinça de biopsia. **B.** Pinças de preensão atraumáticas de 5 mm, da esquerda para a direita: Babcock; fenestrada; Duck-Mouth. **C.** Instrumentos de dissecção de 5 mm, da esquerda para a direita: tesoura de Metzenbaum; pinça de Mixter; pinça de Maryland; pinça Alligator.

teis são aqueles que não têm espátulas ou "pás de ventilador" (tipo "*fan retractors*"), com extremidade preferencialmente romba. Existem modelos dobradiços que passam pelo trocarte como uma pinça reta e que têm uma manopla giratória. Uma vez no interior da cavidade torácica, essa manopla é girada e a extremidade do afastador se molda progressivamente no formato de uma figura geométrica. A maioria desses modelos de afastadores adquire o formato de um triângulo ou quadrado de mais ou menos 3 a 5 cm de aresta. Dessa maneira, os lobos pulmonares podem ser afastados adequadamente e de maneira atraumática, com mínimo risco de laceração/perfuração.

Instrumental de diérese e hemostasia

Tesouras, dissectores e pinças com conexão monopolar

Instrumentais como tesouras e dissectores tipo gancho (*hook*) são amplamente utilizados nas videocirurgias, principalmente em procedimentos de biopsias pulmonares e pleurais, ressecção de pericárdio, etapas de dissecção em lobectomias pulmonares. No entanto, equipamentos de eletrocirurgia e outros tipos de ligaduras discutidos adiante apresentam algumas vantagens nestes procedimentos, especialmente em relação à segurança. Contudo, as tesouras são fundamentais em procedimentos de biopsia pulmonar associados a ligaduras pré-montadas.

Estes instrumentais apresentam vários modelos, sendo que as tesouras podem ser conectadas a diatermias monopolares, assim como os dissectores tipo gancho (Figura 20.7).

Tesouras, dissectores e pinças com conexão bipolar

Existe no mercado uma ampla gama de modelos de pinças bipolares permanentes (autoclaváveis) e descartáveis (Figura 20.7). Os modelos permanentes apresentam diferentes tipos de pontas, com mandíbula articulada (funcionando como pinças de preensão) ou não. Existem ainda tesouras com coagulação bipolar, que possibilita coagulação e corte simultâneos, porém com menos precisão na coagulação de tecidos mais espessos e que requeiram coagulação mais profunda antes da secção. Apesar da vantagem de serem autoclaváveis e, obviamente, possibilitarem sua utilização após esterilização, requerem troca no intraoperatório por uma tesoura, para secção dos tecidos após coagulação.

Dentre os modelos descartáveis, destaca-se a pinça bipolar com coagulação e corte simultâneos (Lina Tripol Powerblade®). A pinça tem dois gatilhos: o gatilho 1 é acionado com os dedos indicador ou médio e tem a função de abrir a mandíbula da pinça para apreensão de tecidos; o gatilho 2 é acionado com o dedo polegar e tem a função de realizar o corte dos tecidos após coagulação adequada dos tecidos (Figura 20.8). O gatilho 2 deve ser progressivamente empurrado com o pedal de coagulação acionado, promovendo-se secção por radiofrequência dos tecidos presos entre suas garras. Essa característica confere grande vantagem desse modelo descartável em relação às pinças bipolares permanentes. Por realizar coagulação e corte com um único instrumento, não há necessidade de troca de instrumental, conferindo dinâmica ao procedimento e menor gasto de tempo cirúrgico.

Uma situação inusitada ocorre frequentemente com aqueles que não são familiarizados com o uso de pinças de coagulação bipolar: o tecido é preso entre os ramos da mandíbula e, ao se acionar o pedal de coagulação, a pinça simplesmente não

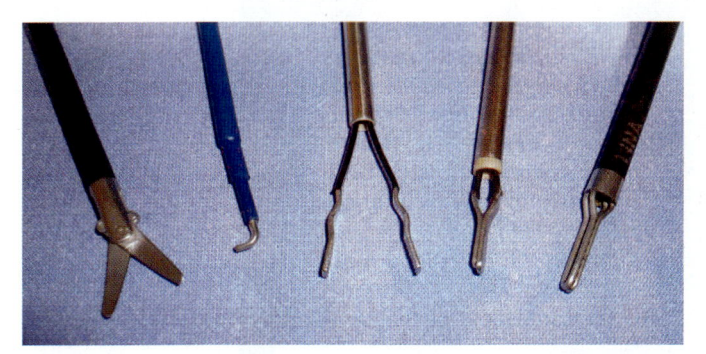

Figura 20.7 Instrumentos de eletrocirurgia laparoscópicos de 5 mm de diâmetro com utilidade em cirurgias toracoscópicas. Da esquerda para a direita: tesoura de Metzenbaum com inserção para cabo monopolar; dissector em gancho (*hook*) inserção para cabo monopolar; pinça permanente de coagulação bipolar, modelo para obesidade mórbida (42 cm de comprimento); pinça permanente de coagulação bipolar, modelo *standard* (30 cm de comprimento); pinça descartável de coagulação bipolar e corte simultâneos, modelo Lina Tripol Powerblade® (Lina Medical Inc.), de 30 cm de comprimento.

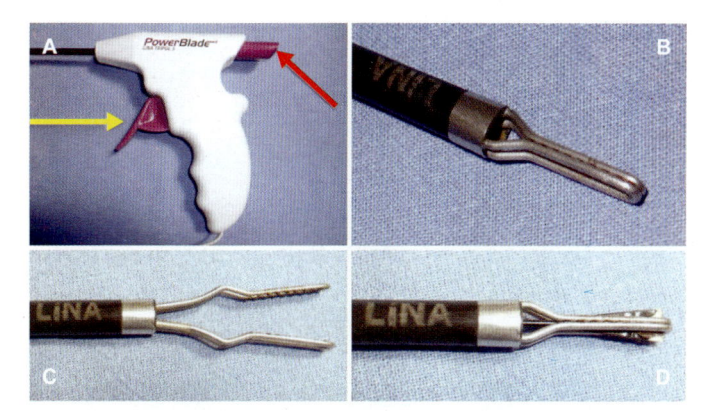

Figura 20.8 Pinça de coagulação bipolar e corte simultâneos, modelo Lina Tripol Powerblade® (Lina Medical Inc.). **A.** Manopla da pinça, onde se notam: gatilho 1 (*seta amarela*) responsável pela abertura da mandíbula, acionado com os dedos indicador e/ou médio; gatilho 2 (*seta vermelha*) responsável pelo avanço da lâmina de corte com radiofrequência, acionado com o dedo polegar. **B.** Mandíbula da pinça com os dois gatilhos em repouso. **C.** Mandíbula da pinça com o gatilho 1 acionado, abrindo-se a pinça para preensão dos tecidos. **D.** Mandíbula da pinça com o gatilho 2 acionado, avançando-se a lâmina de corte por radiofrequência através dos tecidos presos entre os ramos da mandíbula. A lâmina deve ser avançada devagar e progressivamente, no instante em que o pedal de coagulação estiver acionado para se obter o efeito de corte com radiofrequência.

"funciona". Deve-se atentar para o seguinte fato: a mandíbula da pinça deve permanecer "um pouco aberta", ou seja, não totalmente fechada. Deve-se deixar um *gap* ou espaço mínimo entre os dois ramos da pinça; ou seja, os ramos não devem se tocar. Caso isso ocorra, o circuito se fecha (curto-circuito: o eletrodo ativo toca o eletrodo neutro) e, dessa maneira, não há passagem de corrente elétrica e, consequentemente, não há coagulação dos tecidos presos pela pinça. No caso contrário (ou seja, se os ramos estiverem muito afastados, desalinhados ou mesmo dobrados/danificados), também não haverá passagem de corrente elétrica.

Em caso de dúvida sobre o funcionamento ou de o cirurgião estar empregando uma pinça com a qual não esteja habituado, uma dica importante é sempre testar o funcionamento da pinça *in vitro*. Por exemplo: emprega-se algum tecido biológico, preferencialmente de origem animal, tal como um fragmento de carne, ou mesmo tecidos excisados de pacientes em procedimentos cirúrgicos, como por exemplo, o útero, para testar a coagulação da pinça (intensidade, efeito nos tecidos, checar a temperatura obtida com a coagulação) e, dessa maneira, ajustar progressivamente a potência de coagulação ao efeito desejado.

Empurradores de nós extracorpóreos

Para facilitar as ligaduras intracorpóreas, que são manobras de maior grau de complexibilidade para qualquer videocirurgião, foram criadas ligaduras pré-montadas (*loops*) nas quais se faz o nó extracorpóreo, passa-o para dentro da cavidade e em volta da porção do órgão no qual se realizará a ligadura e diérese, como exemplo em biopsias pulmonares, finalizando a ligadura com um empurrador de nó (Figuras 20.9 e 20.10). Os tipos de ligaduras para estes procedimentos são o nó de Meltzer e Roeder, que são semelhantes, sendo o segundo uma adaptação reforçada do primeiro, como demonstrado nas Figuras 20.9 e 20.10.

Este bastão empurrador de nó nada mais é que uma haste de metal com um orifício na extremidade, que tem o objetivo de finalizar a ligadura, apertando o nó. As cânulas de irrigação ou algumas outras pinças com orifício na ponta também conseguem realizar essa função (Figura 20.9).

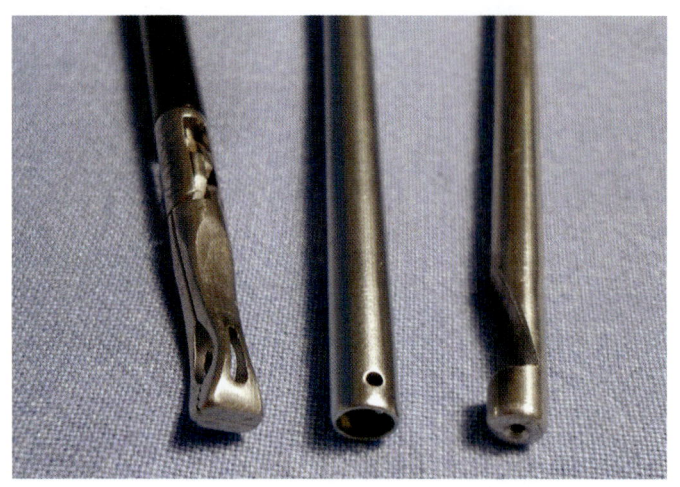

Figura 20.9 Instrumentos de 5 mm de diâmetro empregados para conduzir e apertar nós extracorpóreos (endoligadura). Da direita para a esquerda: bastão empurrador de nó, confeccionado a partir de um pino intramedular de Stainman; cânula de irrigação/sucção, observando-se os orifícios laterais, que servem para passar o fio de sutura e conduzir o nó; pinça de Babcock, observando-se os orifícios laterais que, de maneira semelhante à cânula de irrigação/sucção, servem para passar o fio de sutura e conduzir o nó.

Outra utilidade está nas ligaduras convencionais, quando se deixa uma extremidade do fio cirúrgico extracorpóreo (pelo portal de acesso) passar a outra extremidade do fio em volta do órgão a ser ligado (geralmente veias), retornando esta extremidade pelo portal de acesso, fazendo o nó (Meltzer ou Roeder) extracorpóreo e depois apertado a ligadura com um empurrador de nó.

Ainda em fase experimental, mas demonstrando boa utilidade em biopsias e ligaduras, inclusive em toracoscopia, é utilizado um tipo de ligadura pré-montada de tamanho reduzido, chamado *miniloop*, que apresenta a mesma função da ligadura pré-montada comercial, mas com o tamanho reduzido, passado por um acesso percutâneo de uma agulha 14 G[9] (Figura 20.11).

Aplicadores de clipes hemostáticos

Os clipadores são instrumentais utilizados em cirurgias convencionais, principalmente em dermorrafia, e com utilidade fundamental em procedimentos videocirúrgicos, inclusive na toracoscopia. Estes facilitam as ligaduras de grandes vasos, proporcionam maior segurança a estas ligaduras e otimizam o tempo de procedimento.

São semelhantes a uma pinça videocirúrgica, na qual se disparam grampos (clipes) em suas extremidades, estes clipes apresentam diversos tamanhos (5 e 12 mm) e materiais.

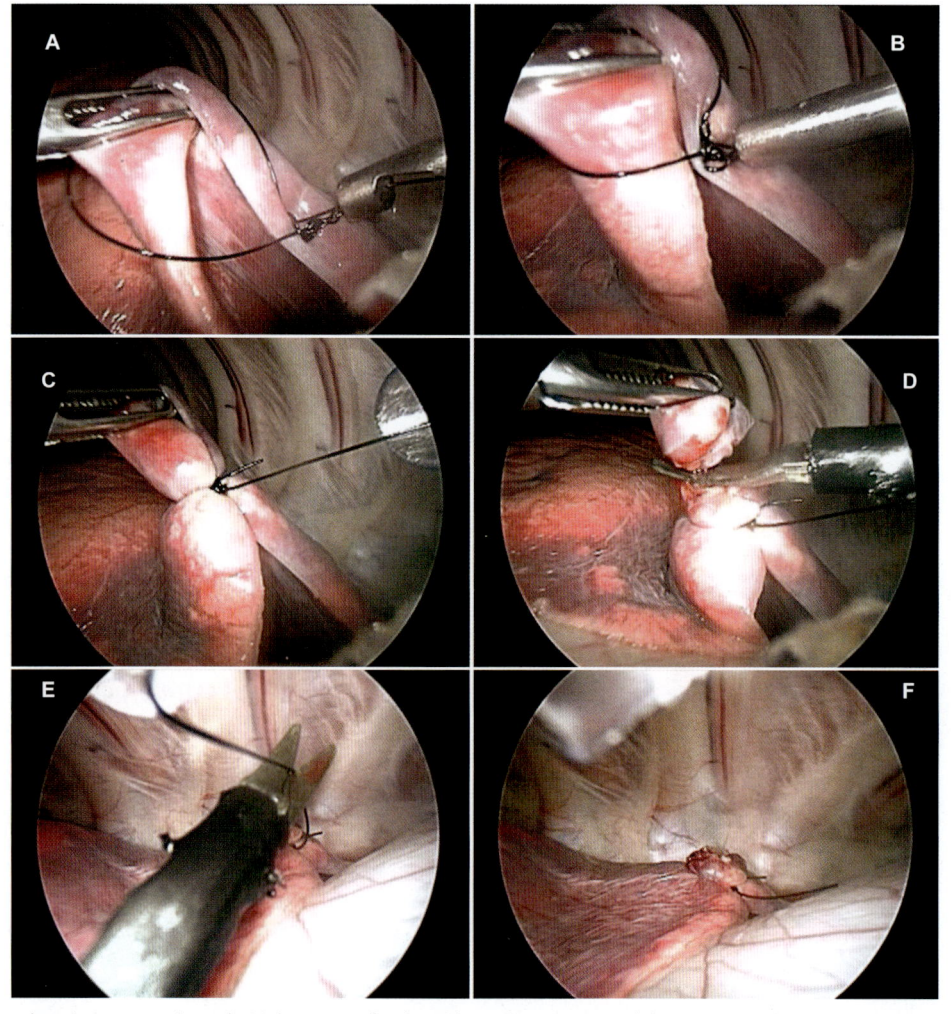

Figura 20.10 Emprego do nó extracorpóreo de Meltzer com fio de náilon número 0 para lobectomia pulmonar parcial e obtenção de fragmento pulmonar para exame histológico em paciente com pneumonia intersticial. O nó é apertado com auxílio de um bastão empurrador de nó de 5 mm de diâmetro. Como alternativa, pode-se empregar uma pinça de preensão, a extremidade fenestrada de uma cânula de aspiração ou uma pinça de Babcock para apertar o nó e efetuar a ligadura. Observa-se a extremidade do lobo pulmonar com a ligadura *in situ*, após a secção do excedente do fio de sutura.

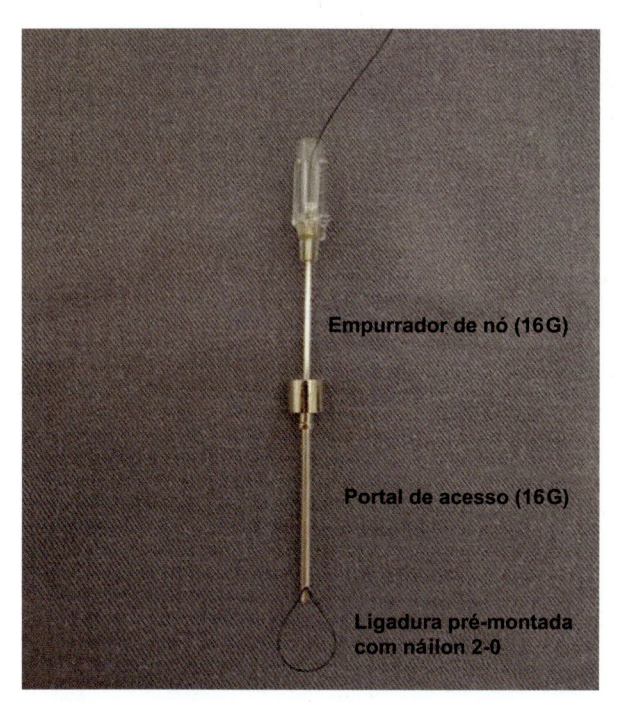

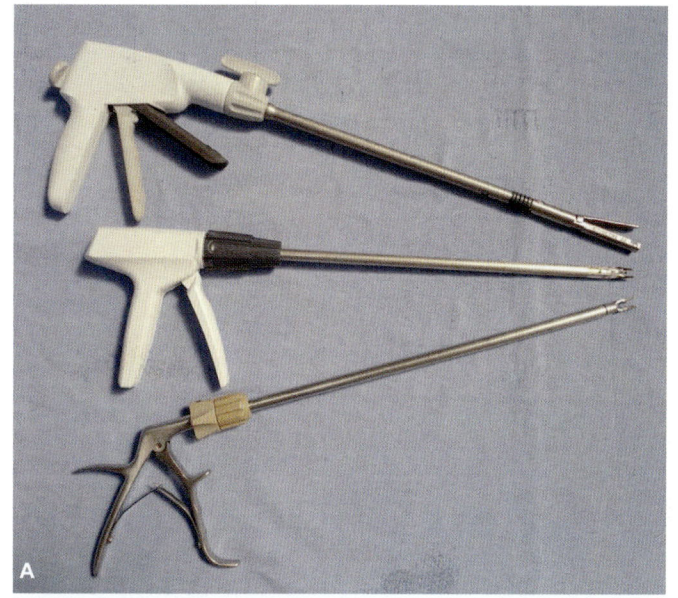

Figura 20.11 Imagem ilustrando o sistema *miniloop* montado, tendo como um empurrador de nó uma agulha 16 G, portal de acesso de 16 G e a endoligadura com fio de náilon 2-0.

Os mais utilizados são titânio e aço cirúrgico, e os novos modelos são feitos de poliamida (Hem-o-lok®), apresentando excelente emprego no seu uso (Figura 20.12A e B).

Grampeadores (staplers) automáticos lineares

Os grampeadores lineares são instrumentais semelhantes aos clipadores, mas disparam microgrampos em disposição linear, com utilidade na ligadura de grandes vasos, especialmente artérias, além da utilidade na ligadura de porções de órgão, como porções pulmonares, especialmente em lobectomias pulmonares. Alguns modelos apresentam a extremidade de disparo móvel para facilitar o posicionamento e acesso ao órgão a ser ligado (Figura 20.12A e B).

Nos casos dos clipadores e grampeadores lineares, a principal desvantagem na medicina veterinária é o custo do material, mas a segurança e os benefícios justificam seu uso há anos em humanos, apresentando os mesmos benefícios para animais de companhia.

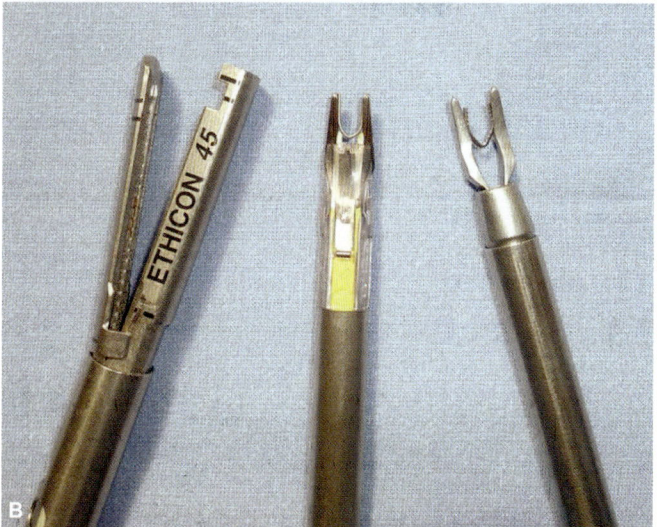

Figura 20.12 Aplicadores de clipes e grampeadores laparoscópicos de 10 mm, com utilidade em cirurgia toracoscópica. De cima para baixo (**A**) e da esquerda para a direita (**B**), observam-se: grampeador gastrintestinal endoscópico (Endostappler/Endocutter), muito indicado para lobectomia pulmonar total; aplicador de clipes de titânio, modelo descartável com 20 disparos, autorrecarregável; aplicador de clipes de titânio, modelo autoclavável.

▪ Instrumental de síntese

Há no mercado modelos de porta-agulhas e contraporta-agulhas de 3 a 5 mm e 20 a 30 cm de comprimento (Figura 20.13). Como os diversos instrumentais videocirúrgicos, os porta-agulhas também apresentam adaptações do sistema de cirurgia convencional, com manoplas e cremalheiras de diversos modelos, geralmente para este material do tipo linear e hastes longas e pontas que vão cumprir a mesma função de apreensão dos fios e agulhas cirúrgicas. Os contraporta-agulhas são instrumentais que auxiliam na manipulação e apreensão dos fios e agulhas cirúrgicas.

Os modelos de 20 cm são mais ergonômicos e aplicáveis tanto em animais de pequeno quanto de grande porte. Os porta-agulhas e contraporta-agulhas devem ter as seguintes características:

- Mandíbula de ação única/simples, para não travarem inadvertidamente os fios de sutura em suas engrenagens
- Ponta curva, com atenção para pinças destras e canhotas

- Manopla com cremalheira, para melhor preensão do fio de sutura com mínimo esforço pelo cirurgião.

A realização de sutura e nós intracavitários consiste em grande desafio, sendo mais difícil por toracoscopia que por laparoscopia. Além disso, sua aplicação é relativamente limitada em videocirurgia torácica na rotina veterinária. A redução de hérnia diafragmática pela abordagem toracoscópica vem sendo realizada em pacientes humanos e um estudo pioneiro sobre a factibilidade da herniorrafia diafragmática em cães, empregando sutura intracorpórea, foi realizado no Brasil por Beck *et al.*[4] Todavia, atualmente há poucas indicações para o emprego de sutura intracorpórea por toracoscopia. Os principais motivos dessa limitação fundamentam-se nos seguintes fatos:

- A triangulação dos portais pelos espaços intercostais ou mesmo pela abordagem paraxifoide é deficitária e pouco ergonômica

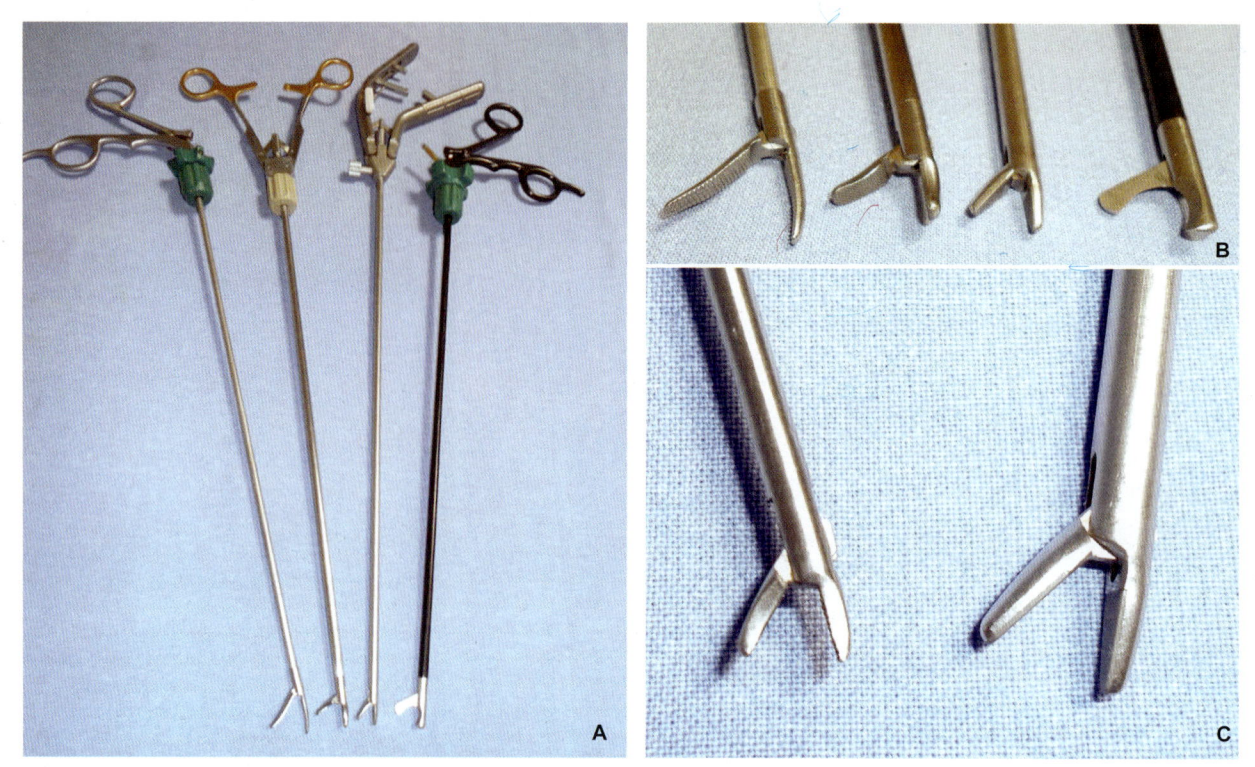

Figura 20.13 Instrumentos laparoscópicos de 5 mm de diâmetro para realização de ligaduras intracorpóreas e suturas, com utilidade em cirurgia toracoscópica. Da esquerda para a direita (**A** e **B**), observam-se: contraporta-agulhas; porta-agulhas curvo, destro, com empunhadura longitudinal em anéis e com cremalheira; porta-agulhas destro reto, modelo KOH (Karl Storz); tesoura tipo *hook*, para secção de fio de sutura.

- O espaço intratorácico muitas vezes é muito limitado, tornando-se arriscado realizar manobras intracavitárias com porta-agulhas e pinças auxiliares
- Aplicar a tensão adequada para assegurar que os nós fiquem bem atados em estruturas vasculares menos calibrosas e mais delicadas é mais difícil e arriscado em decorrência da proximidade a estruturas nobres, como grandes vasos e parênquima pulmonar.

Em nossa rotina, atendemos um paciente com quilotórax, tratado com sucesso mediante ligadura do ducto torácico com ligadura intracorpórea, pela abordagem toracoscópica (Figura 20.14). Uma alternativa à aplicação de nós intracavitários e à colocação de clipes de titânio para manter as duas extremidades do fio de sutura é aplicar a tensão que seria aplicada com o nó sobre estrutura a ser ligada. Todavia, essa técnica foi avaliada em um estudo, e constatou-se que a tensão conferida

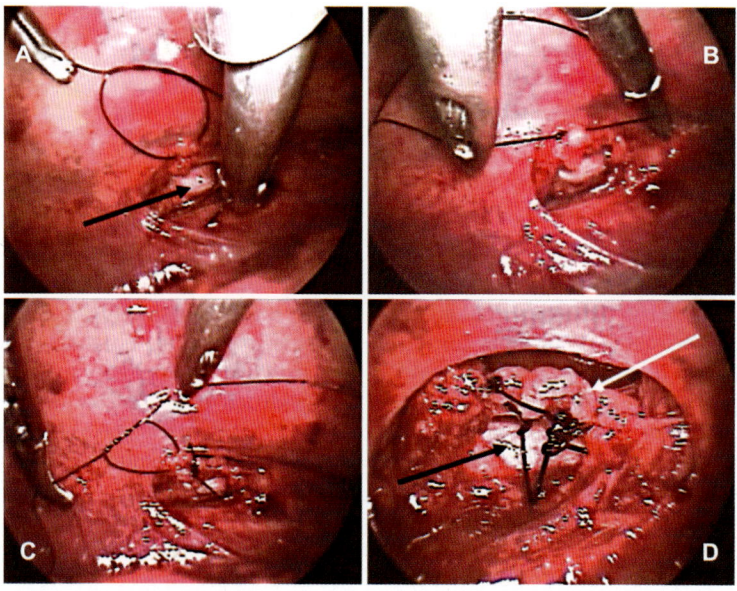

Figura 20.14 Ligadura do ducto torácico em um paciente canino portador de quilotórax, empregando-se nós intracorpóreos com porta-agulhas e pinça de Maryland. Observa-se o espaço reduzido para realização dos nós. Nesse caso, foram realizadas três ligaduras intracorpóreas com fio de náilon 3-0. **A.** Realização de nó de cirurgião. Observa-se a proximidade à aorta torácica (seta preta). **B.** Nó de cirurgião executado. **C.** Segundo nó de cirurgião sendo aplicado. **D.** Aspecto final do ducto torácico (seta branca), dorsal à aorta (seta preta), após aplicação de três ligaduras intracorpóreas com nó de cirurgião.

pelos clipes de titânio foi sobremaneira inferior e, portanto, menos segura que a aplicação de nós intracorpóreos.[5] Assim sendo, essa prática deve ser evitada quando se exigem precisão e segurança na realização das ligaduras.

▪ Instrumental de biopsia

Com ampla aplicação na videocirurgia, inclusive em procedimentos torácicos, temos as pinças de biopsia. Essas pinças são empregadas para biopsias em massas intracavitárias, recurso imprescindível para terapêutica, e aquelas consideradas de maior eficiência são as pinças de 5 mm, mas novos modelos de pinças de 3 mm também são empregados, principalmente associados a um único portal (Figura 20.15). Determinados modelos de pinça apresentam diâmetro e comprimento variável, com a finalidade de passar pelo canal de trabalho do toracoscópio, minimizando o trauma cirúrgico para o paciente, reduzindo a necessidade de um segundo portal.

Outro método de biopsia em toracoscopia é através de agulhas de biopsia (Tru-cut®). Estas biopsias são realizadas de maneira videoassistida, sendo as de melhor eficiência aquelas de calibre 14 G.

▪ Dispositivos para remoção de tecidos

Sacos para remoção de tecidos (*endobags*) são recursos utilizados em procedimentos nos quais há a necessidade de remoção de grande quantidade de tecido, como em grandes coletas de materiais, em caso de remoção de abscessos e em lobectomia pulmonar. Este recurso evita o contato direto da peça ou resíduo cirúrgico com a ferida operatória da porta, com o objetivo de aumentar a segurança do procedimento. Existem vários modelos comerciais de sacos para remoção tecidual, que apresentam diversos tamanhos (60 mℓ a 500 mℓ) e materiais, sendo o uso de luvas cirúrgicas de látex ou dedos destas de forma improvisada, mas experimentalmente aprovado.

▪ Reutilização de instrumentos de uso único (descartáveis)

Alguns instrumentos encontram-se disponíveis apenas na versão descartável, os quais vêm sendo reutilizados na prática veterinária sob o pretexto de cortar gastos. Apesar

de não ser recomendado pelos fabricantes, o reprocessamento (ou seja, higienização, desinfecção e esterilização) de alguns desses itens é permitido em alguns países, desde que seguidos critérios rígidos de controle. No Brasil, a Anvisa (Agência Nacional de Vigilância Sanitária, órgão que regulamenta diversos processos, equipamentos e instrumentos de uso médico-hospitalar) não permite essa prática em pacientes humanos. Todavia, vários estudos validaram alguns métodos de reprocessamento.[6,7,8] Na prática veterinária, o órgão que regulamenta o exercício de atividades veterinárias, além do Conselho Federal de Medicina Veterinária, é o Ministério da Agricultura, Pecuária e Abastecimento (MAPA), não havendo restrições quanto ao uso de material descartável ou processável. A discussão sobre o cunho legal da reutilização de materiais de uso único foge do escopo da presente obra. Todavia, ressaltamos que a obrigatoriedade do emprego único de materiais cirúrgicos de videocirurgia infelizmente ainda inviabilizaria seu uso na rotina veterinária.

Itens como grampeadores lineares automáticos, pinças, tesouras e alguns trocartes de videocirurgia são bons candidatos à reutilização, enquanto outros, tais como aplicadores de clipes hemostáticos, agulha de Veress e outros modelos de trocartes, tendem a reter matéria orgânica em seu interior, tornando extremamente difícil seu reprocessamento de maneira eficaz e segura. Além disso, a grande maioria desses instrumentos não suporta esterilização convencional em calor úmido (134°C por 10 min ou 121°C por 30 min). Caso a reutilização de material de uso único seja considerada, deve-se realizar higienização prévia criteriosa, com uso de detergentes enzimáticos em salmoura.

O ácido peracético é uma mistura em equilíbrio de ácido acético, peróxido de hidrogênio e água, e após a utilização resulta em ácido acético e água, vantagem para o descarte. É indicado em materiais que não suportem esterilização a calor úmido, sendo seu tempo de exposição para esterilização de 45 min à temperatura de 50 a 55°C. É atóxico, seguro do ponto de vista ocupacional, porém tem alto custo, mas pode ser reutilizado verificando sua eficiência por fita teste. Outro inconveniente é que seu uso em equipamentos permanentes causa certo desgaste, principalmente em materiais de aço, porém bem adaptado a materiais de PVC, policarbonato e outros polímeros.

O formaldeído em baixa temperatura é uma opção a ser utilizada para ópticas rígidas, sendo as soluções aquosas de formaldeído altamente germicidas e esporicidas em uma concentração muito forte. O vapor, por ser irritante, limita seu uso, além de sua toxicidade a tecidos, por isso, materiais tratados com formaldeído devem ser completamente lavados antes do uso.

As soluções de glutaraldeído germicida têm sido mais utilizadas para tratamento do material videocirúrgico. Podem ser usadas como desinfetante ou esterilizante, dependendo do tempo de exposição. A solução é bactericida em 20 min, enquanto mantiver uma concentração de 2%, sendo recomendada imersão de 8 a 10 h como esporicida para esterilização. Como vantagem desta solução temos a compatibilidade com instrumentos de diversos materiais, porém além do seu período de durabilidade de 15 a 28 dias, apresenta contraindicação pela Anvisa pela ocorrência de contaminação de materiais por *Mycobacterium* de crescimento rápido (MCR).

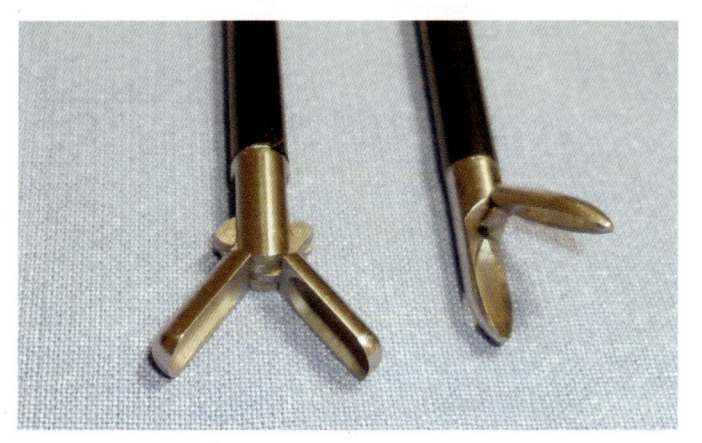

Figura 20.15 Pinças de biopsia tipo copo (*cup*), de ação dupla (esquerda) e simples (direita). A pinça de ação simples é mais indicada para biopsias pancreáticas, porém pode ser empregada para biopsia de linfonodos mediastínicos e massas tímicas.

▶ Referências

1. LHERMETTE, P., SOBEL, D. *BSAVA Manual of canine and feline endoscopy and endosurgery*. London: BSAVA British Small Animal Veterinary Association, p. 300, 2008.
2. MOORE, A. H.; RAGNI, R. A. *Clinical manual of small animal endosurgery*. West Sussex: Willey-Blackwell, p. 321, 2008.
3. TAMS, T. R.; RAWLINGS, C. A. *Small animal endoscopy*. 3. ed., Saint Louis: Elsevier-Mosby, p. 682, 2011.
4. BECK, C. A. C.; PIPPI, N. L.; BRUN, M; V. *et al.* Toracoscopia nas hérnias diafragmáticas: estudo experimental em cães. *Ciênc Rural*, vol. 34, p. 1857-1863, 2004.
5. ANDREWS, S. M.; LEWIS, J. L. Laparoscopic knot substitutes. An assessment of techniques of securing sutures through the laparoscope. *Endosc Surg Allied Technol*, vol. 2, p. 62-65, 1994.
6. COLAK, T.; ERSOZ, G.; AKCA, T. *et al.* Efficacy and safety of reuse of disposable laparoscopic instruments in laparoscopic cholecystectomy. *Surg Endosc*, vol. 18, p. 727-731, 2004.
7. JACOBS, P.; POLISENA, J.; HAILEY, D.; LAFFERTY, S. Economic analysis of reprocessing single-use medical devices: a systematic literature review. *Infect Control Hosp Epidemiol*, vol. 29, p. 297-301, 2008.
8. COUTO-LOPES, C. L. B.; GRAZIANO, K. O.; PINTO, T. J. A. Avaliação da esterilidade do instrumental laparoscópico de uso único reprocessado. *Rev Lat-Am Enferm*, vol. 19, 2011.
9. BARROS, F. F. P. C.; TEIXEIRA, P. P. M.; SILVA, M. A. M. *et al.* Single-port laparoscopic ovariectomy in Sana Ines ewes using pre-tied loop ligature. In: 16th ESDAR conference, Dublin. Reproduction in Domestic Animals, vol. 47. p. 76-76, 2012.

▶ Leitura sugerida

ALLEN, M. S., TRASTEK, V. F., DALY, R. C. *et al.* Equipment for thoracoscopy. *Ann Thorac Surg*, vol, 56, p. 620-623, 1993.
ALLMAN, D. A., RADLINSKY, M. G., RALPH, A. G., RAWLINGS, C. A. Thoracoscopic thoracic duct ligation and thoracoscopic pericardectomy for treatment of chylothorax in dogs. *Vet Surg*, vol. 39, p. 21-27, 2010.
ATENCIA, S., DOYLE, R. S., WHITLEY, N. T. Thoracoscopic pericardial window for management of pericardial effusion in 15 dogs. *J Small Anim Pract*, vol. 54, p. 564-569, 2013.

BARTOLOMUCCI, A. C.; MAROTTA, A. Endobag: confecção artesanal segura e de baixo custo. *Rev Col Bras Cir*, vol. 27, p. 205-206, 2000.
DUPRE, G. P.; CORLOUER, J.P.; BOUVY, B. Thoracoscopic pericardectomy performed without pulmonary exclusion in 9 dogs. *Vet Surg*, v. 30, p. 21-27, 2001.
KUDNIG, S. T.; MONNET, E.; RIQUELME, M. Cardiopulmonary effects of thoracoscopy in anesthetized normal dogs, *Vet Anaesth & Analg*, v. 31, p. 121-128, 2004.
KUDNIG, S. T.; MONNET, E.; RIQUELME, M. Effect of positive endexpiratory pressure on oxygen delivery during 1-lung ventilation for thoracoscopy in normal dogs. *Vet Surg*, v. 35, p. 534-542, 2006.
LANSDOWNE, J. L.; MONNET, E.; TWEDT, D. C. Thoracoscopic lung lobectomy for treatment of lung tumors in dogs. *Vet Surg*, v.34, p. 530-535, 2005.
MAXWELL, J. B., AMAN, A. M., MONNET, E. L. Outcome evaluation of a thoracoscopic pericardial window procedure or subtotal pericardectomy via thoracotomy for the treatment of pericardial effusion in dogs. Case. *J Am Vet Med Assoc*, vol. 242, p. 493-498, 2013.
MAYHEW, P. D., CULP, W. T. N., PASCOE, P. J., ARZI, N. V. Use of the Ligasure vessel-sealing device for thoracoscopic peripheral lung biopsy in healthy dogs. *Vet Surg*, vol. 41, p. 523-528, 2012.
MAYHEW, P. D., CULP, W. T., PASCOE, P. J. *et al.* Evaluation of blind thoracoscopic-assisted placement of three double-lumen endobronchial tube designs for one-lung ventilation in dogs. *Vet Surg*, vol. 41, p. 664-670, 2012.
MAYHEW,P.D., HUNT, G. B., STEFFEY, M. A. D. *et al.* Evaluation of short-term outcome after lung lobectomy for resection of primary lung tumors via video-assisted thoracoscopic surgery or open thoracotomy in medium-to-large-breed dogs. *J Am Vet Med Assoc*, vol. 243, p. 681-688, 2013.
McPHAIL, C. M.; MONNET, E.; TWEDT, D. C. Thoracoscopic correction of persistent right aortic arch in a dog. *J Am Anim Hosp Assoc*, v. 37, p. 577-581, 2001.
MOORE, A. H. Companion animal practice: Minimally invasive soft tissue surgery in dogs and cats: 2. Thoracoscopy and urethrocystoscopy *In Practice*, vol. 32, p. 468-476, 2010.
MOOTHA, V. K., AGARWAL, R., SINGH, N. *et al.* Medical thoracoscopy for undiagnosed pleural effusions: experience from a tertiary care hospital in North India. *Indian J Chest Dis Allied Sci*, vol. 53, p. 21-24, 2011.
PLESMAN, R. JOHNSON, M., RURAK, S. *et al.* Thoracoscopic correction of a congenital persistent right aortic arch in a young cat. *Can Vet J*, v. 52, p. 1123, 2011.
PLOYART, S., LIBERMANN, S., DORAN, I. *et al.* Thoracoscopic resection of right auricular masses in dogs: 9 cases (2003-2011). *J Am Vet Med Assoc*, vol. 242, p. 237-241, 2013.

21 Acessos Toracoscópicos

Paula Cristina Basso

▶ Introdução

A toracoscopia, também denominada cirurgia pleuroscópica ou cirurgia toracoscópica videoassistida (CTVA), consiste na examinação da cavidade pleural e seus órgãos por meio de um endoscópio.[1,2] Ainda que esse procedimento já tenha sido descrito desde 1910, por Hans Christian Jacobaeus, a toracoscopia ressurgiu nas últimas décadas como alternativa frente à toracotomia aberta no manejo de doenças torácicas, abrindo um novo horizonte para a cirurgia de acesso mínimo no campo veterinário.[3]

O benefício potencial mais evidente da abordagem toracoscópica em relação à toracotomia é a redução na dor pós-operatória,[4] tanto aguda como crônica.[5] Diversos trabalhos na medicina humana já comprovaram a expressiva redução no consumo de analgésicos no pós-operatório, de pacientes submetidos à técnica videocirúrgica, em relação ao procedimento aberto.[5,6,7] Por se constituir em acessos cirúrgicos minimamente invasivos, a toracoscopia minimiza o traumatismo da toracotomia convencional sem reduzir a exposição cirúrgica e a qualidade do procedimento.[8] Além do mais, está associada à baixa mortalidade e possibilita rápida recuperação do paciente, diminuindo significativamente o período e os custos de internação hospitalar.[9]

A segurança do procedimento dependerá da habilidade do cirurgião e do efetivo monitoramento do animal durante a anestesia. A maior contraindicação para a realização da cirurgia torácica videoassistida é a impossibilidade de se estabelecer espaço suficiente na cavidade torácica. A presença de aderências consequente a empiema ou a toracotomia prévia é bom exemplo disso. Contraindicações relativas incluem pacientes portadores de coagulopatias e aqueles com doenças que determinam anormalidades significativas nas trocas gasosas.[8]

Apesar do número ainda reduzido de relatos em medicina veterinária, a cirurgia torácica videoassistida vem disputando grande interesse, e diferentes técnicas têm sido aplicadas com sucesso em trabalhos experimentais nas espécies canina e equina. Entretanto, pesquisas para o estabelecimento de técnicas mais seguras, rápidas e efetivas ainda são consideradas necessárias. Neste capítulo, abordaremos os passos iniciais e já consagrados dos procedimentos toracoscópicos. Para isso, inicialmente serão revisadas as considerações anestésicas e a indução do colapso pulmonar, para então os acessos toracoscópicos propriamente ditos serem discutidos.

▶ Considerações anestésicas

O manejo anestésico das cirurgias torácicas videoassistidas é semelhante ao das toracotomias convencionais. A escolha do fármaco a ser utilizado irá depender da doença de base. As grandes preocupações referem-se ao comprometimento da ventilação pulmonar. Dessa maneira, exige-se, assim como nas toracotomias, ventilação assistida ou, de preferência, instituição de ventilação mecânica no transoperatório. Durante o procedimento cirúrgico, o estado hemodinâmico deve ser monitorado mediante eletrocardiograma, oxímetro de pulso, capnógrafo e débito urinário. As análises hemogasométricas também são indicadas para certificar-se da ausência de acidose respiratória, que pode estar presente em muitos dos procedimentos toracoscópicos.[8] Todo procedimento anestésico deve ser baseado nas técnicas de colapso pulmonar, e essas aplicadas com o intuito de estabelecer uma perfeita visualização da cavidade torácica.

▶ Indução do colapso pulmonar

O objetivo de se instaurar uma adequada cavidade óptica é melhorar o espaço de trabalho do cirurgião. Quando se aborda a cavidade abdominal em procedimentos laparoscópicos, é utilizada a insuflação com dióxido de carbono (CO_2) para que a parede abdominal se distenda e mantenha afastadas as vísceras, aumentando assim o espaço de trabalho.[10] No entanto, para o acesso da cavidade torácica há apenas que se promover o colapso pulmonar, e isto poderá ocorrer de duas maneiras:

- Pela ventilação dos dois pulmões com compressão pulmonar induzida pela insuflação torácica de gás, mais frequentemente o CO_2

- Pela ventilação seletiva de apenas um pulmão com colapso pulmonar passivo do pulmão contralateral.[11]

Em razão de um pulmão inteiro estar colapsado ou não funcional, o grande risco durante a realização da toracoscopia é a hipoxemia. Desse modo, vale salientar que ambas as técnicas incluem risco à vida significativo para o paciente e requerem cuidados intensivos do anestesista.[11]

Insuflação torácica

A insuflação torácica é usada por alguns cirurgiões para limitar a ventilação dos pulmões e aumentar o espaço de trabalho no hemitórax de interesse. Esta técnica é mais adequada para procedimentos de curta duração, como biopsias,[8] pois longos períodos de insuflação estão associados a significativos prejuízos hemodinâmicos.[11] Esses efeitos hemodinâmicos adversos variam com o gás utilizado, a presença ou a ausência de ventilação mecânica e a pressão e a duração da insuflação.[11]

Os gases descritos para procedimentos videocirúrgicos são CO_2, N_2O, ar, nitrogênio, hélio, argônio e xênon. O CO_2 é o mais utilizado principalmente pela sua disponibilidade e reduzido custo. Tem a vantagem de ser rapidamente absorvido e de não causar combustão quando se utiliza eletrocirurgia. Apresenta a desvantagem de provocar irritação visceral pela formação de ácido carbônico e de ser absorvido pela corrente sanguínea, conduzindo a hipercapnia, estimulação do sistema nervoso simpático, vasodilatação, hipertensão, taquicardia e arritmias.[12] Em relação às pressões de CO_2 frequentemente utilizadas, a insuflação torácica com baixa pressão (2 a 5 mmHg) fornece uma visualização segura do espaço intratorácico quando utilizada por curtos períodos. No entanto, períodos adicionais de insuflação devem ser evitados, pois podem conduzir a depressão cardiopulmonar mais profunda.[11] Além disso, pressões acima de 10 mmHg não são recomendadas para uso rotineiro, pois causam alterações hemodinâmicas significativas, podendo conduzir a óbito do paciente.[13]

A segunda escolha é o N_2O, devido a sua grande disponibilidade, capacidade de potencializar a anestesia e ser rapidamente absorvido sem contribuir com acidemia ou hipercapnia. Apresenta as desvantagens de causar distensão das vísceras ocas e ocasionar hipoxemia difusa no período de recuperação. Os gases inertes (argônio, hélio e xênon) apresentam as mesmas vantagens do N_2O, no entanto, como desvantagens incluem-se o alto custo e a baixa disponibilidade.[12] O oxigênio e o nitrogênio são gases de boa disponibilidade e de custo acessível, mas não são utilizados em procedimentos videoscirúrgicos, pois são absorvidos e excretados lentamente e apresentam um alto risco de embolização, além do fato de o oxigênio ocasionar combustão com o uso de eletrocirurgia.[12]

O uso de ar ambiente foi descrito experimentalmente para procedimentos toracoscópicos de curta duração em cães saudáveis,[14,15,16] mostrando-se seguro e fornecendo excelente espaço de trabalho quando usado em quantidades iguais ou inferiores a 30 mℓ/kg em cada hemitórax.[16] Sinais de descompensação cardiorrespiratória e elevação da pressão venosa central (PVC) acima de 10 cmH_2O podem ser encontrados com a introdução de volume igual ou superior a 50 mℓ/kg/hemitórax.[15] A indução do pneumotórax com ar ambiente é realizada através de uma toracoscentese, no terço médio do sétimo espaço intercostal, utilizando-se uma torneira de três vias acoplada a um escalpo e a uma seringa. Quando a intervenção envolver ambos hemitóraces, a introdução de ar deve ocorrer bilateralmente. Caso contrário, podem-se utilizar volumes menores e aplicá-lo apenas no lado desejado.

Para o adequado estabelecimento do pneumotórax com CO_2 e N_2O são descritos dois métodos de insuflação:

- Técnica fechada com agulha de Veress
- Técnica aberta com a colocação de um trocarte tal como o de Hasson.

Quando optar pela técnica fechada com agulha de Veress, antes de utilizá-la é imprescindível que sua patência seja checada. Assim, com o auxílio de uma seringa, introduza solução salina para certificar-se da ausência de qualquer obstrução. Em seguida, conecte a agulha ao insuflador e verifique o seu correto funcionamento.[12] Após conferir a aparelhagem, realize uma pequena incisão de pele com o bisturi, na junção costocondral do sétimo ou oitavo espaço intercostal. Em seguida, segure a agulha apoiando-a na palma da mão. Com o dedo indicador colocado na porção final da agulha, ou seja, cerca de 2 cm do bisel, introduza a agulha em um movimento único, perpendicularmente, perfurando a musculatura até atingir a cavidade torácica. Essa limitação com o dedo indicador é importante, pois assegura que somente a porção adiante do dedo seja introduzida, evitando eventuais perfurações dos órgãos torácicos. Isso também é evitado pela própria agulha de Veress que, pela diminuição da resistência no momento em que atinge a cavidade, projeta do seu interior um obturador rombo, impedindo lesões orgânicas iatrogênicas.[12] Antes da introdução do gás, através do registro da pressão negativa intratorácica no manômetro, verifique que a ponta da agulha encontra-se na cavidade torácica. Posteriormente, realize a insuflação torácica com o gás selecionado, o qual sairá do insuflador para a cavidade através dos orifícios do obturador da agulha.

A técnica aberta com colocação de um trocarte de Hasson foi desenvolvida na tentativa de evitar lesões iatrogênicas que podem ocorrer com o uso da técnica fechada de insuflação. O trocarte de Hasson consiste em um cone com duas abas que possibilita a aplicação de suturas. No interior desse cone está acoplada uma cânula de um trocarte de 10 mm. Para a insuflação torácica por esse método, realiza-se uma incisão de pele, tecido subcutâneo e muscular no sétimo espaço intercostal, do tamanho suficiente para a entrada do trocarte de Hasson. Posteriormente, aplicam-se pontos de reparo em cada extremidade da fáscia muscular. O cone de Hasson é introduzido na cavidade torácica, e os pontos de reparos, fixados nas fáscias musculares, são suturados nas abas do cone. Essa fixação evita a perda de gás pelo orifício criado. Após, o trocarte deve ser removido do interior da cânula, e o insuflador deve ser conectado na válvula da cânula para se estabelecer o pneumotórax.

Ventilação seletiva

Para se estabelecer a ventilação seletiva de apenas um pulmão são descritas três técnicas:

- Aplicação de bloqueador brônquico[17]
- Intubação endobrônquica[17]
- Aplicação de um tubo endobrônquico de duplos lumens.[18]

O bloqueador brônquico consiste em um tubo endotraqueal modificado, que dispõe de duas cânulas com dois balonetes. A primeira cânula é posicionada anteriormente à bifurcação da traqueia, onde a abertura distal possibilitará a ventilação pulmonar. No entanto, apenas um pulmão é ventilado, pois no interior de um dos brônquios estará inserida a segunda cânula.

Esta, por sua vez, também dispõe de um segundo balonete, mas este apresenta menor calibre que o anterior, e o seu segmento distal é fechado, impedindo a ventilação de um dos pulmões, que entrará em colapso. O correto posicionamento do bloqueador brônquico é assegurado ao se passar um broncoscópio flexível no interior do tubo endotraqueal. Quando a carina for visualizada, o broncoscópio é avançado para dentro do brônquio designado, guiando a introdução do bloqueador brônquico,[19] em seguida o broncoscópio é removido e os balonetes são inflados (Figura 21.1).

A intubação endobrônquica consiste na introdução de um tubo endotraqueal semelhante ao usual, com um diâmetro menor; ou seja, de tamanho inferior ao do brônquio que será intubado. O tubo endotraqueal é inserido dentro do pulmão inferior, usando um broncoscópio flexível como guia, assim apenas o pulmão inferior será ventilado. O pulmão superior não ventilado irá colapsar, assegurando um excelente espaço de trabalho para o cirurgião[19] (Figura 21.2).

Os tubos endobronquiais de duplos lumens possibilitam a ventilação de ambos os pulmões ou a ventilação seletiva de apenas um dos pulmões. Isso é possível pois ele é composto por duas cânulas e dois balonetes. A primeira cânula apresenta uma abertura de maior diâmetro e é posicionada na traqueia, previamente à bifurcação da carina. A segunda também apresenta uma abertura distal, porém de menor diâmetro, e é posicionada com o auxílio de um broncoscópio, em um dos brônquios principais, direito ou esquerdo, conforme o procedimento cirúrgico que será executado.[19] A principal vantagem do tubo de duplo lúmen é que ele oferece, sempre que necessário, a possibilidade de mudança da ventilação seletiva, para a ventilação bilateral convencional[20] (Figura 21.3).

Como se percebe, todas essas técnicas de intubação exigem adequada oxigenação antes do procedimento e a confirmação broncoscópica da adequada introdução do tubo endotraqueal, o que pode ser considerado uma desvantagem, principalmente em instituições que não disponibilizam dessa aparelhagem.[17] Outra desvantagem é a limitação de tubos disponíveis comercialmente para animais de baixo peso corporal, tais como gatos e cães de raça *toy*, de modo que a aquisição desses tubos poderá ser dificultosa e bastante onerosa.[11]

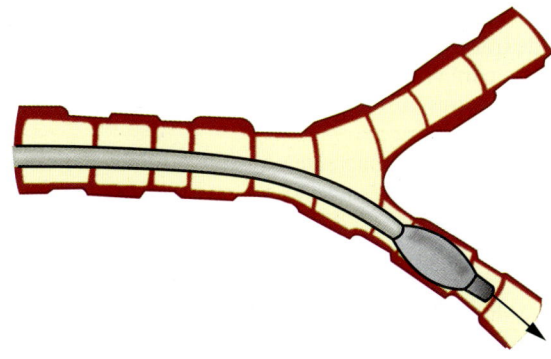

Figura 21.2 Intubação endobrônquica. Um tubo endotraqueal de menor calibre é colocado no interior do brônquio inferior. O pulmão inferior é ventilado, enquanto o superior se tornará colapsado.

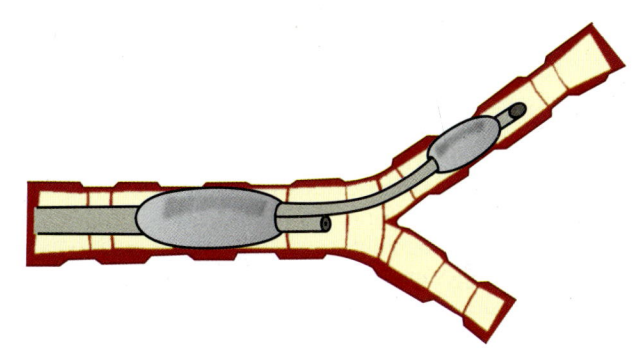

Figura 21.3 Tubo endotraqueal de duplo lúmen. Este tubo possibilita a ventilação de ambos os pulmões ou a ventilação seletiva de apenas um pulmão, conforme a necessidade.

▶ Abordagens toracoscópicas

Após decidir se há necessidade de induzir o colapso pulmonar, o cirurgião deve optar pelo melhor acesso cirúrgico, visando ao procedimento em questão. Esta decisão é determinada com base na anatomia torácica, nas manifestações clínicas da doença em processo, no conhecimento de intervenções cirúrgicas prévias e, principalmente, no procedimento cirúrgico a ser realizado.[8] Dentre os acessos descritos para toracoscopia encontram-se o acesso intercostal,[1,14,21] o acesso paraxifoide transdiafragmático ou subesternal[15,22,23] e o acesso transcervical.[22] Esses acessos podem ser utilizados isoladamente ou em combinação. Os dois primeiros acessos têm indicações similares para a maioria das cirurgias. O terceiro acesso é adaptado de humanos para a exploração do mediastino e ainda com poucas indicações em medicina veterinária.[22] Independentemente do acesso que será utilizado, radiografias torácicas obtidas nas últimas 24 h poderão ser importantes para guiar a abordagem e a introdução dos portais.

• Acesso intercostal

O acesso intercostal é a abordagem toracoscópica mais frequentemente utilizada na medicina veterinária, sobretudo pela facilidade de execução. Por esse acesso é possível visualizar a lateral completa do tórax, a superfície pleural do pulmão e a superfície lateral do coração e grandes vasos. Além disso, se o endoscópio for direcionado caudalmente, pode-se observar o diafragma e, se rotacionado cranialmente, a veia e a artéria torácica interna e as estruturas esternais também poderão ser

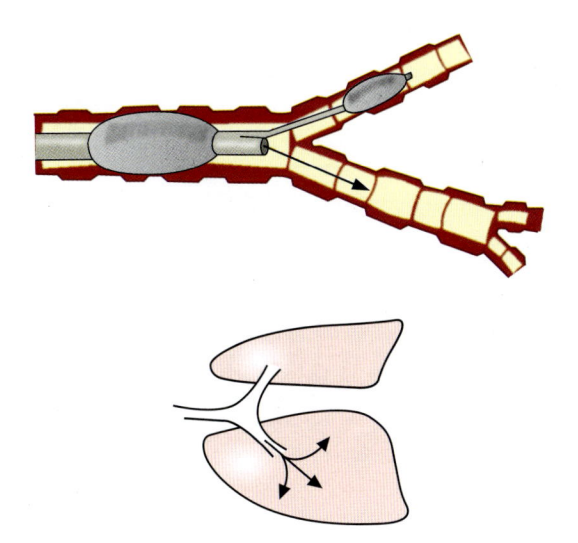

Figura 21.1 Bloqueador brônquico. Percebe-se que o balonete localizado no interior do brônquio superior apresenta extremidade fechada, o que impede a ventilação do pulmão superior, que irá colapsar. Por outro lado, o pulmão inferior não está bloqueado, permanecendo sob ventilação adequada.

identificadas. Se além do portal da câmera for introduzido um portal de trabalho, é possível movimentar os lobos pulmonares adjacentes para visualização do tecido peribrônquico, artérias e veias pulmonares, linfonodo hilar e todo o aspecto da superfície pleural do diafragma.[24]

Para esse acesso o paciente pode ser posicionado em decúbito lateral direito ou esquerdo, lateral obliquado ou em decúbito dorsal, dependendo do procedimento a ser realizado.[8] De uma maneira geral, quando este envolver apenas um hemitórax, dá-se preferência ao decúbito lateral. Porém, quando exigir ampla exploração da superfície ventral do tórax, pode-se optar pelo decúbito dorsal.

Previamente à introdução do primeiro portal, o cirurgião deve ter em mente o número mínimo de portais que serão utilizados para a execução da técnica proposta, bem como determinar se a área de trabalho inclui a porção cranial, a média ou a caudal do tórax. O planejamento prévio dos portais, assim como da disposição da equipe cirúrgica, são fundamentais para a eficiência do procedimento endoscópico e agilizam de sobremaneira a manipulação cirúrgica, diminuindo o tempo operatório.

O portal da câmera será o primeiro a ser introduzido e deve ser colocado, assim como os dos instrumentais, distante da lesão ou do local operatório, o suficiente para fornecer uma visão panorâmica e possibilitar espaço para manipular o tecido. Além disso, eles devem estar dispostos dentro de um mesmo arco de 180° para evitar a criação de movimentos paradoxais dos instrumentos no monitor de vídeo. Quando o procedimento envolver a porção cranial e média do tórax, o local ideal para a introdução do portal da câmera é no sexto ou sétimo espaço intercostal, entre a junção costocondral e a borda ventral do músculo epaxial, no aspecto médio lateral do tórax. Posteriormente, outros dois portais, denominados portais de trabalho, serão introduzidos no quarto ou quinto espaço intercostal, um na porção dorsolateral e outro na porção ventrolateral do tórax, em uma disposição em que os três portais formem uma triangulação entre si (Figura 21.4). Por outro lado, se o procedimento envolver o aspecto caudal do tórax, o portal da câmera deve ser introduzido no quarto ou quinto espaço intercostal, ligeiramente dorsal à junção costocondral. Um dos portais de trabalho será colocado no sétimo espaço intercos-

tal, próximo à junção costocondral, e o outro, no sexto espaço intercostal no aspecto médio lateral do tórax, também resultando em triangulação entre os portais (Figura 21.5).[8]

Para a introdução dos portais, depois de adequada antissepsia da área operatória, faça uma incisão de pele do tamanho suficiente para a introdução de um trocarte. Insira uma pinça hemostática curva de instrumental convencional, perpendicular à parede torácica, no espaço intercostal desejado, transpassando o tecido subcutâneo, os músculos intercostais e a pleura parietal. Controle a profundidade da inserção da pinça, colocando o dedo indicador a 2 centímetros da extremidade da abertura da pinça, fazendo com que seja introduzida apenas a porção adiante do dedo, evitando dessa maneira, lesões orgânicas iatrogênicas. Se necessário, aumente a incisão promovendo a abertura da pinça. Use a palpação direta para detectar e romper aderências locais. Insira o portal no orifício criado, remova o trocarte e mantenha apenas a cânula com a válvula aberta, por onde será introduzido o endoscópio. Realize a toracotomia exploratória e posteriormente introduza os portais de trabalho. Para a inserção dos portais de trabalho, utiliza-se a mesma técnica mencionada, contudo realiza-se de maneira assistida e facilitada pela iluminação transmural da parede torácica com o endoscópio. Isso possibilita a identificação de vasos da parede e vísceras torácicas que podem ser evitados durante a inserção dos portais.[8]

Após a exploração torácica e execução do procedimento, a cânula é removida, e o orifício da parede torácica é obliterado com pontos isolados simples. Se a técnica executada resultar em sangramento ou escape de ar pelo parênquima pulmonar, deve-se, antes de retirar a cânula, adaptar um dreno torácico para drenagem pós-operatória. Caso contrário, restitua a pressão torácica negativa com toracocentese no sétimo espaço intercostal.

É importante comentar que para o acesso intercostal não é obrigatória a indução de colapso pulmonar, pois a introdução da pinça hemostática é, na maioria das vezes, segura quando se utiliza a limitação com o dedo indicador. Além disso, para procedimentos toracoscópicos simples a abertura intercostal para a entrada dos portais já é suficiente para a criação de pneumotórax e indução de certo grau de colapso pulmonar. Isso, associado à própria curvatura das costelas, mantém uma razoá-

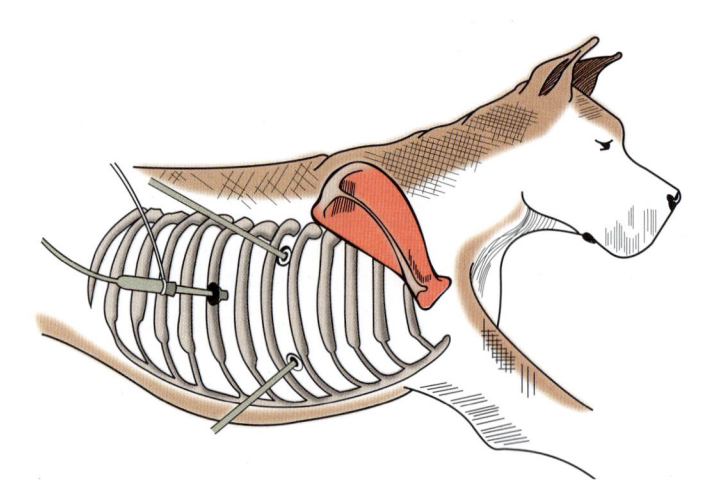

Figura 21.4 Posicionamento dos portais para o acesso toracoscópico da porção media ou cranial do tórax, com o animal em decúbito lateral. O portal da câmera é posicionado no sexto ou sétimo espaço intercostal, no aspecto mediolateral do tórax. Dois portais de trabalho são posicionados no quinto espaço intercostal. Os três portais formam uma triangulação entre eles.

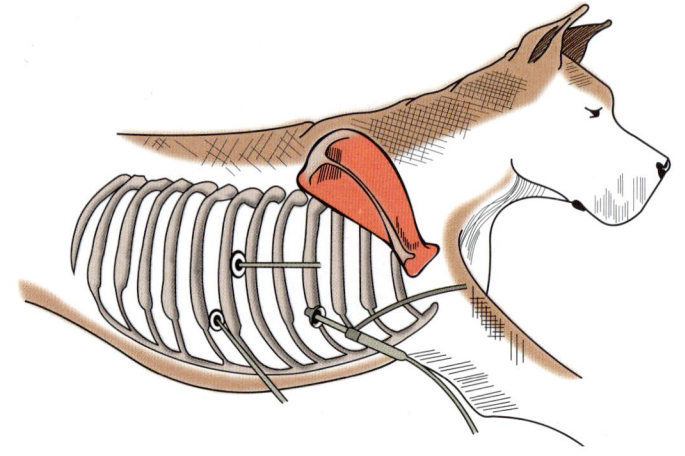

Figura 21.5 Posicionamento dos portais para o acesso toracoscópico no aspecto caudal do tórax, com o animal em decúbito dorsal. O portal da câmera deve ser posicionado no quarto ou quinto espaço intercostal na junção costocondral. Os portais de trabalho são colocados no sétimo espaço intercostal próximo à junção costocondral e sexto espaço intercostal no aspecto mediolateral do tórax.

vel cavidade óptica, admitindo a execução de procedimentos simples. No entanto, em procedimentos cirúrgicos mais complexos, a indução de colapso pulmonar com insuflação de gás ou intubação pulmonar seletiva pode ser de grande valia, pois aumenta as condições cirúrgicas, possibilitando uma manipulação adequada e tempo operatório reduzido.

Acesso paraxifoide transdiafragmático

A abordagem paraxifoide transdiafragmática fornece excelentes visualização e acesso às estruturas ventrais do tórax, mediastino e hilo pulmonar. É em geral utilizada em combinação com a abordagem intercostal para procedimentos como pericardiectomia parcial em casos de efusão pericárdica.[24] De modo experimental, esse acesso tem sido explorado para manejo de pneumotórax[15] e aquisição de biopsia pulmonar em cães.[16] Dentre as estruturas anatômicas que podem ser visualizadas por esse acesso encontram-se: lobos pulmonares, hilo pulmonar, mediastino, pericárdio, aorta, artéria subclávia, veia costocervical,veia ázigos, veia cava cranial e caudal, veias, nervos e músculos intercostais, costela, diafragma,[15] nervo vago e esôfago.[24]

Este acesso pode ser vantajoso sobre os demais, pois possibilita ampla exploração da cavidade torácica em ambos os hemitóraces, ao passo que os demais possibilitam somente a exploração do hemitórax correspondente, podendo acarretar atraso na identificação de lesões que estão localizadas no hemitórax contralateral.[8,24] Além disso, alguns autores[15,16] consideram que o acesso intercostal seria mais traumático que o paraxifoide transdiafragmático, em virtude da existência de agressão à musculatura intercostal. Esta musculatura está intimamente relacionada com a expansão do tórax durante a inspiração, condição que poderia ocasionar maior dor pós-operatória. Outra vantagem do acesso paraxifoide é de não estar associado ao risco de compressão dos nervos intercostais, fato esse que potencializa a dor no período de recuperação.[25]

Entretanto, para a realização do acesso paraxifoide transdiafragmático é imperativo efetivar a insuflação torácica durante a inserção dos trocartes, para distender o diafragma e, principalmente, afastá-lo das estruturas intratorácicas nobres (pulmões, coração e grandes vasos), facilitando a entrada do trocarte e oferecendo menores chances de lesões orgânicas.[16] Isso pode ser considerado uma desvantagem em relação ao intercostal, haja vista que o último nem sempre exige a insuflação torácica para a realização do procedimento, situação essa que, dependendo da quantidade de gás e do tempo em que o paciente é submetido à alta pressão intratorácica, pode resultar em alterações hemodinâmicas significativas.

Para a toracoscopia paraxifoide transdiafragmática o paciente deve ser posicionado em decúbito dorsal. Depois da adequada antissepsia da área operatória e da insuflação torácica com gás, cria-se uma incisão de pele de tamanho suficiente para a introdução de um trocarte, entre o apêndice xifoide e o arco costal. Essa incisão pode ser tanto do lado direito como do lado esquerdo, conforme o procedimento cirúrgico que será efetuado. Posteriormente, introduza o trocarte pontiagudo fazendo-o percorrer um trajeto subcutâneo de aproximadamente 2 cm, evitando assim entrada de ar após o término do procedimento (Figura 21.6). Em um movimento único, direcione o trocarte craniolateralmente, através do segmento ventromedial do músculo reto do abdome, transpassando o diafragma, até atingir o hemitórax selecionado. Controle a profundidade da inserção mantendo o dedo indicador entendido ao longo da

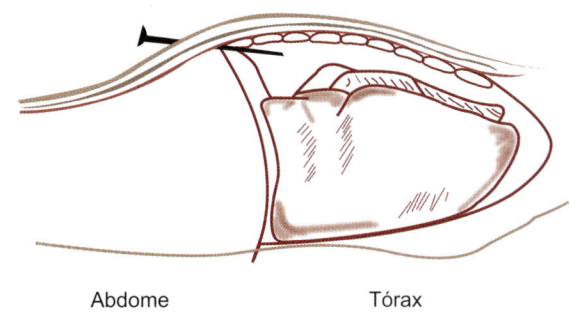

Abdome   Tórax

Figura 21.6 Vista lateral do animal em decúbito dorsal. Imagem representativa do posicionamento do portal pelo acesso toracoscópico paraxifoide transdiafragmático. Repare que o trocarte é inserido sem atingir a cavidade abdominal, transpassando o diafragma, até atingir a caixa torácica.

haste do trocarte. Vale salientar que o trocarte não deve penetrar o abdome; ele simplesmente é introduzido na inserção ventral do diafragma, e a perfuração é facilitada pela distensão do diafragma em virtude do pneumotórax (Figura 21.7). Para evitar um pneumotórax de tensão, mantenha a torneira de insuflação da cânula aberta. Remova o trocarte e introduza um endoscópio rígido. Inicie a exploração torácica avançando a câmera cranialmente. Quando necessário, perfure a membrana mediastínica com o próprio endoscópio, procedendo-se também à exploração do hemitórax contralateral.[15,16,24]

Após a execução do procedimento, a cânula é removida, e o orifício da pele é suturado com pontos isolados simples. Se necessário, antes de remover a cânula, introduza um dreno torácico e fixe-o com uma sutura chinesa, para drenagem pós-operatória. Do contrário, restabeleça a pressão intratorácica negativa com toracocentese no sétimo espaço intercostal.[16]

Nos casos de associação do acesso paraxifoide transdiafragmático ao intercostal, evite a inserção do portal paraxifoide transdiafragmático às cegas, colocando primeiramente o portal da câmera no acesso intercostal. Inspecione a porção ventral do

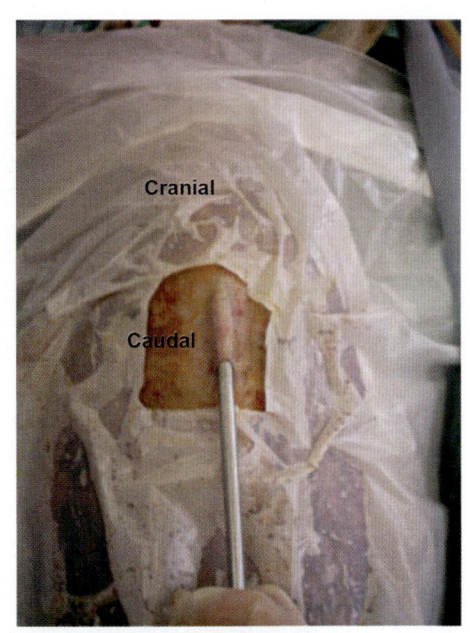

Figura 21.7 Paciente posicionado em decúbito dorsal. Observe a construção de um tunel subcutâneo com o trocarte, de aproximadamente dois centímetros, antes da introdução trasdiafragmática.

diafragma e então insira o portal transdiafragmático na direção observada. Depois, transfira o endoscópio para o portal transdiafragmático, fazendo com que o intercostal torne-se o portal de trabalho. Se necessário, insira os portais adicionais com a inspeção direta.[8]

Alguns autores preferem evitar essa associação, a fim de prevenir lesões compressivas dos nervos intercostais. Nessa situação pode-se optar pela introdução de dois acessos paraxifoides transdiafragmáticos simultaneamente, um do lado direito e outro do lado esquerdo do apêndice xifoide (Figura 21.8). Nessa situação, para respeitar os limites anatômicos da espécie, não é possível realizar a triangulação entre os portais, o que pode conferir certa restrição na manipulação dos instrumentais.[16]

Cabe ressaltar que experimentos prévios com toracoscopia paraxifoide transdiafragmática verificaram adequado selamento dos defeitos diafragmáticos 15 dias após procedimento em todos os animais, o que comprova a não necessidade de suturas diafragmáticas,[15] mesmo na presença de dois acessos simultâneos.[16] Esse fato reduz consideravelmente o tempo operatório (Figura 21.9).

• Acesso transcervical

O acesso transcervical raramente é descrito em medicina veterinária. Em humanos tem sido empregado com maior frequência para ressecção de tumores torácicos apicais, particularmente aqueles que requerem a dissecção e a ressecção dos vasos subclávios.[26,27,28] Em veterinária, é comumente realizado em associação à abordagem intercostal e está indicado para facilitar procedimentos no mediastino cranial tais como timectomia.[8] Dentre as estruturas anatômicas identificadas por esse acesso encontram-se a artéria subclávia, a veia braquiocefálica, a veia cava cranial, a artéria e veia torácicas internas, o nervo vago, a traqueia, o esôfago cranial, os lobos pulmonares craniais e o coração.[29]

Para essa abordagem, o paciente deve ser posicionado em decúbito dorsal. O portal deve ser introduzido na região cervical, entre a traqueia e o aspecto medial da primeira costela, do lado direito ou esquerdo, conforme a área que se deseja

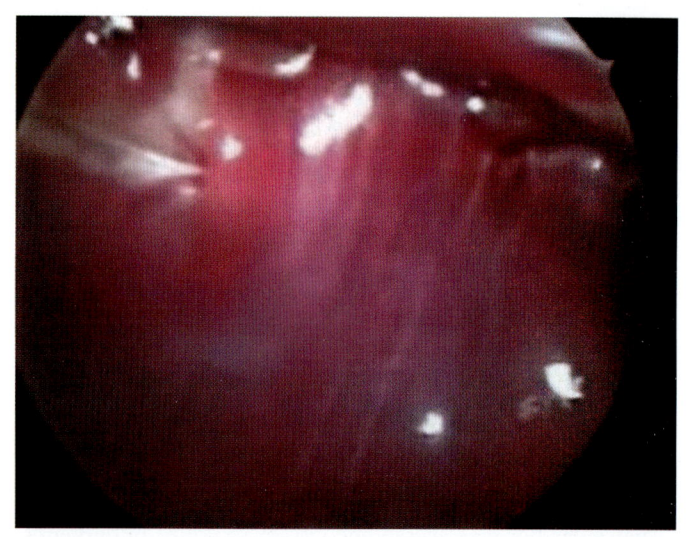

Figura 21.9 Imagem do diafragma em que se verifica cicatrização dos locais de inserção dos trocartes, 15 dias após a toracoscopia paraxifoide transdiafragmática. Os pontos de introdução dos portais encontram-se junto à inserção ventral do diafragma, e cicatrizaram sem a necessidade de suturas.

explorar (Figura 21.10). Evite a introdução às cegas, colocando o portal da câmera inicialmente no acesso intercostal e, assim, assistindo a introdução do trocarte transcervical. Se isso não for possível, será necessária a insuflação torácica para evitar lesão iatrogênica à artéria e à veia torácica interna, ao tronco braquiocefálico e à artéria carótida comum.[8] Após a palpação e a localização da região, realize uma incisão de pele de tamanho compatível com a entrada do portal. Posteriormente, introduza um trocarte pontiagudo e faça-o percorrer um trajeto subcutâneo de 2 centímetros. Em seguida, em um movimento único, introduza o trocarte entre a primeira costela e a traqueia, transpassando a musculatura até atingir a cavidade torácica.[8] Remova o trocarte da cânula e, com a válvula da cânula mantida aberta, introduza o endoscópio para a exploração torácica. Se necessário, rompa a pleura mediastínica para ampliar o campo

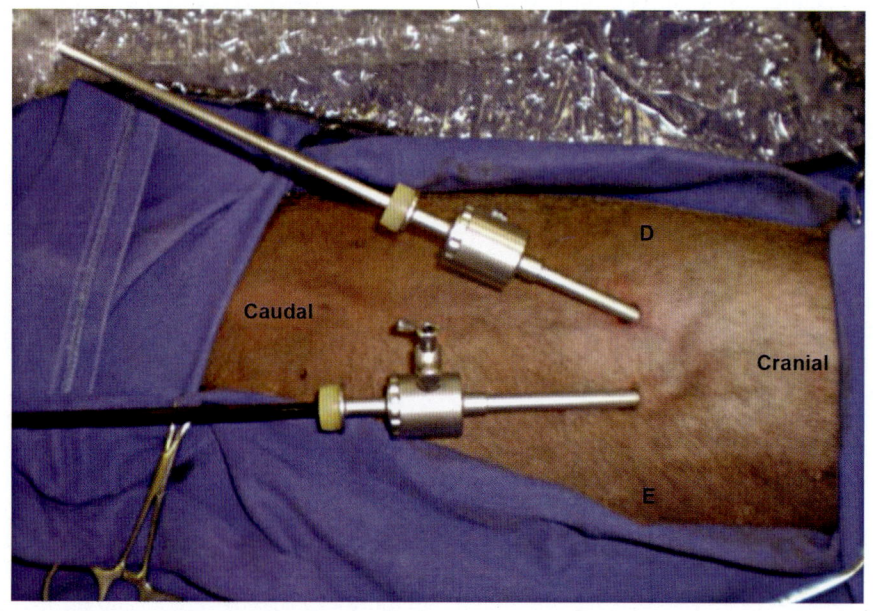

Figura 21.8 Vista ventrodorsal. Imagem de dois trocartes introduzidos pelo acesso paraxifoide transdiafragmático em um cão, um ao lado direito (D) e outro ao lado esquerdo (E) do apêndice xifoide.

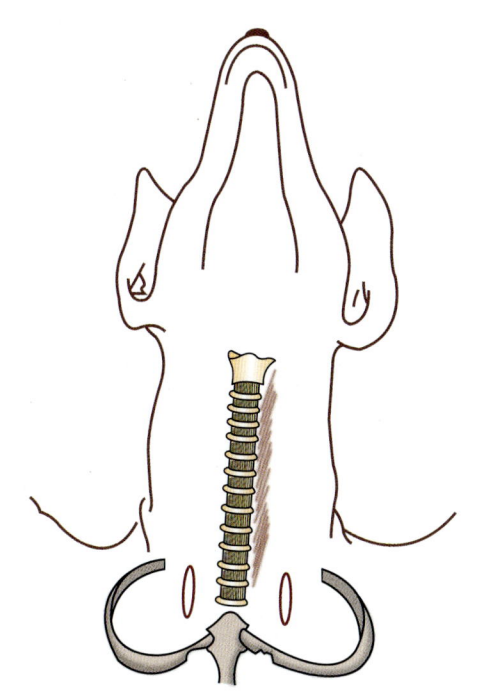

Figura 21.10 Imagem representativa do local de introdução do portal cervical, com o animal posicionado em decúbito dorsal. Note a inserção entre o aspecto lateral da traqueia e o aspecto medial da primeira costela.

visual. Ao término do procedimento, remova o endoscópio e, caso necessário, introduza um dreno de tórax, fixando-o com sutura chinesa. Se julgar desnecessário, simplesmente remova a cânula, realize a síntese de subcutâneo e pele com pontos isolados simples e restitua a pressão intratorácica negativa com toracocentese no sétimo espaço intercostal.

▶ Referências

1. BECK, C.A.C. et al. Toracoscopias nas hérnias diafragmáticas: estudo experimental em cães. *Ciência Rural*, v. 34, n. 6, p. 1857-1863, 2004.
2. FREEMAN, L. et al. Minimally invasive surgery of the gastrointestinal system. In: FREEMAN, L. *Veterinary Endoscopy*. Missouri: Mosby, 1999. Capítulo 8, p. 115-121.
3. HARRIS. R.J. et al. The diagnostic and therapeutic utility of thoracoscopy. *Chest*, v. 108, n. 3, p. 828-841, 1995.
4. BRUN, M.V.; BECK, C.A.C. Aplicações clínicas e experimentais da laparoscopia em cães – artigo de revisão. *Revista da Faculdade de Zootecnia, Veterinária e Agronomia de Uruguaiana*, v. 5/6, n. 1, p. 123-135, 1998/1999.
5. WALKER, W.S.; CRAIG, S.R. Vídeo-assisted thoracoscopic pulmonary surgery – current status and potential evolution. *European Journal of Cardio-thoracic Surgery*, v.10, n.3, p. 161-167, 1996.
6. LANDRENEAU, R.J. et al. Prevalence of chronic pain after pulmonary resection by thoracotomy or video-assisted thoracic surgery. *The Journal of Thoracic and Cardiovascular Surgery*, v. 107, n.4, p. 1079-1086, 1994.
7. RUBIN, J.W. et al. Intrathoracic biopsies, pulmonary wedge excision, and management of pleural disease is video-assisted closed chest surgery the approach of choice?. *The Annals of Thoracic Surgery*, v. 60, n.11, p. 860-863, 1994.
8. POTTER, L.; HENDRICKSON, D.A. Therapeutic video-assisted thoracic surgery. In: FREEMAN, L.J. *Veterinary endosurgery*. Missouri: Mosby, 1999. Capítulo 9, p. 169-187.
9. SAVIO, O.S. et al. Biopsia pulmonar por toracoscopia videoasistida en el diagnóstico de las enfermedades pulmonares intersticiales. Nuestra experiencia. *Revista Cubana de Cirugía*, v.44, n.1, 2005.
10. KAISER, L.R.; SHRAGER, J.B. Video-assisted thoracic surgery: the current state of the art. *American Journal of Roentgenology*, v.165, n.5, p. 1111-1117, 1995.
11. POLIS, I. et al. The effects of intrathoracic pressure during continuous two-lung ventilation for thoracoscopy on the cardiorespiratory parameters in sevoflurane. *Journal of veterinary medicine. A, Physiology, pathology, clinical medicine*, v.49, n.3, p. 113-120, 2002.
12. KOLATA, R.J.; FREEMAN, L.F. Access, port placement, and basic endosurgical skills. In: FREEMAN, L.J. *Veterinary endosurgery*. Missouri: Mosby, 1999. Capítulo 3. p. 44-60.
13. WOLFER, R.S. Hemodynamic effects of carbon dioxide insufflation during thoracoscopy. *The Annals of Thoracic Surgery*, v.58, n.2, p. 404-408, 1994.
14. ZOPPA, A.L.V. et al. Toracoscopia aplicada à ressecção de fragmento pulmonar com auxílio de sutura mecânica em eqüinos. *Arquivo Brasileiro de Medicina Veterinária e Zootécnica*, v.60, n.3, p. 559-565, 2008.
15. PIGATTO, J. et al. Produção de pneumotórax em cães e manejo por toracoscopia paraxifóide transdiafragmática. *Ciência Rural*, v.38, n.8, p. 2210-2217, 2008.
16. BASSO, P.C. et al. Biópsia pulmonar incisional por torcoscopia paraxifóide transdiafragmática com dois portais em cães. *Pesquisa Veterinária Brasileira*, v. 30, n.7, p. 566-572, 2010.
17. BENUMOF, J.L. The position of double-lumen tube should be routinely determined by fibreoptic bronchoscopy. *Journal of Cardiothoracic and Vascular Anesthesia*, v.7, n.5, p. 513-514, 1993.
18. DONNELLY, R.J. Videothoracoscopic surgery. *European Journal of Cardiothoracic Surgery*, v.7, n.6, p. 281-286, 1993.
19. BAILEY, J.E.; PABLO, L.S. Anesthetic and physiologic considerations for veterinary endosurgery. In: FREEMAN, L.J. *Veterinary endosurgery*. Missouri: Mosby, 1999. Capítulo 2. p. 24-43.
20. FERREIRA, H.C.; ZIN, W.A.; ROCCO, P.R.M. Fisiopatologia e manejo clínico da ventilação seletiva. *Jornal Brasileiro de Pneumologia*, v.30, n.5, p. 566-73, 2004.
21. ZOPPA, A.L.V. et al. Toracoscopia em eqüinos: técnica e emprego como método de avaliação da cavidade pleural. *Ciência Rural*, v.31, n.5, p. 825-830, 2001.
22. McCARTHY, T.C.; MONNET, E. Diagnostic and operative thoracoscopy. In: McCARTHY, T.C. *Veterinary endoscopy for the small animal practitioner*. Missouri: Elsevier Saunders, 2005. cap 7, p. 229-278.
23. RAPPETI, J.C.S. et al. Pós-operatório de homoimplante de costela avaliado por toracoscopia paraxifóide transdiafragmática modificada em gatos. *Ciência Rural*, v. 37, n. 5, p. 1355-1359, 2007.
24. TWEDT, D.C. Diagnostic thoracoscopy. In: WESTERN VETERINARY CONFERENCE, 2002, Colorado. Acesso em 09/10/2006. Online disponível em: http://www.vin.com/Members/Proceedings/Proceedings.plx.
25. WALSH, P.J.; REMEDIOS, A.M.; FERGUSON, J.F. et al. Thoracoscopy *versus* open partial pericardectomy in dogs: comparison of postoperative pain and morbidity. *Veterinary Surgery*, v.28, p. 472-479, 1999.
26. SPAGGIARI, L.; PASTORINO, U. Transmanubrial approach with antero-lateral thoracotomy for apical chest tumor. *The Annals of Thoracic Surgery*, v.68, p. 590-593, 1999.
27. ENDO, S. et al. Alternative surgical approaches for apical neurinomas: a thoracoscopic approach. *The Annals of Thoracic Surgery*, v.80, p. 295-298, 2005.
28. ZIELINSKI, M. et al. The right upper lobe pulmonary resection performed through the transcervical approach. *European Journal of Cardiothoracic Surgery*, v.32, p. 766-769, 2007.
29. DONE, S.H. et al. Tórax. In:_____. *Atlas colorido de anatomia veterinária do cão e do gato*. Barueri: Manole, 2002. Capítulo 5. p. 5.1-5.59.

22 Herniorrafia Diafragmática

Carlos Afonso de Castro Beck

A hérnia diafragmática pode ser caracterizada como a passagem de vísceras abdominais ao tórax através do diafragma. Sob o ponto de vista anatômico, as hérnias diafragmáticas podem ser classificadas como verdadeiras quando as vísceras abdominais estão contidas dentro de um saco herniário. Nos casos em que as vísceras encontram-se livres no espaço pleural, são classificadas como falsas hérnias diafragmáticas, incluindo-se neste grupo o defeito diafragmático congênito e as rupturas diafragmáticas traumáticas. Estas últimas são consideradas as mais comuns dentre as hérnias diafragmáticas em cães e gatos. A presença de sinais clínicos está relacionada com a gravidade da ruptura e a quantidade de vísceras abdominais presentes no tórax, porém a dispneia é o sinal clínico mais comumente descrito além de inquietação, cianose, respiração de boca aberta, fraqueza, anorexia, intolerância ao exercício, perda de peso, membros anteriores em abdução e pescoço estendido.

No que diz respeito ao diagnóstico, além da anamnese e dos sinais clínicos, o exame radiográfico ainda é considerado imperativo na confirmação diagnóstica das hérnias diafragmáticas. Cumpre destacar, porém, que em muitos casos o exame radiográfico simples pode não ser revelador na identificação da hérnia diafragmática, como nas rupturas de pequena extensão ou quando ocorre uma substancial efusão pleural e as estruturas herniadas correspondem a órgãos parenquimatosos, como fígado e baço. Nestes casos, outros recursos diagnósticos podem ser indicados, como a radiografia contrastada, a ultrassonografia, a pneumoperitoniografia, a peritoniografia por contraste positivo, a peritoniocintigrafia e a tomografia computadorizada. Porém, a despeito dos avanços nas técnicas diagnósticas, muitos pacientes que passaram por trauma abdominal ou torácico são submetidos à laparotomia convencional sem revelarem lesões intra-abdominais ou apresentarem lesões que não requerem tratamento específico, podendo sofrer, em muitos casos, complicações decorrentes de uma cirurgia considerada desnecessária.

A importância dos procedimentos minimamente invasivos inicia-se justamente como uma alternativa diagnóstica para os casos de trauma torácico e abdominal com diagnóstico obscuro, em que muitas vezes estão incluídas lesões diafragmáticas. Por meio de uma simples visualização torácica ou abdominal é possível ter uma ideia precisa sobre a extensão da lesão, a identificação das vísceras presentes no tórax, o grau das aderências existentes, bem como a melhor indicação cirúrgica terapêutica. Cumpre destacar que, independentemente do acesso cirúrgico escolhido, é fundamental que o paciente esteja hemodinamicamente estável antes de ser submetido à intervenção de herniorrafia. No caso de cirurgias videoendoscópicas, tais cuidados são acrescidos em razão das alterações hemodinâmicas promovidas diretamente pelo pneumoperitônio e/ou pneumotórax. Por esta razão, nos casos agudos que apresentem comprometimento cardiorrespiratório, evidenciando risco de morte iminente ao paciente, opta-se normalmente pela cirurgia aberta (laparotomia ou toracotomia).

Por se tratar de uma alteração anatômica, a hérnia diafragmática apresenta a correção cirúrgica como única opção terapêutica. Neste sentido, à semelhança do que ocorreu na medicina, a videocirurgia avançou como uma alternativa de acesso cirúrgico diagnóstico e terapêutico para casos de hérnias ou rupturas diafragmáticas traumáticas, tanto pelo acesso toracoscópico como laparoscópico na clínica cirúrgica de pequenos animais. Inicialmente, estudos experimentais utilizando modelos animais evidenciaram a eficiência dos acessos laparoscópicos e toracoscópicos no diagnóstico das afecções diafragmáticas e, posteriormente, relatos de casos clínicos confirmaram os acessos como opção terapêutica dessas alterações anatômicas. Desta forma, podemos afirmar que atualmente tanto o acesso laparoscópico como o toracoscópico tornaram-se importantes ferramentas diagnósticas e terapêuticas para casos de hérnias diafragmáticas na medicina veterinária.

Quanto à opção por um ou outro acesso, esta ficará na dependência de cada caso. Pela experiência do autor, ambos os acessos podem ser utilizados no diagnóstico de casos de ruptura diafragmática. O acesso laparoscópico possibilitam explorar praticamente toda a superfície diafragmática, entretanto em algumas situações pode apresentar dificuldades na exploração torácica. É frequente a ocorrência de aderências entre as vísceras abdominais, projetadas para o interior do tórax, e a ferida diafragmática. Nesses casos pode haver necessidade de promover a lise destas aderências ou a ampliação da ferida diafragmática para que o endoscópio possa penetrar o interior da cavidade torácica, realizando a visualização desta. O acesso toracoscópico (intercostal) oportuniza a visualização de apenas um hemitórax, mas identifica diretamente as vísceras abdominais que se projetaram para o seu interior, bem como o grau de aderência entre essas e as estruturas torácicas, além de revelar também a presença e o grau de efusão pleural e colabamento pulmonar. Uma alternativa que pode ser utilizada em alguns casos é o posicionamento do paciente em decúbito dorsal com acesso intercostal direito ou esquerdo, promovendo-se ruptura parcial do mediastino com o objetivo de explorar a totalidade da cavidade.

Em relação à terapêutica cirúrgica, de uma maneira geral a laparoscopia apresenta vantagens no que se refere à redução do conteúdo herniário, enquanto o acesso toracoscópico oferece vantagens na realização da síntese do diafragma. Tal variação é explicada pelo fato de que a manobra de "tracionar" as vísceras abdominais posicionando-as de volta ao abdome através da ruptura diafragmática apresenta maior facilidade quando comparada àquela de "empurrar" as mesmas de volta quando do acesso torácico. É importante lembrar que esta maior facilidade está direta e inversamente relacionada com o grau de aderência preexistente entre as vísceras abdominais e as estruturas torácicas. Ou seja, hérnias mais antigas, com formação de aderências organizadas, normalmente apresentam níveis de dificuldade acentuados na etapa de reposicionamento visceral. Na etapa de síntese diafragmática, em virtude da característica convexa da superfície do diafragma no interior do tórax em comparação ao aspecto côncavo que a mesma apresenta no abdome, tais vantagens são invertidas. A projeção convexa do diafragma no interior do tórax proporciona maior facilidade de movimentos do porta-agulha na transposição das bordas da ferida diafragmática com a agulha, o que reduz o tempo operatório na comparação com o acesso laparoscópico, no qual a concavidade dificulta o mesmo movimento.

Na verdade podemos afirmar que as facilidades ou dificuldades encontradas durante a terapêutica cirúrgica das heniorrafias diafragmáticas estarão mais relacionadas com a quantidade de vísceras abdominais presentes no tórax e com o grau de suas aderências do que propriamente com o acesso escolhido. Na sequência serão descritos de forma detalhada ambos os acessos cirúrgicos, a começar pelo laparoscópico.

Na realização das herniorrafias diafragmáticas pelo acesso laparoscópico, a técnica operatória inicia-se pela disposição da equipe cirúrgica, da torre de equipamentos videoendoscópicos e posicionamento do paciente. A Figura 22.1 ilustra o posicionamento considerado ideal da equipe e do paciente em relação à torre ou *rack* com os equipamentos.

Inicialmente devemos escolher qual a manobra para estabelecimento do pneumoperitônio, podendo ser utilizada a técnica aberta ou fechada. Com a opção pela técnica fechada, é possível realizar uma pequena incisão sobre a linha média ventral, com aproximadamente 2 cm de extensão.

A localização exata desta incisão estará relacionada com as dimensões do animal e do instrumental utilizado. Tomando por base um cão de porte médio (12 a 15 kg) e o instrumental convencional de 33 cm de comprimento, a incisão inicial poderá ser realizada cerca de 3 cm caudal à cicatriz umbilical, alcançando somente a pele e tecido subcutâneo. Posteriormente, a pele, o tecido subcutâneo e o músculo reto abdominal são fixados através de duas pinças Backhaus, posicionadas paralelamente às bordas da incisão. As pinças devem ser então tracionadas, de forma simultânea, e na sequência deve ser realizada a introdução da agulha de Veress, em ângulo de 90° em relação à

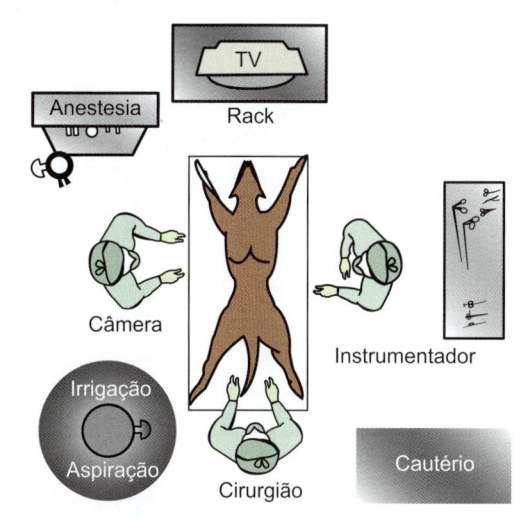

Figura 22.1 Disposição padrão da equipe cirúrgica e equipamentos durante os procedimentos laparoscópicos de redução de hérnias diafragmáticas.

parede abdominal. Durante a introdução da agulha de Veress, as pinças devem ser mantidas tracionadas para reduzir os riscos de lesões iatrogênicas às estruturas abdominais (Figura 22.2A).

Com o objetivo de verificar o posicionamento intracavitário da agulha, é realizado teste de gotejamento de solução de Ringer lactato de sódio sobre o orifício proximal da agulha. O mesmo é considerado correto quando a solução flui para o interior do abdome, em decorrência da pressão negativa presente na cavidade. A adaptação de uma seringa contendo solução salina estéril à agulha e a verificação da facilidade com que seu conteúdo é infiltrado, sem retorno do mesmo após tração do êmbolo, indicam igualmente o posicionamento correto. O procedimento de punção deve ser repetido nos casos de posicionamento duvidoso ou incorreto da agulha de Veress.

O passo seguinte é a adaptação da mangueira de silicone do insuflador à extremidade da agulha de Veress, dando início ao pneumoperitônio. É importante destacar que, em razão da existência de uma ruptura diafragmática, ou seja, de uma comunicação entre as cavidades abdominal e torácica, passamos a ter uma única cavidade e valores de pneumotórax superiores a 7 mmHg são contraindicados em virtude das alterações que promovem sobre as funções cardiorrespiratórias. Por isso indicamos adotar um pneumoperitônio de 4 a 6 mmHg, mantendo o paciente sob monitoramento durante toda a intervenção cirúrgica.

No caso de a opção ser pela manobra ou técnica aberta realiza-se uma minilaparotomia diretamente no local onde será inserido o primeiro trocarte (Figura 22.2B). Independentemente da técnica utilizada para estabelecer o pneumoperitônio, a manutenção do mesmo é realizada por meio da mangueira do insuflador adaptada diretamente à válvula do trocarte (Figura 22.2C). Na sequência é promovida a introdução do endoscópio rígido através do trocarte (Figura 22.2).

A escolha das características do endoscópio, como comprimento, ângulo de visão (0° ou 30°) e diâmetro (5 ou 10 mm) não são limitantes para a realização da técnica, podendo estar relacionada com as dimensões de cada animal e disponibilidade de equipamentos e instrumental de videocirurgia. Inicialmente, deve-se realizar a inspeção da cavidade abdominal e registrar qualquer alteração nas diferentes estruturas anatômicas ou lesões iatrogênicas decorrentes da introdução da agulha de Veress ou do primeiro trocarte. A seguir devem ser

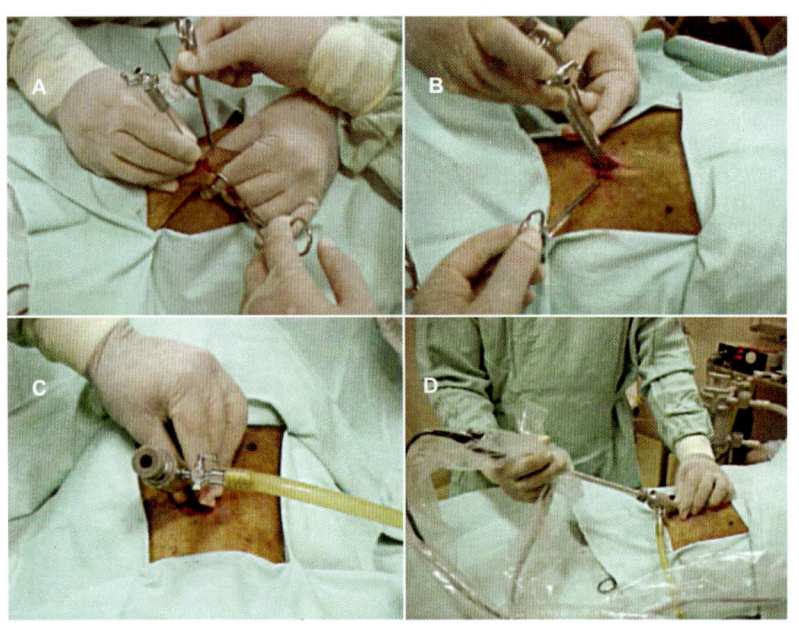

Figura 22.2 A. Introdução da agulha de Veress – técnica fechada. **B.** Introdução do 1º trocarte – técnica aberta. **C.** Adaptação da mangueira do insuflador à válvula do trocarte. **D.** Introdução do endoscópio para a exploração laparoscópica.

escolhidos os locais de punção dos demais trocartes de trabalho. A utilização de dois trocartes de trabalho somados ao trocarte utilizado para passagem do endoscópio é suficiente para a maior parte dos procedimentos de redução e rafia das hérnias diafragmáticas. Porém, sempre que necessário, punções complementares podem ser utilizadas. A distribuição dos trocartes ou portais de trabalho deve, preferencialmente, obedecer à disposição triangular, com pequenas variações conforme a dimensão e conformação anatômica dos animais. Desta maneira, os demais trocartes serão posicionados lateralmente em relação ao primeiro, tendo o segundo trocarte localização à direita, e o terceiro, localização à esquerda do primeiro. A Figura 22.3 ilustra a distribuição dos trocartes a serem utilizados no procedimento.

Após ser realizada uma inspeção visual inicial de toda a cavidade abdominal, deve-se iniciar a exploração da superfície diafragmática propriamente dita, na tentativa de localizar o defeito que originou a hérnia. As aderências das vísceras às bordas do defeito diafragmático devem ser liberadas cuidadosamente (Figura 22.4A), evitando trações exageradas que possam ocasionar ruptura visceral. A tração e reposicionamento das alças de intestino delgado, omento e mesmo estômago, normalmente não apresentam maiores dificuldades (Figura 22.4B), entretanto, o mesmo não ocorre quando há

deslocamento hepático ou esplênico. Pela característica friável de seus parênquimas, que impedem uma manipulação adequada de suas estruturas por meio das pinças de apreensão, tanto fígado como baço necessitam cuidados especiais durante as tentativas de reposicionamento. A manipulação desses órgãos deve ser delicada, utilizando-se para isso instrumental que minimize o trauma como pinças Babcock e afastadores articulados revestidos de proteção. Como alternativas para auxiliar nas manobras de reposicionamento abdominal, que incluem estes dois órgãos, pode-se realizar a ampliação do defeito diafragmático (Figura 22.4C) e a adoção do posicionamento do paciente em plano inclinado no chamado "Trendelenburg reverso". Este posicionamento caracteriza-se pela manutenção da cabeça em plano mais alto que a pelve, sendo estabelecido pela elevação da cabeceira da mesa cirúrgica. No caso específico do fígado, outra manobra que pode ser utilizada em algumas situações é a tração cuidadosa do órgão através do pinçamento da vesícula biliar (Figura 22.4D).

Independentemente da etapa do procedimento, é indispensável que em algum momento se faça a passagem do endoscópio através do defeito diafragmático, com o intuito de explorar a cavidade torácica. O ideal é que se possa realizá-la antes mesmo de iniciar as manobras de reposição visceral, mas nem sempre isto é possível, em virtude, em muitos casos, do volume visceral deslocado. Tal medida é fundamental para que se possam verificar alterações produzidas pela projeção das vísceras abdominais no interior do tórax, encaminhando assim as soluções adequadas. A Figura 22.5 ilustra algumas dessas alterações como efusão pleural (Figura 22.5A) e colabamento pulmonar (Figura 22.5B).

A laparoscopia propriamente dita encerra com a sutura do defeito ou ruptura diafragmática. Vários são os padrões de sutura e fios indicados na realização da rafia. Uma alternativa interessante pela maior facilidade e rapidez da técnica é a utilização de sutura contínua simples com fio de poliglactina 910. O calibre do fio pode variar de acordo com as caraterísticas de conformação do paciente e da lesão diafragmática propriamente dita. É importante ressaltar que o fio deverá ter seu

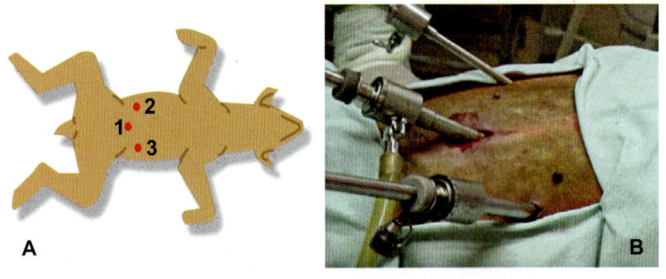

Figura 22.3 A. Distribuição esquemática dos três trocartes utilizados nos procedimentos laparoscópicos (Ilustração de Marco Antônio de Castro Beck). **B.** Disposição triangular dos 3 trocartes no acesso laparoscópico ao abdome anterior em vista lateral do paciente.

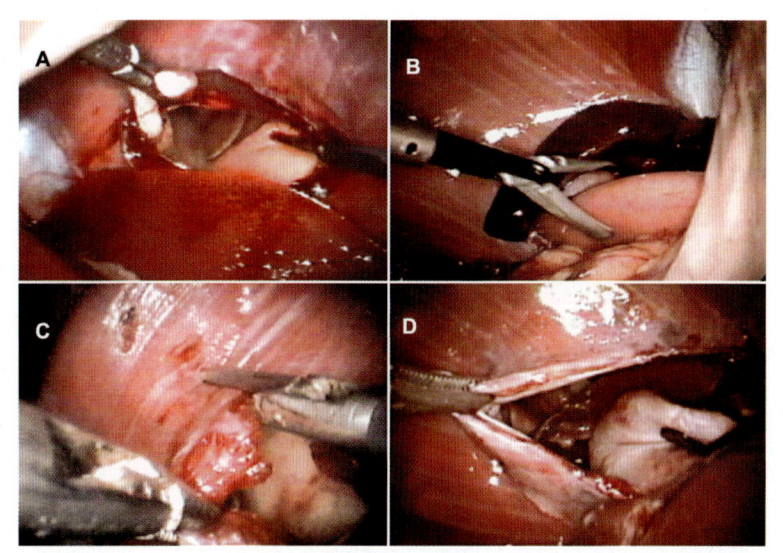

Figura 22.4 A. Lise cuidadosa das aderências presentes na ferida diafragmática. **B.** Manipulação de alças do intestino delgado para reposicionamento abdominal. **C.** Manobra de ampliação do defeito diafragmático para facilitar a reposição visceral. **D.** Manobra de tração hepática através da apreensão da vesícula biliar com pinça Babcook.

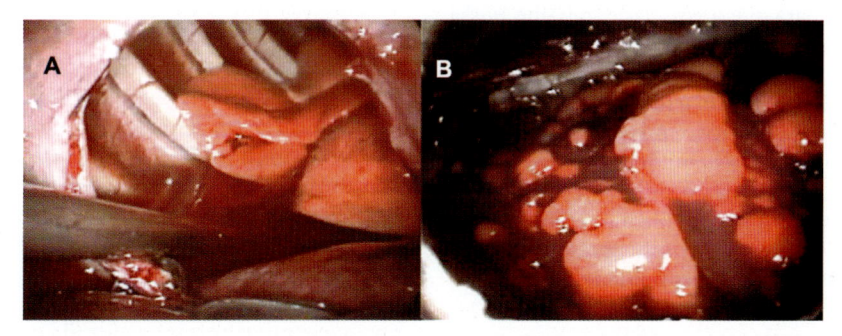

Figura 22.5 A. Efusão pleural sendo drenada pelo acesso laparoscópico através da ruptura diafragmática. Observa-se a extremidade do aspirador submersa no líquido torácico. **B.** Imagem de porção de um lobo pulmonar parcialmente colabado evidenciando áreas de atelectasia em cor mais escura.

comprimento original reduzido para 20 ou 25 cm. Tal medida visa facilitar sua manipulação intracavitária é realização dos nós cirúrgicos, manobra considerada de alto grau de dificuldade na cirurgia videoendoscópica.

Ao final do procedimento, o fluxo de CO_2 deve ser interrompido, sendo removidos os dois ou mais portais de trabalho e suturados os orifícios de seus locais de punção. As punções realizadas com trocartes de 0,5 cm de diâmetro podem ser fechadas apenas por pontos de pele em padrão isolado simples. Já aquelas punções que utilizaram trocartes de 1 cm de diâmetro devem ser obliteradas pela síntese da musculatura e posterior fechamento da pele. O endoscópio pode então ser removido, sendo mantida a bainha do seu trocarte para que, por meio de compressão manual da parede abdominal, o CO_2 residual possa ser removido do abdome (Figura 22.6A). Depois, a bainha do 1º trocarte deve ser removida, e o seu local de punção obliterado de maneira semelhante aos demais. A pressão torácica negativa pode ser restabelecida através de toracocentese utilizando cateter venoso, adaptado a uma seringa de 50 mℓ e válvula de três vias (Figura 22.6B), ou por meio de outra técnica de drenagem torácica.

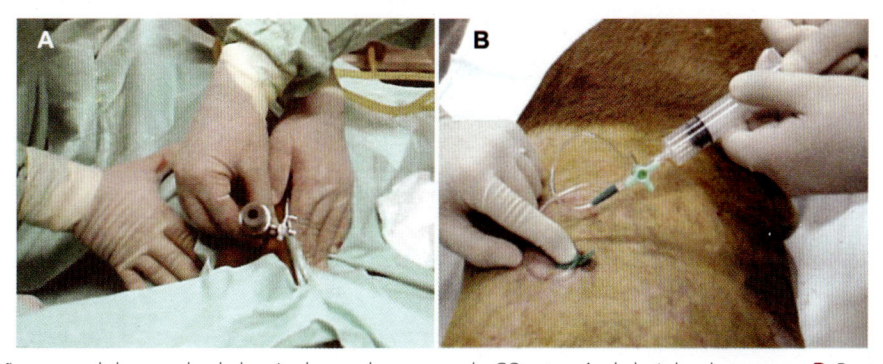

Figura 22.6 A. Compressão manual da parede abdominal para drenagem do CO_2 através da bainha do trocarte. **B.** Restabelecimeento da pressão negativa do tórax por meio de toracocentese com cateter venoso conectado à torneira de três vias e seringa.

A outra opção para a realização das herniorrafias diafragmáticas é a utilização do acesso toracoscópico. Da mesma forma como foi descrito anteriormente, a técnica operatória inicia-se pela disposição da equipe cirúrgica, da torre de equipamentos videoendoscópicos e posicionamento do paciente. A Figura 22.7 ilustra o posicionamento considerado ideal da equipe e do paciente em relação à torre ou *rack* com os equipamentos para realização da toracoscopia em casos de hérnias diafragmáticas. O posicionamento do paciente em decúbito lateral direito ou esquerdo ficará na dependência do local do defeito diafragmático. O hemitórax portador da ruptura diafragmática deverá permanecer voltado para cima, enquanto o contralateral fica em contato com a mesa cirúrgica.

Sabe-se que para a realização de uma videocirurgia pelo acesso toracoscópico os cuidados relacionados com a anestesia devem ser redobrados. A realização de uma toracoscopia deve necessariamente prever a necessidade de se gerar espaço dentro do tórax, oportunizando assim uma visualização das estruturas em seu interior. Como sabemos, ao contrário da parede abdominal, o tórax apresenta limitações na distensão de sua parede em razão da característica da caixa torácica formada pelas costelas, que impedem uma maior expansão da cavidade. Sendo assim, a melhor alternativa para que o espaço de trabalho possa ser gerado é a intubação seletiva, mantendo a ventilação em apenas um dos pulmões. Como na maioria dos casos, a opção pela toracoscopia está relacionada com a identificação do local da ruptura ou do defeito diafragmático, é possível posicionar o paciente em decúbito lateral com o hemitórax herniado posicionado para cima. Com isso apenas o pulmão contralateral (posicionado para baixo) deverá ser ventilado, gerando dessa forma espaço de trabalho no hemitórax que apresenta a alteração. Estudos apontam também a possibilidade de se induzir um pneumotórax com CO_2, utilizando pressões entre 4 e 6 mmHg. Este pneumotórax pode ser um adjuvante importante na ampliação do espaço de visualização e de trabalho no interior da cavidade, quando utilizado em conjunto com a ventilação seletiva.

O passo inicial para o procedimento toracoscópico de redução de hérnias diafragmáticas é eleger os locais das punções de acesso ao tórax. Quanto mais exato for o estabelecimento prévio do local do defeito ou ruptura diafragmática, maior será a facilidade na escolha destes pontos. É importante destacar que, à semelhança do que foi dito em relação à laparoscopia, as dimensões e características anatômicas dos animais têm um papel fundamental na definição dos locais de punção dos trocartes, pois o instrumental videocirúrgico segue normalmente um comprimento padrão (± 33 cm). Sendo assim, tomando-se por base um cão de porte médio (peso entre 12 e 15 kg), a técnica operatória pode seguir as etapas e características descritas.

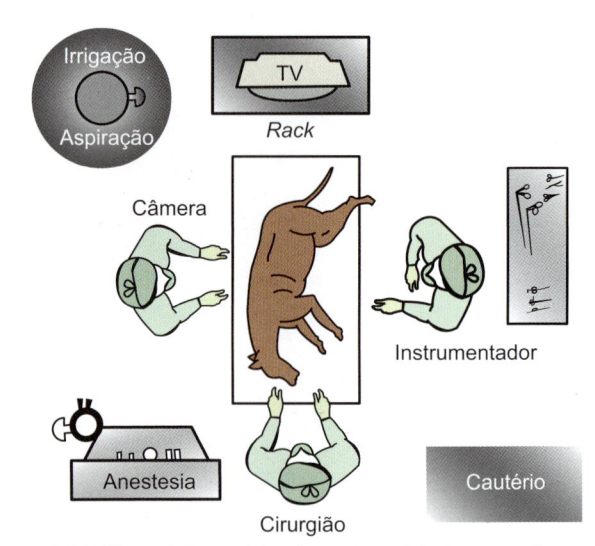

Figura 22.7 Disposição padrão da equipe cirúrgica e equipamentos durante os procedimentos toracoscópicos de redução de hérnias diafragmáticas em hemiórax esquerdo.

O acesso inicial deve obedecer à "técnica aberta", recomendada como padrão para os procedimentos toracoscópicos, pois reduz significativamente os riscos de iatrogenia às estruturas e aos órgãos torácicos. Uma minitoracotomia por meio de uma incisão de 1,5 cm de extensão é realizada no terço dorsal do 6º ou 7º espaço intercostal, alcançando a pele, tecido subcutâneo, musculatura intercostal e pleura parietal (Figura 22.8A). A manobra deverá ser feita delicadamente, por meio de divulsão da musculatura intercostal e penetração da cavidade torácica com uso de pinça hemostática de Halsted. Ao realizar a abertura da pleura parietal é desfeita a pressão negativa do hemitórax, o que oportunizará a entrada da bainha do 1º trocarte sem maiores riscos de lesões iatrogênicas (Figura 22.8B). Mesmo assim, a passagem da bainha do trocarte deve ser muito cuidadosa, pois é importante lembrar que a introdução é feita sem visão interna da cavidade, e manobras abruptas poderão ocasionar consequências catastróficas.

A cirurgia terá sequência com a inserção do endoscópio rígido através da cânula do 1º trocarte. A partir deste momento inicia-se a exploração da cavidade identificando-se as estruturas e vísceras abdominais deslocadas, bem como as alterações intratorácicas produzidas por elas. Nos procedimentos toracoscópicos, a opção sempre que possível deve ser pelo endoscópio com ângulo de visão de 30º. Esta escolha deve-se ao fato de estes endoscópios permitirem um campo de visão mais amplo, apenas com a rotação sobre o seu próprio eixo, ou seja, sem a necessidade de realizar movimentações mais amplas de sua haste. Isso pode ocasionar danos tanto às

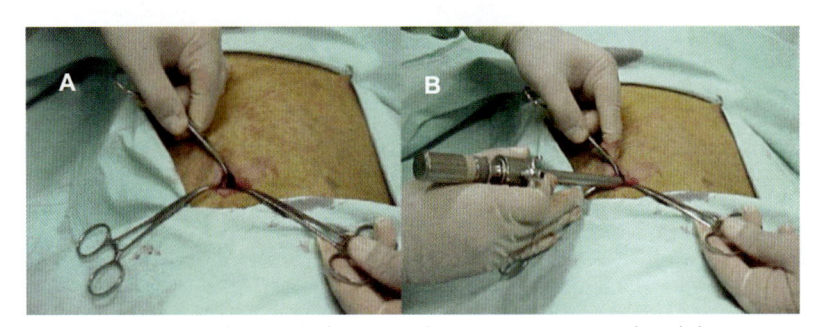

Figura 22.8 A. Minitoracotomia em cão por meio de incisão de 1,5 cm de extensão no terço dorsal do 6º ou 7º espaço intercostal direito com abertura da pleura parietal. **B.** Introdução cuidadosa da bainha do 1º trocarte através da abertura anterior da pleura parietal.

costelas do animal (vizinhas ao local da inserção), como ao próprio endoscópio, que pode ter as fibras ou lentes de sua haste comprometidas.

A eleição dos demais locais de inserção dos trocartes de trabalho deve ser orientada pela visão endoscópica interna da cavidade. Tomando por base um cão de porte médio (12 a 15 kg) uma boa opção de localização dos demais trocartes obedece à seguinte distribuição: o segundo trocarte poderá ser introduzido no 5º ou 6º espaço intercostal, próximo à junção costocondral, e o terceiro no 7º ou 8º espaço intercostal, no seu terço médio. A introdução e disposição dos trocartes estão representadas na Figura 22.9.

O procedimento cirúrgico deve iniciar-se pela inspeção da cavidade torácica e exploração da superfície diafragmática com a identificação da localização e da extensão da hérnia. Quando for detectada existência de aderências das estruturas abdominais às bordas do defeito diafragmático, estas devem ser desfeitas cuidadosamente. A escolha da sequência de reposicionamento visceral não segue um padrão preestabelecido, variando

conforme cada caso. Nos casos em que ocorre passagem de alças intestinais, omento e estômago para o tórax, pode-se iniciar o reposicionamento por estas estruturas, tomando-se muito cuidado para não promover lesões iatrogênicas ao fígado nas tentativas de reposição dos demais tecidos. Em relação ao fígado, é importante destacar que este apresenta o maior grau de dificuldade nas manobras de reposicionamento dada sua característica friável. Neste sentido, muitas vezes se faz necessária a ampliação do defeito diafragmático original para que se possa realizar o correto reposicionamento hepático. Assim como descrito nos procedimentos laparoscópicos, além da ampliação do defeito diafragmático, o posicionamento do paciente em "Trendelenburg reverso" pode ser considerado uma manobra adjuvante importante para facilitar o reposicionamento visceral ao abdome. A manipulação visceral, em especial nos casos de deslocamento hepático e esplênico, deve ser realizada por meio de pinças atraumáticas como a Babcock, pois os riscos de rupturas e perfurações são reduzidos consideravelmente.

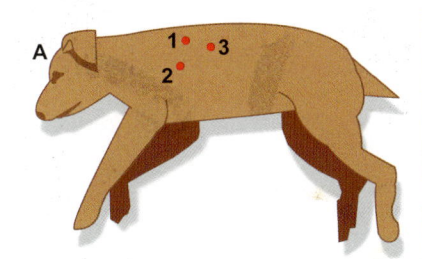
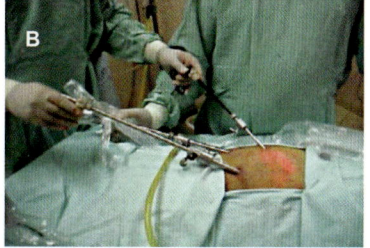

Figura 22.9 A. Distribuição esquemática dos três trocartes utilizados nos procedimentos toracoscópicos. **B.** Disposição triangular dos 3 trocartes no acesso toracoscópico em vista lateral do paciente.

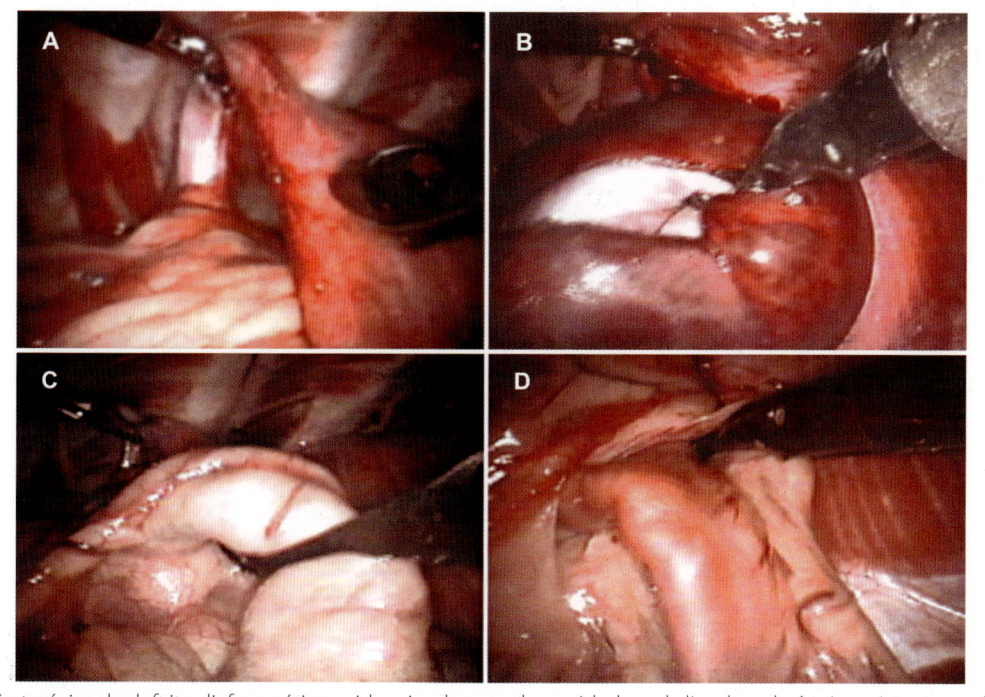

Figura 22.10 A. Visão torácica de defeito diafragmático evidenciando manobra cuidadosa de lise das aderências existentes na ferida diafragmática. **B.** Manobra de reposição hepática para o abdome por meio da suspensão do mesmo pela vesícula biliar. **C.** Tração do estômago na tentativa de seu reposicionamento abdominal. **D.** Manobra de reposicionamento abdominal de alça do intestino delgado visceral deslocada no interior do tórax.

PARTE 3

Videocirurgias por Acessos Alternativos

23 NOTES | Cirurgia Endoscópica Através de Orifícios Naturais, 304

24 Cirurgia Laparoendoscópica por Único Acesso (LESS) | Nomenclatura e Princípios Básicos, 308

25 Uso de Equipamentos e Instrumentais Laparoscópicos em Procedimentos Extra-Abdominais, 315

23 NOTES | Cirurgia Endoscópica Através de Orifícios Naturais

André Lacerda de Abreu Oliveira e Ricardo Paiva Araújo dos Scheiba Zorrón

▶ Introdução

A videocirurgia representa uma modalidade recente na cirurgia veterinária no Brasil, com poucos lugares realizando o procedimento. Com isto, apenas um pequeno número de pacientes beneficia-se dessa técnica. As dificuldades estão relacionadas com a longa curva de aprendizado, o acesso ao método restrito a poucos cirurgiões, a sua complexidade e o seu custo elevado. Entretanto, as vantagens são óbvias, e o menor trauma cirúrgico associado a uma menor taxa de complicações nos leva a acreditar que a utilização da videocirurgia venha a conquistar seu espaço na medicina veterinária. Podemos ainda ressaltar a importância de sua utilização em parceria com a medicina humana no desenvolvimento de novos procedimentos.

Hoje em dia, a OSH (ovário-salpingo-histerectomia) é o procedimento cirúrgico que está sendo rotineiramente realizado em maior número na clínica cirúrgica de pequenos animais; provoca dor pós-operatória de intensidade leve a moderada em razão de fatores como duração e extensão da cirurgia, grau de manipulação, idade e escore corporal do animal. A dor é uma condição universal que, apesar de comumente experimentada, é de difícil avaliação, sendo também fortemente influenciada pela individualidade e por elementos emocionais, como medo, excitação, ansiedade e experiências dolorosas vividas anteriormente.[1,2,3] Em um estudo comparativo entre as abordagens abertas e laparoscópicas para realização de OSH, observou-se que os animais submetidos a laparoscopia apresentaram menor dor pós-operatória e menor morbidade.[4]

A videolaparoscopia contribuiu para reduzir o traumatismo cirúrgico através de pequenas incisões abdominais. A sequência lógica dos procedimentos cirúrgicos do futuro deve ser, assim, segundo critérios decrescentes de invasibilidade, não penetração através da parede abdominal, e sim por orifícios naturais como a boca, o ânus e vagina.[4]

A partir de 2004, com experiência pioneira de Kalloo *et al.*,[6] do Departamento de Gastrenterologia e Hepatologia da Johns Hopkins University, a possibilidade de invadir a cavidade abdominal através de orifícios naturais (boca, ânus, vagina) formou um novo conceito de endoscopia terapêutica, surgindo o grupo de pesquisa NOTES (do inglês *natural orifice translumenal endoscopic surgery*).

Em medicina humana, é uma ocasião única o profissional se deparar com uma mudança verdadeira de paradigma, capaz de modificar significativamente o tratamento dos pacientes. Essa geração experimentou essa mudança de paradigma com a introdução e desenvolvimento da cirurgia laparoscópica. É possível que estejamos novamente à beira de uma nova mudança dessa natureza com o NOTES – cirurgia por orifícios naturais.

As capacidades crescentes da endoscopia flexível favorecem uma nova era no tratamento das afecções gastrintestinais. Parece uma realidade que muitas das grandes cirurgias abdominais possam ser tratadas por via endoscópica. Os orifícios naturais podem prover o local de entrada para procedimentos cirúrgicos na cavidade abdominal, evitando assim incisões na parede muscular. Logo em sua primeira descrição na literatura, em 2004, o grupo demonstrou a factibilidade e segurança da penetração do endoscópio na cavidade abdominal com sobrevida longa em suínos. Esse estudo foi logo seguido por outros procedimentos endoscópicos transgástricos em modelo animal, incluindo ligadura tubária,[7] colecistectomia,[8] gastrojejunostomia,[9] e ooforectomia com salpingectomia.[10]

Os problemas enfrentados inicialmente pelos pesquisadores impuseram o estabelecimento de regras de segurança para a realização futura dos procedimentos terapêuticos em humanos, dando origem ao grupo de trabalho em NOTES (em inglês: *SAGES/ASGE working group on natural orifice translumenal endoscopic surgery*).[11]

O consenso é que, antes de começarem os estudos prospectivos terapêuticos, os seguintes problemas sejam inicialmente resolvidos:

- Acesso à cavidade abdominal pela via endoscópica
- Fechamento seguro da abertura intestinal (gástrica)
- Prevenção de infecção
- Desenvolvimento de métodos de sutura endoscópica
- Desenvolvimento de aparelho anastomótico
- Manutenção da orientação espacial na cavidade
- Manejo de hemorragia e complicações intraperitoneais
- Estudo da fisiopatologia do pneumoperitônio criado.

Cirurgia endoscópica através de orifícios naturais (NOTES) é um novo conceito que envolve a combinação de técnicas de cirurgia minimamente invasiva com endoscopia flexível, representando uma importante mudança no conceito de cirurgia sem cicatriz.

Os avanços da medicina em relação à diminuição da invasibilidade têm diminuído as indicações para laparotomias. Procedimentos tais como biopsia guiada por tomografia computadorizada, polipectomia endoscópica, ressecção de câncer, microcirurgia endoscópica transanal (TEM) para ressecção de tumor retal, colangiopancreatografia endoscópica retrógrada (ERCP), gastrostomia endoscópica percutânea (PEG) e manejo intraluminal de hemorragia têm substituído os procedimentos cirúrgicos abertos em cirurgias na medicina humana.

► Classificação

A NOTES, de uma forma geral, pode ser dividida na medicina veterinária em NOTES híbrida (H-NOTES) e em total NOTES (T-NOTES). A H-NOTES consiste na realização de um procedimento através de orifícios naturais apenas parcialmente; ou seja, usa-se um portal através de um orifício natural e o outro portal de maneira convencional. É desta forma considerada independente de ser usado um endoscópio flexível, apesar das divergências a este respeito.

A T-NOTES não utiliza nenhum portal na parede abdominal, e as descrições têm se referido ao campo experimental. Nesta modalidade, não há lesão na parede abdominal.

A NOTES da medicina veterinária tem evoluído em paralelo com a da medicina humana, trazendo uma oportunidade única de crescimento e um campo fértil para pesquisas.

► Histórico

▪ Evolução da endoscopia flexível

A evolução da NOTES remonta a um passado de mais de 200 anos, com o desenvolvimento da endoscopia. O endoscópio flexível serviu de base para o desenvolvimento da NOTES, mesmo que em um momento inicial esta não fosse a intenção. A videocirurgia, da maneira que ela é hoje, surgiu na década de 1980 e, aliada ao desenvolvimento da endoscopia flexível, possibilitou a ideia original da realização de procedimentos operatórios sem a necessidade de incisões.

▪ NOTES | Estado da arte

A abordagem transgástrica da cavidade abdominal foi pela primeira vez descrita durante a semana de enfermidades digestivas no ano de 2000 por Kaloo *et al.*, seguido por uma publicação completa em 2004.[6]

A primeira publicação realizada em animais foi descrita em um modelo experimental em suínos, quando biopsias hepáticas foram realizadas por via transgástrica.[9]

Em seguida, um novo trabalho demonstrou a realização de procedimentos transgástricos em modelo suíno.[12]

Diversas publicações de médicos humanos trabalhando em modelo animal seguiram este momento inicial.[13-17]

O nosso grupo de pesquisa vem estudando procedimentos de NOTES a partir de 2005, o que resultou nas primeiras publicações de sua aplicação clínica em humanos e medicina veterinária.[18-21]

Atualmente a NOTES híbrida é aplicada para realização de OSH, com sucesso, por uma técnica desenvolvida pelo professor Maurício Brun, conforme descrição prévia neste livro. Temos realizado a técnica com sucesso em nossa rotina cirúrgica. Desenvolvemos ainda alguns projetos com outros acessos para realização de T-NOTES, como os acessos tranvaginal (para ovariectomia, biopsia hepática e nefrectomia) o transretal (biopsia hepática e laparoscopia) e o perirretal.

► Vantagens da NOTES

As vantagens da NOTES referem-se principalmente à eliminação de incisões, evitando as complicações associadas ao procedimento, como dor, hérnias, infecções, aderências, maior tempo de internação, entre outras. Se não fossem suficientes os argumentos técnicos referentes a essas vantagens, poderíamos ainda relacionar o fator econômico como outro ponto importante neste tipo de acesso.

► Desvantagens da NOTES

As desvantagens são relacionadas principalmente com a pouca experiência ainda existente, os instrumentos inapropriados, a maior dificuldade técnica (devido à dificuldade da orientação espacial), o risco de infecção, as lesões viscerais e as complicações ainda desconhecidas a médio e longo prazos.

Existem alguns desafios técnicos inerentes a NOTES, incluindo a realização de viscerotomia, manipulação de órgãos intra-abdominais e fechamento seguro da viscerotomia realizada (Quadro 23.1).

► Técnicas cirúrgicas

O animal deve ser posicionado na mesa em decúbito dorsal; a vagina e a região perivulvar são inicialmente higienizadas, sendo em seguida utilizada uma solução antisséptica. No caso da T-NOTES, por via transvaginal introduzimos um *overtube*

Quadro 23.1 ▪ Barreiras potenciais para a prática clínica da NOTES.

- Acesso à cavidade peritoneal
- Fechamento gástrico ou intestinal
- Prevenção de infecção
- Desenvolvimento de dispositivo de sutura
- Desenvolvimento de dispositivo de anastomose
- Orientação especial
- Desenvolvimento de uma plataforma com múltiplos canais de trabalho
- Controle de hemorragia intra-abdominal

(instrumento criado para passagem dos instrumentos de videocirurgia, Figura 23.1) no canal vaginal, e dentro deste equipamento é conduzido o endoscópio flexível que, em contato com a parede vaginal, permite a produção de uma pequena incisão por eletrocirurgia possibilitando a entrada do endoscópio flexível na cavidade abdominal (Figura 23.2), sendo a cavidade abdominal inspecionada após introdução do endoscópio. Após o inventário da cavidade abdominal e a realização do procedimento que motivou a realização da operação, remove-se o endoscópio e desloca-se o omento pelo orifício produzido com o intuito de promover o seu tamponamento, sem a necessidade de sutura da parede vaginal.

No acesso de H-NOTES por via transvaginal, a qual utilizamos com frequência na OSH, introduzimos o conjunto trocarte/cânula por via transvaginal para realização do acesso, e em seguida produzimos um novo portal na região umbilical (Figura 23.3). Os ovários, após preensão e o uso de um bisturi elétrico para realização de sua hemostasia (Figura 23.4), assim como o útero serão extraídos através do portal posicionado na vagina. A descrição desta técnica é melhor detalhada no Capítulo 14.

Na NOTES por via transretal, seja a híbrida ou a total, traciona-se o reto para fora do corpo e em seguida é produzida uma pequena abertura após uma sutura em bolsa, sendo desta maneira introduzidos os instrumentos de videolaparoscopia, seja através do *overtube* ou da cânula.

A via transgástrica apresenta grande dificuldade técnica, seja no seu acesso ou síntese, que ainda deverão ser vencidas com o desenvolvimento de novas tecnologias. Uma grande desvantagem é se trabalhar em retrovisão.

Atualmente temos desenvolvido a via perirretal, que nos parece uma alternativa interessante. Utilizamos o endoscópio flexível com dois canais de trabalho para pequenos procedimentos, como biopsias de órgãos (Figura 23.5), mas esta via ainda se apresenta em fase inicial de desenvolvimento.

O uso da endoscopia flexível com dois canais de trabalho, o uso de um portal transabdominal e o desenvolvimento de novas tecnologias que permitam a solução dos diversos problemas encontrados até o momento parecem ser o caminho natural para o desenvolvimento da NOTES. Alguns procedimentos

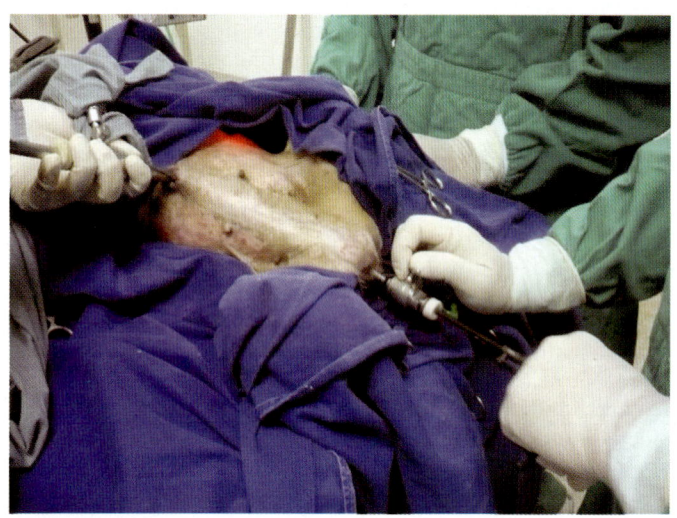

Figura 23.3 Confecção de um portal transvaginal em uma cadela para realização de uma operação de NOTES híbrida.

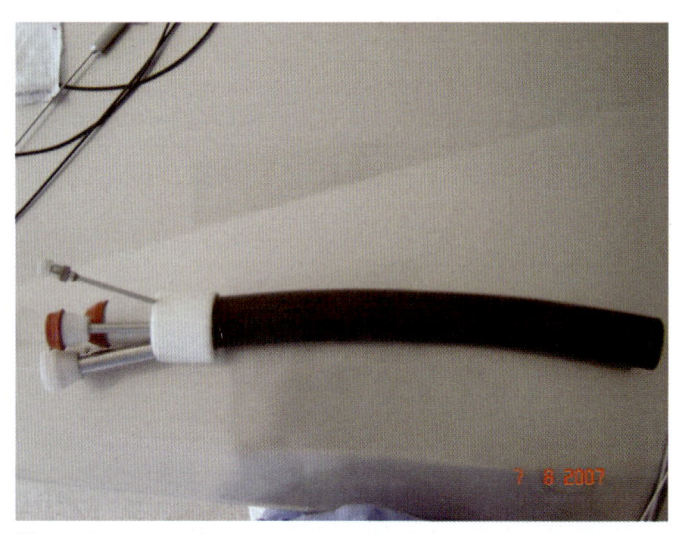

Figura 23.1 *Overtube*. Instrumento utilizado para confecção do portal transvaginal e passagem dos instrumentos laparoscópicos para o interior da cavidade peritoneal.

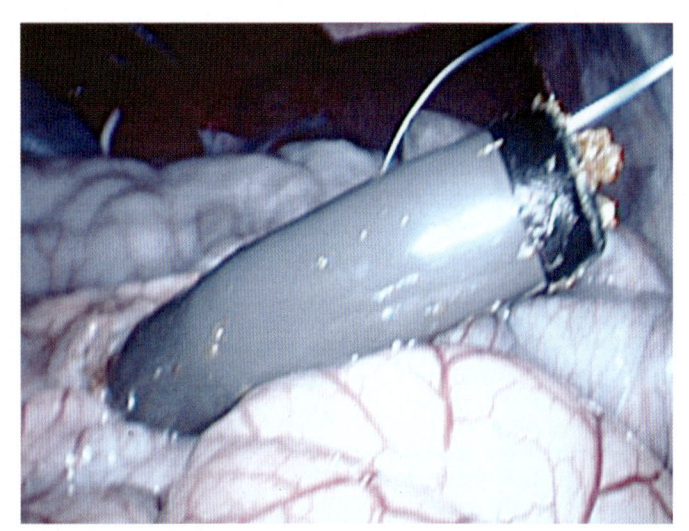

Figura 23.2 Endoscópio flexível no interior da cavidade peritoneal em um procedimento de total NOTES em cadela.

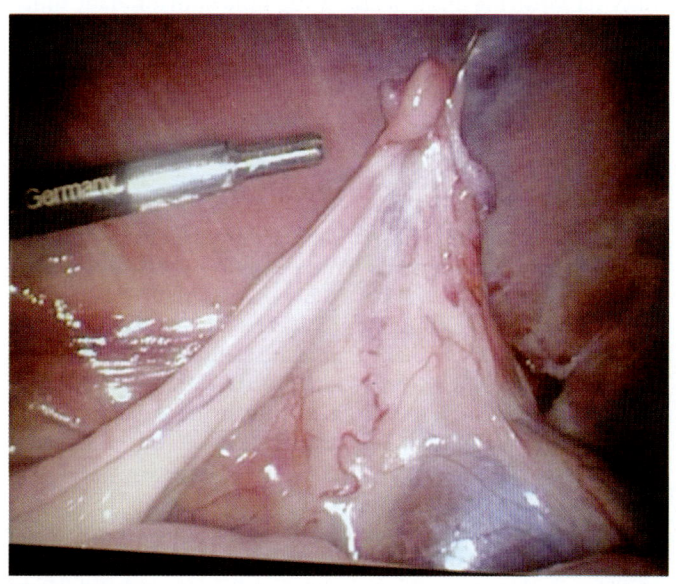

Figura 23.4 Visualização do corno uterino e ovário de uma cadela durante um procedimento de ovário-salpingo-histerectomia por NOTES híbrida com uso de eletrocirurgia monopolar.

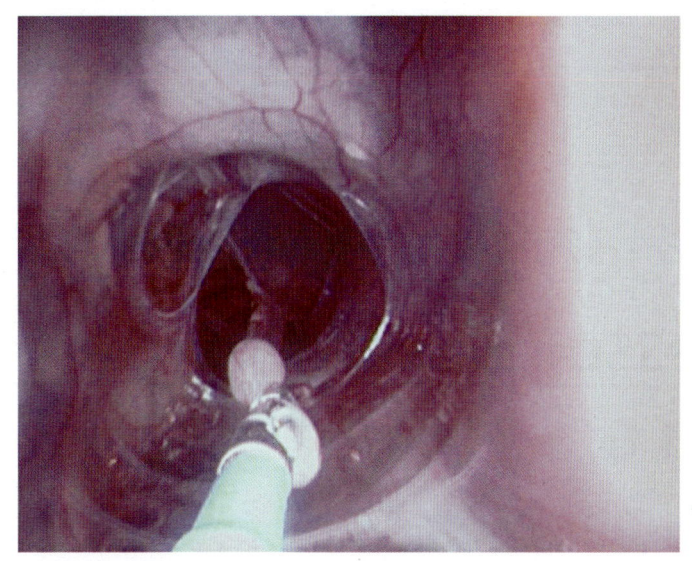

Figura 23.5 Imagem do retroperitônio de um suíno em um procedimento para biopsia de linfonodo retroperitoneal através de um procedimento de total NOTES por via perirretal.

já foram realizados na rotina, como OSH, biopsias de órgãos, laparoscopias exploratórias e nefrectomias. Entretanto, outras possibilidades necessitam de mais estudos para sua real aplicação.

Complicações

Algumas complicações podem ser relacionadas com a NOTES, como distúrbios hemodinâmicos (complicações já conhecidas na videocirurgia convencional) ocasionados por insuflação. A infecção é outra possibilidade de complicação, apesar de os resultados iniciais terem demonstrado poucos problemas relativos a complicações infecciosas. A taxa de contaminação é de 10 a 20%. Tal desvantagem pode, no entanto, ser rapidamente solucionada à medida que os agentes da flora local são conhecidos, utilizando-se soluções que contenham antibiótico específico para lavagem da cavidade durante o período pré-operatório. Ao minimizar a contaminação bacteriana com esterilização dos equipamentos, e utilizar antibióticos e iodopovidine a 2% para lavagem gástrica no pré-operatório, a NOTES não induz infecção bacteriana em suínos.

NOTES e o futuro da cirurgia

O futuro da cirurgia veterinária certamente passará pela NOTES, nas suas mais diversas formas. As vantagens de estarmos em um patamar de desenvolvimento similar ao da medicina humana nos possibilita uma condição especial no desenvolvimento de pesquisa e geração de novos conhecimentos, agregando à medicina veterinária uma inovação tecnológica ainda no estado da arte.

Referências

1. DEVITT, C.M., COX, R.E., HAILEY, J.J. Duration, complications, stress and pain of open ovariohysterectomy *versus* a simple method of laparoscopic-assisted ovariohysterectomy in dogs. *J Am Vet Med Assoc*, v. 277, n. 6, p. 921-927, 2005.
2. VAN NIMWEGEN, S.A., VAN SWOL, C.F., KIRPENSTEIJN, J. Neodymium: yttrium aluminum garnet surgical *laser versus* bipolar electrocoagulation for laparoscopic ovariectomy in dogs. *Vet Surg*, V. 34, n. 4, p. 353-357, 2005.
3. BRUN, M.V., SILVA FILHO, A.P.F., BECK, C.A.C. *et al.* Ovário-histerectomia em caninos por cirurgia laparoscópica. *Braz J Ve Res Anim Sci*, v. 6, p. 1-12, 2000.
4. MALM, C., SAVASSI-ROCHA, P.R., GHELLER, V.A. *et al.* Ovário-histerectomia: estudo experimental comparativo entre as abordagens laparoscópicas e aberta na espécie canina. II- Evolução clínica pós-operatória. *Arq Bras Med Vet Zootec*, v. 57, n. 2, p. 162-172, 2005.
5. VITALE, G.C., DAVIS, B.R., TRAN, T.C. The advancing and science of endoscopy. *Am J Surg*, v. 190, p. 228-233, 2005.
6. KALLOO, A.N., SINGH, V.K., JAGANNATH, B.S. *et al.* Flexible transgastric peritoneoscopy: a novel approach to diagnostic and therapeutic interventions in the peritoneal cavity. *Gastrointest Endosc*, v. 60, n. 1, p. 287-292, 2004.
7. JAGANNATH, B.S., KANTSEVOY, S.V., VAUGHN, C.A. *et al.* Peroral transgastric endoscopic ligation of fallopian tubes with long term survival in a porcine model. *Gastrointest Endosc*, v. 61, n. 3, p. 449-453, 2006.
8. PARK, P.O., BERGSTRÖM, M., IKEDA, K. *et al.* Experimental studies of transgastric gallbladder surgery: cholecystectomy and cholecystogastric anastomosis. *Gastrointest Endosc*, v. 61, n. 4, p. 601-606, 2006.
9. KANTSEVOY, S.V., JAGANNATH, B.S., NIIYAMA, H. *et al.* Endoscopic gastrojejunostomy with survival in a porcine model. *Gastrointest Endosc*, v. 62, n. 2, p. 287-292, 2006.
10. WAGH, M.S., MERRIFIELD, B.F., THOMPSON, C.C. Survival studies after endoscopic transgastric oophorectomy and tubectomy in a porcine model. *Gastrointest Endosc*, v. 63, n. 3, p. 473-478, 2006.
11. RATTNER, D., KALLOO, A. ASGE/SAGES Working Group on Natural Orifice Translumenal Endoscopic Surgery. *Surg Endosc*, v. 20, p. 329-333, 2006.
12. KALLOO, A., RATTNER, D. ASGE/SAGES working group on natural orifice translumenal endoscopic surgery. *Gastrointest Endosc*, v. 63, n. 2, p. 199-203, 2006.
13. MATTHES, K., YUSUF, T.E., WILLINGHAM, F.F. *et al.* Feasibility of endoscopic transgastric distal pancreatectomy in a porcine animal model. *Gastrointest Endosc*, v. 66, n. 4, p. 762-6, 2006.
14. BERGSTROM, M., IKEDA, K., SWAIN, P. *et al.* Transgastric anastamosis by using flexible endoscopy in a porcine model. *Gastrointest Endosc*, v. 63, n. 2, p. 307-12, 2006.
15. WAGH, M.S., MERRIFIELD, B.F., THOMPSON, C.C. Survival studies after endoscopic transgastric oophorectomy and tubectomy in a porcine model. *Gastrointest Endosc*, v. 63, n. 3, p. 473-8, 2006.
16. PAULI, E.M., MOYER, M.T., HALUCK, R.S. *et al.* Self-approximating transluminal access technique for natural orifice transluminal endoscopic surgery: a porcine survival study. *Gastrointest Endosc*, v. 67, n. 4, p. 690-7, 2008.
17. TSAKAYANNIS, D., ILIAS, S. Transvaginal NOTES cholecystectomy in the porcine model. *Gastrointest Endosc*, v.65, n. 5, p. 291, 2008.
18. ZORRON, R., MAGGIONI, L. C., POMBO, L. *et al.* NOTES transvaginal cholecystectomy: preliminary clinical application. *Surgical Endoscopy*, v. 22, p. 542-547, 2008.
19. ZORRON, R., SOLDAN, M., FILGUEIRAS, M. *et al.* NOTES: Transvaginal for cancer diagnostic staging: preliminary clinical application. *Surgical Innovation*, v. 15, p. 161-165, 2008.
20. ZORRON, R., FILGUEIRAS, M. MAGGIONI, L. C. *et al.* NOTES Transvaginal cholecystectomy: report of the first case. *Surgical Innovation.*, v.14, p. 279-283, 2007.
21. FRANCO, C.A.D., LUZ, M.J., FERREIRA, G. Acesso cirúrgico tranvaginal em NOTES (cirurgia endoscópica por orifícios naturais). MEDVEP. *Revista Científica de Medicina Veterinária. Pequenos Animais e Animais de Estimação.* v.7, p. 186-190, 2009.

24 Cirurgia Laparoendoscópica por Único Acesso (LESS) | Nomenclatura e Princípios Básicos

Marco Augusto Machado Silva e Pedro Paulo Maia Teixeira

▶ Introdução

O objetivo de todo cirurgião é minimizar a morbidade dos pacientes e melhorar a eficácia do tratamento cirúrgico planejado. A prática médica e cirúrgica evolui e avança novas fronteiras no campo da manipulação genética, terapia com células-tronco, nanotecnologia, laparoscopia e cirurgia robótica. O surgimento da laparoscopia no "arsenal" do cirurgião mudou a maneira convencional de como a cirurgia deve ser realizada. Ambos os cirurgiões, habituados ou não à laparoscopia, beneficiaram-se do ganho de conhecimento estabelecido pelo avanço e desenvolvimento dessa modalidade de acesso cirúrgico. Em diversas aplicações, a cirurgia laparoscópica resulta em menos dor para o paciente, menores necessidade de hospitalização pós-operatória e convalescença, além de melhor cosmética e uma eficácia tão boa quanto ou até melhor que a dos procedimentos abertos ou convencionais.

Na medicina moderna, há um grande enfoque sobre a cirurgia "sem cicatrizes" para procedimentos envolvendo a cavidade abdominal. A inovação mais recente nesse campo foi o desenvolvimento da NOTES (do inglês *natural orifice transluminal endoscopic surgery*, ou cirurgia endoscópica transluminal por orifícios naturais) e da LESS (do inglês *laparo-endoscopic single-site surgery*, ou cirurgia láparo-endoscópica por único acesso). Ambas, NOTES e LESS, proporcionam benefícios ímpares aos pacientes, como cicatrizes não aparentes, recuperação mais rápida, além de dor pós-operatória possivelmente menor do que a obtida anteriormente ao desenvolvimento dessas técnicas.

Ao longo deste capítulo, serão abordados temas relacionados com a nomenclatura e a classificação das novas modalidades de acesso em cirurgia laparoscópica e videoassistida, bem como seus princípios básicos e aplicações básicas no âmbito da medicina veterinária, sobretudo relacionados com a LESS. Para maiores esclarecimentos em relação às técnicas de NOTES, recomenda-se consulta ao Capítulo 23.

▶ Conceitos e nomenclaturas

O acesso às cavidades do organismo por orifícios naturais e a realização de procedimentos cirúrgicos inteiros utilizando-se um endoscópio flexível com dois canais de trabalho, através do estômago, cólon, vagina ou bexiga, ficou mundialmente conhecido pela sigla NOTES. O primeiro relato dessa técnica, realizada em 2004 pelo Dr. Anthony Kalloo,[1] do famoso hospital norte-americano Johns Hopkins, registrou o emprego de um endoscópio flexível para perfurar o estômago e a consequente realização da então denominada "peritonioscopia" transgástrica. Desde então, vários procedimentos experimentais foram realizados para colecistectomia em animais e humanos, utilizando-se as vias gástrica e vaginal.

Procedimentos híbridos vêm sendo desenvolvidos e realizados, empregando-se endoscópios flexíveis ou rígidos, associados a instrumentos laparoscópicos tradicionais inseridos por portal(is) auxiliar(es), tanto no âmbito da medicina humana quanto em medicina veterinária. A indústria de instrumental cirúrgico vem trabalhando no sentido de desenvolver plataformas de acesso cirúrgico e instrumentos específicos para essa abordagem.

Sob o ponto de vista da técnica de NOTES, apesar do grande potencial inovador em cirurgias minimamente invasivas, ainda há várias indagações acerca da nova técnica: ainda não foi estabelecido qual o melhor método de realizar o preparo do órgão envolvido para cirurgia asséptica; as consequências e a eficácia desses procedimentos cirúrgicos a longo prazo ainda são desconhecidos e, até o presente, ainda não há garantias concretas sobre o caráter minimamente invasivo da NOTES em comparação a outras técnicas convencionais, laparoscópicas ou videoassistidas. Todavia, há um crescente interesse nesses procedimentos e dezenas de grupos em todo o mundo trabalham com a finalidade de avaliar e desenvolver tais técnicas em cirurgia humana.

Ao considerar a cavidade umbilical como um "orifício natural" em humanos, surgiu um novo conceito aplicado à cirurgia por orifícios naturais: a U-NOTES (*umbilical NOTES*, ou NOTES transumbilical). Essa nomenclatura, apesar de relativamente nova, vem caindo em desuso sob o argumento de que a "cavidade umbilical" não constitui um orifício natural propriamente dito, mas sim um remanescente embrionário. Porém, a possibilidade de realizar cirurgias por um único acesso pelo umbigo seguindo-se os mesmos princípios aplicados na NOTES levou ao desenvolvimento de instrumentos e plataformas de único acesso cirúrgico mais específicos para a abordagem à região umbilical e ao surgimento de novos conceitos.

Dezenas de acrônimos que caracterizam a cirurgia realizada com acesso estritamente localizado na região umbilical em pacientes humanos, como SILS (do inglês *single incision laparoscopic surgery*, ou cirurgia laparoscópica por única incisão), SPL (*single-port laparoscopy*, ou laparoscopia por único portal), SPA (*single-port access*, acesso com único portal), TUES (*transumbilical endoscopic surgery*, ou cirurgia endoscópica transumbilical) e OPUS (*one-port umbilical surgery*, ou cirurgia por um portal umbilical), dentre outros, são encontrados na literatura, causando grande confusão. Essas nomenclaturas referiam-se ao grande benefício estético conferido a pacientes humanos devido à particularidade anatômica da região umbilical, fazendo parte do seleto grupo de procedimentos cirúrgicos que não geram cicatrizes aparentes (*scarless surgery*).

Diante de tantas tentativas de nomear os procedimentos cirúrgicos realizados por único acesso, tornou-se imperativa a necessidade de tais procedimentos, que possuem fundamentalmente o mesmo princípio e aplicação serem agrupados, em uma única classificação, de maneira a simplificar a comunicação na comunidade científica. Nesse sentido, foram propostas novas classificações dos procedimentos por orifícios naturais e por único acesso,[2] com participação de órgãos e comunidades científicas como a Urologic NOTES® Working Group, NOSCAR® (Natural Orifice Surgery Consortium for Assessment and Research), ASGE (American Society for Gastrointestinal Endoscopy) e SAGES (Society of American Gastrointestinal and Endoscopic Surgeons). Dessa forma, atualmente aceita-se que o termo LESS seja o mais adequado para designar todos os procedimentos que seguem os princípios de único acesso cirúrgico.[2] Da mesma maneira, NOTES se restringe apenas a procedimentos cirúrgicos endoscópicos acessados pelas cavidades oral/gástrica, colônica, vaginal e uretral/vesical. Ademais, foi proposta uma subdivisão da NOTES:

- Aquelas em que todo o procedimento cirúrgico é realizado unicamente pelo orifício natural em questão, caracterizando a NOTES pura ou total (*pure-NOTES* ou *total-NOTES*)
- Aquelas em que há posicionamento de portais auxiliares pela via transparietal, caracterizando a NOTES híbrida (*hybrid-NOTES*).

A vantagem estética conferida pela LESS em pacientes humanos não é o principal benefício observado em pequenos animais, visto que nas espécies caninas e felinas o umbigo constitui apenas uma cicatriz, sem a cavidade umbilical observada no homem, exceto em casos de anomalias como nas hérnias umbilicais, por exemplo. Além disso, em algumas cirurgias o posicionamento do portal na região da cicatriz umbilical não é ergonômico e pode até mesmo tornar o procedimento impraticável.

Na LESS, vários instrumentos podem ser inseridos em um grande portal que possui múltiplos trocartes/canais ou por uma única incisão cutânea pela qual se inserem alguns trocartes adjacentes. Combinando-se endoscópios rígidos com extremidade flexível, como a dos endoscópios flexíveis, e instrumentos cirúrgicos articulados anguláveis, é possível obter a triangulação necessária para operar determinada área, como é preconizado para cirurgias laparoscópicas tradicionais. Alternativamente, um único trocarte pode ser empregado, através do qual se insere um telescópio com canal de trabalho para instrumentos.

As técnicas de NOTES e LESS ainda se encontram em estágio inicial de desenvolvimento e, até o momento, seu real benefício ou vantagem em comparação à cirurgia laparoscópica tradicional foi pouco elucidado. Todavia, sobretudo no Brasil, algumas dissertações de mestrado e teses de doutorado foram produzidas desde o primeiro relato de caso da técnica de ovário-histerectomia (OVH) transvaginal por NOTES híbrida em uma cadela.[3,4] Um estudo também comprovou a factibilidade e redução da dor pós-operatória em cadelas submetidas à OVH totalmente realizada por NOTES transvaginal, sem portais adicionais, empregando-se um telescópio com canal de trabalho muito usado em por urologistas em pacientes humanos como "nefroscópios percutâneos" (Figura 24.1).

▶ Princípios básicos

A cirurgia laparoscópica por único acesso abdominal foi classicamente estabelecida com o emprego de um portal com múltiplos canais para inserção de vários instrumentos. Todavia, especialmente na medicina veterinária relatou-se o emprego de um telescópio com canal de trabalho, em que apenas um trocarte era utilizado. Apesar de essa classe de procedimentos ser frequentemente referenciada na literatura veterinária como *single-port* (em tradução livre, portal único), ela atende aos princípios de cirurgia láparo-endoscópica por único acesso, uma vez que apenas um portal é estabelecido. Dessa maneira, propõe-se que o termo LESS se aplique a procedimentos tidos como *single-port*.

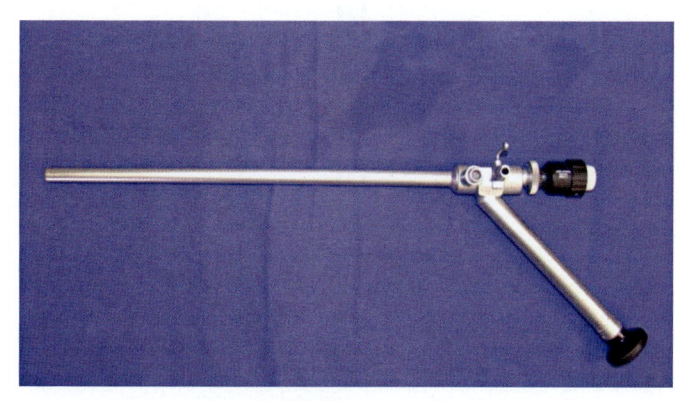

Figura 24.1 Óptica rígida de 10 mm, com canal de trabalho para pinças de 5 mm. Também conhecida como nefroscópio percutâneo, esse telescópio possui 27 cm de alcance útil.

É importante salientar que os princípios dessas duas modalidades de LESS são diferentes, pois no caso da cirurgia laparoscópica por único portal trabalha-se fundamentalmente com apenas um instrumento cirúrgico por vez, ao passo que no emprego dos dispositivos do tipo *multiport* é possível empregar um ou mais instrumentos cirúrgicos além do endoscópio rígido, dependendo de sua configuração. Dessa forma, agrupamos seus princípios e detalhes técnicos em tópicos à parte.

▪ Acesso único com portal de múltiplos canais

O acesso cirúrgico por LESS com portal com múltiplos canais de trabalho é relativamente novo no âmbito da cirurgia de pequenos animais, havendo na literatura científica apenas alguns relatos de caso e raros estudos prospectivos. Descreveu-se seu emprego com sucesso em uma cadela portadora de hérnia umbilical e piometra concomitantemente. O defeito herniário possuía tamanho proporcional ao diâmetro do dispositivo de acesso cirúrgico multiportal, que se mostrou igualmente ideal para a retirada do útero sem a necessidade de ampliação da incisão de acesso.

O acesso por LESS possui grande potencial de aplicação, sobretudo em cirurgias urológicas, apendicectomia, colecistectomia e procedimentos ginecológicos/obstétricos, como vem sendo estudado na medicina em pacientes humanos e atualmente é grande alvo de pesquisas em técnica cirúrgica no âmbito da medicina veterinária. Mostra-se útil sobretudo em pacientes caninos de grande porte, tendo sido avaliado para realização de ovariectomia e gastropexia profilática em raças predispostas à síndrome da dilatação gástrica/vólvulo.

Por se trabalhar em um único acesso, em alguns casos se empregam instrumentais com hastes curvas (abordado no item "Instrumentos cirúrgicos"), evitando o que chamamos de *sword fighting* (brigas de espadas). Assim, mimetiza-se a triangulação dos procedimentos videocirúrgicos de mais de um portal, facilitando a manipulação sem choque entre os instrumentais. A Figura 24.2 é uma representação gráfica do emprego de pinças laparoscópicas curvas para LESS, passadas através da plataforma multiportal com três canais de trabalho.

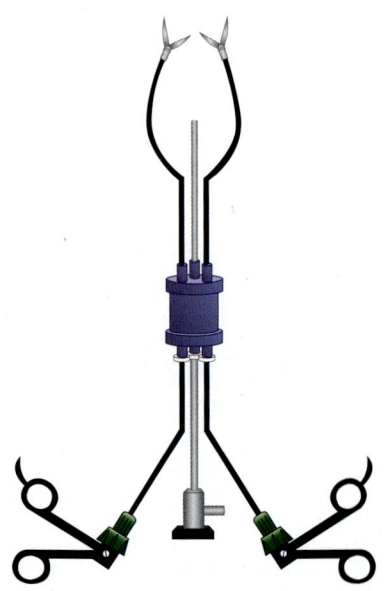

Figura 24.2 Representação gráfica do sistema multiportal (em azul) com três trocartes, por onde são inseridas duas pinças de haste curva e um telescópio. Esse sistema pode variar de configuração quanto ao número de trocartes (de 2 a 6) e quanto ao calibre dos instrumentos (de 2 a 15).

O posicionamento do trocarte/dispositivo de acesso cirúrgico em si é relativamente simples, e apresenta algumas variações de acordo com o modelo do sistema multiportal (para maiores informações, ver item "Portais de acesso"). O portal é inserido pela parede abdominal sem prévia realização do pneumoperitônio, mediante celiotomia ou laparotomia proporcional ao diâmetro do trocarte. Esse dispositivo de acesso pode ser suturado à pele do paciente, para evitar deslizamento durante o procedimento cirúrgico e, eventualmente, vazamento do CO_2. Todavia, essas situações podem ser evitadas ao se realizar uma incisão adequada de tal maneira que a cavidade abdominal seja hermeticamente fechada. Frequentemente, para acomodar um portal de 3 cm de diâmetro, é necessária a celiotomia de, aproximadamente, 4 cm, pois deve-se levar em consideração a circunferência do portal e a complacência da musculatura abdominal. Após a inserção do portal, acopla-se o circuito de CO_2 à válvula de insuflação presente no dispositivo de acesso e inicia-se a criação do pneumoperitônio.

Questionamentos acerca da amplitude da celiotomia/laparotomia necessária para acomodar o dispositivo multiportal são frequentemente realizados por cirurgiões não habituados à técnica, sob a alegação de que vários procedimentos cirúrgicos abdominais poderiam ser realizados com incisões de mesma amplitude e em menor tempo cirúrgico pela abordagem aberta, sem o emprego do recurso da cirurgia laparoscópica. Entendemos que os benefícios desse acesso cirúrgico concernem principalmente:

- Ao caráter minimamente invasivo, devido à manipulação precisa apenas dos órgãos envolvidos e/ou acometidos com o emprego de pinças especialmente desenvolvidas para tal finalidade
- À qualidade da imagem e ampliação do campo de visão do cirurgião, podendo as pequenas lesões sob suspeita de neoplasias ou nódulos parasitários, por exemplo, ser facilmente localizadas
- À realização do procedimento cirúrgico em uma cavidade abdominal hermeticamente fechada e, portanto, isolada do meio externo, reduzindo-se os riscos de contaminação advinda do ambiente cirúrgico e da ação de corpos estranhos (gazes, talco da luva cirúrgica) e antissépticos empregados para o preparo asséptico do abdome. Além disso, na maioria das vezes a referida amplitude mostra-se particularmente útil para a remoção de órgãos tais como útero com conteúdo (piometra, mucometra), intestinos, estômago e bexiga em cirurgias videoassistidas, rins acometidos por parasitas (*D. renale*) e massas neoplásicas em diferentes órgãos.

Devido à ampla gama de possibilidades, acreditamos que o rompimento da barreira do ceticismo e da resistência à LESS e os bons frutos que podem ser colhidos a partir desse acesso cirúrgico podem ser conquistados ao se adquirir excelência no desenvolvimento de destreza e motricidade por parte do cirurgião. Vale lembrar que toda técnica cirúrgica requer o vencimento da curva de aprendizado para que se possa estudar de maneira justa e devida os benefícios que pode proporcionar aos pacientes.

Há ainda uma variação na técnica de LESS sem o emprego de uma plataforma multiportal, na qual é feita uma única incisão cutânea de amplitude ligeiramente maior, da ordem de 3 a 6 cm, e posicionamento de trocartes de laparoscopia convencional pela parede abdominal em linha reta ou com mínima triangulação. Em pacientes humanos, essa técnica foi desenvolvida com sucesso mediante a incisão cutânea realizada dentro da cavidade umbilical e inserção de três a quatro trocartes convencionais por esse único acesso. Além da falta de triangulação dos portais em si, a desvantagem dessa técnica diz respeito à impossibilidade de inserção de instrumentos curvos mencionados anteriormente, empregados para suprir a falta de triangulação, uma vez que os trocartes convencionais de laparoscopia são rígidos e longos. Todavia, podem ser empregadas pinças retas que possuam mecanismo de curvatura das extremidades.

Acesso único, com um trocarte e óptica com canal de trabalho

Apesar de não envolver o emprego de uma plataforma com múltiplos canais e instrumentos com extremidades curvas ou dobráveis que classicamente caracterizam a LESS, essa categoria de procedimentos cirúrgicos envolve o conceito de cirurgia por um único acesso abdominal e, para isso, o emprego de ópticas com canal de trabalho muito empregadas em urologia, tradicionalmente conhecidos como nefroscópios percutâneos, cistoscópios e ureteroscópios. Através do canal de trabalho é inserida uma pinça, dissector ou tesoura, dependendo da etapa cirúrgica. Pela configuração dos telescópios com canal de trabalho disponíveis no mercado atualmente, indica-se o emprego de instrumentos laparoscópicos especiais para obesidade mórbida, que possuem entre 40 e 45 cm de alcance útil.

A laparoscopia por único portal possibilita a realização de procedimentos cirúrgicos mais simples por um único cirurgião, sem a necessidade de auxiliar. Isso é possível principalmente pelo fato de o próprio cirurgião manipular o endoscópio com uma das mãos e o instrumento cirúrgico inserido pelo canal de trabalho com a outra mão, de uma maneira muito mais simples se comparada com o emprego de dois portais para essa manobra. Dessa maneira, não há possibilidade de se perder a ponta do instrumento do campo de visão, uma vez que a mesma sempre se encontra adiante e centralizada, como a visão de um atirador que mantém o alvo sob sua mira. Do mesmo modo que essa particularidade proporciona tais benefícios, também confere algumas limitações:

- Um instrumento apenas é empregado por vez, a menos que se estabeleçam portais adicionais, podendo tornar o controle de hemorragias mais desafiador, por exemplo
- A manipulação visceral é limitada, e impossibilita manobras como inspeção meticulosa de segmentos de alças intestinais (correr as alças intestinais)
- A ergonomia é menor em comparação aos laparoscópios *standard*
- Ângulo de visão restrito, pois não possuem ângulo (0°) ou são minimamente angulados (5-12°), uma vez que angulações maiores do campo de visão comprometeriam/limitariam o emprego de instrumentos inseridos pelo canal de trabalho.

Com a finalidade de melhorar o acesso e o campo de visão, além de dispensar instrumentais para afastar ou suspender determinada estrutura ou órgão, em alguns procedimentos o emprego de suturas de sustentação se faz necessário. Elas são aplicadas aos órgãos-alvo para facilitar a exposição cirúrgica. Essas suturas são realizadas de forma percutânea (transparietais ou transabdominais). Como exemplo em OVH videoassistida com um portal, emprega-se esse tipo de manobra, na qual se realiza a sutura de sustentação, passando o fio cirúrgico pelo corno uterino, elevando a parede abdominal, expondo o campo de visão próximo ao respectivo ovário.

▶ Instrumental cirúrgico para LESS

Apesar de instrumentos tradicionalmente empregados em laparoscopia convencional poderem ser utilizados em LESS, sobretudo naqueles em que se envolve a técnica de único portal e ópticas com canal de trabalho, uma ampla gama de instrumentos cirúrgicos curvos ou articuláveis foi e ainda vem sendo desenvolvida para aplicação em cirurgias acessadas por única incisão. O conjunto de instrumentos envolvidos na LESS são os trocartes ou portais (também denominados plataformas) de acesso, as ópticas ou telescópios e os instrumentos cirúrgicos propriamente ditos.

Portais de acesso

Para acesso único com múltiplos canais, emprega-se uma cânula como plataforma para a inserção de trocartes ou mesmo possuindo canais de trabalho. Existem no mercado modelos flexíveis, geralmente confeccionados em silicone ou borracha sintética isenta de látex (SLIS Port®, Convidien, São Paulo, SP, Brasil) autoclavável. Acompanham esse dispositivo três trocartes flexíveis de silicone, autoclaváveis, um obturador rombo para auxiliar na passagem dos trocartes pelo multiportal, e uma válvula de insuflação, que vem imbutida no mesmo dispositivo. Por serem flexíveis, os trocartes possibilitam a inserção de instrumentos cirúrgicos com haste permanentemente curvilínea (ver item "Instrumentos cirúrgicos"). Uma representação gráfica desse e de outros modelos similares encontra-se na Figura 24.3.

No mercado nacional há um modelo semelhante ao SILS®, denominado SITRACC® (Edlo, Canoas, RS, Brasil), que consiste no mesmo princípio. Esse modelo possui a vantagem de ser fixado à parede abdominal por insuflação, mecanismo semelhante ao dos *cuffs* (balonetes) das sondas endotraqueais. Dessa forma, após seu posicionamento pela incisão abdominal, o *cuff* é inflado, garantindo fechamento hermético da cavidade abdominal e prevenção do vazamento de CO_2 durante o procedimento. O SITRACC, além disso, possui duas opções de configuração: quatro canais de trabalho de 5 mm ou três de 5 mm e um de 10 a 12 mm.

Há outro modelo em que a plataforma multiportal pode ser ajustada durante seu posicionamento, de acordo com a espessura da parede abdominal do paciente (Triport®, Olympus

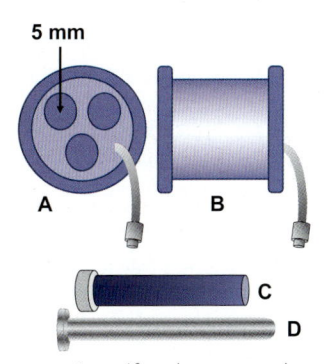

Figura 24.3 Representação gráfica de um portal com múltiplos canais de trabalho empregado em LESS e seus componentes. **A.** Visão da extremidade de um portal com configuração de três trocartes de 5 mm e uma válvula para insuflação (em cinza). **B.** Visão lateral do portal. **C.** Cânula ou bainha do trocarte, geralmente flexível e confeccionado em silicone. Possui um vedante para impedir o vazamento de gás carbônico. **D.** Obturador rombo do trocarte, empregado para inserir a cânula/camisa pelos orifícios do dispositivo multiportal, geralmente confeccionado em aço inox ou PVC.

Medical, São Paulo, SP, Brasil). Todavia, esse modelo é de uso único, pois ao ajuste, o cirurgião recorta parte excedente da bainha plástica que é empregada para ajustar o dispositivo à parede abdominal do paciente. Dessa forma, mesmo com todo cuidado com a desinfecção e esterilização com solução antisséptica, o dispositivo dificilmente pode ser reaproveitado. Há ainda trocarte de único acesso com múltiplos canais de trabalho confeccionados em aço cirúrgico, com vedantes em silicone ou borracha sintética isenta de látex e, portanto, autoclaváveis. Os modelos mais recentemente disponibilizados no mercado são as plataformas Cuschieri Endocone® e X-Cone® (Karl Storz, distribuído por H. Strattner, São Paulo, SP, Brasil), que permitem diversas configurações de múltiplos portais, possibilitando a inserção de até seis instrumentos simultaneamente. Uma característica importante dessas plataformas multiportais é que elas possibilitam a inserção de pinças com a haste permanentemente curva.

Instrumentais de acesso de videocirurgia convencional também podem ser empregados em LESS. Existem diversos tipos de ópticas que apresentam canais de trabalho, tendo diversos comprimentos e diâmetros, empregadas em procedimentos de OVH tanto por LESS ou NOTES, em nefroscopias, entre outros.

Endoscópios rígidos (ópticas, telescópios)

As óticas recomendadas para emprego em LESS com uso de plataformas com múltiplos canais de trabalho não diferem daquelas tradicionalmente utilizadas em laparoscopia com vários portais. Os laparoscópios de 5 mm de diâmetro e 30 cm de comprimento se mostram úteis na maioria dos casos. Raramente se faz necessário o emprego de ópticas de 10 mm para melhor iluminação da cavidade abdominal, exceto em alguns cães de raças gigantes. Quanto ao ângulo de visão, as ópticas de 30° demonstram grande utilidade especialmente por evitar proximidade excessiva com os instrumentos cirúrgicos e eventuais "lutas de espada" (*swording*) que normalmente ocorrem devido à menor triangulação conferida pela técnica.

Para LESS com único portal, o telescópio de melhor configuração e versatilidade é o modelo de 10 mm e 0°, com canal de trabalho de 6 mm de diâmetro (Figura 24.2) e alcance útil de até 27 cm. Porém, há no mercado nefroscópios pediátricos/neonatais com diâmetro de 15 a 19 Fr (5,0 a 6,3 mm) e canal de trabalho de 9 a 11 Fr (3,0 a 3,7 mm) e alcance inferior a 27 cm, e mesmo ureterocistoscópios ou ureteronefroscópios de 6 a 14 Fr. (2,0 a 4,6 mm) de longo alcance, porém com canais de trabalho extremamente delgados para passagem de instrumentos semirrígidos. Os ureteronefroscópios possuem poucas aplicações em LESS, restringindo-se basicamente à obtenção de biopsias mais delicadas. Aplicações urológicas não relacionadas com a LESS desses telescópios são:

- Aplicação/injeção de soluções, como no tratamento da incontinência urinária por incompetência do esfíncter vesical
- Tratamento cirúrgico por *laser* da ectopia ureteral intramural
- Litotripsia e remoção de urólitos situados na uretra, ureteres e pelve renal; cauterização por *laser* de pólipos hemorrágicos da mucosa do trato urinário.

Os telescópios com canal de trabalho, de acordo com seu calibre e configuração, possuem grande versatilidade de emprego na rotina clínica e cirúrgica de animais de companhia, podendo ser aplicados não apenas em cirurgias laparoscópicas com único portal, mas também em:

- Toracoscopia para biopsias menos complexas
- Uretrocistoscopia em cadelas de porte médio/grande

- Vaginoscopia para biopsias, pequenas cirurgias e inseminação artificial
- Esofagoscopia para retirada de corpos estranhos e biopsias em pacientes caninos e felinos a partir de 2 kg de peso corpóreo
- Colonoscopia para biopsias e ressecção de pólipos
- Laringoscopia/traqueoscopia para biopsias, retirada de corpo estranho, avaliação das vias respiratórias e lavado traqueo-brônquico (com algumas limitações)
- Rinoscopia em cães de grande porte
- Otoscopia em cães de grande porte.

As principais desvantagens desses modelos de telescópios são o alto custo (podendo chegar a duas vezes o valor de uma óptica *standard* de laparoscopia) e menor ergonomia, conforme citado anteriormente, devido ao posicionamento lateralizado da ocular/objetiva. Essa segunda desvantagem é caracterizada pela restrição de movimentos durante a realização da laparoscopia, sendo, portanto, minimizada ao passo que o cirurgião se habitua ao seu uso. Ressalte-se que os benefícios categoricamente se sobrepõem em relação às limitações.

Instrumentos cirúrgicos

Os instrumentos cirúrgicos empregados em LESS não diferem, em sua função, em relação àqueles empregados em laparoscopia tradicional, consistindo em pinças, tesouras, dissectores mono e bipolares, aplicadores de clipes, porta-agulhas, contraporta-agulhas, empurradores/aplicadores de nó e cânulas de irrigação e sucção. Todavia, devido à ausência de triangulação dos portais e à evidente necessidade de se evitar que os instrumentos cirúrgicos se choquem entre si e com a óptica durante o procedimento, instrumentos cirúrgicos são empregados com as hastes curvilíneas. Uma exceção é feita no emprego da técnica com um único portal e óptica com canal de trabalho, em que as pinças são fundamentalmente as mesmas empregadas para laparoscopia convencional, porém com cerca de 42 cm de comprimento (Figura 24.4), encontradas no mercado como pinças para obesos mórbidos.

Existem basicamente dois tipos de instrumentos laparoscópicos com haste curva para LESS com plataforma multiportal: haste com curvatura permanente (Figura 24.5) e instrumentos retos com curvatura da haste ajustável na manopla (Figura 24.6). As pinças de curvatura permanente possuem giro axial na manopla, como a maioria das pinças de laparoscopia convencional. São longas, possuindo cerca de 42 cm de comprimento e, normalmente, diâmetro de 5 mm. Ainda não há no mercado modelos mais curtos e menos calibrosos, o que seria bastante vantajoso considerando-se a aplicação dessa técnica em cães e gatos de pequeno porte (com menos de 10 kg). Possuem, ainda, encaixe para cabo de diatermia monopolar, sobretudo os modelos de tesoura, dissectores em gancho e pinças de dissecção de Maryland.

Já os instrumentos com haste de curvatura ajustável possuem duas roldanas na manopla. A primeira, ao ser girada em torno do próprio eixo, promove giro axial da extremidade distal da pinça (em torno do seu próprio eixo) de até 360°. A segunda promove a angulação progressiva do terço final da haste da pinça (Figura 24.6 B), podendo chegar a aproximadamente 60° de curvatura na maioria dos modelos disponíveis no mercado. Essa mudança na angulação torna o procedimento mais ergonômico, ao passo que aproxima a extremidade distal da pinça ao centro em direção ao órgão-alvo, promovendo a sensação de triangulação. Também afasta a mão do cirurgião da mão do auxiliar que manipula o telescópio, evitando-se vícios posturais e promovendo bem-estar ao cirurgião.

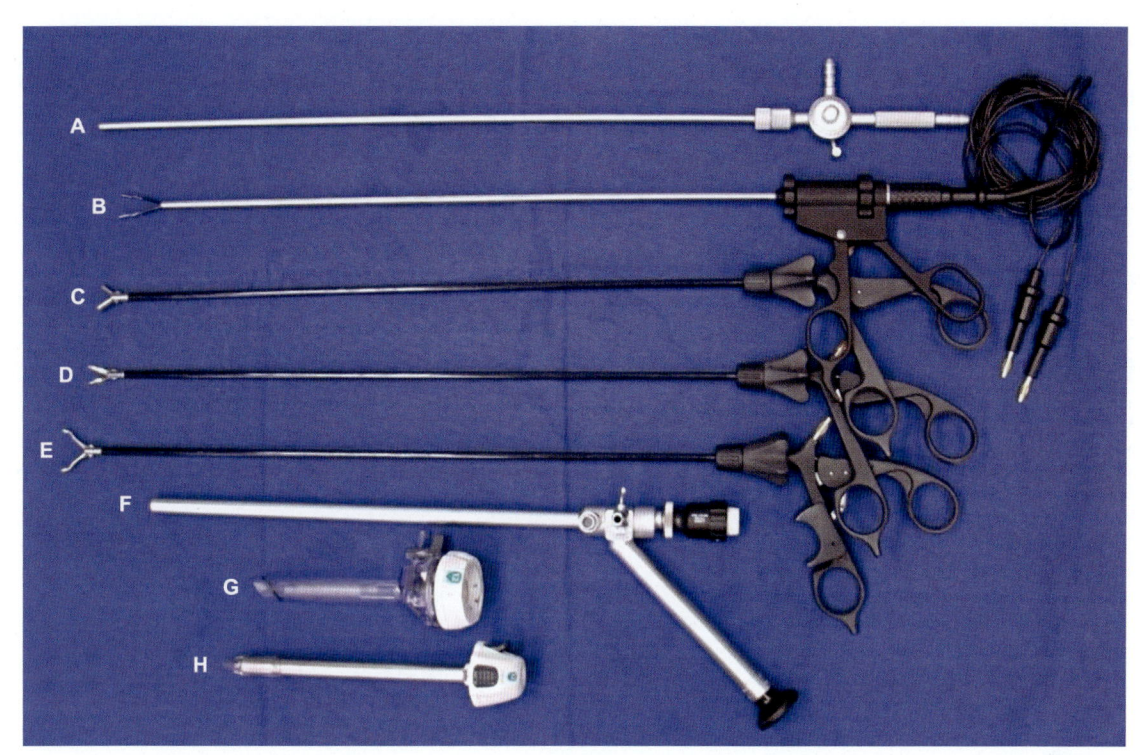

Figura 24.4 Instrumental cirúrgico laparoscópico para obesidade mórbida, empregado para realização de procedimentos cirúrgicos por um único portal. Observam-se: **A.** cânula de irrigação/sucção; **B.** pinça de coagulação bipolar permanente; **C.** pinça de biopsia tipo copo; **D.** tesoura de Metzenbaum; **E.** pinça de preensão atraumática tipo Babcock; **F.** telescópio de 10 mm e 27 cm de comprimento útil, com canal de trabalho de 6 mm; **G.** bainha/camisa de trocarte óptico, modelo descartável confeccionado a plástico; **H.** obturador de trocarte óptico com extremidade perfurante e transparente, permitindo a entrada na cavidade abdominal visualizando-se as estruturas anatômicas abordadas.

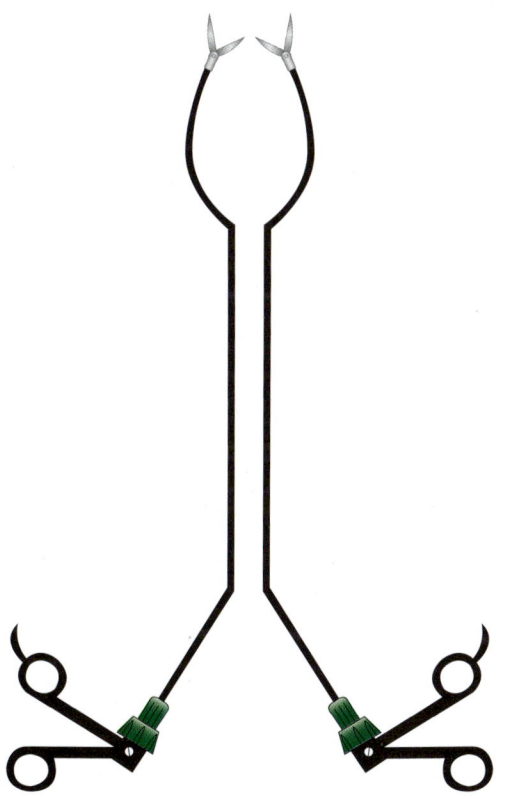

Figura 24.5 Representação gráfica das pinças laparoscópicas com haste permanentemente curvilíneas, de 5 mm de diâmetro e 42 cm de comprimento. Existem modelos com diversos tipos de pontas, além de dissectores tipo gancho (*hook*), cânulas de irrigação/sucção, pinças de coagulação bipolar e porta-agulhas. Requerem emprego de trocartes flexíveis, confeccionados em silicone.

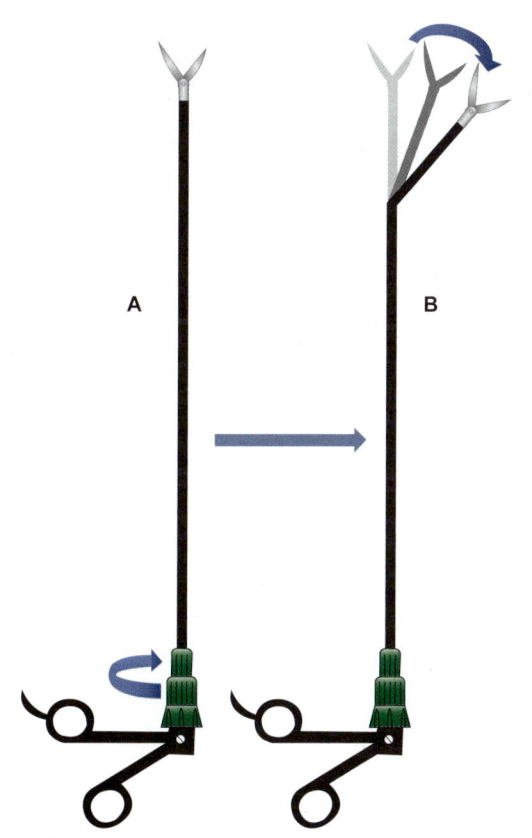

Figura 24.6 Representação gráfica das pinças laparoscópicas com haste flexível, com curvatura controlada na manopla. Observam-se duas roldanas na manopla (**A**). A roldana mais próxima à mão do cirurgião realiza giro da extremidade da pinça em torno do próprio eixo. A segunda ajusta a curvatura da haste da pinça até aproximadamente 60° (**B**).

Os instrumentos cirúrgicos para LESS encontram-se disponíveis tanto na versão descartável quanto autoclavável. Possuem como principal desvantagem o custo e a curva de aprendizado. Conforme mencionado anteriormente, estudos que avaliaram a curva de aprendizado de técnicas cirúrgicas laparoscópicas indicam que a curva de aprendizado para determinado procedimento depende do desenvolvimento da motricidade do cirurgião, e as principais dificuldades de cada técnica podem ser superadas a partir dos primeiros 20 procedimentos.

▶ Referências

1. KALLOO, A. N.; SINGH, V. K.; JAGANNATH, S. B. Flexible transgastric peritoneoscopy: a novel approach to diagnostic and therapeutic interventions in the peritoneal cavity. *Gastrointestinal Endoscopy*, v. 60, n. 1, p. 114-117, 2004.

2. BOX, G.; AVERCH, T.; CADEDDU, J.; CHERULLO, E.; CLAYMAN, R. *et tal.* Nomenclature of natural orifice translumenal endoscopic surgery (NOTES) and laparoendoscopic single-site surgery (LESS) procedures in urology. *Journal of Endourology*, v. 22, n. 11, p. 2575-2581, 2008.

3. LUZ, M. J. *Ovariosalpingohisterectomia por notes transvaginal em cadelas: comparação com as técnicas convencional e laparoscópica por dois portais.* Campos dos Goytacazes, 2010. 70p. Dissertação (Mestrado em Ciência Animal) – Universidade Estadual do Norte Fluminense Darcy Ribeiro.

4. SILVA, M. A. M. *Ovário-histerectomia transvaginal por TOTAL-NOTES e comparação do trans e pós-operatório com as técnicas vídeo-assistida com único portal e convencional em cadelas.* Jaboticabal, 2012. 93p. Tese (Doutorado em Cirurgia Veterinária) – Faculdade de Ciências Agrárias e Veterinárias, Universidade Estadual Paulista "Júlio de Mesquita Filho".

5. FREEMAN, L. J. Gastrointestinal laparoscopy in small animals. *The Veterinary Clinics of North America, Small Animal Practice.* v.39, p. 903-924, 2009.

6. SILVA, M. A. M.; SANTOS-BATISTA, P. A. C.; POGIANNI, F. M.; SILVA, M. L.; MUNERATO, M. S.; FLORES, F. N.; BORGES, P. A.; RIBEIRO, A. P.; NUNES, N.; TONIOLLO, G.H. Single-port video-assisted ovariohysterectomy in bitches: retrospective study of 20 cases. *Ciência Rural*, v.41, n.2, p. 294-300, 2011.

25 Uso de Equipamentos e Instrumentais Laparoscópicos em Procedimentos Extra-abdominais

Anelise Bonilla Trindade e Maurício Veloso Brun

▶ Introdução

Equipamentos e instrumentais adquiridos para a realização de cirurgia laparoscópica podem ser empregados com muito sucesso em procedimentos extra-abdominais para fins diagnósticos. Essa condição permite um maior retorno do investimento inicial, e em casos de diagnóstico pode descartar a necessidade da cirurgia convencional. Por muitas vezes, pode até mesmo melhorar a condição da cirurgia aberta a ser realizada posteriormente. Na ausência de endoscópio flexível, determinadas cavidades podem ser examinadas com qualidade por endoscopia rígida. Os limites para a utilização desta modalidade ainda não estão definidos.

O presente capítulo tratará de procedimentos realizados fora do abdome, mas sem utilizar a via extraperitoneal. Apesar de esse acesso ser amplamente utilizado em humanos para a realização de muitas operações, o delgado peritônio do cão normalmente torna esse acesso impraticável. De outra forma, a realização de cirurgias em espaço artificialmente criado entre o subcutâneo e a fáscia da musculatura esquelética, tal como se realiza em humanos para a coleta de segmento de safena, para linfadenectomia em casos de neoplasias, ainda precisa ser melhor estudada e estabelecida em cães. As características do tecido subcutâneo nessa espécie podem possibilitar que o gás insuflado, nas pressões comumente utilizadas no abdome (12 a 15 mmmHg), se espalhe e ocasione amplas regiões enfisematosas, conforme tem sido relatado em diferentes procedimentos. Portanto, nos itens a seguir, essa possibilidade de acesso também não será abordada.

▶ Endoscopia rígida aplicada às diferentes cavidades

O emprego de endoscópio rígido para diagnóstico não deve ter o propósito de substituir a visualização a partir de endoscopia flexível em todos os casos, e sim ser uma possibilidade complementar de diagnóstico para aqueles serviços que ainda não dispõem desse tipo de equipamento. O sucesso do diagnóstico estará diretamente relacionado com as dimensões do endoscópio, com o ângulo de visão desse instrumental, com as características da cavidade a ser trabalhada, com a possibilidade de obtenção de amostras de biopsias e com o tamanho do paciente.

▪ Endoscopia respiratória

A endoscopia respiratória é um exame importante para se estabelecer o diagnóstico e, algumas vezes, o tratamento e o acompanhamento da evolução de certas alterações que acometem as vias respiratórias. Mesmo com os extraordinários avanços dos métodos radiológicos,[1,2] muitas informações por eles fornecidas são inespecíficas, o que impede um diagnóstico definitivo de doenças e, além disso, pequenas alterações não podem ser percebidas por este exame complementar. Assim, a visualização direta da anatomia e dinâmica da via respiratória através da endoscopia rígida se faz importante, pois permite a realização de exames fidedignos e seguros, bem como possibilitam uma ampla documentação através de imagens de vídeo e fotografia.[2]

Dentre os órgãos passíveis de serem avaliados com o endoscópio rígido encontram-se as fossas nasais através da rinoscopia, e através da traqueoscopia é possível observar a faringe, a laringe, a traqueia e o início da árvore brônquica.

Traqueoscopia

A traqueoscopia é indicada para a realização de diagnóstico diferencial de todos os tipos de tosse crônica, rouquidão, e para a realização de diagnóstico precoce e estadiamento de neoplasma localizado nas vias respiratórias superiores, estenose da laringe, estridor laríngeo, colapso de traqueia e nas traqueobronquites e broncopneumonias quando não respondem ao tratamento convencional.[3] Haja vista a característica tubular e relativamente rígida da traqueia, podem-se obter excelentes imagens de toda a sua extensão até a região da carina e bifurcação em brônquios direito e esquerdo. É também, através deste exame complementar, possível a coleta de material via biopsias, além de lavados traqueobrônquico ou broncoalveolar para exames citológicos realizados durante este mesmo procedimento. É citado na literatura que este método pode ser utilizado para o monitoramento terapêutico e teste auxiliar na investigação de mau desempenho atlético dos animais.[4] Além disso, existe um potencial terapêutico associado à traqueoscopia rígida em casos de aspiração de conteúdo alimentar, ainda pouco explorado na rotina médica de pequenos animais.

Equipamentos

Os endoscópios de 10 mm podem ser utilizados em cães de porte médio e grande, enquanto os de 5 mm, 2,7 mm e 1,9 mm são reservados para aqueles de menor porte. Quanto ao comprimento, as ópticas de 33 cm permitem o alcance de toda a extensão da traqueia em boa parte dos pacientes. De outra forma, dá-se preferência a instrumentos com a lente angulada, pois a relativa rigidez e o diminuto diâmetro do órgão não permitem grandes movimentações intraluminais.

Preparo prévio do paciente para a traqueoscopia

Por se tratar de endoscopia respiratória, não há um preparo especial para este exame. É um procedimento que necessita anestesia geral do paciente e, para isso, seus cuidados prévios são em função da anestesia. Recomenda-se jejum prévio de 12 h,[1] sendo que em animais mais jovens e/ou debilitados, preconiza-se um jejum de 4 a 8 h, estando na dependência do estado do paciente. A maioria dos autores recomenda incluir na medicação pré-anestésica o uso de sulfato de atropina[5] ou glicopirrolato, por via subcutânea (SC). Utilizados pelas suas características anticolinérgicas e com função antiespasmódica, eles reduzem a produção de secreções e salivação, as quais dificultam a perfeita visualização do trato respiratório durante a traqueoscopia. Para a tranquilização, tanto de canídeos quanto de felinos, pode ser feita utilizando-se a combinação de acepromazina e opioides como o butorfanol,[6] sulfato de morfina[1] ou cloridrato de tramadol. Para a indução anestésica, podem ser utilizados o tiopental sódico,[7] o propofol[6] ou a associação de cloridrato de quetamina com benzodiazepínico.[5] A manutenção anestésica pode ser realizada por meio da anestesia total intravenosa (podendo ser utilizados os mesmos fármacos descritos para a indução)[1,4,5,6] ou inalatória com uso de isoflurano. Se for optado pela anestesia total intravenosa, recomenda-se a oxigenação do paciente por 10 a 15 min antes de iniciar o procedimento.[1]

Posicionamento do paciente

Mantendo-se o animal em anestesia geral, com amplo afastamento da mandíbula e maxila, é possível realizar o exame em diferentes decúbitos: esternal,[1,6] dorsal[5,8] e lateral.[8] Os autores preferem o posicionamento em decúbito esternal para animais que possibilitem esta posição (Figura 25.1). No entanto, recomendam o posicionamento em decúbito lateral nos casos em que a condição respiratória do paciente seja de moderada a grave. Este último posicionamento tem como objetivo diminuir a dificuldade respiratória, já que a condição de inalação de O_2 estará parcialmente comprometida pela presença do endoscópio e/ou traqueotubo ocupando considerável espaço luminal. Ressalta-se ainda a necessidade de manter a cabeça e o pescoço do animal em linha reta em relação ao esterno em qualquer um dos posicionamentos.

Procedimento endoscópico

Para facilitar a introdução do endoscópio, pode-se deslocar a epiglote com laringoscópio com lâmina reta (Figura 25.2) ou utilizar a própria ponta do instrumento para expor as aritenoides. É importante atentar ao fato de que a ponta do instrumento apresenta aquecimento devido à presença de fibras ópticas, tornando necessário que o contato prolongado com a superfície mucosa seja evitado.

Assim como na intubação endotraqueal, a aplicação de lidocaína nessas últimas cartilagens poderá ser útil, pois proporciona analgesia local, minimizando os reflexos e o risco de edema de glote no trans e pós-procedimento. Primeiramente, é realizada a inspeção da cavidade oral, em seguida da orofaringe, do palato mole e da laringe. É importante observar a simetria dessas estruturas, além do aspecto e coloração da mucosa, que deve ser rosada.[9] A laringe forma conexão entre a faringe e a árvore traqueobrônquica, situando-se abaixo da faringe e atrás da boca, composta por cartilagens mais consistentes compreendendo a epiglote mediana, as cartilagens tireóideas e as cartilagens aritenóideas. A laringe apresenta a função de proteção das vias respiratórias inferiores por impedir que adentrem a traqueia substâncias e/ou partículas estranhas durante a inspiração. É responsável também pela fonação, ocorrida pela vibração das cordas vocais.[10]

Dessa maneira, o funcionamento da laringe durante a inspiração deve ser observado, seguindo-se uma ordem no exame de modo que todo o conjunto faringolaríngeo (Figura 25.3) seja visualizado: bordo livre da epiglote e sua face faríngea e

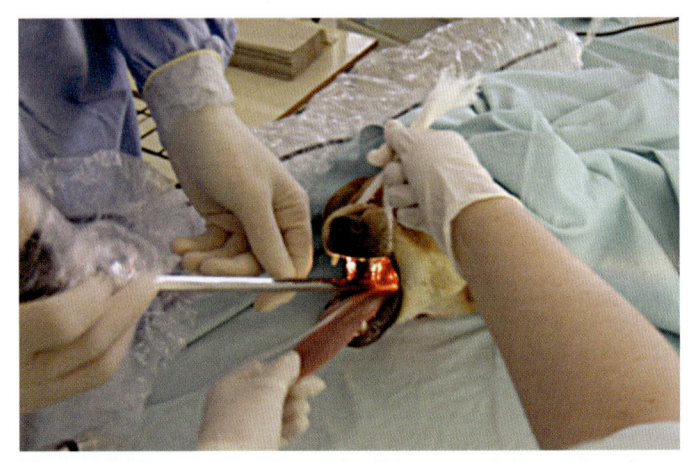

Figura 25.1 Posicionamento em decúbito esternal de um cão submetido a traqueoscopia rígida diagnóstica.

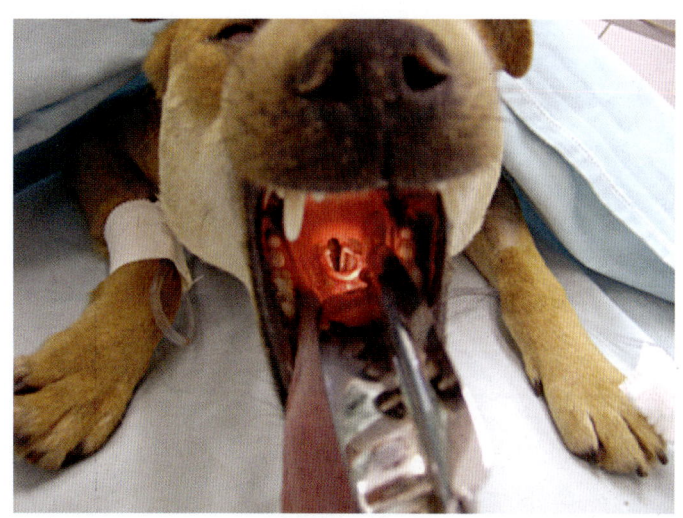

Figura 25.2 Cão posicionado em decúbito esternal para a traqueoscopia. Inicialmente, a laringe pode ser deslocada com lâmina reta para facilitar a introdução do endoscópio rígido.

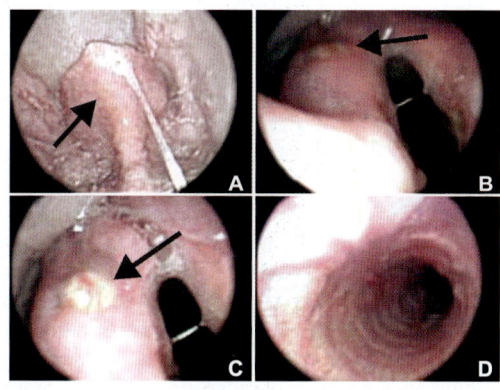

Figura 25.3 Sequência de laringoscopia seguida de traqueoscopia rígida em cão, SRD, com 9 anos de idade apresentando disfagia. **A.** Epiglote (seta). **B.** Presença de área arredondada de coloração amarela na região superior da laringe (seta). **C.** Visão aproximada da alteração observada na laringe compatível com laringite. Cordas vocais edemaciadas. **D.** Avanço do endoscópio até a traqueia onde observou-se leve traqueíte.

principais. Pode-se visualizar o início dos brônquios principais (Figura 25.4), mas não é possível identificar detalhadamente os brônquios secundários e as suas divisões, conforme ocorre nas broncoscopias flexíveis.[11]

Complicações e cuidados necessários durante o procedimento

Por se tratar de um exame relativamente rápido, os animais apresentam boa tolerância, contudo é necessário dispor de O_2 a 100% diretamente a partir da cavidade nasal e acompanhamento cuidadoso do paciente quanto à possibilidade de hipoxia. Caso o exame necessite maior tempo, as introduções do endoscópio devem ser intercaladas com o aporte via máscara ou tubo endotraqueal. Os autores recomendam a utilização de uma sonda flexível com pequeno diâmetro para a oxigenação concomitante à introdução do endoscópio. Além das complicações decorrentes da anestesia, lesões na mucosa traqueal podem ocorrer devido ao contato inadvertido da óptica à traqueia. Portanto, o lume traqueal é mantido sempre em foco, e a movimentação do endoscópio precisa ocorrer de forma delicada, objetivando evitar lesões iatrogênicas.

Em cães obesos, a traqueoscopia pode promover descompensação devido à depressão respiratória induzida e combinada com o aumento do trabalho inspiratório durante a endoscopia respiratória.[12] Esses animais são considerados de risco, recomendando-se cautela ao indicar o exame complementar neles, além de monitoramento minucioso.

Cuidados pós-procedimento

Após o procedimento endoscópico, recomenda-se manter o animal sob monitoramento quanto à saturação de oxigênio, ausculta e frequência cardíaca e respiratória até a sua total recuperação anestésica.

Alguns animais podem apresentar episódios de tosse pós-traqueoscopia, decorrente da irritação do trato respiratório durante o procedimento, sendo que em humanos foi relatado também traqueíte e edema de glote, o que dificulta a

laríngea, dobras ariepiglóticas direita e esquerda, processo cuneiforme e corniculado, entrada da laringe e cordas vocais. É importante atentar quanto à presença de secreções, corpos estranhos, alteração na coloração da mucosa ou silhueta laríngea, bem como a presença de edemas e irregularidades como nódulos ou pólipos locais.[6]

Por vezes, ocorre o embaçamento da lente do endoscópio ao colocá-la em contato com o ar inspirado na região das aritenoides, condição que pode ser minimizada com o uso de soluções antiembaçantes ou com o aquecimento da óptica com solução estéril aquecida. Esse último procedimento deve ser muito criterioso para que não ocorram queimaduras teciduais em regiões de contato com o instrumento. Sob visualização direta, o endoscópio é introduzido mais profundamente em direção à traqueia, observando-se concomitantemente o diâmetro traqueal, a coloração e o aspecto da mucosa, dos vasos submucosos, além dos movimentos dos anéis traqueais e do ligamento dorsal durante a respiração. A coloração normal da traqueia é pálida, podendo variar ao leve rosado devido à vascularização observada através da transiluminação deste órgão. O endoscópio é inserido até a carina, onde ocorre a divisão em brônquios

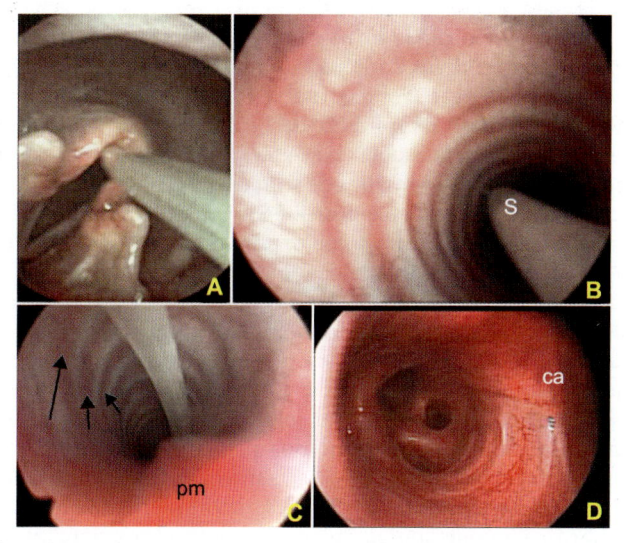

Figura 25.4 Traqueoscopia rígida em cães. **A.** Observam-se as aritenoides, entre as quais o instrumento será posicionado. **B** e **C.** Já no interior da traqueia, pode-se visualizar detalhadamente os anéis traqueais, o ligamento interanelar (setas) e sua porção muscular (pm). **D.** Próximo à carina (ca), verificam-se os brônquios principais direito e esquerdo. Verificam-se as entradas dos brônquios secundários, neste caso os do lado esquerdo. s = sonda de lavagem traqueobrônquica.

respiração do paciente. Os sinais de tosse observados após a traqueoscopia normalmente são autolimitantes e se resolvem espontaneamente em um período máximo de 24 h após o procedimento.[8]

Realização de lavados para exames complementares das vias respiratórias

O lavado das vias respiratórias é um método pelo qual se obtêm amostras de células, secreções ou moléculas provenientes das porções do trato respiratório por meio da infusão de fluidos isotônicos e imediata aspiração dos mesmos. É considerado um procedimento seguro, que permite a obtenção de amostras para estudo citológico, estudos de função ou de atividade celular, além de determinações bioquímicas através da dosagem de imunoglobulinas, enzimas e surfactantes, sendo útil como exame complementar no diagnóstico de infecções pulmonares causadas por vírus, bactérias, protozoários, fungos, parasitas, bem como neoplasias, as quais, através de sua avaliação citológica e microbiológica, caracterizam as doenças do sistema respiratório.[2] Dependendo da técnica utilizada para lavagem das vias respiratórias, pode ser classificada como lavado traqueal, traqueobrônquico e broncoalveolar. Para maior acurácia da técnica endoscópios flexíveis ou rígidos podem ser utilizados. Eles permitem a visualização das estruturas do aparelho respiratório e detectam, concomitantemente, possíveis alterações morfológicas, além de permitir a visão direta da coleta em locais mais específicos.[9] Este método também é indicado para o monitoramento terapêutico e como teste auxiliar adicional na investigação do mau desempenho atlético.

Lavado traqueobrônquico com sonda posicionada através das cartilagens aritenoides

O lavado traqueal é o mais representativo das vias respiratórias mais calibrosas, enquanto o traqueobrônquico proporciona amostras tanto da traqueia quanto dos brônquios. A realização do lavado pela técnica convencional[8] requer a obtenção de um plano anestésico profundo e a administração de duas a três alíquotas de considerável volume de solução (5 a 13 mℓ · kg^{-1}) para a sua posterior drenagem. Uma vez que a partir da traqueoscopia rígida torna-se possível eleger o local para a aspiração e drenagem do líquido, pode-se diminuir em muito o volume de solução. Foi descrita[1] a possibilidade de execução da lavagem a partir da aplicação de 1 a 2 mℓ · kg^{-1}, e além disso, nesse exame é possível obter excelentes imagens da mucosa traqueal, ou verificar a presença de secreções e hemorragias.

Para tanto, o paciente é posicionado em decúbito esternal e, com a utilização do laringoscópio, uma sonda nasogástrica (n°s 10 ou 12) previamente medida é introduzida, de modo que se localize próximo à bifurcação dos brônquios principais. Cabe ressaltar a necessidade de evitar contaminações a partir da mucosa oral durante o trajeto da sonda. Na sequência, introduz-se o endoscópio até que se evidencie a extremidade da sonda. Por esse exame pode-se administrar solução próximo à carina, e/ou em um ou ambos dos brônquios principais (Figura 25.5). Posteriormente, são realizadas sucessivas aspirações do líquido com seringa estéril de 60 mℓ. Foi descrito na literatura que, para aspirar maior conteúdo do fluido infundido, o posicionamento do paciente pode ser modificado, promovendo abaixamento da cabeça a um plano inferior ao corpo, mas essa mudança pode levar à contaminação da amostra recolhida.[8] Encerrada a coleta, a sonda e a óptica são conjuntamente removidas, e o material é então encaminhado ao laboratório para análise conforme o descrito por diferentes autores.[1,5]

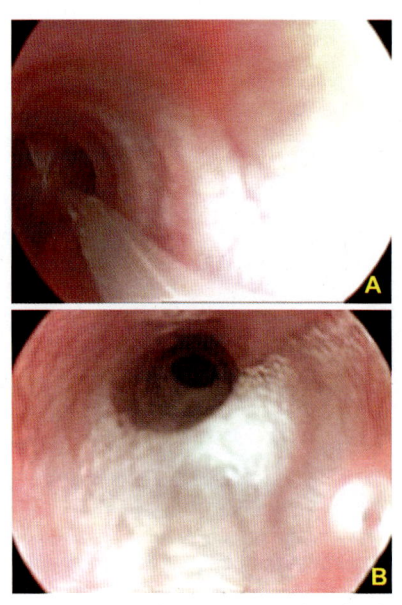

Figura 25.5 Observação sonda nasogástrica localizada junta à carina, (**A**), sendo utilizada na obtenção de lavado traqueal videoassistido (**B**).

Lavado traqueobrônquico através da punção transtraqueal

Outra alternativa para a realização de lavado pode ser efetivada a partir do uso de cateter intravenoso introduzido de forma transcutânea e que transpasse algum anel traqueal ou ligamento anelar. Primeiramente, realiza-se a traqueoscopia, conforme descrito no item "*Traqueoscopia*". Contudo, para esse exame é necessário que o paciente esteja posicionado em decúbito dorsal. A extremidade da óptica estará localizada junto aos primeiros anéis traqueais, e procura-se introduzir um cateter em torno do quinto anel, conforme descrito em procedimentos convencionais para a administração de O$_2$ ou até mesmo para lavagens traqueais. Os autores preferem utilizar cateter 18G, pois através da sua cobertura plástica é possível avançar uma sonda uretral n° 4. É indicado que se introduza apenas uma curta extensão da agulha e, sob visualização direta, se empurre a camada de Teflon® do cateter. O trajeto da agulha deve ser acompanhado até o ponto eleito para aplicação da solução. Nesse procedimento, pode-se inclusive aspirar secreções existentes nos brônquios principais, uma vez que o diminuto diâmetro da sonda permite o seu avanço mais caudal em relação à técnica descrita no item anterior. As manobras de introdução nos brônquios secundários podem ser executadas utilizando-se o endoscópio rígido para direcioná-las.

Endoscopia digestiva

A endoscopia digestiva consiste em um método de investigação de alterações do esôfago, do estômago e dos intestinos, realizada frequentemente com endoscópios flexíveis, introduzidos através das cavidades oral ou anal. A primeira chama-se endoscopia digestiva alta, e a segunda, colonoscopia ou endoscopia digestiva baixa. Tais instrumentos permitem visualizar a mucosa do tubo digestivo, realizar detalhada avaliação, assim como coletar material ou mesmo executar pequenas cirurgias. A endoscopia digestiva rígida é passível de ser aplicada em hospitais veterinários em que os endoscópios flexíveis não estão disponíveis. Apresenta qualidade inferior quando comparada à flexível em casos de endoscopia alta devido à impossibilidade de insuflação dos órgãos e, além disso, o endoscópio rígido dificilmente chega até o estômago dos pacientes de médio e grande porte. Naqueles nos quais é possível alcançar a cavidade gástrica, o campo visual é muito restrito pela impossibilidade de flexionar as ópticas rígidas convencionais. Porém, ao contrário da endoscopia alta, a colonoscopia rígida mostra-se excelente para diagnóstico, e por vezes tratamento de afecções que acometem o reto e o cólon descendente.

Esofagoscopia

A esofagoscopia consiste na avaliação da mucosa do esôfago, sendo indicada quando os animais apresentam sinais de regurgitação, disfagia, salivação excessiva e alteração do apetite. A visualização da parede do esôfago em seus trajetos cervical e torácico é mais limitada em relação à da traqueia, e esse exame acaba sendo muito inferior ao obtido a partir da endoscopia flexível. Assim como constatado em traqueoscopias, esse procedimento pode ocupar um espaço importante para aqueles serviços que não dispõem de aparelhagem para endoscopia flexível, quando na presença de pacientes de pequeno ou médio porte. Apesar disso, a mucosa esofágica pode ser avaliada quanto à presença de lesões e úlceras. E, na presença de corpos estranhos no órgão, se não tiverem promovido perfuração esofágica, é possível realizar a remoção dos mesmos com auxílio de pinça rígida. Esse exame pode ser ainda utilizado para a triagem dos pacientes que devem ser encaminhados para a toracotomia de emergência.

Como normalmente não se utiliza a insuflação de gás, as paredes do esôfago tendem a se apresentar como que colabadas. Contudo, na presença de corpo estranho (Figura 25.6), obtém-se um espaço de trabalho que permite o diagnóstico definitivo e, em alguns casos, a remoção do material obstrutivo. Além disso, o próprio diâmetro do endoscópio tende a formar um campo visual no lume esofágico. Assim, em boa parte dos casos os autores usam ópticas de 10 mm que permitem mais amplo campo visual.

É importante atentar para a grande presença de saliva e muco intraluminal que pode impossibilitar uma perfeita avaliação do órgão. Nesses casos, executam-se a remoção do endoscópio e promoção da aspiração do conteúdo com sonda uretral ou gástrica.

Os autores[13] descrevem a técnica de esofagoscopia rígida para diagnóstico e tratamento de estenose esofágica cervical em uma cadela. Para isso, uma óptica de 10 mm e zero grau foi introduzida no lume esofágico, permitindo a localização e redução do diâmetro do órgão região cervical distal. Foram realizadas quatro dilatações com intervalos de 8 dias, sendo a quinta delas realizada 14 dias após a penúltima. Em cada sessão de dilatação, foram aplicados 40 mg de triancinolona intralesional. Para a aplicação do fármaco, uma agulha espinal de 22 cm de comprimento foi utilizada e introduzida no interior de um traqueotubo 7,5 para evitar lesões iatrogênicas. Após a introdução do conjunto sob visão, a agulha foi exposta para administração da medicação nos quatro quadrantes.

Equipamentos

Os equipamentos utilizados na esofagoscopia são os mesmos citados anteriormente para a traqueoscopia.

Preparo prévio do paciente

A esofagoscopia não exige preparo prévio específico. Ressalta-se apenas respeitar o jejum prévio de 4 a 12 h dependendo das características físicas e clínicas do paciente, uma vez que a não realização deste implica conteúdo alimentar na parede esofágica, o que pode impedir a visualização da mucosa e impossibilitar a identificação de certas alterações. Recomenda-se a adição de anticolinérgicos na medicação pré-anestésica a fim de evitar salivação excessiva, semelhante ao que foi descrito para traqueoscopia.

Posicionamento do paciente

O posicionamento do paciente em decúbito lateral esquerdo facilita o exame e, assim como na traqueoscopia, a cabeça e o pescoço precisam estar alinhados com o esterno. Cabe salientar que o contato prolongado da extremidade do endoscópio com a mucosa esofágica deve ser evitado a fim de evitar queimaduras. A intubação endotraqueal e o aporte de oxigênio normalmente permitem boas condições para a execução do exame. A possibilidade de distensão das paredes flexíveis do órgão também possibilita que o diagnóstico seja executado em pacientes de pequeno porte (Figura 25.7), mesmo ao utilizar endoscópios de maior diâmetro (10 mm).

Procedimento endoscópico

Para a realização da esofagoscopia, os animais devem estar sob efeito de anestesia geral inalatória ou intravenosa. Com o paciente devidamente anestesiado e posicionado, o endoscópio

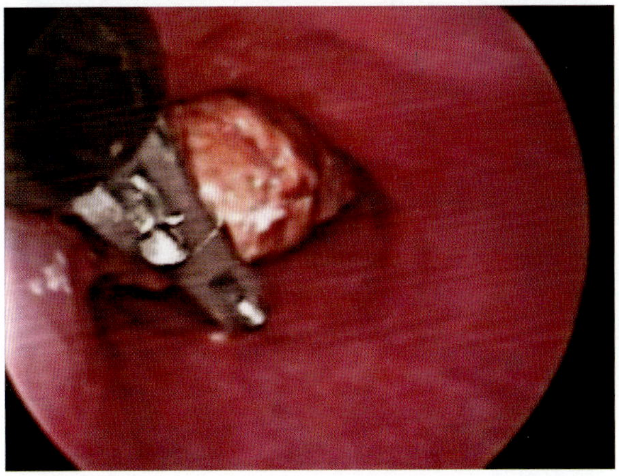

Figura 25.6 Visualização intraluminal de esôfago de um paciente que apresentava como corpo estranho alojado na porção torácica do órgão um segmento ósseo. Anteriormente à aspiração da saliva, não era possível a realização do exame acurado. Após a aspiração da mesma, foi possível verificar nesse paciente a periferia do material obstrutivo.

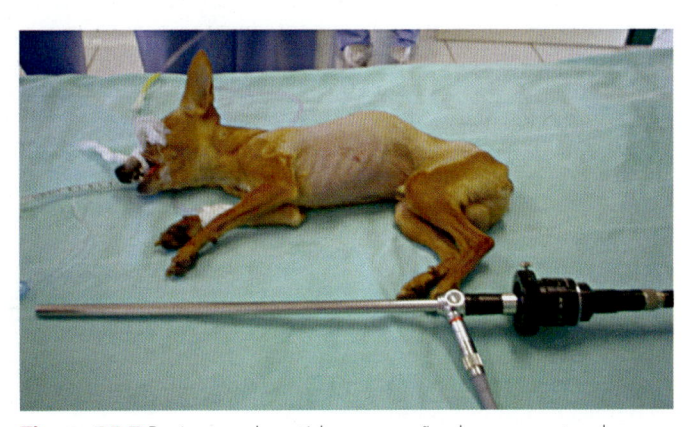

Figura 25.7 Paciente submetido a remoção de corpo estranho esofágico torácico a partir de endoscopia rígida. Ao seu lado, encontra-se o equipamento utilizado para esse fim. O diâmetro do endoscópio (10 mm) é relativamente grande em relação ao paciente, contudo, graças à flexibilidade das paredes do órgão, foi possível realizar efetiva retirada do material.

é introduzido através da cavidade oral e imediatamente no esôfago, procurando observar o aspecto, a coloração da mucosa e a presença de corpos estranhos. Uma vez localizados estes últimos, procede-se cuidadosa avaliação da parede esofágica buscando-se evidenciar perfurações e úlceras. Na dependência de seu posicionamento e formato, o material obstrutivo pode ser empurrado até o estômago com a extremidade do endoscópio ou de peferência ser removido com o auxílio de uma pinça de apreensão laparoscópica. Anteriormente a essa manobra deve-se certificar que o material não se encontra fixado à parede do órgão sob o risco perfuração. O corpo estranho pode tentar ser removido com uma pinça de apreensão introduzida paralelamente ao endoscópio, preferindo-se o uso de instrumento com mandíbulas pouco traumáticas para evitar maiores lesões na ocorrência de pinçamento inadvertido da mucosa.

O paralelismo entre a pinça e a óptica dificulta a apreensão do material, e algumas vezes pode ser necessário alterar o posicionamento do objeto para a execução dessa manobra. Estando o corpo estranho adequadamente fixado pela pinça, procura-se removê-lo sob visualização direta conjuntamente com a óptica. Posteriormente, o endoscópio deve ser reintroduzido no lume para avaliação da mucosa e parede do órgão na busca de lesões iatrogênicas ou previamente instaladas (Figura 25.10), bem como para a avaliação precisa dos danos na mucosa. Durante o avanço do instrumento para a observação do órgão caudalmente ao ponto de lesão é importante ter o cuidado de não tocar a ponta o endoscópio nas regiões ulceradas.

Caso não seja possível desalojar o corpo estranho com a pinça, pode-se lançar mão de uma manobra que consiste em avançar uma sonda Foley com seu *cuff* desinsuflado, entre este e a mucosa, no sentido aboral, posicionando a ponta da sonda caudalmente ao ponto de obstrução. Na sequência, preenche-se o *cuff* com solução de NaCl 0,9% ou Ringer lactato de sódio e promove-se o tracionamento da sonda com simultâneo o uso da pinça. Com a mudança de posição do corpo estranho, é possível conseguir sua apreensão e remoção com a pinça.

Complicações e cuidados necessários durante o procedimento

A esofagoscopia, por ser um procedimento rápido e simples, apresenta poucas complicações. Dentre elas, existe real risco de lesão iatrogência na mucosa esofágica decorrente do atrito da óptica ou na tentativa de remoção de corpos estranhos. Essas alterações podem culminar com úlceras locais, hemorragias ou perfurações deste órgão com consequente estenose após a cicatrização. Assim, a remoção ou a movimentação de corpos estranhos presentes no lume esofágico estará na dependência de suas características.

Cuidados pós-procedimento

Após sua recuperação anestésica, o paciente poderá receber alta hospitalar. É importante recomendar ao proprietário a observação de certas características alimentares como apetite, disfagia, presença de salivação, vômitos ou regurgitação. É indicado o uso de protetores de mucosa como o sucralfato, metoclopramida para aumentar o trânsito gastrintestinal e, consequentemente, evitar refluxo gastresofágico, e inibidores da bomba de prótons como o omeprazol.

Colonoscopia

A colonoscopia é procedimento não invasivo, relativamente seguro e de fácil realização, considerada como um "padrão-ouro" para investigações da mucosa colônica.[14]

Diferentemente do exame similar realizado por endoscopia alta, a colonoscopia rígida permite a visualização apenas da porção mais caudal do intestino grosso como colón descendente e parte do transverso, assim como do reto. Difere da traqueoscopia e esofagoscopia rígidas pela possibilidade de insuflação do lume do órgão, o que permite a obtenção de apropriado espaço para a execução do exame. Apesar de os fibroscópios rígidos serem raramente utilizados na prática veterinária, o custo desses equipamentos é inferior ao dos flexíveis, contudo, a técnica de colonoscopia rígida em termos de seleção de pacientes, preparação e necessidade de realizar biopsias é idêntica à da endoscopia flexível.

Equipamentos para a colonoscopia rígida

Para pacientes a partir de 5 kg de massa corporal, a óptica de 10 mm de diâmetro e 33 cm de comprimento pode ser utilizada, mas sua introdução será em torno de 10 a 15 cm através de um trocarte com torneira de insuflação de gás.

O emprego de ópticas anguladas também pode facilitar a visualização da mucosa em toda a periferia do órgão, já que, assim como nos exames supracitados, torna-se difícil o movimento de lateralização do instrumento.

Posicionamento do paciente

Em geral, posiciona-se o paciente em decúbito lateral esquerdo ou direito (Figura 25.8), de forma que qualquer fluido que entre no cólon a partir do íleo possa permanecer no cólon ascendente pendente. Pode-se adjuntamente inclinar para baixo a cabeça do animal, evitando-se assim que fluidos acumulem-se no cólon, condição que dificulta a avaliação da mucosa. A extremidade posterior do animal permanece junto à borda da mesa cirúrgica, a fim de se obter melhor movimentação do endoscópio.

Preparo do cólon para a colonoscopia

A manutenção do cólon limpo é indispensável para a execução de um exame apropriado e seguro, uma vez que a presença de restos fecais no lume cólico (sejam eles sólidos, pastosos ou até mesmo líquidos) dificulta o procedimento, impedindo a visualização de possíveis lesões na mucosa do cólon ou obtenção

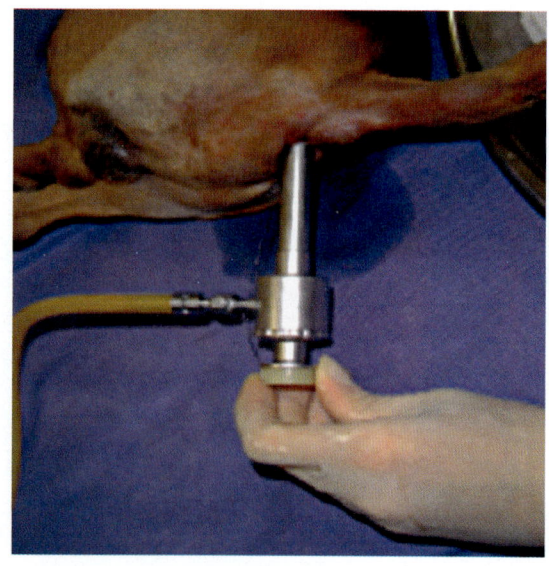

Figura 25.8 Cão, da raça Teckel, 5 kg de massa corporal, devidamente anestesiado e posicionado na mesa para ser submetido a colonoscopia rígida diagnóstica. Reparar a cânula de 10 mm inserida no ânus e fixada em bolsa de tabaco. O sistema de válvula da cânula permite a instalação e a manutenção da insuflação do cólon.

de tecidos para exames histológicos. Além disso, uma boa preparação intestinal diminui a população bacteriana, o que proporciona baixa concentração de gases potencialmente explosivos produzidos pelas bactérias.[15,16] Essa condição é importante no caso de associar eletrocirurgia com a colonoscopia, tal como se realiza rotineiramente em colonoscopias flexíveis.

O método de preparo ideal deve apresentar vantagens em relação à eficácia, à segurança, ao custo, à facilidade de administração e à tolerância do paciente; no entanto, ainda não está disponível uma substância que apresente todas estas qualidades.[16,17] A maioria dos protocolos atuais utilizados em cães foi extrapolada de protocolos empregados em humanos, além do mais são poucos os estudos relacionados com verificação de regimes apropriados para esse fim em animais.[16,18,19]

A limpeza mecânica do cólon pode ser realizada pela via anterógrada que utiliza o sentido natural do trânsito intestinal; ou seja, a administração de fármacos e soluções de limpeza intestinal é feita através da via oral, e a retrógrada, feita basicamente por meio de lavagens por via retal. Pode-se ainda combinar ambos os métodos.

A via anterógrada é contraindicada em pacientes com suspeita de obstrução. Tanto para o método anterógrado quanto para o retrógrado, é preconizado jejum sólido de 24 a 48 h prévios à colonoscopia, sendo que alguns autores ainda preferem o jejum de 72 h sem jejum hídrico,[20] a fim de reduzir o conteúdo fecal intestinal e evitar desidratação do animal. Porém, em pacientes com doença sistêmica com restrição de alimentos e água, é prudente intituir a fluidoterapia, garantindo dessa maneira a hidratação do mesmo.

Os fármacos mais amplamente utilizados na literatura mundial veterinária são: o polietilenoglicol[17,18,19] e o manitol. Mais recentemente vem sendo estudada a eficácia da solução fosfatada em cães,[16,19,21] sendo estes associados ou não ao bisacodil por via oral[17] e/ou ao tradicional enema, que pode ser realizado com água morna[18] ou outras substâncias como a solução salina isotônica, o óleo mineral ou a lactulose.

O polietilenoglicol (PEG) é agente osmótico, inodoro e insípido em forma de pó e pode ser misturado em vários líquidos como água, suco e leite. É componente presente em vários produtos industrializados, pouco absorvido pelo organismo e age de forma osmótica, não irritativa, levando ao aumento do conteúdo de água das fezes, sem ser degradado pelas bactérias intestinais. As apresentações existentes são variáveis quanto ao peso molecular (3.350 e 4.000) e quanto à adição ou não de eletrólitos. A diferença do peso molecular faz com que a capacidade osmótica se modifique, sendo a formulação 4.000 mais higroscópica. A adição de eletrólitos visa corrigir as possíveis perdas hidreletrolíticas fecais. Neste intuito, os estudos no âmbito da medicina veterinária realizados com PEG utilizam esta solução com adição de eletrólitos, com peso molecular de 3.350.[17] Esta solução é atualmente a mais utilizada em grandes centros com o objetivo de diminuir a ocorrência de distúrbios hídricos e eletrolíticos relacionados com outros preparos e pode ser utilizada tanto em caninos quanto em felinos. Na literatura, encontram-se diferentes doses desta solução em cães. Richter e Cleveland[18] utilizaram-na, administrada via sonda orogástrica, na dose de 25 mℓ/kg em dois momentos com uma hora de intervalo entre cada um deles, sendo o segundo realizado de 12 a 18 h antes do procedimento colonoscópico. Outros estudos[19] recomendam a utilização de 66 mℓ/kg desta mesma solução em dois momentos, infundida também via sonda orogástrica, com duas horas de intervalo entre cada administração, sendo a última realizada aproximadamente 15 h antes da endoscopia baixa. Apesar das vantagens descritas, vômitos, distensão abdominal, pneumonia por aspiração, baixa tolerância pelos pacientes e, sobretudo, o grande volume necessário para a adequada limpeza intestinal encontram-se como as principais desvantagens.

Como resultado, percebe-se que uma significativa parcela dos pacientes não ingere toda a solução necessária, o que resulta em aumento do tempo de preparo e aumento do custo do exame, já que esta solução apresenta valor relativamente alto. Nesses casos, sugere-se a sedação do animal para sua administração, além de metoclopramida (0,2 mg/kg) previamente à primeira administração do PEG, com função de evitar vômitos, bem como aumentar o peristaltismo intestinal, facilitando a eliminação de fezes. O PEG, de forma isolada, não promove adequado preparo do cólon e dessa maneira são adicionados a este protocolo múltiplos enemas com água morna (20 mℓ/kg) no dia precedente à colonoscopia ou 20 min após cada administração, além de bisacodil por via oral (5 mg/dia).

A remoção de resíduos fecais do cólon através de enemas é mais difícil em gatos do que em cães. Isso ocorre porque os gatos apresentam fezes com consistência mais adesiva à mucosa intestinal quando comparados aos cães.[20]

Alguns autores[16,19,21] vêm pesquisando o uso da solução fosfatada de sódio (NaP). Essa solução é classificada como um catártico altamente osmótico devido ao efeito do fosfato, que atrai grande volume de água para o lume intestinal, com efeito laxativo em torno de 30 min após sua ingestão e duração de duas a três horas.[22] A solução de NaP pode ser usada tanto pela via anterógrada quanto pela via retrógrada. Seu uso é contraindicado em gatos, uma vez que soluções contendo fosfato podem causar grave hiperfosfatemia com rápida hipocalcemia, culminando com a morte de pacientes felinos, e por isso é atualmente objeto de estudos em cães. Ainda não está definida a dose ideal deste catártico, e os protocolos existentes, tanto em humanos como em cães, não utilizam esta solução de forma isolada em um protocolo de limpeza intestinal.[16,19] Daugherty et al.[19] utilizaram esta solução por via oral na dose de 1 mℓ/kg, em quatro protocolos de limpeza colônica, incluindo administração de NaP isolada ou concomitante a enemas com água morna (20 mℓ/kg) e combinada ao bisacodil por via oral, não obtendo resultados satisfatórios no que diz respeito à limpeza colônica.

Diferentemente do supracitado, os autores deste capítulo verificaram resultados promissores com NaP tanto por via oral (administrada apenas uma vez) quanto de forma retrógrada (administrada em dois momentos) ambos na dose de 10 mℓ/kg em cães e combinada ao bisacodil oral (5 mg/kg, 2 vezes/dia).[16] Naquele estudo observaram que tanto o método anterógrado quanto o retrógrado promovem adequada limpeza colônica, porém esta solução por via oral exige a adição de lavagem intestinal com consequente aspiração do conteúdo fecal, o que frequentemente não é necessário quando administrada por via retal. Esta lavagem durante a colonoscopia implica um aumento de tempo para executar a endoscopia baixa. Foi dada ênfase nos tempos de realização dos enemas com NaP, sendo indicado o primeiro ser realizado em um período de 3 h antecedentes ao procedimento e o segundo no período máximo de 45 min prévios ao exame. Sua principal vantagem em relação ao PEG é o menor volume necessário à obtenção da limpeza intestinal, não necessitato sedação do animal para sua administração, além de o custo ser significantemente inferior. As principais complicações encontradas após o uso de NaP são hiperfosfatemia, hipocalcemia, hipopotassemia e hipomagnesemia, que resolvem-se em um período de 24 h, além de irritação local da mucosa intestinal em cães mais sensíveis, podendo levar a colite e microulcerações. Como resultado, é proposto evitar o uso deste fármaco em cães com suspeita de doença inflamatória intestinal objetivando evitar piora da doença. É provável que as evidências sobre esta complicação sejam insuficientes para estabelecer tal restrição. É também recomendado ter cautela em utilizar este fármaco em pacientes com insuficiência renal devido a hiperfosfatemia, o que pode ocasionar morte. É importante lembrar que a solução ainda se encontra em estudo. Em humanos, foram relatadas raras alterações cardiovasculares como arritmia e fibrilação, mas estes dados não foram encontrados em cães submetidos a colonocopia nos quais o preparo intestinal constou de NaP.[16]

O incremento do bisacodil nos protocolos de preparo do cólon deve-se a seu mecanismo de ação que age estimulando o peristaltismo do cólon e promovendo acúmulo de água no lume deste órgão. Isso faz com que as fezes tornem-se pastosas, o que facilita sua liberação. Sua dose para cães varia de 5 a 20 mg/kg, e para gatos são indicados no máximo 5 mg/dia.

A solução hipertônica de manitol 10% e 20%, um oligossacarídio não absorvido com eficiência de 75 a 80%, também pode ser utilizada para a limpeza intestinal. Este agente causa diarreia catártica, que termina por promover a limpeza do cólon e facilita sua visualização durante a colonoscopia. Apesar de muito utilizado em pacientes humanos submetidos a endoscopia baixa, é pouco empregado em animais, pois além do grande volume necessário para promover adequado preparo colônico, causa maior desidratação, e isso é um problema principalmente em pacientes mais idosos ou naqueles com histórico de sangramentos; também apresenta maior incidência de vômitos e distensão abdominal durante o preparo. Essa solução também é metabolizada em hidrogênio e metano pelas bactérias intestinais, com o potencial risco de explosão do cólon durante polipectomias associada à eletrocirurgia.

Assim, uma boa preparação do cólon faz-se importante para a colonoscopia, não apenas para a introdução segura do aparelho e boa visibilização da mucosa como também para efetuar corretamente manobras terapêuticas. Uma vez que todas as soluções podem ter alguns efeitos indesejáveis, é aconselhável escolher a preparação de acordo com o estado geral e as doenças associadas de cada paciente (Figura 25.9).

Procedimento endoscópico baixo ou colonoscopia

Para a sua realização, os pacientes devem estar sob anestesia geral injetável ou inalatória. Isso torna o procedimento mais fácil e seguro pelo fato de o animal não se movimentar, permitindo avaliação criteriosa da mucosa colônica. Recomenda-se evitar, se possível, o uso de opioides na medicação pré-anestésica por estes serem causadores de espasmos intestinais.

Com o paciente devidamente anestesiado e preferencialmente em decúbito lateral esquerdo, dá-se início à endoscopia baixa. Para a insuflação do lume colônico, introduz-se através do ânus e reto um trocarte previamente lubrificado. Este trocarte deverá apresentar torneira de insuflação através do orifício anal, buscando-se introduzir apenas pequena porção da extremidade da cânula, não armada com o obturador, que não permita escape de gás. A partir da aplicação de sutura em bolsa de tabaco ao redor do ânus, a cânula é fixada na posição desejada e ajustada à abertura anal (Figura 25.8). Pressões de 12 a 15 mmHg permitem ótimas distensões da parede do órgão. A mucosa do reto é bem mais evidente que a do cólon e apresenta grandes vilosidades (Figura 25.10). Avançando-se a óptica cranialmente, em curto trajeto se alcança o cólon descendente.

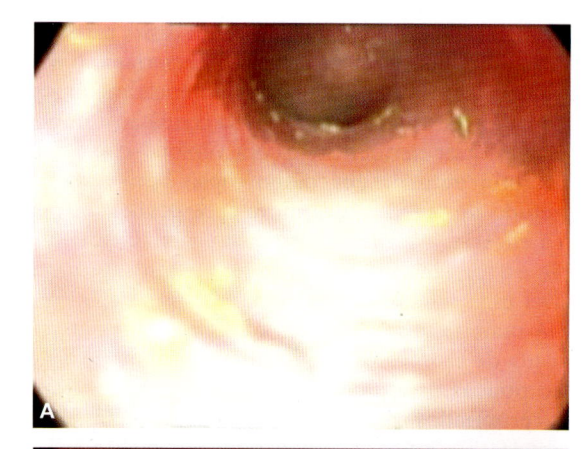

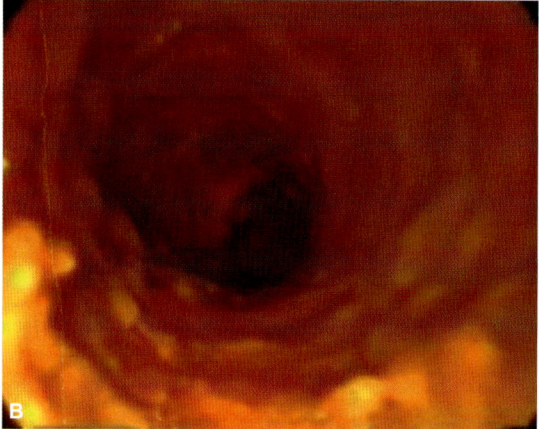

Figura 25.9 A. Cólon descendente de cão. Cólon com limpeza adequada para colonoscopia. **B.** Presença de conteúdo fecal dificultando a visualização da mucosa.

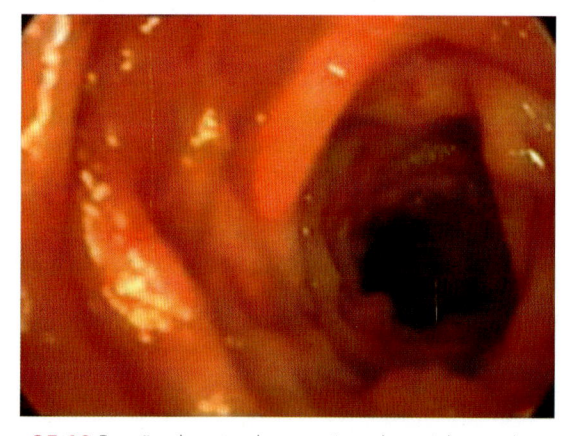

Figura 25.10 Porção do reto de um cão submetido a colonoscopia rígida. Nesta região, percebe-se a presença de grandes vilosidades da mucosa, o que a diferencia da mucosa do cólon descendente.

É importante conhecer as características fisiológicas da mucosa cólon. Essa estrutura é lisa, brilhante, róseo-clara, semelhante ao estômago e pode apresentar pregas ou suaves depressões, dependendo do grau de insuflação local. Pequenas áreas brancas mais elevadas podem ser observadas espalhadas por todo o cólon; estes são nódulos ou agregados linfoides normais, os quais diferem do intestino delgado onde o tecido linfoide encontra-se disposto em uma série de placas (as chamadas placas de Peyer) que não existem no cólon de cães e gatos. Com leves adaptações do trajeto do instrumento, pode-se alcançar a flexura cólica esquerda. Pela transiluminação parietal, pode-se facilmente evidenciar vasos intramurais que se dispõem transversalmente ao órgão (Figura 25.11).

Caso seja necessário, biopsias da mucosa podem ser realizadas, sendo para isso indispensável o emprego da cânula com canal de trabalho e que permita simultaneamente a introdução da óptica e da pinça correspondente. Neste caso, deve-se diminuir a insuflação do lume colônico de forma que a mucosa forme pregas bem evidentes, sendo passível de se excisar parte do tecido colônico desejável, evitando-se a perfuração do órgão. Durante a biopsia de alterações visíveis do cólon, é importante verificar divisão distinta entre mucosa e submucosa na amostra tecidual a olho nu.

Outra possibilidade ao uso da endoscopia rígida é a visualização do lume intestinal simultaneamente a outro procedimento laparoscópico no cólon, tal qual a colopexia incisional laparoscópica e a colectomia parcial para a extirpação de tumores. Na primeira condição, a observação intraluminal simultânea poderia verificar quanto à introdução inadvertida da agulha da sutura através da parede, enquanto no segundo procedimento pode-se avaliar a qualidade da enterorrafia. Associações entre a colonoscopia flexível e procedimentos laparoscópicos colônicos têm sido relatadas e indicadas na literatura médica, mas se trata de uma condição que poderia ser mais comumente realizada em cirurgias de intestino grosso de pequenos animais. É sabido que, na presença de infecção bacteriana na parede do cólon, ocorrerá aumento da produção de colagenase, o que predispõe a deiscência de sutura com consequente extravasamento de conteúdo fecal. Essa situação pode ocasionar consequências desastrosas como peritonite e óbito do paciente.

Complicações e cuidados necessários durante a colonoscopia

Além das complicações relacionadas com o preparo intestinal, como desequilíbrio hidreletrolítico, intolerância dos pacientes, vômitos e pneumonia por aspiração citados anteriormente, perfuração do cólon, laceração de vasos sanguíneos e órgãos adjacentes, com consequente hemorragia, Translocação bacteriana através de lesões na mucosa colônica, transmissão de agentes enteropatogênicos, dor pós-procedimento e colite química também podem ocorrer. Leib et al.,[23] em um estudo prospectivo de 355 cães submetidos a colonoscopia diagnóstica ou terapêutica, relataram taxa de complicações de 8,5%, incluídos neste percentual os efeitos adversos da anestesia do paciente.

Vale lembrar que o objetivo do procedimento é examinar a porção final do intestino grosso sem lesionar o paciente e, portanto, apesar do comprimento habitual de 33 cm dos endoscópios rígidos, a extensão inserida do equipamento deve ser de acordo com o tamanho do animal. A dor pode representar valioso alerta para a má técnica e pode ser resultante da progressão do aparelho contra a parede intestinal. Dessa maneira, é importante atentar para correta exposição do lume deste órgão para evitar possíveis lesões iatrogênicas. Além disso, excessiva insuflação de ar ou significativa mudança de direção do endoscópio objetivando "negociar" a curvatura para melhor visualização do cólon transverso também pode ocorrer. Hemorragia e perfuração do cólon durante os procedimentos terapêuticos são as complicações mais temidas da colonoscopia, uma vez que tornarão necessário procedimento reconstrutivo e que poderão ocasionar até mesmo a morte do paciente. Apesar de temida, a perfuração não é a complicação mais frequente; quando ocorre, percebe-se dificuldade ou diminuição da insuflação do cólon cursando com pneumoperitônio no paciente pelo extravasamento de CO_2 medicinal para a cavidade abdominal podendo levar a peritonite. Representa 0,85% de ocorrência nas colonoscopias,[23] sendo que seus fatores predisponentes dizem respeito ao mau preparo do cólon pela dificuldade em visualizar perfeitamente a mucosa no momento da coleta de espécimes do cólon. Pacientes com colites, cirurgias prévias e aderências resultantes das operações também são predispostos à perfuração do cólon devido à fragilidade em que este órgão se encontra.

No que diz respeito a hemorragias, a sua causa mais frequente na medicina humana é associada à polipectomia ou a biopsias durante as colonoscopias, dependendo da aplicação incorreta da corrente elétrica e da secção de pólipos grandes, do componente viloso, do grau de fibrose e de fatores inerentes ao paciente como a idade e alterações da coagulação.[15] A colite química pós-procedimento foi relatada em cães e deve-se à desinfecção promovida pela imersão do endoscópio na solução de glutaraldeído a 2%; é decorrente do enxágue inadequado do equipamento após imersão no desinfetante, e esta solução pode ser substituída pelo ácido peracético. Tal colite representa uma condição aguda autolimitada, caracterizada por tenesmo, diarreia e hematoquezia que ocorrem em até 48 h sucedentes à colonoscopia, não necessitando nova intervenção e tampouco tratamento.[16] As complicações cardiovasculares referidas estão associadas à anestesia do paciente, como a reação vasovagal que promove bradicardia. Além disso, inclui-se a hipotensão promovida tanto pela anestesia quanto pela diarreia decorrente do preparo intestinal.

Nas colonoscopias terapêuticas ou nos casos em que são necessários espécimes do tecido colônico, recomenda-se o uso de antibiótico profilático. Os antibióticos devem ter amplo espectro contra microrganismos aeróbios e em especial anaeróbios que predominam no cólon. Por isso, indica-se o uso de associações medicamentosas como metronidazol e cefazolina ou ceftriaxona, neomicina-eritromicina e metronidazol ou metronidazol e gentamicina.

Cuidados pós-procedimento

Após a colonoscopia, os animais devem ser observados em relação a recuperação anestésica, presença de distensão e dor abdominal decorrentes da insuflação do cólon. A eliminação de gases residuais do cólon ocorre em até 24 h e pode ser potencializada com o uso de dimeticona.

Livres destes adventos, a alta do paciente poderá ser proferida no mesmo dia do procedimento. É indicado recomendar ao proprietário observação do animal quanto a defecação, dor, bem como presença de diarreia e de sangue nas fezes.

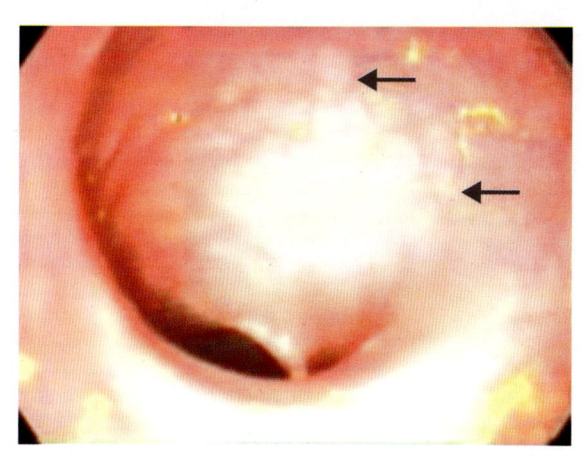

Figura 25.11 Cólon descendente de um cão. Nesta região do intestino grosso verificam-se, pela transiluminação, vasos intramurais (setas).

Cromoendoscopia

A cromoendoscopia é definida como o exame endoscópico da superfície da mucosa após instilação de substâncias corantes, aumentando assim a aptidão para diferenciar pequenas alterações epiteliais. Objetiva detectar e qualificar as lesões do trato digestivo aferindo a natureza neoplásica e o grau de invasividade. Apesar de existirem aparelhos com alta definição de imagem, os quais permitem altos índices de acertos no diagnóstico diferencial apenas pela visualização, estes equipamentos apresentam custos elevados. Diante desta realidade é possível reproduzir adequados resultados com aparelhos convencionais associados a cromoscopia. Poucos são ainda os estudos na literatura humana[24] e na medicina veterinária; apesar disso, por ser considerada uma técnica simples e segura em humanos, poderia ser extrapolada para uso na medicina veterinária.

A cromoscopia utiliza vários tipos de soluções aquosas corantes com propriedades e objetivos diferentes, que implicam sua escolha e utilização criteriosa de acordo com a suspeita clínica da patologia do paciente. Classificam-se em corantes vitais ou de absorção, os quais utilizam constituintes ou características dos diferentes epitélios para a sua definição (lugol, azul de metileno, azul de toluidina e violeta cresil). Os corantes de contraste como o índigo carmin são utilizados para realçar e melhor delimitar as lesões e os corantes reativos, e coram devido a uma determinada característica bioquímica como o ácido acético e vermelho congo.

Dentre todos os corantes, destaque maior é para o índigo carmim que pode ser utilizado em todo o trato digestivo, sendo o corante de eleição para o cólon por evidenciar e melhor definir carcinomas colorretais em humanos.

A observação e descrição videoendoscópica cuidadosa da mucosa do trato digestivo previamente à coloração faz-se necessária, procurando alterações do relevo e da cor da mucosa. O corante a ser utilizado deve ser escolhido criteriosamente, de acordo com suas propriedades físico-químicas e com os objetivos do exame endoscópico. O tingimento da mucosa pode ser realizado ao se introduzir um cateter de *spray* pelo canal de trabalho ou mediante sua ingestão pelo paciente. Porém, esta última modalidade apresenta como desvantagem a impossibilidade de inspeção prévia da mucosa sem o tingimento. Sendo assim, é importante estimular o estudo sobre o uso destas colorações em animais.

▶ Endoscopia rígida em outras cavidades

▪ Avaliação de mucocele

A existência de cavidade de origem patológica entre o músculo esquelético e a pele pode permitir a introdução de um endoscópio rígido com a finalidade de observar o seu interior.[25] Essa condição pode ser muito útil em mucocele, uma vez que nem sempre é possível verificar qual das glândulas que está envolvida pela palpação ou pela realização de métodos de diagnóstico por imagem comumente empregados.

Uma vez que a parede da mucocele é formada por tecido conjuntivo disposto em forma de cápsula, é perfeitamente possível insuflar a cavidade preexistente e se obter excelente espaço para detalhada observação. Para tanto, procura-se drenar por completo o conteúdo salivar através de uma incisão realizada no ponto médio mais cranial que demonstra flutuação à palpação (Figura 25.12A). O animal, nessa oportunidade, estará posicionado em decúbito dorsal, com os membros torácicos tracionados caudalmente e com o pescoço sendo mantido ereto a partir da colocação de um esparadrapo fixando ambos os ramos horizontais da mandíbula. Cabe realizar uma incisão que permita a colocação ajustada de uma cânula de 5 mm ou

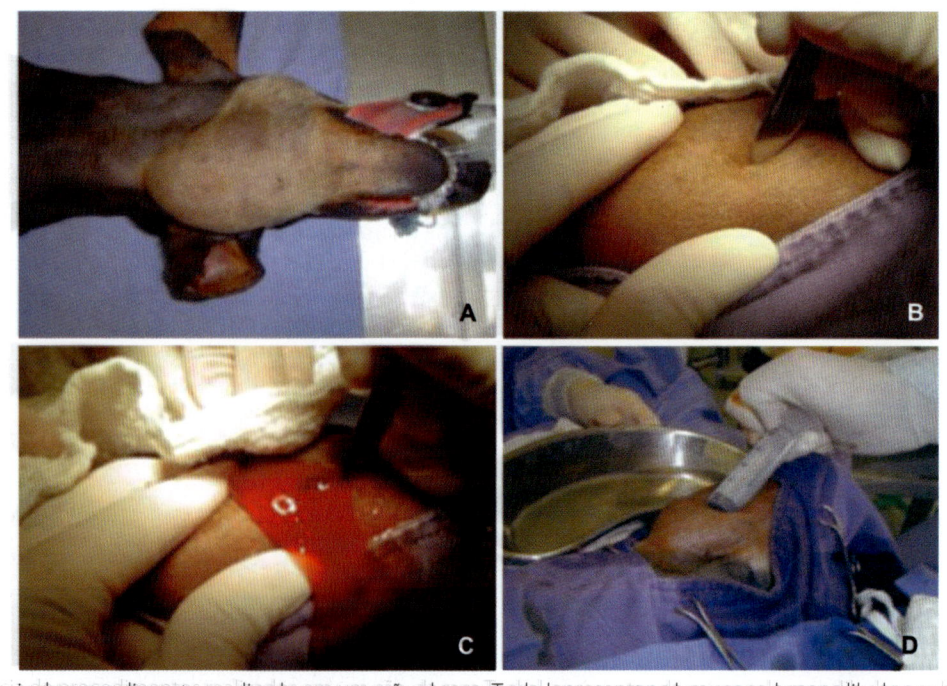

Figura 25.12 Sequência de procedimentos realizados em um cão, da raça Teckel, apresentando mucocele mandibular e submetido a endoscopia rígida de cavidade preexistente. **A.** Localização da incisão de acesso para o posicionamento da cânula e endoscópio com a finalidade de examinar a extensão da parede interna da mucocele. **B.** Com o animal em decúbito dorsal e preparado assepticamente para cirurgia, faz-se uma incisão em estocada com o bisturi. **C.** Drena-se o máximo possível do conteúdo salivar a partir dessa ferida. Este conteúdo normalmente apresenta aspecto mucoide e sanguinolento. **D.** Após drenagem de grande quantidade de saliva, procede-se à lavagem exaustiva do local com solução de NaCl 0,9 %.

10 mm na dependência da disponibilidade do equipamento. A drenagem do conteúdo será realizada de forma mais completa possível, incluindo a remoção do tecido caseoso que porventura esteja presente (Figura 25.12B, C e D).

Ajusta-se a cânula à incisão e se realiza a aplicação de sutura em bolsa de tabaco ao seu redor e fixada na mesma para evitar a perda de gás e o deslocamento do portal. Pode-se insuflar a cavidade em pressões altas (15 mmHg). Introduz-se o endoscópio, buscando-se avaliar toda a parede laterocaudal da cavidade, a fim de verificar em qual dos lados a doença se originou. No lado suspeito não é possível definir os limites completos da parede cística, enquanto no contralateral, caso não se trate de doença envolvendo as duas glândulas, uma parede lisa e completa será verificada.

Chegando-se à conclusão de qual dos lados que é o afetado, remove-se a cânula e drena-se o gás residual. Uma pinça hemostática convencional longa e curva é posicionada no interior da cavidade, de tal forma que sua extremidade aponte sob a pele na extremidade contrária à qual se encontrava a cânula. Na sequência, introduz-se uma sonda uretral multifenestrada para posterior confecção de um dreno de sucção fechada com uso de seringa de 10 mℓ (Figura 25.13), conforme indica a literatura. Essa manobra é indicada considerando-se a presença de vasto espaço morto criado na região ocupada por líquido. O dreno de sucção é instalado, e a ferida operatória é ocluída com o animal posicionado no decúbito lateral correspondente para a adenectomia convencional conforme preconizam os textos técnicos.

A partir dessa técnica pode-se evitar a remoção desnecessária de uma das glândulas mandibulares e sublinguais. Cabe ressaltar que por vezes indica-se a realização de diminuta incisão na parede da sialocele e introdução do dedo do cirurgião para a tentativa de determinação quanto ao lado afetado. Assim, a endoscopia para a finalidade diagnóstica desse tipo de doença pode ser realizada na sequência da palpação pelo dedo para aqueles casos em que os demais métodos diagnósticos foram ineficazes.

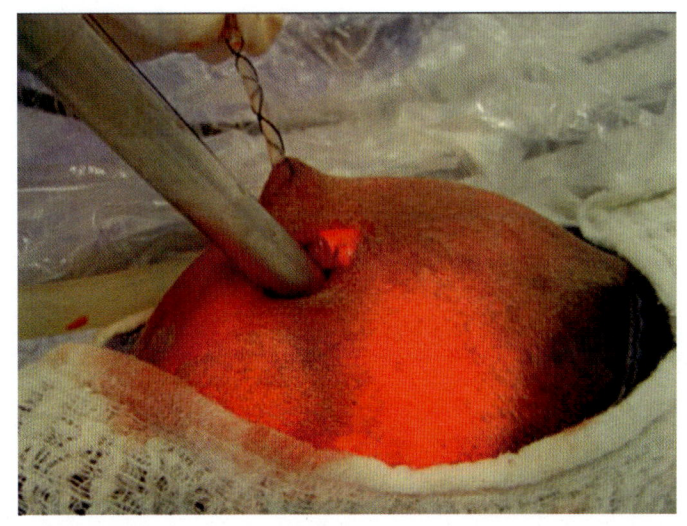

Figura 25.13 Fixação da sonda após o seu posicionamento através da incisão de acesso. Durante a avaliação endoscópica, procura-se manter apenas pouco comprimento do trocarte, haja vista o diminuto tamanho da sialocele.

▶ Referências

1. BASSO, P.C., BARCELLOS, H.H.A., BRUN, M.V. *et al.* Tracheobronchic washing in dogs by means of rigid endoscopy or endotracheal tube. *Ciência Rural*, v. 38, n. 3, 2008.

2. HAWKINS, E.C., DeNICOLA, D.B., KUEHN, N.F. Bronchoalveolar lavage in the evaluation of pulmonary disease in the dog and cat. *Journal of Veterinary Internal Medicine*, v. 4, p. 267-274, 2008.

3. FLORES ALÉS, A.J. Endoscopia respiratória en animals. *Asociation Española Medical: Endoscopistas Especializados en Respiratório*, v. 1, n.3, p. 5-13, 1997.

4. LEE, S.S., SHIN, J.H., WOO, C. *et al.* A new model of tracheal stenosis in dogs using combined bronchoscopic electrocautery and ethanol injection. *Journal of Vascular and Interventional Radiology*, v. 19, p. 764-769, 2008.

5. BARÇANTE, J.M.P., BARÇANTE, T.A., RIBEIRO, V.M. *et al.* Cytological and parasitological analysis of bronchoalveolar lavage fluid for the diagnosis of *Angiostrongylus vasorum* infection in dogs. *Veterinary Parasitology*, v. 158, p. 93-102, 2008.

6. LOPEZ, J.T., PALACIO,.J.F., CANO, F.G. *et al.* Nasopharyngeal stenosis secondary to soft palate dysgenesis in a cat. *The Veterinary Journal*, v. 181, p. 200-04, 2009.

7. SAPIERZYNSKI, R., ZMUDSKA, M. Endoscopy and histopalogy in the examination of the nasal cavity in dogs. *Polish Journal of Veterinary Sciences*, v. 12, n. 2, p. 195-201, 2009.

8. MELLO, M.F.V., FERREIRA, A.M.R., NASCIMENTO Jr. Cytologic analysis of broncjhoalveolar lavage fluid colleted through an endotracheal tube in dogs. *Acta Science Veterinariae*, v. 30, p. 119-25, 2002.

9. PASSOS, R.F.B., AQUINO, J.O., OLIVEIRA, G.G.S. *et al.* Viability of the inspection tracheobronchic for videoendoscopy in dogs. *Brazilian Journal of Veterinary Research and Animal Science*, v. 41, p. 343-48, 2004.

10. DYCE, K.M., SACK, W.O., WENSING, C.J.G. O aparelho respiratório. In:_____ *Tratado de Anatomia Veterinária*. 2 ed, Capítulo 4, p. 118-32, 2004.

11. RHA, J.Y.; MAHONY, O. Bronchoscopy in small animal medicine: indications, instrumentations, and techniques. *Clinical Techniques in Small Animal Practice*, v. 14, p. 207-12, 1999.

12. CANOLA, J.C., BORGES, N.C. Compressão traqueal como método auxiliar no diagnóstico radiológico do colapso de traqueia cervical. *Brazilian Journal of Veterinary Research and Animal Science*, v. 42, n. 6, p. 414-18, 2005.

13. OLIVEIRA, M.T., TRINDADE, A.B., SOUZA, F.W. *et al.* Dilatação esofágica endoscópica associada ao uso de triancinolona intramural em cadela com estenose de esôfago após ovariohisterectomia eletiva. *Ciência Rural*, v. 43, n. 9, p. 1683-1686, 2013.

14. ROSSONI, M. D., SARTOR, M.C., ROSSONI, A.M.O. *et al.* Comparação entre as soluções orais de manitol a 10% e bifosfato de sódio no preparo mecânico do cólon. *Revista do Colégio Brasileiro de Cirurgia*, v. 35, n. 4, p. 228-34, 2008.

15. CREMERS, I. M. Iatrogenia em endoscopia – Parte I. J. *Port. Gastrenterology*, v.12, p. 306-30, 2005.

16. TRINDADE, A.B., BRUN, M.V., PÖHL, V.H. *et al.* Different routes in administration of sodium phosphate monobasic and dibasic solution in bowel preparation for rigid colonoscopy in dogs. *Arquivo Brasileiro de Medicina Veterinária e Zootecnia*, v.61, n.4, p. 797-804, 2009.

17. BRAMBILLA, E., DAL PONTE, M.A., MANZINI, M. *et al.* Bowel preparation for colonoscopy: a comparison of polyethylene glycol and magnesium sulphate in patients over 70 years old. *Revista Brasileira de Coloproctologia*, v. 28, n. 2, p. 204-09.

18. RICHTER, K.P., CLEVELAND, M. Comparison of an orally administered gastrointestinal lavage solution with traditional enema administration as preparation for colonoscopy in dogs. *Journal of the American Veterinary Medical Association*, v.195, n. 12, p. 1727-1731, 1989.

19. DAUGHERTY, M.A., LEIB, M.S., ROSSMEISL, J.H., ALMY, F.S., WARD, D.L. Safety and efficacy of oral low-volume sodium phosphate bowel preparation for colonoscopy in dogs. *Journal of Veterinary Internal Medicine*, v. 22, p. 31-6, 2008.

20. WILLARD, M.D. Colonoscopy, proctoscopy, and ileoscopy. *The Veterinary Clinics of North America: Small Animal Practice*, v. 31, n.4, 2001.

21. TRINDADE, A.B., BRUN, M.V., BASSO, P.C. *et al.* Intervals of the time of enema after rigid colonoscopy in the colon preparation with sodium phosphate monobasic an dibasic solution in four dogs. *Acta Scientiae Veterinaria*, v. 36, n.2, p. 161-165, 2008.

22. LAW, W.L., CHOI, H.K., CHU, K.W. *et al.* Bowel preparation for colonoscopy: A randomized controlled trial comparing polyethylene glycol solution, one dose and two doses oral sodium phosphate solution. *Asian Journal Surgery*, v. 27, p. 120-24, 2004.

23. LEIB, M.S., BAECHTEL, S., MONROE, W.E. Complications associated with 355 flexible colonoscopic procedures in dogs. *Journal of Veterinary Internal Medicine*, v. 18, p. 642-46, 2004.

24. SANTOS, C.E.O., PEREIRA-LIMA, J.C., LOPES, C.V. *et al.* Estudo comparativo entre MBI (FICE) e a magnificação com índigo-carmin no diagnóstico diferencial de lesões neoplásicas de cólon e reto. *Arquivos de Gastroenterologia*, v. 46, n.2, 2009.

25. BRUN, M. V., TRINDADE, A B, al. Utilização de endoscopia rígida no auxílio ao tratamento de mucocele cervical em cão In: XVII Congresso Estadual de Medicina Veterinária, 2006, Gramado. Anais do XVII Congresso Estadual de Medicina Veterinária. 2006. CD.

Índice Alfabético

A

Acesso(s)
- à cavidade peritoneal, 99
- - agulha de Veress, 99
- - inspeção da cavidade, 106
- - insuflação da cavidade, 99
- - irrigação/drenagem e avaliação da cavidade, 110
- - oclusão das feridas de acesso, 111
- - portais acessórios, 107
- - primeira cânula, 102
- - remoção dos portais, 111
- cavitário, 80
- cirúrgicos, 91
- extraperitoneal, 267
- inicial, 51
- intercostal, 291
- paraxifoide transdiafragmático, 293
- retroperitoneal, 224
- toracoscópicos, 289
- - abordagens toracoscópicas, 291
- - - acesso intercostal, 291
- - - acesso paraxifoide transdiafragmático, 293
- - - acesso transcervical, 294
- - considerações anestésicas, 289
- - indução do colapso pulmonar, 289
- - - insuflação torácica, 290
- - - ventilação seletiva, 290
- - transcervical, 294
- - transperitoneal, 225
- - único
- - com portal de múltiplos canais, 310
- - com um trocarte e ótica com canal de trabalho, 311
Adaptação da agulha para tecidos mais espessos, 158
Aderências intraperitoneais pós-cirúrgicas, 21
- caracterização, 21
- epidemiologia, 21
- fisiopatologia, 23
- - cicatrização normal *versus* alterada do peritônio parietal e visceral, 23
- - relação entre coagulação e fibrinólise após lesão peritoneal e fatores adesiogênicos associados, 24
- impacto clínico, 22
- medidas profiláticas, 25
- métodos terapêuticos, 26
- perspectivas terapêuticas futuras, 29
- técnicas cirúrgicas, 25
Adesiólise, 33
Afastadores articulados, 87

Agulha de Veress, 81, 99
Alterações inflamatórias na videocirurgia, 68
- alterações leucocitárias, 70
- citocinas, 68
- - anti-inflamatórias (Th2), 69
- - IL-1, 69
- - IL-6, 69
- - IL-10, 69
- - pró-inflamatórias (Th1), 69
- - TNF, 69
- mediadores de fase aguda, 68
- proteína C reativa (CRP), 70
Ambiente operatório, 94
- disposição da equipe na sala, 94
- disposição dos equipamentos e do paciente, 95
- documentação, 98
Analgesia pós-operatória, 13
Anastomose vesicouretral, 181
Anatomia videoendoscópica
- das hérnias inguinais e escrotais, 264
- do sistema urinário, 223
Anestesia e analgesia para videolaparoscopia, 7
- analgesia pós-operatória, 13
- avaliação pré-anestésica, 10
- complicações intraoperatórias, 14
- - cardiopulmonares, 14
- - embolia gasosa, 15
- - enfisema subcutâneo, 15
- - hipotermia, 16
- - por instrumentação cirúrgica, 16
- - refluxo gástrico, 16
- - relacionadas com o posicionamento, 16
- conduta anestésica, 11
- - indução da anestesia e manejo das vias respiratórias, 11
- considerações pós-operatórias, 16
- efeitos fisiológicos, 8
- - cardiovasculares, 8
- - perfusão regional, 9
- - respiratórios e na troca de gases, 9
- manejo de fluidos, 13
- manutenção da anestesia, 11
- - bloqueadores neuromusculares, 12
- - monitoramento, 12
- - opioides transoperatórios, 12
- - ventilação mecânica, 12
- medicação pré-anestésica, 11
- técnica cirúrgica, 7
Anestesista, 92
Anti-inflamatórios não esteroides, 28
Anticoagulantes, 29
Antimicrobianos, 29

Aparelho(s)
- digestório, cirurgias no, 239
- - avaliação, 240
- - estabelecimento e manutenção do pneumoperitônio, 239
- - introdução e posicionamento dos portais de trabalho, 240
- - posicionamento dos pacientes, 239
- - procedimentos cirúrgicos específicos, 241
- - - gastropexia videoassistida, 241
- - - gastropexia incisional laparoscópica com sutura intracorpórea, 241
- - - gastrotomia e gastrectomia parciais, 242
- - - gastrostomia com aplicação de tubo, 243
- - - biopsia intestinal, 244
- - - ressecção e anastomose de intestino delgado por via laparoscópica com sutura intracorpórea, 245
- - - ressecção e anastomose de intestino delgado por via laparoscópica com sutura mecânica, 246
- - - enterotomia/ressecção e anastomose de intestino delgado videoassistidas, 248
- - - colopexia videoassistida, 248
- - - colopexia incisional, 249
- - - colopexia laparoscópica com retalho de material prostético, 249
- e órgãos urinários, 61
- reprodutor feminino de caninos, 186
- - anatomia videoendoscópica, 186
- - inseminação intrauterina, 188
- - ovariectomia, 189
- - - acesso com três portais em triangulação, 189
- - - acesso com dois portais na linha média ventral, 189
- - ovário-histerectomia, 190
- - - totalmente laparoscópica com três ou quatro portais, 191
- - - - contexto histórico e técnico, 191
- - - - dissecção e ligadura dos vasos uterinos, 192
- - - - hemostasia e secção do corpo do útero, 193
- - - - hemostasia e secção do mesométrio e ligamento redondo, 196
- - - - oclusão e secção dos vasos ovarianos, 194
- - - - posicionamento dos portais, 192
- - - - remoção dos ovários e útero da cavidade peritoneal, 197
- - - - ruptura/secção do ligamento suspensor, 194
- - - em pacientes com prolapso vaginal, 198
- - - possíveis complicações, 198
- - - por LESS, 211
- - - - via dispositivos específicos, 211

- - - - via endoscópio com canal de trabalho, 211
- - - - via incisão cutânea única com múltiplos
acessos transparietais, 212
- - - por NOTES
- - - - híbrida, 204
- - - - total, 208
- - - posicionamento dos portais, 205
- - - preparação e seleção dos pacientes, 204
- - - videoassistida
- - - - com dois portais, 199
- - - - com três portais em pacientes com
piometra, hidrometra, hemometra, 197
- - salpingectomia parcial, 188
- - - técnica com três portais, 188
- reprodutor feminino de felinos, 215
- - ovariectomia, 219
- - ovário remanescente, 220
- - - técnica cirúrgica, 220
- - ovário-salpingo-histerectomia, 216
- - - pós-operatório, 219
- - - técnica operatória, 216
- reprodutor masculino de caninos, 169
- - anatomia videoendoscópica, 169
- - biopsia prostática, 175
- - isolamento e secção da uretra membranosa, 181
- - - anastomose vesicouretral, 181
- - - extirpação da próstata e oclusão da ampola
do ducto deferente, 181
- - - remoção da próstata da cavidade peritoneal e
manobras finais, 184
- - oclusão do ducto deferente e vasectomia, 171
- - orquiectomia em criptorquidismo, técnica, 173
- - - com dois portais, 174
- - - com três portais, 174
- - - via portal único, 173
- - prostatectomia total, 178
- - - exposição e hemostasia da próstata, 179
- - - posicionamento dos portais, 178
- - - secção do colo vesical, 180
- - ressecção de cistos/abscessos prostáticos e
paraprostáticos, 176
- - - laparoscópico, 176
- - - videoassistido, 177
- reprodutor masculino de felinos, 220
- - criptorquidectomia, 220
- - - complicações, 221
- - - técnica operatória, 221
- - vasectomia, 220
- - - técnica cirúrgica, 220
Aplicação
- de clipes e grampos, 89, 131
- de gaze com compressão digital externa, 130
- direta de gaze, 128
Apreensão e ajuste da agulha no porta-agulhas, 157
Argônio, 99
Armazenamento dos equipamentos, 80
Aspiração, 79
Ativadores do plasminogênio, 29
Auxiliar, 92
Avaliação
- de mucocele, 324
- pré-anestésica, 10
Azul de metileno 1%, 27

B

Baço, 257
- biopsia, 261
- cirurgia laparoscópica
- - convencional (três portais), 259
- - - de incisão única, 260
- considerações pré-cirúrgicas, 258
- esplenectomia

- - parcial, 260
- - total, 258
- procedimentos, 258
Bainha do trocarte, 41
Barbitúricos, 11
Benzodiazepínicos, 11
Biomateriais e membranas biocompatíveis, 26
Biopsia
- do baço, 261
- hepática, 252
- intestinal, 244
- prostática, 175
Bloco de fígado suíno com vesícula biliar, 54
Bloqueadores neuromusculares, 12
Bolsa de extração (*endobags*), 53

C

Cabeçote da microcâmera, 75
Cabos, 84
Caixa de espelhos, 54
- com adaptação para câmera, 54
Câmera, 92
Cânula(s), 81
- de aspiração, 110
- de trabalho, 103
- descartáveis, 82
- permanentes, 82
Cavidade peritoneal, acesso à, 99
- agulha de Veress, 99
- inspeção, 106
- insuflação, 99
- irrigação/drenagem e avaliação, 110
- oclusão das feridas de acesso, 111
- portais acessórios, 107
- primeira cânula, 102
- remoção dos portais, 111
Cetamina, 11, 14
Cirurgia(s)
- do aparelho reprodutor de felinos, 214
- - feminino, 215
- - - ovariectomia, 219
- - - ovário remanescente, 220
- - - - técnica cirúrgica, 220
- - - ovário-salpingo-histerectomia, 216
- - - - pós-operatório, 219
- - - - técnica operatória, 216
- - masculino, 220
- - - criptorquidectomia, 220
- - - - complicações, 221
- - - - técnica operatória, 221
- - - vasectomia, 220
- - - - técnica cirúrgica, 220
- - equipamento e instrumental
videoendoscópico, 214
- - pré-operatório e anestesia, 214
- - - posicionamento, 215
- do sistema urinário, 223
- - anatomia videolaparoscópica do
sistema urinário, 223
- - cistolitectomia, 231
- - - pós-operatório, 234
- - - preparação pré-operatória, 231
- - - procedimento cirúrgico, 232
- - - videoassistida, 234
- - cistopexia, 231
- - - procedimento cirúrgico, 231
- - nefrectomia
- - - parcial, 226
- - - - procedimento cirúrgico, 227
- - - radical, 224
- - - - acesso retroperitoneal, 224

- - - - acesso transperitoneal, 225
- - - procedimento cirúrgico, 224
- - nefrotomia, 227
- - - procedimento cirúrgico, 228
- - procedimentos videocirúrgicos, 224
- - reimplante ureterovesical, 231
- - - procedimento cirúrgico, 231
- - ureterocistoplastia, 228
- - - procedimento cirúrgico, 228
- - ureterotomia/ureteroplastia, 228
- - uretrostomia pré-púbica videoassistida, 235
- em modelo experimental vivo,
seleção do animal, 55
- endoscópica através de orifícios naturais, 304
- - classificação, 305
- - complicações, 307
- - desvantagens, 305
- - e o futuro da cirurgia, 307
- - evolução da endoscopia flexível, 305
- - histórico, 305
- - técnicas cirúrgicas, 305
- - vantagens, 305
- glandulares
- - baço, 257
- - - biopsia, 261
- - - considerações pré-cirúrgicas, 258
- - - esplenectomia parcial, 260
- - - procedimentos, 258
- - - - cirurgia laparoscópica convencional
(três portais), 259
- - - - cirurgia laparoscópica de incisão única, 260
- - - - esplenectomia total, 258
- - fígado e sistema biliar, cirurgias, 251
- - - considerações pré-cirúrgicas, 251
- - - procedimentos, 252
- - - - biopsia hepática, 252
- - - - colecistectomia, 254
- - - - correção de desvio portossistêmico, 255
- - - - esplenoportografia e mensuração da pressão
da polpa esplênica, 256
- - - - punção biliar, 254
- laparoendoscópica por único acesso (LESS), 308
- - conceitos, 308
- - instrumental cirúrgico, 311
- - - endoscópios rígidos, 312
- - - instrumentos cirúrgicos, 312
- - - portais de acesso, 311
- - nomenclaturas, 308
- - princípios básicos, 309
- - - acesso único
- - - - com portal de múltiplos canais, 310
- - - - com um trocarte e ótica com canal
de trabalho, 311
- no aparelho digestório, 239
- - avaliação do aparelho digestório, 240
- - estabelecimento e manutenção
do pneumoperitônio, 239
- - introdução e posicionamento dos portais
de trabalho, 240
- - posicionamento dos pacientes, 239
- - procedimentos cirúrgicos específicos, 241
- - - biopsia intestinal, 244
- - - colopexia
- - - - incisional, 249
- - - - laparoscópica com retalho de material
prostético, 249
- - - - videoassistida, 248
- - - enterotomia/ressecção e anastomose de
intestino delgado videoassistidas, 248
- - - gastropexia
- - - - incisional laparoscópica com sutura
intracorpórea, 241
- - - - videoassistida, 241

- - - gastrostomia
- - - - com aplicação de tubo, 243
- - - - e gastrectomia parciais, 242
- - - ressecção e anastomose de intestino delgado por via laparoscópica
- - - - com sutura intracorpórea, 245
- - - - com sutura mecânica, 246
- no aparelho reprodutor feminino de caninos, 186
- - anatomia videoendoscópica, 186
- - inseminação intrauterina, 188
- - ovariectomia, 189
- - - acesso com
- - - - dois portais na linha média ventral, 189
- - - - com três portais em triangulação, 189
- - ovário-histerectomia, 190
- - - em pacientes com prolapso vaginal, 198
- - - - possíveis complicações, 198
- - - por LESS, 211
- - - - via dispositivos específicos, 211
- - - - via endoscópio com canal de trabalho, 211
- - - - via incisão cutânea única com múltiplos acessos transparietais, 212
- - - por NOTES
- - - - híbrida, 204
- - - - total, 208
- - - posicionamento dos portais, 205
- - - preparação e seleção dos pacientes, 204
- - - totalmente laparoscópica com três ou quatro portais, 191
- - - - contexto histórico e técnico, 191
- - - - dissecção e ligadura dos vasos uterinos, 192
- - - - hemostasia e secção do corpo do útero, 193
- - - - hemostasia e secção do mesométrio e ligamento redondo, 196
- - - - oclusão e secção dos vasos ovarianos, 194
- - - - posicionamento dos portais, 192
- - - - remoção dos ovários e útero da cavidade peritoneal, 197
- - - - ruptura/secção do ligamento suspensor, 194
- - - videoassistida
- - - - com dois portais, 199
- - - - com três portais em pacientes com piometra, hidrometra, hemometra, 197
- - salpingectomia parcial, 188
- - - técnica com três portais
- no aparelho reprodutor masculino de caninos, 169
- - anatomia videoendoscópica, 169
- - biopsia prostática, 175
- - isolamento e secção da uretra membranosa, 181
- - - anastomose vesicouretral, 181
- - - extirpação da próstata e oclusão da ampola do ducto deferente, 181
- - - remoção da próstata da cavidade peritoneal e manobras finais, 184
- - oclusão do ducto deferente e vasectomia, 171
- - orquiectomia em criptorquidismo, 173
- - - com dois portais, 174
- - - com três portais, 174
- - - via portal único, 173
- - prostatectomia total, 178
- - - exposição e hemostasia da próstata, 179
- - - posicionamento dos portais, 178
- - - secção do colo vesical, 180
- - ressecção de cistos/abscessos prostáticos e paraprostáticos, 176
- - - laparoscópico, 176
- - - videoassistido, 177
- por orifícios naturais, 5
- robótica, 5
- urológica, 223
Cirurgião, 92
Cistolitectomia, 231
- pós-operatório, 234

- preparação pré-operatória, 231
- procedimento cirúrgico, 232
- videoassistida, 234
Cistopexia, 231
- procedimento cirúrgico, 231
Citocinas, 68
- anti-inflamatórias (Th2), 69
- pró-inflamatórias (Th1), 69
Clipador, 89
Clipe(s), 89, 90, 131
- absorvíveis ou não absorvíveis, 154
- de poliamida, 131
- de titânio, 131
- em lugar de nó, uso de, 45
- utilização de, 53
Cloreto de sódio 0,9%, 27
Coagulação, 143
Colapso pulmonar, 289
Colecistectomia, 64, 254
- em bloco de fígado, 53
- - de suínos, 50
- videolaparoscópica, 52
Coleta
- de flape de omento para reconstrução de defeitos à distância, 272
- do omento sem desdobramento de suas camadas, 273
Colo vesical, 180
Colonoscopia, 320
- complicações e cuidados, 323
- cuidados pós-procedimento, 323
- equipamentos, 320
- posicionamento do paciente, 320
- preparo do cólon, 320
- procedimento endoscópico baixo, 322
Colopexia
- incisional, 249
- laparoscópica com retalho de material prostético, 249
- videoassistida, 248
Complicações intraoperatórias, 14
- cardiopulmonares, 14
- embolia gasosa, 15
- enfisema subcutâneo, 15
- hipotermia, 16
- por instrumentação cirúrgica, 16
- reflexo gástrico, 16
- relacionadas com o posicionamento, 16
Compressão, 128
Conduta anestésica, 11
- indução da anestesia e manejo das vias respiratórias, 11
Confecção de nós para ligaduras extracorpóreas, 135
Corpos estranhos, 31
Correção de desvio portossistêmico, 255
Corrente eletrocirúrgica, 144
Corticosteroides, 28
Criptorquidectomia, 220
- técnica operatória, 221
- complicações, 221
Criptorquidismo, orquiectomia em, 173
- técnica com dois portais, 174
- técnica com três portais, 174
- técnica via portal único, 173
Cristaloides de baixo peso molecular, 26
Cromoendoscopia, 324
Curva, agulha, 40

D

Decúbitos dorsal e lateral, 61
Dexmedetomidina, 12

Diérese, 84, 113
- dissecção, 116
- - com bisturi ultrassônico, 120
- - realizada de forma videoassistida, 120
- - romba com torunda de gaze, 119
- empunhaduras de pinças e tesouras, 114
- exposição dos órgãos/tecidos para diérese, 113
- incisão
- - com lâmina de bisturi, 119
- - com tesoura, 118
- instrumentos operatórios inespecíficos, 114
- sutura transparietal, 114
Dióxido de carbono, 78
Disposição
- da equipe na sala, 94
- dos equipamentos e do paciente, 95
Dissecção, 116
- com bisturi ultrassônico, 120
- e ligadura dos vasos uterinos, 192
- realizada de forma videoassistida, 120
- romba com torunda de gaze, 119
Documentação, 98

E

Edema no local das punções operatórias, 222
Eletrodos para cautério monopolar, 53
Embolia gasosa, 15
Emprego
- de ligadura(s)
- - a partir de nó previamente confeccionado em instrumento específico (endoloop), 133
- - extracorpóreas, 134
- - intracorpóreas, 137
- intraperitoneal de soluções de alto peso molecular, biofilmes e membranas sintéticas, 26
Empunhaduras, 85
- de pinças e tesouras, 114
Empurrador de nó descartável, 89
Endoscopia
- digestiva, 318
- respiratória, 315
- rígida
- - aplicada às diferentes cavidades, 315
- - em outras cavidades, 324
Endoscópio, 72
- rígido, 74
Energia
- elétrica, 144
- monopolar, 88
- ultrassônica, 147
Enfisema subcutâneo, 15, 222
Ensino da videocirurgia, 57, 62
- aparelho e órgãos urinários, 61
- ensino da tecnologia por videocirurgia, 62
- - colecistectomia, 64
- - nefrectomia, 65
- - - parcial, 66
- - prostatectomia, 65
- - tempos de introdução da agulha de Veress, primeiro e segundo trocarte, 63
- ensino e aspectos práticos do aprendizado, 58
- equipamentos técnicos de procedimentos cirúrgicos, 58
- laboratório experimental, 59
- modelos experimentais, 61
- princípios do treinamento básico, 58
Enterotomia/ressecção e anastomose de intestino delgado videoassistidas, 248
Equipamentos e instrumentos operatórios básicos, 72
- instrumentais operatórios, 80
- instrumentos

- - para acesso cavitário, 80
- - para diérese e exérese, 84
- - para hemostasia, 88
- - para síntese, 90
- raque para armazenamento dos equipamentos, 80
- sistema
- - de insuflação, 77
- - de irrigação e aspiração, 79
- - de vídeo e de iluminação, 72
- técnicos de procedimentos cirúrgicos, 58
Equipe cirúrgica, 91
Esofagoscopia, 319
- complicações e cuidados necessários durante o procedimento, 320
- cuidados pós-procedimento, 320
- equipamentos, 319
- posicionamento do paciente, 319
- preparo prévio do paciente, 319
- procedimento endoscópico, 319
Esplenectomia
- parcial, 260
- total, 258
Esplenoportografia e mensuração da pressão da polpa esplênica, 256
Esqui, agulha, 40
Etomidato, 11
Exercícios
- de cirurgia em caixa com câmera, 50
- - modelos de treinamento em videocirurgia, 52
- - - bloco de fígado suíno com vesícula biliar, 54
- - - bolsa de extração (endobags), 53
- - - caixa de espelhos, 54
- - - - com adaptação para câmera, 54
- - - cirurgias em modelo experimental vivo, seleção do animal, 55
- - - colecistectomia no bloco de fígado, 53
- - - eletrodos para cautério monopolar, 53
- - - manuseio e introdução do trocarte, 53
- - - nós cirúrgicos externos, 52
- - - preparo
- - - - de moldes secos para suturas e ligaduras externas e internas, 53
- - - - do endoloop, 53
- - - - do espécime de frango, 54
- - - - do frango inteiro para treinamento em caixa preta, 54
- - - - do suporte para trabalho com peças de animais, 54
- - - realidade virtual, 56
- - - simulação de cateterismo, 53
- - - transferência de objetos, 53
- - - utilização de clipes, 53
- - treinamento em modelo experimental vivo, 50
- - - aspectos importantes, 50
- de coordenação, 39
- de dissecção, 39
- em caixa preta, 39
Exérese, 84, 120
- remoção dos tecidos extirpados da cavidade, 120-127
Exposição
- dos órgãos/tecidos para diérese, 113
- e hemostasia da próstata, 179
- visceral, 97
Extirpação da próstata e oclusão da ampola do ducto deferente, 181

F

Fenotiazínicos, 11
Fígado e sistema biliar, cirurgias, 251
- considerações pré-cirúrgicas, 251
- procedimentos, 252

- - biopsia hepática, 252
- - colecistectomia, 254
- - correção de desvio portossistêmico, 255
- - esplenoportografia e mensuração da pressão da polpa esplênica, 256
- - punção biliar, 254
Fio agulhado nà cavidade, introdução, 155
Fonte(s)
- de energia para hemostasia, 97
- de luz, 75, 96
Formação de aderências intraperitoneais, 21
- aderências intraperitoneais pós-cirúrgicas, 21
- - caracterização e epidemiologia, 21
- - medidas profiláticas, 25
- - - métodos terapêuticos, 26
- - - técnicas cirúrgicas, 25
- - fisiopatologia, 23
- - cicatrização normal versus alterada do peritônio parietal e visceral, 23
- - relação entre coagulação e fibrinólise após lesão peritoneal e fatores adesiogênicos associados, 24
- impacto clínico, 22
- perspectivas terapêuticas, 29
- cirurgia laparoscópica e formação de aderências pós-cirúrgicas, 30
- - vantagens, 31
- - desvantagens, 32
- diagnóstico clínico, laboratorial e exames complementares, 32
- formação de aderências profiláticas, 35
- protocolo "ideal" na prática cirúrgica de pequenos animais, 29
- tratamento
- - cirúrgico, adesiólise, 33
- - conservador, 33

G

Gás
- carbônico, 99
- hélio, 78
Gastropexia
- incisional laparoscópica com sutura intracorpórea, 241
- videoassistida, 241
Gastrostomia
- com aplicação de tubo, 243
- e enterostomia com grampeador linear cortante, 46
- e gastrectomia parciais, 242
Gaze cirúrgica, 128
Grampeador(es)
- em lesão pulmonar, 47
- laparoscópicos, 90
- - linear, 90
- linear cortante, 46
Grampos, 133
- de hérnia para a sustentação das suturas, 267

H

Halsted-mosquito, 104
Hand-assisted, 84
Hartman-Halsted, 104
Haste, 72
Hélio, 99
Hematoma subcutâneo, 222
Hemorragia(s)
- de vasos calibrosos, 131
- incoercíveis, 129
- proveniente dos vasos ovarianos e uterinos, 222
Hemostasia, 88, 128

- compressão, 128
- e secção do
- - corpo do útero, 193
- - mesométrio e ligamento redondo, 196
- emprego de ligadura(s)
- - a partir de nó previamente confeccionado em instrumento específico (endoloop), 133
- - extracorpóreas, 134
- - intracorpóreas, 137
- energia elétrica, 144
- permanente, 88
- pinçamento, 130
- preventiva e/ou temporária, 88
- tipos de, 128
Heparina, 27
Hérnia(s), 263
- diafragmática, 296-301
Herniorrafia(s), 263
- diafragmática, 269, 296-301
- - anatomia videoendoscópica, 269
- - técnica operatória, 269
- - - coleta de flape de omento para reconstrução de defeitos à distância, 272
- - - coleta do omento sem desdobramento de suas camadas, 273
- - - uso de pericárdio bovino conservado na reconstrução de, 272
- inguinal, 264
- - anatomia videoendoscópica, 264
- - aplicação de materiais prostéticos, 267
- - - colocação de tela, 267
- - - reconstrução, 268
- - técnicas operatórias, 265
- - - aplicação de grampos para a sustentação das suturas, 267
- - - reconstrução a partir de suturas intracorpóreas, 266
- materiais para implantação, 263
- - telas cirúrgicas, 263
Hipotermia, 16, 222
História da videocirurgia
- desenvolvimento da laparoscopia moderna, 3
- laparoscopia na atualidade, 5
- - cirurgia por orifícios naturais, 5
- - cirurgia robótica, 5
- origem da laparoscopia, 2

I

IL-1, 69
IL-10, 69
IL-6, 69
Incisão
- com lâmina de bisturi, 119
- com tesoura, 118
Inibidores de radicais livres, 26
Inseminação intrauterina, 188
Inserção dos trocartes, 51
Inspeção da cavidade, 106
Instrumentador, 92
Instrumentais operatórios, 80
Instrumento(s)
- e dispositivos para acesso cavitário, 80
- operatórios inespecíficos, 114
- para aplicação de suturas, 150
- para diérese e exérese, 84
- para hemostasia, 88
- para irrigação e aspiração em videocirurgia, 79
- para síntese, 90
Insuflação, 77
- da cavidade, 99
- torácica, 290
Insuflador(es), 78, 96
- eletromecânico
- eletrônico, 78

Irrigação, 79
- e avaliação da cavidade, 110
Isolamento e secção da uretra membranosa, 181
- anastomose vesicouretral, 181
- extirpação da próstata e oclusão da ampola do
    ducto deferente, 181
- remoção da próstata da cavidade peritoneal e
    manobras finais, 184

L

Laboratório experimental, 59
Laparoscopia
- moderna, desenvolvimento da, 3
- na atualidade, 5
- origem da 2
Lavado(s)
- para exames complementares das
    vias respiratórias, 318
- traqueobrônquico
- - através da punção transtraqueal, 318
- - com sonda posicionada através das
    cartilagens aritenoides, 318
LESS (cirurgia laparoendoscópica por
    único acesso), 308
- conceitos e nomenclaturas, 308
- instrumental cirúrgico, 311
- - endoscópios rígidos, 312
- - instrumentos cirúrgicos, 312
- - portais de acesso, 311
- princípios básicos, 309
- - acesso único
- - - com portal de múltiplos canais, 310
- - - com um trocarte e óptica com canal
        de trabalho, 311
Ligadura
- circular, 138
- em alça (*endoloop*), 42
- transfixante, 143
Linha média ventral, 60

M

Manejo de fluidos, 13
Manobras básicas para suturas, 154
Manuseio e introdução do trocarte, 53
Manutenção da anestesia, 11
- bloqueadores neuromusculares, 12
- monitoramento, 12
- opioides transoperatórios, 12
- ventilação mecânica, 12
Materiais prostéticos com grampos de hérnia ou
    sutura intracorpórea, 267
Mediadores de fase aguda, 68
Medicação pré-anestésica, 11
Medroxiprogesterona, 27
Meperidina, 13
Microcâmera, 72, 96
Modelos de treinamento em videocirurgia, 52
- bloco de fígado suíno com vesícula biliar, 54
- bolsa de extração (*endobags*), 53
- caixa de espelhos, 54
- - com adaptação para câmera, 54
- cirurgias em modelo experimental vivo,
    seleção do animal, 55
- colecistectomia no bloco de fígado, 53
- eletrodos para cautério monopolar, 53
- manuseio e introdução do trocarte, 53
- nós cirúrgicos externos, 52
- preparo
- - de moldes secos para suturas e ligaduras
        externas e internas, 53

- - do *endoloop*, 53
- - do espécime de frango, 54
- - - do frango inteiro para treinamento, 54
- - - do suporte para trabalho com
        peças de animais, 54
- realidade virtual, 56
- simulação de cateterismo, 53
- transferência de objetos, 53
- utilização de clipes, 53
Modelos experimentais, 61
Monitor de vídeo, 72, 77, 96
Monitoramento, 12
Morfina, 13
Mucocele, 324
Músculo(s)
- oblíquo abdominal
- - externo, 60
- - interno, 60
- reto do abdome, 60
- transverso do abdome, 60

N

Nefrectomia, 52, 65
- parcial, 66, 226
- - procedimento cirúrgico, 227
- radical, 224
- - acesso
- - - retroperitoneal, 224
- - - transperitoneal, 225
- - procedimento cirúrgico, 224
Nefrotomia, 227
- procedimento cirúrgico, 228
Nimesulida, 27
Nitrogênio, 99
Nó(s)
- cirúrgicos externos, 52
- de Aberdeen, 45
- de Dundee, 45
- de Meltzer, 137
- de pescador, 137
- de Roeder, 43, 135
- de Weston, 137
- e sutura(s), 40
- - com *endostich*, 48
- interno, 45
- pré-pronto da *ethicon*, 49
- pronto ou *endoloop*, 42
- quadrado
- - extracorpóreo, 43
- - intracorpóreo, 44
NOTES, 304
- classificação, 305
- complicações, 307
- desvantagens, 305
- e o futuro da cirurgia, 307
- evolução da endoscopia flexível, 305
- histórico, 305
- técnicas cirúrgicas, 305
- vantagens, 305

O

Obstrução do fluxo de aspiração, 111
Oclusão
- das feridas de acesso, 111
- do ducto deferente e vasectomia, 171
- e secção dos vasos ovarianos, 194
Opioides, 11
- transoperatórios, 12
Orquiectomia em criptorquidismo, 173
- técnica com dois portais, 174

- técnica com três portais, 174
- técnica via portal único, 173
Ovariectomia, 189, 219
- acesso com três portais em triangulação, 189
- acesso com dois portais na linha
    média ventral, 189
Ovário-histerectomia, 190
- em pacientes com prolapso vaginal, 198
- - possíveis complicações, 198
- por LESS, 211
- - via dispositivos específicos, 211
- - via endoscópio com canal de trabalho, 211
- - via incisão cutânea única com múltiplos
        acessos transparietais, 212
- por NOTES
- - híbrida, 204
- - total, 208
- posicionamento dos portais, 205
- preparação e seleção dos pacientes, 204
- totalmente laparoscópica com três ou
    quatro portais, 191
- - contexto histórico e técnico, 191
- - dissecção e ligadura dos vasos uterinos, 192
- - hemostasia e secção
- - - do corpo do útero, 193
- - - do mesométrio e ligamento redondo, 196
- - oclusão e secção dos vasos ovarianos, 194
- - posicionamento dos portais, 192
- - remoção dos ovários e útero da
        cavidade peritoneal, 197
- - ruptura/secção do ligamento suspensor, 194
- videoassistida com dois portais, 199
- videoassistida com três portais em pacientes
        com piometra, hidrometra, hemometra, 197
Ovário remanescente, 220
- técnica cirúrgica, 220
Ovário-salpingo-histerectomia, 216
- técnica operatória, 216
- pós-operatório, 219
Óxido nitroso, 99
Oxigênio, 99

P

Parede muscular dos cães, 60
Passagem da agulha e fio através dos tecidos, 159
Pentoxifilina Ringer Lactato, 27
Pericárdio bovino conservado na reconstrução de
    hérnias diafragmáticas, 272
Peritônio parietal, 31
Pinça(s)
- Babcock, 86
- bipolares, 146
- de Kelly ou Maryland, 86, 151
- de Redick-Olsen, 86
Pinçamento, 130
Pneumoperitônio, 51
Porta-agulhas, 150
- e o contraporta-agulha, 40
- apreensão e ajuste da agulha no, 157
Portais acessórios, 107
Posição
- de Trendelenburg, 98
- do animal na mesa, 50
Posicionamento dos portais, 154
Preparo
- de moldes secos para suturas e ligaduras
    externas e internas, 53
- do *endoloop*, 53
- do espécime de frango, 54
- do frango inteiro para treinamento, 54
- - em caixa preta, 54
- do suporte para trabalho com peças de animais, 54

Pressões intra-abdominais (PIA), 99
Primeira cânula, 102
Primeiro volante, 92
Procedimentos cirúrgicos, 52
Processador da microcâmera, 72
Propofol, 11
Prostatectomia, 65
- total, 178
- - exposição e hemostasia da próstata, 179
- - posicionamento dos portais, 178
- - secção do colo vesical, 180
Proteção das superfícies peritoneais
    contra o ressecamento, 31
Proteína C reativa (CRP), 70
Punção biliar, 254

R

Raque para armazenamento dos equipamentos, 80
Realidade virtual, 56
Reconstrução de hérnias
- a partir de suturas intracorpóreas, 266
- umbilicais, paracostais, incisionais
    e traumáticas, 268
Recuperação de espécime, 40
Redutor, 83
Refluxo gástrico, 16
Reimplante ureterovesical, 231
- procedimento cirúrgico, 231
Remoção
- da próstata da cavidade peritoneal e
    manobras finais, 184
- dos ovários e útero da cavidade peritoneal, 197
- dos portais, 111
- dos tecidos extirpados da cavidade, 120-127
Resposta inflamatória, 68
Ressecção
- de cistos/abscessos prostáticos
    e paraprostáticos, 176
- - laparoscópico, 176
- - videoassistido, 177
- e anastomose de intestino delgado por
    via laparoscópica
- - com sutura intracorpórea, 245
- - com sutura mecânica, 246
Reta, agulha, 40
Rim, 61, 223
Ringer lactato, 26, 110
rt-PA, 27
Ruptura/secção do ligamento suspensor, 194

S

Salina normal, 26
Salpingectomia parcial, 188
- técnica com três portais
Segundo e terceiro (em caso de necessidade)
    volantes, 92
Seladores vasculares, 147
Simulação de cateterismo, 53
Síntese, 90, 150
- adaptação da agulha para tecidos
    mais espessos, 158
- apreensão e ajuste da agulha no
    porta-agulhas, 157
- emprego de clipes absorvíveis ou
    não absorvíveis, 154
- início e término da sutura, 161
- instrumentos para aplicação de suturas, 150
- introdução do fio agulhado na cavidade, 155
- manobras básicas para suturas, 154
- passagem da agulha e fio através dos tecidos, 159
- posicionamento dos portais, 154

- remoção do material de sutura da cavidade, 164
- suturas mecânicas com fio, 151
- tipos de suturas, 164
- - contínuas, 165
- - padrões interrompidos, 165
- - transparietais, 166
Sistema
- de insuflação, 77
- de irrigação e aspiração, 79
- de vídeo e de iluminação, 72
- urinário, cirurgias do, 223
- - anatomia videolaparoscópica
    do sistema urinário, 223
- - cistolitectomia, 231
- - - pós-operatório, 234
- - - preparação pré-operatória, 231
- - - procedimento cirúrgico, 232
- - - videoassistida, 234
- - cistopexia, 231
- - - procedimento cirúrgico, 231
- - nefrectomia
- - - parcial, 226
- - - - procedimento cirúrgico, 227
- - - radical, 224
- - - - acesso retroperitoneal, 224
- - - - acesso transperitoneal, 225
- - - - procedimento cirúrgico, 224
- - nefrotomia, 227
- - - procedimento cirúrgico, 228
- - procedimentos videocirúrgicos, 224
- - reimplante ureterovesical, 231
- - - procedimento cirúrgico, 231
- - ureterocistoplastia, 228
- - - procedimento cirúrgico, 228
- - ureterotomia/ureteroplastia, 228
- - uretrostomia pré-púbica videoassistida, 235
Solução(ões)
- anti-inflamatórias e pró-fibrinolíticas de baixo
    peso molecular, 26
- de alto peso molecular, 26
- de azul de metileno, 26
- de NaCl a 0,9%, 110
- de Ringer lactato, 26
Sonda gástrica, 111
Sutura(s)
- com agulha
- - curva, 41
- - em esqui, 41
- - reta, 41
- contínua com *endostich*, 48
- e anastomoses em frango, 50
- início e término da, 161
- intracorpóreas, 266, 267
- mecânicas com fio, 151
- remoção do material de, 164
- tipos de, 164
- - contínuas, 165
- - padrões interrompidos, 165
- - transparietais, 166
- transparietal, 114

T

Técnica(s)
- de Van Velthoven, 182
- cirúrgicas de adesiólise laparoscópica, 34
Telas cirúrgicas, 263
Tesoura(s), 85
- de Metzenbaum, 86, 118
Teste de gotejamento (*drop test*), 102
Tiopental, 11
Tipos básicos de agulha, 40
TNF, 69

Tocoferol (vitamina E), 27
Toracoscopia, 276
- dispositivos para remoção de tecidos, 287
- equipamentos, 276
- monitores para videocirurgia, 276
- - aspiradores cirúrgicos e cânulas de
    sucção/irrigação, 279
- - equipamentos de eletrocirurgia e outras fontes
    de energia em toracoscopia, 278
- - - diatermia
- - - - bipolar, 278
- - - - monopolar, 278
- - - eletrocirurgia bipolar controlada por
    feedback tecidual, 279
- - - energia ultrassônica, 279
- - fonte de luz, 277
- - instrumental
- - - cirúrgico para toracoscopia, 280
- - - de biopsia, 287
- - - de diérese e hemostasia, 282
- - - - aplicadores de clipes hemostáticos, 284
- - - - empurradores de nós extracorpóreos, 283
- - - - grampeadores (*staplers*)
    automáticos lineares, 285
- - - - tesouras, dissectores e pinças, 282, 283
- - - de manipulação, 282
- - - de síntese, 285
- - - óticas, 281
- - sistema de câmera, 277
- - sistemas de captura de imagem, 277
- reutilização de instrumentos de uso único
    (descartáveis), 287
Torunda, 129
Tramadol, 14
Transecção do estômago com grampeador
    endoscópico, 46
Transferência de objetos, 53
Traqueoscopia, 316
- complicações e cuidados, 317
- cuidados pós-procedimento, 317
- equipamentos, 316
- posicionamento do paciente, 316
- preparo prévio do paciente para
    a traqueoscopia, 316
Treinamento em videocirurgia, 38
- etapas recomendadas, 38
- - aprendizagem e treinamento dos nós cirúrgicos
    externos e internos, 39
- - coordenação motora na caixa de espelhos com
    visão real e visão especular, 39
- - reconhecimento, manuseio e função
    do instrumental, 38, 39
Trendelenburg reverso, 98
Trocartes, 81

U

Ureter, 62
Ureterocistoplastia, 228
- procedimento cirúrgico, 228
Ureterotomia/ureteroplastia, 228
Uretra, 62 , 223
Uretrostomia pré-púbica videoassistida, 235
Urologia de pequenos animais, 223

V

Vasectomia, 220
- técnica cirúrgica, 220
Ventilação
- mecânica, 12
- seletiva, 290
Vesícula urinária, 223

Vídeo e de iluminação, sistema de, 72
Videocirurgia
- alterações inflamatórias na, 68
- - alterações leucocitárias, 70
- - citocinas, 68
- - - anti-inflamatórias (Th2), 69
- - - - IL-1, 69
- - - - IL-6, 69
- - - - IL-10, 69
- - - pró-inflamatórias (Th1), 69
- - - TNF, 69
- - mediadores de fase aguda, 68
- - proteína C reativa (CRP), 70
- ensino da, 57
- - aparelho e órgãos urinários, 61
- - aspectos práticos do aprendizado, 58
- - equipamentos técnicos de
        procedimentos cirúrgicos, 58
- - laboratório experimental, 59
- - modelos experimentais, 61
- - princípios do treinamento básico, 58
- - tecnologia por videocirurgia, 62
- - - colecistectomia, 64
- - - nefrectomia, 65
- - - - parcial, 66
- - - prostatectomia, 65
- - - tempos de introdução da agulha de Veress,
        primeiro e segundo trocarte, 63
- história da
- - desenvolvimento da laparoscopia moderna, 3
- - laparoscopia na atualidade, 5
- - - cirurgia
- - - - por orifícios naturais, 5

- - - - robótica, 5
- - origem da laparoscopia, 2
- modelos de treinamento em, 52
- - bloco de fígado suíno com vesícula biliar, 54
- - bolsa de extração (*endobags*), 53
- - caixa de espelhos, 54
- - - com adaptação para câmera, 54
- - cirurgias em modelo experimental vivo,
        seleção do animal, 55
- - colecistectomia no bloco de fígado, 53
- - eletrodos para cautério monopolar, 53
- - manuseio e introdução do trocarte, 53
- - nós cirúrgicos externos, 52
- - preparo
- - - de moldes secos para suturas e ligaduras
        externas e internas, 53
- - - do *endoloop*, 53
- - - do espécime de frango, 54
- - - do frango inteiro para treinamento, 54
- - - do suporte para trabalho com peças
        de animais, 54
- - realidade virtual, 56
- - simulação de cateterismo, 53
- - transferência de objetos, 53
- - utilização de clipes, 53
- treinamento em, 38
- - etapas recomendadas, 38
- - - aprendizagem e treinamento dos nós
        cirúrgicos externos e internos, 39
- - - coordenação motora na caixa de espelhos
        com visão real e visão especular, 39
- - - reconhecimento, manuseio e função do
        instrumental, 38, 39

Videolaparoscopia, anestesia e analgesia para, 7
- analgesia pós-operatória, 13
- avaliação pré-anestésica, 10
- complicações intraoperatórias, 14
- - cardiopulmonares, 14
- - embolia gasosa, 15
- - enfisema subcutâneo, 15
- - hipotermia, 16
- - por instrumentação cirúrgica, 16
- - refluxo gástrico, 16
- - relacionadas com o posicionamento, 16
- conduta anestésica, 11
- - indução da anestesia e manejo das
        vias respiratórias, 11
- considerações pós-operatórias, 16
- do sistema digestório, 239
- efeitos fisiológicos, 8
- - cardiovasculares, 8
- - perfusão regional, 9
- - respiratórios e na troca de gases, 9
- manejo de fluidos, 13
- manutenção da anestesia, 11
- - bloqueadores neuromusculares, 12
- - monitoramento, 12
- - opioides transoperatórios, 12
- - ventilação mecânica, 12
- medicação pré-anestésica, 11
- técnica cirúrgica, 7

X

Xenônio, 99

Impresso por

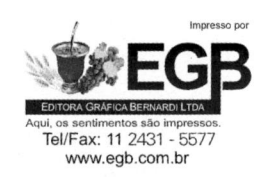

EDITORA GRÁFICA BERNARDI LTDA
Aqui, os sentimentos são impressos.
Tel/Fax: 11 2431 - 5577
www.egb.com.br

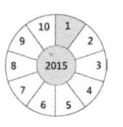